Bernhard Hirschel

Compendium der Geschichte der Medicin von den Urzeiten bis auf die Gegenwart

mit besonderer Berücksichtigung der Neuzeit und der Wiener Schule

I0592358

Bernhard Hirschel

Compendium der Geschichte der Medicin von den Urzeiten bis auf die Gegenwart
mit besonderer Berücksichtigung der Neuzeit und der Wiener Schule

ISBN/EAN: 9783741183676

Hergestellt in Europa, USA, Kanada, Australien, Japan

Cover: Foto ©Lupo / pixelio.de

Manufactured and distributed by brebook publishing software
(www.brebook.com)

Bernhard Hirschel

Compendium der Geschichte der Medicin von den Urzeiten bis auf die Gegenwart

COMPENDIUM

DER

GESCHICHTE DER MEDICIN

VON DEN

URZEITEN BIS AUF DIE GEGENWART

MIT BESONDERER BERÜCKSICHTIGUNG

DER

NEUZEIT UND DER WIENER SCHULE

VON

Dr. BERNHARD HIRSCHEL

PRAKT. ARZT IN DRESDEN, MEHRERER GELEHRTEN GESELLSCHAFTEN MITGLIED

ZWEITE
UMGEARBEITETE UND VERMEHRTE AUFLAGE.

WIEN 1862.
WILHELM BRAUMÜLLER
K. K. HOFBUCHHÄNDLER.

HERRN

FRIEDRICH WILHELM RUDOLPH
EDUARD FREIHERRN von LAUER-MÜNCHHOFEN,

PRÄSIDENTEN DER LANDESREGIERUNG DES FÜRSTENTHUMS SCHAUMBURG-LIPPE,

COMMANDEUR DES K. K. ÖSTERREICHISCHEN LEOPOLD-ORDENS, DES K. PREUSSISCHEN KRONEN-ORDENS 2. KLASSE, DES K. HANNOVER'SCHEN GUELPHEN-ORDENS 2. KLASSE, RITTER DES K. PREUSSISCHEN ROTHEN ADLER-ORDENS 4. KLASSE, INHABER DER K. PREUSSISCHEN KRIEGS-DENKMÜNZE FÜR DIE FELDZÜGE VON 1813–14,

WIDMET DIESE SCHRIFT

ALS EIN GERINGES ZEICHEN SEINER AUSGEZEICHNETEN HOCHACHTUNG

UND ERGEDENHEIT

DER VERFASSER.

Vorrede zur zweiten Auflage.

Obgleich in der Einleitung schon die Stellung der vorliegenden Schrift zu der bisherigen Literatur angedeutet ist, so finde ich es doch für nöthig wegen der Ansprüche, welche die Kritik zu machen befugt ist, einige Details über die Entstehungsgeschichte dieses Buches, das Verhältniss und die Absicht des Verfassers bei der Herausgabe vorauszuschicken, die man immerhin als eine Captatio benevolentiae oder Oratio pro domo betrachten mag.

Die erste Auflage dieser Schrift erschien vor beinahe 19. Jahren. Der Verfasser war damals mit der Ausarbeitung einer speziellen Geschichte der medicinischen Schulen und Systeme des 19. Jahrhunderts beschäftigt. Ihr sollte ein kurzer Entwickelungsgang der Medicin überhaupt vorangehen. Dieser wuchs so an, dass er zu einem selbstständigen Buche wurde, welches unter dem Titel: „Geschichte der Medicin in den Grundzügen ihrer Entwickelung" im Jahre 1843 erschien. Drei Jahre später folgte als erster Theil „der Geschichte der medicinischen Schulen und Systeme des 19. Jahrhunderts in Monographieen", die Geschichte des Brown'schen Systems und der Erregungstheorie (1846). Das Quellenstudium, welches bei dem ersten Buche nicht beabsichtigt war und vermisst wurde, ist bei dem letzteren Werke in emsiger Weise geübt worden und die Kritik hat allseitig sich so günstig darüber ausgesprochen, dass man diese Geschichte damit als abgeschlossen betrachtete und die Fortsetzung wünschte. Diese unterblieb aber, weil der Verfasser sich seitdem anderen Richtungen zugewendet hat und durch die Zunahme seiner Berufsthätigkeit als praktischer Arzt von so zeitraubenden Studien abgebracht wurde.

Ganz unerwartet traf nun den Verfasser die ehrenvolle Aufforderung des Herrn Verlegers zu einer zweiten Auflage seiner „Geschichte der Medicin". Die Versuchung war gross, aber die Schwierigkeit nicht minder. Der Verfasser musste sich sagen, dass, wenn er auch von den Quellenstudien für die Vorzeit, die bei seiner die volle Tageszeit in Anspruch nehmenden praktischen Beschäftigung ihm geradezu unmöglich waren, absehen wollte, für die Revision der ersten Auflage, für die Verbesserung der Fehler und Mängel derselben, für die Ergänzung und Fortführung bis auf die Gegenwart genug zu thun übrig bleibe. Dennoch entschloss er sich dazu. Es war Ehrensache in einer zweiten Auflage gut zu machen, was in der ersten verfehlt war, und in einen Kreis von rühmlichst bekannten Bearbeitern von Compendien einzutreten, welche in demselben Verlage erschienen waren. Bei dem Mangel an Vorarbeiten für die Geschichte der Medicin der Neuzeit, insbesondere bei der selbst in den neuesten Concurrenzschriften ungenügenden Berücksichtigung der Gegenwart konnte auch das Lob der Originalität erworben werden, und da, aus den in der Einleitung angegebenen Gründen, auch jetzt noch eine compendiöse Darstellung der Geschichte der Medicin nicht unzeitgemäss erschien, so hat es Verfasser gewagt wieder in die Schranken einzutreten und sich dem Urtheile der Kritik zu unterwerfen. Er ist zufrieden, wenn ihm auch nur ein bescheidenes Plätzchen unter den Historikern eingeräumt wird. Non cuique licet adire Corinthum. Für die Vorzeit nimmt er nur die Anerkennung einer kri-

tischen Auswahl unter seinen Vorgängern (unter denen
neuerdings Haeser am fleissigsten und gründlichsten gearbeitet hat und daher mehrfach benutzt wurde) und einer
übersichtlichen und zugleich vollständigen Darstellung in
Anspruch. Für die neuere Zeit und die Gegenwart hat
er mit angestrengtem Fleiss die Quellen aufgesucht und
kann sich originaler Bearbeitung rühmen. Das reiche
Material in engem Raume zu bieten hatte seine besonderen Schwierigkeiten, und Klarheit in der Verfolgung des
Entwickelungsganges, prägnante Hervorhebung des Charakteristischen, vorurtheilslose Berücksichtigung aller Bestrebungen und von Einseitigkeiten freie, historische Gerechtigkeit gegen alle Parteien war das Ziel, nach dem
der Verfasser gestrebt zu haben sich selbst bezeugen kann.

Möge die Kritik, deren Forderungen mit dem Wachsthum der geschichtlichen Literatur sich steigern müssen,
diese Motive und Tendenzen des Verfassers berücksichtigen und ihm nach der beschränkten Aufgabe, die
ihm in seinen Verhältnissen zu lösen allein möglich war,
gerecht werden. —

Noch muss ich an dieser Stelle meinen innigsten
Dank allen Denen aussprechen, welche mich freundlichst
bei meiner Arbeit unterstützt haben. Insbesondere auch
gebührt mein Dank den hochverehrten Oesterreich. Professoren für ihre bereitwilligst gewährten schätzbaren
biographischen und literarischen Notizen, namentlich
den Herren Prof. Brücke, Czermak, Engel, Hebra,
Hyrtl, Oppolzer, Rokitansky, Schroff, Schuh,
Sigmund, Skoda und Wedl.

Nicht minderen Dank statte ich hierdurch auch dem
würdigen Verleger dieser Schrift ab. Herr Wilhelm
Braumüller, k. k. Hofbuchhändler in Wien, hat überhaupt nicht bloss ein indirektes Verdienst um die
gegenwärtige Literatur der Heilkunde, insofern er manche
Erscheinung vermittelte, sondern auch das direkte, vielfach

anzuregen, die geeigneten Autoren herauszufinden, zu der oder jener Produktion zu veranlassen. So hat er sehr werthvolle Leistungen in der neuern Medicin hervorgerufen und sich dadurch den Dank des Geschichtschreibers verdient. Mir hat er für den bevorstehenden Zweck in freundlichster Weise die Quellen verschafft und ist mir durch seine zahlreichen und bedeutenden Verbindungen förderlichst zur Hand gegangen, — wofür ihm öffentlich hierdurch zu danken mir Bedürfniss ist.

Und so steuere hin, kleines Boot, auf dem Meere der Literatur — wir wollen hoffen, dass die Wellen dich wenigstens nicht sofort verschlingen.

Dresden, Ende December 1861.

Der Verfasser.

Inhaltsverzeichniss.

EINLEITUNG.

ERSTER ZEITRAUM.

Von den Uranfängen der Medicin bis zu ihrer wissenschaftlichen Gestaltung im Alterthume durch Galen. Von x—200 v. Chr.

ERSTE STUFE.

Von den Uranfängen der Medicin bis zum Beginn empirischen
Anbaues derselben. Mythische und instinktiv-empirische
Stufe. Von x bis circa 600 v. Chr.

ZWEITE STUFE.

Vom Beginn empirischen Anbaues bis zur selbstständigen
und künstlerischen Ausbildung der Heilkunde durch Hippocrates. Künstlerische Stufe. Von circa 600 v. Chr. bis 400 v. Chr.

DRITTE STUFE.

Von der künstlerischen Ausbildung der Heilkunde durch Hippocrates bis zu ihrer höchsten wissenschaftlichen Gestaltung im Alterthume durch Galen. Systematisch-theoretische, wissenschaftliche Stufe. Von circa 500 v. Chr. bis circa 200 n. Chr.

ZWEITER ZEITRAUM.

Von der höchsten wissenschaftlichen Gestaltung der Medicin im Alterthume durch Galen bis zur Begründung der physiologischen Medicin im Mittelalter durch Paracelsus. Von 200 n. Chr. bis um 1600.

ERSTE STUFE.

Von dem Verfall der Medicin nach Galen bis zum Wiederbeginn empirischer, bes. klinisch-praktischer Bestrebungen im Mittelalter. Mystische und empirische Stufe. Von circa 200 n. Chr. bis um 1100.

ZWEITE STUFE.

Von dem Wiederbeginn empirischer, bes. klinisch-praktischer Bestrebungen bis zur Wiedergeburt der Heilkunde des Alterthums im Mittelalter. Künstlerische Stufe. Von circa 1100 — c. 1500.

DRITTE STUFE.

Von der Wiederherstellung der Medicin des Paracelsus bis zum Beginn der Reform der Heilkunde auf der Grundlage des physiologischen Elements und dessen einheitlicher Durchdringung des Ganzen. Wissenschaftliche Stufe.

Von 1800 — auf die neueste Zeit.

Einleitung.

§. 1.

Wesen und Zweck der Geschichte.

Studien der Geschichte in der Gegenwart.

Wenn man mitten in dem vielbewegten Leben und dem fast ameisenartigen Treiben, welches auf allen Gebieten der Heilwissenschaft in der Gegenwart herrscht, immer noch die Geschichte der Medicin im Verhältniss zu wenig angebaut findet, so möchte man die vor Jahrzehnden erhobenen Klagen über Vernachlässigung derselben noch heutzutage gerechtfertigt glauben. Vielleicht sind es die strengen Anforderungen, welche gerade die Neuzeit an die volle, vorzüglich auch technische Ausbildung des Arztes macht, die ihn von dem Blick in die Vergangenheit abwenden. Und dennoch ist ein wahres Verständniss der Zeit und ihrer Bedürfnisse nicht möglich, ohne die Kenntniss von Dem, was ihr vorausging, was die Vergangenheit entbehrte, was im Laufe der Tage abgestreift werden musste, was die Zukunft noch zu zeitigen nöthig hat.

Aber wer Geschichtsstudien treibt, hat nicht immer die Geschichte begriffen. Wer nicht des vollen Zweckes derselben sich bewusst ist, bleibe fern, will er nicht den Zweck selbst und die kostbare Zeit verlieren. Es ist falsch, wenn man, um der Gegenwart zu entfliehen, in der Vergangenheit bloss ein Asyl sucht; wenn man der Lösung schwebender Fragen abhold, lieber an Ueberstäubtes und an Erinnerungen die brauchbaren Kräfte des Geistes wagt. Nur, wer von dem Höhepunkte der Gegenwart mit Janusblicken in Vergangenheit und Zukunft zugleich zu schauen versteht, hat den wahren Beruf der Geschichte und ihre Aufgabe richtig erkannt.

Was ist Geschichte.

Die erste Frage, welche wir uns zu diesem Behufe vorzulegen haben, ist: was ist Geschichte?

Alles was wird, ist eine Entwickelung; Alles was ist, ist Entwickelung im Raume; Alles was geschieht, Entwickelung in der Zeit. Der Zusammenbegriff alles Werdens im Raume ist die

Natur, alles Werdens in der Zeit die Geschichte. Geschichte ist darum nur ein anderer Ausdruck der Welt, als die Natur, und steht mit ihr unter derselben Herrschaft höherer Gesetze. Denn wie eine Idee die ganze Reihe der Erscheinungen im Raume harmonisch bindet, so geht ein Faden durch alle Ereignisse der Zeit und knüpft sie innig zusammen. Was hier als Ordnung verkörpert sich darstellt, das steht vergeistigt dort als Vorschung. Die Weltgeschichte ist das Weltgericht.

Was, so fragen wir ferner, ist der Zweck der Geschichte? oder mit andern Worten, der Reihe der Zeiterscheinungen, welche die Geschichte uns schildert?

Zweck der Geschichte.

Der Zweck alles Seins ist Wirken, ineinander, aufeinander. Die Wirksamkeit der Natur ist Fortbildung zur Erhaltung, denn die Natur ist sich selbst genug, wie alle Materie; die Wirksamkeit der Geschichte aber, wie alles Geistigen, ist Fortbildung zur Vervollkommnung. Vervollkommnung ohne allseitige Ausbildung ist aber nicht denkbar. Darum soll allmählig auf dem Baume der Menschheit jeglicher Zweig zur Vollendung heranwachsen. Dazu gehört die Zeitigung und Reifung von Jahrhunderten und Jahrtausenden, die wir aus der Geschichte kennen lernen. So erzieht erst die Geschichte die Menschheit zur Menschheit, wie sie die Wissenschaft zur Idee der Wissenschaft erhebt.

Und was hier von der Geschichte im Allgemeinen gesagt wurde, das gilt im Besonderen auch von der Geschichte der Medicin, weil jede Particulargeschichte nur im engeren Kreise wiederholt, was Kennzeichen und Eigenschaft der Weltgeschichte ist; weil die Keime auch dieser Wissenschaft und Kunst sich nach gleichen Gesetzen mit denen aller anderen Ausbildungen menschlichen Wissens und Könnens entwickelt haben. Darum gehört auch zum Studium der Geschichte der Medicin, dass man vor Allem des Zweckes derselben sich bewusst werde. Die erste Bedingung dazu ist die Erfassung der Idee der Wissenschaft als solcher, der Glaube an die Nothwendigkeit und Möglichkeit der Vervollkommnung derselben; Bedingungen, welche freilich erst dann wahrhaft erfüllt werden können, wenn auf realer Basis der Kenntniss der einzelnen Disciplinen und ihres Verhältnisses zu einander, wie nach vielfachem Bewegen in praktischer Thätigkeit durch subjective und objective Anschauung ein wahres Bild der Wissenschaft in ihrer Totalität möglich geworden ist. Es ist daher irrthümlich, wenn man die Zeit des Studiums der Geschichte der Heilkunde in die Universitätsjahre verlegt. Mit Nutzen beginnt sie erst in späteren

Jahren, wo der Ueberblick über das Ganze ein freierer geworden ist. Das ist aber der grosse Segen der Geschichtsstudien, dass diese ihn schon in sich selbst tragen und zeitig zur Geltung bringen. Je tiefer sich der Geist in die Entwickelung der Zeiten versenkt, desto mehr wächst dieser Glaube an Vervollkommnung und stärkt und frischt immer neu für die Gegenwart an. Zu dieser belebenden und erquickenden Wirkung gehört aber auch eine zweckentsprechende Darstellung der Geschichte selbst, lichtvolle Beleuchtung der dunkeln Parthien, zersetzende Durchdringung des Chaotischen (Analyse), harmonische Vereinbarung des scheinbar Widerstrebenden (Synthese), ein „rückwärts und vorwärts prophetisches" Ahnungsvermögen für die Gewissheit der Vergangenheit und die Wahrscheinlichkeit der Zukunft, ein aufmerksames unbefangenes Auge für die Regungen und Gestaltungen der Gegenwart, und vor Allem ein aufrichtiges Streben, die Lehren der Vergangenheit für die Zukunft, auf welche die Darstellung stets hinzudeuten hat, zu bethätigen und zu bewahrheiten.

Wenn die Darstellung der Geschichte eben nur eine sichtbare und bleibende Verkörperung des Studiums derselben ist, welche die zerstreuten Strahlen concentrisch sammelt und ferne Punkte und Linien im engen Rahmen als überschauliches Bild zusammenstellt, so muss sie nothwendig von den oben angegebenen Principien ausgehen und auf diese Endzwecke hinarbeiten. Von der wahren Erkenntniss des Werthes der Geschichte und ihrer Erfordernisse sind Alle gewiss durchdrungen, auch Die, denen der Drang der Zeit nicht die Möglichkeit gewährt diesen Werth in klingende Münze umzusetzen. Vielleicht gelingt es einer Schrift, welche im engsten Raume den Versuch macht, jene allgemeinen Principien in's Werk zu setzen und vom philosophischen Standpunkte zugleich praktisch die allgemeinen Gesetze des inneren Zusammenhanges der Entwickelung und Fortbildung bis in's Besondere darzulegen, die Aufmerksamkeit von Neuem auf dieses Gebiet des medicinischen Wissens hinzulenken. Sie darf nicht als eine *Ilias post Homerum* erscheinen, da die bisherigen Darstellungen, selbst die der neuesten Zeit nicht, den Versuch als einen überflüssigen erscheinen lassen. Das Ideal einer Forderung ist darum noch keine Chimäre und dem Unerreichbaren nachzustreben ist thöricht, aber nicht dem Unerreichten.

§. 2.

Die naturwissenschaftliche Behandlung der Geschichte.

Die allgemeinen Gesetze, welche den Ausgangspunkt wie jeder Geschichte, so auch der der Medicin bilden, sind sämmtlich in obigen einleitenden Sätzen enthalten. Indem wir die Geschichte als einen besonderen Ausdruck der Weltbewegung bezeichnet haben, die, durch das innere Band der Vorschung in ihren einzelnen Erscheinungen verknüpft, die gleichmässige Ausbildung der Idee der Menschheit nachweist, haben wir auch für die Geschichte der Medicin folgende Resultate, die in der Darstellung zur Verwirklichung zu bringen sind:

1. Die Medicin ist in beständiger Entwickelung zur Vervollkommnung.

2. Diese Entwickelung ist durch innere und äussere Gründe bedingt.

Um den inneren Zusammenhang der Naturwesen aufzufassen, muss man nothwendig die Idee der Entwickelung von der untersten Stufe der Bildung bis zur höchsten hinauf verfolgen, und da wir die Geschichte der Natur parallel gestellt haben, muss auch der Darsteller der Geschichte der Medicin diesen Grundgedanken verfolgen. Dieser Begriff der Entwickelung liegt den natürlichen Systemen der Naturgeschichte zum Grunde, die sich eben dadurch von den künstlichen unterscheiden, dass sie nicht die Individuen nach einzelnen äusseren Merkmalen, nach zufälligen Eigenschaften, nach ihrem Vorkommen neben einander etc. zusammenfassen, sondern nach einem wesentlichen Principe, welches die innere Aehnlichkeit des Bildens, Entwickelns, Lebens gewährt. Ein solches natürliches System muss auch die Geschichte bilden; nicht nach äusseren Merkmalen, nach dem Vorkommen hinter, neben einander, nach geographischen oder ethnographischen Grundsätzen allein, welche nur eine künstliche, oberflächliche, unwesentliche Anschauung gewähren, sondern nach dem belebenden Principe philosophischer Ordnung, nach innerer, wesentlicher Uebereinstimmung des Zerstreuten, nach Ursachen, Zwecken, Folgen, nach dem bedingten und bedingenden Erscheinen muss das ganze Material der Geschichte bearbeitet werden. Was in der räumlichen Erscheinungswelt der Naturwissenschaft geistig so schwer zusammenzufassen ist, weil das Material eines natürlichen Systems örtlich so weit versprengt und vertheilt ist, das hat für die Geschichte die Zeit schon dadurch geistig enger verknüpft,

[Marginalie:] Vergleichung der Entwickelung in der Natur und Geschichte.

dass die Reihe aufeinanderfolgender Erscheinungen selbst an sich
schon einen bestimmten Grund der Entwickelung und eine Bedingung der Anordnung gibt. Was aber die Durchführung eines
naturgemässen Princips in der Naturgeschichte erleichtert, dass fast
die ganze Welt der Erscheinungen bekannt ist, so dass das System
geschlossen werden kann, das erschwert in einem natürlichen
System der Geschichte der Medicin, die erst mit der Menschheit
selbst aufhört, die stete Entwickelung und Fortbildung, welche
neue, nicht im Voraus zu berechnende Ereignisse herbeiführen
kann. Könnten wir uns ein Ende der Geschichte der Medicin und
an diesem Ende einen Geschichtschreiber und Leser denken, so
würden wir feste Gesetze der Entwickelung aufstellen und, wie
z. B. aus der abgeschlossenen Geschichte der Römer oder anderer
Völker, sichere Resultate aus unseren Studien ziehen dürfen. Für
jetzt dient uns allein die Analogie der bisherigen und aller übrigen
Entwickelungen.

Die Entwickelung ist bezeichnet durch Bildungskreise, Zeiträume, Epochen, Abschnitte. Die Abgrenzung derselben muss durch
innere Momente bedingt sein, sie dürfen nicht bloss an auffallende Ereignisse, Namen, Systeme etc. sich anlehnen, sondern
eine wirkliche Stufe der Entwickelung, ein wahrer Fortschritt der Bildung muss sie bezeichnen. Und da eine so wichtige Ausbildung nur langsam vor sich geht, werden auch dieser
Epochen wenige sein, werden sie eine lange Reihe von Jahren,
eine grosse Menge von Daten und Fakten umfassen. Also sind
auch die grossen Cyklen der Entwickelung im Reiche der Natur
durch die Spaltung in unorganische und organische Welt, und in
deren Doppelentfaltung durch drei Kreise bezeichnet, die sich
wesentlich scheiden und abstufen. Innerhalb dieser Kreise aber
beginnt eine neue Gliederung, folgen neue Abstufungen durch Ordnungen, Geschlechter, Species und Individuen hindurch. Eben so
zerfallen die grossen Entwickelungskreise der Geschichte in untergeordnete Abtheilungen, bedingt durch besondere Erscheinungen,
Meinungen, Personen, Krankheiten etc. Kommt es bei der Anordnung in der Naturgeschichte hauptsächlich darauf an, den Gat-
tungscharakter festzuhalten, und nimmt dann die Eintheilung
zur Anreihung und Unterscheidung auch weniger wesentliche, äussere Merkmale zu Hilfe (Form, Grösse, Zahl etc.), so ist auch innerhalb dieser grösseren Zeiträume in der Geschichtsdarstellung
vorzugsweise nur die Entwickelung und das Verhältniss der einzelnen Momente zu dem Charakter des Zeitraumes festzu-

halten, während die niederen Unterabtheilungen auch durch
mehr äusserliche Anhaltspunkte abgegrenzt sein können. Das
aber müssen wir uns stets, hier wie dort, vergegenwärtigen, dass
in der Wirklichkeit diese scharfen Trennungen, die nur der nach
Ruhepunkten und Uebersicht strebende Geist gesetzt, verschwinden,
weil in der Natur wie in der Geschichte alle Entwickelung durch
Uebergangsbildung vermittelt ist. Es zeigt sich im Leben
der Menschheit und des Individuums wie in der Skala des natürlichen Systems, dass in den frühesten Zeiten der Bildung Vorbil-
dungen der kommenden liegen, Keime künftiger Entwickelung,
rudimentäre Anlagen besonderer Organe, Funktionen; dass ferner
in den vorgerückteren Zeiten Wiederholungen früherer Bildung
stattfinden, scheinbare Rückbildung, — dass aber trotzdem die Idee
des Fortschrittes unversehrt bewahrt wird. Dieses Gesetz aller Bildung, begründet auf dem allmäligen Gang der Natur, hat auch der
Geschichtschreiber festzuhalten, wenn er an manchen Ereignissen
der Vergangenheit, deren Erfüllung die Gegenwart zeigt oder die
Zukunft verspricht, nicht blind vorübergehen, wenn er bei manchem
scheinbaren Rückschritt in seiner Zuversicht nicht wanken will. So
wird er im verglimmenden Aschenhaufen oft noch den verborgenen
Funken erspähen, aus dem bei kommendem Sturmwinde die leuch-
tende Flamme sich erheben kann. Erscheint auch irgendwo ein
plötzlicher Sprung, ein paradoxes Ornithorhynchus, das das System
nicht zu ordnen, der Geist nicht zu deuten vermag, so liegt die
Schuld nicht an der Natur, sondern an dem Mangel unseres Wissens, welches das verbindende Mittelglied nicht aufzufinden vermag.
Und wie es im wahren Sinne des Wortes keinen Rückschritt in
der Geschichte gibt, so gibt es auch keinen eigentlichen Stillstand.
Was uns als Stillstand erscheint, ist nur unmerklicher leiser Gang,
der Kräfte sammelt für einen grösseren Anlauf. Die Bewegung
selbst ist weder eine gerade noch krumme, sondern gleicht einer
Spirale, welche nach dem Mittelpunkte, von dem sie ausgeht,
zurückschauend, in immer weiteren Kreisen sich fortbewegt.

Der Fortbildung, Evolution gegenüber steht die Rückbildung,
Involution. Nachdem das Leben der Individuen seine Höhe erreicht
hat, geht es in der Bildung wieder zurück, um sich endlich dem
grossen All der Natur, nicht mehr als Besonderes, sondern auf-
gehend in's Allgemeine, einzuverleiben. Das Einzelne geht unter,
das Ganze besteht. Also hat auch der Geschichtschreiber der Medicin die Bildungsperioden einzelner Systeme, Theorieen, Epidemieen
u. s. w. zu betrachten; er soll sie vom Stadium ihres Ursprunges

aufwärts verfolgen, ihren Kulminationspunkt erforschen und endlich zeigen, wie sie nach allgemeinen Gesetzen sich zurückbildend nur Das für das Ganze übrig liessen, was in den allgemeinen Verband des Wissens aufgenommen zu werden werth war. — Einen eigentlichen U n t e r g a n g des Besonderen gibt es daher nicht, sondern der Tod ist nur Umwandelung, ein Verwandeln des Einzelnen in's Allgemeine, Höhere, und in demselben Sinne stirbt auch nichts Besonderes in der Geschichte, was nicht Spuren seines einstigen Daseins zurückliesse. Zu zeigen, was in den grossen Verband der Wissenschaft überging, und warum es dieses Vorzuges werth war, ist Aufgabe des Historikers. Das Brown'sche System z. B. muss auf diese Weise belehrend dargestellt werden, wie es ein ganzes Leben voll Evolution und Involution vollführte und wie es zuletzt in der Idee der Wissenschaft aufging. — So müssen auch krankhafte Entwickelungen des Geistes, Auswüchse, Missbildungen am Baume der Erkenntniss, von dem ernsten Forscher in ihrer wahren Bedeutung erfasst werden. Wie in der Natur nichts Unnatur ist, auch f a l s c h e B i l d u n g e n der Körperwelt auf den Gesetzen des Lebens basirt sind, p a r a s i t i s c h e W u c h e r u n g e n ebenfalls eine Stufe in der Reihe des Systems einnehmen, und wie in dem K r a n k h e i t s v e r l a u f e gleichfalls Leben sich offenbart, ja wie gerade E n t w i c k e l u n g s p e r i o d e n durch s c h e i n b a r k r a n k - h a f t e E r s c h e i n u n g e n sich andeuten und fördern, so hat auch der Historiker die krankhaften Irrthümer, Fehler, Ausschweifungen des Geistes in ihrer Erscheinung an sich und in ihrem Verhältnisse zu der Zeit und zur Wissenschaft aufmerksam zu prüfen, auf dass er nicht durch den Schein geblendet verwerfe, was in richtiger Werthschätzung vielmehr als Bedingung eines neuen Anstosses nothwendig erscheint. — Insofern endlich die höchste Stufe im Naturreiche nur durch h a r m o n i s c h e A u s b i l d u n g a l l e r O r - g a n e erreicht wird, wie sie sich im Menschen darstellt, nachdem die Entwickelung der Organe allmälig erfolgt ist (welche sogar einzeln in den verschiedenen Klassen vorherrschen und das Wesen derselben ausmachen, wie die Verdauungsorgane bei den Mollusken, die Athmungswerkzeuge bei den Vögeln, wo Alles luftleitend ist etc.), so muss auch die Vervollkommnung der Medicin dem Historiker als letztes Ziel erscheinen. Nachdem er die einzelnen Theile der Wissenschaft, die schliesslich ein organisches Ganze ausmachen, zu verschiedenen Zeiten sich selbstständig, vorherrschend entwickeln sieht, sollen alle am Ende der Tage in harmonischer Uebereinstimmung ein schönes Bild edler Vollendung gewähren. So lange noch die Pathologie die Therapie überwiegt, die theoretischen Theile den praktischen voranstehen, ist diese Vollendung nicht erreicht; in der zu verschiedenen Perioden aber vorragenden Herrschaft der einen oder anderen Disciplin ist die Idee einstiger Vervollkommnung des Ganzen gegeben, auf die wir gläubig hoffen wollen.

Einfluss innerer und äusserer Momente auf die Entwickelung Ebenso wie die Gesetzmässigkeit der Entwickelung ohne inneren Grund, welcher die Ereignisse hervorruft, nicht denkbar ist, kann sie auch nicht ohne Einwirkung äusserer Momente bestehen. Denn nichts in der Welt steht isolirt da und die Natur wenigstens hat den Egoismus gehasst, welcher, ohne Anderen nützen zu wollen, nur für sich sorgt. Wir nannten jene Gesetzmässigkeit in der Natur Ordnung, in der Geschichte Vorsehung, und wir werden aus einer causalen Abwägung der Ereignisse ersehen, dass nicht bloss der Glaube zu dieser Annahme geführt hat. Den thatsächlichen Beweis hat der Historiker zu führen. Ihm liegt es ob, die inneren (innerhalb der Wissenschaft liegenden) Gründe ebenso vor unseren Augen zu entfalten, wie die äusseren. Die inneren Gründe liegen aber in den Erscheinungen selbst. Hier mühe man sich nicht damit ab, einen Unterschied zwischen Nothwendigem und Zufälligem aufzustellen, denn zufällig ist nichts, wenn es einmal an das Nothwendige sich anlehnt, und da nichts isolirt dasteht, so findet ein Anlehnen immer statt. Man halte sich vielmehr an die Gegensätze des Wesentlichen und Ausserwesentlichen, weil diese Begriffe nicht in Bezug auf concrete Erscheinungen, wo wiederum Alles wesentlich ist, gelten, sondern nur in Bezug auf die Entwickelung. So wird eine ernste Kritik und Beobachtung aus den Ereignissen selbst, gleichsam aus ihrer Organisation, die Anlage zur Entwickelung, die Nothwendigkeit ihrer Fortbildung, die Art ihrer Verschmelzung mit anderen, die Umbildung und Metamorphose bis auf den Untergang herausfinden. Den Zusammenhang jener Ereignisse mit diesen, die Bestimmbarkeit des Einen durch das Andere, auf welche Weise Dieses durch Jenes angedeutet, geboren, gezeitigt wurde, welchen Einfluss eine Theorie, ein System, eine Epidemie, ein Buch, ein Mann, ein Arzneimittel u. s. w. geübt habe, das Alles soll der Geschichtschreiber enthüllen und müsste er selbst in längstvergangene Tage hinübergreifen, um eine geistige Brücke zu der Zeit, die ihm vorliegt, zu schlagen. Ernten ja oft erst späte Enkel die frühen Saaten der Väter.

Die andere Seite der Causalität für Geschichtsvorgänge geben die äusseren Momente. Zu solchen rechnen wir: Völkergeschichte, Nationalcharakter, Religion, Philosophie, Poesie, Kulturzustände überhaupt, Gesetze, Sitten, Industrie etc. Wer den Einfluss dieser Momente verkennt, dem ist die Wahrheit einer allseitigen, durch wechselsweise Geistesentwickelung bedingten Ausbildung der Menschheit nicht aufgegangen. Wie die Medicin in ihren Fortschritten auf die Ausbildung der Menschheit, der Kultur, Sitten, Gesetze segensreich gewirkt, so wirken diese Umstände wieder auf sie zurück. Alles in der Natur ist bedingend und bedingt, so auch in der Geschichte. Grosse Ereignisse insbesondere wirken gleich einem Körper, der die ruhigen Wellen des Stromes erfasst und von einem Punkte aus nach allen Richtungen hin bewegt. Warum soll die Medicin frei bleiben von dem Einflusse der Streiflichter und Schatten, welche der Gang der Weltgeschichte auf den Geist der Menschheit wirft? Spiegelt sich ja das Bild der Sonne im Meere wie im Tröpfchen Thau, und so auch der Charakter der Zeit in dem bewegten Strome der Volksereignisse wie auf dem ruhiger fliessenden der Wissenschaft und Künste. Geist und Sitte gestalten die Zeit und die Zeit wieder verwandelt diese. Wie Boden und Klima in mannigfachen Nuancen ihren Einfluss auf die Vegetation durch unzählige Varietäten geltend machen, so hat auch der Charakter der verschiedenen Nationen, in deren Schooss die Medicin erwächst, auf ihre Ausbildung und Nuancirung den gewichtigsten Einfluss. Man hat sich bemüht, die Unabhängigkeit der Medicin von der Philosophie zu beweisen *). Leider ist dem nicht so; denn lässt sich auch der der Medicin grösstentheils nachtheilige Einfluss der Philosophie nicht in's Detail aller Entwickelungsstadien durchführen und ist eine vollständig deckende Parallele beider nicht nothwendig, so wird doch der Einfluss der Philosophie auf die Entwickelung im Grossen direkt und indirekt durch Umgestaltung der religiösen, ethischen und politischen Verhältnisse, wie durch den Einfluss auf einzelne grosse Männer, welche ihrer Zeit eine neue Gestaltung gaben, nicht zu leugnen sein. Eine Vergleichung beider, wenigstens in den grösseren Entwickelungscyklen, kann keinem Historiker erlassen werden. Hat nicht z. B. die Naturphilosophie, eine Rückkehr zum alten

---

*) Vgl. Lotze in d. Halle'schen Jahrb. 1.—4. Juli 1840, und Iseusee bei Gelegenheit der Recens. von Eble's Fortsetzung der Geschichte von Sprengel in der Innsbrucker med. Zeitung 1840, Nr. 07.

Verbande der Philosophie und Medicin, die innige Beziehung beider nachgewiesen? War wirklich die Medicin Schelling so fremd, wie Isensee meint? — Bei derselben Gelegenheit leugnet derselbe Kritiker die Wichtigkeit des geographischen Momentes für die Geschichte. Aber dieses geographische Moment ist mit der besonderen Richtung der Völker und ihres Charakters, also mit einem philosophisch-ethnographischen Momente vereint. „Es trete nur in grossen Epochen in seiner Kraft auf, nicht neben, sondern hinter einander; so habe es eine griechische, römische und arabische Medicin gegeben." Dies geschah, weil damals die Fackel der Kultur einem Volke nach dem andern bei seinem Untergange entfiel, um in andere Hände zu wandern. Aber war nicht eben die Medicin dieser Völker ganz ihrem Charakter entsprechend? Und jetzt, wo bei ausgebreiteter Kultur des Geistes alle civilisirten Völker an dem grossen Werke der Bildung mitarbeiten, lässt sich nicht an der deutschen, französischen, englischen Medicin der nationale Boden nachweisen? ist das etwa nicht von grosser Bedeutung für den Historiker? *) Die Geschichte lehrt, dass Religion, Philosophie, Poesie und Medicin früher nur eins waren; in ihrer Zersplitterung und Trennung entfaltete das Einzelne sich deutlicher und klarer, aber sie gehören zu einem Reiche, dem des Geistes. Und will man ein treues Bild dieses Geistes, seiner verschiedenen Richtungen und seiner Entwickelungen haben, so muss man sie alle vereint umfassen und ihres Wechselverhältnisses sich bewusst werden.

Nur durch Würdigung aller dieser Gründe erhält man die Möglichkeit und Nothwendigkeit der Erscheinungen und ihrer Beziehungen. Diese Momente geben den geistig bindenden Faden für die durch Zeit und Raum getrennten Ereignisse und Vorgänge und deuten darauf hin, dass eine Fortbewegung nach einem bestimmten Endziele stattfinde. In diesem Zusammenwirken verschiedener Grundbedingungen erkennen wir das unsichtbare Walten der Vorsehung, wie wir in dem Naturleben in den verschiedenen Bewegungen zu verschiedenen Zwecken die Ordnung sichtbar erblicken.

Die Kritik in der Geschichtsverbreitung Soll aber diese Auffassung wirklich Frucht und Weihe erhalten, so kann sie ohne die strengste Kritik nicht bestehen; denn diese ist es, welche mit scharfsinniger Abwägung der Gründe und Gegengründe den Ereignissen ihre wahre Stellung, ihren wahren Werth ertheilt. Der Maassstab der Kritik aber ist die Wissenschaft,

---

*) Vgl. hierüber Hirschel, über die Herrschaft des nationalen Elementes in der Medicin. Biedermann's Monatsschrift, Jahrg. 1842, Febr.

nicht wie sie ist, sondern wie sie sein soll. Die Kritik des Historikers ist mehr eine positiv aufbauende, als negativ zerstörende.
Eine gerechte Kritik beurtheilt die Ereignisse nach allen Momenten
ihres Entstehens und ihrer Entwickelung und nach sämmtlichen
Punkten ihrer Berührung und ihres Zusammenhanges. Sie findet
das Mangelhafte wie das Treffliche und tadelt nur Jenes, um auf
Dieses zu deuten. In vorurtheilsfreier Erwägung rügt sie das Unvollkommene, aber entschuldigt es mit der Zeit und dem frühen
Entwickelungsstadium; mit strengem Blicke stellt sie die Verwir-
rungen und Ausschweifungen menschlichen Thuns in dunkle Schatten, um im Gegensatz an die Helle des Tages zu fesseln; freudigen
Muthes deutet sie Schritt vor Schritt auf jede Vervollkommnung
und jeglichen Fortschritt, um auf die Bahn des Besseren, die der
Genius der Medicin wandelt, hinzulenken. Eine kritische Geschichte
trennt, was in der Entwickelung wesentlich und unwesentlich, und
was der Wissenschaft eigenthümlich oder beigemischt. Sie folgert
aus der steten Wiederholung derselben Meinungen und Richtungen
zu den verschiedensten Zeiten und unter den verschiedensten Umständen (wie z. B. Empirie und Dogma, Dynamismus und Materialismus immer und immer wiederkehren) die Nothwendigkeit dieser
Erscheinungen im Allgemeinen; und indem sie auf diese Weise
feste Satzungen vorbereitet, rettet sie die Gewissheit in der Medicin, die so vielfach angefochtene. Was auch immer trotz des Fortschrittes im Einzelnen dem Ganzen zum Vorwurf gemacht werde,
Zweifelhaftes und Schwankung, wir finden Trost und Beweise des
Gegentheils bei der Lehrmeisterin Geschichte. Dort findet den
Glauben an Vervollkommnung, wer ihn sucht. So sehen wir in
der Gegenwart bereits manches Räthsel der Vergangenheit gelöst,
manche Aufgabe der Wissenschaft erfüllt; wir erkennen dankbar
die Stufe der Vollendung, die die Jetztzeit erreichte, und hoffen
Ersatz für die schwankenden Regungen derselben in der Zukunft,
die uns die Geschichte verspricht. Verfolgen wir so den Gang der
Medicin bis auf die Gegenwart herab, so lernen wir die Vergangenheit verstehen und gehen der Zukunft muthig entgegen. Emporgeschwungen auf den Gipfel solcher geschichtlichen Höhe
erblicken wir durch die neblige Hülle der Leidenschaften des
Tages, wie in dem Wechsel verschiedener Zeiten, wenn auch auf
Momente verhängt, in immer reinem Glanze erglühend die leuch-
tende Sonne der Wissenschaft.

Bedarf es noch eines weiteren Lobes der Geschichte? Wem
der Trieb nicht innewohnt, aus dem Quelle der Vergangenheit zu

schöpfen, den wird unsere Ermuthigung nicht anfeuern, und wer
bei der Beschäftigung mit der Geschichte nicht ihren Werth und
Nutzen erkannt hat, der hat sie vergeblich studirt. Wem die
Beachtung des Zustandekommens, des Verlaufes und des Wechsels
der Ereignisse nicht Genuss, und das Verständniss des inneren
Zusammenhanges und des Zweckes der Ereignisse nicht Bedürfniss
ist, der bleibe weg von den geheiligten Hallen der Wissenschaft,
die nur dem Gläubigen und Würdigen ihre Offenbarung zu Theil
werden lässt.

§. 3.
Verhältniss der vorliegenden Schrift zu der bisherigen Literatur der Geschichte.

Bisherige
Literatur
der Ge-
schichte.

Wir würden in der That den Vorwurf des Leichtsinns verdienen, wenn wir die Schwierigkeiten, welche unsere Aufgabe erheischt, nicht einsehen und eingestehen wollten. Wohl erkennen
wir die Klippen, an denen ein solcher Plan scheitern kann. Wir
wissen, wie viel wir in die Hände des Historikers und in seine
subjektive Anschauung gelegt haben. Haben wir ihm doch zur
Pflicht gemacht, das grosse Convolut von Thatsachen, Meinungen,
Theorien, Vorgängen im Ganzen- und Einzelleben geistig zu bewältigen, den Lichtfunken verständiger Ansicht hindurch zu leiten,
Alles zu sichten und zu ordnen und nach bestimmter Richtschnur
die verschiedensten Materialien zu einem schönen Bau zu verwenden, nachdem er sie selbst aus dem Chaos und der Nacht
heraufgelichtet, in der That eine Aufgabe, riesengross, und für den
Einzelnen nicht zu bewältigen, wenn nicht mancherlei Vorarbeiten
dies schwierige Unternehmen gleichsam durch vorgezeichnete Risse
und Linien erleichtert hätten. Nicht nur, dass die allgemeine
Völkergeschichte neuerdings im philosophischen Lichte aufgefasst,
die übrigen Wissenschaften und Künste in ihrer speciellen wie
wechselseitigen Entwickelung verfolgt worden sind, auch für die
Geschichte der Medicin ist unendlich viel geschehen. Bibliographieen
und literarische Nachweisungen, wie von Blumenbach, Metzger, Ackermann, Knebel, und in neuerer Zeit besonders
gut von Choulant, Littré, dem fleissigen und scharfsinnigen
Thierfelder sen. bei Gelegenheit von Kritiken, u. A., sowie
vielfache neue Ausgaben alter Classiker haben den Zugang zu den
Quellen erleichtert. Einzelne Perioden und Abschnitte sind besonders bearbeitet worden, wie die Aegyptier von Gruner, die in-

dische Medicin von Stenzler, Webb, Vullers, Hessler, die chinesische Heilkunde von Gützlaff, die Philosophen vor Hippocrates von Kühn, die Erasistrateer von Hieronymus, die Empiriker von Schulze, die Pneumatiker von Osterhausen, die Medicin bei den Römern von Neubert und Kissel, die Araber und Ebräer von Reiske und Faber, Erstere von Leclerc und Bertherand, Letztere auch von Lindinger, Sprengel, Trusen, die talmudische Medicin von Israels und Cohn. Auch die Geschichte der neueren Zeit ist von Mühsen, Stebler, Leleving, Brambilla, Kratzmann, dem Verfasser dieses (Brown'sches System und Erregungstheorie) u. A. specieller behandelt worden. Die einzelnen Theile der Medicin haben geschichtliche Sonderstudien erfahren, wie die Geburtshilfe von Siebold u. s. w. *) Berühmte Männer, wie neuerdings Hippocrates, Celsus, Aretaeus, Paracelsus, Sydenham, Helmont, Hahnemann, sind besonders gewürdigt worden. Ja selbst die Geschichte einzelner Schulen (wir erinnern an de Renzi's *Schola Salernitana*) und die Geschichte der Heilkunde in einzelnen Ländern (Henschel über Schlesien) ist trefflich bearbeitet. Seit es nach dem Vorgange von Historikern, welche man in Bezug auf ihre wenn auch immer verdienstvollen Leistungen nur als Vorläufer bezeichnen kann, wie Conring, Ackermann, le Clerc, Freind, Kestner, Eloy, Dezeimeris, Leupoldt u. A., deutschem Fleisse zuerst gelang einen würdigen Grund zu einer Geschichte der Medicin zu legen, ist der weitere Aufbau so gefördert worden, dass man mit Muth und Zuversicht an die innere Einrichtung und Anordnung gehen kann, die uns erst heimisch machen soll. Sprengel, der schon so viel getadelte und doch von Allen geplünderte Sprengel, auf dessen Schultern Manche emporklimmten, nur um nach einer neueren, neben der dankbaren Monumentensucht ironisch einherlaufenden Manier verächtlich auf ihn herabzusehen, Sprengel, sage ich, hat bei all seiner beschränkten Auffassung der Vorzeit, bei planlosem, unphilosophischem und zwecklosem Aneinanderreihen, bei seiner Vernachlässigung des Allgemeinen unter dem Studium des Speciellen und bei seiner künstlichen, nicht naturgemässen Anschauung dennoch mit so vielem Fleisse, so grosser Ausdauer und mit solcher Liebe und Vielseitigkeit gearbeitet, dass er noch lange eine ergiebige Quelle

---

*) Vgl. die Details der neueren Geschichtsleistungen in dem Abschn. dieses Buches unter: Fortschr. der einzelnen Discipl. im 19. Jahrh.

geschichtlicher Studien bleiben wird, die dem Lesenden die erste Quelle vielfach ersetzt, dem Forschenden aber den Gebrauch derselben erleichtert.

Wenn nun nach diesem ersten grösseren Versuche das Studium der Geschichte eine bessere Aufnahme unter den Aerzten fand, die durch eine mehr philosophische Auffassung gesteigert wurde; wenn Hecker, Kieser, Damerow, Schultz, Werber, Henschel (im Janus III. 1) u. A. einen geistigen Faden durch das weitschichtige Material zu ziehen verstanden; wenn ferner die Geschichte der Krankheiten, wie sie von Hecker, Schnurrer, Hüser, Leupoldt, Heusinger, Ilmoni u. A. bearbeitet wurde, auch den praktischen Nutzen der historischen Forschungen selbst den Feinden sogenannter abstrakter und geschichtlicher Studien zeigte; wenn endlich in der neuesten Zeit entstandene Geschichtswerke und Handbücher, wie von Lessing, Friedländer, Isensee, Rohatzch, Morwitz, Haeser, Wunderlich, die regere Theilnahme hinlänglich zu befriedigen scheinen, so könnte es gewagt erscheinen, wenn der Verfasser vorliegender Skizze die Masse der historischen Literatur noch zu vermehren sucht, zumal da er, ohne die Ansprüche auf Quellenstudien befriedigen zu können, hier nur eine Uebersicht der Entwickelung der Medicin in ihren Grundzügen zu geben beabsichtigte. — Aber eben Das schien nothwendig und noch immer keineswegs überflüssig. Denn man täusche sich nicht über die Zahl Derer, welche Geschichte studiren, nicht über die Art und Weise, wie sie studiren. Noch ist keineswegs die Liebe für Geschichtsstudien so weit erwacht, dass schon ein Drittheil der Aerzte sich ihnen widmete. In diesem Bruchtheil aber sind sehr, sehr Wenige, welche sich zum eigenen Forschen, zum Quellenstudium angeregt finden oder denen die Berufsgeschäfte die Zeit dazu lassen. Die Meisten begnügen sich mit bruchstückweisem Herauslesen, mit einer passiven Empfängniss, mit einem rein indifferenten, ohne geistigen Ueberblick nutzlosen, für die Gegenwart unfruchtbaren Beschauen. Daran aber trägt zum Theil die Literatur der Geschichte selbst die Schuld. Ein Theil der Geschichtschreiber, zu weitschweifig und weitschichtig, ohne den Kern geistigen Zusammenhalts, ohne bestimmte Tendenz, ermüdet den kräftigsten Willen und lähmt die Flügel des Enthusiasmus, der durch trockene Namen und Sachregister hindurchkeuchen muss; oder in einseitiger, ungleicher Bearbeitung einzelner Abschnitte, über die andere wieder vernachlässigt werden, stellen Andere die Subjektivität des Historikers,

seine Vorliebe zu dem Einen oder dem Anderen zum Nachtheil
der objektiven Unparteilichkeit zu sehr zur Schau; wieder Andere
bieten eine zerrissene, trockene, kunstlose und in der Form vernachlässigte Compilation, ohne die Weihe der geistigen selbsteige-
nen Anschauung. Wo soll da, wenn auch die Belehrung nicht
ausbleibt, Anregung, wo Liebe erweckt werden? Hätten die Vorlesungen der Geschichte der Heilkunde von Friedländer, welche
mit der vorliegenden Schrift den Zweck und die Form des Ueber-
sichtlichen gemein haben, mehr Nüchternheit der Anschauung,
weniger gemüthsschwüle, mystische Beleuchtung, mehr praktische
als spekulative Auffassung und selbst weniger Eleganz in der
Form, die nicht selten als Hauptsache erscheint, mit einem Worte,
hätten sie nicht für eine Prosa zu viel Dichtung, für ein Studium
zu viel Salonartiges, so würden sie unbedingt die Aufgabe erfüllt
haben, mit Kürze und Prägnanz zugleich den höheren Standpunkt
zu verbinden und begeisternd für die Geschichte selbst zu wirken.
Aus diesen Gründen allen hoffen wir, dass auch noch jetzt eine
gedrängte Uebersicht der Entwickelungsgeschichte der Medicin,
welche mit praktischer Tendenz eine geistige ideelle Richtung zugleich verfolgt, jene durch diese läutert, diese durch jene beschränkt, noch nicht überflüssig ist; zumal wenn sie das wirkliche
Bedürfniss der Lernenden und Praktiker berücksichtigt, Kürze und
Anschaulichkeit gewährt und insbesondere den auch in den neuesten Geschichtswerken noch immer nicht hinreichend gewürdigten
Bestrebungen der Gegenwart ohne Einseitigkeit Rechnung trägt.
Der Leser spanne seine Anforderungen nicht höher, als wir sie
selbst uns gestellt haben. Dies ihm zu zeigen, gebietet die Pflicht
gegen uns selbst, um nicht ungerechter Beurtheilung zu unterlie-
gen. Was wir bieten, ist in Folgendem zusammenzufassen: Wir
haben die Geschichte der Philosophie parallel der Medicin laufen
lassen, aber mehr um den nachtheiligen Einfluss derselben zu zeigen und die Vortheile, welche die Medicin aus ihrer Selbstständigkeit davongetragen. Wir haben uns bemüht, die ursächlichen
Momente nach Kräften zu würdigen, den inneren und äusseren
Zusammenhang der Ereignisse darzulegen, die Entwickelungsstadien
naturgemäss zu begrenzen und durchzuführen, das ungeheure Material bei aller Vollständigkeit übersichtlich zusammenzudrängen.
Und worauf wir einen nicht geringen Accent legen, die Geschichte
der Medicin erscheint hier in einer durch und durch praktischen
und objektiven Auffassung. Ohne vorgefasste Meinung, welche
nur als Ausdruck einer zeitweiligen Richtung oder persönlichen

Anschauung unserer Darstellung den Stempel der Einseitigkeit aufdrücken würde, haben wir von einem sachlich-vorurtheilsfreien, d. h. wahrhaft historischen Gesichtspunkte aus uns bestrebt die Fortbildung der Medicin zu verfolgen, den Zusammenhang zwischen Vergangenheit und Gegenwart zu zeigen, den Standpunkt und Werth der Jetztzeit und das Bedürfniss der Zukunft zu lehren. Wir hoffen auf diese Weise der uns gestellten Aufgabe nicht ganz ungerecht geworden zu sein, welche darin bestand, eine übersichtliche und zugleich vollständige Entwickelungsgeschichte der Medicin zu geben und für Anfeuerung zu einem weiter verbreiteten und grösseren Enthusiasmus für Geschichtsstudien zu wirken.

ERSTER ZEITRAUM.

Von den Uranfängen der Medicin bis zu ihrer wissenschaftlichen Gestaltung im Alterthume durch Galen.

Von x bis 200 n. Ch.

ERSTE STUFE.

Von den Uranfängen der Medicin bis zum Beginn empirischen Anbaues derselben. Mythische und instinctiv-empirische Stufe.

Von x bis circa 600 v. Ch.

§. 4.

Die Medicin der Urzeit. Mythische Zeit der Heilkunst.

Da alle Keime des Werdens tief im Verborgenen ruhen, so Die Medicin der Urzeit. wird auch der Geschichtsforscher den Wurzeln der M e d i c i n nur mühsam nachspüren können, die sich leicht bis in die ersten Zeiten des Menschengeschlechts zurück verlaufen können. Denn nicht lange hat jener glückliche Zustand gewährt, den die Genesis mit den Farben morgenländischer Bilderpracht schildert, jener Zustand ergiebigen Entgegenkommens der Natur, die dem ersten Menschengeschlecht (von einem Paare spricht nur die Sage) freudig ihre Schätze jeglicher Art entgegenbrachte. Als das innige Zusammenleben der Natur und Menschheit zerfiel und die Erkenntniss aus einer Einheit eine Dualität geschaffen hatte, die seitdem als Geist und Natur sich wechselseitig durchdringt, polarisch entgegenstrebt und die grosse Welt der kleinen im Menschen entgegenstellt, da war auch die Arbeit und die Mühe an die Stelle des Genusses, der Erwerb an die Stelle des Empfangens getreten. Und mit diesem furchtbaren aber für die Entwickelung auch fruchtbaren Wechsel menschlicher Geschicke — und wir dürfen daran glauben, weil die Kulturgeschichte aller Völker auf solche Umwandlung hinweist — traten auch jene ersten Störungen der Integrität, Krankheiten genannt, in's Leben, die nothwendig an körperliche Anstrengung gebunden sind, wie Verletzungen durch Fall, Stoss, Werkzeuge

u. s. w. Chirurgische Uebel sind demnach, als an der äussersten
Grenze der physischen Natur des Menschen stehend, wahrscheinlich die ersten Krankheiten gewesen. Gynäkologische Krankheiten,
an die man leicht denken könnte, kamen zuerst bei der Regel-
mässigkeit früherer Bildung und Lebensweise, die das Wochenbett
zum rein physiologischen machten, eben so wenig vor als innere
Leiden des Körpers oder gar der Psyche, die erst späteren Fortschritten der Bildung und damit den vielfachen Bedingungen zu
Störungen des Geistes und Körpers ihren traurigen Ursprung verdanken. — Aber je feindlicher die äussere Natur als damals
alleinige Bedingung des Erkrankens einstürmte, desto urkräftiger
und lebendiger regte sich die selbstthätige Kraft im Menschen,
welche durch Einfachheit in Lebensweise sich immer frisch erhielt,
und so besiegte in kurzer Zeit das Gesunde die krankhaften Eindringlinge. Der Arzt war damals zugleich das Mittel, Beides der
Kranke selbst. Eine spätere Zeit erst hat ihn wahrscheinlich genöthigt, nach gewissem der Thierwelt und einer inneren Stimme
abgelauschten Instinkte sich nach äusseren Hilfsmitteln zur Heilung umzusehen, die bei der Einfachheit der betreffenden Uebel
und bei der regen Naturheilkraft im Organismus nur milde Unter-
stützungs- und Beschleunigungsmittel der Genesung waren. So hat
die äussere Welt, je tiefer sie mit ihren schädlichen Potenzen ein-
drang, mehr und mehr den Menschen gezwungen sich Hilfe
suchend nach Rettung bei ihr umzusehen, während er sie früher
allein in sich gefunden; so hat der Verlust seiner Freiheit und
Unabhängigkeit, die er selbst verschuldet, sich bitter an seiner
eigenen Person gerächt.

Mythische Zeit der Medicin. Aus dem Reiche der Vermuthungen hinweg begibt sich der
Forscher in die Vorhallen der Geschichte, da wo unter dem
Schleier geheimnissvoller Mythe die Wahrheit als Dämmerlicht
auftaucht. Wo Religion, Philosophie, Geschichte, Geographie, wie
alle Potenzen der Geistesausbildung eng verschwistert im Sagen-
kreise ihre ersten Repräsentanten erhalten, da fehlt auch die Heilkunst nicht. Und so weist die Sagenlehre aller Völker nach dem
verschiedenen Typus ihrer Ausbildung und ihrer Anlagen unter
den verschiedensten Bildern und Fabeln einen frühen Ursprung
der Medicin nach. Es ist der Zufall, der in einzelnen Männern die
Heilkunst erweckt, wenn plötzlich ein Unglücklicher um Hilfe
fleht; es ist das Hirten- und Nomadenleben, welches im vertrauten
Umgang mit der Natur die Heilwege erforscht und mitleidig verwendet, oder im traulichen Gespräche fortpflanzt. Und wie ein

kindliches Gemüth dankbar Den als einen Höheren verehrt, der
ihm Rettung beut in Gefahr, so erhebt auch die Kindheit der Völker, die sich in den Sagen als Geschichtsrudimenten darstellt, diese
hervorragenden Gestalten zu höheren Wesen, je nach dem In-
begriffe religiöser Auffassung. Die erste, vom Glauben beseelte
Epoche der Menschheit hat die göttliche Verwandtschaft der Medicin, als Retterin der Menschheit, in schönen Bildern gefeiert.
Alles, was Ausfluss des Geistes war, war göttlich, denn die Reflexion der Kindheit, die erste Uebung des Verstandes, hängt mit
festen Armen an der Gemüths- und Glaubenswelt. Darum bedurfte
es nicht überall erst mündlicher Traditionen, welche im Verlaufe
der Zeiten das Unscheinbare durch die Entfernung in Riesengros-
ses wandelten, sondern der gemüthliche Glaube erhob sofort das
Unerklärliche, Ungewöhnliche zu Göttlichem, Wunderbarem und
feierte die Vollstrecker desselben wahrscheinlich nicht erst nach
ihrem Tode, wie eine spätere gottgläubige Welt, als Boten und
Heilige des Himmels. In derselben Art reflektirte der kindliche
Verstand über innere Krankheiten, deren Unerklärlichkeit ihn zu
dem göttlichen Urquell zurückführte. Wie ein böses Princip Uebel
zufügte, so heilte sie auch wiederum das gute Princip, und nach
dem Stande ihrer Bildung versetzten die Völker diese Gottheiten
unter den verschiedensten Benennungen in erträumte Regionen,
oder in bekannte Naturdinge, oder stellten sie wohl selbst im
phantastischen Aufputze nach äusseren Erscheinungen als Fetische
u. s. w. dar. (Erster Ursprung der Bildhauerkunst?) — In jenen
frühbesten Zeiten stand Jeder der Gottheit näher, weil er mit der
Natur vertrauter war und inniger mit ihr zusammenlebte; ein
Jeder holte sich von ihr Rath, sie theilte leichter ihre heiligen
Geheimnisse mit. Als aber später ein sinnlich vergängliches Leben
von ernster, ursprünglicher Naturanschauung abzog, der Mensch
immer mehr der Natur entfremdet wurde, da waren es nur Aus-
erlesene, welche im einsamen, vertrauten Umgang mit der Gottheit ihr sich zu nahen wagten und von ihren Eingebungen begei-
stert und beseelt sich als versöhnende Mittler zwischen Gott und
Menschen darstellten. So wurden die Priester auch zu Aerzten,
indem sie als Boten der göttlichen Wesen die Hilfesuchenden trö-
steten und ihnen die rettenden Aussprüche der Gottheit überbrachten. Hierin lag der erste Hebel zur Entwickelung der Heilkunst.
Denn wenn auch an geheimnissvolle, wunderbare Bedeutung gebunden, feierte doch die Medicin einen grösseren Aufschwung dadurch, dass sie nicht mehr Ausfluss des Zufalls war, sondern

in der Bestimmung und dem Zweck einer Kaste eine Art von
Gewissheit und Sicherstellung fand, die ihr ein Herausbilden
zur wirklichen praktischen Lehre und materielle Bereicherung in
der Zukunft versprach.

In allen Sagen alter Völker kehren immer und immer dieselben Andeutungen frühern Ursprungs der Medicin wieder, deren
Natur wir soeben erläutert haben. Den verschiedenen Ausdruck
derselben bestimmt der besondere Typus der Völkerbildung. Tag
und Nacht, Sonne und Mond, gutes und böses Princip sind aber
überall wiederholte Anzeichen kontrastirender Gegenwirkung und
der mythischen Periode.

§. 5.

Die Heilkunde der Indier.

Indische
Medicin. Indien, das geheimnissvolle, magisch wie die Kindheit uns
anziehende Indien, das als Wiege des Menschengeschlechts auch
die erste Kultur der Menschheit zeitigte und sich dadurch nicht
blos als reich an einer wunderbaren Thierwelt, an einer üppig kei-
menden, prachtvollen Vegetation, wie an Naturschönheiten bewies,
unter denen die majestätischen, befruchtenden Ströme besonders
hervorgehoben werden, sondern auch glänzend an Duft und Farbe
des Geistes, eben so uralt in seinen Wundern der Kunst, die als
ungeheure Tempelgewölbe prangen und in Pagoden und anderen
Bauten noch jetzt unsere Augen blenden, wie in seinen Ueber-
resten der Dichtkunst (Ramayana und Mahabharata), Fabelsamm-
lungen, philosophischen Schriften und in seinen Büchern der
Weisheit (Vedas), die Brahma selbst gegeben (nach Colebrooke
stammen sie aus dem 14. Jahrhundert v. Chr.), — dieses Indien
weist in seinen Kosmo- und Theogonien die ältesten Urkunden
der Religion nach. Ursprünglich herrschte daselbst der Monotheismus, später der Brahmaismus, den die priesterliche aus Nord-
westen eingewanderte Kaste mitgebracht hatte, nach welchem die
Uridee Gottes ohne Bild verehrt wurde. Als dieser zur Trinität
des Schaffens d. i. Brahma, Erhaltens d. i. Wischnu, Zerstörens
d. i. Schiwa übergegangen war, erzeugte jeglicher Kultus eine
Vielgötterei, die endlich in einen Pantheismus überging, der Alles
als Ausfluss Gottes betrachtete und allmälige Rückkehr zu demselben annahm, eine Religion, die in ihrer nothwendigen Verbindung
mit der Seelenwanderung in der allverbreiteten Göttlichkeit die
Menschlichkeit der Gesinnung zugleich förderte. Die Mittler der

Gottheit, die priesterliche Kaste der Brahmanen, durch die Stufen-
reihe ihres Ranges an beschauliches Leben und Studium gewöhnt,
waren nur zum Theil Aerzte, von denen die niedere Klasse nur
Kenntniss einiger Mittel hatte, meist diätetische und äussere Mittel,
die höhere aber in ihrer grösseren Vertrautheit mit der Gottheit
durch magische Kraft und göttliche Einwirkung (οὐκ ἄνευ θεοῦ)
heilten *). Bei dem vortrefflichen Klima, der Mässigkeit der Lebensweise und bei der üppigen Pflanzennatur, die überall Gegenmittel
gewährte, kamen der Krankheiten, äussere ausgenommen, wenige
vor. Ein Gott der Heilkunde, Dhanvantaris, bereitete den Göttern den Trank der Unsterblichkeit. Ein Schüler von ihm soll
Susrutas gewesen sein, der Verfasser der Ayur-Véda (Lehrbuch
der Heilkunde), welches Buch unter den zahlreichen medicinischen
Schriften Indiens, deren Alter aber überschätzt wird (obgleich die
ältesten mündlichen Traditionen sich darin finden, stammt es vielleicht erst aus der Zeit kurz vor Christus), als das bedeutendste
gelten kann. Wir sehen darin Aberglauben und Anfänge der Wissenschaft sich die Hand reichen (wie z. B. die Einheit der inneren
und äusseren Heilkunde aufrecht erhalten wird), wir finden eine
Fülle diätetischer Lehren, aber dafür den entschiedensten Mangel
an der Grundlage des medicinischen Wissens, an Anatomie und
Physiologie, obgleich auch Leichen bei den Indiern, in sonderbarer
Art freilich, untersucht wurden. Die Krankheiten zerfallen in natürliche und übernatürliche, wobei Luft, Schleim, Galle die Hauptrolle spielen. Die Anlage zu guten Beobachtungen wird durch
mystische Beziehungen wieder in Schatten gestellt. (Sogar eine
Andeutung für Syphilis findet sich.) Ueberschwenglich reich ist
die Arzneimittellehre, welche besonders sich der Pflanzenmittel bedient und 37 Klassen aufstellt. Dem Charakter des Landes entsprechend werden die Milcharten, Oele, Fette, Honig- und Zucker-
stoffe bevorzugt, aber auch das Wasser, besonders des Ganges, ist
beliebtes Heilmittel. Die Giftlehre ist sehr ausgebildet, aber bei
allem Reichthum an Gegengiften der grösste Werth auf chirurgische
Hilfe gelegt. Die Chirurgie, welche das Buch Salya lehrt, ist in
der That am meisten entwickelt und zeigt eine überraschende
Kühnheit und Reichthum an Erfahrung auf. Die Lehre von den
Abscessen, Geschwüren, Wunden, Geschwülsten, Hernien, Frakturen

---

*) Die priesterliche Kaste hing daher mit dem ärztlichen Stande nicht
nothwendig zusammen, aber die Aerzte waren sehr hochgestellt und es wurden die strengsten moralischen und socialen Anforderungen an sie gemacht.

nöthigen uns Bewunderung ab. Von Operationen sind ausser den
kleineren schon die Laparotomie, Darmnath, Lithotomie, Operation
der Hasenscharte, Exstirpationen von Geschwülsten u. s. w. beschrieben. Die Verband- und Instrumentenlehre ist reich angebaut.
Nächst der Chirurgie ist die Geburtshilfe am meisten bearbeitet,
wobei aber der pathologische Theil den physiologischen an (natürlich nur relativem) Werthe übertrifft.

§. 6.
Die Heilkunde in China.

Chine-
sische Me-
dicin.
Die Starrheit des chinesischen Volkes bewährt sich auch in
der Medicin. Sie ist uralt, soll sogar bis 2687 J. v. Chr. zurück
ein medicinisches Werk aufweisen, das sich insbesondere durch
eine spitzfindige Pulslehre auszeichnen soll. Trotzdem der indische
Ursprung der chinesischen Heilkunde wahrscheinlich, steht sie hinter jener zurück, da sie, abgesehen von gänzlicher Unwissenheit
in der Anatomie, auch in der Chirurgie und Geburtshilfe völlig
brach liegt. Nur Moxen und Akupunktur versteht sie gut. Als
Hauptwerk gilt das aus 40 Bänden bestehende *Ching-Che-Chun
Ching* (Leitfaden der ärztlichen Praxis). Ausserdem ist die Arzneimittellehre stark vertreten, indem das berühmteste Werk allein 52
Bände umfasst. Das bedeutendste Mittel in China ist die Ginseng-
Wurzel. Der animalische Magnetismus und die Blatternimpfung
sollen schon in den ältesten Zeiten dort geübt worden sein.

§. 7.
Die Heilkunde der Perser.

Persische
Medicin.
Die Perser, deren Kultur dem Zendvolk, welches in die
asiatischen Hochlande im Norden Indiens einwanderte, entstammte,
erkannten durch Zoroaster, nachdem sie den früheren Monotheismus mit einem Feuer- und Planetendienste vertauscht hatten,
ein schaffendes und zerstörendes Princip als Ausdruck der Welt-
thätigkeit in ihrem Licht- und Finsternissgotte Ormuzd und
Ahriman an, deren Reiche selbst irdisch durch besondere südliche und nördliche Bezirke bezeichnet waren (Iran und Turan).
Unzählige Scharen guter und böser Geister beseelten die Welt und
die Fervers und Dews (gute und böse Genien) suchen die
Menschen dem Einen der beiden Götter zuzuwenden. Wie künftig
entweder Paradies oder Hölle die Folge des Anschlusses an Einen

von Heiden, so war Krankheit und Heilung an einen Geist des
Ormuzd (einen Amschaspand) oder des Ahriman (Dew, Teufel),
Boëd besonders benannt, gebunden. Nur durch Besiegung des
bösen Princips vermittelst des Gebetes, tugendhaften Lebens und der
Askese, und durch mysteriöse Verehrung des Mithras, welcher im
Abglanze göttlicher Herrlichkeit die Sonne ist und den Kampf
vermittelt, wird der Mensch ein Besieger des Uebels, d. i. Mazde-
jesnan. Ein solcher ist, wie es in der Bibel der Perser, den Zend-
büchern, heisst, besonders geschickt die Arzneikunst zu üben, deren
Wunder weniger durch Kräuter und Messer als durch das heilige
Wort (Magie) vollbracht werden. Also bildeten die Aerzte sich
selbst dahin, durch göttliche Macht göttliche Fügungen zu über-
winden. Diese persische Lehre gab auch die Hauptideen für die
Edda in Skandinavien, wohin ein asiatisches Volk eingewan-
dert sein mag. Mit nordischer Färbung entspricht hier dem Ormuzd der Alfadur (Allvater), dem Abriman Locke (Verführer);
Walhalla ist das Paradies, Muspel- oder Nifelheim (Feuer- und
Nebelwelt) die Hölle.

Edda in
Skandi-
navien.

§. 8.
Die Heilkunde der Aegyptier.

Der Grundton der alten Religionen geht auch durch die
Mythologie des geheimnissvollen Aegypteus, das theils bei sei-
ner Abgeschlossenheit durch die wunderbaren Wandelungen des
Nils auf die nächste Sinnenwelt, besonders die Planetenwelt gewiesen war, theils durch die Vorbilder seiner Kultur, die Aethiopier,
zu denen andere Stämme sich später gesellten, zu astrologischen
Forschungen und zu der eigenthümlichen Richtung seiner Künste
und Wissenschaften hingelenkt wurde. Bilder der Sonne und der
Planeten erglänzten am Himmel seines Sagenkreises, vor allen aber
Osiris und Isis, jener die belebende Sonne und den befruchtenden Nil, diese den Mond und die empfangende Natur, in Dop-
pelwesen aber die Einheit der Zeugung darstellend. Ihnen gegenüber stand der Typhon als zerstörendes Princip in Gestalt von
Sumpfdunst und Wüstenwind, als Meer und Winter, der unheil-
schwangeren Phantasie der dunkeln Vorzeit entsprechend. Während
auf physikalischen Naturerscheinungen alle die Fabeln beruhen, welche von dieser Trias (eigentlich Dyas) erzählt werden,
während mit indischer Beimischung die Verehrung der Thiere
durch die Seelenwanderung und den dunkel bewegenden Instinkt

Aegyp-
tische Me-
dicin.

ihres Wirkens bedingt war, hat im höheren Aufschwunge auch das
geistige Leben und Schaffen seinen Gott bei den Aegyptern:
Thot oder Thaut genannt (der griechische Hermes), der (ein
Freund des Osiris oder des Sonnenlichtes) als Erfinder der Sprache und Schrift, der Wissenschaften und Künste göttlich verehrt,
auch namentlich der Heilkunde himmlische Rechte und höheren
Ursprung sicherte. Auch die Isis hat viel Arzneien erfunden und
erlangte dadurch die Unsterblichkeit. Sie erscheint den Menschen
im Schlafe und heilt sie durch Traumgesichte. Horus, der Sohn
der Isis, in weisser Farbe des lichteren Nordens (Asiens) erglän-
zend, verbreitete die Arzneikunst weiter (der griechische Aesculap). In den Büchern des Thot, die früher auf Säulen gezeichnet
waren, besonders aber im Buche Embre (das wahrscheinlich erst
in späterer Zeit entstand), sind die Regeln der Arzneikunst aufbewahrt. Nach den darin enthaltenen entschieden die Aerzte über
Leben und Tod. Aerzte aber waren wiederum die Priester, welche
nach indischer Weise einer besonderen Kaste angehörten. Propheten und heilige Schreiber, Zauberer und Heilkünstler waren nur
verschiedene Rangordnungen einer Klasse. Die strengste Diät,
Reinlichkeit und Mässigkeit zeichnete diese vor allen anderen an
sich schon nüchternen Aegypter aus und weihte sie zu ihrem höheren Berufe, dem unendliche Achtung gezollt ward. So schritten
sie stolz und ernst durch die finstern Reihen des Volkes hindurch.
Da Mittelwesen zwischen Gott und Menschen, Dekane oder Dämonen genannt, die Theile des Körpers beherrschten, so wandten
sich die höheren Priester (oder Zeichendeuter der heiligen Schrift)
an diese, um durch Sprüche, Formeln und Amulete ihren Zorn zu
besänftigen, und heilten so auf überirdische Weise. Oder im Tempel der Isis, der Mutter Natur (der Artemis, Hekate, Persephone
der Griechen), erfuhren im Tempelschlafe die Kranken selbst die
Mittel zur Heilung in sichtbaren Bildern oder gesprochenen Orakeln. Die Priester niederer Ordnung aber, die Pastophoren, die
eigentlichen Aerzte, übten die Heilkunde nach dem Embre oder
Hermesbuche, worin die Gesetze der Heilkunde verzeichnet waren,
an deren Nichtbeachtung die Strafe des Todes hing. So hat, wie
überall in Aegypten, das Princip der Stabilität auch hier seine
Pfeiler. Dieselbe Sorge für Erhaltung malt sich in den für die
Ewigkeit gebauten himmelhohen Pyramiden, wie in der Kunst die
Leichname einzubalsamiren, an deren Fortdauer das Leben der
Seele geknüpft war und nach deren Vernichtung die Seele erst
nach dreitausendjähriger Wanderung durch Thierleiber wieder in

einen Menschenkörper zurückkehrte. Die Erhaltung des todten wie
des lebenden Leibes war demnach Priestern, jene insbesondere
den Tarichenten, anvertraut, welche diese Art religiöser Heilkunde
gewissenhaft vollzogen. Man hätte glauben sollen, dass dies Ein-
balsamiren Kenntnisse in der Anatomie verbreiten würde, doch
stand diese, wie die Physiologie, gerade so wie bei den Indiern
auf niederster Stufe. Die Heilkunst selbst bestand ausser der Diätetik (wo Fasten eine grosse Rolle spielte) aus Brech- oder Abführmitteln, sowie aus Salben, Bädern, Frottiren. Wie man aus
bildlichen Darstellungen auf Monumenten schliessen darf, so war
dagegen auch bei den Aegyptern wie in Indien die Chirurgie ausgebildet. Sie kannten z. B. die Amputation, Kastration, den Kaiserschnitt. Am berufensten im Alterthume waren die ägyptischen
Augenärzte, doch mehr in therapeutischer als operativer Hinsicht.

§. 9.
Die Heilkunde der Juden.

Aus dem Lande der Aegypter durch das rothe Meer und die
Wüste hinweg führte Moses das junge Volk der Israeliten
(1500 v. Chr.). Moses, erzogen inmitten dieser Priester, kundig
ihrer Irrthümer und Künste, liess vierzig Jahre lang der Wüste
Sonne die Finsterniss lichten, welche der Ernst des Lebens, der
Aberglaube und die Strenge einer Religion, die selbst die Todten
noch vor Gericht zog, in Aegypten in die Gemüther geworfen.
Den alten verloren gegangenen Monotheismus, den die Sinnenwelt
nur das Nächste begreifender Völker mit Pan- und Polytheismus
eingetauscht hatte, beschwor er als Jehovahdienst durch die Ein-
samkeit und Abstraktion der Wüste wieder herauf und läuterte so
mit der Idee der Gottheit die der Menschlichkeit. Vom Sinnlichen
hinweg erhebt sich der Glaube der Israeliten zum Uebersinnlichen;
der Begriff der Gottheit wird zum ersten Male abstrakt, wenn
auch für die kindliche Anschauung noch an Anthropomorphismus
gebunden, und auf der Brücke der Andacht, durch Opfer vermittelt, wandelt der gottergebene Sinn in höhere Regionen empor.
Zum ersten Male im höchsten Alterthume waltet in der jüdischen
Religion jene innige Liebe zu Gott gepaart mit der unbegrenzten
Ehrfurcht, die in dem praktischen Gebiete der Ethik durch alle
Verhältnisse hindurch sich wiederspiegelt und endlich im Christenthume durch die Idee der Versöhnung ihre poetische Blüthe entfaltete. Das Volk, welches mit Stolz sich das Volk Gottes nannte,

Jüdische
Medicin.

bedurfte keiner irdischen obersten Macht, sondern war eine Art
religiösen Freistaates, welcher in dem erblichen Stamme der Leviten nach ägyptischem Urtypus seine Propheten, Richter und Aerzte
hatte. Gott sandte die Krankheiten als Strafe für Sünden (ägyptische Plagen), und Sühnung durch Gebet und Opfer befreiete
davon. Mit erhabenem Geiste begabt hatte Moses zugleich die
wunderbarsten Kenntnisse der Natur erlangt, bestimmte kommende
Krankheiten voraus und hat eine solche Beschreibung des Aussatzes hinterlassen, so treffliche medicinisch-polizeiliche, diätetische
Vorschriften gegeben, dass sie noch jetzt glänzende Bestätigung
erhalten.

Selten spricht die heilige Schrift von der Heilung durch leibliche Mittel. Die Priester sühnten das Volk und später die Könige.
Unter ihnen ragt Salomo, selbstkundig der Pflanzenkräfte, durch
Weisheit hervor (1000 v. Chr.) und heilte nach des Josephus Bericht, hingegeben einem abgöttischen Naturkultus, im Abfall von
der übersinnlichen Gottheit, durch Beschwörungen. Ihm schreibt
die Sage „das Buch der Heilung" *(Sepher Rephuoth)* zu, welches
seines abgöttischen Inhaltes wegen der strengglaubige König
Iskias verbrennen liess. Immer loser wurden die heiligen Bande,
welche Jehovah und Israel verknüpften. Von den Leviten hinweg
wandte sich der Geist Gottes zu den Propheten, welche von hei-
ligem Feuer entzündet für Wahrheit und Glauben stritten und im
Offenbarungs-Erblicken des Verborgenen auch in das Innere der
Natur und der Krankheiten drangen. So wirkten sie durch den
Glauben an Gott Wunder und wurden wie Eliah, Elisah und
Jesaias die geistigen und leiblichen Retter Vieler, selbst dann
noch, als Jerusalem zerstört war und das zerrissene Volk in Baby-
lon seine Verirrungen traurig büsste.

Später erst finden wir eigentliche Aerzte bei den Juden.
Viele medicinische Enthüllungen gibt der etwa um 200 n. Chr.
zuerst entstandene Talmud, aus welchem der griechische Ursprung
der jüdischen Medicin erhellt, besonders was die Geburtshilfe
anbelangt. Man kannte nicht nur die Entwickelungsgeschichte des
Foetus, den Verlauf der Schwangerschaft und Geburt, sondern
auch das Technische, wie den Geburtsstuhl, die Wendung, den
Kaiserschnitt an Lebenden, die Embryotomie. Die strengen rituel-
len Vorschriften, welche vorzugsweise auf Gesundheit und Reinheit
hinarbeiteten, führten zu genaueren, besonders auch diätetischen
Vorschriften und zu theilweise begründeten physiologischen Beobachtungen. Die Anatomie stammt von Thiersektionen, die Pathologie

ist Humoralpathologie. Die vorzüglichsten Heilmittel sind: Wein,
Olivenöl, Arome, Aderlass. — Auch in der Chirurgie waren die
Rabbinen nicht unerfahren. Viele Beweise finden sich, dass sie in
der Therapie der Isopathie huldigten *). Eine spätere Zeit zeigt
den Einfluss der arabischen Medicin.

§. 10.
Die Heilkunde der Phönizier.

In's tiefste Dunkel gehüllt erscheint die Heilkunde Phöni-
ziens. Aber war auch die von Menschenopfern befleckte Religion
der Phönizier und Karthager in Nacht und Grauen getaucht, so
hatten sie doch ihren Esmun (der griechische Aesculap) und
verehrten ihn als die heilbringende von der Sonne (dem griechischen Apoll) erwärmte Luft in Karthago und Berytus in berühmten Tempeln. Die Kinder der Kabiren, welche, an die Geister
und Dämonen der Perser erinnernd, später bei den Pelasgern
wiederkehren und mit den Korybanthen, Daktylen, Kureten, Tel-
chinen (Ureinwohner Griechenlands oder Götter?) zusammengeworfen werden, entdeckten Arzneipflanzen und erfanden die Heilung
giftiger Bisswunden und Zaubergesänge. Astarte, die Tochter
des Himmels und Enkelin des Höchsten, erfand die Gebräuche der
Bätylien (Meteorsteine), d. h. beseelte Steine, die mit Klugheit
verwendet, Heilung herbeiführten, indem sie prophetischen Geist
einhauchen. Hercules, dessen Beziehung zur Heilkunst offenbar,
kommt auch als Melikanthus hier vor und ward wahrscheinlich
von da nach Griechenland verpflanzt.

§. 11.
Die Anfänge der Heilkunde in Griechenland.

Endlich führt uns die Kultur auf ihrer Völkerwanderung zu
jenem Volke des Alterthums, welches begünstigt durch alle Ge-
schenke des Himmels die Idee der Schönheit und Tugend im
reinsten Lichte offenbarte, nach Griechenland. In diesem Lande,
wo in tiefer Blüthe des ewig heitern Himmels der Glanz der Gestirne ein verdoppelter ist, wo die üppigsten Früchte auf Berg
und Thal die schöpferische Fülle der Natur beurkunden, wo die

---

*) Nicht dem Similia similibus, wie Israëls meint, Janus II. **2.**
(Netz der Leber des Hundes gegen den Biss desselben Hundes).

Natur auch in ihrem fesselosen Walten nur die Gesetze der
Schönheit achtet und Geist und Körper in der friedlichsten Harmonie Urtypen schöner plastischer Entwickelung geben, da feiert
jegliche Regung menschlicher Geistesausbildung ihre durch Poesie
verklärte Zeit des ersten Wachsthums. — So freundlich walteten
dort die Genien des Lebens und so innig durchdrangen sich Kunst
und Natur, dass „griechisch" noch heute die Bedeutung irdischer
Schöne, friedlich heiterer Gestaltung und reiner durch göttlichen
Anflug verklärter Kunstdarstellung hat. Also konnte es nicht fehlen, dass das innige Zusammenleben der Griechen mit einer sich
so schön und freundlich gestaltenden Natur wieder in der Kunst
sich abspiegelte, und die selber zur Natur gewordene Kunst den
Menschen näher brachte. Kunst und Natur lehrten sich wechselseitig verstehen und gingen Hand in Hand verschönernd und ver-
klärend durch das Leben der Griechen. Von diesem Hauche
Die Reli-überwebt ist auch die Religion der Griechen, deren Elemente
gion der meist Ueberlieferungen von anderen Religionen und insoferne An-
Griechen.
deutungen an historische Ereignisse, wie besonders Einwanderung
bestimmter Kolonien, Stämme, Kulte etc., und vor Allem poetische
Auffassung, Verschönerung oder Verkörperung von Ideen und
Mythen sind. Die Poesie ist bei den Griechen das Band, welches
diese heterogenen alten Elemente und neueren Dichtungen zu
einem vielgegliederten Ganzen macht, welche die abstrakten, den
Gottheiten der Indier, Perser, Aegypter, Phönizier zu Grunde liegenden Ideen in sinnlich greifbare, lebendige und naturfrische
Gestaltungen umwandelt; welche in die erhabenen Göttersitze und
Familien menschliches Leben und Treiben einwebt und dadurch
die Götter und Menschen enger verknüpft; welche in allen Schöpfungen und Erscheinungen der Natur ein göttliches Princip erkennt und durch diesen Polytheismus ebenso die Natur vergöttlicht
und heiligt, wie die Gottheiten vernatürlicht und zu den Menschen
hinzieht. Darum hört auch in der griechischen Religion der Dualismus der alten Religionen, dem der Kampf des Guten und Bösen
zu Grunde liegt, auf, obgleich die wichtigsten Götter der Griechen
nur die metamorphosirten, mit anderen und mehreren Attributen
versehenen der übrigen alten Völker sind. Es zeigt sich hier vielmehr das Walten der Gottheit in eben so vielfachen Regungen,
als die Natur selbst vielgestaltig ist. Ringen und Widerstandleisten,
Siegen und Besiegtwerden, Erschaffen und Vernichten sind auch
hier wichtige Gegensätze, aber nicht mehr die einzigen und nicht
an einzelne Gottheiten gebundene, sondern vielfach vertheilte

Momente. So hat auch die Heilkraft bei den Griechen ihre ver- Mythische
schiedenen Repräsentanten, je nachdem historische Personen und Medicin
Erzählungen im Gewande der Mythe erscheinen, welches die fer- Griechen.
nen Zeiten umhüllt, oder je nachdem die Gottheiten anderer Völker ihre früheren Attribute beibehalten haben, oder neuere mit der
Menschen beglückenden Heilkraft begabt werden. Wie der Ursprung
der griechischen Kultur überhaupt nach Norden hinweist, so auch
der der Medicin. Das giftreiche Kolchis war das Zauberland des Medici-
alten Aëtes und Perseus, der Kinder der Sonne, und die Zau- nische
Heroen.
berinnen Medea und Kirke waren die Töchter der Hekate, der
Tochter der Nacht. Finster wie der Gottesdienst der von dem
zweifelhaften, göttlich verehrten Mondlicht beschienenen Hekate
erscheint die Medicin der Urzeit mit dem Apparat böser Zauber-
künste, bis Prometheus, dessen Geist die Gottheit erreichte, das Prome-
Licht der Erkenntniss vom Himmel brachte und um die Früchte theus.
des Geistes Leiden des Körpers tauschte. Als gottbegeisterten
Wahrsager und Arzt beteten ihn die Anwohner des Kaukasus und
des mäotischen Sees zugleich mit dem Befreier von Krankheiten
und Landplagen, dem Herakles, an, den wir im ganzen Alter- Herakles.
thum in verschiedenen Gestalten wiederfinden. Verstehen wir demnach die griechische als Mythe erscheinende Urhistorie recht, so
kam vom Kaukasier Prometheus die erste Leuchte der Kultur
nach Griechenland; dann nennt sie uns Olen (Benennung für eine
ganze Familie von Einwanderern), der aus Lykien in Kleinasien
den Dienst des Apoll mitbrachte und Wahrsager und Dichter war,
Inachus, Cecrops, Cadmus, Jason, mit feierlicherem Klange
aber Orpheus. Er war ein Abgesandter der Thrakier, Sohn des Orpheus.
Apoll und der Polymnia (Kalliope), vereinigte die Dichtkunst und
die Kenntniss gottesdienstlicher Gebräuche und Mysterien mit der
Kunst Kranke zu heilen und Scheintodte zu erwecken, und erregte
dadurch die Bewunderung der Menschen, die seinen göttlichen
Ursprung erkannten. Seinen Namen wählten später die magischen
Heilkünstler zu ihren Schriften und Tafeln. Unter seinen Schülern
glänzt vor Allem Musäus als Dichter, Wahrsager und Arzt. In
gleicher dreieiniger Eigenschaft ist des Argivers Melampus Name
vielfach berühmt. Sein naher Umgang mit Schlangen deutet auf
die Wahrsagerkunst. Seine grossen Kuren an Iphiklus (Impotenz
durch Eisen) und an den wahnsinnigen und aussätzigen Prötiden
durch physische Mittel (Veratrum, Bilder, Bewegung etc.) oder auf
psychische Weise durch Musik, Tanz, Mysterien, beurkunden, obgleich in geheimnissvolles magisches Dunkel geflissentlich gehüllt,

deutlich seine medicinische Kennerschaft, die ihm göttliche Ehre
erwarb. Auch Bakis wird vielfach genannt. Auf nordischen Einfluss weisen ferner hin Aristeas und Prokonnesus. Dieser, in
dreimaliger Wiederkehr die zeitweisen Ueberpflanzungen der Kultur durch die Hyperboreer andeutend, wurde von Apoll zu Chiron
gebracht und von der Bergnymphe in der Arznei- und Wahrsagerkunst unterrichtet, die er bei einer Pest in Griechenland trefflich
bewährte. Aus dem Norden stammen ausser diesen weiter noch:
Abaris, der besonders durch Sprüche und Sühnungen ansteckende
Krankheiten stillte; Toxaris und Anacharsis aus Scythien, Jeuer
von grossem Glücke in seinen Heilungen begünstigt, Dieser die
Lebensordnung und Läuterungen der Scythen in Krankheiten weiter verbreitend; Zamolxis aus Thrakien, welcher Krankheiten des
Körpers nur durch die Seele, die er für unsterblich erklärte, heilen wollte. Er wurde später von den Geten göttlich verehrt.
Wohlthätiger aber hat Keiner gewirkt, als der thessalische Berg-
bewohner Chiron, der Centaur, der um die Bildung der Griechen
überhaupt, wie um die Arzneikunde sich Verdienste erwarb. Sanft-
müthig, gerecht, gastfreundlich und weise, hat er die Tonkunst,
die Gesetzgebung, die Arzneikunst und Sternkunde erfunden und
verdrängte durch fröhliche Opfer die dunklen Schatten der alten
Religion, indem er aus Norden einen lichteren Kultus hereinführte.
Er ward Göttern und Menschen zugleich Lehrer und erwarb sich
die Dankbarkeit seiner Schüler und der Nachwelt. Durch Zaubergesänge und heilsame Pflanzen hat er besonders die Arzneikunde
so glücklich geübt, dass ein Lobgedicht des Hesiod ihn verherr-
lichte und die unbegrenzte Ehrfurcht ihn unter die Götter versetzte.
So weist uns ein buntes Gemisch von Wahrheit und Dichtung die
ersten Spuren griechischer Kultur nach, die mit dem eigenthümlich
griechischen Gepräge einen heiteren Naturkultus aus den nach
Hellas überbrachten fremden Gottheiten schuf, indem frühere und
zum Theil finstere Allegorien unter poetischer Ausschmückung und
sinnreichen Erzählungen Duft und freundliche Farben annahmen.
Auch unter diesen Göttergestalten birgt eine menschliche historische Figur sich zuweilen und verschmilzt mit der vergötterten
symbolischen Idee. Gewiss sind auch manche Sagen der Götter,
die auf Heilkunde Bezug haben, auf geschichtliche Fakta zurückzuführen, deren Ermittelung die Ferne der Zeit wie die stets um-
schaffende Phantasie verschiedener Dichter unmöglich gemacht hat.
Unter diesen medicinischen Gottheiten, die sich erst nach dem
trojanischen Kriege vorfinden, steht obenan Apoll, wiewohl noch

zu Solon's Zeiten vom Paeon, dem Götterarzte Homer's, getrennt.
Später aber und schon zu Aeschylus Zeiten, der ihn ἰατρομάντις
und τερασκόπος nennt, besitzt er die dreieinige Kraft der Musik
(Dichtkunst), Arznei- und Wahrsagerkunst, die nur durch göttliche
Begeisterung und Fern- und Tiefblick erlangt werden. Wie der
Osiris der Aegypter ist er Sonnengott, ein Vermittler der Zeugung,
und wie aus der göttlichen Monas der Perser die schaffende und
zerstörende Kraft entspringt, so ist er zugleich tödtend durch fern-
treffende Geschosse, und λοιμός (Pestgeber), ἀπόλλων (verderbend).
Ein Freund der „Harmonie im Gang durch die Welt" liebt er sie
auch im Klang und Vers und im Leben des Menschen, weshalb
er ἀλεξίκακος, Abwender des Uebels, und bei den Deliern und Mi-
lesiern Ulios, Heilbringer, Geber der Gesundheit ist. Euripides
nennt ihn sogar den Lehrer der Asklepiaden. Dem männlichen
Principe der Zeugung steht zur Seite das weibliche, empfangende,
als stilles Gestirn der Nacht ewig der Sonne zugekehrt, der Mond.
Artemis ist die Schwester des Apoll, die griechische Isis, so
benannt von ihrer heilenden Kraft (ἀπό τοῦ ἀρτεμέας ποιεῖν), und
gleich ihm Seuchen und plötzlichen Tod schickend, eine Tochter
des Zeus und der Persephone (Hekate), des Lebens und Todes,
oder des Himmels und der Erde (Unterwelt). Eine Retterin in
grossen Gefahren (σώτειρα) war sie besonders den Frauen hold
und half ihnen in Geburtsschmerzen als Eileithya oder Locheia.
Erretterin und Heilende (Hygeia) heisst auch Athene und im
Besonderen noch die Paeonische, da Segen durch Heilung spenden
ein Attribut göttlicher Macht ist, welche Athene besonders an
Augenkranken bewährte. Nicht symbolisches Bild göttlicher Urkraft
allein, sondern wahrscheinlich auch mythischer Ausdruck menschlicher Heldenthaten der Urzeit ist Heracles, der Messias der
Alten, den wir in anderen Gestalten schon in Aegypten, Phönizien
und Kolchis sahen. Die Verpflanzung des Oelzweiges durch ihn
beweist seinen Einfluss auf die Kultur, und die Errettung des
Prometheus zeigt ihn als Gefährten lichtvoller Bestrebungen, wie
als Arzt. Die Erweckung der Alcestis vom Tode, die Tödtung
der Hydra (Sumpfdünste) durch Brand, seine eigenen durch religiöse Reinigung, Bäder etc. geheilten Krankheiten, die Bezeichnung
gewisser Krankheiten als herkulische im Alterthume, seine Benennungen σωτήρ, ἀλεξίκακος, ἀποτροπαίος sprechen deutlich für seine
Verdienste um die Heilkunde. Jedenfalls historisch, obgleich mit
den Fabeln des phönizischen Esmun überkleidet, ist der eigentliche Gott der Heilkunde Asklepios, der dadurch sich wahrhaft Asklepios.

als solcher bewährte, dass sein Kultus der Medicin in Griechenland eigentlichen Aufschwung verlieh. Man setzt das Leben dieses
ersten bekannten griechischen Arztes um das Jahr 1200 v. Chr.
Aus dem Labyrinthe historisch-allegorischer, durch Ort und Handlungen verwirrter Mythen erhellt, dass da Chiron sein Lehrer in
der Jagd- und Arzneikunst, also Thessalien sein Bildungsursprung
gewesen ist. Ein Sohn des Apoll, wie die Sage angibt, heilte er
(besonders chirurgische Uebel) durch einfache Mittel (Tränke,
äussere Mittel, Schnitt) und nach Pindar's Zeugniss vorzüglich
durch Gebete und liebliche Gesänge (wieder Poesie, Religion und
Medicin), ein Wahrzeichen der magischen Medicin des Alterthums.
Seine Kunst Todte zu erwecken, hat ihm selbst die Unsterblichkeit verschafft. Den Ruf des Vaters pflanzten die Söhne, Machaon
und Podalirius, in Künsten des Friedens und Krieges gleich erfahren, besonders durch chirurgische Kuren, fort. Seine Gattin
Epione aber, die Schmerzlindernde, wie seine Töchter Jaso, Aigle,
Hygeia und Panakeia sind nur allegorische Figuren.

Die Askle-
piaden. Mehr noch als die Erben seiner Geschicklichkeit wirkten
seine Priester, Asklepiaden genannt. Die Nachkommen des Aesculap auf der Peloponnesos und Kos bildeten nämlich anfangs ein
besonderes Geschlecht und bewahrten gleich Aegyptens Priestern
das ererbte Wissen als Geheimniss, das keinem Fremdlinge anvertraut wurde. Als später sich hieraus gewissermassen ein ärztlicher
Orden entwickelte, der auch ausser ihm Geborenen den Zutritt
gestattete, so wurde die Einweihung wie bei den samothrakischen,
bacchischen und eleusinischen Mysterien an strenge Forderungen
und an einen Eidschwur gebunden, dessen herrliche, noch jetzt
werthvolle Formel die hippocratischen Schriften uns bewahrt haben.
Die Eingeweihten selbst aber unterscheiden sich, wie die indischen
und ägyptischen Priester, in eine höhere und niedere Art, da nicht
Allen das Glück zu Theil wurde den innersten Schleier der Mysterien zu lüften.

Der
Asklepios-
Dienst. Der Asklepios-Dienst war also gewissermassen der Ausgangspunkt der griechischen Medicin. Denn zu den Tempeln des Askle-
pios wallfahrteten die Kranken und genasen durch die Reise und
gesunde Lage der Heiligthümer ebenso oft, als durch die mächtig
erregte Heilkraft der Seele mittelst mysteriöser Anschauung. Zahlreich waren diese Tempel, doch am berühmtesten die zu Epidau-
rus, Kos und Knidos. Die strengsten Vorkehrungen und Absonderungen hielten Uneingeweihte und Unheilige zurück und verhüllten
die Wohnungen der Gottheit. Diese waren meist schon durch ihre

Lage in fruchtbaren Gegenden, am Strand, in Hainen, Gärten, auf
hohen Bergen oder in der Nähe mineralischer Quellen und Gesund-
brunnen zu Heilungen geeignet. Von nicht geringerer Wichtigkeit
aber war die Erregung der Einbildungskraft durch Symbole und
Allegorien. Eine Gottheit selbst musste durch ihre Priester die
Krankheiten als Schickungen der Götter heilen. Der Gott Aesculap sass auf einem Throne, hier als Kind, dort als Greis abgebil-
det, mit einem von der klugen, ewig sich verjüngenden Schlange
umwundenen Knotenstab, mit Lorbeer, Hahn und Widderkopf,
Eule oder Habicht. Unter der Bildsäule war eine Kugel, eine
Erinnerung an jene heilenden Meteorsteine der Phönizier (Bätylien).
Unverkennbar ist seine Aehnlichkeit mit Zeus, dem Vater des
Lebens. Den Glauben an seine Macht zum Vortheil des kranken
Körpers zu erregen und bis zur bestimmenden Naturheilkraft zu
steigern, ward von den Vermittlern der Annäherung an den Gott,
den Priestern, kein Mittel unversucht gelassen. Die abgeschlossene
und heilige Stille des Ortes, die strengen Vorbereitungen, Fasten,
Reinigungen machten den Aether der Seele frei von den Nebel-
umhüllungen des Körpers; die Erzählungen von wunderbaren Heilungen, Erklärungen der Inschriften und Weihgeschenke spannten
die Phantasie und stärkten den Glauben; Opfer, Gebete, Musik,
Umgänge und Gesänge weihten zur Erhebung der Seele; Bäder
endlich, Salben, Reiben, Striegeln, Räucherungen vollendeten mit
Hilfe des Körpers die Reinigung der Seele, um im folgenden er-
wartungssüchtigen Schlafe zu den Füssen des Gottes aus den
Träumen die Stimme der Gottheit zu vernehmen. In losgerissenen
phantastischen Gebilden waltete die lang vorbereitete Sehnsucht
und fand Gottheit und Heilmittel zugleich. Wenn die Anregung
der Seele nicht zureichte, so wirkte die Traumerklärung der Priester, mit denen sich auch später Philosophen und Sophisten ver-
banden, indem sie nach Befinden diätetische und physische Heilmittel und wirkliche Arzneien anriethen. Dankbar opferten die
Kranken und liessen als sogenannte Anatheme Nachbildungen ihrer
kranken Glieder, Gemälde, Inschriften oder metallene Votivtafeln
mit der Geschichte ihrer Krankheit und Heilung zurück. Die Bereitung neuer oder bewährt gewesener Arzneimittel grub man in
Säulen und Thürpfosten, und neue chirurgische Werkzeuge machten die Erfinder dem Gotte zum Geschenk. Oeffentliche Feste, in
denen auch Dichter und Musiker wetteiferten, hielten die Erinnerung an die Wohlthaten des Gottes fest. Dies war die erste Nie-
derschrift, die erste Sammlung heilkünstlerischer Erfahrungen. So

finden wir denn auch in Griechenland zuerst die Medicin
an die Verehrung eines Gottes und an ein Priester-
geschlecht festgebunden.

Nach der Erweiterung der Asklepiadengemeinschaft, indem
sie auch den Exoterikern ihre Hallen öffneten, und mit dem Entstehen der knidischen, koischen und der eigentlich medicinischen
Schulen, wie der Gymnasten, welche ebenfalls die Heilkunde übten, erwuchsen die ersten empirischen Rudimente exakten Anbaues
in der Pathologie, Chirurgie, Diätetik und Therapie, auf welche
Hippocrates fusste. In dem folgenden Abschnitte werden wir dies
genauer zeigen. Der gegenwärtige erhält seinen Abschluss mit
dieser Stufe der Entwickelung.

§. 12.
Rückblick zur Charakteristik der ersten Stufe.

Rückblick zur Charakteristik der ersten Stufe.

Werfen wir bei dem Eintritte in die neue Aëra, welche für
die Arzneikunde in Griechenland beginnt, einen Blick auf die Kei-
mung und Weiterentwickelung derselben im grauen Alterthume, so
finden wir, dass überall die Uranfänge der Medicin von dem
Zufall geboten sind und sich als rudimentäres, vereinzeltes und ungefähres Wissen gestalten, das theils auf eigener
Erfahrung, theils auf mündlicher Tradition beruht, immer aber
mit der Religion und dem Glauben verknüpft ist. Aus der
mythischen Medicin ging erst allmälig die historische hervor,
welche anfangs ein Eigenthum der Priester war, die in ihrer
Mittelstellung zwischen den Göttern und Menschen vor den übrigen
bevorzugt, die Weisheit, die sie inne hatten, zu eigenem Nutz und
Frommen gefangen hielten, bis die einfallenden Lichtstrah-
len der aufbrechenden Kultur Jeglichen herbeirie-
fen, der wirklich dazu berufen war. So streifte sich
auch allmählig die magische Zuthat ab, um der nackten realen Wahrheit, welche auf der Naturbeobachtung beruht, Platz zu machen und so den Grund zu einem
exakten Anbau der Heilkunst zu legen.

ZWEITE STUFE.

Vom Beginn empirischen Anbaues bis zur selbstständigen und künstlerischen Ausbildung der Heilkunde durch Hippocrates = künstlerische Stufe.

Von circa 600 v. Ch. — 400 v. Ch.

§. 13.
Die griechische Philosophie und ihr Verhältniss zur Heilkunde.

Mit der Cultur des menschlichen Geistes, welche in Griechenland ihren ersten kräftigen Aufschwung nahm, entwickelt sich auch die Heilkunde mehr und mehr, ja mit dem Erwachen philosophischer Denkweise zeigen sich schon die ersten Spuren einer Theorie derselben, und es ist desshalb nöthig, auf die Entwickelung der griechischen Philosophie das Augenmerk zu richten. An der Hand der Poesie und Religion war die Weltweisheit zuerst in Gestalt mythischer Ahnungen und Deutungen aufgetreten; die noch kindliche Reflexion hing sich an den Glauben, an den unsichtbaren Grund und Urheber des Daseins und des Erschaffenen. Als sich dann durch politisch-ethische Lebensweisheit berühmter Gesetzgeber, wie des Lycurg, Zaleucus, Draco und Solon, ein eigentliches Staatenleben herausbildete, welches in freier Regung der Gesellschaft wechselseitige Geistesreibung und Entwickelung fördern musste, so trat an die Stelle poetischer Fictionen und träumerischer Phantasieen die kernige Kraft einer praktischen Lebensphilosophie, welche die sieben Weisen in sinnreichen Sprüchen entfalteten. Nicht lange dauerte es, so ging die Denkweisheit weiter und stellte sich feste Probleme. Jonien und Kleinasien, wo Handel und Reichthum blühten und der Geist sich unbekümmert um des Lebens materielle Bedürfnisse freier ergehen konnte, wurden das Mutterland der eigentlichen ersten Philosophen, der Jonier. Von da wanderte die Philosophie nach einigen nahe gelegenen griechischen Colonien, nach Grossgriechenland in Italien, um endlich in Athen bleibenden Wohnsitz aufzuschlagen. Frühzeitig schon zeigte sich jene Spaltung der Philosophie in Realismus und Idealismus, die in einzelnen Schulen selbstständig, feindlich sich ausschliessend oder freundlich vereint, auftraten. Der Realismus war, da die Materie sich dem beobachtenden Verstande zunächst bietet, die erste Aeusserung und Form der Reflexion, der neben der Er-

Die jonische Schule.

scheinungswelt das Wodurch und Wie derselben zu erörtern die nächste Aufgabe sein musste. So bildeten sich die zwei Objekte der alten Philosophie, die Kosmogonie und Physik. Jene schloss sich den religiösen Theorien an, die wir als Ursprung der Philosophie erkannt haben; die Physik aber bereitete mit nothwendigem Einschluss der Physiologie (da Untersuchungen über das All auf das Einzelne, über die Seele auf den Körper führen mussten,) die künftige Theorie der Medicin vor. Der Zusammenhang mit der Religion ist auch der Grund, warum wir in den frühesten Philosophemen eigentlich nur spekulativer ausgesprochene Wiederholungen von Mythen finden. Eigene Systeme, das des Pythagoras etwa ausgenommen, giebt es nicht, die meisten Denker stellten nur einzelne Hypothesen auf, in gewisser Beziehung aber kann man die Philosophie der damaligen Zeit als eine Naturphilosophie bezeichnen. Unter den Philosophen, welche den Grundstoff in der Materie suchten, nennt man zuerst Thales von Milet (geb. 640 Jahr v. Chr.). Ihm war das Wasser, das Flüssige, das Urfeuchte ein beseeltes und beseelendes, indifferentes aber differenzirbares Urelement. Anaximander aus Milet, der Schüler von Thales (um 620 v. Chr.) stellte schon eine philosophische Regel auf, indem er das Unbegrenzte (ἄπειρον), Ursprüngliche (ἀρχή), welches Alles in sich fasst (περιέχον) und die ihm innewohnende Urkraft die Alles aus sich schafft, das Göttliche nannte. Materieller und bestimmter bezeichnete dieses Unbegrenzte Pherecydes, indem er den Aether, die Zeit und die Erde für die Urprincipien erklärte, und noch gröber Anaximenes, der den feinen unsichtbaren Aether zur Luft verdickte, durch deren Verfeuchtigung sich das Feuer, durch Verdichtung sich Dunst, Wasser, Erde und Gestein bilden. Von den späteren Joniern nahm noch Diogenes von Apollonia (nm 450 v. Chr.) die Luft für den Grundstoff aller Dinge, der er göttliche Kraft beilegte, wie er auch die Seele als luftartig bezeichnete. Nach ihm sind Natur und Geist innig vereint. Auch soll er nach dem Zeugnisse des Aristoteles eine Gefässlehre verfasst haben. Vor Allen ragt unter diesen Denkern der dunkle, σκοτεινός, weil tiefsinnige Heraclitus von Ephesus (um 500) hervor. Er fasste das physische Leben unter dem Bilde eines geläuterten Feuers auf, nicht des irdischen, sondern des feinen Aethers, welcher den Fluss, die Wandelung, das „ewig Anderssein" des Lebens bedingt und Zwietracht und Freundschaft nach festen Gesetzen bestimmt. Aus der Metamorphose dieses Aethers entstehen Wasser und Erde; Luft ist nun ein Uebergang

Thales.

Anaximander.

Pherecydes

Anaximenes.

Diogenes v. Apollonia.

Heraclitus.

zwischen Wasser und Feuer. Aus Allem entsteht Eins und aus
Einem Alles. Aus dem kosmischen Urfeuer entspringt auch die
Seele; die Grundkraft alles Seins ist auch die des Denkens; die
Seele erkennt das Allgemeine und Wahre, die Sinne das Veränder-
liche und Individuelle; vom Körper entbunden vereinigt sich die
Seele mit der göttlichen Vernunft und beginnt erst mit der Welt-
seele ihr eigenes, ungehemmtes Leben. Die Seelenwanderung, die
Begriffe von Zwiespalt und Harmonie, wie sein Urprincip das
Feuer, bezeichnen deutlich den orientalischen Ursprung dieser
Satzungen, die Heraclitus von den Orphikern entlehnt haben
mag. —

Drei Philosophen, Hermotimus, Anaxagoras und Ar-
chelaus verwandelten die ursprüngliche Einheit der Naturphilosophie in einen Dualismus, indem sie der Natur ein sie beherr-
schendes Wesen gegenüberstellten. Besonders verdient Anaxagoras aus Klazomenae (500), der Zeitgenosse des Pericles, ein
Freund des Themistocles, Thucydides, Alcibiades, Euripides, zu
Athen lebend, als eigentlicher Begründer des Theismus der
attischen Schule genannt zu werden, wofür er das Märtyrerthum
der Verbannung eintauschte. Ὁ νοῦς ist nach ihm der ordnende
Weltgeist, der die ursprünglich chaotische Natur in Bewegung
setzte, dadurch die ungleichartigen und gleichartigen untheilbaren
Theile der Körperwelt (Homöomerieen) trennte und einte, Maass
und Ordnung herbeiführte, und in Allwissenheit, Grösse, Macht
und Autokratie die Materie durchdringt und bestimmt, und Princip
alles Lebens, ψύχη τοῦκόσμου, Bildens und Vorstellens ist. —
Seine Physiologie beschäftigte sich grösstentheils mit der Zeugung;
von ihm soll die Annahme herrühren, dass Knaben auf der rechten,
Mädchen auf der linken Seite entstehen; er zergliederte Thiere
und hält die Versetzung der Galle für die Ursache hitziger Krankheiten. Wichtig für spätere dogmatische Aerzte ist seine Lehre
von den Homöomerieen. Im Allgemeinen ist hier schon der Uebergang des Realismus zum Idealismus geboten, obgleich in den
vorwiegend physischen Forschungen und in dem Gegengewichte,
welches sich beide Richtungen bieten, die Lehre des Anaxagoras
noch als Schwankung zwischen beiden erscheint. —

Einen grösseren Accent auf die Körperwelt legte zuerst
Empedocles aus Agrigent in Sicilien (geb. 504 v. Chr.),
der nicht blos als Priester des Apollo durch majestätisches Aeussere
imponirte, sondern auch durch Menschenliebe, dichterische Begabung
(er verfasste ein Gedicht über die Natur in 3000 Hexametern) und

ärztliche Verdienste glänzte (er hielt den Sirocco durch Verschliessung einer Bergspalte ab, vertrieb die Pest durch Feuer
und Räucherung, die Miasmen eines Flusses Hypsas durch Wasser-
zufuhr). Seine Philosophie stützte sich auf die Lehre von den vier
Elementen, deren Erfindung ihm zugeschrieben wird.

Freundschaft und Hass der vier Elemente, der Grundstoffe
aller Dinge, sind nach ihm die thätigen Kräfte der Schöpfung. Es
giebt weder ein Entstehen, noch ein Vergehn, sondern nur Vereinigung und Trennung, wodurch immer neue Verbindungen entstehen, welche vom Zufall abhängen. Das Feuer ist das wichtigste
dieser (nicht einfachen) Elemente. Trotz aller Uebel und Unvollkommenheiten ist die Welt göttlich; die intelligible Welt ist Vorbild der Sinnenwelt. Gott verhält sich zur Welt wie Einheit zur
Vielheit. Die Seele, welche im Blute sitzt, ist Vereinigung der vier
Elemente. Nur diese sind unveränderlich, aber nicht die Dinge.
Die Annahme von Dämonen der Seelenwanderung (die Seele selbst
ist dämonischen Ursprungs) sprechen für morgenländische Beimischung seiner Philosophie, wesshalb er auch Orphiker heisst.
Sein Buch über die Natur enthält viele Beweise seines Forscher-.
geistes. Als Retter in vielfachen Gefahren durch Kunde der Natur
wurde er selbst göttlich verehrt. Die Urgeschichte der Thiere und
Pflanzen erweckte in ihm geistreiche Vermuthungen (er lässt zuerst die Pflanzen, dann die Thiere entstehen); seine Unterscheidung
der Thiere, Zeugungstheorie, Erklärung der Sinnesverrichtungen,
der Ernährung, des Wachsthums, des Athmens u. s. w. stehen im
genauen Zusammenhange mit seiner Elementenlehre, indem das
Gesicht z. B. als Ausfluss des Aethers mit dem Auge bezeichnet
wird u. s. f. Als pathologischen Denker bewährt er sich durch
Unterscheidung eines heiligen (geistig moralischen) und leiblichen
Wahnsinns. Ueberdiess wird er noch als Entdecker der Schnecke
im Ohre genannt. —

Noch materialistisch-mechanischer als diese Elementenlehre,
ergab sich die einseitige Vielheitslehre der letzten Ausläufer der
jonischen Schule, auch die neuere eleatische genannt, welche der
Einheit der älteren Eleatiker sich gegenüberstellte, und, durch
Demokrit. Leucipp gegründet, mit Demokrit aus Abdera, einem Schüler
des Pythagoras und orientalischer Magier (460—361 v. Chr.) dem
lachenden Philosophen, die todte Atomenlehre oder Corpuscularphilosophie zur Ausbildung brachte. Volles und Leeres,
Sein und Nichtsein sind ihm Principien der Dinge, das Volle eine
unendliche Vielheit von untheilbaren, räumlichen, unendlich kleinen,

von Ewigkeit her vorhandenen, nach mathematischen Gesetzen wirkenden Urkörperchen; die Dinge entstehen aus Bewegung im Leeren durch Absonderung und Vereinigung. Dem Wesen nach gleichartig, nur der Form nach verschieden, undurchdringlich und schwer, bewegen sich die Atome nach einer vernünftigen Nothwendigkeit. Hauptgrundsatz alles Wirkens und Leidens ist: nur ähnliche Dinge wirken auf einander. Eben so materialistisch ist der Begriff der Seele, die aus Feueratomen zusammengesetzt ist, welche sich durch Athmen erneuern. Empfinden und Denken geschieht durch Ausflüsse der Gegenstände als Bilder. Die Sinneserkenntniss ist trüglich. Träume sind fortgesetzte Bewegungen der Seele, Schlaf und Ohnmacht Aussetzen, Tod Aufhören derselben. Götter und Dämonen, welche die Unbegreiflichkeit mancher Naturerscheinungen anzunehmen zwingt, sind Eindrücke grosser, menschenähnlicher, in der Luft schwebender Bilder (εἴδωλα). In solcher zersplitterter Körperwelt ist die Klugheit die beste Moral und der egoistische Gleichmuth (ἀταραξία) höchster Zweck der Glückseligkeit (Vorläufer Epicurs). — Mit diesem rein realen Streben hängen die Studien des Democrit über Physik, Physiologie und Pathologie zusammen, die er in leider meist verlorenen, von den Alten hochgeachteten Schriften niedergelegt hat. Wir wissen von einer Theorie des Athmens, der Zeugung. Plinius erzählt von seiner Geschicklichkeit im Zergliedern der Thiere, wobei ihn Hippocrates betroffen haben soll. Von seinen pathologischen Schriften werden die über Aetiologie und Prognostik, Diät, Husten, Elephantiasis, Krämpfe, sowie über epidemische Krankheiten und Fieber genannt, in denen ebenfalls die Atomistik Grundlage ist.

Ganz abweichend von dieser realen Richtung und nur indirekt auf die Heilkunde Bezug habend stellt sich der Pantheismus der **eleatischen Schule** dar, welche die Vernunft und die einseitige Einheit des Alls kultivirte. Indem sie die Erfahrung für Schein erklärte, bestimmte sie aus den Begriffen des Verstandes das Werden des Universums. Der Stifter dieser Schule, **Xenophanes** aus Colophon (um 536), stellte Gott und Welt als eins, das Seiende als ewig, Gott als vollkommenstes Wesen dar. Der Grundstoff aller veränderlichen Dinge ist ihm Wasser und Erde, Flüssiges und Festes, Princip des Lebens aber ist ätherischer Hauch von feuriger Natur. **Parmenides** aus Elea (geb. um 516 v. Chr.), der ihn an Scharfsinn übertrifft, erklärte deutlicher die Vernunfterkenntniss für Wahrheit, die Sinnenerkenntniss für Schein; Sein, Denken und Erkennen ist eins; alles Sein identisch und nur

scheinbar veränderlich. Das All der Erscheinungen und jedes
Ding insbesondere zeigt Ineinsbildung von Licht und Finsterniss
(Wärme und Kälte), welche die Elemente der Natur bilden.
Näher der Heilkunde, obgleich noch stark an die priester-
lich-mythische Stufe der ersten Epoche erinnernd, steht Pytha-

Die Pytha-
gorische
Schule.
goras, der gewissermassen zuerst ein (philosophisch-praktisches)
System aufstellte, indem die mathematische Anschauung durch-
greifend ist. Sein uns näher berührendes Verdienst ist, dass er sich
weniger an das Transscendentale als an die Erscheinungswelt hält
und deren Gesetze zu ergründen suchte, und dass er augenschein-
lich mit seinem philosophischen Scharfsinn, seiner sittlichen Stärke

Pytha-
goras.
auch wirklich ärztliche Kenntnisse verband. Pythagoras (geb.
zu Samos 584, gest. 504 v. Chr., ein Schüler des Pherecydes,
eingeweiht in die Mysterien der Chaldäer, Indier und Aegypter),
ein in seinen Plänen und Erfindungen, in seinem Geiste und seinem Einflusse auf die Umgebungen ausserordentlicher Mann, hat
unsterbliche Verdienste um die religiöse, intellektuelle und ethische
Vervollkommnung seiner Zeitgenossen, und hat durch reale Erfindungen in der Arithmetik, Geometrie, Musik, Astronomie für alle
Zeiten genützt. Das geheimnissvoll Bestimmte in der Zahlenlehre
hielt er für die Quelle aller philosophischen Erkenntniss, und diese
Anschauung wie die in Aegypten und anderen Ländern gewonnenen Resultate benutzte er für die von ihm und seinen Schülern
(denn die Kritik kann sein besonderes Eigenthum nicht nachweisen, zumal da auch spätere Meinungen ihm zugeschrieben worden
sind) bebaute Theologie, Psychologie und Ethik. In Croton in
Grossgriechenland hatte er eine Schaar Gleichgesinnter zu einem
geheimen Orden um sich versammelt, welche im reinen sittlichen
Wandel und höherer Weihe die Schlacken der Sinnlichkeit ab-
streifen mussten, um dem Geiste freies Walten und Aufschwung
zu gestatten. Von seinen Zöglingen aus sollte allgemeine ethische
Reinheit und höhere, wissenschaftliche Bildung das ganze Staatenleben durchdringen. Gleich den Priestern Aegyptens zerfielen die
Schüler in Klassen, und wie zum Eintritt in geheiligte Mysterien
ging strenge Entsagung, Prüfung im Schweigen, Stärkung des
Leibes durch Gymnastik, und andere Weihe der Aufnahme in die
Orgien voran. Durch diese Hüllen hindurch leuchtete das Antlitz
des Meisters, dessen ἀέρος ἥρα göttliche Weisheit besass. Die ein-
förmige Stille ascetischen Lebens versöhnten die lieblichen Klänge
der Lyra, — also überall orientalischer Mysticismus, Streben nach
Entkörperung und innerliche Wärme der Religion, welche den

übrigen Naturphilosophen abging. — Die Quintessenz seiner Philosophie ist in Folgendem enthalten: Die Zahlen sind die Principe der Dinge. Die Einheit ist Princip des Geraden, Theilbaren, Begrenzten, die Zweiheit des Ungeraden, Untheilbaren, Unbegrenzten, jene vollkommen, diese nicht (Erinnerung an den Dualismus der Indier, Persier etc.). Zehn Primzahlen bezeichnen das vollständige System der Natur. Das Wesen der Dinge lässt sich durch Zahlenverhältnisse, die Entstehung durch Kombination begreifen. Auf dieser Grundlage beruhen bei Pythagoras Theologie und Physik, Psychologie und Ethik.

1. Theologie und Physik: Die Welt ist ein harmonisch geordnetes Ganze. Zehn Körper bewegen sich um das Centrum in Sphärenmusik. Das Centrum, die Sonne, Monas, ist Princip der Wärme und des Lebens; Sterne sind Götter; Menschen und Thiere mit der Gottheit verwandt. Mittelgattung sind Dämonen, welche durch Träume und Divination wirken. Sittliche Eigenschaften veredeln die Gottheit, das allgemein wirkende Princip, welches aber trotz aller Erhebung zur Idee immer noch als Naturkraft gedacht wurde.

2. Psychologie: Die Seele, ein Ausfluss aus dem Centralfeuer, besteht aus warmen und kaltem Aether, welcher sich mit jedem Körper verbinden kann, aber einen gewissen Kreis von Körpern durchwandert (indischer und ägyptischer Mythus). Innere Erscheinungen wurden psychologisch zu erklären versucht, die Seelenkräfte geschieden in Vernunft (νοῦς), Verstand (φρένες), welche im Gehirn, und in Begierde (θυμός), welche im Herzen wohnt. Empfindungen heissen Tropfen der Seele. Die Seele wird durch Blut ernährt. Gedanken sind Hauche der Seele.

3. Die Ethik enthält viele treffliche Keime und stützt sich vorzüglich auf die mit der Seelenwanderung vereinigten Begriffe der Belohnung und Bestrafung. Das sittlich Gute denkt sich der Pythagoräer unter dem Begriffe der Einheit, der auch die Gottheit in sich fasst. Harmonie, Einheit der Seele, Aehnlichkeit mit Gott ist Tugend. Gerechtigkeit, Selbstbeherrschung (ἐμφρότης τῆς φύσεως) und Verähnlichung des Menschen mit dem Göttlichen sind die Grundpfeiler der pythagoräischen Sittlichkeit. — Wie die Priester des Morgenlandes die Heilkunde übten, so auch die Pythagoräer. Wie dort die Heilkunde an Göttliches gebunden, sehen wir hier in praktischen Einrichtungen den genauen Verband der Philosophie und Medicin, ja Herodot bezeichnet selbst die Schulen von Croton und Cyrene in Afrika als medicinische. Aus-

ser der Physiologie hat auch die praktische Medicin dankbar den Pythagoras zu nennen. Die Sinne bezeichnet er als warmen Lebenshauch und bestimmt die Thätigkeiten derselben nach den Elementen, als Luftiges für das Gehör etc. Der Saame ist ein Tropfen des Gehirns, der den Schaum des edelsten Blutes, einen warmen Hauch und eine geistige Kraft enthält. Die Heilkunde selbst war geistige und leibliche Reinigung, magisch und diätetisch zumeist, besonders auch gymnastisch. Als mystische Heilkunde wirkte sie durch Besprechungen, Träume und Divination, geistig reinigend durch Sühnungen, Läuterungen; exaltirend durch poetische Gesänge und Tonkunst. Doch nahm Pythagoras auch zu Pflanzenmitteln, besonders Meerzwiebel, Kohl etc. und zur Anwendung von Umschlägen, Bähungen, Salben seine Zuflucht; Messer und Glüheisen war ihm ein Greuel. Unter seinen Schülern verdie-

Philolaus. nen hier nur Philolaus (um 400 v. Chr.) genannt zu werden, von dem uns über Pythagoras manche Kunde geworden ist und von dem die Bezeichnung des Kopfes als menschliches, des Herzens als thierisches und des Darmkanals als pflanzliches Element, der Geschlechtsorgane als Vereinigung aller drei, herrührt; sodann

Alkmaeon Alkmaeon (um 500 v. Chr.), der vorzugsweise Naturforscher und Arzt war, für den bedeutendsten Anatom der vorhippokratischen Periode (Finder der Eustachischen Röhre?) gehalten wird und in seinen Definitionen der Gesundheit und Krankheit, die er auf das Gleichgewicht und das Vorherrschen (μοναρχία) der Elemente zurückführt, die künftige Elementarlehre der Humoralpathologen andeutet.

Nach der Vertreibung der Pythagoräer wegen angeblicher politischer Verschwörung und nach deren Zurückberufung nach Croton werden noch besonders als bedeutende Aerzte genannt: Metrodorus Elothales und dessen Sohn Epicharmus, Demokedes von Croton (Arzt des Darius) und Akron von Agrigent, der Vorläufer der empirischen Schule.

Aus so vielen widerstreitenden Systemen und Ansichten musste bei der wachsenden Verfeinerung der Sitten und bei dem Mangel eines religiösen Schwerpunktes, der sich als Schwankung

Scepticismus. der Principien immer fühlbarer machte, endlich sich ein Scepticismus bilden, der mit dem Streben des Verstandes aus subjektiven Zwecken Scheinwissen aufzustellen in der Sophistik gute und böse Früchte trug. Nicht ohne Verdienst um Sprachlehre, Dialektik, ästhetische Kritik, Rhetorik und Politik hätte diese Richtung dennoch das echte Wissen unterdrückt und den Zweck

der Vernunft durch subjektiv gefärbte dialektische Probleme er-
tödtet, wenn nicht durch Socrates, den man den Vorläufer Socrates.
Christi nennt (geb. 469), die gesunde Vernunft den Menschen auf
sein Inneres gewiesen hätte. Er war es, der durch feste Gründung
der Wahrheit, Religion und Sittlichkeit ein neues Verhältniss zwischen den Menschen und der Natur knüpfte, das in der That ein
menschlich-praktisches dem früheren physikalischen und intellektuellen gegenüber genannt werden kann. Neben der Ausbreitung
befruchtender Ideen und der Entwickelung geistiger Kräfte errang
in diesem begeisterten Apostel der Tugend das Gemüth und die
Sittlichkeit, deren Ausgangspunkt die Selbsterkenntniss war,
Triumphe, welche der beneidete und verkannte Sieger leider mit
seinem Leben selbst bezahlte. Erhebung über das Zeitliche, Lie-
benswürdigkeit der Person, gutmüthige Ironie und scharfsinnige
Dialektik zog eine Schaar von Schülern an, die ihn abgöttisch
verehrte und denen er praktisch das Beispiel gab, wie seine Lehre
wahre Quelle inneren Glückes, wahrer Zweck des Lebens sei.
Tugend ist ihm Wissenschaft, Mässigung Weisheit; Tugend und
Glück ist eins; Rechtthun und Gerechtigkeit ist Pflicht. Gottes
Dasein wird durch Zweckmässigkeit erkannt; er ist unsichtbares
Vernunftwesen, durch seine Wirkungen (Vorschung) offenbart;
seine Eigenschaften sind ethische; die Seele ist gottähnlich durch
die Vernunft, unsterblich.

Wie entfernt auch die Beziehung der socratischen Philosophie von der Heilkunde, wir konnten sie als Endpunkt der
Weltweisheit dieser Epoche nicht übergehen. Mit Socrates hat die Rückblick
griechische Philosophie eine hohe Stufe erreicht. Von der Physik auf d. Ver-
ausgehend, durch den Intellektualismus hindurch, endigte sie mit hältniss d.
einer praktischen Lebensansicht, die vom Innern, Sittlichen des Medicin.
Individuums herstammend die Freiheit und Gesetzmässigkeit des
Menschen und der Natur anerkannte; bald vorherrschend real,
bald ideal, fand sie zuletzt einen praktischen Vereinigungspunkt
beider Richtungen. Wie alle Phasen des Denkens in dieser ersten
Philosophie vorgebildet sind, wie das erste Denken an religiöse
Mythen sich anlehnt, wie Dualismus, Polytheismus und der Mysticismus der Aegypter in Pythagoras und Empedocles wiederkehren,
der Pantheismus durch die Eleaten, der Theismus zuerst durch
Anaxagoras und der Atheismus durch Democrit (denn er nahm
nur nothgedrungen Götter an) bezeichnet werden, so sind auch
die Grundzüge der verschiedenen Ausdrucksweisen künftiger medicinischer Theorieen in diesen Natur- und Heilkunde zugleich um-

fassenden Systemen, als dynamische und materialistische (insbesondere humoralpathologische, chemische und mechanische) sattsam gegeben und bedurften nur weiterer praktischer Fortbildung der Heilkunde, um später als selbstständige Theoreme aufzutreten.

Diese praktische Ausbildung konnte nicht lange ausbleiben, und sie allein war im Stande, den Zwiespalt zwischen Naturkunde und Philosophie, der in dem Missverhältnisse Beider lag, auszugleichen. Im wechselseitigen Kampfe musste die Letztere einsehen, dass eine blosse Konstruktion nach subjektiven, sogenannten naturphilosophischen Ansichten zur Anordnung der Natur nicht ausreiche, und eben die kühnen Eingriffe, welche sie zu lichten und zu deuten strebten, enthüllten nur deutlicher die Mängel empirischen Wissens. Also haben Beide in gegenseitigen Uebergriffen zur wechselseitigen Ausbildung beigetragen.

§. 14.
Die ersten griechischen Schulen der Medicin.

Nicht umsonst wird die damalige Epoche als das goldene Zeitalter griechenländischer Geschichte gefeiert und auch die Heilkunde blickt stolz auf diesen Glanzpunkt zurück. Zu einer Zeit, wo die Wahrheit der Erkenntniss das Leben lichtete und verklärte, wo alle Wissenschaften und Künste durch Nachdenken und Uebung fortschritten, wo das Staatenleben in schönster Entfaltung war, Geist und Witz in Griechenland ihren Sitz aufschlugen, bei mannigfachen Reibungen der Völker die Blitze der Aufklärung leuchteten, da musste auch die Heilkunde den Schleier der Verborgenheit ablegen und, herausgetreten auf den Markt des Lebens, die wohlthuenden Erweiterungen desselben erfuhren. Zu jener Zeit, wo Pericles an Aspasia's Seite die Politik zur Humanität veredelte, wo Socrates die Weisheit an die Tugend band und himmlische Glückseligkeit durch irdischen Wandel lehrte, wo die Muse des Dramas, nach dem gewaltigen Aeschylos und dem redekundigen, sinnigen Sophokles in Euripides und Aristophanes erschütternd weinte oder lachte, Pindar im lyrischen Auffluge den Himmel stürmte, Herodot und Thucydides ihre Geschichten in Tafeln der Unsterblichkeit schrieben, Phidias, Ictinus, Praxiteles, Polyclet u. A. dem Steine Leben und Schönheit verliehen, die Malerkunst durch Zeuxis, Parrhasius und hoch vor Allen durch Apelles Ideale der

Das goldene Zeit-
alter Grie-
chenlands.

Schönheit verwirklichte, da sollte auch der Heilkunde ein Meister
erstehen, der von künstlerischem Instinkte beseelt an dem Busen
der Natur Nahrung und Belebrung suchte: Hippocrates, ein
Lehrer seiner und aller Zeiten, mit Recht der Vater der Arzneikunde genannt. Aus dem Hause der Asklepiaden, Schüler des
berühmten Sophisten Gorgias und des Gymnasten Herodicus,
stand er den Bedingungen nahe, welche ihn zum Arzte bilden
mussten. Mit dem Allgemeinerwerden vernünftigen Selbstdenkens
hörten nämlich die abgeschlossenen Mysterien und Geheimnisse
auf. Wie sich mit der Philosophie durch Sprengung des pythagoräischen Bundes die kastenartige Ausübung der Heilkunde in die
der Periodeuten (Herumwanderer) umwandelte, so öffneten auch
allmälig die Asklepiaden ihre Hallen, um den stürmischen Anforderungen der Zeit anstatt der esoterischen eine exoterische
Medicin zu geben. Hierzu bestimmte sie wahrscheinlich die Neben-
buhlerschaft, welche ihnen in den Gymnasten und Alipten   Die Gy-
muasten
erwuchs. Indem nämlich die hellenischen Jünglinge nach allseitiger
Ausbildung und nach realer Vollendung des Schönen auch im
Aeusseren strebten, übten sie in Kampfschulen, den Gymnasien,
welche, ursprünglich in der Nähe der Asklepien erbaut und mit
Bädern verbunden, auch besonders glücklich gelegen waren, die
Körperkräfte, wozu später geistige Exercitien hinzutraten, indem
sie lustwandelnd unter den Säulengängen an den Worten weiser
Lehrer und am Anblicke schöner Statuen und Gemälde sich er-
frischten. In diesen Gymnasien bedurften sie oft der ärztlichen
Hilfe, und diese war wie in den ersten Zeiten der Heilkunde, chirurgischer und diätetischer Art. Doch auch das Volk gewöhnte
sich bald daran diese Chirurgen zu berathen und als Aerzte zu
brauchen. Unter Anderen dieser Chirurgen und ärztlichen Hand-
langer werden Iccus von Tarent und Herodicus von Selymbria
mit Auszeichnung genannt. Der Letztere schuf sogar eine gym-
nastische Medicin, die er auch auf acute Krankheiten ausdehnte.
Ein Anderer, Herodicus aus Keos, wird als ein Lehrer des
Hippocrates bezeichnet. Wahrscheinlich zertrümmerten auch
die Spaltungen der Asklepiadenschulen den so lange be-   Die Askle-
wahrten Bau. Es wetteiferten unter einander die knidische und   piaden-
schulen.
koische, rhodische, italische und kyrenische Schule
zu Croton, besonders schroff in ihren gegenseitigen Richtungen
aber stehen die ersteren beiden sich gegenüber. Während die
knidische Schule, zu der Euryphon und Ktesias, Zeitgenossen des Hippocrates, Ersterer angeblicher Verfasser der

„Knidischen Sentenzen," Letzterer am Hofe des Artaxerxes
Mnemon, gehören, sich im Zersplittern, im Auffassen des Kon-
kreten mit Vernachlässigung des Allgemeinen und des Zusammenhanges der Erscheinungen, sowie im Deskriptiven und Termino-
logischen gefiel, unfähig der Induktion und der Unterscheidung
zwischen Unwesentlichem und Wesentlichem aus jedem Symptom
eine Krankheit machte, für jede dieser hundertfältigen Krankheiten ein Mittel aufstellte (grösstentheils Purgirmittel, Milch oder
Molken), und nebenbei um Ursache und Verlauf sich nicht kümmerte, herrschte dagegen in der koischen Schule (man nennt
hier: Nebrus, Gnosidicus, Hippocrates I. und Apollo-
nides) das Streben aus den äusseren Erscheinungen der Krankheiten dieselben zu erkennen, und aus den Zeichen derselben den
Verlauf und Ausgang zu bestimmen. Wie nahe verwandt auch
immer dieses semiotisch-prognostische Verfahren dem früheren
priesterlich-prophetischen Elemente war, so spricht doch aus den
in den koischen Vorhersagungen enthaltenen bewährten, von einfach naturtreuer Beobachtung eingegebenen Ankündigungen schon
eine gewisse künstlerische Ausbildung, die wegen ihres bestimmenden Einflusses auf die Anordnung des Heilplans eine höhere
Werthschätzung und die Anerkennung eines für damals weit-
gediehenen Fortschrittes verdient.

§. 15.
Hippocrates.

Das Leben
des Hippo-
crates.   Aus dieser Schule und aus diesen Vorbedingnissen ging hervor der unsterbliche Hippocrates, der Zweite dieses Namens,
welcher die hellenische Schönheit, Reinheit und Vollendung in der
Medicin repräsentirt. Wie alle Asklepiaden stammte er der Sage
nach von Aesculap und Heracles. Ein Sohn des Heraclides und
der Phaenarete (geb. 460 v. Chr. auf der Insel Kos, gest. 377 v.
Chr. zu Larissa) empfing er den ersten medicinischen Unterricht
aus den Weihtafeln des Aesculaptempels. Da ihm die Scholle seiner Heimat nicht mehr genügte, stillte er seinen Wissensdurst auf
Reisen. Anfangs ging er nach Athen, wo ihn Gorgias aus Leon-
tium, ein Schüler des Empedocles, unterrichtete. Dann lebte er
hauptsächlich in Thessalien, insbesondere zu Larissa, Kranon,
Pherae, Trikka und Meliboea. Auch Kleinasien und die Nordküste
des schwarzen Meeres besuchte er, erwarb sich durch glückliche
Kuren, besonders epidemischer Krankheiten, einen Ruf, dass selbst

Persiens stolze Könige Perdikkas und Artaxerxes seiner, aber vergeblich, begehrten, und starb, nachdem er in seinen Söhnen Thessalus, Drako und Polybus ebenfalls tüchtige Aerzte hinterlassen hatte, dem Volke heilig geworden in Larissa, wo noch im zweiten Jahrh. n. Chr. sein durch Sagen geweihtes Grab gezeigt ward. Auch wir müssen noch heute den Meister anstaunen, der so schmucklos und einfach wie die Natur selbst, ihr an Grösse und Macht gleicht, und wenn auch die verführerische Gewalt seines grossen Namens Unechtes in seine Werke eingeschoben, so dass aus beinahe achtzig vorhandenen, ihm zugeschriebenen Schriften vielleicht eilf nur sein wahres Eigenthum sind, so wollen wir doch in den meisten die sich abspiegelnde Wirkung dankbar anerkennen, die sein Genius auf die Gestaltung der Wissenschaft und auf den Geist der damaligen Aerzte gehabt hat. Gleicht er in epischer Ruhe und Beherrschung des Stoffes dem Vater der Dichtkunst, Homer, in treuer Wahrhaftigkeit dem Vater der Geschichte, Herodot, so ist er in seiner Verschmelzung des Realen und Idealen, in seiner Nüchternheit und Mässigkeit der Beobachtung und in seiner Persönlichkeit der Socrates der Medicin. Gleich diesem ist ihm das praktische Interesse die Hauptsache und die Philosophie nur Mittel zu diesem. Daher ist seine Philosophie eine veredelt sinnliche, eine Verschmelzung von Geist und Leib. Wie die des Socrates brachte sie den Menschen der Natur innig nahe, zunächst von der Selbsterkenntniss ausgehend, die dort eine moralische, hier eine physische ist. Ohne spitzfindige Abstraktion erfasste Hippocrates den Menschen wie die Natur glücklich als Ganzes, wozu ihn seine angeborne Divinationsgabe besonders befähigte, die ihn in Erkenntniss (Diagnose) und Vorherbestimmung (Prognose) unterstützte. Daher ist ihm die Philosophie nur eine Meinung, die für den Schatz von Erfahrungen als Anknüpfungspunkt und Zusammenhalt gilt, daher seine Theorie nur ein Ausdruck für empirische Resultate, nicht, wie die anderer Philosophenschulen, für apioristische Voraussetzungen. Hierauf allein bezieht sich der Ausspruch des Celsus über Hippocrates: *medicinam a sapientiae studio* (nicht *a sapientia*) *separavit*. Dennoch aber steht seine Theorie im Zusammenhange mit den damaligen Weltansichten, nach denen die Natur des Menschen nur ein Ausfluss der grossen physikalischen Kräfte war. Gleich dem Empedocles nahm er vier Elemente an, die er aber nicht mechanisch mengte, sondern in lebendiger Wechselbeziehung sich mischen liess. Ihr

Philosophie und Theorie des Hippocrates.

Ausdruck, den er mehr geistig auffasste, zeigt sich ihm in der
Qualität, in den Uranfängen der Welt, dem Kalten und Warmen,
Trocknen und Feuchten, deren Repräsentanten und Träger vier
Kardinalsäfte sind: Blut, Schleim, schwarze und gelbe Galle. Die
Gesundheit entsteht durch das Gleichgewicht und die Harmonie
dieser Mischung, Krankheit durch das Gegentheil. Da sich so die
äussere Natur in das Innere des Menschen überträgt, ist die
Theorie des Hippocrates eine physikalische, und da das Flüssige
bei ihm Hauptelement der Lebenserscheinung ist, so ist er wahrhaft der Schöpfer der Humoralpathologie (auf die schon
früher Alkmaeon hingedeutet hatte), die er als einen weiteren
Ausfluss und modificirten Ausdruck thaletischer Philosophie, welche
im Flüssigen das Urprincip annahm, hinstellte und für alle Zeiten, wenn auch mit nothwendiger Beschränkung und Modificirung,
begründet und geltend gemacht hat. Somit beginnt die Medicin
überhaupt, losgerissen von den Fesseln der Schulweisheit und
Priestertyrannei, mit der Schöpfung einer eigenen medicinischen
Theorie ein selbstständiges Dasein, das um so höher anzuschlagen
ist, als es sich weniger an Hypothesen und Spekulationen, als
vielmehr an Beobachtung und an die Inspiration der Natur hielt,
deren Organ Hippocrates im vollen Sinne des Wortes war.

Was nun im Besondern die medicinischen Kenntnisse des
Hippocrates und sein eigentliches empirisches Wissen anbelangt,
so war er in der Anatomie noch durch die Vorurtheile der
Griechen gegen Sektionen gebunden, welche nur ausnahmsweise
an Menschen gemacht wurden, und daher vorzugsweise auf Osteologie beschränkt, die am leichtesten noch durch Selbstanschauung
ohne Sektion erlernt werden konnte. Nächstdem ist die Gefässlehre ziemlich gut angebaut, doch fehlt natürlich die Kenntniss
vom Kreislauf. Muskeln nennt Hippocrates Fleisch; Nerven, Sehnen und Bänder (τόνος, νεῦρον) gelten ihm gleich. Erst die späteren Hippocratiker unterschieden einzelne Gehirn- und Rückenmarksnerven und hatten selbst von den Funktionen des Gehirns
Ahnungen. Keine besseren Vorstellungen hatte Hippocrates von
den Eingeweiden. Und wenn die Form ihm unbekannt blieb, so
ist auch die Physiologie nur in schwächster Andeutung vorhanden. Er errieth eigentlich nur die Bewegung im Ganzen, das
Zusammenwirken zum Leben. Die einzelnen Vorgänge erklärte er
nach den Elementarqualitäten, unter denen die „eingepflanzte
Wärme" das eigentlich Bewegende war, welches an das in den
Adern fliessende Pneuma (und nach den späteren hippocratischen

Schriften an das *ἐνορμῶν* *) gebunden war. Die dunkle, übernatürliche Kraft ist die Natur, die zugleich der Grund der Erscheinungen und das Göttliche ist, dem Hippocrates vorzugsweise opferte. Dass er die oben genauer bezeichneten Qualitäten lebendig auffasste, beweist seine Lehre von der Sympathie. Auf diese Qualitäten und ihre Vermittlung im Körper basirt sich auch seine **Pathologie**. Die Hauptaufgabe war für ihn: die Unterscheidung wesentlicher und unwesentlicher Symptome, die Bestimmung der Einwirkung entfernter Ursachen, besonders der Luft, der Winde, der epidemischen Konstitution, des Klimas, der Jahreszeiten u. s. w., wie der individuellen, besonders der diätetischen, von dem Willen des Menschen abhängigen Verhältnisse, und vorzugsweise auch die Beobachtung des Verlaufes der Krankheiten, welche sich nach ihm meist als Störung der „Krasis", d. h. als Entartungen der Säfte (ausnahmsweise nur als Abnormitäten des Pneuma oder der eingepflanzten Wärme) zeigen und in drei Stadien: Rohheit, Kochung und Krise verarbeitet und ausgeleert werden. Auf diese besonders in akuten Krankheiten wichtigen freiwilligen Entscheidungen, Krisen, welche an bestimmten Tagen erfolgen und vorgezeichnet werden, legt er ein grosses Gewicht.

Was den Hippocrates als einen vorzüglichen **Heilkünstler** im wahren Sinne dieses Wortes kennzeichnet, das ist seine **objektive Untersuchung**. Er berücksichtigte das Aeussere, besonders Farbe, Kolorit, Ernährung, Temperatur des Körpers, von den Funktionen besonders das Athmen, den Unterleib (Faeces), den Magen (Erbrechen), die Haut. Die Succussion der Brust und das Gehör müssen über diesen Theil Aufschlüsse geben, über andere das Gesicht und die Palpation (Milzanschwellung). Er verlangt, dass der Arzt auch ohne subjektive Angaben das Richtige treffe. Er beachtet das Besondere, ohne das Allgemeine zu vernachlässigen. Die Symptomatik hat er so genau von einzelnen Krankheiten studirt, dass er seine Diagnose sichern kann, und es ist nicht ohne Bedeutung, dass er bei den (oft sehr unvollkommenen) Erzählungen einzelner Krankheitsfälle absichtlich die Diagnose weglässt, gleichsam um den Leser nicht irre zu führen und auch ihm das Bild möglichst objektiv hinzustellen.

*) Der sorgsame Kritiker **Thierfelder** sen. hebt, irrigen Behauptungen selbst in der Neuzeit entgegen, mehrfach hervor, dass in den echten hippocratischen Schriften das *ἐνορμῶν* gar nicht vorkomme.

Progno-
stik und
Semiotik
des Hippo-
crates.

Zeichnen ihn schon die hier geschilderten Fertigkeiten als
einen treuen Beobachter, dessen Aussprüche theilweise noch heute
gelten, so ist er noch bedeutender in der Vorhersage und in
der Zeichenlehre, wenngleich ihm noch Manches, wie z. B.
die genauere Kenntniss der Pulslehre, fremd war. Denn nicht um
die Erscheinung allein war es ihm zu thun, sondern um den
Werth derselben für Prognose und Heilung. Alles hatte bei ihm
eine Beziehung auf die Praxis; er wollte nicht blos beschreiben
oder erkennen, er wollte heilen, weil er ein Arzt war, ungleich so
Vielen unserer Zeit, welche es vorziehen die Medicin als eine
blosse naturhistorische Studie zu betreiben. In dieser Aufgabe leitete ihn ein so sicherer Blick, dass seine Werthschätzung einzelner
Zeichen der Krankheit, des Verlaufes (der sogenannten kritischen
Tage), des Ausganges prophetische Gewissheit erhielten. Die
Prognose begründete Hippocrates auf die Kenntniss der vorausgegangenen Zustände, wie der gegenwärtigen, auf eine gewissermassen organische Einheit der Lebensvorgänge, welche ihn
befähigte sich nicht durch Einzelnes beirren zu lassen, sondern
den Ueberblick über Gang und Verlauf zu bewahren. Was in den
„Koischen Vorhersagungen" niedergelegt war, führte Hippocrates
weiter, und selbst seine Semiotik hat eine wesentlich progno-
stische Richtung, indem sie vorzugsweise das Wandelbare im
Verlaufe der Krankheiten und die Bedeutung der Erscheinungen
für den Ausgang mehr als für die Diagnose im Auge hat, in
welcher Beziehung wieder die Krisen und kritischen Tage eine
grosse Rolle spielen.

Therapie.   Wenn diese vorzugsweise auf das Heilen gerichtete Erkenntniss schon den grossen Koër zum Arzte stempelte, so ist
es seine eigentliche Heilkunst noch weit mehr, die uns Bewunderung abnöthigt. Wird er doch stets ein Muster aller Aerzte
bleiben, das in gewisser Hinsicht zu erreichen das ernste Ziel
eines Jeden sein muss. Ein hippocratischer Arzt ist nämlich ein
Physiatriker, welcher das freie Walten der Natur erkennt, ihr keinen Zwang auferlegt, da nicht einstürmt, wo die Natur selbst
kräftig genug ist den Frieden zu vermitteln, welcher die schwache
unterstützt und die übermächtige innerhalb ihrer wohlthätigen
Grenzen zurückhält. Darum war die Therapie des Hippocrates
sehr einfach. Nächst der Diät waren Gegensatz und Ableitung seine vorzüglichsten Heilwege, aber er ist scharfsinniger
Beobachter genug, um einzusehen, dass es noch eine andere Heilung gibt, indem auch Aehnliches durch Aehnliches

bekämpft werden müsse (*ἄλλος ὅδι τρόπος; διὰ τὰ ὅμοια νοῦσος γίνεται καὶ διὰ ὁμοίω προσηγρόμενα ἐκ νοσιόντιωῦν ὑγιαίνονται*, z. B. Erbrechen durch Brechmittel). Meist mild und sanft wie die griechische Natur selbst, hatte er für entscheidende Fälle auch die entscheidenden Mittel, selbst Eisen und Feuer bereit Anfangs energisch, liess er bei sichtbarem Walten der Natur die Zügel locker, immer auf das Maass der Kräfte bedacht, daher selbst im Fieber noch mild nährend. Die Diätetik, welche ihm der Schwerpunkt der ärztlichen Leitung war, erhob er schöpferisch neugestaltend zu einem besonderen Zweige; die Berücksichtigung äusserer und innerer Verhältnisse, besonders der Gewohnheit und Konstitution, wie die Einführung kühler einhüllender Getränke in Fiebern und akuten Krankheiten bereiten ihm unsterbliches Verdienst. Die Lehren von den Bädern, dem Aderlass und von den Heilmitteln überhaupt, die er auf Diagnose und Prognose stützte, zeigen uns ihn als ersten Begründer rationeller Indikationen. Er kennt Klystiere, kalte und warme Umschläge, Schröpfen, Skarificiren, Augenwässer, Pessarien, und lässt viel trinken, Ptisane, Honigwasser, Honig und Essig, auch reines Wasser und Wein. Er wendete mit Maass Brech-, häufiger Abführmittel an, wenn auch nur die milderen, verwarf die eigentlichen Diaphoretica ausser dem reichlichen Trinken und warmen Verhalten, empfahl aber Diuretica (Cantharideu, Zwiebeln, Sellori, *Apium graveolens*, Honigwasser). Charakteristisch für die Jugendkraft und Nervenstärke der Zeit ist, dass ausser der Färberröthe keine stärkenden, und eigentliche Narcotica nur höchst wenige vorkommen, obwohl Opium bekannt war.

War Hippocrates mild in der Behandlung innerer Krankheiten, so war er um so kühner in der Chirurgie, die er mit gleicher Erfahrungsmässigkeit betrieb. Einzelne Kapitel sind mit umfassender Kenntniss behandelt und auch hier mit Rücksicht auf die kritische Abwicklung. Die Lehre vom Verbande hat wahrscheinlich ihn zum Erfinder; er heilte Hämorrhoidalknoten, Knochenbrüche, Luxationen und Wunden, handhabte das Glüheisen, trepanirte, kannte die Amputation, die Paracenthese des Thorax und den Steinschnitt und empfahl orthopädische Mittel gegen Rückgrats- und Fussverkrümmungen.

Rudimente dagegen stellt die **Augenheilkunde** des Hippocrates dar, wenn auch die Lehre von den Augenentzündungen und den Bildungsfehlern des Auges schon vor ihm angebaut war. Die Therapie bezieht sich meist auf die Hypothese von der Ent-

Chirurgie

Augenheilkunde

4 *

stehung der Augenkrankheiten durch Herabfliessen des Schleimes aus den Gefässen des Kopfes. Operativ wurden Geschwülste, besonders die sarkomatösen Wucherungen, durch Skarifikation und Aetzen, ferner das Hypopyon, die Trichiasis entfernt. Der graue Staar war auch schon damals gekannt, wurde aber bei der Annahme, dass der Sitz des Gesichtes in den durchsichtigen Medien sich befinde, nicht operirt.

Geburts-hilfe. Die Geburtshilfe war ganz in den Händen der Hebammen und nur selten wurden Männer zugezogen. Sie ist noch im rohen Zustande, während über Krankheiten der Schwangeren und Wöchnerinnen sich auch in den hippocratischen Schriften schon gute Anweisungen finden. Eben so unausgebildet war die Pharmacie. *Pharmacie.* Rhizotomen sammelten die Pflanzen; Pharmacopolen bereiteten zusammengesetzte Mittel. Unter diesen nennt man Thrasyas, Atoxias, Eudemus und selbst Aristoteles.

Die Be-deutung des Hippo-crates. Vereinigen wir diese einzelnen Linien zu einem concentrischen Bilde, so ergibt sich in der That ein wahres Lichtbild, welches in die Jahrhunderte hinein strahlt und noch heutigen Tages seinen bewundernswerthen Abglanz wirft. Ja gerade erst die Neuzeit berührt mit ihrer objektiven Methode diätetisch - physiatrischer Richtung wieder den von Hippocrates vorgezeichneten Bildungsgang. Die Verdienste dieses grossen Arztes lassen sich, um dies prägnant hinzustellen, in Folgendem zusammenfassen:

Er schuf zuerst eine medicinische Theorie, ohne ein System daraus zu bilden, ohne die Hypothesen und Theoreme, deren er sich nicht ganz entschlagen konnte, zur Hauptrichtschnur seines praktischen Handelns zu machen. Erklärungen und theoretische Diskussionen sind ihm Nebensache.

Er sammelte das vor ihm angehäufte und zerstückelte Material der Beobachtungen und bereicherte es durch sein eigenes reichhaltiges empirisches Wissen.

Er schuf zuerst eine wirkliche Kunst des Heilens, indem er dies an bestimmte Fertigkeiten und Regeln der Beobachtung und Untersuchung band.

Er lehrte die Beobachtung und Untersuchung auf Grund objektiv-sinnlicher Wahrnehmung und begründete damit eine sichere Methode der Forschung.

Er liess das Beobachtete hinterher durch die Reflexion des Verstandes verbinden, abschätzen, beurtheilen, und ward so der Schöpfer einer besseren Diagnostik, Semiotik, Prognostik.

Durch Vereinigung des Zerstückelten der knidischen Schule unter der Einheit und Harmonie des Lebens, des Aeusseren unter der Herrschaft des Inneren erkennt er die Wichtigkeit des Organischen in der Physiologie an. Durch umsichtige Abwägung der inneren und äusseren ursächlichen Verhältnisse der Krankheiten hat er die Actiologie wesentlich gefördert.

Seine Naturbeobachtung bewährte er auch in der Therapie; das wahre Ziel des Arztes, zu heilen, hat Er vor Allem gezeigt. Die Reinheit der Beobachtung zu wahren und den Gang des organischen Lebens zu schützen, liess er die Natur walten. Er legte einen Hauptaccent auf die Diätetik und Physiatrik, die ihm ihre Ausbildung danken, aber er versäumte nicht darüber, wenn nöthig, zu handeln.

Frei von einschränkenden Systemen erkannte er allen Heilprincipien ihre Berechtigung zu. Er stellte zuerst Indikationen auf.

Ueber diese ungeheuren, in keinem Arzte der Nachwelt in so erstaunlicher Weise sich vereinigenden Vorzüge wird der Geschichtschreiber gern vergessen, dass die Methode des Hippocrates noch keine geschulte und kunstgerechte, sondern mehr eine instinktive und inspirirt-naturalistische ist, dass viele seiner Voraussetzungen sich nicht bewähren, viele seiner Erfahrungen widerlegt worden sind, oder nur theilweise bestätigt werden können, dass manches Unbegreifliche und Widersinnige in seinen Behauptungen mitunterläuft und dass selbst Widersprüche und Inkonsequenzen ihm nachgewiesen werden können. — Wo wäre das Menschliche, das nicht auch seine Schattenseiten hätte, wo die Wahrheit ohne die Möglichkeit des Irrthums? Das wahrlich soll unsere Begeisterung für diesen Genius nicht schwächen, der das Griechische auch in der Heilkunde als eine goldene Epoche des Klassischen und Schönen hingestellt hat.

Nicht unerwähnt kann hier bleiben, dass das Dasein dieses Mannes mit einer Erscheinung zusammenfällt, die öfters einerseits mit der Bildung grosser Aerzte und andererseits mit dem höchsten Glanzpunkte verfeinerten geselligen Lebens vereint vorzukommen pflegt, wir meinen mit einer grossen epidemischen Krankheit, der damaligen Pest zu Athen (430). Aus Asien und Afrika herübergedrungen, durchzog sie unter der Form eines wahrscheinlich mit der Bubonenpest verwandten Petechialtyphus verheerend die Strassen, und rüttelte das geistige und

Die athenische Pest.

sittliche Leben des Volkes auf. Sie ist wahrscheinlich dem Hippocrates nicht fremd geblieben, und hat ihm, wenn er sie auch, wie man dem Stillschweigen des grossen Thucydides zufolge, der andere Stimmen überwiegt, schliessen muss, nicht behandelt hat, vielleicht wenigstens eine belehrende Anschauung und ein Bild im Grossen gewährt.

§. 16.
Rückblick zur Charakteristik der zweiten Stufe.

Wenn wir bei dieser epochemachenden Erscheinung des Hippocrates stillstehend auf den Bildungsgang der eben geschilderten Periode zurückblicken, so finden wir, dass die Heilkunde zuerst bestrebt war sich ihrer mystischen Zuthat zu entledigen, indem sie in den Schulen der ersten griechischen Philosophen im Zusammenhang mit der Naturphilosophie der Reflexion des Verstandes unterworfen wurde. Die ersten Theorieen sind physikalische, schwebend zwischen Realismus und Idealismus, noch reich an Hypothesen und in ihrer Verbindung mit den religiösen Elementen bald atheistisch, bald theistisch, oder pantheistisch. Andeutungen künftiger materialistischer oder dynamischer Systeme sind hier schon vorhanden. Zuletzt schloss sich die erste Phase der Philosophie mit einer praktischen Richtung auf das Sittliche durch Socrates ab. So wendete sich auch die Heilkunde allmälig von der Philosophie mehr dem praktischen Elemente zu. In weiterer Emancipation von der Priesterkaste, die schon auf der ersten Stufe begonnen hatte, bildeten sich die ersten eigentlichen medicinischen Schulen. In ihnen wurde der Grund zu einer Kasuistik, zur Sammlung von Erfahrungen, besonders von klinischem Material gelegt. Mit Hippocrates beginnt die Verwerthung des Einzelnen, es fängt an sich ein Ganzes zu bilden. Er vollendet die Emancipation der Heilkunde, indem er sie nicht bloss von dem Priesterthum, sondern auch von den Phantasieen der Naturphilosophie losreisst und eine eigene medicinische Theorie bildet, die er aber der Naturbeobachtung unterordnet. Er stellt das richtige Verhältniss der Heilkunde zur Naturkunde, besonders auch zum Leben her, indem er vor Allem den Heilzweck verfolgt. Er schafft einen Naturkultus, indem er

das organische Leben gewähren lässt, und entwickelt die Medicin zur Kunst, indem er die sinnliche und objektive
Erforschung an die Spitze stellt, die Technik der
Untersuchung begründet, und vor Allem in seinem exspektativen wie aktiven Verfahren die Gesetze der Harmonie und
der Schönheit beobachtet. So ist mit ihm die Medicin des
Alterthums auf ihrer zweiten Stufe angelangt, der der künstlerischen Ausbildung der Heilkunde.

DRITTE STUFE.

Von der selbstständigen und künstlerischen Ausbildung der Heilkunde bis zu ihrer höchsten wissenschaftlichen Gestaltung im Alterthume durch Galen.
Systematisch - theoretische, wissenschaftliche Stufe.

Von c. 500 v. Chr. bis c. 200 n. Chr.

§. 17.
Weitere Entwickelung der griechischen Philosophie und ihr
Einfluss auf die Medicin.

Im Leben des Individuums folgt dem Glücke das Unglück, Spaltun-
der höchsten Anstrengung die Erschlaffung. Also verhält es sich gen unter
auch mit dem Leben der Völker, des Geistes und der Wissen- sophen.
schaft. Nach kurzem Glückstraume, den Athen in der höchsten
Blüthe erlebte, sank es nach den Schlachten bei Leuctra und
Mantinea durch Philipp's Gold und Alexander's Macht bezwungen,
üppiger Verschwendung und dem Götzendienste des Luxus hingegeben, unter der Herrschaft unwürdiger Pöbelmassen in immer
tiefere Verwirrung und Anarchie, als ob mit dem Tode des Socrates die Glückseligkeit der Tugend, die er predigte, gewichen wäre,
Raum gebend dem kalten Verstande und der heissen Sinnengier.
Denn auch der Anstrengung, welche die Philosophie durch Socrates machte, um in der ethisch-praktischen Vereinigung die Trennung des Idealismus und Realismus aufzuheben, folgte nach
kurzem Siege die Erschlaffung. Unter den Schülern des Socrates
bildeten sich Spaltungen. Die socratische Philosophie ging nämlich

in zwei verschiedene Richtungen auseinander. Der Realismus des
Socrates zerklüftete sich in die strenge Tugendlehre der Cyni-
ker(Antisthenes, Diogenes, Krates, Vorläufer des Stoicismus) ohne Sinn für das bürgerliche Leben, und in die feinere
oder gröbere Glückseligkeitslehre der Cyrenaiker (Aristipp,
Theodor spätere Epicuraeer. Der Intellektualismus des Socrates dagegen trennte sich in die Dialektik der Mega-
riker (Euclides, Eubulides, Diodorus, Stilpo u. s. w.)
und die Skepsis der Pyrrhonianer (Pyrrho, Timon
u. s. w.). Diese Spaltung aber war Zweck und wohlthätige Bestimmung, weil die Selbstständigkeit und Gleichmässigkeit der
Entwickelung einzelner Elemente Bedingung für das Gedeihen des
Ganzen ist, und weil bei dem Mangel an Durchbildung des Einzelnen eine dauernde Verschmelzung der Elemente nur nachtheilig auf die Erkenntniss derselben wirken musste. Als
Schlusssteine derselben extremen Wege in der Schule des Socrates erschienen so endlich jene erhabenen Meister griechischer
Philosophie, welche den Dogmatismus und die Empirie zur
höchsten Vollendung im Alterthume entwickelten: Plato und
Aristoteles. Da diese Grössen auch als Führer und Autoritäten
in der Geschichte der Medicin glänzen, und so nach des Hippocrates glücklicher Koncentration der medicinischen Bestrebungen
ganz wie in der socratischen Schule die Radien auseinander
wichen, um selbstständig sich zu vollenden, und als vorschlagend
dogmatische und empirische Richtung sich geltend zu machen, so
wird die parallele Betrachtung ihrer philosophischen Denkweisen
und Fortschritte zur Beleuchtung der Medicin nicht entbehrt werden können. Freilich wird jetzt dabei nicht mehr wie im Beginn
der zweiten Periode von Verschmelzung der Philosophie und
Medicin die Rede sein können, nachdem Hippocrates die Heilkunde
selbstständig gemacht hat, sondern nur von der Abhängigkeit, die
als wechselseitiger Einfluss der Entwickelung geistiger Bestrebungen nach ewigen Gesetzen sich kundgibt.

Plato's Philoso-phie.   In Plato feiert der alte hellenische Geist den höchsten Aufflug idealer Denkkraft. In dithyrambischer Verbindung der Poesie
und Philosophie erfasst sein kühner Adlerflug die höchsten Regionen, während sein liebeathmendes Gemüth in die Tiefe der irdischen Weisheit dringt. Was ihm die jonischen und eleatischen
Philosophen und Atomistiker, Pythagoras und Socrates, dem er
persönlich noch nahe stand, an Nahrung für den wissensdurstigen
Geist boten, nahm er selbstständig auf und verwandelte es in

lebendige und jugendlich kühne Schöpfung. Von vornehmer Geburt, auf Reisen in Aegypten, Sicilien und Unteritalien gebildet und im Umgange mit grossen Männern entwickelt, hatte er in einem langen glücklichen Leben (er starb 81 Jahre alt, 348 v. Chr.) formell die Philosophie ebenso gefördert als materiell. Ohne ein eigentliches System zu geben, hat Er gerade am meisten die Nachforschungen belebt, und in Logik (Dialektik), Metaphysik (Physik und Physiologie) und Ethik (Politik) neue Seiten angeregt. Keiner hat auf gleiche Weise Vielseitigkeit mit Tiefe, Schärfe mit Gewandtheit und Blüthenreichthum der Darstellung zu vereinigen gewusst. Unübertroffen in der Idealität seiner Anschauung, steht er auch als sittlicher Mensch ein Muster nicht nur der von ihm gestifteten Akademie, sondern aller Zeiten da. Ideal aber war seine Philosophie, weil er von einem noch höheren Standpunkte aus als Socrates, dem die Selbsterkenntniss Alles war, nämlich von dem Höchsten, Göttlichen ausging, und von da aus, wie eins seiner frühesten Gedichte wünschte: „der Himmel wurde, der mit seinen Augen herabschaut." Auf diesem Höhepunkte vereinigte er die kosmogonisch - physikalischen, rationalen und ethischen Richtungen früherer Philosophen und umfasste in der Erkenntniss des höchsten Zweckes der Menschheit als eines vernunftgemässen die
. theoretische und praktische Philosophie zugleich. Demnach ist ihm Philosophie Erkenntniss des Allgemeinen und Nothwendigen, ja Unbedingten, wie des Zusammenhanges und des Wesens aller Dinge. Nicht Sinne und Verstand, sondern die das Unveränderliche und wahrhaft Seiende berührende Vernunft ist Erkenntnissquelle. Begriffe und Bestimmungsgründe des Handelns liegen als Ideen, d. h. die ewigen Musterbilder (παραδείγματα) der Dinge, und als Principien des Wissens (ἀρχαί), auf die wir durch Denken gelangen, in uns, angeboren, nicht durch Erfahrung erst entstanden. Die wahrnehmende Seele erinnert sich ihrer nur; das Zusammenstimmen der Ideen und Dinge aber ist durch das gemeinschaftliche Princip der Objekte und Ideen bewirkt worden, d. h. durch Gott, der Beide schuf. Gott ist aller Ideen höchste, das Gute an sich, welches aus der als verkörperte Idee sich offenbarenden Materie das Weltall hervorrief, ihm die Kugelgestalt zur Form und die Bewegung des Kreises gab, und von der Weltseele, die vom Göttlichen und Irdischen Antheil hat, beleben liess. Eine Art von orientalischem Dualismus erscheint in diesem doppelseitigen Wesen der Materie, welche an sich gut ist, aber die Weltseele als Böses enthält, das auch in der menschlichen Seele noch

fortlebt und das Geschöpf der Gottheit verdirbt. Aus gleicher Mischung entsprangen die grossen Weltkörper, d. h. die sichtbaren und gewordenen Götter, die menschliche Wesen bilden, welche nur Das von Gott erhielten, was unsterblich an ihnen ist. Diesen beseelten Gestirnen offenbarte Gott die Natur des Weltalls und die Gesetze des Schicksals.

Diese zum Theil pythagoräischen Ansichten treten in der von Empedocles entlehnten Elementartheorie noch mehr hervor, indem er die Elemente aus Dreiecken bilden liess und nach der Zahl derselben abstufte. Bloss die Erde lässt sich in kein anderes Element verwandeln und jedes hat seine Grundfigur, das Feuer die Pyramide u. s. w. An manchen Stellen nimmt er auch noch den Aether als fünftes Element an. — Obgleich er die Seele in konsequenter Durchführung seines Idealismus über den Leib als Früheres und Höheres stellte, betrachtet er doch nach des Hippocrates Vorgang nicht Jedes für sich, sondern Eins in Bezug auf das Andere. Die Seele besteht aus zwei Theilen, dem Vernünftigen (λογιστικόν, νοῖς) und dem Unvernünftigen (ἐπιθυμητικόν), welche beide das Gemüth (θυμός) verbindet. Demgemäss unterscheidet er Erkenntniss-, Begehrungs- und Gefühlvermögen, betrachtet geistreich die Objekte derselben, trennt Wahrheit und Schein und sondert die Begriffe scharf. Nach socratischem Vorgang bildete er seine Ethik (Politik ist nur Anwendung der Ethik im Grossen), aber in der Verknüpfung der Tugend, Wahrheit und Schönheit mit dem Göttlichen bewährte er einen erhabeneren Genius als sein Lehrer.

Wenn wir in der Philosophie dieses nach dem Idealen und Ursprünglichen hingerichtete Auge bewunderten, so müssen wir in der Heilkunde die Anwendung desselben auf Erfahrungsobjekte beklagen. Phantasieen traten so an die Stelle der Wirklichkeit, Hypothesen und Dichtungen müssen den Schein der Befriedigung statt realer Ergebnisse schaffen. Nach dem Vorgange des Anaxagoras schuf Plato in der Physiologie die teleologische Auffassung. Da die nächstwirkenden Ursachen unerforschbar waren, so gab jene das höhere und beherrschende Element für den physikalischen Theil der Philosophie her. So entstanden die folgenden phantastisch-poetischen Anschauungen: Im kuglichen, der Welt nachgebildeten Kopfe thront der lenkende Verstand und strömt das Feuer aus den leuchtenden Augenkugeln zusammen mit dem Weltfeuer zur Einsicht in die Harmonie der Schöpfung. In der Brust liegt der Zornmuth (θυμός), als besserer Theil der Weltseele, durch den Isthmus des Halses vom Kopfe getrennt. Zwischen Kopf und Zwerchfell gelegen soll er mit der Vernunft die Begierden beherrschen. Das Herz als Band der Adern und Quelle des wallenden Blutes soll durch seine allverbreitete Gewalt den Verstand ermahnen, wenn der Zorn aufbraust. Weich und kühl lagern sich die Lungen zur Abkühlung um das durch Klopfen erhitzte Herz und nehmen durch Adern (Luftadern) das Blut von dort auf. Zu leichterer Beherrschung liegt das Begehrliche, Thierische tiefer noch, unter dem Zwerchfell. Die spiegelglatte Leber besonders lässt die Seele die niederen Begierden anschauen und bringt durch Bitteres und Süsses, Schrecken und Milde, die Harmonie der Begierden hervor (Andeutungen an den Konsensus zwischen Gehirn und Leber?), sowie zur Nachtzeit Phantasieen und Vorgefühle, „damit auch der schlechteste Theil der Wahrheit theilhaftig werde." Die Milz dient der Leber als Reinigungsorgan, wie zur Milderung der Bewegungen der thierischen Seele. Die Gedärme sollen durch ihre Windungen die Nahrung länger verweilen lassen, um dem Geiste Zeit zu höheren Beschäftigungen zu lassen. Die nicht gegohrenen Bänder halten die Mitte zwischen Knochen und Muskeln. Athemholen entsteht durch Anziehen und Abstossen von Lufttheilchen. In das Mark hat der Baumeister des Körpers die Seele gepflanzt; es ist das Band der Seele und des Körpers. Die Wärme des Blutes ist Nahrungsquelle des Lebens, das Feuer (dieses Princip des Heraclit spielt überhaupt bei Plato eine grosse Rolle) als zertheilend, dunstaufsteigend, Ursache der Verdauung. Die Ernährung geschieht, wie im grossen All, durch Gleiches zu Gleichem. Sehen und Hören haben geistige Zwecke, die übrigen Sinne sind materiell. Die Zeugung geschieht im Manne und Weibe durch ein beseeltes Wesen.

Die Pathologie des Plato stützt sich auf die hippocra- Pathologie tischen vier Elemente und ihre Qualitäten. Das Missverhältniss der Plato. derselben, welches nicht bloss in qualitativer Hinsicht (wie beim Hippocrates), sondern auch in der Verirrung der Grundstoffe an einen unschicklichen Ort besteht, ist die nächste Ursache der Krankheiten. Die naturgemässe Zusammensetzung der (atomistischen) Grundstoffe ist Gesundheit, das Gegentheil Krankheit. Eine später bei Paracelsus, bei den Naturphilosophen des 19. Jahrh. und modificirt in der naturhistorischen Schule ausgebildete Ansicht theilt der Krankheit eine der lebenden Substanz ähnliche Existenz zu. Der Unterschied der Krankheiten beruht auf dem Verderbniss der Säfte, ob schwarze, gelbe Galle, Phlegma da ist

u. s. w. Das Verderbniss des Markes erzeugt die gefährlichsten Krankheiten. Der Geist, die Luft macht Krämpfe und Schmerzen (vgl. Fr. Hoffmann). Gallenentzündung ist Ursache der meisten akuten Krankheiten; schwarze Galle bringt Epilepsie und chronische Uebel, Phlegma Bauch- und andere Flüsse hervor. Den Typus der Fieber leitet Plato von dem Vorwalten der Elemente ab, den anhaltenden vom Feuer u. s. w. Alle diese Erklärungen sind vag und nichtssagend, grösstentheils sogar von Anderen entlehnt. Wo dagegen Plato wieder auf das philosophische Element stösst, wie insbesondere in der Lehre von den Seelenkrankheiten, da zeigt er sich wieder als Meister. Er leitet sie theils von Leidenschaften, theils von körperlichen Uebeln, theils von der Erziehung her. Steht er in diesem Punkte noch heute gross da, so überragt er in der Erkenntniss der wechselseitigen Bestimmbarkeit des Leibes und der Seele, wie in der Ableitung moralischer Eigenschaften von körperlicher Beschaffenheit, durch sein vermittelndes Princip so manches einseitige psychische, somatische oder moralische der neueren Seelenärzte.

Rückblick auf Plato's Verdienste.   Das Verdienst des unsterblichen Stifters der Akademie besteht nach dem Vorhergegangenen darin, dass er beim Zurückgeben nach dem Ursprunge und Geistigen der Dinge und Erscheinungen in das Princip und den Zusammenhang des Bestehenden einzudringen und ein höheres Band um das ganze All zu schlingen suchte, indem er überall in dem Besonderen das Allgemeine nachwies. Der Medicin hat er demnach nicht nur nicht durch reale Bereicherung genützt, sondern auch durch Unterordnung unter Principien und Theorieen, durch (wenn auch geistvoll erhabene) Erklärungen und durch dogmatische Betrachtungsweise geschadet, indem er sie von dem Boden der Beobachtung und Erfahrung abzog und das Subjektive über das Objektive erhob. Wir können mit Recht Plato als den Genialsten und gewissermassen als die Spitze der Naturphilosophen Griechenlands bezeichnen, indem er die Elemente der früheren Denker in sich aufgenommen und so zur geistigen Anschauung gebracht hat, dass er die ganze Natur nach konstruirenden Principien und Ideen auffasste, wodurch so viele Resultate nur ideell erzwungene wurden. Sein Verdienst in der Philosophie wird Niemand bestreiten, besonders was er für grössere Schärfe und Scheidung der Begriffe, für Antrieb nach neuer Nachforschung und erhabene Anschauung geleistet hat. Diesen indirekten Einfluss der Philosophie auf die Heilkunde können wir zugeben und es dennoch als ein Glück bezeichnen, dass

seiner dogmatischen Richtung die reale des Aristoteles gegen-
überstand, um den Gefahren, die von jener drohten und die erst
Hippocrates so glücklich abgewendet hatte, die Wage zu bieten.
Wenn Plato nur dadurch uns Aerzten angehört, weil er das
All geistig umfasste, so hat Aristoteles ein Recht unter den
ersten Heroen der Medicin genannt zu werden, weil seine Erkenntniss in der Natur selbst wurzelt und er selbstständig fördernd in der Wissenschaft des Alls Fuss gefasst hat. Nicht um
Erklärung, Unterordnung, geistige Auffassung des Gefundenen war
es ihm zu thun, sondern um reale Bereicherung und Vermehrung des Wissens; nicht um Ursache, Ursprung, Zusammenhang der Dinge allein, sondern um empirische Erforschung
des Wesens, der Zusammensetzung, der körperlichen Natur. Mit
der neuen Richtung brachte er nicht bloss Gewinn für den Geist
und die Form geistiger Behandlung der Anschauung und Erkenntniss, sondern auch Gewinn für das Wissen, wirklich materiellen
Gewinn. Nicht vom Allgemeinen zum Besonderen, sondern vom
Besonderen zum Allgemeinen bahnte er den Weg und
gab so die andere komplementare Seite der Naturphilosophie, die
Empirie, ohne die jene nur vage Konstruktion bleibt. Ein Sohn
des Nicomachus aus der Familie der Asklepiaden am Hofe des
Königs Amyntas II. von Macedonien, geb. 384 v. Chr. zu Stagira
in Thracien, war er 20 Jahre lang ein Schüler des Plato. Nach
dem Tode desselben begab er sich zu Hermias, dem Beberrscher
der mysischen Stadt Atarneus, floh aber, nachdem Hermias in die
Hände der Perser fiel, mit dessen Schwester Pythias, seiner späteren Gattin, nach Mytilene. Im J. 343 berief ihn Philipp von
Macedonien zum Lehrer des damals 13jährigen Alexander. Er
blieb bei ihm bis zum J. 339. Von 334 an war er mit Alexander
in Athen, wo er 13 Jahre lang seine philosophische Schule leitete.
Nach Alexander's Tode dem Volke wegen seiner Vorliebe für die
Monarchie denuncirt, floh er nach Chalkis in Euboea, wo er im
J. 322 an einem chronischen Magenleiden starb. Obgleich der
Einfluss des Plato in seiner Jugend ein bedeutender sein musste,
verfolgte er doch so selbstständig seinen Weg, dass er bald von
seinem Lehrer abwich. Er entwickelte alle Vorstellungen aus der
Erfahrung; nicht nach Idealen strebte er, sondern die Wirklichkeit suchte er mit dem Verstande zu durchdringen. Jede Empfindung lässt nach ihm Erinnerungen zurück und die Summe dieser
gibt, wenn sie durch Urtheile des Verstandes verbunden werden,
die Erfahrung. Erfahrung ist ihm Anfang und Quelle alles

Wissens. Philosophie ist ihm Wissenschaft um des Wissens willen; Wissenschaft ist Erkenntniss aus Gründen. Das Wissen ist unmittelbar, insofern wir das Einzelne erfahren, mittelbar, insofern wir zu dem Allgemeinen gelangen (ἐπαγωγή, inductio). Logik zeigt, wie wir durch Schlüsse das Mittelbare aus dem Unmittelbaren erlangen, ist also Wissenschaft der Form. Sie ist von Aristoteles besonders und in ausgebildetster Weise betrieben worden. Die Philosophie erhielt von ihm die grösste Ausdehnung und zerfiel in die Wissenschaft von Dem was ist, insofern es ist = Metaphysik, und in die Theorie der physischen Ursachen = Physik. Jene war bei Aristoteles eine unvollkommene analytische Erörterung metaphysischer Begriffe oder der Kategorieen, d. h. der Stammbegriffe des Verstandes und der Sinnlichkeit, oder der aus Erfahrung durch Abstraktion abgeleiteten Begriffe (Gott, Zweck der Natur u. s. w.); diese aber war um desto reichhaltiger, im wahren Sinne Wissenschaft der Natur. Das Dasein der Natur, des Inbegriffs aller wirklichen Dinge, ist nach Aristoteles nur durch Wahrnehmung und Erfahrung erkennbar. Natur ist aber auch inneres Princip der Veränderungen der Naturwesen, welche diese von den Kunstwesen unterscheiden. Die Natur thut nichts ohne Zweck (Plato). Zufall heisst nur Das, wovon uns Ursachen und Gesetze unbekannt sind. Jeder Veränderung liegen Materie (ὕλη) und Form (εἶδος) zu Grunde (oder Kraft = Plato's Seele). Die Materie hat die Möglichkeit verändert zu werden, die Form gibt die Wirklichkeit dieser Möglichkeit (ἐντελέχεια). Physischer Ursachen gibt es vier: materielle, formelle, bewegende und Zweck-Ursachen (τὸ οὗ ἕνεκα). Zur Veränderung gehören: Materie, Form und, als Gegensatz der Form, Beraubung. Die Veränderungen sind verschieden nach Wesenheit (οὐσία,), Grösse, Beschaffenheit, Ort. Unendliches gibt es nur in der Vorstellung; die Zeit ist unendlich und mit ihr die Bewegung. Das erste ewig Bewegende, Unveränderliche ist Gott, das erste ewig Bewegte der Himmel. Auch die Welt (κόσμος, οὐρανος;), der Inbegriff aller veränderlichen Wesen, ist ewig und unveränderlich. Die Erde ist der Mittelpunkt, der Himmel die Grenze. Das Element der Gestirne ist der Grund alles Lebens, Thuns und Denkens der unteren Regionen. Die Sterne sind beseelte Wesen (ἔμψυχα, Plato), aber vom bewegenden Ersten abhängig. Von diesen einfachen Sätzen weicht die Lehre des Aristoteles von den Elementen ab, deren er mit dem Aether fünf annahm. Sie ist eine Pyramide aufeinander gethürmter Schlusse, die nicht in Harmonie mit seinem

sonstigen empirischen Forschen steht. Die Körper entstehen aus
der Vermischung der Elemente, diese haben ihre besonderen Qualitäten, und nach dem hervorstechenden Element erhält der Körper
seine Eigenschaft (erinnert an spätere humoral-pathologische Lehren und die Principe der Eintheilung der *Materia medica*). Die
Seele aber ist das wirksame Lebensprincip, die erste Entelechie
des organisch lebenden Körpers. Körper und Seele sind zwar
verschieden, aber letztere doch als Form unzertrennlich von jenem.
Obgleich das Seelenwesen Einheit ist, sind die Vermögen doch
vielfach: Erzeugung und Ernährung, Empfindung, Denken, Begeh-
ren oder Bewegen. Höchst belehrend sind die aristotelischen Sätze
über den Gemeinsinn, das Bewusstsein, die Einbildungskraft
(φαντασία), die Erinnerung, das Gedächtniss, wie über leidenden
und thätigen Verstand. Mit der von ihm gegebenen Entwickelung
des Begehrungsvermögens und der Ableitung des edelsten Vergnü-
gens aus der Vernunft steht die praktische, dem Empirismus an-
gemessene ethische Glückseligkeitslehre des Aristoteles, mit
dieser wieder seine Oekonomie und Politik im genauesten Zusammenhange.

Wahren realen Gewinn brachte er, der Schützling der Anatomie
des Aristo-
teles.
grossen macedonischen Könige, welche ihm Schätze und Gelegen-
heit verschafften, durch seine Bereicherungen der menschlichen
und vergleichenden Anatomie, und manche Spur der letzteren führt auf die wahrscheinliche Vermuthung, dass er menschliche Leichname untersucht habe. Man kann ihn durch seine Anschauung von der Zusammensetzung der Theile als Begründer der
Gewebelehre bezeichnen, indem er annahm, dass die Elemente
zu den einfachen, gleichartigen Theilen, dem Blute, Serum, Faserstoff, Fett, Mark, den Se- und Excrementen, den Sehnen, Häuten,
Knochen etc. hinzutreten, aus deren Verbindungen sich die Organe
bilden. Er entdeckte die Nerven, die er πόροι τοῦ ἐγκεφάλου
nannte, wenn er sie auch nur bei Thieren vorfand und ihre physiologische Bedeutung nicht erkannte; er leitete den Ursprung der
Adern zuerst aus dem Herzen und benannte die Aorta. Irrthümer
in der Angiologie (z. B. die Verbindung des Herzens mit der
Luftröhre, welche ihm Luft zuführe) und die mangelhafte Angabe
der Verzweigungen des Kreislaufes, wie die Annahme blinder
Endigungen der Gefässe ohne Rückkehr des Blutes, wiegt seine
Beschreibung der Harnleiter, der Testikel, des Uterus und der
Entwickelung des Foetus, vor Allem aber seine vergleichende Ana-
tomie auf, die er nach dem Plane, die Abweichungen und Ueber-

einstimmungen des Baues der verschiedenen Klassen und Gattungen
der Thiere zu zeigen, bearbeitete, weshalb er als eigentlicher Stifter der Naturgeschichte genannt werden muss, von deren
physiologischer Auffassuug schon sein unterscheidendes Princip
innerer Bewegung zeugte.

Physio-
logie des
Aristote-
les. In der Physiologie des Aristoteles spielen die Elemente
wieder eine grosse Rolle. Der thierische Körper besteht aus Elementen, die einzelnen Theile aber aus gleichartigen Theilen: Muskeln, Sehnen u. s. w. (im andern Sinne als Anaxagoras, dessen
Homöomerien untheilbar sind); diese waren bei der Schöpfung
früher vorhanden als die ungleichartigen. Bloss die Empfindung
hängt von den gleichartigen Theilen ab, von den ungleichartigen
die übrigen Funktionen. Die Lehre vom Gegensatz bewährt er
ferner in der Annahme der Form und Beraubung (Veränderung),
in Wechselwirkung der Ruhe und Bewegnng, in Verbindung der
vorderen und hinteren, oberen und unteren, rechten und linken
Hälfte des Körpers. Die Elemente geben die Verschiedenheit der
Sinne, z. B. das Wasser die Funktion des Auges u. s. w. Empfinden können nur gleichartige Theile; das Herz ist Sitz der Empfindung. Die Sinne wirken durch Medien, das Auge durch Licht,
das Ohr durch Luft u. s. w., bloss der Geschmack entsteht durch
unmittelbare Berührung. Sie erhalten ihre Eigenschaften durch
das in dünnerer und reinerer Beschaffenheit ihnen zufliessende
Blut und sind deshalb am Kopfe angebracht, damit sie vor übermässiger Anhäufung des Blutes und vor Abstumpfung gesichert
sind. Den Schlaf definirt und erklärt Aristoteles sehr richtig.
Von der Empfindung unterscheidet er Vorstellung und Bewusstsein
derselben. Die Seele ist die Form der Materie, sie wirkt durch
das Feuer (Heraclit, Plato); ihr Sitz ist das Herz, die Quelle des
Blutes, und da die Luft darin wohnt, wird das Medium der Seele
bald Feuer, bald Luft genannt. Aber die Wärme des Blutes ist
die eigentliche Ursache des Seelensitzes im Herzen. Das Blut
ernährt den Körper; andere Säfte, Schleim, Galle u. s. w., sind im
natürlichen Zustande nicht in den Adern erhalten. Das Blut wird
durch Wärme flüssig erhalten, ist selbst unempfindlich, aber der
Träger der Empfindlichkeit. Durch das Blut erhalten die Organe
den Bildungsstoff, Empfindung und Bewegung. Es ergänzt sich
durch das Pneuma mittelst des Athmens, indem Luft in die Luftröhre, die Lungen und durch die Lungenvenen zu dem Herzen
gelangt. Das Wasser bei den Kiementhieren, die Luft bei den
Lungenthieren verhütet die Erstickung durch zu grosse Wärme

oder die Erfrierung durch zu viel Kälte im Herzen. Die Wärme bewirkt die Ausdehnung und ihr Entweichen durch Abkühlung des Herzens mittelst der Luft das Zusammenfallen der Luft-Inspiration und Exspiration. Die flüchtige Beschaffenheit des menschlichen Blutes unterscheidet sich von dem der Thiere. Das Herz ist auch die Quelle der Bewegung und darum so sehnenreich. Es entsteht zuerst und stirbt zuletzt. Es vermittelt den Gemeinsinn, worin alle Sinnesempfindungen sich koncentriren. Ihm entgegengesetzt ist das kalte, blutleere, empfindungslose Gehirn, welches nebst den schwammigen Lungen, aus welchen dem Herzen Luft zugeführt wird, die Wallung des Herzens kühlen muss. Daselbst schlägt sich der Schleim nieder, wie der Regen in die Wolken. Das Gehirn aber beherrscht auch die Seelenthätigkeit und ist darum grösser und feuchter bei den Menschen als bei den Thieren. Das Rückenmark ist anatomisch mit dem Hirn verbunden, aber warm. Auch zur Verdauung ist Wärme und Feuchtigkeit nothwendig, welche eine Kochung und Verdunstung (ἀναθυμίασις) vollbringen. Der Speisesaft, ἰχώρ genannt, welches aber auch Serum bei Aristoteles bedeutet, wird durch Wärme abgeschieden und gelangt aus den Gekrösadern zum Herzen und von da zu allen Theilen. Der Herzschlag entsteht durch Aufwallen des Chylus im Herzen. Hunger ist die Begierde nach Warmem und Trockenem, Durst die nach Kaltem und Feuchtem. Wiewohl Leber und Milz Antheil an der Verdauung haben, dienen sie doch hauptsächlich als Stütze der Gefässe. Das fettreiche Netz unterhält die Wärme. Die Zeugung ist eine höhere Wirkung der ernährenden Seele (die Seele tritt bei Aristoteles oft an die Stelle der Lebenskraft, wie später bei Stahl); sie geschieht durch die feinste Flüssigkeit des Körpers, den Samen, der ausser Pneuma und Wasser einen geistigen, ätherischen Bestandtheil, besitzt, weil er die erste Entelechie der Bildung, den Keim des künftigen Wesens und die bildende Seele enthält. Die Entleerung des Samens erfolgt durch den Andrang des Pneuma. Das Weib liefert den Stoff für die Frucht. Die Mutter ernährt den Foetus durch die Nabelgefässe, wie die Wurzel die Pflanze. Die weibliche Reinigung ist ein Analogon des männlichen Samens. Aus der Gerinnung des Blutes durch letzteren entsteht der Embryo. Weitere Beobachtungen von der Entwickelung des Eies zeigen den aufmerksamen Naturforscher, der nur selten spekulativen Berechnungen Raum lässt. Eine solche ist z. B. die pythagoräische Annahme von der Wichtigkeit der Zahl 7 in dem Lebenslaufe.

Auch der **Pathologie** wendete sich der unsterbliche Stifter der **peripatetischen** Schule (so genannt von den Spaziergängen im Lyceum) in seiner weitumfassenden Forschung zu. Aus dem Blute leitete er die Verschiedenheit der Krankheiten nach den Elementarqualitäten desselben oder nach der Beimischung von Schleim, Galle, Serum, so dass die Menge, Ueberfluss oder Mangel, entscheidend wurde. Blut und Säfte sind Ursachen der Krankheiten, nicht diese selbst. Das Pneuma verschwand in der aristotelischen Krankheitslehre. Seine Erklärungen und Wahrnehmungen vom Einflusse der Jahreszeiten, der Winde, der Witterung, der Wirkung der Nahrungsmittel und Arzneien sind ein Gemisch origineller und interessant geistreicher, zum Theil glücklicher Bemerkungen. Es ist ein solcher Reichthum von Beobachtungen über den Schweiss, über die Folgen des Weintrinkens, über Beischlaf, Bewegungen u. s. w. in ihm, dass selbst der fleissige, sonst gern vollständige **Sprengel** vor dem Ueberflusse der Beobachtungen die Segel streicht und mit Andeutungen sich begnügt, die wir in unserem Abrisse, der nur einen verbindenden Faden der Ereignisse abrollen soll, nicht überschreiten können und dürfen.

Wenn wir die Bedeutung des Aristoteles für die Medicin vorurtheilsfrei würdigen wollen, so müssen wir vor Allem hervorheben: die praktische Richtung seiner Philosophie, den Umfang, die encyklopädische Vielseitigkeit seines Wissens, die Genialität und doch Nüchternheit seiner Anschauung, die Selbstständigkeit seiner Forschungsweise, und was uns speciell berührt, seine von **Hippocrates** übernommene empirische Richtung, welche den **Realismus** über den Idealismus erhob, das **Objektive**, das **Experiment**, die sinnliche Beobachtung zum Ausgangs- und Zielpunkte aufstellte, und endlich die **skeptisch-kritische Methode**, welche den Maassstab des Verstandes an das Beobachtete legte und dieses läuterte. Das Motto: *nihil est in intellectu, quod non prius fuerit in sensu* stürzte eine ganz entgegengesetzte dogmatisch-gläubige und idealistisch-hypothetische, dem wahren Zwecke der Naturforschung feindliche Schule. Bei diesem Lobe des Aristoteles dürfen wir aber nicht verkennen, dass seine Philosophie auch durch **Formalismus** und künstliche Schlussfolgerungen einem leeren Wortgefechte und Definitionswesen Vorschub leistete (wie dies z. B. mit den Begriffen Stoff und Form, Möglichkeit und Wirklichkeit der Fall war), dass Begriffe sich für Thatsachen einstellten, dass aus der Logik Sophistik wurde, dass aus seiner, dem apodiktischen platonischen Dogmatismus sich

wohlthätig opponirenden Wahrscheinlichkeitslehre eine spitzfindige
und unnütze Dialektik hervorging; dass der Umfang seiner
Kenntnisse für damals gross, für heute dürftig ist; dass ferner
bei seiner Vielseitigkeit es an einem innern Verbande des
Einzelnen mangelt; dass metaphysische Auffassungen
sich in die Beobachtungen inkonsequent eindrängten; dass bei
aller Selbstständigkeit doch auch platonische Ueberbleibsel,
wie in den teleologischen Sätzen, nachzuweisen sind; dass seine
Induktion keine reine, thatsächliche, sondern öfters überstürzte
ist, und dass endlich eine konsequente Durchführung aristotelischer
Naturforschung in einen reinen Materialismus ausarten musste.
Alle diese Fehler, Inkonsequenzen und Schattenseiten der aristotelischen Philosophie bewährten ihren nachtheiligen Einfluss, indem
sie im Laufe der Zeiten auf die Spitze getrieben wurden und als
einseitige Richtungen fast 2000 Jahre lang das Reich der Wissenschaft beherrschten. In gewissem Sinne, besonders um auch das
dynamische Element in der Naturforschung nicht untergehen zu
lassen, war daher der Gegensatz der ideellen und spekulativen
Richtung, wie sie von Plato begonnen und später ausgeweitet
wurde, wenn auch nur als Gegengewicht, nicht zu verwerfen und
in geschichtlicher Nothwendigkeit begründet.

In den weiteren Schicksalen der beiden Schulen Plato's und
Aristoteles, der Akademiker (besonders benannt werden:
Spensippus, Xenocrates, Polemo, Krates) und der Peripatetiker
(die berühmtesten sind: Theophrastus von Eresus, durch seine
Theorieen über Empfindungen, Sinne u. s. w., Pflanzenphysiologie,
371 bis 288, Mineralogie, Ansichten über Schweiss, Ohnmacht,
Schwindel, Lähmungen, Seelenkunde; Kallisthenes von Olynth,
durch Botanik und Anatomie, 331; Strato von Lampsacus, der
Physiker genannt, durch vielfache Forschungen, 280; Eudemus
von Rhodus, 260; Demetrius Phalereus, Klearchus aus Soli,
Menon, Lycon von Troas), in dem Ausarten der Einen zu
ideal-spekulativer Schwärmerei, und der Anderen zum Materialismus, wie in dem zeitlangen Nebeneinanderbestehen und
Ueberwiegen Beider, entwickelte sich die Verschiedenheit beider
Schulen schärfer. Ehe wir nun den Einfluss dieser Philosopheme
auf die Heilkunde näher darlegen, müssen wir noch zweier
Schulen gedenken, welche als Ausflüsse der socratischen Philosophie vorzüglich ethische Systeme bildeten, und deren Verknüpfung mit der Physik eng genug war, um auf diese, wie auf die
ganze Heilkunde zu influiren. Während nämlich die attische

Philosophie als Naturphilosophie sich in zwei verschiedenen
Richtungen unter Plato und Aristoteles darstellt, die wir der
vorschlagenden Untersuchungen wegen immerhin theoretische
nennen können, haben das stoische und epicurische System
mehr wie der Socratismus eine praktische Tendenz. Die Spaltung dieser Systeme nach zwei Seiten hin erzeugte aber auch eine
verschiedene Ansicht von der Natur. Indem nämlich der Stoicismus nichts weiter ist als eine fernere Ausbildung des Cynismus
des Antisthenes unter Zeno, der Epicurßismus eine Ausbildung
des Cyrenaismus des Aristipp unter Epicur, erscheint das eine
System als Tugend-, das andere als Glückseligkeitslehre.
Und indem nach diesen Hauptzwecken sich die Ansicht von der
Welt richten muss, divergiren auch beide Systeme in ihrer naturphilosophischen Anschauung. Das stoische gleicht mehr einem
dialektischen Dogmatismus, das epicurische als verderbter
Empirismus einem Materialismus.

Zeno (geb. 340, gest. 261; sein berühmtester Schüler Chry-
Die
stoische
Schule.
Zeno.
sipp 280 — 212), der Stifter der stoischen Schule, setzte die
Ethik als Hauptwissenschaft und in dieser die Tugend obenan, als
Zweck der Welt, in welcher Vernunft und Freiheit herrschen.
Gott ist die höchste, gesetzgebende Vernunft, und dem Zwecke
der Welt gemäss (oder übereinstimmend mit der Vernunft) leben
($\delta\mu\delta\lambda\delta\gamma\delta\nu\mu\acute{\epsilon}\nu\omega\varsigma$ $\tau\tilde{\eta}$ $q\acute{\nu}\sigma\epsilon\iota$ $\zeta\tilde{\eta}\nu$), heisst tugendhaft sein. Nur das Sitt-
liche hat Werth, alles Andere ist gleichgiltig ($\acute{\alpha}\delta\iota\acute{\alpha}q\delta\rho\delta\nu$). Tugend
beruht auf Weisheit ($q\rho\acute{\delta}\nu\eta\sigma\iota\varsigma$) und ist zugleich Glückseligkeit
($\epsilon\acute{\nu}\delta\alpha\iota\mu\delta\nu\acute{\iota}\alpha$, Socrates). Es gibt nur eine Tugend und ein Laster.
Der Tugendhafte ist frei von Affekten und Leidenschaften ($\acute{\alpha}\pi\acute{\alpha}\theta\epsilon\iota\alpha$).
Es gibt nur gute oder schlechte Menschen, kein Mittleres. — Die
Logik des Zeno suchte ein festes, unwandelbares Wissen zu begründen und die Kennzeichen der Wahrheit und des Scheins fest-
zustellen. Die Vorstellungen entstehen durch Eindrücke auf die
Seele; aus ihnen erzeugt die Vernunftthätigkeit alle übrigen.
(Reale Basis der Stoa, welche alle Denkkraft aus Empfindungen
ableitete). Norm des Wahren ist die den Objekten entsprechende
gesunde Vernunft. Die Seele ist (nach Heraclitus, Aristoteles) eine
feurige Luft, Theil des Weltgeistes (Plato), aus acht Theilen,
nämlich aus Verstand, von dem die übrigen abgeleitet sind, aus
Sinnen, Sprachvermögen, Einbildungskraft bestehend, und vergäng-
lich. In der Physik nahm Zeno zwei ewige Principe ($\acute{\alpha}\rho\chi\alpha\acute{\iota}$)
aller Dinge an, ein leidendes, die Materie ($\H{\upsilon}\lambda\eta$), und ein thätiges,
Gott (nach Plato Idee, nach Aristoteles Form oder Kraft), das

bildende Princip, welches mit der Natur eins ist und von welchem
alle Thätigkeit, Form und Zweckmässigkeit herrührt. Gott ist ein
lebendes Feuer, das Alles nach unabänderlichen Gesezen bildet und
durchdringt. Aus dem Feuer haben sich die vier Elemente entwickelt. Die Zeugung des thierischen Körpers geschieht durch
Entwickelung ewig vorhandener Keime, indem der Geist des Saa-
mens die Entwickelung bedingt. Nach Ausdünstungen der Seele
(feurige, kalte) unterschieden die Stoiker die Temperamente. Ueberall kehrt das Feuer, Dunstartige, das P n e u m a wieder, und die
innige Verehrung der Vorsehung und Zweckmässigkeit der Natur
ergibt als natürliche Folge die teleologischen Ansichten in der
P h y s i o l o g i e der Stoa.

Gegenüber diesem lezten Aufschwunge der edlen griechischen
Natur, welche hier die äusserste Anstrengung zur Rückkehr zum
καλὸν κἀγαθόν machte, zeigte sich der Verfall der Sittlichkeit in
dem gänzlichen Hingeben an sinnliche Glückseligkeit, welche die
E p i c u r ä e r, ungleich dem Socrates, von der Tugend schieden.
Die Philosophie des E p i c u r (337—270) liess sich zu den Bedürfnissen des sinnlich-verfeinerten Menschen herab; sie ist ihm
das kräftige Bestreben durch Vernunftanwendung die Glückseligkeit zu bewirken, und ihr Haupttheil ist Ethik, deren Wesen,
Eudämonismus und Hedonismus, in consequenter Durchführung
zur Immoralität führt. Da eine Auswahl und Leitung der Ver-
gnügungen nothwendig ist, ist Klugheit (φρόνησις) die höchste
Tugend, die nur durch ihre Folge, das Vergnügen, Werth hat. Im
Zusammenhange mit diesem Materialismus steht die Aufnahme
d e m o k r i t i s c h e r Sätze in die P s y c h o l o g i e und P h y s i k,
welche als rein m e c h a n i s c h e der Leere und Hohlheit und dem
Mangel an innerer Begeisterung in der übrigen entgötterten Philosophie entsprechen. Vorstellungen beruhten daher auf Ausflüssen
und herumflatternden Bildern, Anschauungen auf Berührungen der
Sinnesorgane. Jede Sinnes- und Phantasievorstellung ist wahr,
dagegen die Urtheile nur, wenn sie sinnlichen Objekten entsprechen. Um allen Aberglauben und alle Furcht vor Gott und Tod,
welche das Glück der Menschen stören, zu verbannen, passte die
Atomenlehre des Demokrit am besten. Die Körper sind aus solchen unveränderlichen Atomen zusammengesezt und entstehen durch
mechanische Bewegung derselben im Leeren (τὸ κενόν) oder im
Raume (τόπος, χώρα), welche die Schwere vermittelt. Ebenso die
Welt, welche als Ganzes unveränderlich, in ihren Theilen vergänglich, nicht aus einer höheren Macht entsprungen und nur zufällig

*Die Epi-
curäische
Schule.*

Epicur.

zweckmässig ist. Auch die Seele ist, aus Atomen bestehend, nur ein feinerer Körper in einem gröberen, aus Wärme, Luft, Hauch und einem namenlosen die Empfindung vermittelnden Stoff gebildet und mit dem Körper zugleich vergänglich. Die Allgemeinheit religiöser Vorstellungen zwang den Epicur Götter anzunehmen, aber er hielt sie als Analoga des Menschen aus Atomen gebildet, in seliger Ruhe und Abgeschiedenheit, unbekümmert um die Welt, fern genug von den Menschen, um ihnen eine von Liebe und Dankbarkeit entblösste, kalte Verehrung angedeihen zu lassen.

Wie in dieser Schule der Pragmatismus des Socrates seinen höchsten Gipfel als Materialismus erreichte, so trieb der Dogmatismus in der sogenannten neuen Akademie, die Arkesilaos (um 318) stiftete, als Skepticismus die Spekulation auf die Spitze und zeigte so auch eine übermässig falsche Ausdehnung des andern Elements socratischer Lehren, der Dialektik, welche endlich zugleich mit dem Ende der politischen Existenz Griechenlands das Lager der Philosophie in andere Regionen verpflanzte. In unserer Betrachtung des Einflusses der Philosophie auf die Medicin haben wir nur die beiden Meister des Dogmatismus und der Empirie mit ihrer idealistischen und realistischen Auffassung festzuhalten, deren bestimmende Richtungen die sogleich zu betrachtenden medicinischen Schulen hervorriefen und leiteten, Plato und Aristoteles. Jene zuletzt erwähnten Philosophenschulen sind ihrem inneren Gehalte nach nichts als Wiederholungen, Modificationen und Uebertreibungen der früheren, und ihrem Einflusse nach nur verbindende Mittelglieder, insofern deren Nähe und Gleichzeitigkeit manche geistige Anschauung nur stärker ausprägte, als es in den ursprünglichen philosophischen Systemen gegeben war.

Marginalia: Die neue Akademie. Arkesilaos.

§. 18.

Die medicinischen Schulen nach Hippocrates. Dogmatische Schule.

Marginalia: Verfall der hippocratischen Medicin.

Als nach Hippocrates der Stand der Aerzte in höhere Stellungen einrückte und zu den Bevorzugten der Gesellschaft gehörte, welche immer feinere Bildung sich anzueignen suchte, gehörte es zum guten Tone, auch einer philosophischen Denkweise sich zu befleissigen. Die einfache Wahrheit genügte nicht. Es gehört eine grosse Resignation, welche nur durch vielfache Enttäuschungen und langjährige geschichtliche Erprobnisse gewonnen werden kann, dazu, um sich mit den Erfahrungen allein zu begnügen und den Weg getreu zu verfolgen, den Hippocrates eingeschlagen hatte. Auch wenn die Summe realer Kenntnisse grösser gewesen wäre als es zur damaligen Zeit der Fall war, so dass man sich mit ihr begnügt haben könnte, würde jene dem menschlichen Verstande eigenthümliche Lust zur Anordnung, Spekulation, Erklärung, Zurückführung auf Principien, Bildung von Theorien nicht ausgeblieben sein, welche von der realen Basis abseits in das Gebiet des Dogmatismus führt, — was wir von unserm gegenwärtigen Standpunkte, welcher die Heilkunde als Kunst und Erfahrungswissenschaft betrachtet, nur als Verirrung bezeichnen können. Schon unter den unmittelbaren Nachfolgern des Hippocrates begann dieses Streben. **Thessalus**, ein Sohn des Hippocrates (380 v. Ch.), setzte bereits die Ursache aller Krankheiten in Galle und Schleim, **Polybus**, der Schwiegersohn des Hippocrates (380), fügte noch Blut und Wasser hinzu. Jener hielt den Magen für die Quelle aller Feuchtigkeiten und erweiterte die Lehre von den katarrhoischen Krankheiten. Dieser brachte wenigstens in die Theorie der Zeugung durch Untersuchung bebrüteter Eier einiges Licht und entdeckte die Eihaut. Eine eigentliche **dogmatische Schule** aber beginnt mit **Plato**, dessen Einfluss auf Ausbildung des Dogmatismus in allen Theorien dieser Schule, deren **Hauptzweck** eben **Theorienbildung** war, wiederstrahlt. So nahm **Dioxippus** von Kos (370) nach Plato das Einfliessen des Getränkes in die Lungen an; so setzte **Philistion** von Lokri (um 370) den Nutzen des Athems in der Abkühlung; sogar pythagoräische Ideen führten **Eudoxus** von Knidos (360) und der Lehrer des Erasistratus, sein Landsmann **Chrysipp** (340) ein, (nicht zu verwechseln mit dem Stoiker), welcher an die Stelle des von ihm verworfenen Aderlasses und der Purgantia, Binden der Glieder, Fasten, Brechmittel und Klystiere setzte und den Kohl sehr in Gebrauch zog. **Plistonicus** (327) erklärte die Verdauung durch Fäulniss. **Philotimus** (318), als Anatom und Chirurg bekannt, hielt das Gehirn für unnütz. **Mnesitheus** (318), von dem man Bruchstücke über Kinderdiätetik hat, soll sogar die Krankheiten in Gattungen und Arten abgetheilt haben. Die berühmtesten Dogmatiker sind **Diokles** von Karystus und **Praxagoras** von Kos.

Diokles (350) als Arzt und Anatom berühmt, jedenfalls von bedeutendem praktischem Talent, und wie man sieht, nur durch Verirrung sich vom Wege der Erfahrung trennend, wohin z. B. seine anatomischen Erklärungen gehören, in denen die pythago-

Thessalus
Polybus
Die dogmatische Schule
Dioxippus.
Philistion.
Eudoxus.
Chrysipp.
Diokles v Karystus.

räischen Zahlen Rollen spielten, wirkte durch sein Beispiel als Zootom günstig.

In seiner Pathologie folgte er den humoralpathologischen Grundsätzen des Hippocrates, dessen Werke er erklärte und dessen Beispiel ihm vorleuchtete. Wir sehen dies daraus, dass er zwischen Erhaltendem und Erhaltenem unterschied, dass er die Erklärung der Wirkung der Arzneien aus den Elementarqualitäten verwarf, indem er die Erfahrung als Lehrerin annahm, dass er Pleuritis und Pneumonie, Ascites und Hautwassersuchten trennte, und sich als Diätetiker, Therapeut und Chirurg auszeichnete. Er hält das Fieber für symptomatisch, jeden Schweiss für widernatürlich und widmete besondere Aufmerksamkeit den Ursachen der einzelnen Krankheitssymptome.

Praxago-ras v. Kos. Sein Zeitgenosse Praxagoras von Kos (350 v. Ch.) unterschied zuerst schärfer zwischen Adern und Venen, (die der Knidier Euryphon schon als verschieden bezeichnet hatte), indem er die Zweige der Aorta Arterien nannte, welche er (nach Plato) für luftführend ansah und durch Klopfen unterschied, was nothwendig zur Semiotik des Pulses führte. Die Wärme hält er nicht für eingeboren, sondern für erworben (ἐπίκτητον). Den Ursprung der Nerven sucht er noch im Herzen, trennt sie noch nicht genau von Adern und Sehnen, legt ihnen aber die Bestimmung der Empfindung zu. Das Hirn ist blosser nichtssagender Anhang des Rückenmarks. In der Pathologie war er Humoralpatholog und nahm sogar elf verschiedene Schärfen an. Eben so hypothetisch ist seine Ableitung der kalten Fieber aus der Hohlader. Im Allgemeinen herrschen demnach in allen von den Dogmatikern bearbeiteten Gebieten Erklärungsversuche und Theorien vor, unter denen die Humoralpathologie, die Lehre von den Elementarqualitäten und das die Erscheinungen erklärende Pneuma vorherrschend sind, welches nichts ist als das halb körperliche, halb geistige, aus Verschmelzung verschiedener Begriffe, besonders akademisch-stoischer entstandene, bei Heraclit als Feuer, bei Plato als bewegendes Geistige, Seele, Idee, bei Zeno als feurige Luft (πνεῦμα πυροειδές) vorkommende Princip.

Fort-schritte im Realen. Bei diesen Bestrebungen rückt natürlich die reale Seite der Wissenschaft langsam vorwärts. Anatomie (Syennesis, 363), Pathologie, Arzneimittellehre (Dieuches 307) und Diätetik (Phaon, Ariston, Philetas, Phereeydes) wurden besonders vorgezogen; Chirurgie wurde kühn geübt (Praxagoras); Geburtshilfe lag noch darnieder. Dass

aber die Theoretiker, wo es gilt die Vernunft im Handeln zu bewahren und künstliche Theoreme in der Praxis zu prüfen (wollte
doch M e t o n Astronomie und Heilkunde verbinden), grade am
allerersten zur rohen Empirie gezwungen werden, welche dann
um so greller von dem Stolze ihrer Spekulation absticht, das zeigt
schon die T h e r a p i e dieser Dogmatiker. Denn weit entfernt von
hippocratischer Beobachtung, Einfachheit und Milde verfallen sie
in Richtungslosigkeit, Ueberhäufung und Gewaltsamkeit. Solch
schlechtes Beispiel gaben Praxagoras und P e t r o n (um 370).
A k e s i a s wurde sogar sprüchwörtlich ein „Uebel" genannt.

Die pseudhippocratischen Schriften sind grösstentheils von
Dogmatikern verfasst, welche Plato's und Zeno's Ideen folgen;
doch ist hin und wieder auch aristotelischer Einfluss unverkennbar.

§. 19.
Uebergangsschule der Alexandriner.

Die Freiheit und Unabhängigkeit der Griechen war zu sehr
Lebenselement ihrer intellektuellen Entwickelung, als dass nach
ihrem Untergange diese länger in der Heimath hätte fortschreiten
können. Aber zu der grossen Mission der Aufklärung im Alterthume berufen, wie es in der neuesten Zeit der Germanismus zu
sein scheint, welcher mit dem Spiritualismus und Intellectualismus
Hand in Hand geht, trugen sie die Fackel der Bildung, gleichsam
zum Danke für frühere geistige Wohlthaten, nach Aegypten. Also
ging von dort her noch einmal unter dem Schutze gebildeter Könige das Ferment geistiger Bildung auf, welches auch für die
Medicin Früchte trug und später über Kleinasien und Griechenland zurück nach Rom wallte. P t o l o m ä u s S o t e r , P h i l a -
d e l p h u s und E u e r g e t e s gründeten und erweiterten die Bibliothek und das Museum zu Alexandrien; in welchem die Gelehrten
aller Arten vereinigt wohnten und sich gegenseitig ausbilden konnten, erlaubten Sectionen der Leichname und betrieben selbst die
Wissenschaften. Der Handel belebte sich und verschaffte durch
seine weite Ausdehnung den Naturforschern Gelegenheit zu vielen
Beobachtungen. Indem aber die Gelehrsamkeit, durch so reichliche Begünstigungen unterstützt, mehr eine Hofgelehrsamkeit wurde,
verlor sie die freie lebendige Regung, den Aufschwung des Geistes,
die Tiefe der Reflexion und zog sich mehr in die B r e i t e. Die
Anzahl der Bücher, welche im bibliomanischen Wetteifer mit dem
Könige von Pergamus von den ägyptischen Königen immer ver-

Die
Medicin in
Alexan-
drien.

mehrt wurde, begünstigte mehr äusserlich gelehrte, dialektische,
formelle Studien, daher Mathematik, Geographie, Astronomie
(Euclid, Aristarch, Hero, Strabo, Ptolomaeus), Grammatik, Commentation, Lexikographie, Philologie (Aristarch,
Aristophanes, Apollonius, Dyscolus, Dyonysius,
Zenodotns, Hesychius, Athenaeus etc). Die Geschichte
zeigt uns was ohne Freiheit ein Historiker ist an Appian; unter
den Dichtern ragt noch Theocrit's unschuldige Poesie am meisten hervor. Die Masse der aufgefundenen Schätze der Gelehrsamkeit erdrückte die Rührigkeit selbstständiger Forschung, wie
der Luxus und die Fülle, in welcher die Gelehrten lebten, die
moralische Selbstkraft, deren Mangel sich in zum Theil tollen
Bestrebungen Aufsehen zu erregen und die Gunst der Fürsten zu
erlangen kundgab. Die Geschichte der Philosophie hat daher nur
wenige selbständige Denker, den Stoiker Posidonius, Polemon, Ammonius und den Eleer Pyrrho und Acnesidemus aufzuweisen, welche auf frühere Lehren sich stützten, während die Meisten zu Dialektikern und Sophisten ausarteten. Auch
die Juden borgten nur von griechischer Weisheit, um ihre eigenen
Lehren allegorisch zu deuten, was sie nicht hinderte die griechischen Kenntnisse von hebräischen abzuleiten. Diese Einflüsse
erlitt denn auch die Medicin, welche nur an den alten Dogmatismus sich anlehnte, aber dafür an empirischem Wissen gewann, was sie an spekulativer Innigkeit verlor. Ihr gerade musste
die Gunst der Fürsten, die Fülle der Naturerzeugnisse, welche ihr
der Handel bot, zum Glücke gereichen, da es ihr zumeist an der
Breite des Wissens fehlte und erst durch die Erlaubniss der
Ptolomäer Leichname zu öffnen, der sicherste Grundstein für praktisches Wissen geschaffen wurde. Darum finden wir auch die
Anatomie besonders in der alexandrinischen Schule ausgebildet,
welche in ihrer Neigung zum empirischen Wissen, ohne den Dogmatismus aufzugeben, als Mittelglied und Uebergangspunkt
zwischen der dogmatischen und empirischen Schule
wahrhaft mitten inne steht, und bei grösserer Sicherheit
der Basis, ohne das Schwanken und Missverhältniss
zwischen beiden Richtungen, die Vollendung erreicht
haben würde, die später Galen errang. Die Meister der alexandrinischen Schule waren Herophilus und Erasistratus.

Herophilus aus Chalcedon (von circa 335—280 v. Ch.),
ein Schüler des Praxagoras und Chrysippus, brachte die Anatomie auf den höchsten Gipfel damaliger Vollendung, wozu ihm

nicht nur Sectionen, sondern selbst Oeffnungen lebender Verbrecher geholfen haben sollen. Ausser seinen Leistungen für Terminologie und Technik der Anatomie erwarb er sich besonderes Verdienst um die Nerven, die er für Werkzeuge der Empfindung erklärte und theilweise vom Willen abhängig machte (ein Vorläufer also künftiger besserer Ansichten, obgleich bei ihm noch Bänder und Nerven nicht gänzlich getrennt vorkommen). Auch beschrieb er das Gehirn genauer, ebenso den Zwölffingerdarm, die Nebenhoden, das Auge, die Retina, den Glaskörper, die Leber, die Sinus der Hirnhaut, die Arteria pulmonalis, die weiblichen Geschlechtstheile u. s. w. Sein zweites Hauptverdienst besteht in der Entdeckung der Milchgefässe des Gekröses. Den vom Herzen abhängigen Puls machte er zur Grundlage einer semiotischen Pulslehre, in welcher er nach Grösse, Schnelligkeit und Rhythmus unterschied, im Uebrigen aber beschäftigte er sich mit unnützen spekulativ-dialektischen pathologischen Theorien, gehörte aber als Heilkünstler den Empirikern im bessern Sinne des Wortes an, so dass seine Theorien keinen Einfluss auf die Therapie übten. Diese schloss sich im Ganzen der hippokratischen an, obgleich er den Arzneimitteln einen grösseren Spielraum einräumte. Nicht unerheblich sind seine Verdienste um die Chirurgie, in welcher er die Geschwüre methodisch behandeln lehrte; in der Geburtshilfe, wovon uns Soranus Verdienstliches aufbewahrt hat (es betrifft besonders die Menstruation und Lageveränderungen des Uterus), wurde er unwillkührlich Lehrer der bekannten Hebamme Agnodike.

Gleich gross als Praktiker, wie seine von tiefer Einsicht zeugende psychische Cur des Seleuciden Antiochus beweist, aber mehr ausgesprochener Dogmatiker ist unstreitig sein Zeitgenosse Erasistratus (304 v. Ch.), der ebenfalls in Alexandrien lebte, aus Julis auf Keos gebürtig, ein Schüler des Chrysipp von Knidos, des Metrodor und des Theophrast, ein Enkel des Aristoteles. Er erwarb sich besondere Verdienste um die Lehre von den Verrichtungen der Nerven, die er in Empfindungs- und Bewegungsnerven schied, und des Gehirns. Dieses bezeichnete er als Sitz und Ursprung der Nerven, ja die Hirnhaut als Sitz der Seele. Zugleich nahm er mit Herophilus die Milchgefässe an, lässt sie aber zu gewissen Zeiten mit Luft gefüllt sein. Er erkannte die Synanastomosen der Arterien und Venen, sah in dem Herzen die Klappen, unterschied die Trachea von den Arterien und widerlegte Plato's Meinung von dem Eindringen der Luft in die Luftröhre. Er unter-

suchte ferner das Parenchyma der Leber u. s. w. In seiner Physiologie spielt das Pneuma eine grosse Rolle. Seine Unterscheidung desselben in ein Lebens- und Seelenpneuma zeigt deutlich
die Dogmatik, die zwar platonischen Ideen entsprungen war, aber
die Verwechslung der körperlichen und seelischen Kraft vermied.
Mit diesem durch die Athmung eingezogenen Pneuma lässt er die
Schlagadern erfüllt sein. Im Herzen, dem Ursprunge der Adern
und Venen, ist der Sitz des Lebenspneuma und der Bewegung des
Blutes, welches in der Leber bereitet wird; im Gehirn ist der Sitz
des Seelenpneuma. Von der Entdeckung des Kreislaufes, den er
bis in die linke Herzhälfte richtig verfolgte, ward er nur durch
die Annahme vom Pneuma abgelenkt. Von dem Herzen nämlich
führe die Aorta das Pneuma fort, welches Puls, Verdauung (diese
wird nebenbei noch durch Reiben der Magenwände bewirkt),
Ernährung, Erzeugung hervorbringt. Consequent wurde dasselbe
Pneuma von ihm in der Pathologie zum Widerspruch gegen
die Humoralpathologie verwendet. Er setzte die Krankheit in
Verirrung der Säfte (error loci) und der geistigen Substanz,
und indem er nun die Arterien und Venen durch Synanastomosen
verbunden, aber an ihrer Vereinigungsstelle geschlossen glaubte,
nahm er für alle Krankheiten (wie später Broussais) entweder
Plethora, quantitative Ueberfüllung von Blut an, oder Blutleerheit,
und leitete aus ersterer das Fieber, wenn durch Eindringen von
Blut in die Arterien der Luftgeist bewegt wird, sowie Entzündung,
wenn das Blut nur in die kleineren Gefässe tritt (vergl. Boerhaave,
die neuere Lehre von der Stase, Eisenmann, Henle u. A., die Nicht-
essentialität der Fieber.) Darum musste das Pneuma durch Binden
der Glieder, schmale Diät, Fasten entzogen werden, und weil das
Blut nicht die Hauptursache der Krankheit und deren Nahrungs-
stoff war, der Aderlass nur ausnahmsweise gestattet sein. Purganzen tadelte er aus gleichen Gründen und zog von den Arzneien
besonders die diätetischen vor, war überhaupt mehr ein Freund
strenger Diät und äusserer Mittel. Von grosser Wichtigkeit ist er
uns, weil er pathologische Anatomie bevorzugte und auf die Verschiedenheit der Wirkungen der Arzneien bei verschiedenen Individuen hindeutete, weil die Organe ihm mehr galten, als die
Grundstoffe der Krankheiten. Würde die Lehre des Herophilus
von der spezifischen Wirkung der Arzneien mit dieser Ansicht
des Erasistratus von der Verschiedenheit der individuellen Einflüsse und der Wichtigkeit der Organe damals weiter ausgebildet
worden sein, so hätten wir schon im Alterthum diejenige rationelle

Therapie, welche erst in der Neuzeit durch die Homöopathie und Rademacher begründet worden ist. Auffallend gesellt sich beim Erasistratus der Glaube an die Wirkung von Minimaldosen hinzu. Nur der Glanz dieser Meister wirft Licht auf ihre Schüler, welche üppigem Luxus hingegeben, wenig für die Wissenschaft leisteten und in dialektischer Sophisterei, in Definitionsversuchen und spitzfindigen Commentaren und Theorien grösseren Ruhm suchten, als auf dem Wege der Erfahrung. Dennoch bestanden diese Schulen lange und wurden, nachdem Ptolomaeus Physcon die Gelehrten aus Alexandrien vertrieben hatte, die Herophileer auf Laodicea, die Erasistrateer auf Smyrna, durch Stiftung erneueter Schulen die Verbreiter dogmatischer Gelehrsamkeit über Kleinasien und Griechenland zurück. So vollendete sich der Cyklus griechischer Bildung, nachdem er von Afrika und Asien ausgehend, dahin wieder zurückgekehrt war, um diese erstorbenen Länder noch einmal aufzufrischen und endlich dem siegenden Rom anheimzufallen. — Viel beschäftigte man sich mit Commentation des Hippocrates, so: die Herophileer: Bachius von Tanagra (264, Aphorismen, Wörterbuch), Heraclides von Erythraea (204), Apollonius Mys (210) und Ther (189), Dioskorides Phakas (117), Kallimachus (246), Zeno von Laodicea (40—60 n. Ch.) und der Stifter der Schule daselbst Zeuxis (30 v. Ch.); unter den Erasistrateern: Strato von Berytus (280), wegen seiner Blutschen bekannt. Anatomisches leistete besonders der Herophileer Eudemus (290), um Gehirn, Nervenlehre und Osteologie verdient; die übrigen Anhänger dieser Schule vernachlässigten später die Anatomie. Von den Erasistrateern bearbeiteten sie nur Wenige, z. B. Martialis. Physiologisch beschäftigten sich die Herophileer Bachius mit dem Puls, Chrysermus (230), Zeno von Laodicea, Alexander Philalethes (41 n. Ch.), Demosthenes Philalethes (60 n. Ch.), Aristoxenus (79 n. Ch.), Heraclides, welche unter Anderm die verschiedenartigsten Definitionen über den Puls anführten. Als Pathologen werden genannt unter den Herophileern: Demetrius von Apamea (276; verdient um die Lehre von den Blutflüssen), Bachius (Bearbeiter der Pulslehre), Apollonius Mys verdient um Pleuresie, Epilepsie), Andreas von Karystus (210; um Hundswuth, Pantophobie); unter den Erasistrateern: Apollonius aus Memphis (250; Lehre von den Würmern, der Harnruhr), Artemidorus (223). Als Therapeuten durch Verdienste um die Materia medica treten hervor: Man-

[Randglossen:] Die Herophileer und Erasistrateer. — Anatomie. — Physiologie. — Pathologie. — Therapie.

tina (270), Apollonius Mys, Andreas, Zeno, Gajus
(123); unter den Erasistrateern der Stifter der Schule zu
Smyrna, Hikesius (30 v. Ch., Verfasser eines guten Werkes über
Arznei- und Nahrungsmittellehre). Um die Augenheilkunde
verdient sind Andreas, Demosthenes u. A.; um die Chi-

Fort-
schritte
der
Chirurgie.

rurgie Mantias, Andreas, Apollonius aus Memphis, beson
ders Philoxenus (270), Heron (270), Gorgias (270), Sostra-
tus (242). Ueberhaupt gewann neben der Therapie die Chirurgie und dies am meisten in Alexandrien, da man (wahrscheinlich
in Folge der überhandnehmenden Anzahl von Aerzten) damals, wie
uns Celsus berichtet, die Medicin in drei Theile, Diätetik, Therapie durch Arzneien und Chirurgie theilte, wodurch jedem
dieser Fächer eine Bereicherung erstehen musste. Daher die Ver-
vielfältigung der Arzneimittel, welche von Rhizotomen (Herbarii),
Arzneikrämern (Pharmacopolae) in Apotheken (Buden), und von
Droguenhändlern (Seplasiarii) den Aerzten zur Bereitung und Dis-
pensation verschafft wurden, daher die Vermehrung der theilweis
noch heute gebräuchlichen Verbände und akiurgischen
Instrumente, in deren Erfindung sich die Breite der Alexandriner ergehen konnte, besonders der Verbände bei Fracturen und
Luxationen. Amyntas (264), Perigenes (254), Nymphodorus
(242), Pasicrates (30) und Nileus (30) sind hier zu nennen.
Wesentliche Bereicherungen erfuhr die Chirurgie durch bessere
Bearbeitung der Herniologie seit Gorgias, Heron, Sostra-
tus, und durch fleissige Ausübung der Lithotomie, welche
sogar von einer besonderen Classe, den Lithotomen, gehandhabt
wurde, vor deren handwerksmässigem Treiben Ammonius von
Alexandrien, Lithotomus genannt, durch seine Erfindung der Lithotripsie, die er auch selbst übte, rühmlichst hervorragt.

Die Schule der Herophileer rechnet man von 200—20 v. Ch.,
die der Erasistrateer von 280 v. Ch. — 180 n. Ch.

§. 20.
Empirische Schule.

Allge-
meine Be-
deutung
d. empir.
Schule u.
ihr Zusam-
menhang
mit der
Philosoph.

Die dogmatische und alexandrinische Schule haben nicht nur
als nothwendige Entwicklungsmomente in der Geschichte der Medicin ihre Stadien durchlaufen, sondern auch für wirkliche, wenn
auch spärliche Bereicherung und Befestigung des medicinischen
Wissens gesorgt, namentlich aber durch das Studium der Anatomie einen guten Grund gelegt. Den übertriebenen dialektischen

Bestrebungen des spitzfindig gewordenen Dogmatismus, welche zwar eben so wenig die Spekulation gänzlich ausschloss, musste natürlich eine Reaktion folgen. Diese erhob sich in der empirischen Schule, welche zwar so wenig, wie die dogmatische Schule die Empirie, so diese die Spekulation gänzlich auswies, sich aber vorwaltend mit der empirischen Forschung beschäftigte und Theorien und Erklärungen sich feindlich bewies. Seit Hippocrates kam nach dem Vorausgange des Aristoteles nun wieder die Erfahrung in Schwung, nachdem das auf die Spitze Treiben der Theorien diese abbrechen liess, und nachdem die haltlosen Grundsätze der dogmatischen Schulen eben auf den Mangel einer empirischen Basis hinzeigten. Ueberall musste das fehlende reale Substrat den Theorien und Erklärungen den Stempel der Ungewissheit aufdrücken; überall fehlten Mittelglieder und Ausgangspunkte für die hypothetischen Schlussreihen, und nur erneuerte und vermehrte, sachliche Untersuchungen konnten ein passendes Material des Denkens liefern. Mit gleichem Rechte können wir dieselbe Reaktion bei Aristoteles voraussetzen, dem sich das Bedürfniss des Realen gerade aus der platonischen Philosophie ergeben musste. Die alexandrinische Schule setzte nur das Bestreben der Dogmatiker fort, aber führte besonders durch Herophilus schon dem empirischen Forschen näher. Wir sehen also, dass schon in der Geschichte der Medicin selbst die Gründe für die Entwickelung der empirischen Schule liegen. Da die Heilkunde aber nach Plato und Aristoteles wieder der Philosophie, von der sie Hippocrates emancipirt hatte, tributpflichtig geworden war, so muss auch der Einfluss der Philosophie, der ja eben auch den Dogmatismus hervorrief, als bedingendes Moment mit angeführt werden.

Jene von den eleatischen Philosophen der sinnlichen Scheinkenntniss gegenüber erhobene Vernunfterkenntniss führte am frühesten scharf die Gegensätze der Spekulation und sinnlichen Forschung auf. Die einseitige Erhebung dieser beiden Richtungen, der einen in der eleatischen Schule, der anderen durch Empedocles und Democrit, schuf den ersten Skepticismus der Sophisten, welcher sich in der Bildung von Trugschlüssen am leichtesten aus diesen Schwankungen durch Nichtglauben herausriss. Aus der Dialektik und Ironie des Socrates, welcher der Selbsterkenntniss und der Tugend allein Werth zuerkannte, entwickelte sich Pyrrho's Verachtung des Wissens durch die Unbegreiflichkeit (ἀκαταληψία) der Dinge und ein Zurückhalten des Urtheils (ἐποχή). Dieses führte zur eigentlichen skeptischen

Schule, in der Timon noch besonders hervorragt, und stellte sich den Dogmatikern gegenüber. Die Strenge und Zuversichtlichkeit dieser Richtung, besonders wie sie sich in der Stoa kund gab, bildete die skeptische Philosophie der neuen Akademie unter Arkesilaos, welcher die Möglichkeit einer wahrscheinlichen Erkenntniss nicht abläugnete, aber das Dasein eines zureichenden Kriteriums der Wahrheit verwarf. Den wichtigsten und unmittelbarsten Einfluss aber auf den Sturz des Dogmatismus und dadurch mittelbar auf die Bildung der empirischen Schule, welche zuerst negativ, zerstörend verfahren musste, hatte der in Alexandrien lebende Aenesidem aus Gnossus in Creta, indem er den in der Akademie verstummten Skepticismus erneuerte, ihm die grösste Ausdehnung gab, die Wahrheit in die Allgemeinheit des subjektiven Scheins setzte, und alle Theile der dogmatischen Philosophie mit Gegengründen zersetzte. Er führte die zehn Gründe des Pyrrho (oder Timon?) gegen letztere auf. Diese sind hergenommen: 1. von der Verschiedenheit der Thiere, 2. der Menschen in specie, 3. der Sinneswerkzeuge, 4. der Umstände und Zustände des Subjects, 5. der Stellungen, Entfernungen und Orte, 6. von den Vermischungen und Verbindungen der Dinge, 7. von der verschiedenen Grösse und Beschaffenheit derselben, 8. von dem Verhältnisse der Dinge zu einander, 9. von der Gewohnheit oder Seltenheit der Eindrücke, 10. von dem Einflusse der bürgerlichen und religiösen Einrichtung und Erziehung. Sein Schüler Agrippa reduzirte sie später auf fünf. Die wichtigste Behauptung des Aenesidem aber in medicinisch-praktischer Beziehung ist die von ihm aufgestellte Nichtigkeit des Causalitätsbegriffes, indem das Verhältniss zwischen Ursache und Wirkung unbegreiflich sei. Die Geschichte der Philosophie fällt hier mit der Medicin zusammen, insofern die Anhänger dieser Schule des Aenesidem nur Aerzte waren.

Grund-
sätze der
empiri-
schen
Schule.
Wie eine langsam verzögerte Reaktion oft um so gewaltsamer auftritt und in ihrem reformatorischen Bestreben in der Vernichtung früherer Meinungen leicht zu weit geht, so verachteten die Empiriker auch ausser dem den Dogmatikern eigenen Aufsuchen tieferer Verhältnisse selbst die Anatomie und Physiologie. Sie thaten diess, weil sie, was nicht auf der Oberfläche lag, für verborgen hielten, und die Resultate aus dem Verborgenen für unnütz. Sie interessirten sich nur für Krankheiten und deren Heilung, keineswegs aber für die Gesetze des Lebens, welche in diesen Zuständen liegen. Mit den Spekulationen der früheren

Schule verwarfen sie daher auch als Theorie, was eigentliche reale Basis einer (rationellen) Empirie sein muss. Die Erkenntniss *a priori* war ihnen nichts, sie fassten alle auf die Erfahrung durch unmittelbare Erkenntniss. Aristoteles zwar ebenfalls; doch suchte dieser durch Induction zu allgemeinen Principien zu gelangen, die Empiriker nur zu Erfahrungen. Oeftere und stets unter denselben Umständen angestellte Beobachtung führte zur Erfahrung. Nach Aenesidem's Lehre verachteten sie alle entfernten und letzten Ursachen, die nicht in die Sinne fielen, hielten dafür aber eine sorgfältige Auswahl der Zufälle und Symptome der Krankheiten für nothwendig, um die Aehnlichkeit zwischen Krankheiten herauszufinden. Ihr Theorem war nur die Erinnerung beobachteter Fälle. Nach Aristoteles gibt die Summe aller durch die Sinne hervorgebrachten Erinnerungen die Erfahrung, wenn sie durch Urtheile des Verstandes verbunden werden; — hier wurde das Verstandesurtheil ausgeschlossen. Die Arzneikunst war nur eine Sammlung solcher Erinnerungen an Beobachtungen; diese wurde durch Zufall, oder durch vorsätzliche Versuche, oder durch Nachahmung, Analogie ähnlicher Fälle gemacht. Den Mangel eigener Beobachtungen und Erinnerungen ersetzt die Geschichte, d. i. Sammlung von Erfahrung Anderer, die man nach Induction benutzen kann. Dazu ist Unterscheidung des Eigenthümlichen vom Gemeinschaftlichen nothwendig, wodurch Distinctionen und Definitionen entstanden, die, unter dem Namen Hypotyposen, nur Nominal - Definitionen waren und sich nicht wie bei den Dogmatikern auf verborgene Qualitäten bezogen. Bei der Krankheit beobachteten sie nur das Zusammentreffen der Zufälle, die Zahl derselben, Heftigkeit, Zeit und Ordnung der Erscheinungen. Um die verborgene Natur der Krankheiten und Arzneimittel, wie sie der Analogismus der Dogmatiker durch Verstandesschlüsse zu erkennen strebte, bekümmerten sie sich nicht. Ihre Kunst bestand darin, rein auf die Erscheinungen fassend, die durch Beobachtung und Ueberlieferung (Geschichte) erlangten Resultate nach der Analogie krankhafter Erscheinungen, welche durch Uebung erkannt wurde, zur Heilung zu verwenden. Diese drei Hilfsmittel, Beobachtung, Ueberlieferung, Analogie, welche letztere sich auf die Heilmittel, das erkrankte Organ und auf die Krankheitsart bezog (Serapion), nannten sie den Dreifuss der Empirie (Glaukias). Da sie aber, aus konsequenter Furcht vor Spekulationen, die auf die verborgenen Qualitäten gestützten Indicationen und die Erforschung der nächsten und prädisponirenden Ursachen verwarfen und dadurch sich den Vorwurf unwissenschaftlicher Richtung von den Gegnern gefallen lassen mussten, setzte Menodot an die Stelle der Analogie den Epilogismus, den Schluss von den Erscheinungen auf die Gelegenheitsursachen. Sie bedienten sich demnach um den Schein der Rationalität wie der Theorie zu retten, eines Schlusses, der zwar auf sinnlichen Erscheinungen beruht, aber oft zum Trugschluss werden wird. Ihre Behandlung, die sich auf den Instinct der Kranken und auf das *ex juvantibus et nocentibus* stützte, setzte ebenfalls die Erfahrung oben an und stimmte merkwürdig genug mit der der Dogmatiker überein, — ein Beweis gegen die Konsequenz der Theoricen auf die Praxis und für die Nothwendigkeit einer selbstständigen empirischen Basis und Therapie.

Der eigentliche Stifter dieser Schule war Philinus von Kos (280 v. Ch.), ein Schüler des Herophilus, doch hat sein Nachfolger Serapion von Alexandrien (270) das System mehr ausgebildet und sich besonders mit Untersuchungen über Arzneimittel beschäftigt. Neben vielen abentheuerlichen Zusammensetzungen derselben hat er sich durch die Anwendung des Schwefels gegen Krätze und andere chronische Hautausschläge besonders verdient gemacht. In seinen Angriffen auf die dogmatischen Zusätze der Hippocratiker ging er so weit, selbst die humoralpathologischen Ansichten des Hippocrates feindlichst zu verfolgen. Berühmter als Apollonius Biblas (218) und der auf seinen Dreifuss stolze Commentator des Hippocrates Glaukias (260; auch als Chirurg um die Verbandlehre verdient) und treu dem Muster des grossen Koërs folgend, ist ein Schüler des Mantias, Heraclides von Tarent (240), der die Diätetik und Materia medica fleissig bearbeitete, die Aufsuchung der entfernten Ursachen nicht verwarf, Opium innerlich nach guten Indikationen oft anwendete, die Kosmetik zuerst bearbeitete, weil damals der Aussatz sich in Alexandrien mehr verbreitete, eine Maschine gegen Luxation empfahl, und das Ankyloblepharon nach der noch jetzt geltenden Methode operirte. — Seine Behandlung der Phrenitis, von der er mehrere Arten unterschied, der Cynanche und des Ileus zeigt uns ihn als guten Praktiker und seine kritischen Untersuchungen über die Arzneimittel beweisen seine wahrhaft empirische Richtung. Er bearbeitete auch die Giftlehre, welche damals durch die Furcht giftscheuer Könige, besonders des Mithridates von Pontus (124—64 v. Ch.) und Attalus von Pergamus, als ein besonderer Zweig der überhaupt angebauten Materia medica vorzüglich bereichert,

Margin notes:
Philinus, Serapion.
Glaukias, Heraclides.
Die Giftlehre und ihre Bearbeiter.

ja eigentlich geschaffen wurde. Mithridat prüfte die Wirkung der Gifte an sich und an Verbrechern und hinterliess noch ein besonderes Recept zu einem allgemeinen Gegengifte; Attalus Philometor (138) zog und bereitete viele Giftpflanzen zu, Zopyrus (120 ? 158 nach Sprengel, 70 nach Lessing), von dem auch eine Eintheilung der Materia medica herrührt, bereitete ein allgemeines Gegengift. Krateuas (70 v. Ch.), Kleophantus (138), Lehrer des Asclepiades und Achus Promotus (um 50 v. Ch.?), schrieben über Arzneien in medicinischer und botanischer Hinsicht. Leider haben wir nur noch von Nikander aus Kolophon (136) Nicander. Ueberreste schriftstellerischer und zwar in Versen abgefasster Arbeiten über Gifte und Gegengifte (Theriaca und Alexipharmaca), welche neben vielen Dichtungen auch manche Belehrung enthalten und besonders gut die Wirkungen der Opiumvergiftungen schildern. Hier werden auch Blutegel zuerst erwähnt Ausserdem beschäftigte sich auch Cleopatra mit der Giftlehre. Aus der späteren Zeit werden unter den Empirikern noch genannt: Heras Spätere von Kappadocien (49; Materia medica, Narthex), Menodotus Empiriker. aus Nikomedien (81 n. Ch., Erfinder des Epilogismus), Theudas aus Laodicea (117), der vortreffliche Grundsätze äusserte und die Uebung der Vernunft in der empirischen Schule retten wollte, Agrippa, Sextus Empiricus (183 n. Ch.), Apollonius Mys, Appollonius Biblas, Dionysius, Marinus (um Muskel- und Nervenlehre verdient), Quintus (Geognostiker und Anatom), deren Schüler Lycus, Satyrus und Pelops (letztere Beiden Lehrer des Galen), und Aeschrion von Pergamus (150), nur berühmt durch seinen Schüler Galen.

Um über die geschichtliche Stellung dieser Schule klar zu Kritik der werden, müssen wir uns vergegenwärtigen, dass sie zunächst aus empir. Schule einer skeptischen und kritischen Richtung hervorging und sohin vorzugsweise einen negirenden Charakter nach der theoretischen und dogmatischen Seite hin hat. Sie führte daher nothwendig zu der von Hippocrates und Aristoteles angebahnten Forschungsweise zurück und ergab sich als eine wohlthätige Reaktion. Wir danken ihr die Hindeutung auf den wahren Weg medicinischer Gewissheit, die empirische Gewissheit, im Gegensatz zu unreifen, hypothetischen Spitzfindigkeiten; wir danken ihr, dass sie die Beobachtung wieder in ihr gutes Recht eingesetzt hat; wir danken ihr im Besondern die Beachtung der Symptome und sichtbaren Krankheitserscheinungen, im Gegensatze zu fingirten Annahmen vom Wesen der Krankheit; und dass sie als das wahre

Ziel ärztlicher Forschung, die H e i l u n g, bezeichnet, die Therapie gewissermassen als selbstständigen Zweig hervorgehoben und durch Bereicherung der A r z n e i m i t t e l l e h r e den Weg dazu gebahnt hat. Aber all diese Vorzüge, so bedeutend sie für die Entwickelung waren, berechtigen uns nicht diese Schule als vollgiltiges Muster aufzustellen. Sie verdient den Namen einer empirischen Schule nur theilweis und nicht im bessern Sinne, denn sie verwarf die eigentliche Grundlage alles medicinischen Wissens, A n a t o m i e und P h y s i o l o g i e, und verkannte somit die wahre *cardo rerum*, sie hielt Alles, was nicht auf der O b e r f l ä c h e der Sinneswahrnehmung liegt, für unnütz und der Forschung entrückt, wie sie desswegen unter Anderem auch die prädisponirenden Ursachen nicht bedachte, und musste desshalb zu einer ungenügenden Auffassung des zunächst Vorliegenden führen. Sie verwarf die Verstandesurtheile und lief Gefahr, das Sinnliche mechanisch zu beachten und Diagnose und Pathognomonisches über das Symptomatische zu versäumen. Sie stellte die Ueberlieferung mit obenan und konnte dadurch den Autoritätenglauben fördern. Sie stützte sich auf die Analogie, welche nur zu leicht trügt. Sie irrte überhaupt darin, dass ihr die Induction zu wenig galt, dass sie nicht nach a l l g e m e i n e n Prinzipien der Therapie strebte und die spezifischen B e z i e h u n g e n der Mittel zu dem Organismus nicht erforschte, sondern nur den E r f o l g nach früheren Erfahrungen als Wegweiser nahm. Ihr Verdienst um die Therapie ward daher mehr ein extensives, als intensives. Will man in dieser Richtung, namentlich in dem Verachten theoretischer Indicationen (sie kannte nur die trügliche *ex juvantibus et nocentibus*) einen Rückweg zu des Hippocrates therapeutischer Methode finden, so ist die empirische Schule doch in prinzipieller Beziehung und in der naturgemässen Behandlungsweise hinter ihm zurück, während sie ihn an einzelnen Erfahrungen in den Mitteln zum Zwecke übertraf. Auch mit Hahnemann's Schule hat man die Empiriker verglichen. Sie haben aber mit der Homöopathie nur die empirische R i c h t u n g, die Verachtung der Theorie und des Dogmas theilweis, und in mancher Beziehung die vorzugsweise Beachtung der Symptome gemein, sowie den Werth, den sie auf die Therapie und Arzneimittellehre legten, auf das durch Analogie zu erforschende erkrankte Organ und die Krankheitsart; aber die wesentlichen Grundsätze der Nothwendigkeit auch der Reflexion und Diagnose in der Pathologie und des Prinzips der Aehnlichkeit und Spezificität, welches die Homöopathie in der Therapie an die Spitze stellt, endlich die physiologische Erforschung

der Arzneimittel an Gesunden, so wie so Manches Andere unterscheiden beide Schulen hinlänglich. So viel bleibt aber gewiss,
ein guter Kern war in der empirischen Schule, welcher mannigfachen
Samen des Fortschrittes enthielt und nur weiser Förderung und
Mässigung bedurfte; ihr Erscheinen war eine Wohlthat, ein Licht
für den irrenden Wanderer, und mitten im Schwanken nach vor-
und rückwärts ein bedeutsamer Stützpunkt für die Gegenwart und
Wegweiser für die Zukunft.

<h2 style="text-align:center">§. 21.</h2>
<h3 style="text-align:center">Die Medicin in Rom.</h3>

Mittlerweile hatte das politische Leben Griechenlands unter
den letzten Zuckungen aufgehört zu sein. Triumphirend übernahmen die Römer die Rolle, welche Griechenland bisher in der Welt
gespielt. Der Geschichtsschreiber steht wehmüthig an den Marken
dieser Tage, wie der Mensch an dem Grenzpunkte seiner Jugend.
Wissenschaft, Poesie und Künste durch Schönheit verklärt, die
glänzenden Meteore jener idealen Zeit, schwinden vor der ernsten
Aufgabe des Mannes. Griechenland hatte seine Mission erfüllt
und Licht und Aufklärung über die alte Welt verbreitet. Es
ging, von Rom besiegt, mit allen seinen Attributen, die eng an
seine politische Freiheit geknüpft waren, über in das Element
Roms, welches die Herrschaft, die Bildung des Staatenlebens,
des Krieges und Ackerbaues war, aber indem es seinen wissenschaftlich humanen und künstlerisch vollendeten Sinn voll Anmuth
dem rauhen Krieger und Volksmann anpasste, wirkte es noch im
Untergange seiner grossen Aufgabe gemäss. So siegte griechische
Bildung, welche dem Geist die Herrschaft über den Körper verlieh, über römische Kraft. Von jeher war die geistige Bildung
des Römers eine untergeordnete, der Selbstständigkeit unfähige;
das zeigt seine früheste Geschichte, wie seine Religion, welche
nur ein Gemisch fremder Einwirkungen darstellt. Was von dieser
in die Geschichte der Medicin einschlägt, trägt die Spuren eines
finstern Aberglaubens, der als Vogelschau, Augurien, als Befragung
der sibyllinischen Bücher, oder der Orakel, besonders des delphi-
schen, als Lectisternia, Amburbalia, Sühnungen u. s. w. erscheint.
Der eigenen geistigen Anschauung ledig borgten sie auch ihre
medicinischen Gottheiten von den Griechen, weihten dem
Apollo Medicus einen Tempel (461), führten in Folge einer bösartigen
Epidemie um das Jahr 294 v. Ch. den Dienst des epidaurischen

Aesculap ein, verehrten die Juno und Diana als Lucina, Erstere
auch als Fluonia (Beherrscherin des Menstrualflusses), die Hygea
und die Dea Salus (450 v. Ch. ward dieser ein Tempel erbaut),
die Minerva als Medica und die Nymphen Aegeria, Carmenta (auch
als Postverta, Anteverta), Meditrina als Heilgöttinnen; später entlehnten sie sogar von den Aegyptern den Serapis, Osiris, die Isis
und den Harpocrates zu medicinischen Gottheiten. Tieferer Sym-
bolik und Allegorie unzugänglich begnügten sie sich mit der
nackten Vergötterung prosaischer Begriffe. So wurden bei
ihnen göttlich verehrt die Febris, Fessonia (Schwäche), Statina
und Statilina (Stehenlernende), Ossipaga (den Verknöcherungs-
process Bewachende), Carna, Venus, Mephitis *). Kräftig und stark,
dabei mässig und abergläubisch, wie die Römer waren, bedurften
sie der Aerzte in den früheren Zeiten wenig und waren daher
geborene Verächter der Arzneikunst. Diese Verachtung pflanzte
sich selbst in spätere Zeiten, als vermehrter Luxus die körperliche
Kraft untergrub und Aerzte nöthig wurden, fort. Die ersten Aerzte
Roms waren Griechen aus niederer Classe, Aufwärter in den Bädern,
Jatrolipten, Pharmakopolen, welche die Arzneikunst als Gewerbe
in Buden trieben, viel Geld zusammenscharrten und die Medicin
als eine feile Dirne, als Sklavin erscheinen liessen, welche dem
herrschsüchtigen Römer Dienste leistete, über die er nach Willkühr verfügen zu können meinte. Der Hass des Cato Censorinus
ist erklärlich, wenn man bedenkt, dass selbst der erste namhafte
Arzt Roms, Archagathus (219 v. Ch.) aus der Peloponnes,
dem der Senat anfangs durch Ertheilung des Jus Quiritium und
eines Ladens freundlich entgegenkam, später nur den Namen Car-
nifex von seiner praktischen Thätigkeit davontrug. Erst zu Galen's
Zeitalter hat die bürgerliche Stellung der Aerzte eine Emancipation erlangt, wie bei Hippocrates Lebzeiten aus den Händen
der Priester, und kam aus der Macht der Sklaverei, in welche
griechische Unterwürfigkeit und moralische Unfähigkeit sie gebannt
hatten. Seit Antonius Musa den Augustus durch kaltes Wasser
hergestellt hatte (10 n. Ch.) und dafür zum Ritter erhoben, mit
einer Bildsäule geehrt wurde, erhielten die Aerzte Befreiung von
öffentlichen Abgaben und Lasten (das Bürgerrecht verlieh ihnen
schon Julius Cäsar). Es wurden Leibärzte der Kaiser ernannt,

*) Vergl. hierüber die erschöpfende Arbeit von Kissel: über die symbolische
Medicin der Römer nach den Quellen, in Henschel's Janus III. 3. 4.

welche in medicinal-legislativer Hinsicht wirken konnten. Um das Jahr 100 wurden in den römischen Lagern Valetudinarien und Veterinarien für kranke Soldaten und Pferde errichtet und Feldärzte angestellt *(medici legionum, cohortium)*. Neben den Hofärzten entstanden die *Archiatri populares* (Physici), welche ausser der unentgeldlichen Behandlung Armer, der Beaufsichtigung der Chirurgen, Hebammen und Zahnärzte noch den Unterricht der Studierenden lenken mussten, und um 150 gibt es schon eine Medicinalordnung des Antoninus Pius, welche über Abgaben, Honorar u. s. w. der Aerzte bestimmt und in der That grosse Begünstigungen derselben nachweist. Ja einzelne Rudimente einer Staatsarzneikunde finden wir etwas später in der Form von Gesetzen über Verantwortlichkeit der Aerzte, Kindermord, Wahnsinn, Castration, Päderastie und Vergiftung.

Selbstständiges in der Medicin finden wir bei den Römern wenig vor. Ihre Thätigkeit war überhaupt mehr der Geschichte, der Rhetorik, mit einem Worte dem Staatenleben zugewendet; was in andere Wissenschaften einschlug, und was die Künste betraf, ist von griechischem Geiste abhängig, von ihm abgelauscht, ja geradezu ihm nachgebetet. Wie die Philosophie der Römer eigentlich erst von der Zeit an beginnt, wo sie mit griechischer Bildung vertraut wurden, so auch ihre Medicin. Und selbst dann haben wir nicht eine r ö m i s c h e Philosophie, nicht r ö m i s c h e Medicin vor uns, es gab nur Philosophie und Medicin in Rom. Dass die Grundsätze der S t o a und des E p i c u r, des A r i s t o t e l e s, des P y t h a g o r a s und des P l a t o, die Cicero mit gewandter Eklektik zusammenfasste, dort nach einander sich Anhänger erwarben, zeugt deutlich von dieser Abhängigkeit der Philosophie. In gleicher Weise haben die jetzt zur Betrachtung kommenden medicinischen Schulen, die m e t h o d i s c h e, p n e u m a t i s c h e und e k l e k t i s c h e, nur untergeordnete Verdienste im Verhältniss zu dem freien Aufstreben griechischer Forschungen. Vergessen dürfen wir aber auch nicht, dass gerade die Vereinigung mit griechischer Cultur zu einer Zeit erfolgte, wo die politische Selbstständigkeit der Römer ihrem Untergange entgegen ging und daher die Bewältigung des eigentlich r ö m i s c h e n Elementes um so leichter war.

§. 22.
Asclepiades und die methodische Schule.

Uebereinstimmend mit diesem Charakter einer entlehnten und
trügerischen Selbstständigkeit, wie er sich in der Philosophie,
Moral, Wissenschaft, Politik der damaligen Zeit herausstellt, ist
die Erscheinung eines Mannes in Rom, der, durch frühere Reisen
und in der Schule der Rhetorik gebildet, durch ein gewandtes
Benehmen sich Liebe, durch glückliche Kuren Achtung, und durch
grosssprecherisches Verwerfen älterer Aerzte, namentlich des Hippocrates, Aufsehen und Ruf zu erringen wusste, und der durch
eine eigenthümliche Verbindung epicuräisch-demokritischer Grundsätze mit der Medicin das Ansehen eines denkenden, selbstständigen Reformators gewann, während er nur den Geist der an
belebenden Ideen armen und in sich zerrissenen Zeit richtig erkannte und ihm ältere Meinungen anpasste. Asclepiades von
Prusa in Bithynien (128—56 v. Ch.), welcher zu Athen erzogen,
anfangs Lehrer der Rhetorik, später in Rom bis zu seinem Tode
als Arzt geehrt lebte, und durch die Volksthümlichkeit seiner Lehren, seine philosophische Bildung und die Feinheit seines Um-
ganges glänzte, nahm als Grundprinzip seiner mechanischen Theorie
die Grundkörperchen, ὄγκοι, an, die er sich formlos, aber theilbar
und brüchig und Veränderungen unterworfen dachte.   Durch
Zusammenstossen derselben im leeren Raume sind die sichtbaren
Körper entstanden, und durch die Bewegung derselben in den
ihnen bestimmten leeren Zwischenräumen (Poren) entsteht Gesundheit und Krankheit.   Die Teleologie, die weise Bestimmung der
Natur, verlachte er deshalb und die Seelen fand er überall da,
wo die feinsten Grundkörperchen, λεπτομερές, sind, welche theils
aus der Verdauung, theils aus der Atmosphäre kommen.   Man
sieht, dass diese an die Stelle des Pneuma treten, des Lebensprin-
cips, welches der Fortschritt der Medicin nicht mehr gänzlich ab-
läugnen konnte, wenn es auch noch so verkörpert erschien wie hier.
Die Verdauung erklärte er folgerecht durch Zertheilung, die Anziehung der Säfte und des Blutes durch Einsaugung; ebenso mechanisch
Wärme, Absonderungen, Puls.   Die pathologischen Vorgänge, wie
die Unterschiede der Krankheiten, richten sich alle nach den verschiedenen Verhältnissen der Atome zu den leeren Räumen. Wie Brown
und später Hahnemann läugnete er die Bestrebungen der Naturheilkraft und Krisen.   Ursachen der Krankheit waren ihm mechanische:

Verstopfung, Umänderung der Canäle (Erweiterung oder Verenge·
rung), widernatürliche Grösse oder falsche Anordnung der Atome,
zu grosse Menge und zu schnelle Bewegung derselben. Fieber
war ihm der wichtigste Heilungsprozess, den er allein walten liess,
ohne Arzneien anzuwenden. Einige gute Beobachtungen abge·
rechnet, z. B. über Wechselfieber, Wassersuchten, wo er die Paracen·
these anwendete, über Anginen, wo er die Tracheotomie machte, über
Geschwüre, sind seine Verdienste um die P a t h o l o g i e gering, wie
ihm auch die Basis derselben, Anatomie und Physiologie, abging;
desto bedeutender ist er als T h e r a p e u t. Er stellte nicht nur den
Grundsatz *tuto, cito et jucunde* auf, sondern er führte ihn auch,
abgerechnet von manchen Widersprüchen seines Verfahrens gegen
das jucunde, in der Hauptsache durch Beschränkung der häufigen
Brech- und Abführmittel der Empiriker und durch wohlthätige
Berücksichtigung der Diät aus. Enthaltsamkeit in Genüssen, selbst
bis zu Hunger und Durst, Friktionen (mit magnetischen Strichen),
active und passive Bewegung, die schwebenden Tauchbäder, *balineae*
pensiles (nach Einigen Schaukelwannen, nach Anderen Regen-,
Sturz-, Tropfbäder, s. meine Schrift: Hydriatica S. 54), überhaupt
das kalte Wasser (weshalb er ψυχρολοΐτης hiess) und der Wein
waren seine Lieblingsmittel. Ausserdem wandte er aber auch
Aderlass, ableitende Mittel, Klystiere, Abführ- und Brechmittel an,
und ist als Urheber der a l l g e m e i n e n T h e r a p i e zu betrachten.
Dass er ein glücklicher Arzt war, verdankt er der U n a b h ä n-
g i g k e i t seiner Therapie von den atomistischen Ansichten und
der Erkenntniss der passenden Mittel für die damals herrschenden
Schwächekrankheiten, welche aufregende und differente Mittel, besonders aber Berücksichtigung einer stärkenden Diät erheischten.
Somit beweist auch Asclepiades, wie die T h e r a p i e einen von
den übrigen Zweigen der Medicin unabhängigen Gang in der Geschichte befolgt, und wie der Wechsel der therapeutischen Ansichten
und der Anwendung der Mittel andererseits oft von dem Genius
der Krankheiten dictirt wird. Vielleicht liesse sich aus dem Zurücktreten der Säftekrankheiten vor den Nervenübeln und den Leiden
der festen Theile in der damaligen Zeit der Sturz der Humoral·
pathologie und der Uebergang zur S o l i d a r p a t h o l o g i e, der in
A s c l e p i a d e s liegt, nachweisen. Der früher vorherrschende
Krankheitscharakter neigte offenbar mehr zu humoralpathologi·
schen Ansichten hin. Eine genaue Verbindung der Pathologie und
Therapie des A s c l e p i a d e s fehlt jedoch und stellt sich auch nicht
in der m e t h o d i s c h e n Schule heraus, als deren direkter Vor-

Die me-
thodische
Schule.

länfer Asclepiades um so mehr bezeichnet werden muss, als
seine Schüler Julius Bassus, Sextius Niger, Niceratus, Petronius,
Diodotus, Metrodorus, Moschion, Diorthotes, Alexander von Laodicea, Clodius, Chrysippus, Titus Aufidius, Nikon, Philonides und
die Aerzte des Augustus, Marcus Artorius und Antonius Musa
10 n. Chr., berühmt durch seine Kaltwasserkur bei diesem Kaiser,
wenig oder gar nicht von ihm abweichen, und als der sogleich zu
nennende Stifter der Methode auf seine Lehren sich stützte.

Themison. **Themison von Laodicea**, 50 n. Chr., besonders durch
Einführung der Blutegel berühmt, suchte jenem Schwanken zwischen Dogmatismus und Empirie und jenem Zwiespalt zwischen
Theorie und Praxis, die sich nach der empirischen Schule auf's
Neue in Asclepiades herausstellte (gerade so wie in der Philosophie der damaligen Zeit ebenfalls wieder die alten Systeme hin
und wieder gewählt wurden), dadurch ein Ende zu machen, dass
er für alle Krankheiten drei Normen annahm, Strictur, Laxi-
tät und gemischten Zustand. Nach dieser auf solidarpatho-
logischer Grundlage zuerst erscheinenden Indication, welche nicht
die verborgenen, sondern die in die Sinne fallenden Erscheinungen zu beachten vorgab, begründet er ein allgemein gültiges
Verfahren. Er bedachte dabei nicht, dass diese einseitige Annahme
immer nur auf etwas Supponirtes, Hypothetisches, Abstractes, also
auf Dogmatismus beruhe. Die Methode hiernach zu heilen ist
desshalb keine selbstständige, sondern nur eine empirische Folge-
rung aus jenem Dogma. Durch dieses Dogma rettet die methodische Schule den Schein der Rationalität, verfuhr aber in der
schlechten Bedeutung des Werkes empirischer als die empirische
Schule, welche sich doch auf das Vorgefundene stützte, nicht auf
Gedachtes, zumal da sie alle ätiologischen, individuellen Verhältnisse, Anatomie und Physiologie, bei Seite setzte, und der Drei-
zahl bei Verlauf und Behandlung der Krankheiten eine abergläubische Verehrung zollte. Die Leichtigkeit der Behandlung nach
jener Annahme musste zum Leichtsinn, zur Rohheit, zur Routine
führen, und diese finden wir im Gefolge diese Schule. Kam es
ja doch überall nur darauf an zu erschlaffen oder zusammenzu-
ziehen, oder nach des grosssprecherischen Thessalus Zugabe,
welche als nichtssagende doktrinäre Aushilfe erscheint, das Verhältniss der Atome zu den Zwischenräumen zu ändern. Konnte
bei solcher mechanischen Auffassung das Verfahren anders als
maschinenmässig sein? Darum erscheint uns auch in der methodischen Schule die Praxis wieder durch Schuld des, wenn auch

noch so rohen Dogmatismus auf einen bösen Weg gerathen zu
sein, und um so schlimmer, als sie durch eine Art von Consequenz und System gerechtfertigt schien. Der Keim, welcher
in der empirischen Schule lag, ist daher hier nicht
zur Entwickelung gelangt, sondern gewaltsam
zurückgedrängt worden.

Zur methodischen Schule gehören Eudemus (15 n. Chr.),
Vectius Valens (45), Meges (um 20 v. Chr.) aus Sidon
(Chirurg), der durch seine Charlatanerie verspottete Thessalus von
Tralles (50), der, selber roh und unwissenschaftlich, in einer Art
von Poliklinik den Pöbel zu Aerzten machte, Aetiologie, Prognose
und Heilmittel nicht kannte, aber der Unzulänglichkeit seines
Heilverfahrens wegen der Schöpfer der Metasynkrise, oder der
alterirenden Umstimmungskur (durch Hautreize, Bäder, Salben,
Brechmittel, Acria) wurde ferner Menemachus (70), Olympicus
(70), Apolonides von Cyprus (100), Mnaseas (70), Philu-
menos (80, einer der besseren Praktiker), Scribonius Largus (45), beförderte die Kenntniss der Volksmittel, empfahl die
Electrizität durch den Zitterrochen, Andromachus (60), der
erste Leibarzt (Archiater), Julian d. Aelt. (140). — Die Vorzüglichsten unter den Methodikern sind unstreitig Soranus (100)
und Caelius Aurelianus (im 4. oder 5. Jahrh?). Soranus
von Ephesus, zur Zeit Trajans und Hadrians lebend, hatte umfassende Kenntnisse in allen Zweigen der Medicin, kannte die
Anatomie genau, obwohl er sie für überflüssig erklärt, schrieb über
die Entwicklungsgeschichte, war mit den praktischen Fächern,
insbesondere mit Geburtshilfe und Chirurgie wohl bekannt, und
zeichnete sich durch viele Schriften aus, worunter die Weiberkrankheiten auch von seinen Schüler Moschion und andere über acute
und chronische Krankheiten von Caelius Aurelianus benutzt wurden.
Der Zustand der Geburtshilfe war (nach der neuerdings von Pinoff
gegebenen Schilderung im Janus), wie aus der einzig uns
gebliebenen Quelle des Alterthums, dem Soranus erhellt, ein
sehr vorgeschrittener im Vergleich zu andern Doktrinen. Caelius Aurelianus verfasste nach diesem Muster, obwohl im
barbarischen Latein, ein vollständiges Lehrbuch der acuten und
chronischen Krankheiten, welches durch treffliche Beobachtungen,
z. B. über Phrenitis, Pleuritis, Hydrophobie, Manie, bestimmte
Diagnosen, gute Entwickelung der Semiotik und gemässigte Ver-
fahrungsart der Methodiker noch im Mittelalter ein wohlthätiger
Anhaltspunkt für die Mönchsmedicin war. Er ist die wichtigste

Andere Methodiker.

Soranus.

Caelius Aurelianus.

Quelle für die Beurtheilung der Methodiker. Aus seinen Schriften erkennt man, dass sie sich um die Definirung der nächsten Ursache bemühten, die sie doch zu verachten vorgaben, dass sie die örtlichen Krankheiten in strafbarer Weise vernachlässigten, weil sie Alles auf „Communitäten" bezogen, welche den ganzen Körper einnehmen sollten, dass sie in der Chirurgie und Psychiatrik mit ihren Communitäten nicht ausreichten, dass sie in der allgemeinen Therapie die spätere galenistische Lehre von den Indicationen vorbereiteten, dass sie auf Naturheilkraft und Krisen (bestimmte Tage ausgenommen) und Ausleerungen nicht achteten u. s. w.

Anato-men. In der Geschichte der Anatomie, welche im Ganzen sehr vernachlässigt wurde, sind noch aus der damaligen Zeit zu nennen: Rufus von Ephesus (97), welcher die sämmtlichen Körperfunktionen von den Nerven ableitete, und die noch ausführlicheren Arbeiten von Marinus (100) und dessen Schülern Quintus, Lykus von Macedonien, Satyrus, Numesianus, Pelops.

Mat. Me-dica. Als Bereicherer der Materia medica und Naturgeschichte zeichneten sich aus: Apulejus Celsus (10) unter Augustus, Menecrates (25) unter Tiberius, Damocrates (25), der Erfinder des noch bis in's 17. Jahrh. gepriesenen Universalmittels, Mithridat, eines *Mixtum Compositum*, Andromachus (60), der Erfinder eines gleich benutzten Arcanums, des Theriaks, Philo von Tarsus (10), von dem das Philonium herrührt, Asclepiades Pharmakion (100), Apollonius (80), Pamphilus (80), Xenocrates (40) u. A., von denen Einige ausserdem sich durch Verordnungen in Versen ergötzten. Darum steht hoch über diesen Allen der Kriegsarzt und Vorläufer des ältern Plinius Pedanius **Dioscori-des.** Dioscorides aus Anazarba (40—90), dessen Streben ein rein wissenschaftliches war, und dessen fleissiges und populäres auf Selbstanschauung grösstentheils beruhendes, naturhistorisch beschreibendes, nicht ganz ohne Kenntniss der Chemie verfasstes Sammelwerk, obwohl die Erklärung nach den Elementarqualitäten darin vorherrscht, fast siebenzehn Jahrhunderte lang das Orakel für Botanik und Heilmittellehre Studierende blieb.

§. 23.
Encyklopädisten.

Einen würdigen Ruhepunkt mitten in diesem wogenden Treiben bilden die Schriften zweier Römer, welche, ohne einer besonderen Schule zugethan, und was Plinius anbelangt, ohne

selbst Arzt zu sein, mit jener episch ordnenden Umsicht, welche
den Römern eigenthümlich ist, das ganze Gebiet der Naturwissenschaft und Medicin e n c y k l o p ä d i s c h umfassten und .ihr den
Stempel einer römischen Besitzung aufdrückten." Das M a t e r i a l
war ein griechisches, die F o r m eine römische, und in dieser Verbindung und Anordnung ist das Ganze, obgleich entlehnt, doch
von eigenthümlichem Geiste und Nutzen für damals und jetzt.
C e l s u s und P l i n i u s heissen diese Encyklopädisten, welche
auch in der Medicin den römischen Namen, obgleich in untergeordneter Weise, zu Ehren bringen, und, wenn auch nicht einen
besonderen Entwickelungsknoten, doch ein Glied in der Kette
des Ganzen abgeben. A u l. C o r n. C e l s u s 30 v. — 50 n. Chr.)
schrieb nach dem Vortritt ähnlicher Werke von Cato, Varro,
Quintus Sextius Niger, in vortrefflicher römischer Sprache eine
Encyklopädie, von der nur die Bücher über Medicin übrig sind.
Sie ist nächst den hippocratischen Schriften die wichtigste Quelle
für die Kenntniss der früheren Studien der Heilkunde, besonders für das Studium des Hippocrates, der Alexandriner, des
Asclepiades und des Themison, deren Lehren er klar und scharf
entwickelt, ohne sich durch unbedingte Billigung seines selbständigen, philosophisch - gebildeten Urtheils zu begeben. Nach den
Errungenschaften der Alexandriner gibt er vorzügliche Aufklärungen
über Chirurgie und Augenheilkunde, wobei namentlich auch der
operative Theil sehr wohl bedacht ist. Dagegen ist die Geburtshilfe bei ihm vernachlässigt und nicht auf Soranus und Moschion's
Standpunkt gebracht.

Mehr compilatorisch verfuhr C. P l i n i u s S e c u n d u s der
Aeltere (v. 32—79 n. Chr.), der in 37 Büchern eine grosse aus
2000 Werken entlehnte Encyklopädie der Natur- und Kunstge-
schichte hinterliess, welche ein merkwürdiges Zeugniss von seiner
Gedankenfülle, aber mehr von seinem allumfassenden Fleisse ab-
gibt, der auch für die praktische Medicin trotz aller Verachtung
derselben Seitens des Verfassers durch ein Verzeichniss der gebräuchlichen Arzneimittel interessant geworden ist.

§. 24.
Die pneumatische und eklektische Schule.

Haben diese Encyklopädisten noch dem Mittelalter grosse
Dienste geleistet, so behaupten wir nicht zu viel, wenn wir denselben auch einen Einfluss auf Galen zuschreiben, auf den wir
stossen, sobald wir die beiden folgenden Durchgangsbildungen

Celsus.

*Plinius d.
Aeltere.*

*Die pneu-
matische
Schule.*

geschildert haben. Noch einmal nämlich tauchte das platonische
und stoische Pneuma als Wahrzeichen einer Schule auf, die nach
ihm die pneumatische heisst. Sie strebte dahin, dem mechanisch materiellen ἀπτομερές der Methodiker einen vergeistigten,
flüchtigen Stoff entgegenzusetzen. Zu dieser Reaction wählte sie
die schon von früheren Dogmatikern, insbesondere von Plato ausgebildete Lehre vom Pneuma, neben welcher sie inkonsequent genug
die Elementarqualitäten, wenn auch als Kräfte vergeistigt, bestehen
liess. Bei allen Fehlern der Pneumatiker, besonders der Dialektik,
die sie sich zu eigen machten, haben sie Verdienste um die Pathologie, indem sie neue Gattungen von Krankheiten bestimmten,
die Fäulniss als besondere Art von Sätteverderbniss feststellten,
und durch die materiell-dynamische Grundlage ihres Systems den
Eklekticismus vorbereiteten, der sich nur wenige Jahre später so
heilsam für die Wissenschaft bewährte. Dem Stifter dieser Schule,
Athenaeus aus Cilicien (69 n. Chr.), dessen Bildung in der Stoa
aus seinem Systeme ersichtlich ist, dem er allein konsequent an-
hing, folgte nämlich Agathinus von Sparta (90), der durch sein
Streben die Grundsätze der Pneumatiker mit denen der Methodiker und Empiriker zu vereinigen, die eklektische, besser
(denn es war mehr Vereinigung als Auswahl) die episynthe-
tische Schule hervorrief, welche dem Eklekticismus der damaligen
Philosophie parallel lief. Die grössten Anhänger dieser Schule
sind Archigenes und Aretaeus. Da sie eigentlich nur das
Pneuma als theoretische Zugabe für die reichlich von ihnen bedachte empirische Fortbildung wählten und auch mit kritischer
Auswahl verfuhren, so nehmen sie keinen niederen Rang in der Geschichte der Medicin überhaupt ein; in der Geschichte der Elektiker
aber überstrahlen ihre Verdienste weit die der übrigen Jünger dieser
Schule, wie die des Cassius Jatrosophista (130) um einzelne medizinische und physikalische Probleme (Geschwüre, Kopfverletzungen, Sinnesstörungen, Lähmungen, Wirkungen des Kohlen-
dunstes), des Herodot (120) um die Kenntniss der Exantheme
(Beschreibung einer Art von Pocken) und der Wurmkrankheiten,
des Magnus aus Ephesus (165), des Heliodor und Leonides
aus Alexandrien (195) um die Chirurgie, des Marcellus aus Sida
und Xenocrates (160). Rühmlich zu nennen sind aber noch
Antyllus (330?) wegen seiner Leistungen in der Chirurgie,
(Cataracta-Depression), Pharmacie, Therapie und Diätetik, Posidonius (364), (legte die Grundlage zur Nervenpathologie) und
Philagrius, verdient um Auffassung der Colliquation in Fiebern,

Athe-
naeus

Agathinus.

Die eklek-
tische
Schule

Cassius,
Herodot,
Magnus
d. Aeit.
u. A

Dagnostik, Leber- und Milzkrankheiten und der Nierensteine *). Dem Archigenes von Apamea (54—117 n. Chr.) verdanken wir eine genauere Bestimmung des Pulses (*formicans*), des Hemitritaeus in Fiebern (fälschlich Galeni genannt) und der F. epiala, sowie die Annahme des 21. Tages statt des 20. zur Krise. Wichtig ist sein Versuch den Schmerz nach seinen verschiedenen Arten zu bestimmen und daraus den Schluss auf den Sitz desselben zu ziehen. Er unterschied idiopathische und deuteropathische Krankheiten und brachte durch Festsetzung der verschiedenen Ursachen (die Gelegenheitsursache als durchströmend betrachtet) zuerst die Causalindication zur Geltung. Diese Verdienste, wozu sich noch heute giltige Regeln für die Amputation, für die Heilung vergifteter Wunden und eine chemische Eintheilung der Mineralquellen gesellen, lassen trotz der Fehler, welche seine *Materia medica* bezeichnen, den tüchtigen Geist dieses Mannes erkennen, dem Diagnostik, Aetiologie und Semiotik so viel verdanken.

Ihm würdig zur Seite steht Aretaeus von Cappadocien (v. 30—90 n. Chr.). dem nicht bloss der jonische Dialekt, sondern mehr noch „naturgetreue Beobachtung und Schilderung der Krankheiten, Sparsamkeit des Theoretischen, Einfachheit des Heilverfahrens" und höhere Ansicht vom Werthe des ärztlichen Berufes Aehnlichkeit mit Hippocrates verleihen. Humoral-, solidarpathologische und dynamische Anschauungen sind bei ihm vereinigt. Seine Eklektik beruht auf scharfer Verstandesauffassung wie auf gediegener und reiner Erfahrung, indem er der theoretischen Zeitrichtung nur in untergeordneter Weise opfert. Für seine Zeit war seine Kenntniss der Anatomie eine weitgediehene und beruhte offenbar auf eigenen Untersuchungen, wie er denn z. B. die Vertheilung der Pfortader, die Struktur der Lungen, den drüsigen Bau der Nieren, die Bellinischen Röhren, die Hunter'sche Haut des schwangeren Uterus, die Nervenkreuzung schon kennt. Seine Krankheitsbeschreibungen, auf Anatomie und Physiologie gegründet, wie er z. B. die Bedeutung der Kreuzung der Nerven für die Lehre von der Lähmung benutzte, können, entkleidet von dem Wuste der Zeit, noch heute als Muster gelten, z. B. die der Epilepsie, des Kausos, der Angina, des Tetanus, des Kopfschmerzes, des Bluthustens, der Ruhr (Darmverschwürung), der Entzündung und Varicositäten der

*) Lewy hat neuerdings, wie Landsberg in Henschel's Janus mittheilt, II. 2. m., die Verdienste des Antyllus, Philagrius und Posidonius handschriftlich ermittelt.

Hohlvene, der Lungenentzündung, der Schwindsucht. Die Lehre
von der Sympathie der Organe wie die Nerven- und Geisteskrankheiten finden bei ihm anerkennenswerthe Bearbeitung u. s. w.
Seine Vergleichung ansteckender Krankheiten mit Vergiftungen ist
geistreich und wahr genug, um noch in unserer Zeit fortzuleben.
Unter diesen Umständen ist der Verlust seiner Schriften über die
Fieber, die Prophylaxis, die Weiberkrankheiten, Arzneimittellehre
sehr zu beklagen. Welchen Werth er auf das Hauptziel des Arztes,
die Therapie, legte, sieht man daraus, dass die dahin gehörige
Schrift die pathologischen an Umfang überragt. Seine Diätetik
und Therapie sind auf Indicationen gestützt und in ihrer einfachen
Naturgemässheit mustergiltig zu nennen. Sie gleichen in ihrer
Milde dem hippocratischen Vorbilde, obwohl in dringenden Fällen
auch Glüheisen, Arteriotomie und besonders gern kalte Uebergiessungen entscheidend bei ihm eintreten. Diese Vorzüge alle in Erwägung ziehend, können wir ihn wahrhaft als den grössten Arzt
zwischen Hippocrates und Galen bezeichnen und durch
ihn uns den Weg zu Diesem bahnen.

§. 25.

Claudius Galenus.

Allge-
meine Be-
dingungen
für Galen. Dringend nothwendig und darum heilsam war die Erscheinung des Galen. Die Schöpfung des Hippocrates war ein
freudiger Anlauf der Zeit, eine Geburt der Heilkunst, die Schöpfung
Galens war ein tiefes Aufathmen nach Beängstigung, eine Rettung der Medicin. Dort die Wiege, hier ein Hafen. Hinge-
worfen zwischen Empirie und Dogmatismus, den mannigfachsten
Regungen und Meinungen preisgegeben, ein Spielball der Zeit und
ihrer Gesinnungslosigkeit, schwankte das Schiff der Medicin
Jedem in die Hände, der das Steuerruder ergreifen wollte und
konnte. Es war hohe Zeit, dass ein Mann erschien, der, wenngleich auf den Schultern seiner Vorgänger fussend, doch durch
eigene Grösse seiner Zeit so gewaltig imponirte, dass sein leuchtender Glanz ein Panier wurde, unter dem das Vereinzelte sich
fügte, das Zerstreute zum Ganzen sich rundete. Eben so nothwendig wie seine Erscheinung, war sie auch motivirt und natürlich. Der Gegensatz der heterogensten Meinungen, der sich seit
der dogmatischen Schule bei den Alexandrinern, den Empirikern
und Methodikern zum Vortheil der Ausbildung jeder einzelnen
Richtung ausgesprochen hatte, verlangte endlich einen Eklekticismus,

der das vollführte, was in den Vorgängern des Galen schon mehr
oder weniger angedeutet oder entwickelt worden war. Die humo-
ral-, solidarpathologische und dynamische Ansicht, wie sie von
Einzelnen ausgebildet war, sollte von einem einzigen hellerleuch-
teten Kopfe kritisch gesichtet in bestimmte Grenzen gebracht werden.
Die Masse des angewachsenen Materials, welche unabhängig von
der Form und Richtung des Denkens immer mehr anschwoll,
musste endlich systematischen Aufbau erheischen. Wenn so der
Gang der Geschichte den Galen selbst nothwendig erzeugt hat,
so war es ein Glück, dass zu einer Zeit, wo die Geschichte in
der Hand des Plutarch und Tacitus eine strafende und unsterbliche Nemesis der Zerfallenheit, Schwäche und Sklaverei ward,
wo die Poesie, anstatt in Liebe zu erglühen, die Geissel der Satire
schwang, wo mit dem Aufgange der Sonne des Christenthums im
Osten die heidnische Religion in tiefe Nacht versank und zu
mystisch - ägyptischer, künstlicher Beleuchtung ihre Zuflucht nahm,
wo die Sittenlosigkeit von Epicur die Bürgschaft der Philosophie lieh und diese selbst nur eine geborgte Wiederauflage früherer Meinungen war, dass Claudius Galenus in solcher Zeit
die Kraft besass an dem edlen Sinne eines Plato und Aristoteles sich hinaufzuranken und mit geistigem Uebergewicht das
Gebiet der Medicin in ein konsequentes Gebäude zusammenzufassen. Die Bildungserstlinge verdankt er seinem edlen Vater, die
Systematik seines Geistes dem Studium der Philosophie, welche
er vor der Medicin betrieb, und aus welcher er besonders die
Ansichten der Stoa und der Academie, leider auch Epicuräismus,
pyrrhonischen Skepticismus und Dialektik *) sich aneignete. Für
einen gleichen Eklekticismus hat das Schicksal auch bei ihm in
der Medicin gesorgt, indem es ihm nach einander einen geschickten
Anatomen, einen hippocratischen und gelehrten Arzt und einen
Empiriker zu Lehrern gab. Im J. 131 n. Ch. zu Pergamus geboren, ein Sohn des mathematisch tüchtigen Architekten Nikon,
besuchte er schon im 15. Jahre die Schulen der Philosophen, wo
ihn die Lehren des Aristoteles und Theophrastus besonders fessel-
ten. Zur Medicin durch einen Traum bestimmt, wurde er von dem
Anatomen Satyrus, dem Hippokratiker Stratonikus, dem Pharma-

*Lebens-
geschichte
Galens*

---

*) Ein Herr Minas will neuerdings eine bisher unbekannte Schrift des
Galens „Einleitung in die Dialektik" aufgefunden haben. Vergl. den Art. in
Henschel's Janus I. 3. von Schneider in Breslau.

kologen Ennius Meccius und besonders dem Empiriker Aeschrion
onterrichtet. Später in Smyrna, Korinth und Alexandrien beschäftigte ihn durch Pelops, Albinus, Numisianus und Heraclianus besonders die Anatomie, und auf seinen Reisen in Kleinasien und
Palästina die Mineralogie. 28 Jahre alt nach Pergamus zurückgekehrt, erhielt er die Arztstelle am Gymnasium beim Aeskulap-
tempel. Ein Aufstand vertrieb ihn 6 Jahre später nach Rom, wo
er physiologische Vorlesungen hielt, sich grosse und vornehme
Praxis erwarb, aber in Unfrieden mit den Aerzten lebte, wesshalb
er 4 Jahre darauf Rom wieder verliess. Nach kurzer Frist aus
seiner Vaterstadt wieder von den Kaisern Lucius Verus und Marcus Aurelius Antoninus zurückgerufen, benutzte er diese Gelegenheit zu Reisen über Lemnos, Thracien und Macedonien und lebte
dann bis zu seinem 201 n. Ch. erfolgtem Tode, zuletzt als Leibarzt des jungen Kaisers Commodus, in Rom. So verläumdet und
beneidet von den Einen, geliebt und geehrt von Andern, ruhig
und wieder unstät auf Reisen hat er ein vielbewegtes aber ein so
fruchtreiches Leben geführt, dass, wie Sprengel sich ausdrückt,
„seine Nachwelt schon bei seinem Leben begann.“ Und wirklich
sind seine Verdienste so überwiegend, dass die Flecken, welche
auch Er, wie alles Menschliche trägt, den Glanz seiner Erscheinung nicht verdunkeln. Wir wollen ihn weniger darum tadeln,
dass er mitten in den Vorurtheilen der Zeit stehend, dem Rufe
der mosaischen und christlichen Aufklärung nicht gefolgt ist, denn
er schöpft ja aus der Naturbetrachtung eine gläubige Ansicht von
Gott und der Vorsehung, weniger darum, dass er, der Sprache
mächtig, sich gern in ihr bewegt, und dass er voll universeller
Bildung und Gelehrsamkeit seinen Werth erkennt und des Ruhmes
von sich voll ist, als darum, dass er im selbstgenügsamen Glauben
an den Fortschritt des Denkens die einfache Inspiration eines
Hippocrates geringer anschlägt als die mühsam zusammengesetzte
Bildung der Schule. Wer sich aber mit diesem Fehler aussöh-
nen will, der durchwandere das Gebiet der Medicin und frage
an, wo Galen nicht gewirkt, nicht genützt habe. Von seinen
Schriften sind 48 verloren gegangen. Noch existiren 83 ächte,
19 zweifelhafte, 45 unächte, 80 ungedruckte, in Bibliotheken auf-
bewahrte Excerpte, und ausserdem Fragmente und Commentare
zu Hippocrates.

Die Ana-
tomie
Galens.
Die Anatomie des Galen stützt sich meist auf Zergliederungen von Affen und anderen Thieren, aber es ist mehr als wahrscheinlich, dass ihm auch die Gelegenheit des Herophilus mensch-

liche Körper zu zergliedern nicht abging. An vielen Stellen bleibt es freilich ungewiss, ob seine Angaben thierische oder menschliche Befunde betreffen. Alle Theile der Anatomie verdanken ihm aber Bereicherungen. Er beschrieb das Periost und die Markhaut, die Knorpel, Bänder und Knochenverbindungen, er bestimmte neue Muskeln, setzte deren Insertion fest, theilte sie in Strecker und Beuger, und gruppirte sie physiologisch zusammen, glaubte sie aber aus Nerven und Sehnen zusammengesetzt. Er erkannte die Anastomose und die Verzweigungen der Adern, die Sympathie der Epigastrica mit der Mammaria und die Bewegung des Blutes so genau, dass man ihm den Anfang der Entdeckung des Kreislaufes zuschreiben kann. Seine vorzüglichsten Leistungen bestehen in der Förderung der Nervenlehre; er leitete die Willensnerven aus dem Rückenmarke, die Empfindungsnerven aus dem Gehirne, welches er, im Gegensatze zum Herzen (dem Sitze des Muthes und des Zornes) und der Leber (dem Sitze der Liebe und der Affecte), für den Sitz der vernünftigen Seele hielt. Die Bewegung des Gehirnes sei ein wahres Ein- und Ausathmen des hier erzeugten Pneuma. Das Gehirn und die Gehirnnerven, deren paarige Natur er zuerst hervorhob und deren er 7 annahm, worunter er besonders den Verlauf des Quintus gut beschrieb, kannte er für seine Zeit ziemlich genau. Die Ganglien hielt er für Verstärkungsapparate des Nervensystems. Die Rückenmarksnerven kannte er ebenfalls vortrefflich. Dagegen ist die Kenntniss der Eingeweidelehre eine mangelhafte und es muss überhaupt tadelnswerth erscheinen, dass er die Anatomie als Mittel für seine teleologischen Auffassungen benutzte, obwohl andererseits es verdienstlich zu rühmen ist, dass er ganz im Geiste einer späteren Zeit die physiologische Seite der Anatomie besonders erfasste, indem er durch Experimente mancherlei Art, besonders Vivisectionen, die Functionen der Theile zu erforschen suchte.

Seine Physiologie stach merklich ab von den mechanisch-atomistischen Ansichten seiner Vorgänger, bietet aber principiell wenig Selbstständiges, sondern mehr eine eklektische Vereinigung vorausgegangener Theorieen. Er belebte und vergeistigte im Sinne Plato's und des Aristoteles das getödtete Wesen des Lebens durch die Annahme von Kräften, die, wie die Entelechie des Peripatetikers, gleichwohl nicht ohne Materie bestehen konnten. Diese Kräfte sind Lebenskräfte und sitzen im Herzen, thierische im Gehirn, natürliche in der Leber (die Andeutung jenes späteren Dreifusses der Sensibilität, Irritabilität und Reproduktion;

Die Physiologie Galens.

Erasistratus ahnte schon Lebens- und Seelenpneuma). Nach pla-
tonisch stoischen Begriffen werden diese Kräfte durch eine höhere
Potenz beherrscht, die noch über der Materie steht, ohne ganz
aus ihr herauszutreten, d. i. der Lebensgeist, πνεῦμα ζωτικὸν, der
natürliche Geist, πνεῦμα φυσικὸν, und der Seelengeist, πνεῦμα ψυχικὸν.
Der Lebensgeist bewirkt den Pulsschlag vom Herzen aus, und
zieht aus der Atmosphäre durch das Athmen Lebensluft (später als
Sauerstoff erkannt), welche so zum Theil zum Herzen gelangt.
Das Athmen ist Abkühlung und Reinigung des Pneuma von schädlichen, russigen Bestandtheilen (offenbar eine Erinnerung an Heraclit's Feuer und Andeutung künftiger Theorie der Athmung als
Verbrennung; — chemische Ausscheidung von Kohlenstoff).
Dieses Pneuma gelangt mit dem Blute zum Gehirn durch das
Athmen und das Anziehen mittels der Siebplatte, und erhält so
das πνεῦμα ψυχικὸν, welches den Seelenkräften und Sinnesverrichtungen vorsteht. Daher stamme die Abhängigkeit der Seele vom
Körper, eine der damaligen Zeit sehr convenirende Meinung. Die
natürlichen Verrichtungen endlich, welche in Erzeugung, Ernährung und Wachsthum bestehen, werden durch ein in den Adern
umlaufendes, in der Leber concentrirtes Pneuma bewirkt, das mittelst der anziehenden, anhaltenden, verändernden und austreibenden
Kraft (denn es giebt ausser den Grundkräften noch mehrere untergeordnete) alle Erscheinungen der Vegetation hervorbringt. Indem
jedem Organe seine eigenthümliche Kraft ertheilt
wird, ist der Begriff organischer Selbstständigkeit, der
erst später vollständig erkannt wurde, auch von Galen wenigstens angedeutet worden. Einen grossen Rang nimmt bei ihm die
Leber ein, indem er sie für den Mittelpunkt der Vegetation, die
Quelle der Venen und das Organ für Verwandlung des Blutes aus
dem Chylus erklärt. Hätte er das Herz, welches er so trefflich
beschreibt, nicht als Organ für die Bluterneuerung erklärt, so war
Keiner näher der wahren Erkenntniss der Respiration und Cirkulation als Galen. Doch begnügte sich die Theorie Galens nicht
mit der dynamischen Seite des Lebens, auch der Materie
lässt er ihr Recht widerfahren, und bedient sich dazu der aristotelischen Elementar- und hippocratischen Qualitätenlehre.
Uranfänge und Elemente sind bei ihm verschieden: letztere fallen
in die Sinne, indem von ihnen die ersten Qualitäten abhängen,
deren verschiedene Mischung (κρᾶσις) die zweiten Qualitäten hervorbringt, als da sind Härte und Weiche, Nässe und Kälte u. s. w.
Mit diesen vier Elementen stehen die vier Cardinalssäfte in Ueber-

einstimmung, doch so, dass das nur durch die ersten Qualitäten
hervorgebrachte Blut kein besonderes Element hervorstechend zeigt,
während im Schleime Wasser, in der Galle Feuer und in der
schwarzen Galle Erde herrscht und darnach die Temperamente
sich unterscheiden, die Galen konsequent auf humoral-pathologische Weise unterschied. Auf gleichmässiger Mischung, dem ge-
rechten Verhältnisse der festen und flüssigen Theile beruht die
Gesundheit, die sich in der richtigen Uebung der Functionen zeigt
(humoral- und solidarpathologische Definition). Krankheit — hier
kommen wir auf die Pathologie Galen's — ist wesentlich
Functionsverletzung (eine Definition, die noch heute nicht ausgestorben ist, wiewohl sie nicht viel mehr als Umschreibung ist),
welche entweder die einfachen, gleichartigen Theile (Gewebe),
oder die Organe (Lokalpathologie) oder die Elementartheile betrifft. Galen unterscheidet Ursache, Störung, Wirkung auf die
Struktur und Symptome, und unter diesen die unmittelbaren, die
secundären Erscheinungen und die Veränderungen der Se- und Ex-
cretionen. Seine Aetiologie kann noch heute bestehen. Seine Lehre
vom Verlaufe der Krankheit, den Krisen folgt dem Hippocrates.
Er trennt Pathognomonisches, Unwesentliches, Krankheitsprozess
als Werdendes und Krankheit als Gewordenes, indem diese vorzüglich die Struktur verändert. In seiner Eintheilung der Krankheiten (Gewebe, Lokal- und Constitutionskrankheiten) werden die
betroffenen Theile, Bau, Umfang, Zusammenhang, Erschlaffung oder
Abspannung, Quantität, Lage, Zahl, Functions- und Formstörung
wie die Elementarqualitäten von ihm berücksichtigt, die Ursachen
und Symptome genau definirt und eingetheilt, und, wenn auch mit
dem Schlüssel der Hypothese und Theorie, mancher pathologische
Fund gemacht, der noch heute sorgfältig bewahrt wird. So lässt
er die Fieber, die er mit Entzündungen vergleicht, durch widernatürliche Temperaturerhöhung, die bis zur Fäulniss gesteigert
werden kann, entstehen, und theilt sie nach dem Typus und den
Humoralgrundsätzen ein; Entzündung ist *error loci* des Blutes und
besteht in erhöhter Wärme. Die Steinkrankheit wird mit der
überhaupt von Galen gut beschriebenen Gicht verwandt erklärt,
Lungengeschwüre als Ursache der Phthisis erkannt u. s. w. —
Das Streben, dem Hippocrates in der Prognostik gleichzukommen,
liess den Galen die Semiotik, und hierin besonders die von
den Alexandrinern vorgebaute Pulslehre, nächstdem die Urinunter-
schiede fleissig bearbeiten.

Die Heilmittellehre Galens litt unter der dogmatischen Dia-

Die Patho-
logie
Galen's.

lektik und Systematik, da er auch hier die sinnlichen Qualitäten
der Wärme, Kälte, Feuchtigkeit, Trockenheit obenan stellte und
nach diesen die Wirkung sogar gradweise bestimmte. Besondere
Vorliebe zeigte er für den Aderlass, dessen Anzeigen er genauer
bestimmte, für Bäder, Salben, Reibungen und die „exercitatio"
seiner Vorgänger, für gemischte Arzneien, deren er neben einfachen und diätetischen viele neue zusammenstellte, für Emetica,
Purgantia, sogenannte fäulniss- und giftwidrige Mittel, kurz
sein Apparat war ein übermässig reicher in extensiver Hinsicht,
wodurch die Armuth an intensiver Kenntniss nur um so greller
hervortritt. Und dennoch wie nahe war Galen der Wahrheit, wenn
er die empirische Richtung allein verfolgt und sie nicht durch
seine philosophisch kokette „Wissenschaftlichkeit" verdrängt hätte!
Tief versteckt unter diesem eitelem Gewande liegt die Erkenntniss
der spezifischen Verwandtschaft der Mittel zu den Eingeweiden.
Ja, Galen wollte sogar die Forderung geltend machen, die Grund-
wirkungen einfacher Arzneien empirisch zu erforschen, und
zwar auf dem Wege der Arzneiprüfungen an Gesunden,
an Solchen, die an Mittelzuständen von Gesundheit und Krankheit
leiden (Hoppe's „schlummernde Krankheiten") und an wirklich
Kranken. Doch klammerte er sich dabei immer wieder an die
Elementarqualitäten und führte sein Vorhaben nicht wirklich aus.

Am meisten aber leitete von dieser für die Praxis unschätzbaren
Forschung leider die Lehre von den Indicationen ab, welche
Galen als Brücke zwischen Theorie und Praxis vollständig und
lockend ausbildete. Er theilt die Indicationen a. in diejenigen
aus der Natur der Krankheit (die der Krankheit, ihrer Ursachen
und Symptome, wozu Charakter, Heftigkeit, Typus, Stadium, Ausgänge, Prophylaxis gehören, — das Symptomatische bezog sich
auf Untergeordnetes), b. in die aus der Individualität (Kräfte, Temperament, befallene Theile nach Mischung, Gestalt, Lage etc.) c. in
die der äussern Schädlichkeiten (Luft etc.). Dies Alles klingt besser
auf dem Papiere, als es in der Wirklichkeit gehandhabt wurde.
Da sich die Indication vorzüglich auf das (fingirte) Wesen der
Krankheit stützte, und dies daher zuvörderst zu ergründen war,
so konnte eher die Folge eine pathologisch fruchtbare, als eine
therapeutisch nutzreiche sein. Ein- für allemal aber muss Galen
dadurch als Schöpfer der sogenannten, auf scheinbare Uebereinstimmung der Pathologie und Therapie gegründeten Rationalität
der Medicin gelten, deren praktisches Handeln in dem zuerst
konsequent ausgesprochenen Grundsatze des gegensätzlichen

Verfahrens sich zeigen sollte. Abgesehen davon, dass Galen selbst
am deutlichsten lehrt, wie mit dem dogmatischen Aufstellen der
Indication, d. h. dem allgemeinen principiellen Wege, noch nicht
der Erfolg im Besonderen gesichert sei, da er selbst, ohne die
bessere Kenntniss der Heilmittel, in speziellen Fällen nicht eben
als ein glücklicher und sicherer Arzt sich kund gab, so hat
seine verlockende Theorie von der Indication des Gegen-
satzes bei der Unbekanntschaft des Wesens der Krankheit,
ohne welche Kenntniss ja auch der Gegensatz nicht denkbar
ist, die Erforschung der Heilkräfte gehindert und in dem Wechsel
der Theorien und Meinungen leicht erfindbare Erklärungen der
Wirkungen für einmal bewährte Mittel an die Stelle gesetzt. Auf
diese Weise hat Galen den nichtigen Schein einer angeblichen
Rationalität statt der wahren exakten Erforschung der Heilwirkung
und der sicheren Leitung der Erfahrung in der Therapie einge-
pflanzt, hat er statt einer eigentlichen Heilkunst, die mit dem
Hippocrates so glücklich begonnen war, eine schimmernde Wissenschaftlichkeit geschaffen, die mit Gründen glänzt, statt mit
Erfolgen, mit Prinzipien statt mit Thatsachen und mit dem beque-
men Verfahren der Verstandesoperation sich über die schlendrian
mässige Vernachlässigung des schwierigeren Objectiven und Realen
tröstet. Ja, Galen hat den Fortschritt der Therapie Jahrhunderte
lang aufgehalten. Noch jetzt wandelt die Mehrzahl auf seinem Wege
der Indication, aber bedenkt nicht, dass sie entweder mit dem
Schimmer des Dogma's die leitende Empirie bedeckt, oder dem
Dogma zu Gefallen nach subjektiven Vermuthungen ihre Therapie
einrichtet. Bald fehlt die Kenntniss vom Wesen der Krankheit,
bald die vom Wesen des Mittels, und so tritt der strafende
Geist des Galens, der Zufall, den er nicht entbehren konnte, an
die Stelle der „wissenschaftlichen" Indication. Wir zürnen ihm,
aber mehr noch den langen Jahrhunderten, welche von der strahlenden Grösse dieses Mannes geblendet, den Schritt nicht weiter
zu lenken und in selbstgewählter Richtung zu wandeln wagten.
Er, der Mann der Wissenschaft, die er allseitig umfasste und ordnete, deren sämmtliche Theile (auch Chirurgie und Geburtshilfe
nicht ausgenommen) ihm gleich hoch standen, er verdient die
Achtung und die Bewunderung aller kommenden Zeiten; aber es
hätte ihn mehr die lebendige Regung des Geistes unter seiner
Aegide geehrt, als die sklavische Anbetung geistig Unfreier. Diese
haben es auch weit mehr vor dem Genius der Geschichte zu ver-
antworten als Galen selbst, dass der Keim, den Hippocrates ge-

legt hatte, für die Heilkunst durch ihn zurückgedrängt wurde,
und dass dieser Nachtheil der praktischen Medicin beinahe alle
Vortheile der theoretischen aufwiegt, welche durch diesen Heros
des Alterthumes der Arzneiwissenschaft zu Theil geworden sind.

Fragt man sich, was eigentlich diesen bedeutenden Einfluss
und diese nachhaltige Wirkung auf Jahrhunderte hinaus bereitet
hat, so muss man mehrere Momente in Betracht ziehen. Vor Allem
ist es der gute Kern der hippocratischen Medicin, der
dem ganzen Systeme zu Grunde liegt und leider nur durch theoretische und philosophische Zuthat verhüllt wird; dann die Masse
des brauchbaren und bewährten empirischen Materials; und,
womit Galen an die neueste Zeit heranreicht und als Vorläufer
der physiologischen Richtung der Neuzeit gelten kann, die Begründung der Medicin auf die anatomisch-physiologische
Grundlage, die allein gültige und wissenschaftliche. Zu diesen guten
und berechtigenden Eigenschaften kommt nun das Princip der
Rationalität für die Praxis mit seinen beschönigenden und
stolzmachenden Wirkungen auf die Praxis, das psychische höhere
Element, welches gleichsam die Spitze seines philosophischen Gebäudes bildete und die Idealisten befriedigte, sowie die
mit grossem Scharfsinn und Kritik geübte Eklektik, welche die
verschiedensten Richtungen berücksichtigte und damit jeden Einzelnen zufriedenstellte; überhaupt die systematisch-philoso-
phische Verbindung, in welche das Ganze gebracht wurde, wodurch die Medicin zum ersten Male als Wissenschaft erschien,
wenn auch dies mehr Form als Wesen war. Endlich auch dürfen
wir die durch ausserordentliche und umfassendste Kenntnisse
unterstützte Form und Dialektik nicht vergessen, in welchen Galen
seine Beredsamkeit bewies und verführerisch wirkte. Alle diese
Motive zusammengenommen erklären es aus den Stärken und
Schwächen der Aerzte, sowie des Galens, wie so dieser Mann
eine solche Revolution hervorbringen und erst mit Paracelsus und
Hahnemann wieder eigentlich vom Thron gestürzt werden konnte.

Ursachen
der gros-
sen Be-
deutsam-
keit
Galens.

§. 26.

Rückblick auf die Entwickelung der Medicin im Zeitraume des Alterthums.

Noch einmal, ehe wir Abschied nehmen vom Lichte des Tages, da eine lange Nacht hereinbrechen will, sehen wir uns um nach dem vollbrachten Werke. Der grosse Inhalt dieses Zeitraumes zieht mahnend vorüber vor unseren Blicken. Losgerissen von der Theosophie und dem Religionscultus, mit der Philosophie nicht mehr verschmolzen, nur Form und Klarheit von ihr leihend, sehen wir die Medicin durch Hippocrates einem selbstständigen auf künstlerische Verwerthung der Naturbeobachtung begründeten Leben entgegengehen. In Plato und Aristoteles, der Stoa und den Epicuräern liegt die fernere Richtung und der Impuls der folgenden Periode. Dogmatismus und Empirie, Idealismus und Realismus, zuweilen ausgehend in Spiritualismus und Materialismus, sind die Motive und die charakteristischen Male der Zeit. Im jezeitigen Vorherrschen der einen Richtung vor der anderen auch in der Heilkunde, wie es die dogmatische und empirische Schule zeigt, im Schwanken zwischen beiden bei den Alexandrinern und Pneumatikern, in dem Bestreben der Vermittlung zwischen Theorie und Praxis durch die Methodiker, und in dem Versuche kritischer Sichtung durch die Eklektiker entwickeln sich beide Richtungen zu grösserer Selbstständigkeit, und treten endlich scharfsinnig zum System verbunden in Galen hervor, um, was in Hippocrates natürliche Eingebung vermochte, durch die philosophische Weihe des Verstandes zu sanctioniren und zu befestigen. Hand in Hand mit diesen Denkformen gehen die verschiedenen Annahmen vom Principe des Lebens in den verschiedenen medicinischen Schulen, die sich als spiritualistisches Pneuma und als materialistische Elementarlehre (Qualitäten, Humoral- und Solidarpathologie) gegenüberstehn, berühren oder verschmelzen, gleichsam als Beweis, dass ohne beiderlei Principe kein Leben, und also auch kein System bestehen kann. Diesen Annahmen analog werden als besonderer Ausdruck medicinischer Theorie Humoral- oder Solidarpathologie zeitweilig ausgebildet und es treten dynamische, chemische und mechanische Ansichten hervor, wie die Berücksichtigung der Quantität, der Qualität und der Form des Lebens und der

Krankheiten. Nur in den leisesten Andeutungen erklingt die Idee
des organischen Lebens, die Annahme der Krankheit als eines
lebendigen selbstthätigen Actes (Plato), zu welcher selbst ein
Galen sich nicht erheben konnte, weil dazu eine spätere Zeit erst
reif war. Neben allen diesen durch Galen zur Einheit verbundenen Differenzen des Denkens und der Theorie, welche in
diesem Zeitraume für alle künftigen vorgezeichnet
sind, schreitet die reale Seite der Wissenschaft rüstig fort,
werden die Grenzen der einzelnen Fächer und ihre Terminologie genauer bestimmt und gegeben. Vorzüglich aber dadurch,
dass die zur Lebensaufgabe der Medicin erhobene physiologische Betrachtung zum ersten Male in den Vordergrund
tritt und andeutungsweise als ein wissenschaftliches Band für
sämmtliche Theile der Medicin erscheint, — Galens unsterbliches
Verdienst — hat dieser Zeitraum seine Aufgabe schliesslich würdig gelöst und den kommenden Zeiten einen glänzenden Abdruck
seiner Thätigkeit hinterlassen, dessen lichtvolle Züge, wenn auch
erst spät die guten Keime gereift sind und die schlechten, lange
Zeit nachtheilig als Unkraut fortwucherten, unter den Verbesserungen, Bereicherungen und Veredlungen des Geschichtsfortschrittes
noch heute deutlich zu erkennen sind.

ZWEITER ZEITRAUM.

Von der höchsten wissenschaftlichen Gestaltung der Medicin im Alterthume durch Galen bis zur Begründung der physiologischen Medicin im Mittelalter durch Paracelsus.

Von 200 n. Ch. — um 1600.

ERSTE STUFE.

Von dem Verfall der Medicin nach Galen bis zum Wiederbeginn empirischer, bes. klinisch-praktischer Bestrebungen im Mittelalter. — Mystische und empirische Stufe.

Von circa 200 n. Ch. — um 1100.

§. 27.

Geistiger und moralischer Verfall im Beginn des Mittelalters.

Wir stehen an dem Sarge der alten, an der Wiege der neuen Geistiger Zeit. Das heidnische Alterthum hat seine Aufgabe gelöst, die des und mora- Mittelalters bereitet unter tausend Kämpfen sich vor. Noch einmal lischer
Verfall im taucht das orientalische Element als Gährungsstoff in der Ge- Beginn schichte auf, noch einmal tritt es in geschmackloser Combination des Mittel- zu den übrigen Religionen und Philosophemen, um endlich der alters. christlichen Anschauung Platz zu machen. In der Angst des nahen Unterganges greift die alte Welt zu den heterogensten Rettungsmitteln; es ist ein Schwanken und Ringen, hereinbricht die Nacht, bis es endlich wieder Licht wird, heller denn zuvor. Der scheinbare Rückschritt ist nur die Vorbereitung des Fortschrittes; lange gähren die Stoffe, aber endlich entfaltet sich das neue Dasein in staatlicher und wissenschaftlicher Hinsicht um so vollkommener. Liebe und Freiheit ahnte das Mittelalter und erfocht es für uns, denn es war nur eine Durchgangs- und Vorbereitungszeit. An dem Vorabende derselben sind wir jetzt angelangt.

Morgen-
ländischer
Mysticis-
mus und
Priester-
thum.

Eigenthümlich ist es, dass wir diesen Zeitraum wieder wie
den ersten mit einem Bericht über Hingebung an den Glauben und
fast mythisches Versenken in Dämonen und Gottheiten beginnen
müssen. Aber es war nicht der kindliche Sinn der ersten Zeiten
der Menschheit, der sehnend und vertrauend einem höheren Wesen
sich unterordnet, sondern es war der Ausdruck der geistigen Unfreiheit, welche dem Aberglauben sich in die Arme warf; es
war die Verzweiflung, welche im trostlosen Umherirren nach
einem Rettungsanker, in Mythen und Fabeln und im geheimnissvollen Treiben Befriedigung suchte; es war die Entnervung des
Geistes und Körpers und die Leere des Gemüths, welche
des Trostes und eines inneren Anhaltepunctes so bedürftig war,
dass es sich willig Jedem hingab, der den schwankenden Sinn zu
fesseln vermochte. Und eben darum, weil die Sinnlichkeit und
Unfreiheit das bewegende Princip der Zeit war, weil weder Heidenthum noch Christenthum sich streng geschieden hatten und im
Kampfe beider die beruhigende Sicherheit und Befriedigung dem
Gemüthe abging, eben darum vermochte die morgenländische Anschauung, wie ein bleiches Gespenst der Zeit, noch einmal aufzu-
tauchen und das Abendland in den Bereich seiner Denkweise zu
verlocken, um endlich für immer seinen religiösen Einfluss darauf
zu verlieren. — Morgen- und Abendland aber begegneten sich gewissermassen in ihren Richtungen, weil die Sittenlosigkeit und
Weichlichkeit des Abendlandes, begünstigt und zum Theil herbeigeführt durch die Despotie der Beherrscher, den charakteristischen
Unterschied zwischen Beiden aufgehoben hatte. Auch in Rom
hatte die Verschwendung und Üppigkeit eine Stufe erreicht,
welche zu aussergewöhnlichen Bestrebungen hinriss. Auch hier
hatte die Gewalt der Kaiser, zusammen mit dem Zwiespalt innerer und äusserer Politik, eine Knechtschaft, Talentlosigkeit und
Alltäglichkeit des Geistes erzeugt, die keines freien Blickes mächtig, sich am liebsten in den Schooss mystischer Nacht versenkte,
die von Morgen hereinbrach. In Alexandrien lebte das baktrisch-
persische Emanationssystem des Zoroaster wieder auf, der Kampf
des guten und des bösen Princips, der Engel und Dämonen, und
um in die Gemeinschaft der Götter zu gelangen, entstand wieder
das beschauliche Leben der Priester, das aber mehr ein Asyl im
Contraste des Lebens, eine polar entgegenstehende Reaction gegen
das Treiben des Luxus, als das natürliche Ergebniss tugendhafter
Gemüther war. Gleich diesen ehemaligen Priestern mit mystischem
Flitterwerk und allegorischen Symbolen und Bilderschmuck ausge-

stattet, übten die Essäer oder Essener als besondere Secte ein praktisches, besonders auf Heilung von Krankheiten abzweckendes Leben, während die Therapeuten (*θεραπεία τοῦ ὄντος*) blos das beschauliche Leben als ihre Bestimmung ansahen. Griechischer Spiritualismus verwebte sich innig mit morgenländischer Allegorie. Wie in praktischer Beziehung die Institutionen des Pythagoras in den Essäern wieder auflebten, so vermählte sich Plato's Idealismus mit der symbolischen Mystik zu einer zwitterartigen Theorie griechisch-orientalischer Art. Neben dieser zeigt als einseitige Ausbildung allegorischer Deutungen die zur Wissenschaft erhobene Kabbalah, bis zu welchem Grade systematischer Spitzfindigkeit und methodischer Schwärmerei es die abergläubische Verirrung nachtumfangener Geister und symbolische Dialektik bringen können.

Die Philosophie war eine mit eigenthümlich orientalischen Modificationen wiedergeborene pythagoräische oder platonische. Daher kommen Zahlen und Ideen neben magischen Geistern und Dämonen vor. So spielte Apollonius von Tyana (2—98 n. Ch.) den Pythagoras selbst, indem er ihm durch sonderbare Curen und durch Lehren gleichzukommen suchte, welche bereitwillige Anhänger wie den Ausspruch des „Meisters" ehrten. Andere wieder, wie der Zauberer Simon, ein Anhänger der Kabbalah und des Zoroaster, erklärte sich für einen Theilhaber der „Ennoia", welche aus dem Allvater entspringt, wie auch die übrigen Gnostiker Menander, Cerinthus, Saturninus u. A. bald aus dem Urlichte stufenweise Aeonen entspringen liessen, oder in der Annahme einer Dyas und Trias, wobei die Materie auch zuweilen die Rolle des Bösen übernehmen musste, sich gefielen. Eigentlich systematisch wurde erst dieser Syncretismus, wie man diese Verschmelzung nannte, unter den alexandrinischen Neuplatonikern, deren Motto *ἕνωσις*, d. i. Erkenntniss und Vereinigung mit dem Absoluten, Mittel dazu die Anschauung, *θεωρία*, war. Ammonius Saccas (193) suchte auch des Aristoteles Philosophie mit diesem Platonismus zu vereinigen, sein Schüler Plotinus (205) aber, von schwärmerisch lebendigem Geiste, bildete erst eigentlich den mystischen Idealismus aus, indem das Urlicht, die Intelligenz und die Weltseele, das Princip der Trinität, seiner Anschauung zu Grunde lag. Die Natur bringt nach ihm zur Materie die Kraft, die Form, den Gedanken, welches eins ist; die Sinnenwelt ist nur Nachbildung der Verstandeswelt. Er verwandelt Denken in Anschaun, Philosophiren in Dichten, die reinen Formen der Begriffe in Objecte. Indem er in eine transcendentale Anschauung des Grundes der Erkenntniss übergriff, war

[marginal notes: Essäer und Therapeuten. Kabbalah. Kabbalistisch-theologische Philosophie. Apollonius v. Tyana. Syncretismus der alexandrinischen Neuplatoniker. Saccas. Plotinus.]

der Uebergang zur Magie und Mantik gebahnt, welche durch das Bestreben in Plato einen Nachfolger des Pythagoras, Orpheus und Zoroaster zu erkennen, neue Nahrung erhalten musste. Sein *Porphyrius.* Schüler Porphyrius (233) setzte sein System fort und wurde wie es hiess selbst der Anschauung Gottes (eine Art Offenbarung) ge- *Jamblichus.* würdigt; Jamblichus († 233) aber, dessen Schüler, steht schon auf der Spitze des Aberglaubens, indem er mit Dämonen und Engeln, Wundern und Symbolen zu thun hat. Endlich aber nach den widersprechendsten Ansichten der Nachfolger desselben geht mit *Proclus.* Proclus, dessen Lehren noch im 6. Jahrhundert von Damascius modificirt wurden und in vielen Anhängern wiederklingen, die heidnische Philosophie als ein buntes Gemisch göttlicher und dämonischer Offenbarungen, Allegorieen, platonischer und aristotelischer Ideen gänzlich unter, um gereinigt und geläutert durch höhere Anschauung später eine bessere Wiedergeburt zu feiern, als ihr jetzt zu Theil worden war. Diese Wiedergeburt des Plato und Aristoteles, welche, wie wir entwickelt haben, durch bestimmte Umstände mit morgenländischen Ideen verknüpft war, hatte eigent- *Verbindung des Christenthums mit dem Heidenthum durch die Philosophie.* lich ihren Ursprung in dem Bestreben an die Stelle des Christenthums, welches sich immer weiter verbreitete und gegen das man eine Waffe brauchte, etwas Höheres zu setzen, als die bisherige Eklektik, der Materialismus des Epicurs, Skepticismus u. s. w. bieten konnten. Dazu passte aber keine Lehre besser als die platonische, welche einerseits das Heidenthum als Idee würdig dem Christenthume entgegenstellte, andererseits durch seine Neigung zur Schwärmerei der Zeitrichtung entsprach. In diesem Kampfe mit dem Heidenthume und diesen Richtungen der Zeit, der es selbst nicht ganz entgehen konnte, litt auch das Christenthum. Denn es verlor sehr bald den Charakter seiner ursprünglichen Reinheit, sowohl unter dem Bestreben die Gemüther der Ungläubigen anzuziehn, wozu die Philosophie auch als Stütze und Vorkämpferin sich hergeben musste, wie durch die Neubekehrten selbst, welche noch von altem Wuste umkleidet waren. So bildeten sich jene Zerwürfnisse in Secten und Parteiungen in der christlichen Kirche, Grübeleien über die Offenbarung, über die Natur Gottes und Christi, Symbole und Glaubensnormen, während Saturninus, Basilides, Karpocrates, Manes u. A. die christliche Religion mit der platonischen Philosophie und mit orientalischen Schwärmereien zu vereinigen suchten. Aus dieser letzten Quelle entspringt auch die Dämonenlehre der Kirchenväter (unter denen Justin der Märtyrer, Clemens der Alexandriner, Origenes und Augustin als Ver-

mittler zwischen Platonismus und Christenthum auftreten), welche
noch später, selbst bis unter Luther, in der isolirten Gestalt des
Teufels das böse Princip darstellt. So breitete sich die Magie all-
seits aus; und wie sie in Aegypten als Astrologie, und später am
römischen Hofe durch die Verschwendungssucht der goldbedürftigen
Kaiser praktisch als Goldmacherkunst auftrat, hat sie auch in der
Medicin Eingriffe in das Leben gemacht. Darum wird in diesem
zweiten Zeitraum wie im ersten, allerdings in anderem Gewande,
die Medicin wieder eine magische und wiederholt daher
im weiteren Fortschritte eine frühere Entwickelungsstufe als scheinbaren Rückschritt. Zeichen dieser magischen
Medicin sind: die wunderthätige Kraft gewisser kabbalistischer Namen, Beschwörungsformeln gegen Krankheiten, Heilungen der Apostel durch Auflegen der Hände und Einölung (wohl nur magneti-
sche Einwirkung), Gebete, Zeichen des Kreuzes, Reliquien, Exorcismen, welche man gegen Krankheiten der verschiedensten Art
anwandte. Hierin lag der erste Grund, warum gerade wie in
der früheren Periode die Priester, so hier die durch
ein beschauliches Leben besonders dazu geeigneten
Mönche die Medicin ausübten. Auch hier bedurfte es
erst wieder einer Emancipation, gerade wie dort, um
die Heilkunde in der Entwickelung zu fördern. Denn
wie der ganze Ausdruck des Mittelalters ein hingebend religiöser
ist, so trägt auch die Medicin lange diesen Stempel.

Magische Medicin.

§. 28.

Galenisten. — Compilatorische und conservative Schriftsteller.

Es ist kein Wunder, dass unter solchen Umständen die Medicin in Rom, wo alle obigen Einflüsse zusammenwirkten und
überdiess von vornherein die Selbstständigkeit mangelte, keine
Fortschritte machte und dass wir daher diesen Zeitraum wieder
mit Rudimenten beginnen, wie sie jede neue Bildungsstufe aufweist. Es ist daher nöthig, diesen Abschnitt nicht rückwärts
blickend, an die Vergangenheit anzuknüpfen, weil wir dann, wenn
auch nur scheinbar, einen Rückschritt erkennen würden, sondern
ihn vielmehr im Hinblick auf die in der Zukunft zu Tage kommende Tendenz dieser Entwickelungsstufe als neuen Anfangspunct
zu betrachten. Wir erwähnten schon oben, dass als Wiederholung
einer frühern Zeit Wissen und Glauben sich vermischen und die
Medicin als eine magische erscheint. Im 3. und 4. Jahrhundert

sehen wir gleichsam ein karrikirtes Abbild der uralten Verbindung der Medicin und Poesie, indem Marcellus aus Sida (um 140), Q. Serenus Samonicus (212) und Vindician (364—375) gehaltlose und abergläubische Lehren in Versen schreiben. Ueber diese und ähnliche geistlos kompilirende, meist den Plinius, Dioscorides und Galen plündernde römische Empiriker, wie Theodor Priscian (390), Gargilius Martialis (220—240 n. Ch.), Sextus Placitus (360), Pseudoplinius (390), L. Apulejus und den abergläubischen Marcellus Empiricus (400) hinweg, schreiten wir mit Geringschätzung, um unter den Griechen, wenn auch nicht Selbstständigkeit, doch wenigstens den Abglanz Galen's wiederzufinden. Wir greifen jedoch, um den Faden der Darstellung nicht zu oft zu zertrennen, der kommenden Zeit etwas vor und wenden uns zunächst zu den äusseren Schicksalen.

Mit dem Verfall des weströmischen Reiches richtet sich der Lauf der Geschichte nach dem Osten, ohne dort Trost zu finden für den Verfall der Cultur; denn sie versank immer rascher unter barbarischem Vandalismus der Mönche, unter öftern Einfällen kräftiger Feinde auf das morsche Staatsgebäude, wie der Hunnen, Heruler, Gothen, Alanen, Sueven, Longobarden, welche die Völkerwanderung von ihren Sitzen vertrieb, auch unter der Despotie der Kaiser, dem Luxus der Bewohner und der Spaltung religiöser Secten. Selbst die Schule der Nestorianer in Edessa in Mesopotamien für Philosophie und Medicin, aus welcher Stephan von Edessa (530) hervorging (hier kommt auch das erste Krankenhaus vor), entging der Verfolgung der Kaiser Theodosius II. und Zeno des Isauriers nicht (489). Sie wurde zerstreut, verpflanzte sich nach Nisibis und andere Orte unter Narses (490) und breitete sich in Persien, Syrien und Palästina aus. Durch sie wurden eine Menge christlicher Schulen und Lehranstalten errichtet und die zunächst auf griechischer Bildung beruhende Cultur der Araber begründet, welche später so folgenreich auch für die Medicin geworden ist. Hierzu trugen auch die heidnischen Philosophen, welche die Unduldsamkeit Justinians (527—567) vertrieb, bei. Unter diesem Kaiser erreichte die moralische, politische und psychische Verwirrung einen hohen Grad und indem sich diese Gährungselemente im Somatischen wiederspiegelten, boten sie Stoff genug, um unter Theilnahme des Erdorganismus und unter kosmischen Einflüssen, welche dem allgemeinen Entwickelungsgange integrirend anzugehören schienen, jene verheerende Seuche zu empfangen, die als kritisches Reinigungsmoment durch den Tod un-

zähliger Menschen zu sühnen suchte, was die Zeit verbrochen.
Lange Zeit und weit verbreitet (in Constantinopel zuerst 531, in
Pelusium 542, später in Aegypten, Syrien, Kleinasien, Italien wü- ^Volks-_
thete diese mörderische Bubonenpest, durch Erderschütterung, Ko- ^krankhei-_
meten, Ueberschwemmungen, Luftverpestung angekündigt, fast 63 ^ten._
Jahre lang (bis 594), begleitet von Angst, Verzweiflung, Raserei,
Durchfall, Drüsen-Anschwellung und Vereiterung, besonders auch
von einer eigenthümlichen Halsaffektion (Gangraen?), Fieber, Aus-
schlägen mancher Art. Nur das Meer hatte zuletzt Platz für die
Todten, denn einstmals starben täglich 10,000 Menschen. Später
wandte sich die Krankheit nach Italien, um auch dort ihr verhee-
rendes Amt zu üben (665). Wahrscheinlich im Zusammenhange
mit ihr steht die für Frankreich besonders verderblich gewordene
und mit der Bubonenpest zu Narbonne (582) abwechselnde Pustu-
larpest, welche aller Wahrscheinlichkeit nach die von Arabien (572)
eingeschleppte Pockenkrankheit war, die von nun an in Europa
einheimisch wurde. Merkwürdig genug haben wir über beide Pesten
ebenfalls, wie von den Epidemicen früherer Jahrhunderte, nur Berichte von Historikern, nicht von Aerzten, obgleich Alexander von
Tralles dazu wohl befähigt gewesen wäre.

Nur wenige Grössen ragen in diesem Zeitraume der Vorbereitung hervor und diese tragen nur geborgten Schimmer. Es ist
Galen's Geist, der sie — nicht beseelt, sondern fesselt. In blinder
Nachbetung, eigenen Schaffens unfähig, pflanzen sie dessen Meinungen fort, nur selten von eigenen Ansichten und kritischer
Eklektik geführt. Eine edle Ausnahme macht Nemesius von Emesa ^Nemesius_
(370), der, wenn er gleich aristotelische, platonische und galenische ^v. Emesa._
Meinungen verschmolz, doch einen höheren christlich naturphilosophischen Standpunct in seiner Anthropologie einnimmt, die besonders durch scharfe Unterscheidung der verschiedenen Geistesfähig-
keiten werthvoll ist. Die eigentlichen Aerzte verfolgten mehr die
dogmatische Richtung, neben welcher eine trostlose Empirie nicht
selten einher lief. Berühmter als der Commentator des Aristoteles
Alexander von Aphrodisias, Zeno von Cypern (330), Jonicus
von Sardes (360), der Sophist Theon von Alexandrien ist ihr Zeitgenosse Oribasius von Pergamus, Julians Leibarzt (326—403), ^Oribasius._
irdisch und geistig hochgestellt. In 72 Büchern hat er die griechische Medicin der früheren Zeit zusammengestellt, und uns, wiewohl bis jetzt nur 17 Bücher bekannt sind (man erwartet die vollständige Herausgabe demnächst), ein Denkmal der alten Heilkunde
und eigenen Fleisses, vielleicht auch mancher Selbstverläugnung,

114 Antyllus. Hesychius. Jak. Psychrestus etc. Aëtius v. Amida.

welche die widersprechendsten Ansichten aufnehmen musste, hinterlassen. Das Verdienst vieler Eigenthümlichkeiten, die besondern Diätetik, Chirurgie und praktische Medicin betreffen, wie die Klarheit, die er durch seine Darstellung selbst über die Originale verbreitete, lassen in ihm wenigstens etwas mehr als einen gewöhnlichen Compilator erkennen. Durch ihn lernen wir neben vielen sonst verloren gegangenen Schriftstellern besonders auch die erst neuerdings mehr gewürdigten Verdienste des Antyllus (um 300) um Diätetik, Gymnastik, Staaroperation (Extraction), die Tracheotomie, die Operation des Aneurysma, der Ankylose durch Sehnenschnitt, der Phimose durch Spaltung des inneren Blattes und die Operation der Stotternden mittelst Durchschneidung des Zungenbändchens kennen. Nach den hierauf nicht unrühmlich zu nennenden Aerzten: Hesychius von Damascus (430), Jakob Psychrestus (490), auch Soter genannt, und dessen Schüler Asclepiodotus, fand Oribasius einen, wiewohl in Bezug auf Form und Kritik untergeordneten Nachfolger in Aëtius von Amida (550), indem dieser, vorzugsweise dem Galen folgend, eine Compilation in 16 Büchern lieferte, welche sich vorzugsweise auf Pathologie, Therapie, Augenheilkunde und Arzneimittellehre, sonst aber auf alle Zweige der Medicin erstreckt Er lehrt uns die Verdienste der Brüder Philagrius (360) und Posidonius (375), welche sich durch gute Krankheitsbeschreibungen auszeichnen (z. B. vom Samenfluss, Milz-, Nieren-, Gehirnkrankheiten, Hundswuth u. s. w.), kennen und giebt selbst einen reichen Schatz guter Beobachtungen und Meinungen, von denen die Annahme einer rosenartigen Entzündung der Eingeweide als Ursache der Fieber (Nicht-Essentialität) in Bezug auf den künftigen Broussaisismus (den auch schon Diocles von Karystus und Erasistratus andeuteten) wichtig ist. Aus den dogmatischen Ansichten, welche bald von Galen, bald von den Methodikern, bald von den Empirikern hergeleitet sind, hat die Zeit wichtige Erfahrungen herausgelichtet und bewahrt, unter denen besonders manche ophthalmologische und chirurgische Ergebnisse Wichtigkeit erlangt haben. Noch grösseren Werth durch grössere Selbstständigkeit hat der jedenfalls ausgezeichnetste Arzt dieses Zeitraums, Alexander von Tralles (525—605), der, obwohl in vielen Stücken Galen's Anhänger, doch nicht selten tadelnd gegen ihn auftritt. Von ihm ist eine Pathologie vollständig erhalten, welche hohe Einsicht und vollendete Form trägt. Neben manchen Eigenthümlichkeiten der Zeit (z. B. magische Heilungen durch Beschwörungen, homerische Verse, Amulete) zeigt sich in ihm ein

Fortschritt der Fieberlehre durch einzelne treffliche Beobachtungen.
Die ätiologischen Momente, die Bestimmung des Sitzes mancher
Krankheit (z. B. der Ruhr, Enteritis), die Symptomatologie (z. B.
der Hirnentzündung) verdanken ihm ebensoviel als die genauer
berücksichtigte Diätetik, die Materia medica u. s. w. Die Diagnostik förderte er in Betreff der Geisteskrankheiten, der Pneumonie,
Pleuritis, Hepatitis. Besonders genützt hat er der Erkenntniss und
Behandlung der gastrischen und Wurmkrankheiten, und in ersteren
eine Ursache der verschiedensten chronischen und acuten Uebel
erkannt (ältere Wiener Schule). Für die Therapie schärft er unzählige Male den lobenswerthen Grundsatz ein: nie eine allgemeine Curmethode vorzuschlagen, sondern stets auf spezifische und individuelle Heilursachen Rücksicht zu nehmen;
für akute Fälle dringt er auf Beobachtung der Naturheilkraft, so
das wahre Ziel eines guten Arztes verfolgend. Während hier einiger
Gewinn den praktischen Wissenschaften ward, wozu Palladius, *Palladius.*
Jatrosophista, Johann von Alexandrien (590), Severus und *Joh. v. Al. Severus.*
Stephanus von Athen (630) durch Commentation des Hippocrates *Stephanus v. Athen.*
und Compilation Galen's etwas beitragen wollten, erwachte in
Theophilus Protospatharius (620) wenigstens wieder der Ge- *Theophil. Protosp.*
danke an anatomische und physiologische Studien, wenn er auch
mit seiner christlich-frommen teleologischen Auffassung nach Plato's
Vorgang und auf galenischer Grundlage nicht viel mehr gelehrt
hat, als dass Hirn und Rückenmark Ursache der Gestaltung des
Hirnschädels und der Wirbelsäule seien und die Geruchsnerven ein
eigenes Nervenpaar bilden. — Doch als letzte Frucht alexandrinischer Weisheit, die durch Omar's, des Eroberers von Alexandrien
(640) barbarische Verbrennung der Bibliothek vollends den Todesstoss erhielt, erscheint uns geistig concentrirt genug, um noch einmal die frühere Glanzperiode der Alexandrinischen Schule zu ver-
ehren, Paulus von Aegina (670), von den Sarazenen vorzugsweise *Paulus von Aegina.*
der Geburtshelfer genannt, obgleich er auch als Chirurg gleich
ausgezeichnet war. Aus den Sammelwerken seiner Vorgänger verfasste er ein Lehrbuch für seine Zeitgenossen, welches eigene Erfahrungen und sorgfältiger Fleiss auszeichnen, und dessen Einfluss auf
die Heranbildung der arabischen Heilkunde unverkennbar ist.
Durch viele Beobachtungen und Verfahrungsarten hat er sich noch
die Jetztzeit verpflichtet und durch manche Meinung, wie z. B. die
über innere Ursachen der Gicht, Hämorrhoiden, Herz- und Hirn-
entzündungen u. s. w. künftige Lehren vorbereitet. Vorzügliches
leistete er in der Chirurgie durch das Ausziehen fremder Körper

aus Wunden, durch seine Erfahrungen über die Verwundungen edler Theile, vergiftete Wunden, Luxationen und Fracturen, falsches Aneurysma, Verwundungen der Brachialis u. s. w., und machte sich durch die erste Anwendung des Opiums im Starrkrampfe, des Glüheisens in (wohl zu) grosser Ausdehnung, durch die Operation des Wasserbruchs, Injectionen in die Blase bei Steinkrankheit u. s. w. berühmt. Auch eine Andeutung der Syphilis kommt bei ihm vor. — In der Geburtshilfe leistete ihm seine wahrscheinlich durch Soranus vermittelte (durch Hilfe des Mutterspiegels unterstützte) genaue Kenntniss der Krankheiten des Uterus, der Menstruation u. s. w. gute Dienste.

Mit Paulus nehmen wir auf lange Abschied von der Bedeutung des christlichen Abendlandes für die Medicin. Der Hass des Constantin Copronymus (um 760) gegen die Mönche, die Bilderstürmerei (726) unter Leo dem Isaurier, zerstörte den letzten Zufluchtsort der Wissenschaften, den sie bei der Geistlichkeit gefunden hatten; Despotismus und Rohheit der Kaiser reichten sich zum unseligen Werke die Hand, und die wenigen Guten, welche sich um Wiederherstellung der Schulen und Bibliotheken oder der alten Literatur kümmerten (Bardas, Leo der Armenier, Leo Philosophus, Constantin Porphyrogeneta, 960, Photius, Patriarch von Constantinopel) vermochten nicht das bergab rollende

Meletius.   Rad aufzuhalten. Die werthlosen Sammlungen des Meletius (800?),
Theoph   Theophanes Nonnus (950) stehen im Zusammenhange mit dem
Nonnus.   Treiben der folgenden Jahrhunderte, welche nur durch einige die
Thier-   Thierheilkunde betreffende Schriften des Eumelus, Apsyrtus,
ärzte.   Hierocles, Hemerius, Gargilius Martialis, Pelagonius,
Columella, und des Besten unter ihnen, des Vegetius nicht ganz spurlos verschwinden. — Unter den Comnenen und Du-
Michael   kas regte sich ein schwacher Lebensfunken, den Michael Psel-
Psellus.   lus (1020—1105), auch um Heilmittellehre und Diätetik, wiewohl vergeblich, bemüht, durch seine platonisch-aristotelische Philosophie weiter anzufachen suchte, aber nur zum scholastischen Irrlicht wandelte. Zur selben Zeit vermittelte der Diätetiker und Phar-
Simeon   makolog Simeon Seth (1060) die Kenntniss der arabischen Li-
Seth.   teratur, worin ihm Synesius durch eine Uebersetzung von Abu
Synesius. Dschafer's diagnostisch-therapeutischem Lehrbuche (1080) folgte, um den gefallenen Griechen im arabischen Abdruck die ehemalige Grösse vorzuhalten. Die Einnahme Constantinopels durch die rohen, alle Erinnerungen vergangener geistiger Grösse vandalistisch zerstörenden Franken (1203) war der entscheidende Beweis von der

Schwäche des Reichs, gegen die selbst die Wiedereroberung Mi-
chaels VIII. (1261) keinen Gegenbeweis lieferte. Dessen Leibarzt
Demetrius Pepagomenus, bekannt durch eine treffliche *Demetrius*
Schrift über Gicht, Nicolaus Myrepsus (1250), Verfasser eines *Pepagom.*
Nic. My-
Apothekerbuchs, vorzugsweise aber rühmenswerth Johannes *repsus.*
Joh. Ac-
Actuarius (1300), der Bearbeiter einer systematischen, arabisch- *tuarius*
galenischen Heilmittellehre, einer vorurtheilsfreien *methodus medendi*,
die besonders einfache und kühlende Mittel anzuwenden empfiehlt,
eines ausgezeichneten Buches über Psychologie, und Wiederer-
wecker der Semiotik durch galenische Pulslehre und physiologisch
begründete Uroskopie, sind die Letzten, welche aus der Nacht
dieser Jahrhunderte auftauchen.

§. 29.
Arabische Medicin.

Nachdem die Griechen ferner unfähig waren, die Cultur der *Allge-*
Wissenschaften zu fördern, ja indem diese sogar unter den Zer- *meine Be-*
deutang d.
würfnissen des Staatenlebens und der Sitten einem gewissen Un- *arabischen*
tergange entgegen gingen, war es ein Glück, dass ein neues Ele- *Medicin.*
ment, das arabisch-orientalische, ins Leben trat, welches
durch ein glückliches äusseres Leben befähigt war die vertriebenen Sprösslinge einer besseren Zeit in den Schoos des Friedens
aufzunehmen und kommenden Geschlechtern zu bewahren. Zu
dieser conservativen Aufgabe waren vorzugsweise die Araber befähigt. Wenn einerseits der Islamismus durch das von Ma-
homed richtig gewürdigte Element der Ergebung und der Devotion,
welches allen durch Schlaffheit des Charakter sich kennzeichnen-
den Völkern des Orients anhängt, jedes höheren Aufstrebens freier
Selbstforschung unfähig ist, so waren andererseits unter allen
Orientalen wiederum die Araber am meisten für die Cultur der
Wissenschaften geeignet, weil Boden und Land in Fruchtbarkeit
und Ueppigkeit einer besseren Beschäftigung Zeit liess und zu
Höherem begeisterte. Zu diesen günstigen Vorbedingungen kam
der Handel mit Aegypten, der nicht blos materiellen, sondern auch
geistigen Austausch herbeiführte; ferner die Nähe des gelehrten
und gebildeten Alexandriens, die Vertreibung der Nestorianer in
den Orient, welche Perser und Araber in Theologie und Medicin
unterrichteten, so dass schon frühzeitig Dschondisabur eine
der gelehrtesten medicinischen Schulen war; endlich die Zerstreuung der Lehrer an der Schule zu Edessa und die Exilirung

athenischer Platoniker durch den Kaiser Justinian. Wie die siegreichen Römer geistig durch die Griechen überwunden wurden, so lernten auch die Araber (obgleich schon früher berühmte Aerzte unter ihnen vorkommen, wie Ihareth Ebn Kaldath, Theodoens, Theodunus, welche sogar eine medicinische Lehranstalt zu Damascus errichteten, und Phorat-Ibn-Schdinatha) nach der Eroberung Alexandriens von den überwundenen Griechen (meistens Syriern) und Juden durch Uebersetzungen die griechischen Wissenschaften kennen, worunter Philosophie und Medicin einen nicht Günstige Bedingungen für die Entwickelung der arabischen Medicin. unbedeutenden Rang einnahmen. Als späterhin Friede und Wohlstand in den arabischen Besitzungen herrschten und der Khalifen Milde und Schutz sich segnend über das Land und die Sitten ausbreitete, gedieh dieser geringe Anfang immer besser. Die Friedensstadt Bagdad wurde ein Asyl für Künste und Wissenschaften, und so auch für die Medicin, welche durch Krankenanstalten und Apotheken gepflegt wurde. Während im Mutterlande die Khalifen Almansur († 774), Harun-Arraschid (786–808), der Griechenfreund Almamum (812–833), Almotassem und der Wiederhersteller der Akademie und Bibliothek zu Alexandrien, Motewekkil, griechische Gelehrsamkeit beschützten und die Cultur der Araber besonders durch Gründung von Lehranstalten, Akademien und Veranstaltung von Uebersetzungen förderten, zeigten sich nicht minder die Beherrscher der Provinzen Tunis, Fes, Marocco, besonders aber Spaniens von demselben Streben beseelt. Unter den drei Abdorrahmans und Alhakem erlangte (vom 8.—10. Jahrhundert) das arabische Spanien seinen höchsten Flor, und die Akademie zu Cordova mit einer ungeheuren Bibliothek, wie die gelehrten Schulen zu Sevilla, Toledo, Murcia und Almeria wurden Sammlungs- und Wallfahrtsörter für Wissensdurstige. Philosophie, Physik, Mathematik, Chemie, Astrologie, Medicin waren die am meisten betriebenen Wissenschaften. An der Philosophie aber als Beherrscherin aller Studien erkennt man deutlich wie wenig günstig der Islamismus höherer, freier Entfaltung ist. Der enge Verband der Philosophie mit der Medicin hier, wie in den ersten Perioden des vorigen Zeitraums unter den Joniern, leuchtet schon dadurch hervor, dass die Philosophen meistens zugleich Aerzte waren, wie Alkendi, Avicenna, vorzüglich Averroës, der Commentator genannt, u. A. Dieser Verband nützte aber der Heilkunde nichts. Denn die Philosophie war ebenso wie zu den Zeiten des eben erstandenen Christenthums, als sie sich mit den christlichen Dogmen verband,

blos dialektische Vertheidgerin der Dogmen, wie dort des Christenthums, so hier des Islamismus (Thophail stützte förmlich den Isla-
misnus auf Philosophie), und ihr grösstes Mühen bestand in blosser
Nachbetung und Erhaltung griechischer Philosopheme, besonders
der alexandrinischen Philosophie, oder (wie bei al Farabi) des Aristoteles. In gleicher Weise war auch der eigentliche Einfluss der
Araber auf die Medicin mehr dahin gerichtet sie als Ganzes zu erhalten als zu fördern. Der Nutzen der arabischen Medicin, als
deren Cultoren nach den oben geschilderten Momenten nicht bloss
Araber, sondern auch aus den arabischen Schulen hervorgegan-
gene Juden und Christen gelten müssen, ist daher ein sehr untergeordneter, nur in gewissen Einzelnheiten bemerkbar, die wir jetzt
kennen lernen wollen.

　　Die arabische Medicin währt vom 7—13. Jahrhundert.
Ihre höchste Blüthe fällt in den Anfang des 12. Jahrhunderts.
Der erste Schriftsteller ist A h r u n (660). Er schrieb in syrischer
Sprache und wurde von dem Juden Jochanan Maserjaweih (auch
Maser Ebn Djaldjal genannt, 683) in's Arabische übersetzt. Bruchstücke davon, welche von guter Beobachtung (er beschrieb die
Pocken zuerst) und Prognostik zeugen, finden sich noch beim
Rhazes. Eine Zeit lang erwarb sich eine Art nestorianischer öfters
an dem Hofe der Khalifen lebende Asclepiadenfamilie, die B a c h -
t i s c h u a h (750 900), unter denen D s c h a b r i l der bedeutendste
war, einen besondern Namen. Berühmter als sein Lehrer M e s u é
der ältere (780—875), von dem sich die bei arabischem Clima
erklärliche Einführung milderer Purganzen herschreibt, ist H o n c i n
Ebn Izhak (Joannitius, geb. 809 oder 790 † 879). In Bagdad zum Magister (Rabban) ernannt, später Leibarzt el M o t e -
wekkil's, zeichnete er sich besonders durch Uebersetzungen des
Hippocrates, Galen, Dioscorides, Aristoteles u. A. aus und hatte
demgemäss galenische, methodische, in der Praxis aber auch
hippokratische Grundsätze. Sein hauptsächlichstes Verdienst aber
besteht in der Entfaltung der griechischen A u g e n h e i l k u n d e,
die er mit neuen (kühlenden) Augenwässern bereicherte. Seine
Ansichten hierüber lernen wir durch seinen Schüler Isa ben Ali
(um 880) kennen, der wie die Familie Corra ebenfalls sich durch
Uebersetzungen verdient machte. Nicht minderes conservatives Verdienst hatte die eigentlich syrisch geschriebene, dann in's Arabische übertragene Compilation, *Aggregator*, des J a h i a h E b n
Serapion (auch Janus Damascenus genannt, † 820), welches
griechische und arabische Ansichten sammeln und vereinigen sollte.

Mehr philosophisch gebildet war der Polygraph **J a k u b E b n I z h a k**
Alkendi. el **K i n d i**, auch Alkendi genannt († 880), der, sprachkundig und
neuplatonischen Ansichten huldigend, sich nicht unbedeutenden
Ruf erwarb, in der Pharmakodynamik nach pythagoräischen Ideen
mathematisch-musikalische Principien zum Massstabe der Bestimmung annahm, und die galenischen Elementarqualitäten auch auf
zusammengesetzte Arzneien anwandte; ein Versuch, der nicht
glücklicher ausgefallen ist, als der des später lebenden, sonst tüch-
Aben tigen spanischen Arztes **A b e n G u e f i t h** (geb. 997 † 1070) die
Guefith. Kräfte der Arzneien nach äusserlichen Beziehungen, wie Temperatur, Substanz, Geschmack, genauer zu prüfen und zu bestimmen.

Diese Araber sind aber nur als Vorläufer zu betrachten. Die
eigentliche medicinisch-arabische Literatur beginnt erst mit **R h a -**
Rhazes. **z e s** (Muhammed Ebn Secharjah Abu Bekr el Raj). Dieser, ein
Priester aus Raj in der persischen Provinz Chorasan, leitender
Arzt am Krankenhause zu Raj, später des zu Bagdad und in hohem
Ansehen stehend, aber arm endend, verfasste 237 Schriften, von
denen aber nur 36 noch vorhanden sind. Geb. 850, † 922 bereicherte er die Nervenlehre und frischte in seinem Lehrgebäude der
praktischen Medicin die guten Grundsätze des Hippocrates auf,
während er in dogmatischer Hinsicht streng dem Galen folgt. Er
zeichnete sich namentlich durch eine gute Semiotik und Prognostik
aus, beschrieb zuerst die Pocken und Masern genau, ist ein vorzüglicher Diätetiker und entwickelt in der **T h e r a p i e** manche vortreffliche Ansicht, wohin z. B. die Lehre zu rechnen ist, welche
er bei Gelegenheit der genannten Exantheme über Exstinction des
Krankheitsprocesses als solchen und erst nachherige Ausscheidung der Krankheitsstoffe entwickelt. Auch kommen verschiedene neue Mittel zuerst bei ihm vor. Dass ihm Chirurgie und
Augenheilkunde nicht fremd waren, bezeugt die gute Beschreibung
der Spina ventosa, seine Erwähnung der Staarextraction, seine
Behandlung der Thränenfistel durch Perforation des Thränenbeins,
der Polypen, die Anwendung eines stechenden Instruments bei der
Paracenthese etc. Ueberhaupt hat er die Medicin zuerst unter den
Arabern als Ganzes und Wissenschaft erfasst, wie die compendiöse Bearbeitung derselben, die Abhandlungen über die Erfor-
dernisse eines guten Arztes, über Charlatanerie, und seine Lehrbücher bezeugen, welche dem Mittelalter als Grundlage für Commentare
galten. Dass auch astrologische Spitzfindigkeiten und orientalischer
Schwulst nicht ganz fern davon blieben, muss schon der Nationalität
Haly und dem Zeitalter zu Gute gehalten werden. Ihm folgten **H a l y**
Abbas.

ben el Abbas († 994), ein Perser, der in logischer Ordnung nach
griechischen Theorien und arabischer und persischer Heilmittelpraxis
ein vollständiges Lehrbuch der Medicin schrieb, das besonders
gute diätetische Grundsätze enthält, auch in geburtshilflicher Hinsicht nicht unwichtig ist, und bis zu Avicenna's Erscheinen als das
bedeutendste arabische Werk, das „königliche" genannt, betrachtet
wurde. Ferner Algazirah (um 920—1000), Verfasser eines Com- Algazi-
rah.
pendiums über Symptome, Ursachen und Heilung der Krankheiten;
der Perser Alhervi, von dem ein Werk über Nahrungs- und Alhervi.
Heilmittellehre nach griechischen, arabischen und indischen Quellen
existirt, und Alkarschi (c. 960), der die Aphorismen des Hippo- Alkarschi.
crates commentirte.

Weit und bis zu Ende des 15. Jahrhunderts hin aber überstrahlt diese Avicenna (Abu Ali Alhossain Ben Abd'Allah Ebn Avicenna.
Sinah, geb. 980 zu Afschena in Bokhara, † 1037 zu Hemdan),
von den Arabern der Fürst der Aerzte genannt, obgleich er mehr
durch praktische Fertigkeit und durch die hohe Stellung, die ihm
das Geschick als Leibarzt mehrerer Grossen anwies, diesen Namen
verdient, als durch seine Leistungen in der Wissenschaft, welche
nur in der Nichtigkeit der Zeit eine so hohe Geltung erlangen
konnten, obgleich auch der Klarheit des Vortrags und einer gewissen Universalität ein bestechender Antheil zugeschrieben werden
muss. Sein Streben nach allumfassender Gelehrsamkeit, von dem
unter seinen 105 Schriften vorzugsweise der „Canon", ein System
der Medicin in 5 Büchern zeugt, begleitet jene asiatische Weit-
schichtigkeit und jene Pracht des Ausdrucks, die das Schauge-
pränge liebt. Seine philosophische Bildung gibt sich mehr als
sophistische Dialektik kund, denn als selbstständige Forschung,
die ihm, als Nachbeter des Aristoteles, Galen und Rhazes fremd
blieb. Doch ist sein Commentar zur Metaphysik des Aristoteles
nicht ohne Verdienst, und dessen Studium wie die Anwendung der
Logik ein Haupthebel der Anerkenntniss seiner folgerecht zusam-
mengestellten Arbeiten in der Medicin. Aus dem Aristoteles übertrug er die vier physischen Ursachen der Veränderungen in die
Medicin, theilte spitzfindig scholastisch die Momente der Abscheidung ab, zerfällte die Arten des Schmerzes u. s. w. Unter den
Krankheiten, die er ganz nach Galen abhandelt, sind besonders
gut die Hirn- und Augenkrankheiten beschrieben, spitzfindiger die
Respirationskrankheiten, am gründlichsten die der männlichen Genitalien. Ausserdem hat er den Sitz der Pleuritis genau angegeben, die Lehre von den Exanthemen bereichert (Rötheln, Friesel),

den krampfhaften Gesichtsschmerz gut beschrieben u. s. w. Den
Zeichen vom Pulse und Harn widmete er besondere Aufmerksamkeit, und Diätetik und Prophylaxis sind in vorzüglicher Weise von
ihm bearbeitet. Viele Heilmittel verdanken ihm ihre Anwendung,
z. B. Sublimat, Gold, Silber, aber meist nur äusserlich. Er rühmte
die erheiternde und belebende Wirkung des Goldes. Arsenik wird
äusserlich gegen Hautkrankheiten angewendet. Auch andere Metalle, Erden, von den Salzen besonders Nitrum und Kochsalz sind
bei ihm in Gebrauch, vorzüglich aber aromatische, harzige, überhaupt Pflanzenmittel; von den Abführmitteln die milderen. Ueberhaupt ist der Arzneigebrauch ein einfacherer und milderer als bei
Galen. Natürlich kommen auch viele abergläubische und ekelhafte
Mittel vor, wie Urin und Koth. Den Aderlass rieth er in manchen Fällen gegen die Meinung anderer Araber im Beginn der
Krankheiten, folgt übrigens seinen Vorgängern in der Therapie.
Besser als die Chirurgie scheint ihm die Lehre von den Geistes-
krankheiten bekannt gewesen zu sein, und wie überhaupt bei den
Arabern, erhält auch die Kosmetik bei ihm ihr Recht.

Harun Ebn Ishak   In Harun Ebn Ishak erhielt Avicenna einen Commentator, während zur selben Zeit die Diätetik in dem jüdischen Arzte
Isak ben Soleiman. in Aegypten, Isak ben Soleimann (940), den besten arabischen
Garib. Bearbeiter fand, die Geburtshilfe in Garib ben Said (um 830—
Serapion d. J. 930), und die Arzneimittellehre durch Ebn Serapion d.j. († 1070),
der eine vollständige und vorzügliche Compilation darüber gab,
durch den apokryphen christlichen Arzt Masawaih ben Hamech
Mesuë d. J. (Mesuë d. j., † 1015), der auf Ort, Boden, Umgebung der Pflanzen, Form der dargereichten Mittel Rücksicht nehmen lehrte und
für lange Zeit das beste Lehrbuch der Apothekerkunst lieferte,
Dschezla und durch den Renegaten Jahiah Ebn Dschezla († 1100)
wenigstens in einiger Beziehung gefördert wurde.

Die beste Nachricht von der Chirurgie der Araber erhal-
Abulcasis. ten wir aus einer Schrift des Abulcasis (Khalaf Ebn Abbas Abul
Kasem Alzahrari, aus Alzafra bei Cordova 1106), welche in drei
Büchern den Gebrauch des Glüheisens, dessen Anwendung in örtlichen wie allgemeinen Leiden damals sehr ausgedehnt war, die
blutigen Operationen, Beinbrüche und Verrenkungen, Augen- und
Zahnchirurgie und Geburtshilfe abhandelt, und wenn auch weniger
von Selbstständigkeit, da er meist dem Paulus folgt, von Kühnheit, reicher Erfahrung und Rationalität zeugt. Auch eine Akiurgie mit Abbildungen verfasste er, da er sich vieler Instrumente
(der silbernen Katheder zuerst) bediente. In der Auswahl der

Adern zum Aderlass war er sorgfältig, rühmt den Nutzen pro-
phylaktischer Aderlässe, gibt die Blutstillungsmethode bei verletzten
Arterien sehr gut an, beschreibt die Amputation, den Steinschnitt,
sowie die Perforation des Steines, die Tracheotomie, die Operation
der Balggeschwülste und Kröpfe, selbst eine Resektion der Tibia
ziemlich genügend, lehrt künstliche Zähne einsetzen, lockere befestigen u. s. w. In der Augenheilkunde erregen die Operationen des Entropiums und der Thränenfistel, die Keratotomie bei
Hypopyon, die Unterbindung bei Staphyloma iridis gerechtes Aufsehen. Die Geburtshilfe der Araber aber war, wie aus seinen
Werken hervorgeht, im traurigen Zustande.

Selbstständiger als alle seine Vorgänger war der spanische
Araber Avenzoar (Abdel Malek Abu Mervan Ebn Zohr, † 1161).
Er stattete sein praktisch-medicinisches Handbuch mit eigenthümlichen Ansichten aus, unter denen sein Ankämpfen gegen einseitigen Dynamismus wie Humoraltheorien, die Angaben über die
Ursachen des Lebens und die gute Mischung der Säfte, und die
mit Ebn Thophail übereinstimmende Annahme eines organischen
Zusammenhanges der Functionen ausgezeichnet werden
müssen. Neu ist bei ihm die Schilderung einer Phthisis intestinalis,
einer Art Pericarditis mit Exsudat, die Angaben über Schädlichkeit
der Sumpfluft, die Beobachtung einer Verruca (Scirrhus?) ventriculi
u. s. w. Auch für die von seinen Zeitgenossen verachtete Chirurgie
zeigte er manches Interesse.

Sein Schüler Averroës (Abul Walid Muhamed ben Achmad
Ebn Roschd, † 1198, nach Andern 1149—1217), ebenfalls Spanier,
ist mehr als Philosoph bekannt. Ein heller Kopf, eifriger Verehrer
und Commentator des Aristoteles, dessen Lehre von der Materie
und Form er aber mit der Emanationslehre der Alexandriner zu
vereinigen suchte, zog er das peripatetische System dem galenischen vor, und erwarb sich durch Klarheit und Systematik Achtung, durch freie Ansichten über den Koran aber Verfolgung. Die
Aufstellung seiner Lehre von der Anwendung allgemeiner Grundsätze auf besondere Fälle führt ihn zu Regeln über Indicationen.

Als letztes Gestirn an dem Glanzhimmel arabisch-medicini-
scher Weisheit ist endlich zu nennen der jüdische Arzt, zuletzt
Leibarzt des Sultans Saladin in Aegypten, Rabbi Mosche ben
Maimon (Maimonides, 1135 1207), ein Schüler des Averroës,
durch theologisch-philosophische Schriften berühmt, Verfasser eines
Buches über Diätetik, in welchem er rein hippokratische Grundsätze verfolgte, medicinischer Aphorismen, eines Commentars zu

Avenzoar

Averroës

Maimoni-
des.

Hippocrates, mehrerer Abhandlungen über Hämorrhoiden, vergiftete
Wunden, Ursachen und Zeichen der Krankheit (Hauptwerk noch
ungedruckt). Er verbesserte die Methode der Beschneidung und
von seinem sonst so aufgeklärtem Kopfe lässt sich auf vernünftige
Anschauungen auch in der Heilkunde schliessen.

Ausser ihm wird noch eine grosse Anzahl weniger bedeutender Namen genannt, unter denen wir Elimithar, Hali Rodoam,
Abraham Ben Meir (Avernezel), Abdel - Rahman (Habdarrah-
man) mindestens erwähnen wollen. Aber die Zeit der Blüthe des
Araberthums schliesst mit dem 12. Jahrhundert. Die späteren gehören schon dem Verfall an. Hieher sind zu rechnen : Fachr-ed-
Din el-Razi, ein berühmter Lehrer der Medicin und Philosophie ;
el Samarkandi, Verfasser eines Werkes über Ursachen und Zeichen
der Krankheiten ; Abdel Letif ben Jussuf ben Muhamed (1162
bis 1231), durch eine auch für die Medicin schätzbare Reisebeschrei-
bung und 39 medic. Werken bekannt geworden und Verfasser einer
leider verloren gegangenen auf Autopsie beruhenden „berichtigten“
menschlichen Anatomie „Liber sufficientiae de anat“; Ebn - Beithar
(Abd'Allah ben Ahmad Dhiaëddin Ebn el Beithar, † 1248), der
grösste Botaniker unter den Arabern, berühmt durch Reisen und ein
grosses Werk über einfache Arzneimittel, welches als der bedeutendste Beitrag zur Kenntniss der arabischen Pharmakologie gelten
kann, obgleich es grösstentheils dem Dioscorides und Galen
nachgeschrieben ist; endlich der Bibliograph und Geschichtsschreiber
der bedeutendsten indischen, griechischen, christlichen und arabischen Aerzte Abu Oscibah (1203—1209), mit dem die Geschichte der arabischen Literatur selbst schliesst. Denn als die
politische Macht der Araber zuerst im Orient, durch die Seld-
schucken aus Burkestan geschwächt, mit Bagdad's Sturz durch
die Mongolen (1256) zusammenbrach, und als sie fast gleichzeitig
im spanischen Arabien durch das Aufblühn der Handelsstädte
Genua und Venedig und durch die Eroberung Cordova's durch
Ferdinand III. (1236) auf Granada beschränkt wurde, von wo sie
im 15. Jahrh. endlich Ferdinand der Katholische vertrieb, gingen
auch die Wissenschaften und die Künste des Friedens und Wohl-
standes ihrem Untergange entgegen, nur unter anderer Pflege einem
besseren Ziele entgegen zu reifen.

Wenn wir die Resultate der arabischen Bestrebungen für die
einzelnen Zweige, das Bleibende unter dem Vergänglichen hervorheben, so ist das Ergebniss ein eben nicht bedeutendes. Der
Orient ist kein Boden für grossen Fortschritt des Geistes, und

nur die schlechte Folie des Zustandes der Wissenschaften in der
damaligen übrigen Welt macht bemerkbar, was in einer andern
Zeit regeren Treibens spurlos und unbeachtet verklungen wäre.
Wie asiatische Schlaffheit und Despotie einen selbstständigen und
kräftigen Flügelschlag des Geistes lähmt, der an das Frühere gebunden nur langsam nachkeucht, so verleitet wieder das Flüchtige, Ansschweifende, Ueppige der Phantasie zu einem irren Umher-
bewegen und nimmt die Ruhe der Beobachtung, die vor Allem
der Arzt braucht. Dazu kommt der Hang zum Aberglauben und
Wunderbaren, und Anheften an Kleinliches und Aeusserlichkeiten,
welches weit entfernt mit dem Bedürfniss des Exakten zusammen-
zufallen, Wichtigeres und Massgebendes übersieht; ein falscher
Trieb nach Thätigkeit, der als Vielgeschäftigkeit erscheint (wie
in der Therapie), wo zu rechter Zeit ein Einhalten nothwendig
gewesen wäre, und wiederum Thatlosigkeit (wie in der Chirurgie),
wo wahre Energie Noth thut, — vor Allem aber Mangel wahren
wissenschaftlichen Lebens, Schaffens und Selbstvertrauens. Die
Philosophie des Aristoteles war in einigen Arabern als Nachbetung erklungen, aber sein empirischer Forschungstrieb hat nur
in wenigen Spuren sich fortgepflanzt. Die Philosophie selbst war
mehr eine Dialektik, ein Gemisch aristotelischer, neuplatonischer,
alexandrinischer Ideen, in welche sich noch jüdisch-kabbalistische
und persische Elemente mischten. Die Medicin war die griechische, galenisch-methodische, nur allerdings durch Klima, Sitten
und Land modificirt, ohne dass diese Modification, welche in der
Natur der Verpflanzung selbst liegt, irgend ein Lob in sich schlösse.
Vielleicht sind noch Schätze in den unedirten Schriften der Araber
vorhanden, diese selbst vielleicht noch nicht gehörig ermittelt; was
aber von dem Vorhandenen bekannt ist, lässt sich in Folgendem
zusammenfassen. Das Studium der Anatomie, durch Religion und
Aberglauben verpönt, ist nicht gefördert worden; die galenische
Anatomie ist auch die arabische. Die Physiologie war teleolo-
gisch, meistens aristotelisch; die Pathologie, in welcher nur die
Beschreibung der dort häufig vorkommenden Hautkrankheiten und
einiger andern bisher nicht erwähnten Krankheiten neu ist, war
humoralpathologisch; galenisch, mit orientalischer Mystik durch-
webt. Die grösste Aufmerksamkeit wurde auf eine spielende,
kleinlich-ängstliche Harn- und Pulsschau verwendet. Ihre Therapie, die Diätetik ausgenommen, welche, nebst deren Unterabtheilung Kosmetik, schon die Sitten des Orients fördern, ohne die
nöthige Besonnenheit und Ruhe, Einfachheit und Wahrheitsliebe;

milder zwar als die griechische, weil auch diess das Klima heischte, aber nicht frei von Mystik, die sich in Uroskopie, Astrologie und der Anwendung manches sonderbaren Mittels kund gab. Dabei liessen sie die Naturthätigkeit unbeachtet. Daher ihre Polypharmazie, das Heranziehn vieler und neuer Arzneimittel, wie des Bolus armena, der rothen Korallen, der Perlmutterschalen, Diamanten, des Atramentsteins, Operments, Bezoar u. s. w., vieler Harze, Aromate, metallischer und Pflanzenmittel der verschiedensten Art. Die Prognostik wurde nur für die Charlatanerie ausgebeutet. Wie mangelhaft und unselbstständig aus einem falschen Schamgefühl, Muthlosigkeit und Mangel an anatomischen Kenntnissen der Zustand ihrer Chirurgie, Augenheilkunde, besonders aber der Geburtshilfe war, ist oben dargethan. Wenn also selbst ihre Verdienste um die Heilmittellehre dadurch geschmälert wurden, dass sie hier mehr extensiv als intensiv genutzt haben, und dass es ihnen leicht wurde neue Schätze, die ihre Empirie brauchte, durch Reisen, Handel und Kriege herbeizuschaffen, so bleibt als eigentlicher Fortschritt nur die durch die Araber gepflegte Pharmacie übrig, welche mit Hilfe der schon durch Geber im 8. Jahrh. angebauten und neuerdings dadurch selbst wieder angeregten Chemie, neue Arten der Bereitung und neue Formen (Pillen, Tincturen u. s. w.) der Heilmittel schuf, deren Namen noch jetzt gewichtige Zeugen für arabische Leistungen auf diesem Gebiete sind (z. B. Alkohol, Julep, Syrup, Naphtha). Mit dieser Schöpfung innig zusammen hängt die Errichtung von Apotheken und Dispensatorien, deren erste im 9. Jahrh. zu Dschondisabur, die berühmteste im 12. Jahrh. zu Bagdad (Krabadin-Apotheke des Abul Hassan) vorkommt. Nach diesem Allen kann die Medicin der Araber keine selbstständige Stellung in der Geschichte der Medicin einnehmen, sondern nur durch die Erhaltung der griechischen Heilkunde, welche sich aus den Wirren damaliger Zeiten in die ruhigen Gefilde des Orients flüchtete, und durch die Vermittlung künftiger Rückssiedelung als conservirendes Mittelglied und Uebergangsbildung bezeichnet werden. Wir werden an diese arabische Medicin wieder erinnert, sobald das wissenschaftliche Leben des Abendlandes von Neuem erwacht. Für jetzt müssen wir den Blick von dieser Durchgangsepoche ablenken, um die Veranstaltungen zu sehen, welche die mühsam ringende Entwickelung der Medicin macht, um aus dem Verfall der damaligen Zeit wenigstens die erste Stufe klinischer Ausbildung wieder zu erlangen, welche des frühen Alterthums erste Periode bezeichnete.

Pharmacie.

Apotheken und Dispensatorien.

§. 30.
Mönchsmedicin.

Als gegen das Ende des 5. Jahrhunderts nach den zerstö- Kloster u
renden Eroberungszügen der Barbaren die wissenschaftliche Blüthe Kloster-
schulen
des Alterthums geknickt war, boten die Klöster und die mit ihnen als Pflanz
verbundenen Klosterschulen allein einen Zufluchtsort für die Wissen- stätten der
Heilkunde.
schaft dar. Jemehr die äussere Thätigkeit der Mönche beschränkt
war, je still beschaulicher und innerlicher das friedliche Treiben
innerhalb einsamer Klostermauern waltete, desto mehr erwachte
die Sehnsucht nach Nahrung des Geistes im Gegensatze zur unterdrückten Sinnlichkeit, und selbst die fanatischen Verfolgungen
eines Gregor, der das Alterthum mit seinem Fluche zu ver-
scheuchen dachte, konnte diesen Drang nach geistiger Befriedigung nur unterdrücken, nicht aufheben. So wandte sich auch die
Heilkunde hülfesuchend an die Mönche, und war einer um so freu-
digeren Aufnahme gewiss, als der Gartenbau, dem sich die Mönche
mit Vorliebe hingaben, den Anbau heilkräftiger Pflanzen ermöglichte (man erbaute Meerzwiebel, Liebstöckel, Sadebaum, Eibisch,
Bachmünze, Rheum rhaponticum, Sauerklee etc.), und als diese
Art äusserer Werkthätigkeit, nach der sich der schleppende Gang
eines monotonen Mönchelebens sehnte, in Uebereinstimmung stand
mit den Werken der Liebe und Barmherzigkeit, welche das Christenthum seinen Priestern auferlegt. Aber diese vorwaltend christliche Richtung war es auch, welche der Mönchsmedicin wie der Medicin
der Priester des Alterthums, den eigentlich religiösen Anstrich gab,
den wir auch als charakteristisch für das erste Stadium der Medicin
des Alterthums aufgestellt haben. In den Händen der Mönche, der
Repräsentanten des Christenthums, wäre daher die blosse Anwendung von Heilmitteln ohne die Beihülfe christlicher Hülfsmittel
gewissermassen als eine Inconsequenz erschienen. Darum traten
Gebete, Beschwörungsformeln, Talismane, Reliquien, Weihwasser
und abergläubisch magische Mittel aller Art in den Vordergrund;
darum wurde, wie bei den Asclepiaden, die Heilung als eine Sühne
von dem Uebel der Krankheit betrachtet, und wenn die Heilung
fehlschlug, die Schuld der Sünde aufgebürdet. Darum musste der
Glaube und die Exaltation vollbringen, was die mangelnde Kunst
der Mönche nicht vermochte. Denn aus den Quellen des Alterthums, der einzigen damaligen Möglichkeit für Ausbildung in ärztlicher Hinsicht durften sie nicht schöpfen, weil, so lange das Chri-

stenthum noch mit dem Heidenthum rang, es aus fanatischer Furcht vor dem Hauche desselben Alles verbannte und verdammte, was irgend mit demselben zusammenhing. — Auf diese Weise wurden die friedlich und in schöner Naturumgebung liegenden Klöster, sowohl der Mönche als der Nonnen, Heilanstalten und Wallfahrtsorte für Kranke. Vorzugsweise zeichneten sich die Antonsbrüder, Alexianer, Beguinen, Lollharde, Celliten und schwarzen Schwestern im Berufe der Aerzte aus, und nicht unrühmlich werden einzeln genannt: die Bischöfe Tobias und Theodor und Cuthbert in England, Bischof Sigoald in Spoleto, Campo in Italien, Johann von Ravenna in Frankreich, Wigbert, Bischof in Hildesheim, Walafried Strabo († 840), Abt von Reichenau, Verfasser eines Gedichtes Hortulus über die Heilkräfte der Pflanzen; Macer Floridus, Verfasser eines ähnlichen Werkes; Marbodus, welcher die Heilkräfte von 60 Edelsteinen beschrieb; Thieddeg aus Prag († 1017), Notker von St. Gallen und die Aebtissin Hildegard († 1180) auf dem Rupertsberge bei Bingen, sämmtlich vom 7—12. Jahrhundert; dann die Herausgeber einiger naturwissenschaftlicher Schriften, in denen die Heilkunde einen Abschnitt bildet, wie Beda Venerabilis, Isidorus von Sevilla, Hrabanus Maurus und der Verfasser des liber kiranidum. An eine eigentlich wissenschaftlich ärztliche Bildung ist hierbei nicht zu denken, und die Bemühungen der Augustiner, sowie die Pflanzschulen der Benedictiner (bes. in England), welche Cassiodor († 569), der Ordensgenosse des Benedict von Nursia, ausdrücklich auf das Studium der Medicin und insbesondere auf den Caelius Aurelianus und Dioscorides verwies (denn Hippocrates und Galen kannte er im Originale selbst nicht), sind Samenkörner, welche erst in einer spätern Zeit aufgingen. Als Hebel der Bildung aber müssen besonders erwähnt werden die von Karl dem Grossen in Frankreich (wo schon früher Marseille, Lyon und andere Lehranstalten blühten), gestiftete Akademie und die Schulen, welche unter dem Namen Physica die Medicin in das Quadrivium aufzunehmen hatten; endlich die Verdienste Gerbert's, des nachmaligen Pabstes Sylvester II., um die Theorie der Arzneikunde, die er von den Arabern erlernte († 1003).

Aber es blieb nicht allein bei der blossen Ausübung der priesterlichen Medicin durch die Mönche; gleich dem frühesten Zeitraume des Alterthums sollte auch dieser Vorabend des Mittelalters seine Asclepien, seine klinischen Schulen zu Kos und Knidos haben, aus denen wie damals die Emancipation der Heilkunde hervorging, wir meinen die Schulen zu Monte Cassino in Campanien und **Salerno** im Neapolitanischen. Auf den Trümmern Die
Schule zu
Monte
Cassino eines alten Apollotempels unterrichtete schon im 9. Jahrhunderte dort **Bertharius** vom Orden der Benedictiner, später Alphanus II. im Kloster zu Monte Cassino, wohin Kranke (unter ihnen Kaiser Heinrich II., der Baier, im 11. Jahrhundert) und wissbegierige Mönche, Letztere besonders aus Frankreich, in grosser Anzahl strömten. Zu Ende des 11. Jahrhunderts erwarb sich der nachmalige (1086) Pabst Victor III., **Desiderius** (geb. 1027 zu Monte Deside-
rius. Cassino) einen Ruf als Arzt und Lehrer, mehr aber noch zu derselben Zeit **Constantinus Africanus** aus Carthago († 1087). Constan-
tinus Afri
canus Nach 39jährigen Reisen in den Orient verpflanzte er arabische Gelehrsamkeit nach dem Abendlande in schlechtgeschriebenen lateinischen Uebersetzungen, welche durch Uebertragungen in die romanische Sprache durch einen Mönch **Atto** noch bekannter wurden und dem Constantinus den Beinamen eines Orientis et Occidentis Doctor erwarben.

Irrthümlich ist bisher oft Monte Cassino als Lehranstalt betrachtet worden. Was hier für die Heilkunde geschah, war mehr zufällig, da auch eine grössere, vom Abt Desiderius gestiftete und von seinem Nachfolger Odorisius erweiterte Krankenanstalt mit dem Kloster verbunden war.

Eine eigentliche Pflanzstätte von hoher Bedeutung für die Die
Schule zu
Salerno. Wiedergeburt der Medicin ward dagegen die Schule zu **Salerno**, welche wahrscheinlich schon zu den Zeiten des alten römischen Reiches (nach Renzi) als Heilanstalt bestanden hat und jedenfalls nach der Zusammensetzung ihres Lehrerkollegiums später einen weltlichen Charakter hatte. Ihr Ruf lockte schon im 9. Jahrhundert einen französischen Erzbischof zur Wiederherstellung seiner Gesundheit an. Durch die reizende und glückliche Lage am Meer, eine mit den kräftigsten und üppigsten Pflanzen bedeckte Bergkette zur Seite und befeuchtet vom schönsten Wasser, trug Salerno gleich den alten Asclepiadentempeln schon in sich den Keim der Heilung. Frühzeitig gross war der Name dieser Lehranstalt. Bereits im 12. Jahrhundert schaarten sich Juden, Griechen, Italiener und Saracenen hier. Besonders aber vermehrten die Kreuzzüge diesen Ruf, da das glückliche Klima und die bequeme Lage manchen Erkrankten und Gesunden herbeiführte. Unter Jenen wird auch der verwundete **Robert** von England, Sohn des Eroberers Wilhelm von der Normandie genannt. Im 13. Jahrh. soll Salerno von Friedrich II. zur Bildung der Aerzte und Prüfung dieser und der Apotheker bestimmt worden sein. Jedoch darf

man nicht glauben, dass diese Schulen aus den anfgezogenen
Kreisen damaliger Anschauung gänzlich herausgetreten wären.
Der Aberglaube zog todte Heilige, wie die Reliquien der Märty-
rerinnen Archelais, Thekla und Susanna, und Lebendige, wie den
Abt Bernard von Claivaux zu Hülfe, um Wundercuren zu verrichten, während nebenbei Ansichten des Hippocrates, des
Galen, des Caelius Aurelianus und später wahrscheinlich
durch Constantin von Afrika auch der arabischen Aerzte sich
geltend machten. Salerno selbst hiess „Civitas Hippocratica“ und
erhielt später ein Gymnasium, als erweiterte Lehranstalt um für
die anderen Wissenszweige der späteren Fakultäten, welche nach
Allem zu schliessen, ihren früheren geistlichen Charakter verlor

und den weltlichen annahm. Das erst jüngstentdeckte „Compen-
dium Salernitanum“, als dessen Verfasser besonders Petronius,
Johannes Afflacius, Ferrarius, Pontus, Copho und
Joh. Platearius genannt worden, worin die ganze damals be-
kannte griechische Medicin nach ihrer praktischen Seite hin dar-
gestellt ist, beweist die Abhängigkeit des Mittelalters einerseits vom
Griechenthum, andererseits aber die vorzugsweise klinische
Richtung der salernitanischen Schule, welche ganz im Hippocra-
tischem Geiste mit Milde und Einfachheit verfuhr. Daher auch die
Pflege der Diätetik. Ein besonderes Lebenszeichen dafür gewährt
das dem Johann von Mailand (1101) zugeschriebene, angeblich
Robert von England gewidmete, später von Arnold de Villa-

nova commentirte „Regimen sanitatis Salernitanum.“ Es
enthält nach den Elementarqualitäten und den Temperamenten ein-
gerichtete diätetische Regeln, nebenbei auch Abschnitte über Arzneien, den Aderlass und Heilregeln, die theils des Gehaltes, theils
der Form wegen sich bis in's 17. Jahrhundert erhielten und nicht
mit Unrecht „Blüthen der Heilkunde“ genannt werden, weil der
harmonische Wohlklang gereimter lateinischer Verse diejenige
Wärme und Innigkeit über ein an sich trockenes Gebiet verbreitet,
die uns noch heute in den Mönchsgesängen so wunderbar ergreift.
Es schien, als ob man so auch hier wenigstens durch die Form
die Verbindung mit dem Religiösen herzustellen bemüht gewesen
wäre. Es ist wahrscheinlich nicht ohne Einfluss der arabischen
Medicin geschehen, dass, wie auf diese Weise die Diätetik von
den aus dieser Schule hervorleuchtenden Männern, auch die Pharmakologie und Pharmacie besonders bearbeitet worden, Gebiete, deren sich die Araber vorzugsweise bemächtigt hatten.

Während noch in den Schriften des Gariopontus (um 1057)

des Verfassers des „*Passionarius Galeni*", welche sich auf die grie- Copho.
chischen Vorbilder stützt, in Copho's übrigens durch Einfachheit
der Grundsätze und Klarheit das Anzeigen ausgezeichneter „*ars
medendi*" (1065?) die Hippocratische Medicin waltete, zeigt schon
Nicolaus Praepositus (Anf. d. 12. Jahrb.) den in der Schule Nic. Prae-positus.
herrschenden Geist der Pharmakasterie an. Lange Zeit wurde
Dieser mit dem Nicolaus Myrepsus, dem Verfasser eines griechischen Antidotarium aus d. 13. Jahrb. verwechselt, und ist erst
in neuerer Zeit als Verfasser des Antidotarium minus ermittelt
worden, welches 140—150 Vorschriften für die Aerzte mit Angabe
der Heilwirkungen und Anwendungsweise in alphabetischer Ordnung enthält, und wegen seines langdauernden Ansehens die Phar-
macopoe des Mittelalters genannt werden kann. Das ihm
früher zugeschriebene Antidotarium majus für die Apotheker ist
eine Compilation späterer Zeit, wahrscheinlich aus dem 15. Jahrb.
Dieses Antidotarium wurde von Johannes Platearius mit Joh. Pla-tearius.
„Glossen" versehen und diese wieder wurden später von Aegidius Corboliensis (Ende des 12. Jahrb.) zu einem grossen
Lehrgedichte umgearbeitet, welches das Lob und die Eigenschaften der Arzneien in 4663 Hexametern besingt. Bald dem Johannes, bald dem Matthaeus Platearius, dem der ehrende Matthaeus Platearius
Beiname eines Magister zu Theil wurde, wird das Buch de sim-
plici medicina, auch nach seinen Anfangsworten „Circa
instans" genannt, welches im Mittelalter die Richtschnur der
Dispensatoren bildete, zugeschrieben. Ein Schüler des Letzteren
war eben Aegidius Corboliensis, später Leibarzt des Aegidius Corbo-liensis
Königs Philipp Augusts von Frankreich, der die Harn- und Pulslehre ebenfalls poetisch abhandelt und mit seiner spitzfindigen
Semiotik, überreichen Heilmittellehre und ausgebildeten pharmaceutischen Technik einen nicht unwichtigen Beitrag zur Kenntniss
jener Zeit lieferte. Ausserdem sind noch Alcadinus aus Syrakus, Andere Salernita-ner und
als Verfasser einer Schrift über die Bäder von Puzzuolo, vielleicht
Otho Cremonensis mit seinem pharmakologischen Werke aus Salernita-nerinnen.
derselben Schule, und unter den Lehrerinnen und Schriftstellerinnen
zu Salerno (Abella, Mercuriadis, Rebecca) vorzüglich die
Verfasserin eines Buches über die Weiberkrankheiten, Eros, auch
Trotula genannt, endlich als tüchtiger Praktiker der Erzbischof Trotula.
Romuald, päpstlicher Leibarzt († 1881) zu erwähnen *).

*) Renzi führt in seinem neuesten trefflichen Werke: Storia docu-
mentata della Scuola medica di Salerno, Napoli 1857, 2. Bd. vom 9. Jahrb.

Mit dem Ende des 13. Jahrhunderts aber ging Salerno's Ruhm die Bahn immer mehr abwärts. Ausser dem durch innere Momente, besonders das überhandnehmende Gewicht des Arabismus über den ehemaligen hippokratischen Geist, bedingten Verfall trug auch die Begründung der Universitäten, besonders in Frankreich äusserlich dazu bei. Vorzüglich wetteiferte bereits im 12. Jahrh. mit Salerno die zu Montpellier in einer schönen und gesunden Lage befindliche und mit trefflichen Krankenanstalten versehene Schule, welche, im 13. Jahrh. als Universität mit einem anatomischen Theater vom Cardinal Konrad der Pariser gleichgestellt, einen grossen Ruf erlangte und tüchtige Männer heranzog.

§. 31.
Rückblick zur Charakteristik der ersten Stufe.

Mächtiger als diese immerhin schätzbaren und bedeutsamen Momente für die Entwickelung mahnt uns der gewichtige Ruf einer neuen Zeit, die im gewaltigen Umschwunge aller Verhältnisse und Kräfte die schlummernden und unterdrückten Regungen des Geistes weckte und mit der Vorbereitung einer geläuterten und unmittelbaren Aufnahme der ursprünglichen Leistungen des Alterthums zugleich eine neue, eigenthümliche Anschauung und Geistesrichtung schuf. Darum verlassen wir diesen ersten Abschnitt des mittelalterlichen Zeitraums, der uns in seinen von dem Alterthume hinterlassenen Spuren und in der dadurch vermittelten Bildung des Mittelalters als Anknüpfungspunkt der neueren Zeit erscheint. Nachdem die dem grossen Aufschwunge des Alterthums folgende rückgängige Bewegung endlich vor den griechischen Mustern wieder Halt machte, welche zuerst die Araber wieder herzuführten, und nachdem die Periode der mystischen und religiösen Beimischung auch hier wie im Alterthum überwunden war, stehen wir wiederum auch in diesem ersten Stadium des Mittelalters, wie in dem gleichen der Vorzeit, auf der ersten Sprosse zu künftiger Heraufbildung, die durch das Erwachen klinischer, vorzugsweise auf Diätetik und Therapie als erstes und letztes Ziel der Heilkunde gerichteten instinktiven Bestrebungen am richtigsten charakterisirt werden dürfte.

---

bis zur Aufhebung der Schule im Jahre 1811 269 Aerzte und Aerztinnen an, die ersten sind : Giuseppe um 840, Giosa um 850.

ZWEITE STUFE.

Von dem Wiederbeginn empirischer besonders klinisch-praktischer Bestrebungen bis zur Wiedergeburt der Heilkunde des Alterthums im Mittelalter. Künstlerische Stufe.

Von c. 1100 bis c. 1500.

§. 32.

Allgemeine Culturzustände des Mittelalters, Kreuzzüge, Emancipation der Heilkunde aus den Händen der Mönche. Ritterorden. Krankenanstalten. Medicinalgesetze. Universitäten.

Wenn das Mittelalter die schwärmerische Jugendzeit der Menschheit genannt werden kann, so sind die Kreuzzüge die ersten und deutlichsten Manifestationen dieses überströmenden Jugendmuthes. Glauben und Liebe und chevaleresker Thatendurst hatten einen eben so grossen Antheil daran, wie ein uralter innerer Hang des Abendlandes nach dem Oriente, ein unbestimmter Wissensdurst nach fremder Anschauung und Erfahrung, ein Streben die durch Monotonie bezeichnete heimische Scholle mit einem abentheuerlich buntwechselnden Leben zu vertauschen. Es war einerseits die Ueberfüllung der Menschen, die sie nach Luft und Freiheit in weiteren Kreisen suchen liess, andererseits eine Art Uebersättigung an dem in gestaltungslosen Zuständen erkrankten Treiben, welches so eine zweite Völkerwanderung herbeiführte. Der Fanatismus und die Sehnsucht nach dem Urboden der christlichen Religion (da das Mittelalter die Färbung des Glaubens Allem aufdrückte) waren nur Hebel und Aushängeschild, um die romantische Thatkraft, zu welchem Zwecke auch immer, zu realisiren. Hierfür spricht schon die Natur der späteren Kreuzzüge, welche, des von der Hierarchie künstlich angefachten Enthusiasmus entkleidet, rein politisch die Begründung eines besonderen Reiches im Orient bezweckten. Wer aber, wie selbst Herder, die Wirkungen dieser Kreuzzüge für die Wissenschaft nicht zu hoch anschlagen will, hat wohl nur die unmittelbaren Folgen im Sinne; die mittelbaren durch eine freiere Entwickelung und Umgestaltung aller damaligen Verhältnisse hervorgegangenen, sind unberechen-

Einfluss d Kreuz- züge.

bar, wie die lange nachfolgenden Wirkungen einer gewaltigen
Körperkrisis. Als solche mittelbar auch auf die Medicin einwir-
kende Folge tritt uns besonders ein bisher zu wenig beachtetes
Moment entgegen. Man hat immer zu grossen Werth auf die er-
worbene Kenntniss des Morgenlandes gelegt und dabei übersehn,
wie noch weit mehr das Zusammentreffen der verschiedenen Nationen des Abendlandes zu einem Ziele eine geistige Reibung,
eine Vielgestaltigkeit der Anschauung und einen Austausch von
Ideen und Sitten herbeiführen musste, der auf die Entwickelung
des Geistes und der moralischen und politischen Zustände nicht
anders als wohlthätig wirken konnte. Wir datiren daher erst von
dieser Zeit an den gleichmässigeren Antheil aller Nationen
an der Cultur, während diese im Alterthume nur immer der politisch hervorragendsten zu Theil wurde. Es ist ein wichtiger Fortschritt in der Geschichte der Menschheit, dass, nachdem früher-
hin eine gewisse Despotie und Hegemonie der Bildung geherrscht
hatte, die nur durch die Abwechselung der politischen Oberge-
walt variirt wurde, unabhängig von dieser im Mittelalter alle
Nationen ein gleiches Anrecht an die Cultur des Geistes sich
erwarben, und wie dort in einem Auseinander-, hier in einem
Nebeneinanderstehn und Incinanderübergehn und Zusammenweben
der Zweck der Menschheit erfüllt wurde. Natürlich mussten daher
die Kreuzzüge auch für die Medicin Früchte tragen. Warum sollte
sie leer ausgehen, wenn die durch Glaubensheroismus und aben-
theuerliche Stoffe bereicherte Poesie in dem Thema des Glaubens,
der Liebe und der Ehre schwelgte, wenn die Sinne durch die
Kunst der Malerei und Baukunst verfeinert wurden, durch
fremde Anschauung der Betriebs- und Gewerbsfleiss geweckt wurde,
der Handel endlich emporblühte und durch innigere Befreundung
fremder Elemente wiederum den Wissenschaften und Künsten
günstig und insbesondere auch der Heilkunde unmittelbar durch
Einführung neuer Arzneimittel erspriesslich wurde? Mehr wohl als
die Sprachen und die Gelehrsamkeit des Morgenlandes, von denen
wahrscheinlich die wenigsten Kreuzfahrer Notiz nahmen, nützte
die sich unwillkührlich aufdrängende Vergleichung der religiösen und politischen Verfassung dieser Länder. Fast mochten
diese besser erscheinen, als der damalige Druck der Priester und
der ganzen bürgerlichen Verhältnisse des Abendlandes; jedenfalls
aber lieferten diese Betrachtungen ein neues Ferment in die sich
kräftiger regenden Bestrebungen zur Abhülfe der Priester- und
Adelsherrschaft, welche man im Oriente aus den verschiedenen

Motiven verwünschen lernte. Durch die Freiheit, welche die Kreuzfahrer der Leibeigenschaft enthob, durch die Selbstständigkeit,
welcher jeder im Heere erlangte, durch die Thatkraft selbst, welche
neben dem grössten Aberglauben einherging, aber dem unbedingten Gehorsam gegen die Priester Eintrag that, die man durch
persönliche Berührung näher kennen lernte als die Heiligkeit einer
solchen Persona (Rolle) gutheissen mochte, endlich durch Handel
und Gewerbsfleiss, bildete sich den Priestern und Rittern gegenüber eine neue Macht, der d r i t t e S t a n d, der sich in der Opposition der Städte später concentrirte, uud im Gegensatze zur Ver-
finsterungssucht der Mönche und zur brutalen Rohheit des Adels
künftig den Wissenschaften und Künsten des Friedens so förderlich
wurde. — U n m i t t e l b a r auf die Ausbildung der Heilkunde aber
wirkten die durch so grosse Verheerungen und Schicksale, durch
nahes Zusammenleben und physich und psychisch gesteigerte Stimmung so vieler Menschen erzeugten n e u e n K r a n k e n a n s t a l t e n,
die dadurch nothwendig gewordenen n e u e n K r a n k h e i t e n und
die mit diesen in nabem Zusammenhange stehenden g e i s t l i c h e n
R i t t e r o r d e n. Um den Einfluss dieser Umstände näher zu würdigen, müssen wir erst einige ä u s s e r e V e r h ä l t n i s s e d e s
ä r z t l i c h e n S t a n d e s berühren, die nothwendig waren, um
die innere Selbstständigkeit der Wissenschaft vorzubereiten.

Wie die Beschränkung der Medicin auf die Priesterkaste in
Aegypten und Indien der freien Entfaltung derselben feind war,
weil alles Erbliche, Privilegirte und für sichern Besitz Gehaltene
schon an sich des Fortschrittes nicht zu bedürfen glaubt und Stabilität bedingt; wie die Emancipation der Heilkunde Griechenlands
andererseits aus der exoterischen Richtung der Asclepiaden und
aus der Zerstörung der Vorrechte und Mysterien derselben hervorging, so musste eine ähnliche Befreiung der Heilkunde aus den
Händen der sich privilegirt haltenden Mönche die Medicin auf
den offenen Markt des Lebens heraussführen. Hier, entkleidet aller
mystischen und fanatischen Umhüllung, gestaltete sie sich in der
Berührung mit dem Leben selber lebendiger. Merkwürdig genug
wurde diese Befreiung selbst von der Hierarchie herbeigeführt, die
sich aus Furcht eigene Interessen zu gefährden, zum Heile der
Menschheit so des besten Mittels beraubte, mit der Gewalt über
den Körper den Geist zugleich völlig zu unterjochen. Indem nämlich die Ausübung der Chirurgie, nach einigen älteren Gesetzen
zu schliessen, nicht gerade für ehrenvoll gehalten wurde, fürchtete
die Hierarchie, dass die so auf die Aerzte fallende Schmach auch

dem Ansehn der Geistlichkeit Schaden thun könnte, und dass
überdiess eine weltliche Annäherung, wie sie die Praxis der Heilkunde herbeiführt, einem freiern Verkehr zwischen Laien und Mönchen förderlich, darum aber dem strengen Regime und der nothwendigen klösterlichen Einschränkung hinderlich sein könnte. Deshalb verbot das Concilium zu Rheims im J. 1131 den Geistlichen
die medicinische Praxis und wiederholten dasselbe wegen Nichtbeachtung dieser Vorschriften die spätteren Concilien im Lateran
1139, in Montpellier 1162 und Tours 1163 und zuletzt noch die
in Paris und im Lateran 1212 und 1215. (Hier wurde ausnahmsweise der niedern Geistlichkeit, den Exoterikern, die Medicin, ausgenommen das Brennen und Schneiden, freigegeben.) Dieser so
wohlthätige Uebergang der Heilkunde von den Mönchen auf Laien
wurde selber durch eine Art Uebergangsbildung, die Ritterorden, welche die Mitte zwischen weltlicher Macht und klöster-
licher Corporation hielten und ursprünglich der Krankenpflege sich
widmeten, vermittelt. Schon vor den Kreuzzügen bildeten sich in
Palästina zur Pflege kranker Pilger die Brüderschaften des heil.
Johannes, der Maria und des heil. Lazarus; seit den Kreuzzügen
aber machte das Beispiel des Orients, und noch mehr die Vermehrung der Krankheiten und die Herrschaft des Aussatzes die Stiftung
solcher Orden nothwendig, welche zugleich durch ihre kriegerische
Organisation die Uebergriffe der Ungläubigen abhalten sollten. So
entstanden die Tempelherren, die Hospitaliter- oder Johanniter-Ritter,
die Hospitalarii sancti spiritus, die schwarzen Schwestern. Aus
jener Zeit rührt von dem milden und trefflichen Roger de Mou-
lins (1181) die erste eigentliche Lazarethordnung her, die
ausdrücklich von der Anstellung von Aerzten spricht, welche nach
den vorhandenen Urkunden wahrscheinlich eine arabische Therapie übten. Die Nothwendigkeit die Aussätzigen abzusondern,
musste endlich auch im Abendlande öffentliche und private Hospitäler begründen, die durch Vergleichung einer grossen Anzahl von Kranken von selbst instructiv waren. Sie wurden von
den Geistlichen aus Habsucht so lange geleitet, bis endlich auf
einem Concilium zu Wien (1312) verordnet ward, dass künftig nur
Laien den Lazarethen vorstehen sollten. — War somit für die
Emancipation der Heilkunde aus den Händen eigennütziger Geistlichen viel gewonnen und das Substrat und der Stoff für Sammlung medicinischer Erfahrungen reicher und bequemer geboten, so
gehörte doch eine Verbesserung des Standes der Aerzte und
eine bessere Erziehung und Heraufbildung der Individuen

Ritteror-
den.

Lazareth-
ordnung

Hospitäler.

nothwendig dazu, um wieder den Geist der Wissenschaft anzufachen und zu beleben. Dies vermittelten einerseits s t a a t l i c h e A n -ordnungen und Gesetze, andererseits die Gründung der Universitäten. Hatte schon Königs R o g e r von Sicilien Verordnung (1140) die Erlaubniss zur Praxis von weltlichen Beamten abhängig gemacht, um der Charlatanerie entgegenzuwirken, so erwarben sich F r i e d r i c h's II. M e d i c i n a l g e s e t z e (1224) ein weit grösseres Verdienst, da er die Ausübung der Medicin an bestimmte Studienjahre und Prüfungen knüpfte und in dem Titel eines Magister, den die begünstigte Schule zu Salerno zu ertheilen hatte, eine ärztliche Würde schuf, welche, obgleich nur äusserlich, unter den damaligen Verhältnissen zugleich eine innere wurde. Durch eine Art von Medicinaltaxe, durch Beaufsichtigung der Apotheker und Droguisten, durch Gesetze für Aerzte und Chirurgen und durch die Begünstigung der Schulen zu Salerno und Neapel hatte dieser grosse, seiner Zeit weit voranleuchtende Kaiser der Medicin einen festen staatlichen Boden gegeben, der auf die innere Gestaltung (wie schon aus der Verordnung für die Chirurgen, Anatomie zu studiren, hervorgeht) die bedeutendste Rückwirkung haben musste. Diese Bestrebungen vollendete die Entstehung der U n i v e r s i t ä t e n, vor denen der bereits verblichene Glanz der Schulen zu Salerno und Neapel, trotz der Bemühungen der J o h a n n a von N e a p e l (Bestätigung der Gesetze Friedrichs II., 1365), gänzlich erlosch. Hier erwuchs eine weltliche von der Glaubensherrschaft und ihrer Beschränkungssucht unabhängige und durch feste Corporation gesicherte Gelehrtenmacht. In der universellen Berücksichtigung der wichtigsten Theile des menschlichen Wissens bildete sich diejenige Geistesreibung im wechselseitigen Ideen- und Erfahrungstausch, welche, trotz der Selbstständigkeit der einzelnen Doctrinen, zu ihrer wahren wissenschaftlichen Begründung des Einflusses der verschiedensten Provinzen menschlicher Erkenntniss nicht entbehren kann. Diese U n i v e r s i t ä t e n, die zuerst in Frankreich und Italien, Spanien und England, später in Deutschland erstanden, wie die neben ihnen wirkenden G e l e h r t e n s c h u l e n, unter denen in medicinischer Hinsicht B o l o g n a, F e r r a r a, P a d u a, P a v i a, M a i l a n d und P i a c e n z a die berühmtesten waren, endlich die damit verknüpften B i b l i o t h e k e n, waren die sichersten Vereinigungspunkte der Gelehrtenwelt aller Nationen. Sie führten zum wahren Fortschritt der Wissenschaften, die mit der Ausbildung des Einzelnen, unter dem Einflusse des verschiedensten Nationaltypus, der Idee eines systematischen Ganzen näher rückten.

(Marginalien:) Medicinalgesetze Friedrich II. — Universitäten. — Gelehrtenschulen. — Bibliotheken.

§. 33.

Scholastische Medicin.

Leider aber war mit der Verweltlichung und Befreiung der
Heilkunde aus den Händen der Mönche kein zweiter Hippocrates erstanden. Aus der Scylla gerieth die Medicin in die Charybdis, wir meinen die scholastische Philosophie. Sie zog
die Heilkunde in ihr engmaschiges Netz und verknüpfte sich fest
mit ihr. So war wieder eine Zeitlang alles Ringen der Heilkunde
nach Selbstständigkeit umsonst gewesen. Was im Vergleiche zu
der Abhängigkeit der Medicin von der ionischen und eleatischen
Philosophie nach langem Kampf mühsam errungen war, ging
wieder verloren und, schlimmer als die Herrschaft der ausser der
Medicin stehenden philosophischen Systeme und des strengen
Dogmatismus, lasteten die unseligen Fesseln der scholastischen
Philosophie auf der unbeweglich festgehaltenen Arzneiwissenschaft.
Die scholastische Philosophie, hervorgegangen aus den Schulen
Karls des Grossen, kann mit Recht die Philosophie des Mittelalters genannt werden, weil sie nur Uebergangsbildung und Ver-
mittlerin des neuen Fortschrittes im Denken ist und mit ihrem
Ausgangspunkt, der (von Augustin gestifteten) Theologie, der heidnischen Philosophie gegenübersteht. Indem sie nämlich eine
christliche Philosophie ist, ging sie nicht blos von der Idee
als Höchstem aus, wie Plato, sondern von dem Glauben. Sie
suchte durch Logik, Metaphysik und Dialektik das Streben nach
objectiver Gewissheit zu bethätigen, dessen die Philosophie der
Kirchenväter durch die Lehre der Offenbarung und durch die
eklektische Auswahl aus der Philosophie des Alterthums entbehren
zu können meinte. Das Wesen der scholastischen Philosophie ist
daher eine Verschmelzung der Dialektik mit der Theologie, und steht dem Realismus des Aristoteles, von dem sie später
so viel aufnahm, eigentlich durch die Construction von dem Höchsten aus ganz feindlich gegenüber. Da dieses Höchste als zurei-
chend gegeben für die Philosophie bestand, handelte es sich nur
um die Form des rationalen Wissens, um eine deutliche und gewisse Fixirung dieser Normen, wodurch auch das Ziel und das
Mittel, die Dialektik, gegeben war.
Die Dauer dieser Philosophie umfasst die Zeit vom 9. Jahrh.

bis auf unsere Zeit, ihre Herrschaft und ihr Einfluss aber schloss
mit dem Erwachen einer geläuterten Denkweise. Man konnte
nämlich bei der Vertheidigung einzelner Lehrsätze und Dogmen
nicht stehen bleiben, sondern musste das Aggregat auch systematisch ordnen und endlich auch durch Combination und Bestimmung
der Begriffe die Kenntnisse erweitern. Mit dieser dreigliedrigen
Grundlage begann die Scholastik neben einzelnen philosophischen
Versuchen in der Theologie einen blinden Realismus (bis ins
11. Jahrh.), der mit dem Hervortreten des Nominalismus und
einer freiern aber bald wieder durch die Kirchengewalt unterdrückten Denkart zurückwich, endlich aber siegte und eine Vereinigung der Philosophie und Theologie herbeiführte (bis
13. Jahrh.). Hierzu kam im 14. Jahrh. die arabisch-aristo-
telische Philosophie, welche nur zur Befestigung und gänzlichen Coalition der Philosophie und Theologie diente, und den
Realismus zur ausschliesslichen Herrschaft brachte, bis endlich
wieder im 16. Jahrh. der Nominalismus theilweises Uebergewicht
erlangte und die Theologie und Philosophie durch ernenerte alte
Zwiste trennte. Die erste Periode nennt den Johannes Scotus
Erigena († 868), der Gott als das Wesen aller Dinge darstellte
und den Neuplatonismus erneuerte; ferner Berengar († 1088)
und Lanfranc († 1089), durch den dialektischen Streit über
Transsubstantiation bekannt geworden, Anselm von Canterbury († 1109), den Begründer einer natürlichen Theologie und
scholastischen Metaphysik, und Hildebert von Tours († 1134).
Mit Roscellin (am 1089) und Johannes Sophista begann der Streit
über die Selbstständigkeit und Vorbildlichkeit der Gattungsbegriffe
und die Spaltung in nominalistische und realistische Partheien, von
denen jene die Allgemeinbegriffe blos als Worte und Namen
bezeichneten, diese ihnen aber eine wirkliche Objectivität und
Realität zuschrieben, welche die Nominalisten mit dem Aristoteles nur dem Einzelnen zuerkannten. In diesem Streite wurden
besonders als Realisten Wilhelm von Chambeaux († 1120),
Abälard († 1142) und dessen Schüler und Nachfolger berühmt,
unter welchen Petrus Lombardus († 1164) den grössten Ruf
erlangte. Obgleich aber die Hierarchie die Dialektik verketzerte,
welche ihre Waffen auch gegen die Kirche zu kehren anfing, so
steigerte sie sich doch, als Aristoteles trotz des Verbotes der
Kirche, die sogar seine Schriften öffentlich verbrennen liess, durch
die Araber im Abendlande bekannter wurde. Leider geschah dies
nicht in seiner reinen ursprünglichen, sondern in der arabisirten

Gestalt, nicht in seinen besseren experimentitiellen Schriften, sondern in den analytischen und dialektischen Büchern, die nur zur
Steigerung des dialektischen Scharfsinns dienten. So wurden
Theologie und Philosophie als abgetrennte Zweige am Stamme
der Wissenschaften erkannt, diese aber jener untergeordnet und zuletzt beide dennoch wieder vereinigt. Mehr als A l e x a n d e r v o n
H a l e s († 1245), W i l h e l m v o n A u v e r g n e († 1249), V i n-
c e n s v o n B e a u v a i s († c. 1264), M i c h a e l S c o t u s (c. 1217)
u. A. trugen hierzu bei A l b e r t u s M a g n u s (geb. 1193 oder
1205, † 1280), der wahre Verkünder des Aristoteles, und T h o-
m a s v. A q u i n o (1224—1274). Letzterer schied nach Aristoteles wieder Materie und Form, Sein und Wesen und indem er das
Object des Verstandes für das ursprüngliche Wesen der Dinge
hielt, huldigte er einem mit platonischen und alexandrinischen
Ideen gemischten Realismus. Er führte zuerst ein theologisches
System auf, welches Leibnitzische Ideen vorbereitete und die Ethik
mit umfasste. Ihm wie seinem scharfsinnigen Gegner, dem Doctor subtilis J o h a n n D u n s S c o t u s († 1308), folgte eine ganze
Thomisten Schaar von Anhängern, die sich T h o m i s t e n und S c o t i s t e n
und nannten, Letztere mit ihrem Lehrer die Gewissheit der Erkenntniss
Scotisten
und die Wahrheit der Offenbarung zu begründen bemüht, gegen
T h o m a s aber das Allgemeine nicht blos der Möglichkeit, sondern auch der Wirklichkeit nach in den Objekten setzend. Der
bedeutendste Schüler des S c o t u s dagegen bekämpfte von Neuem
diesen Realismus, weil den allgemeinen Begriffen keine objective
Realität ausser dem Verstande zukomme, weil sie nur abstracte
Gebilde oder subjective Qualitäten der Seele sind. So leitete
O c c a m († 1343 oder 47) wieder auf die anschauende Erkenntniss und setzte namentlich durch seine Polemik den Unterschied
zwischen den Gegenständen des Glaubens und denen des Wissens
fest, wodurch mit Hülfe anderer Philosophen der Nominalismus
trotz aller, selbst politischer und hierarchischer Gegenwirkung im
Kampfe der heftigsten Affecte und Leidenschaften durch seine
freieren und gründlicheren Forschungen überwiegend wurde. Hierdurch wurde der Scholastik der Untergang bereitet, wozu auch
theils das Wiederaufleben ächter griechischer Philosophie, theils
die in Folge des Ueberdrusses an den Subtilitäten des Denkens
Mystiker erwachte Mystik beitrugen. Als eifrigste Beförderer dieser leidigen
Richtung werden B e r n h a r d v. C l a i r v a u x († 1153), H u g o
(† 1140) und R i c h a r d v. St. V i c t o r († 1173), B o n a v e n t u r a
(† 1274), J o h a n n T a u l e r († 1361) Joh. C h a r l i e r v. G e r s o n

(† 1429) und **Thomas v. Kempen** († 1471) von der Geschichte genannt. Beiden Partheien gehört eigentlich **Raimundus Lullus** aus Majorca (1234 bis 1315) an, indem er mit seiner Religionsschwärmerei, seinem Mysticismus zugleich das Bestreben verband die Philosophie durch logisch-mechanische Combination von Classenbegriffen zu reformiren und bequem zu handhaben (in der That auch nur eine modificirte Scholastik). In wohlthätigem Contrast damit stehen die seiner Zeit weit voranstrahlenden Reformen des vielverkannten und vielbewunderten Doctor mirabilis **Roger Baco** (1214—1294), dessen Verdienste um die Philosophie und um die Naturwissenschaften erst im folgenden Jahrhundert Früchte trugen. Für jene verlangte er das Studium der Mathematik als Mittel die Quellen der Erkenntniss zu prüfen, für diese das **Experiment** und die **Erfahrung** als einzigen Weg die Kenntniss zu erweitern. Die Wahrheit dieses Ausspruches bezeugte er durch sein eigenes an physikalischen und chemischen Kenntnissen und Erfindungen reiches Beispiel. Leider aber war dieser bessere Realismus nur ein isolirter und zerstreuter und verliert sich unter dem Wuste des mystischen und scholastischen Treibens, dessen Geschichte wir um desswillen so ausführlich abhandeln mussten, weil diese Philosophie enger als je mit der Medicin verknüpft war. Die Nachtheile, die sie der letzteren beibrachte, beziehen sich besonders auf die Verbreitung eines grüblerischen Speculationsgeistes, auf Schwächung des praktischen Sinnes, Geringschätzung der Sachkenntnisse und Vernachlässigung der Erfahrung, der Geschichte und des Sprachstudiums, wodurch das Studium der Alten aufgehalten und wiederum dem Autoritätenglauben, dem sophistischen Analysiren und Distinguiren Thor und Riegel geöffnet wurde. Was sind hiergegen die Vortheile, wenn man der Scholastik auch die Trennung der Philosophie von der Theologie, die Dialektik des Verstandes, die Fertigkeit und Subtilität des Denkens und die Erweiterung des Gebietes der dogmatischen Metaphysik noch so hoch anschlagen will!

Die Verbindung der Heilkunde mit der Scholastik war aber um so leichter, als diese letztere eigentlich nur eine formelle Handhabe war; um so schädlicher dagegen, als sie eben diese Form zur Hauptsache machte und alle höheren und realen Forschungen bei Seite liess. Darum blieben auch in der Medicin **Aristoteles**, **Galen** und einige **Araber** die höchsten Lehrmeister; darum wurden mit Vernachlässigung der Erfahrung die subtilsten **Untersuchungen** über unwesentliche und äusserliche

(Marginalien:) Baco.

Einfluss d. schol.Phil. auf die Heilk.

Verbind. der Heilk. mit der Scholastik.

Dinge an die Spitze gestellt, die ganze Heilkunde selbst die Praxis häufig solchen dialektischen Entscheidungen überlassen. Da man so auf der einen Seite in spitzfindigen Distinctionen, Antithesen, Gründen und Beweisen das Ziel der realen Forschung verlor, auf der andern in Mystik und Astrologie eine Befriedigung als Ersatz für das ungenügende Wissen suchte, bietet die Medicin des 13. und 14. Jahrh. drei Ansichten der Beobachtung dar, von denen keine, weder die scholastische, noch die mystische, noch auch die empirische besonders erfreulich erscheint. Als scholastische Theoretiker sind besonders zu nennen: Hugo de St. Victor, Vincenz v. Beauvais, Albertus Magnus, Thomas v. Aquino († 1274), Gilbertus Anglicus (um 1290), und in vorzüglichem Grade Torrigiano Rustichelli (c. 1308), Peter von Abano (1250–1320?), Arnoldus Villanovanus (1300–1363 *). Der Mystik und Astrologie huldigten ausser Villanova, Petrus Hispanus († 1277) und Peter v. Abano, die ihr vorzugsweise ergeben waren, sogar Baco und der sonst hellerleuchtete Friedrich II., der ausserdem der Wissenschaft durch politische wie scientifische Einrichtungen und Selbstforschungen nützte. Er hatte durch Studien, besonders des Aristoteles, Reisen und Feldzüge die Naturwissenschaften liebgewonnen und besonders die Ornithologie, wie sein Buch über die Falconierkunst bezeugt, sogar selbstständig betrieben.

Charakteristik d. scholast. Medicin. Albertus Magnus. Raimund Lull u. Thom. v. Aquino.

Die Physik und die mechanischen Künste wurden unter allen Scholastikern am meisten durch Albert v. Bollstädt, auch Magnus genannt **), gefördert, die Chemie, leider im Dienste des Aberglaubens als Goldmacherkunst, von Raimund Lull (1235—1315). Die gesammte Naturkunde bearbeiteten encyclopädisch Albertus, Vincenz v. Beauvais, Thomas v. Aquino und Brunetto Latini.

Die Physiologie der Scholastiker beschäftigte sich mit eitlen Fragen und nutzlosen Untersuchungen, wie besonders das Beispiel des Thomas v. Aquino lehrt. Nach ihm gibt es (ähnlich wie die Theologie ihre Offenbarungsansicht hat) verbor-

---

*) Dies ist Ackermann's Angabe. Anders Morejon, der die Jahre 1276 —1312 annimmt. Dieser nennt ihn sogar wegen der Vermählung des Morgen- und Abendlandes durch ihn den Heros einer neuen Epoche in der Geschichte der Medicin, s. Janus II. 3. S. 546.

**) In seinen Verdiensten um die Naturwissenschaften hat neuerdings Choulant den Albertus Magnus historisch und bibliographisch gründlich behandelt in Henschel's Janus I. 1.

gene Qualitäten und ursprüngliche Kräfte; die Seele ist mit dem
Körper substantiell vereinigt, sie beherrscht ihn despotisch, die
Sinne thun dies politisch; der menschliche Körper besteht aus
Wasser und Erde; bei den Sinnesempfindungen gibt es eine natürliche und geistige Veränderung u. s. w. Vincenz v. Beauvais
unterscheidet eine vegetabilische von der vernünftigen Seele. Am
besten lernt man aus Peter v. Abano die Art und Weise der
scholastischen Bearbeitung der Medicin kennen, wie sie in seinem
„Conciliator differentiarum" enthalten ist. Indem er erst die Frage
aufwirft, die Beweise der Gegner folgen lässt und sie mit Gegengründen widerlegt, beweist er, dass die Medicin eine Wissenschaft
sei, untersucht, ob die Elemente durch Mischung oder Form bestehen, ob das Temperament eine Substanz oder ein Accidens sei,
ob Wärme und Geist einerlei seien, ob der Schmerz als solcher gefühlt
werde u. s. w. Die Ernährung sitzt in dem Blute der Schlagadern, wirkt durch den daselbst beigemischten Geist, und das Herz
ist die Quelle aller Adern und Nerven. Torrigiano, durch seine
im 15. Jahrh. hochgeachtete Schrift „Plusquam Commentum in
parvam Artem Galeni", Plusquam-Commentator genannt,
nimmt gegen Aristoteles den Sitz der Empfindung im Gehirn an,
ordnet die besondern Kräfte der Eingeweide der Seele unter, und
will zwischen empfindenden und bewegenden Nerven keinen Unterschied. Eine Fäulniss der Säfte als fieberbedingend läugnet er
(wie später die Brownianer). — Die Untersuchungen der Arabi-
sten Dinus († 1327), Thomas de Garbo († 1370) und Ari-
stophorus de Honestis über philologische und pathologische
Themata, der Ersteren insbesondere über die Erzeugung sind bloss
scholastische Commentationen des Hippocrates, Avicenna und
Mesue. In Albertus Magnus Schrift von den Pflanzen und Thieren
ist auch eine kurze Anatomie und Physiologie des Menschen
enthalten.

Für die eigentliche medicinische Theorie blieben Aristoteles, Averroës, Galen und Avicenna die bedeutendsten Autoritäten. Mit scholastischer Spitzfindigkeit und in dem
Glauben an den Zusammenhang des Planetarischen und des Mikrokosmus mischte man Astrologie hinein. Den wichtigsten Aufschluss hierfür gibt Gilbertus Anglicus, bei dem die vier
Cardinalsäfte, die Elementarqualitäten und der Geschmack der
Säfte die Grundlage bilden. Uebrigens zersplittert er die Krankheiten in unzählige Gattungen nach den materiellen Ursachen. Er
definirt die Fieber als vom Herzen ausgehende Hitze. Das Beste

Vinc. v.
Beauvais.

Peter v.
Albano.

Torri-
giano.

Dinus, de
Garbo.

Gilbertus
Anglicus.

ist seine Beschreibung des Aussatzes, die als die erste richtige
im Abendlande gilt (eine zweite besitzen wir von Theodorich
v. Cervia, † 1298), die Unterscheidung gastrischer und rheu-
matischer Zahnschmerzen, die Beschreibung des (nicht syphilitischen) Trippers und Chankers. Auch die Fiebereintheilung des
Arnold v. Arnold von Villanova, des Verfassers der „Parabolae" und
Villanova. des „Conservator Sanitatis" u. s. w., die sonst von freierer und
selbstständiger Richtung zeugen, beruht auf der spitzfindigen Untersuchung der Cardinalsäfte, an welchem Fehler auch seine Semiotik leidet.

Der Zustand der Therapie musste, da einerseits die Theorie
sich auf unwesentliche Voraussetzungen stützte, und andererseits
die Constellationen, nach denen sich die Anzeigen zu Aderlässen,
Ausleerungen u. s. f. richteten, mit dem grössten Aberglauben
Petrus, beachtet wurden (wie das Beispiel des Peter v. Abano, Petrus
Hispanus, Hispanus und Arnolds besonders lehren), ein ganz roher sein,
Joh. v. St.
Amand so dass die Verdienste des Gräcisten Johann v. St. Amand
(1250), dessen „Expositio supra Antidotarium Nicolai" eine im Einzelnen wirklich gute allgemeine Therapie enthält, einen um
so grösseren Dank erheischen. Die Diätetik bearbeitete nach
salernitanischer Grundlage Arnold v. Villanova.

Die Materia medica, zu der die wunderlichsten und
abentheuerlichsten Mittel gehörten, z. B. Löwenfleisch, Scorpionöl,
das Blut eines mit Diureticis gefütterten Böckchens, wurde ebenso
stiefmütterlich behandelt, als die übrigen Zweige der Heilkunde.
Gilbert, der, um nicht als Sonderling zu erscheinen, lieber den
Neueren als dem Hippocrates folgen will, lehrte wenigstens nach
den Arabern die Extinction des Quecksilbers, die Bereitung des
Ammonium aceticum, des Oleum tartari per deliquium und kennt
Simon de die Heilkraft der schwefelhaltigen Wässer zu Bath. Simon de
Cordo.
Cordo (1330) dagegen, der Verfasser des ältesten Wörterbuchs
der Heil- und Kräuterkunde, trotz seiner Reisen nicht durch Beob-
achtung gebildet, leitete die Heileigenschaften der Pflanzen nach
scholastischer Weise aus den Elementarqualitäten, den sinnlichen
Pietro de Eigenschaften und angenommenen Complexionen der Pflanzen ab.
Tussi-
gnana. Pietro de Tusignana schrieb über Diätetik, Pharmazie und Heil-
Mat. Sylv. kunde besonders. Nicht glücklicher waren seines Nachfolgers Mat-
Jac. n. Joh. thaeus Sylvaticus (1336) Bemühungen um Vergleichung der ver-
de Dondi.
schieden benannten Pflanzen in den von ihm excerpirten griechischen
und arabischen Schriftstellern, und selbstständiger keineswegs die
Compilation des Jacobus Paduanus de Dondi († 1350), der

in seinem „Aggregator de simplicibus" mehr ein logisch gelehrtes
als praktisch nützliches Buch lieferte. Er und sein Sohn Giovanni
befassten sich auch insbesondere mit Heilquellen. Schädlich aber
hätte die spitzfindige Forschung des Arnold de Villanova
nach Complexion und Proprietät der Heilmittel werden können,
wenn nicht die specielle Ausführung derselben selbst einem dialektischen Scholastiker unmöglich geworden wäre. — Als scholastische Verfasser praktischer Lehrbücher, die grösstentheils
nur Excerpte oder Compilationen sind, müssen endlich noch genannt werden: Johann Vitalis du Four († 1327), der schul- Vitalis du
Four
gerechte und weitschweifige Arabist Francesco di Piedimonte, Francesc
fälschlich Franz von Piemont genannt († 1320), der subtile aber de Piedim
eigener Beobachtung nicht ganz ermangelnde Bernhard von Bernhard
Gordon (1305), Verfasser des nicht zu verachtenden „Lilium me- v. Gordon
dicinae", und der unwissende, spitzfindige, gewinnsüchtige und
abergläubische Johann Gaddesden († 1314), den Wilhelm Gaddes-
den.
Varignana († 1330) und Johann Ardern (um 1360 — schrieb Ardern
über Mastdarmfisteln) wo möglich noch zu übertreffen suchten. Varig-
nana
Trotz Spitzfindigkeit der Theorie und Empirie der Praxis ist noch
der beste unter ihnen Gentilis da Foligno († 1348), Verfasser Gentilis de
Foligno.
von Commentaren über Avicenna und Aegidius, von Schriften
über Bäder, Fieber, Aussatz, Dosen, Proportionen der Arzneien
und anderen praktischen Inhalts.

Nach diesen Prämissen lässt sich erwarten, welcher Art die
praktische Medicin in den Händen der Scholastiker wurde. Was
Arnold v. Villanova prinzipiell aussprach, indem er bei den Arzneien eine proprietas actualis und potentialis unterschied, welch
leztere die Hauptsache sei und nur durch die Vernunft erkannt
werden könne, das gestaltete sich im Leben so, dass die reine
Erfahrung unterging unter mystischen und abergläubischen Zauber-
formeln, Festhalten an Beschwörungen, Gebeten, Wallfahrten, Fest-
tagen, Constellationen der Gestirne, sympathetischen Mitteln, Suchen und Prahlen mit angeblichen Universalmitteln und unter berg-
hohen Anhäufungen der Arzneimittel, deren seit den Arabern
ohnehin grossen Vorrath man noch mit den ekelhaftesten Dingen
vermehrte und unter welcher nur selten ein wirkliches Heilmittel
sich vorfand.

§. 34.
Fortschritte der Heilkunde im 15. Jahrhundert.

Wenn in dem nun folgenden 15. Jahrhundert der praktische Anbau der Medicin ein besserer wurde, als er in diesen
tristen Zügen erscheint, so wirkte dafür einerseits die Erschütterung des Autoritätsglaubens durch allmähliges Wiederaufleben alter
unverderbter Weisheit, andererseits besonders das Wiedererwachen
der **anatomischen** Studien, sowie die Erscheinung **epidemischer und neuer Krankheiten.** Indem wir wegen der Letzteren auf den folgenden Abschnitt verweisen, müssen wir hier
vor Allem in den Vordergrund stellen, dass die in den früheren
Paragraphen erwähnte schon in der scholastischen Schule begonnene **Wiederherstellung der griechischen und arabischen Medicin im 15. Jahrhundert** mit entschiedenem Eifer
und glücklicherem Erfolge fortgesetzt wurde. Wenn auch immer
noch mit dem Makel der Zeit behaftet, sind desshalb rühmlich zu
nennen die Commentatoren griechischer und arabischer Werke:
Jakob von Forli († 1415), der Commentator des Avicenna
Jacob Despars (de Partibus) † 1465, **Ugone Bencio** († 1439),
Concorregio (1439), **Giov. d'Arcoli** (Joh. Arculanus), **Petr.
Bayrus.** Hieher gehören auch **Gregorius a Vulpe,** welcher
die Articella herausgab, eine Sammlung griechischer und arabischer
Schriften. So wurde von Neuem in Angriff genommen, was schon
im 13. oder 14. Jahrhundert begonnen ward, indem **Friedrich II.,**
von seinem Kanzler **Peter de Vineis** unterstützt, wie sein Sohn
Manfred sich um die Wiederherstellung der alten Gelehrsamkeit
besonders durch Sprachforschung und eine neue Uebersetzung
des Aristoteles bemühten eine Reform der Medicin zu verbreiten,
indem der von Verachtung gegen die falsche und nichtige After-
weisheit seiner Zeit erfüllte, scharfsinnige und gelehrte Dichter **Petrarca** das Ansehen der Araber und die dialektische
Bearbeitung der Medicin untergrub, und indem wenn auch im
Nebel arabischer und scholastischer Schulweisheit gehüllt, das heilige Bild des Hippocrates durch **Thaddaeus von Florenz's**
(† 1295) Commentar wieder in die Scene des wirren Treibens als
erste Vorbedeutung künftiger Erleuchtung eintrat *). Aber es ge-

Randnotizen: Wieder-herstell. der alten Medicin. — Commen-tatoren der Griechen u. Araber. — Friedr. II. — Petrarca. — Thadd. v. Florenz.

---

*) Henschel bezeichnet in seinen biogr. liter. Notizen ber. Wundärzte und
Aerzte d. 13. u. 14. Jahrh. den Thadd. v. Florenz als den Begründer der disputato-
rischen Tendenz und der formalen dialektischen Seite (vergl. Janus II. 2.).

nügte nicht die Wiederherstellung alter Satzungen, es war auch ein freierer und selbstständiger Anbau nöthig, und vor Allem fehlte es an der eigentlichen Grundlage, der Anatomie. Mondini de Luzzi war es († 1325), (Mundinus), welcher zuerst auf vielfache eigene Untersuchungen am menschlichen Leichnam (denn früher secirte man nur Hunde und Schweine) in einigen wichtigen Punkten dem Galen zu widersprechen wagte und ein neues Compendium der Anatomie und damit eine neue Basis für die Beobachtung, sowie für die Nothwendigkeit der Autopsie ein selbstredendes Beispiel gab *). Die in dem Jahre 1315 vorgenommene Sektion zweier weiblicher Leichname blieb nicht die einzige, wie denn schon in dem Jahre 1308 der Senat zu Venedig jährlich eine Sektion anbefahl. Dieses Handbuch der Anatomie ist zwar immer noch in galenischen und scholastischen Banden befangen und suchte hauptsächlich seinen Ruhm in der teleologischen Auffassung, aber es gibt doch in Bezug auf die zu Tage liegenden anatomischen Verhältnisse schon im Vergleich zu früher wichtige Aufschlüsse, wie aus der Beschreibung der Baucheingeweide, der Lungen, des Herzens, der Genitalien, des Auges hervorgeht, in welche übrigens zahlreiche praktische und operativ-chirurgische Bemerkungen eingestreut sind. Die Zeitgenossen Mondino's: Nicolo Bertrucci († 1347), der auch als Chirurg zu nennende Heinrich v. Hermondaville und Peter de la Cerlata traten in die Fusstapfen ihres Vorgängers und regten die später noch mehr fördernde Vorliebe für anatomische Studien an. Ausserhalb Italiens, wo seit dieser Zeit jährlich eine oder mehrere öffentliche Zergliederungen von hingerichteten Verbrechern Statt fanden, wurde die Erlaubniss dazu in Montpellier im J. 1376 und in Prag bereits von 1348 an von den Behörden bereitwilligst ertheilt. (Nach Renzi soll schon Friedrich II. in Salerno den Unterricht an Leichen befohlen haben.)

Es konnte nicht fehlen, dass unter diesen Umständen, besonders da auch die Scholastik schon allmälig untergraben war, und als die neuen, bald näher zu beschreibenden epidemischen Krankheiten mit Entschiedenheit auf eigenthümliche, von dem Ererbten abweichende Anschauungen führten, dass, sagen wir, auch die praktische Medicin bald in ein anderes Stadium zu treten anfing. Chalin de Vinario z. B. hatte schon im 14. Jahrh.

*) Bartol. de Varignana soll nach Henri schon 1290—1301 Leichen zergliedert haben.

10 *

(um 1360) Beweise selbstständiger Auflassung in seiner Schrift über die Bubonenpest gegeben und gleichzeitig wird eine ganze aus 4 Gliedern bestehende Arztfamilie, Santa Sofia, nach derselben Richtung rühmlich erwähnt. Im 15. Jahrh. ging diese Entwickelung der praktischen Heilkunde stetig vorwärts, wie die „Sermones medicinales" des (auch als Commentator der hippokratischen Aphorismen genannten) Nicolo Falcucci († 1412) beweisen „die Consilia" des Montagnana († 1460), der den seltenen Ruhm genoss vierzehn Leichen zergliedert zu haben, das Buch gleichen Titels von Joh. Matthaeus Ferrarius gen. de Gradibus († 1472), welcher auch zuerst die „weiblichen Hoden" Eierstöcke nannte, endlich die „Consilia" des Ugone Bencio aus Siena. Durch eine Beschreibung der Blattern und Masern und eine gute Therapie, besonders durch die anatomische Kenutniss des Gehirns und der 30 Nervenpaare, die aus dem Rückenmarke entspringen, zeichnete sich Joh. Arculanus († 1484), und Petrus Bayrus aus Turin (1456—1518) durch lange hin bekannt gebliebene Compendien aus.

Für die Beurtheilung der damaligen Stufe der praktischen Kenntnisse sind zwei Sammlungen nicht ohne Werth; der „Fasciculus medicinae" des Johannes de Ketham (1492), welcher mittelalterliche Originalarbeiten zusammenstellte und zuerst medicinische Holzschnitte gab, und die „Collectio chirurgica Veneta" eines Ungenannten.

Wenn man diese sämmtlichen Leistungen betrachtet, so findet man, dass das wahrhaft Praktische immer häufiger auftritt, obgleich es noch unter scholastischer Hülle und subtilen Philosophemen hervorgesucht werden muss. Valescus von Taranta (c. 1418), Prof. in Montpellier, gab eine nicht zu verwerfende Curmethode der Wassersucht, heilte Zuckungen mit kaltem Wasser, warnt vor Ausleerungen bei der Pest, der er eine besondere Schrift widmete, heilte eine Phthisis durch Zucker und Nutrientia und schrieb gute Bemerkungen über den Aussatz und die Geschlechtskrankheiten. Auch die Consilia des Cermisone († 1441) zeigen von origineller Beobachtung. Mit der scholastischen Definition des Fiebers (siehe oben) zeigte sich unzufrieden Mengo Bianchelli aus Faenza (c. 1441), der auch einen Abortus aus wahrer Plethora beobachtete. Die Indicationen zum Aderlass in der Tertiana lehrte Concorregio und manchen vortrefflichen praktischen Wink enthalten die Bücher der oben genannten Montagnana Matthaeus de Gradibus und des Anton Guainerius aus Pavia († 1440),

Santa
Sofia.

Valescus
von
Taranta.

Cermi-
sone.

Bian-
chelli

Guainerius.

der auch die Bereitung künstlicher Bäder lehrte und dem Aberglauben seiner Zeit nicht huldigte. Den grössten Ruf aber erlangte Michael Savonarola († 1462), Prof. in Ferrara, den manche selbstständige Beobachtung und Denkweise auszeichnen. Er sieht ein, wie die Theorie der Elementarqualitäten keinen Einfluss auf die Praxis hat, behandelt den Chanker mit zusammenziehenden und austrocknenden Mitteln, die Würmer mit Weibermilch, die Ruhr mit Opiaten und gibt gute Ideen für die Behandlung der Gicht, der Fieber, über den Einfluss des Klimas u. s. w.

Nächst Italien hatte auch Spanien praktische Schriftsteller, unter denen Diego de Cobo und Guitierrez als chirurgische Schriftsteller, (Letzterer über den Steinschnitt) und Joh. v. Avignon (um 1419 — Topographie von Sevilla) hervorgehoben werden.

Für die Kenntniss des Zustandes der Apotheken, deren erste (nach Henschel) in Schweidnitz schon 1248, in Esslingen in Schwaben 1300, in Ulm und Baden 1364, in Nürnberg 1378 und 1409 in Leipzig errichtet wurden und für die Pharmazie ist das interessante „Compendium aromatoriorum" des Saladin ab Asculo (c. 1447), für die Toxikologie die Schrift des Sante Arduino (c. 1430) „de Venenis" von grosser Wichtigkeit. Das „Ricettario Fiorentino", das „Arzneibuch" des Ortolff Megtenberger, das abergläubisch populäre Receptbuch des Johann Tollat und der von Wonnecke oder Dronnecke herausgegebenen „Herbarius" eines Unbekannten fallen ebenfalls in diese Zeit.

Dass bei der Herrschaft grüblerischer Theorie in der Zeit der Scholastik die Chirurgie, welche der eigentlich thatkräftigste Zweig der Heilkunst ist, einen grossen Aufschwung nicht nehmen konnte, ist leicht begreiflich, aber eben dadurch erklärlich, wie eine rein theoretische Ansicht, welche, auf dem Gegensatze des Feuchten und Trockenen (das Strictum und Laxum der Methodiker) und auf einen dahin bezüglichen Ausspruch Galen's gestützt, entweder anfeuchtende oder austrocknende Mittel bei der Behandlung äusserer Schäden anwendete, die Chirurgen in zwei grosse Schulen spalten konnte. Wie die Cultur der damaligen Zeit ihren Höhepunkt in Italien erreicht hatte und die unvergeudete politische Kraft dieses Landes noch einer thatkräftigen Regung Vorschub leistete, geht auch die Ausbildung der Chirurgie von Italien aus, wo die Salernitanische Schule in segensreichen Folgen fortlebte. Sie pflanzte sich von da aus nach Frankreich durch den flüchtig gewordenen Lanfranchi (um 1295). Er lehrte

Savonarola.

Spanien.

Erste Apothek.

Pharmazie.

Toxikologie.

Arzneibücher.

Fortsch. d. Chir.

Lanfranchi.

und operirte unter grossem Andrange Einheimischer und Fremder
in Paris an dem durch den Leibarzt Ludwig's IX., Johann Pitard
im Jahre 1260 errichteten Collegium Chirurgicum, welches zur
Abhilfe des in den Kreuzzügen besonders ersichtlichen schlechten
chirurgischen Unterrichts bestimmt war und unter der Oberaufsicht
der medicinischen Fakultät stand. Vorurtheilsfrei, wiewohl noch
in Betreff der in 32 Arten getheilten Geschwüre und anderer Abschnitte in den Galenischen Irrthümern und Theorien befangen,
tritt er dem Aberglauben und der Trennung der Chirurgie von der
Medicin entgegen, erwirbt sich grosses Verdienst um die Vereinigung der Wunden, insbesondere um die Kopf- und vergifteten
Wunden, um die Behandlung der Blutungen, der Gries- und Stein-
beschwerden.

Schon im 13. Jahrhundert begann die Spaltung der Chirur-
gen in die mit anfeuchtenden und austrocknenden Mitteln behan-
delnden, von welchen Guy von Chauliac noch eine dritte
Wilh. v. von Wilh. v. Saliceto gestiftete Schule unterscheidet, welche
Saliceto. mit Pflastern und Salben verfuhr. Jedenfalls verdanken wir dieser
Zeit eine bessere Kenntniss und Behandlung der Wunden und
Anfeuch- Geschwüre. Zu der mit anfeuchtenden Mitteln behandeln-
tende den Schule gehören ausser Lanfranchi: Roger v. Parma, Kanzler
Schule.
Roger von der Universität zu Montpellier (1206), der bei Darm- und Bauch-
Parma. wunden über einer eingebrachten Holzröhre den Darm nähte und
bei Pfeilwunden die Durchbohrung des Brustbeins anempfahl; dessen
Roland v. Commentator und Schüler Roland von Parma (1217), die soge-
Parma. nannten geheimnissvollen „quatuor magistri" von Salerno;
Hugo von Lucca († 1252), Erfinder des weinigen Verbandes,
der auch als Arzt tüchtig war (er beschreibt z. B. die Brightische
Nierendegeneration). Wilhelm von Saliceto, Arzt zu Verona
(um 1277), behandelte zwar die Kopfverletzungen mit Einhüllung
in Lammsfelle, aber in der Helkologie gab er ganz instructive
Beobachtungen und Lehren, und zeichnete sich durch seine Ope-
ration des Steinschnitts, seine Diagnose der Abscesse des Schulter-
und Hüftgelenkes und der syphilitischen Genitalienaffektionen, die
er zuerst vom unreinen Coitus ableitete, aus. Der austrocknen-
Austrock- den Schule dagegen gehören an: Brunus de Longoburgo
nende
Schule. um (1262) Prof. in Padua, und Theodorich von Cervia, Beicht-
Brunus. vater des Innocenz IV. († 1298), Sohn des Hugo von Lucca, indem
Theod. v.
Cervia. sie hitzige, styptische, mehlige Mittel zur Zusammenziehung an-
wandten. Letzterem verdankt man auch die Einführung des wei-

eben Verband es bei Brüchen und Verrenkungen statt der früheren
plumpen, hölzernen Apparate.

Ein wissenschaftliches Gewand erhielt erst die Chirurgie, als
die Macht der Scholastik gebrochen und die Lebensbedingung
aller Heilkunde, die Anatomie, wieder hergestellt war. Guy de
Chauliac (Guido de Cauliaco), päpstlicher Leibarzt zu Avignon,
(1363), Schüler des Lehrers zu Montpellier, Henri de Monde-
ville, war es, der der Anatomie insbesondere ihre bedeutsame
Rolle für die Chirurgie überall wahrte, das Joch der Autoritäten
abschüttelte, den Sectengeist und die Theoreme seiner Zeit verachtete, und eine auf naturgemässe Indicationen begründete Chirurgie verfasste, die für seine anatomischen und tüchtigen chirurgischen Kenntnisse spricht und auch von grösserem Muthe zu
operiren zeugt, als damals gewöhnlich war. Besondere Verdienste
erwarb sich Guy de Chauliac um die Wunden, deren Vereinigung, operative und verbandweise Behandlung, sowie durch die
Verhütung unpassender innerer Medication, durch ihn entschieden
gewann. Vorzüglich dringt er im Gegensatz zu den damals gebräuchlichen hitzigen Getränken auf antiphlogistische Diät. Die
Regeln für die Fisteln, Blutungen, besonders der Gefässe (Ligatur),
die Frakturen und Trepanation, Brustwunden (Eintheilung in penetrirende und nicht penetrirende), Bauchwunden (Kürschnernaht),
die Geschwüre, Polypen, Ausschläge, Krebs, Hernien, Augenkrankheiten zeigen seine reiche Erfahrung ebenso, wie die richtige
Würdigung früherer Leistungen. Noch muss hervorgehoben werden, dass er der Amputation nur bedingungsweise das Wort redet,
dass er die Wirkungen des Arseniks gegen Fieber, Krebs u. a.
Uebel gut trifft, und dass bei ihm schon sogar Inhalationen nar-
kotischer Stoffe behufs der Anästhesie statt des inneren Gebrauchs
der Opiate vorkommen.

Unter solchem Vorgange gedieh die Chirurgie zusehends.
Der Schüler Chauliac's, Peter de la Cerlata (ab Argelata),
Professor in Bologna († 1423), weniger selbstständig, aber noch
muthiger im Operiren und ein tüchtiger Empiriker, trat in die
Fussstapfen seines Lehrers. Ihm folgten seine Schüler Marcellus
Cumanus, Leonardo Bertapalia († 1460), Antonio
Gnaineri (erste Erwähnung der Harnröhren-Bougies), Giov.
d'Arcoli (Arculanus, durch Ophthalmologisches interessant), Anton
Benivieni zu Florenz († 1503, der zuerst wieder die Broncho-
tomie verübte und in seinem Buche „De abditis morborum causis"
treue Naturbeobachtung beurkundete) und Alexander Bene-

Guy d. Chauliac

Pet. de la Cerlata.

Marc. Cumanus
Bertapalia.
Gnaineri.
d'Arcoli.
Benivieni

Benedeni.

detti in Padua († 1525, der Erfinder einer neuen Herniotomie),
durch deren verschiedene Leistungen die Sicherheit und Erfahrungsmässigkeit der Chirurgie ausserordentlich gewann. In diese
Zeit fällt auch die Erfindung der Rhinoplastik, wahrscheinlich
in Folge häufiger Zerstörung der Nasen durch Syphilis, durch
Branca aus Catanea (1450), von dem sie als Familiengeheimniss
an die Bojano zu Propea überging, bis sie Tagliacozzi zu
Ende des 16. Jahrhunderts erlernte und die Kunst veröffentlichte.

Gleichzeitig wurde in derselben empirischen Weise von der
Familie Norsini im Neapolitanischen die Radikalkur der Hernien
geübt (durch Umstechung des Bruchsackes und der umgebenden
Haut) und von Anderen die Lithotripsie behufs Erleichterung des Stein-
schnittes. — Die Scheu zu operiren, welche die meisten Wundärzte der damaligen Zeit theilten, weil sie in der Schule der von
realer Thätigkeit abziehenden Scholastik lieber unfruchtbaren Theorien und Hypothesen sich hingaben, begünstigte ausser diesen
Empirikern auch die Bader und Barbiere, welche als Opera-
teure anftraten und so den noch heute geltenden Zwitterstand der
Chirurgie begründeten, der weder wissenschaftlich, noch gesetzlich
und social eine wahre ärztliche Stellung einnimmt. Damals mussten
sie erst in Deutschland durch ein besonderes Edict des Kaiser
Wenzel (1400) für ehrlich erklärt werden, während sie in Frankreich, anfangs von dem College de St. Côme verdrängt und wie
in England, wo sie (1461) eine besondere Corporation ausmachten,
am Operiren gesetzlich gehindert, aus blosser Eifersucht gegen
dieses Colleg von der Pariser Fakultät förmlich unterrichtet und
sanctionirt wurden. — Je mehr aber die Chirurgie mit dem Erwachen einer neuen Bildungsperiode, an deren Vorabend wir
stehen, einem wissenschaftlichen Studium sich hinwandte, desto
mehr ward ihre Vereinigung mit der Heilkunde, aus deren mütter-
lichem Boden sie die Kirche gewaltsam gerissen hatte, wieder ermöglicht und ein allseitiger, wechselseitig sich influirender Fortschritt der einzelnen Zweige der Heilkunde begünstigt.

Dagegen lag die Geburtshilfe, die in den Händen der
Hebammen war, noch gänzlich darnieder, so dass nur Franz von
Piedimonte, Gnainerius und Savonarola einigermassen durch Unab-
hängigkeit vom Ererbten sich hervorthun.

Im Interesse der Psychiatrie ist nicht zu übersehen, dass damals
in Spanien und zwar seit 1425 in Saragossa, seit 1436 zu Sevilla,
und seit 1483 zu Toledo Anstalten für Geisteskranke als die
ersten in der ganzen bekannten Welt vorkommen.

[Marginalia: Rhinopla-stik. Empiriker. Bader u. Barbiere. Die Ge-burtshilfe. Psychia-trie und Thierheil-kunde.]

Die Thierheilkunde, welche sich mit zerstreuten Bemerkungen bei Albertus Magnus und Vincenz v. Beauvais vorfindet, wird durch zwei Schriften über Pferde und Falken von Theoderich v. Cervia vertreten. Als Schriftsteller im Mittelalter über diesen Gegenstand sind noch zu nennen: Petrus Crescentius (1250), Laurentius Rusius (1300), Friedrich II. und sein Sohn Manfred.

§. 35.

Epidemische Krankheiten im Mittelalter.

Die Geschichte der Krankheiten, deren Betrachtung wir bis hierher verspart haben, ist die bedeutungsvollste für die Erkenntniss der Entwickelung der Heilkunde selbst. Sie lässt sich nach so verschiedenen Seiten hin auffassen, steht in so inniger Beziehung mit den Wechselschicksalen der Wissenschaft selbst, dass sie das hellste Licht auf die jedesmaligen Zustände zu werfen im Stande ist. Wir mögen nämlich die Krankheiten auffassen nach ihren bedingenden Ursachen, oder nach ihren Wirkungen auf die Umgestaltung der Medicin durch den Einfluss, den sie auf die Entwickelung ärztlicher Theorien und Heilmethoden üben, oder nach ihrem Verhältnisse als sporadische oder epidemische Krankheiten einer bestimmten Zeitperiode im Vergleich mit denen anderer Zeiten, oder nach ihrem Verlauf in Bezug auf die ganze Geschichte der Menschheit, oder auf die Entwickelung in bestimmten Stadien, — überall werden wir auf die belohnendsten Untersuchungen stossen. Durch solche erst der neueren Zeit aufgesparte Erkenntniss wird ersichtlich, wie politische, sociale, moralische und intellectuelle Verhältnisse zur Erzeugung und zur Modification bestimmter Krankheitsformen beitragen, wie diese Krankheitsformen durch die Neuheit ihrer Erscheinung, durch die Plötzlichkeit oder Hartnäckigkeit des Verlaufs, durch die ungewohnt um sich greifende Verbreitung, durch die Gefahr ihres Ausgangs und durch die Unzulänglichkeit der bisherigen Mittel dagegen den vom Verlauf des Alltäglichen abgestumpften Geist neu aufstacheln, zum Nachdenken über die Ursachen dieser unerklärlichen Erscheinungen wecken und zur Aufsuchung neuer Hilfsmittel hindrängen. Daher erwächst stets aus solchen wichtigen Ereignissen eine Bereicherung der Medicin in theoretischer wie praktischer Beziehung, und noch mehr, die jedesmalige Gestaltung der Therapie erscheint im Zusammenhange mit dem Charakter der Zeit. Zu einer derartigen frucht-

Bedeutung der Epidemien u. ihrer Auffassung

reichen Betrachtungsweise der Krankheiten gehört aber auch die
Vergleichung der verschiedenen Krankheitsformen zu verschiedenen
Zeiten, die Aufsuchung der Gesetze, durch welche eine solche
Verschiedenheit bedingt ist, und die Entwickelung der Ursachen,
welche sporadische und epidemische Krankheiten erzeugen, und
welche jene zu diesen, diese wieder zu contagiösen steigert. Hieraus ergeben sich gewisse Verschiedenheiten für die Geschichte
der Krankheiten, welche aufgefasst werden können 1) in Bezug
auf den individuellen Fall, d. h. in ihrem Verlauf in den einzelnen
Perioden (z. B. Verlauf der Syphilis zur Zeit der Kreuzzüge),
2) in Bezug auf die Krankheitsspecies (z. B. Vergleichung der
Syphilis im Mittelalter und in der neueren Zeit) und 3) in Bezug
auf die Krankheiten überhaupt, als Geschichte der Krankheiten
des Menschengeschlechts, der ganzen Menschheit, wie solche
namentlich in den Epidemien ersichtlich und von tieferer Bedeutung ist. Mit andern Worten, es ist von höchstem Interesse, die
Geschichte der Krankheiten in ihrer Ganzheit und Sonderheit zu
verfolgen. Doch dazu ist in diesen Blättern kein Raum. Es muss
genügen hier nur anzudeuten, dass in den frühesten Zeiten
die äusseren, erst später die innern acuten Krankheiten vor-
herrschten, bis dann mit dem Verfall der Sitten, namentlich zur
Zeit der Methodiker, welche deshalb die metasynkritische Methode
schufen, die chronischen überwiegend wurden. Am spätesten wahrscheinlich traten die psychischen Uebel auf, deren Charakter sich
wesentlich nach den verschiedenen Zeiten änderte, und die zugleich
mit dem Ueberhandnehmen nervöser Leiden sich vermehrten. Was
die Epidemien anlangt, so kommen als älteste die Pest und
der Aussatz vor, jene unter wandelbaren Gestalten als Prototyp
einer acuten, dieser in ziemlich gleichem Verlauf, als Hauptform
der chronisch-vegetativen Krankheiten. Die Epidemien des Alterthums haben mehr in kosmisch-tellurischen und physisch-moralischen als psychisch-politischen oder intellectuellen Ursachen ihren
Grund, und wie es der Kindheit der Völker zukommt, walten die
Säftekrankheiten und vegetativen Krankheitsprozesse durch Klima
und Sitten variirt, im Alterthume vor. Ganz anders im Mittelalter Die ungeheuere Zerrissenheit der mittelalterlichen Zustände in staatlicher und kirchlicher Hinsicht, das ewige Drängen
und Wandern, welches die Völker aus ihren Wohnsitzen vertrieb
und durch heimathloses Umherschweifen, Hunger und Entbehrungen aller Art Krankheiten und Siechthum hervorrief; die geistige
Reibung des Mönchslebens und die unnatürlich unterdrückten Triebe,

Ursachen
der Epide-
mien im
Mittel-
alter.

welche sich auf gewaltsame Weise Luft machten, da in den grossen
Völkerzügen Frauen und Männer gemischt einherzogen; die fana-
tische Exacerbation der Gemüther, die Glaubensschwärmerei, welche
ohne die Zügel der Vernunft, aber mit der Sühne der käuflichen
Priesterreligion ein wüstes regelloses Treiben an die Stelle der
höheren Güter der Intelligenz setzte; ferner das enge Zusammenleben in erst begründeten, oft belagerten Städten, in engen Ring-
mauern bei stehenden Gräben, in Burgen und Schlössern, während
der unzulängliche Landbau für Misswachs und Hungersnoth nicht
genügende Abhülfe leisten konnte; endlich Feudalismus, Raub-
ritterthum und vor Allem der jugendlich chevaleroske Sinn für
die Liebe, den Wein und den Kampf, der in Reibungen aller Art
sich gefiel, — alle diese Umstände mussten bei dem Zusammentreffen komisch-tellurischer Einflüsse Explosionen begünstigen,
welche als kritische Exacerbationen einer körperlichen und geistigen Verstimmung auftraten, die sich durch eine vorwaltende
Steigerung des Blutgefässlebens, bei welcher vegetative und sensitive Erscheinungen nebenher gingen, zu reinigen suchte. Diese
drei Sphären menschlicher Krankheiten, mit den Urkrankheiten
des Aussatzes und der Pest an der Spitze, kehren auch in den
folgenden epidemischen Krankheiten des Mittelalters wieder.

Der Aussatz — schon von Moses beschrieben, im Abend- Der
lande schon 100 Jahre nach Hippocrates heimisch, 100 u. Chr. Aussatz.
schon sehr verbreitet, in Rom vom 2. Jahrh. n. Chr. stationär, vor
dem 12. Jahrh. besonders durch andere Krankheitselemente verdeckt oder indifferenzirt — wurde durch die Niederlassungen der
Araber im Südwesten Europa's, durch die verheerenden und krankmachenden Kreuzzüge, durch den Missbrauch wollener Kleider
und der warmen Bäder verbreitet und gesteigert, und herrschte
bis in's 15. Jahrhundert, wo er durch Beschränkung auf die Haut,
durch den Uebergang in andere Krankheitsformen und durch ein
günstigeres Verhältniss des höheren animalen und intellectuellen
Lebens verkümmerte. Fand zwar der Aberglaube in dieser Krankheit eine Nahrung, indem man die Kranken auf eine' eckelhafte
Weise anbetete, sowie die doktrinäre Annahme der vier Cardinalsäfte in den verschiedenen Formen eine scheinbare Stütze, so
nützte dieses pathologische Ereigniss doch indirekt der Wissenschaft, indem zur Absonderung dieser Kranken die Leproserien
als erste Hospitäler (19,000 in Europa) und zu ihrer Pflege insbesondere die geistlichen Ritterorden entstanden.

Im genauesten Zusammenhange mit dem Aussatze steht die Die
Syphilis.

Syphilis, welche früher trotz des Dienstes der Venus, Astarte oder Melytta bei den ältesten Völkern, trotz der weiblichen Hierodulen, Päderastie, Lingam- und Phallusdienst und der scheusslichsten Arten der Geschlechtsausschweifung bei den Römern nur als örtlich beschränkte Affektion der Genitalien, keineswegs als eigenthümlich vegetativ-dyskrasischer, noch weniger als kontagiöser Krankheitsprozess auftritt. Daher erscheint die Unzucht nur als ein Gelegenheitsmoment der Syphilis, denn jedenfalls hatte die Lepra, mit der die Syphilis in ihren Anfängen und Fortschritten ziemlich parallel ging und deren Erlöschen sie auch wirklich durch eine eigenthümliche Umgestaltung herbeiführte, den wichtigsten Einfluss auf die Ausbildung der Syphilis unter den begünstigenden Umständen des Mittelalters. So zeigten sich gleichzeitig mit dem von einer unnatürlichen Erregung des Geschlechtslebens und von Genitalienkrankheiten begleiteten Aussatz schon zur Zeit der Kreuzzüge durch die Exaltation der Leidenschaften, durch das Bedürfniss auf den Heerzügen, durch den Ueberschuss zurückgebliebener weiblicher Individuen, welche wiederum Ursache für Bordelle, für die weiblichen Orden der Reuerinnen, die weltlichen Orden der fahrenden Weiber oder treibenden Mägde wurden, die unreinen Uebel der Geschlechtstheile, als Tripper, Schanker, Bubonen, Hodenverhärtungen, in vermehrter Anzahl, ohne den Charakter einer allgemeinen, bösartigen, wirklichen Säftecntmischung zu tragen. Diesen erlangte die Krankheit erst, als der Aussatz sich mit dem gleichzeitigen Vorherrschen anderer epidemischer Einflüsse, unter dem Häufigerwerden der Genitalienübel in die Form der Syphilis umwandelte, und dies zuerst 1483 in Rom, 1488 in Spanien, dann in Frankreich, der Schweiz, in Deutschland und den übrigen Ländern. Unter den heftigsten und bösartigsten Erscheinungen, mit raschem und verderblichem, die entsetzlichsten Erscheinungen bedingenden, öfters tödtlichem Verlaufe charakterisirte sich die Krankheit besonders auch durch vegetative Krankheitsprozesse, namentlich Ausschläge (Beweis ihres Zusammenhanges mit der Lepra), Geschwülste, Exostosen u. s. w. Aber schon nach den ersten Jahren (um 1502) wurde das Auftreten ein milderes, chronisches, der jetzigen Form sich näherndes, so dass man in der Mitte des 16. Jahrh. schon das baldige Aufhören prophezeite.

In wie weit die damals häufiger werdenden Formen der Gicht, Skropheln, Rhachitis, Tuberkulosis eine Beziehung zu dem Aussatze haben, lässt sich für jetzt noch nicht ermitteln; den Skorbut aber, der bereits in einzelnen Spuren im

Der Skorbut.

Alterthume, deutlicher auf dem Kreuzzuge des heiligen Ludwig
nach Palästina (1250) und endlich in Folge weiter und langer
Reisen und der damit verknüpften Entbehrungen unter der Mann-
schaft des Vasco de Gama (1488) bestimmt charakterisirt auftrat, möchten wir weniger in Verbindung mit dem Aussatze bringen, als mit dem damaligen Darniederliegen der normalen Thätigkeit des Blutlebens überhaupt, welches sich entweder als quantitative oder qualitative Störung in fast allen hier zu erwähnenden
Epidemien gab.

Eine andere epidemisch wüthende Krankheit war das heilige Feuer, welches vom 9.—13. Jahrhunderte herrschte, ein
schleichendes Fieber mit heftigen Schmerzen, innerer Zehrgluth
und äusserer Kälte, wobei die Haut schwärzlich wurde, sich in
Blasen erhob, und Geschwüre, Fäulniss, Brand entstanden. Es
fand nicht selten eine Auflösung des Fleisches, Abfallen desselben,
sowie ganzer Glieder statt, und unter der Gluth eines inneren ver-
zehrenden Feuers trat endlich der Tod ein. Diese fürchterliche
Krankheit, welche in verschiedenen Epidemien in Frankreich, Lo-
thringen und Flandern, aber auch in Deutschland, England und
Spanien herrschte, ist wahrscheinlich die gangränöse Form
der Kriebelkrankheit (Ergotismus), wobei das Vorherrschen
des erysipelatös-gangränösen Krankheitsprozesses und die
subacute Natur des Uebels auf eine vielleicht verborgene lepröse
Grundlage deuten könnten.

Unstreitig der furchtbarste Würgengel des Mittelalters war der
schwarze Tod. Ihm gingen voran in Asien und Europa Vulkan-
ausbrüche, giftige Nebel, verpestende Winde, Orkane, Meteoren,
Hungersnoth, Heuschreckenschwärme, Erdbeben, Witterungsano-
malieen, Misswachs, Ueberschwemmungen, und nach dem Hinster-
ben des vierten Theils der Menschen folgten ihm knechtische
Furcht vor der Geissel Gottes, Schamlosigkeit, Verzweiflung,
dumpfe Lebenssättigung, Armuth und Zerrissenheit neben den sel-
teneren Beweisen hochherziger Menschenliebe. Der niedergedrückte,
der Selbstsucht allein noch fähige Geist hoffte Gott durch Wallfahrten und Geisselhiebe (die Bruderschaft der Flagellanten) und durch
haarsträubende Judenverfolgungen (in Mainz allein mordete man
12,000) zu sühnen. Nach ihrem Ausbruche in China 1333 zog
diese furchtbarste aller Seuchen, die eigentlich eine Bubonenpest
mit einer erysipelatös-brandigen Modification, begleitet von
fauliger Säftecntmischung (Blutspeien) und milzbrandgiftähnlichem
Prozess war, und vermöge ihre verheerenden Zerstörung und ihrem

Das
heilige
Feuer.

Der
schwarze
Tod.

oft blitzähnlichen Tödten (durch Lungenbrand?) vielleicht als die
Spitze aller Epidemien zu betrachten sein dürfte, über China, In-
dien, Kleinasien, die Krimm, Constantinopel, Arabien, Aegypten,
Cypern, Sicilien, Italien, Frankreich, Spanien, Deutschland, England,
Polen, Schweden, Norwegen und Russland her. Sie dauerte 5—6
Jahre und wüthete am stärksten 1347—1350 (eine zweite Periode
war von 1356—1362, eine dritte 1367—1374), überall von grossen
kosmischen, tellurischen und moralischen Umwälzungen gefolgt.
Die Menschenverluste waren ungeheuer, wenn auch einzelne An-
gaben übertrieben sein mochten, wie die, dass im Orient über 23
Millionen starben. Genaueres ergeben die Berichte über Europa.
Venedig z. B. verlor 100,000, Avignon 60,000 Einwohner, Marseille starb fast ganz aus, in Deutschland starben ¼ der Einwohner,
in Frankreich ⁹⁄₁₀ an vielen Orten, in Dänemark und Polen ³⁄₄.
In Wien starben sogar täglich 1200 Menschen. Die Gesammtsumme
der Verluste in Deutschland soll über 1 Million betragen. Nach
Hecker raffte der schwarze Tod in Europa 25 Millionen hinweg! — Werthvoll sind die Beschreibungen vom Exkaiser Kantu-
kezenes, de Mussis, Bocaccio, Colle und der sogleich zu Nennenden.
Gegen diese offenbar in dem Heerde der Assimilation des Blutes
sitzende Krankheit, dessen gänzliche Zersetzung sich durch Ausscheidung und excessive Bildung auszugleichen suchte, hatten die
Aerzte, denen man grösstentheils das Lob der Aufopferung ertheilen muss (Gentilis da Foligno, der ihr selbst erlag, Jakob de Dondis, Chalin de Vinario, Marsigli di Santa
Sofia, Guy de Chauliac, Simon de Covino) nichts als den
Aderlass, Theriak, Abführmittel, Wein, Säuren, Luftreinigung. Absperrung und – die Flucht, da die zu spät ausgesprochene Ansteckungsfähigkeit endlich selbst einem Laien kund werden musste.
Was Wunder, wenn der Hülflose der Kirche und dem Aberglauben
sich in die Arme warf, die ihm wenigstens Trost versprachen?
Aber diese Krankheit hatte auch noch andere physisch-psychische
im Gefolge. Durch die übernatürliche Exaltation (wobei wahrscheinlich auch der excessiv erhöhte Geschlechtstrieb eine Rolle
spielte, wie diess die grosse Fruchtbarkeit nach dem schwarzen
Die   Tode bezeugt, entwickelte sich eine epidemische Tanzwuth, viel-
Tanzwuth. leicht begründet in einer Ueberreizung des Sympathicus und von
da reflektirter Erregung des Rückenmarks, eigentlich ein durch
physische und psychische Momente (denn auch hier giebt es ein
Contagium) epidemisch gewordener Somnambulismus. Als
Wiederholung der salischen und korybantischen Tänze des Alter-

thums erschienen nämlich neue Bacchantinnen im 12. und 13. Jahrhundert, massenhaft aber eigentlich erst an dem durch Tanz, Lustbarkeiten und Ausschweifungen gefeierten Johannisfest in Aachen 1374, dann in Belgien und Holland, an dem Rhein, in Metz und Strassburg, wo der Name Chorea St. Viti 1488 entstand. Die Kranken führten unter Aechzen, Stöhnen, Zuckungen, Verzerrungen, Schreien und Singen, das Haupt bekränzt und den Unterleib eingeschnürt, ihren gespenstischen Tanz auf, der meist mit Bewusstlosigkeit zu enden pflegte. Obgleich in naher Beziehung zu dem magisch-religiösen Charakter des Mittelalters und andererseits zu der vorausgegangenen Pest, derer späterer Uebergang in den Petechialtyphus (1477, 1485 in Italien, Frankreich, Deutschland, Spanien) und neuere Typhusformen (1505, 1531 und folg.) auf eine krankhafte Exaltation der Abdominalplexen deutet, steht diese durch ihre Ausbreitung wunderbare Krankheit als nervöses Element doch ziemlich isolirt da, wenn man von dem im J. 1414 zuerst epidemisch in Frankreich auftretenden Keuchhusten absehn will, den man gewissermassen für das erste Stadium künftiger Influenzaepidemien betrachten kann.

Der Petechialtyphus.

Der Keuchhusten

Die letzte Epidemie dieses Zeitraumes ist der englische Schweiss, welcher in Folge von tellurischer Einwirkung, besonders auch von Luftfeuchtigkeit, sowie durch Unmässigkeit, Unreinlichkeit und Kriege gleichzeitig mit anderen Epidemien Italiens, der Schweiz, Deutschlands zuerst im J. 1486 in England und wiederholt daselbst in den Jahren 1507, 1518, 1529, zuletzt 1551 erschien, 1529 aber auch in Deutschland, den Niederlanden, den Ostseeprovinzen, Polen, Russland und Skandinavien auftrat. Auch sie zeigt den genauesten Zusammenhang mit dem ganzen Charakter der Krankheiten jener Zeit, nicht nur, indem sie sich gleichsam als ein Abfall eines Symptomes der Bubonenpest geberdete, sondern auch wegen ihrer vorwaltenden Hinneigung auf die Haut und der überwiegenden Irritabilität, welcher sich als Uebergang zu einem neuen Krankheitsgenius die nervöse Affection des Hirns und der Nerven, besonders des zehnten Nervenpaares, zugesellte. Charakterisirt durch Fieber, besonders Frost, Magendruck, Kopfschmerz, Schlafsucht, Herzklopfen, profuse Schweisse, Friesel und Pustelausschläge, wozu sich Cyanose, Dyspnöe, Angst, Ekel, Erbrechen, Zuckungen u. a. Nervenreizungen gesellten, trägt diese Epidemie Spuren der Influenza an sich, deren Entwickelung nicht lange hernach beginnt. In welcher Verbindung der eben-

Der engl. Schweiss.

falls bald hierauf hervortretende Rheumatismus und Friesel damit steht, lässt sich eher ahnen als bestimmen. Eine wichtige Lehre aber ging, durch Fehlschlagen und Verderben der
Therapie, welche endlich zu einem negativen Verfahren zwang,
wie bei den übrigen Epidemien so auch hier hervor, dass bei dem
Mangel spezifischer Hülfsmittel ein mildes, diätetisches Verfahren
in solchen Zuständen besser ist, als ein stürmisches, die wohlthätigen Regungen der heilkräftigen Natur vollends unterdrückendes
Einwirken der sogenannten Kunst.

§. 36.

Rückblick zur Charakteristik der zweiten Stufe.

Aus der dunkeln und traurigen Nacht dieser trübstimmenden
Erscheinungen hinweg kehren wir zu dem Lichte, das schon in
einzelnen Strahlen die noch ziemlich kahle Fläche der Wissenschaft bescheint, und sehen, wie die Aufklärung einer neuen Zeit,
nicht ohne die zurückbleibenden Schatten der Morgendämmerung,
bunte Farben und Bilder hervorruft, die sich bald zu einem erquick-
lichen Gemälde zusammenfügen. Wir finden uns an den Marken
des 16. Jahrhunderts, welches mit dem Segen neuer folgereicher
Entdeckungen geweiht, als Grenzstein zwischen alter und neuer
Bildung dasteht. Indem diese nun, durch eine geistige Wiedergeburt des Alterthums vermittelt, zunächst sich an die hippokratische Kunst anlehnend, auch in der Heilkunde beginnt,
beschliessen wir, die Ausführung für den folgenden Abschnitt auf-
sparend, mit diesem Entwicklungsmomente, analog dem entsprechenden Stadium im ersten Zeitraume, diesen zweiten Abschnitt
des zweiten Zeitraums. Obgleich man nur mühsam zu einer
früheren Bildungsstufe erst wieder gelangte, sühnte
sich die Versäumniss durch die rasch auf einander folgende Entwickelung und den kühnen Aufschwung, mit welchem die Vergangenheit des Alterthums mächtig überholt wurde. Durch die scholastische Schule wurde noch einmal der Versuch gemacht die
Medicin in Fesseln zu schlagen, aber es ging daraus ein Kampf,
ein Kampf des Wissens mit dem Glauben hervor und
es entwickelten sich kritische Bestrebungen zur Ab-
schüttelung des irrthumreichen Schul- und Gewis-
senszwanges, welche der Menschheit und auch der Heilkunde
für alle Zeiten genützt haben. Von nun an wandelte letztere ihre

eigene Bahn. Mit der wiedererwachenden Kenntniss des Alterthums, indem vor allen Grössen das Verdienst des Hippocrates bald leuchtend die Andern überstrahlte, unter dem begünstigenden Einfluss aufklärender Momente und realistischer Entdeckungen wandten sich die Aerzte dem objektiven Anbau wieder zu und erlangten durch die Beobachtung neuer bedeutungsvoller Epidemien und mit dem Aufwachsen und wechselseitig sich fördernden Fortschritt der einzelnen Disciplinen der Heilkunde einen Grad von Ausbildung, den man immerhin ohne Ueberschätzung einen künstlerischen nennen kann, insofern Bewusstsein des Zweckes, gewisse Richtschnur und Gesetze, sowie Methodik nicht abzusprechen sind, wenn sie auch noch durch die Verhältnisse der Zeit auf einer eben nicht zu hohen Stufe erscheinen. In dem folgenden Abschnitt werden wir diesen Entwicklungsgang weiter darlegen.

DRITTE STUFE.

Von der Wiedergeburt der Heilkunde des Alterthums bis zur Begründung der physiologischen Medicin durch Paracelsus, Wissenschaftliche Stufe.

Von c. 1500 — c. 1600.

§. 37.

Allgemeine kulturgeschichtliche Momente. Erneuertes Studium der Alten. Neuer Platonismus und Aristotelismus. Realismus. Mystik.

Die zwei wichtigsten und grössten Ereignisse des Mittelalters, welche einen hellen Glanz in die Nebel damaliger Zeit warfen und die Tageshelle der neueren Epoche herbeiführten, sind die Entdeckung Amerika's (1492) und die Erfindung der Buchdruckerkunst (1436), jene die extensiv, diese die intensiv grösste aller Entdeckungen und Erfindungen, jene, indem sie eine neue Anschauung, neue Ideen und Erfahrungen herbeiführte, Wissbegierde und Forschertrieb mächtig anregte, Handel und Wohlstand verbreitete, diese, indem sie den in einsamer Kammer entzündeten Lichtfunken des Geistes unaufhaltsam weithin trägt und zur glänzenden Fackel entflammt und durch Verbreitung, Vermehrung und Erhaltung des Wissens und Denkens der hülfreichste Genius des Geistes und der unentbehrlichste Sendbote der

Amerika, Buchdruckerkunst.

Schrift-
giesserei.

Holz-
schneide-
kunst.

Reisen.

Studium
der
Alten.

Wahrheit ist. Mit ihr entwickelt sich die Schriftgiesserei und die schon 1491 durch anatomische Holzschnitte zu Joh. de Ketham's fasciculus medicinae für die Heilkunde benutzte Holzschneidekunst. Der Entdeckung Amerika's und der Auffindung eines neuen Weges nach Indien durch Vasco de Gama (1488) folgten, durch Industrie und Naturforschung angeregt, Reisen in die entferntesten Regionen. Hierzu kam als längst vorbereitetes, durch die Invasion der Türken in Griechenland, welche die griechischen Gelehrten von ihrem heimischen Boden vertrieben, schneller vermitteltes Moment das erneuerte Studium der Alten und ihres reinen edlen Geschmackes, welches die Quellen der Weisheit suchen und läutern, die Schönheit der Kunst in ihren idealen Urformen erkennen und an die Stelle einer verschrobenen Denkweise und überladenen Verbildung setzen lehrte. Was in dem verfallenen und zerworfenen Griechenland einem sicheren Untergange entgegengegangen wäre, floh nun nicht mehr wie zur Zeit, da das siechende Abendland selbst der Kraft und des Charakters entbehrte, zu den Arabern, sondern mischte sich als neues, veredelndes Ferment den eben erwachenden Regungen des Occidentes bei. Hier wurde es durch das damals an Bildung und Sittenverfeinerung Alles überstrahlende Italien vermittelt und durch das den griechischen Elementen am nächsten verwandte Germanische von den durch die Zeit beigemischten Schlacken gereinigt, in Blut und Leben aufgenommen und weitergefördert. Chrysoloras, Leonard Brunus von Arezzo u. A. lehrten die griechische Sprache in Italien; am Hofe des Cosmus von Medicis erwachte durch Gemisthus Pletho und auf der Kirchenversammlung zu Florenz auch durch Bessarion des alten Plato's Geist und widersetzte sich dem arabisirten Aristoteles, den wieder in seiner ursprünglichen Reinheit Theodor Gaza, Johann Argyropulos, Georg Gennadius und Georg von Trapezunt gegen die Platoniker vertheidigten. Ueberall wurden Handschriften der alten Klassiker gesammelt: man reiste sogar nach Constantinopel und nach dem Orient, um der Quellen habhaft zu werden. Der allgemein erwachte Trieb nach Cultur, der sich in einem Aufschwunge der Poesie, der Malerei, Sculptur und Musik, mit der Verfeinerung der Sprachen und Sitten Hand in Hand gehend, überall kund gibt, steht im innigsten Connex mit der nach allen Seiten hin verbreiteten Wiedergeburt der Alten (in Frankreich durch Typhernas und Alexander, in England durch Linacre und Grocyn, in Deutschland durch Agricola,

Celtes, Reuchlin und Erasmus). Diese wurde so zugleich Symptom wie Ursache eines neuerstandenen geistigen Lebens. Es ist ein erhebendes Bild für den Menschenfreund, dieser Wetteifer und dieses gemeinsame Streben aller Nationen; aber es ist für den Deutschen besonders ein grossartig begeisternder Gedanke, zu sehen, wie mitten in dem Streben nach engerer Begrenzung der Nationalitäten, bedingt durch festere und bestimmte Gestaltung der sprachlichen, geselligen und politischen Verhältnisse, der deutsche Genius sich allmählig erhebt, um die grosse Aufgabe zu beginnen, welche das Geschick dem zur geistigen Herrschaft über die neuere Zeit bestimmten germanischen Elemente (wie dem griechischen im Altertbume), gleichsam als Ersatz für den Mangel an materiellem Uebergewicht, übertragen hat, — eine Aufgabe, zu der allein die Universalität und tüchtige Ausdauer des Strebens, die selbstständig waltende Idee und der in und über der Zeit webende reformatorische Geist befähigen konnten, Momente, welche sich, wie im Reiche der Philosophie und Theologie (Luther und Melanchthon, Zwingli und Calvin), auch in der Geschichte der Heilkunde von nun an unter den Deutschen bewährten.

Wie in diesen geschichtlichen Ereignissen die ganze Rich- Philoso-
phie. tung der damaligen Geistesentwickelung enthalten ist, so ist die specielle Ausbildung der einzelnen Wissenschaften in dem Gemälde der damaligen Philosophie zu erkennen. Die erste neue Regung, welche den in strengen Formen gefesselten Geist erfasste, musste sich zuerst gegen die Scholastik selbst wenden, da ohne ihren Sturz an einen neuen Aufbau nicht zu denken war. Diess geschah unter dem Einflusse neuer kirchlicher, politischer, wissenschaftlicher und künstlerischer Verhältnisse, in welchen sich eine festere Gestaltung, ein auf vernünftige Principien und grössere Freiheit basirter Forschertrieb kund gab, der in der damals zuerst hervortretenden öffentlichen Meinung eine Stütze fand. Vorausgehen musste aber vor Allem die Reinigung der verfälschten Quellen, welche so lange in blinder Anbetung und falscher Anwendung und Auslegung als Canon aller Denkweise gegolten hatten. Hieraus entwickelte sich ein neuer Aristotelismus, dem ein Platonismus als Gegensatz nicht fehlen konnte. Man verwickelte sich in Streitigkeiten über die Vorzüge des einen oder des anderen Systems, oder suchte den Frieden in gänzlicher oder theilweiser Combination beider oder anderer alter Systeme, wobei man die Grundlehren des Christenthums mit in den Bereich zog. Nebenbei aber berührten sich als schroffe Gegensätze der alten und jungen Zeit

im Streben aus dem Höchsten und Unbekannten die Weisheit auf-
zufinden, einerseits eine mehr wissenschaftliche, philosophische
Mystik und theosophische **Magie** und andererseits der nach
Erweiterung thatsächlicher Naturerkenntniss strebende Realismus. — Als daher, wie oben erwähnt, durch Pletho (1438) und
Bessarion (1438) die Bekanntschaft mit Plato, sowie durch
Gennadius, Georgius von Trapezunt (geb. 1395) und
Theodor von Gaza († um 1478) die Kenntniss des Aristoteles vermittelt war, entspann sich ob der ungebildeten Sprache
und der Verfälschung der Originalschriften der **Kampf gegen
die Scholastik.** Dieser wurde zuerst philologisch von Her-
molaus Barbarus, Angelus Politianus, geführt, dann der
Logik wegen von Laurentius Valla und Rudolph Agricola,
im Allgemeinen von Agrippa v. Nettesheim, Ulrich von
Hutten, Erasmus, Vives, Melanchthon u. A. Die noth-
wendigste Folge dieses Kampfes war eine **Erneuerung alter
Systeme,** und zwar, da die theologische und naturwissenschaftliche Richtung die charakteristische der Zeit war und
beide mit leichten Modificationen für die Gegenwart in Plato und
Aristoteles repräsentirt wurden, einerseits die Erneuerung des
Platonismus in Verbindung mit **Kabbalistik, Magie** und
Theosophie, und andererseits die des Aristotelismus. Die Com-
bination derselben aber, ebenso wie die Wiederherstellung des
Stoicismus und des allen diesen Tendenzen entgegentretenden Skepticismus blieben nur vereinzelte Versuche.

Der **Platonismus** fand ausser in der Zeit, welche den
trostlosen Verstandeskünsten und dem Naturalismus entgegen eine
tiefere innere Befriedigung suchte, seine mächtigen Stützen an
dem Hofe der Medicis in **Nicolaus Cusanus** (1401 — 1464),
der aber fast mehr Pythagoriker zu nennen ist, mehr noch in
Marsilius Ficinus (1433—1499), Arzt in Florenz und Stifter
einer platonischen Akademie, obgleich er aristotelische Ideen nicht
ausschloss und den Platonismus für christliche Zwecke benutzte.
Diese Tendenzen äusserten sich in **Johann Pico, Herrn von
Mirandola** (1463—1494) als kabbalistische, weil er fest überzeugt war, dass Plato, Aristoteles und Pythagoras mit der Kabbala
einstimmig und aus göttlicher Offenbarung entstanden wären, eine
Meinung, die er durch eine grosse Kenntniss morgenländischer
Sprachen zu vertheidigen wusste. Als orientalisch allegorisirende
Kabbalistik erscheint der Platonismus bei **Johann Reuchlin**

Kampf
gegen die
Scholastik.

Platonis-
mus.

Nic.
Cusanus.

Mars.
Ficinus.

Joh. Pico.

Joh.
Reuchlin.

(1455—1522), dem tüchtigsten Orientalisten der damaligen Zeit, als abentheuerlich schwärmerisches Phantasiespiel bei dem Franciskanermönche **Franciscus Georgius Venetus** (c. 1525), als ein förmliches System der Magie aber bei **Agrippa von Nettesheim** (1486—1535), dessen herrliche Talente durch Ruhm und Gewinnsucht und Hang zu verborgenen Künsten verdunkelt wurden. Die Magie, als Schlüssel aller Kenntnisse, hatte bei ihm eine dreifache Gestalt, eine natürliche, himmlische und religiöse, je nach der Verschiedenheit der körperlichen, himmlischen und intellectuellen Welt, — und es ist bezeichnend genug für diese Richtung, dass von demselben Schwärmer eine skeptische Schrift „De vanitate scientiarum" erschien. Aber selbst aus der Philosophie des schwächlichen, zerrissenen, eitlen, bald abergläubischen, bald freigeistigen und selbstständigen Geronimo **Cardano** lässt sich die immer grössere Macht erkennen, welche das Streben nach Realem erlangt hatte, indem er auch als Arzt nicht unrühmlich selbst eine physische Theorie der Astrologie und Magie begründen wollte, die er, gestützt auf die allgemeine Sympathie der Himmelskörper und der Theile des menschlichen Organismus, bis in's Einzelne ausgeführt hatte, weshalb er auch gewissermassen als Vorläufer des Paracelsus gelten kann (s. weiter unten).

Als glückliches Gegengewicht gegen diesen Platonismus erscheint der **Aristotelismus**, den die Scholastik einigermassen vermittelt hatte und der nun besonders von Theologen und Aerzten, die einem **Naturalismus** und **Realismus** huldigten, unterstützt und fortgebildet wurde und zur **völligen Scheidung der philosophischen Wahrheit und des Kirchenglaubens** führte. In zwei Hauptpartheien getheilt, standen auf der einen Seite besonders nennenswerth der scharfsinnige, selbstdenkende **Pomponazzi** (1462—1525?), bekannt durch seinen Streit über die Unsterblichkeit der Seele, **Porta, Jul. Caesar Scaliger, Cantarenus, Niphus, Sepulveda** u. A.; auf der anderen, der arabischen Auslegung zugethan, **Achillinus, Zimara** und der Pantheist **Andreas Caesalpinus.** Auf den **deutschen Universitäten** wurde Aristoteles besonders durch **Philipp Melanchthon** und **Luther** eingeführt. Doch fehlte es auch nicht an Gegnern, unter denen **Pierre de la Ramée** (**Petrus Ramus**, 1515—1572), durch den Kampf gegen die Subtilitäten der Schule zu weit geführt, an der Stelle des Aristotelismus eine **populäre Philosophie**, ohne tieferes Eingehen und Gründlichkeit und mit zu blindem Hasse gegen den Aristoteles begrün-

Fr. Georg Venetus Agrippa v. Nettesheim.

Cardano.

Neuer Aristotelismus.

Pomponazzi u. A.

Achillinus u. A.

Melanchthon, Luther. Petrus Ramus. Popul. Philosoph.

J. Lipsius
Stolcis-
mus.
dete. Der Versuch des Justus Lipsius (1547—1606) den Stoicismus wieder emporzubringen, war theils der Zeit zu fremd,
theils nicht mit dem gehörigen Geiste unternommen. Dagegen
Realis-
mus.
machte der Realismus, obgleich durch Aristoteles eingeleitet,
doch unabhängig von ihm, in freier selbstständiger Forschung auf
dem Gebiete der Politik durch Machiavelli und Jean Bodin,
noch mehr auf dem eigenthümlichen Felde der Erfahrung, dem
der Naturwissenschaften, grosse Fortschritte.

Telesius
Naturphi-
losophie.
Eine dem Aristoteles feindliche, empirische und sensualistische Naturphilosophie suchte der Stifter einer eigenen Akademie, Bernardinus Telesius (1508—1588) zu begründen. Der
Lehre des Parmenides am nächsten kommend, stellt er Wärme
und Kälte als unkörperliche Principien der Materie dem Objecte, auf das sich jene Thätigkeiten beziehen, entgegen, und
erkennt in einem Kampfe des Himmels und der Erde (alter Dualismus) die Ursache der Entstehung aller Dinge zweiter Ordnung.

Patritius.
Endlich die eigenthümlichen und combinatorischen Philoso-
phien des Patritius (1529—1597, Lichtemanationssystem nach
Plato und Plotin), sowie die mystisch-realistische Philoso-

G. Bruno.
phie des Giordano Bruno (ward 1600 verbrannt), des tiefsin-
nigsten aller Philosophen der damaligen Zeit, die neben der elea-
tisch-platonischen Grundlage und der dynamischen Entwickelung
der Weltschöpfung die Lullische Kunst zu vervollkommnen und
Astrologie und Magie zu beschützen suchte, vollenden das Gemälde
Skepticis-
mus. Mon-
taigne und
Charron.
der Geistescharakteristik jener Zeit, die sogar im Skepticismus
eines Montaigne († 1592) und Charron († 1603) schliesslich
auf die Offenbarung und den Glauben an Gott als letzte Hilfs-
quelle hindeutete.

§. 38.
Hippocratiker. Humanisten. Conciliatoren.

Hippocra-
tiker und
Humani-
sten.
Dieselben charakteristischen Symptome wie die Philosophie
trägt auch die Medicin. Auch hier zuerst Wiederaufleben der
alten klassischen Literatur und dann eigener Anbau, auch hier
ideelle, naturphilosophische Ansichten, Theosophie und Magie und
wieder realistische Forschungen. — Die Wiedergeburt des Alterthums wurde vermittelt theils durch Uebersetzungen, theils Commen-
tationen, sowie durch kritische Sichtung, Polemik, vergleichende
Exegese, und weil Hippocrates immer und immer der her-

vorragendste Mittelpunkt blieb, bildeten sich die sogenannten hippocratischen Schulen — als Vorzeichen einer besseren Praxis, die
sich von der Blüthe des Alterthums her datirte. Wir haben bereits früher solche Anknüpfungspunkte (vgl. 2. Stufe) kennen
gelernt. Italien bildete als erster Zufluchtsort der vertriebenen
Griechen die Brücke für den geistigen Fortschritt. George **Valla** Valla
(c. 1472), Uebersetzer vieler philosophischer und medicinischer
Schriften und Verfasser eines Auszuges aus allen griechischen
Aerzten, G. **Manardo** (1462—1536), um Hippocrates, **Hermolao** Manardo
Barbaro († 1493) und Marcello **Vergilio** († 1521) um Plinius M. Vergi-
und Dioscorides verdient, vorzüglich aber Nicolao **Leoniceno** lio.
aus Lonigo bei Vicenza (1428—1524), der grösste Feind der Araber, ein vortrefflicher und geschmackvoller Kritiker des Plinius
und Uebersetzer der Aphorismen des Hippocrates, machten sich
auf diese Weise durch die Einleitung hippocratischer Heilkunde
und durch bessere Pflanzen- und Arzneimittelkenntniss ehrenvoll
bekannt. In Bezug auf kritische **Sichtung** der ächten und unächten Schriften zeichneten sich insbesondere aus: Hieronymus
Mercurialis aus Forli, der klassische und gelehrte Schriftsteller Kritiker
über die Gymnastik der Alten (1530 - 1606), der Portugiese Mercuria-
Lemos (um 1588), Joh. Baptista **Montano** (1498—1552) und Lemos.
Marsilio **Cagnati** († 1610), welche den Text des Hippocrates Montano.
u. a. griechische Aerzte mit mehr oder minder Gewissenhaftigkeit Cagnati
zu säubern, das Aechte vom Unächten zu scheiden suchten. Das
grösste Verdienst um Hippocrates aber erwarb sich der noch heute
geschätzte Anutius **Foësius** aus Metz (1528 -1595), der durch Foësius
kritische Bearbeitung und Uebersetzung das Verdienst seiner Landsleute: des griechischen Terminologen Joh. de **Gorris** (1505—1577), J.d.Gorris.
Jac. **Houllier** (1498--1562) und Ludw. **Duret** (1527 — 1586) Houllier
weit überstrahlt, da Diese, obwohl in vortrefflichem Geiste, nur Duret.
Vereinzeltes gaben. In England brachten vorzüglich Thomas **Li-** Linacer.
nacer aus Canterbury (1461 -- 1524), Stifter des medicinischen
Collegiums zu London und der Professuren für Hippocrates und
Galen zu Oxford und Cambridge, in echt klassischer Uebersetzer des
Hippocrates und Galens, und sein Nachfolger Joh. **Kaye** (1510—
1573), Uebersetzer des Galen, Celsus, Scribonius Largus u. A.,
die alte Literatur wieder zu Ehren; in Deutschland: Wilhelm W. Koch.
Koch aus Basel (1471—1532), Joh. **Winter** v. **Andernach**, W. v An-
Prof. in Strassburg, dann in Paris (1487 -1574), Joh. **Hagen-** dernach.
but oder **Hanbut** (Cornarus) (1500—1558), Leonhard **Fuchs** L. Fuchs.
(† 1565), ein gewaltiger Gegner der Araber, Theodor **Zwinger** Zwinger.

aus Basel (1533—1588), und Joh. Lange (1485—1565), ein Für-
sprecher der griechischen Semiotik.

Doch gewann auch auf einem indirekten Wege der hellenische Geist die Oberhand. Durch das erneuerte Studium griechischer Aerzte nämlich musste man, ehe eine selbstständige Bearbeitung vorgenommen wurde, erst die Meinungsverschiedenheiten
zwischen den Griechen und Arabern schlichten und die in einander
verwachsenen Begriffe trennen. So entstand mit dem absoluten
Studium der Humanisten zugleich das vergleichende der Con-
ciliatioren, welches mit dem Siege des Griechenthums endete,
bis auch dieses von den Forderungen der Vernunft und Erfahrung
überholt wurde. Solche Conciliatoren waren: Symphorian Cham-
bier aus Lyon (1472—1535), Nic. Rorarius in Udine (um
1572), der gelehrte Spanier Vallesius († 1592), der Diätetiker
Alexandrinus von Neustain (1506—1590). Was diese auf
dem Wege der verständigen Kritik zu erreichen suchten, das
leistete mit ungleich grösserem Erfolg die Herrschaft der Vernunft, welche bei dem behutsamen Joh. Baptista Sylvaticus
(1550—1621) nur schüchtern die Widersprüche der alten Medicin
zu lösen suchte, aber bei dem unglücklichen und verkannten Michael Serveto aus Villanneva (1509—1553), dem Märtyrer der
Gewissens- und Denkfreiheit, kühn aufloderte und mit den Flammen
seines Scheiterhaufens die Fackel einer künftigen Reform entzün-
dete. Wie in der Kirche durch Angriffe auf die Orthodoxie das
wahre Christenthum, suchte er in der Medicin durch Verwerfung
der arabischen Theorien von den Krisen und Säften und ihrer
Therapie (in der bedeutsamen Schrift „de syrupis") die wahre
hippocratische Heilkunde herzustellen. Es zeugt für seinen tiefen
Blick in der Physiologie, in welcher er durch bedeutende Entdeckungen über die Herzbewegnng (s. u.) für alle Zeiten Epoche
macht, dass er unter Anderem die Verdauung mit der Kochung
verglich, deren Zweck Verähnlichung, die Ursache thierische Wärme
sei. Doch versteht es sich fast von selbst, dass auch er noch
der Zeitrichtung in vieler Hinsicht folgte und dem damaligen
Standpunkte der hippocratischen Humoralpathologie (mit den Kardinalsäften) huldigte.

§. 39.
Aufblühn der Naturwissenschaften.

Hand in Hand mit dieser formellen Hinlenkung auf eine ge-
läuterte Quelle der Erkenntnisse ging der sachliche Fortschritt des
empirischen Wissens. Reichen Stoff dazu gaben die vielen Reisen *Reisen.*
und autoptischen Beobachtungen in fremden Ländern, welche
die Naturwissenschaften bereicherten und von Fabeln rei-
nigten, wie z. B. die Naturgeschichte indischer Arzneigewächse des
Garcia del Huerto, das Werk von Christoph da Costa *Beobach-*
(beide von Clusius übersetzt), die Beschreibung der Produkte *tungen des*
der neuen Welt von Oviedo de Valdes und der Arzneistoffe *Garcia del*
Huerto
derselben von Nicolo Monardes. Hierher gehören ferner die *u. A.*
Reisen des Peter Belon aus Mons (1546—1549) durch Griechenland, Kleinasien, Syrien und Aegypten, des Leonhard Rau-
wolf aus Augsburg (1573 1576) durch die Levante, und die
classische Reise des Prosper Alpino (1553—1617) durch Aegypten, die besonders für die Botanik wichtig wurde. Ausser der
durch die Astrologie besonders in den Vordergrund gestellten
Astronomie, welche die Deutschen Peurbach, Negiomon- *Astrono-*
tanus, Walther Beheimb, Kopernikus, Kepler wissen- *mie.*
schaftlich anbauten, war es zunächst eben die Botanik, welche *Botanik.*
durch ihren Nutzen für die Heilkunde und durch ihren eigenthümlichen Reiz die gemüthlichen Deutschen vorzugsweise anzog. Daher
erfreute sich dieser Zweig der Naturwissenschaften damals der
grössten Vorliebe, indem nicht nur Plinius und Dioscorides in dieser
Beziehung kritisch beleuchtet wurden (wie von Mattioli, † 1577), *Mattioli*
sondern auch Otto Brunfels aus Mainz († 1534) zuerst und *u. A.*
nach ihm Leonhard Fuchs Pflanzenabbildungen gaben, Hieronymus
Tragus (Bock, † 1554) und Tabernaemontanus († 1590)
Kräuterbücher lieferten. Ausserhalb Deutschlands bildeten und
betrieben die Botanik mit Erfolg die Italiener Maranta, Anguil-
lara, Mattioli und vorzüglich Andr. Cesalpino (1519 1603),
dessen Classifikation nach den Befruchtungstheilen ihn als Vorläufer Linné's hinstellt; die Niederländer Rembert Dodanaeus
(1517—1586), Matth. Lobelius (1538—1616) und Carl Clusius (1525—1609). Damals legten auch Naturaliensammlungen
an: der Mineralog Agricola, Palissy, Aranzi, und eine speziell vaterländische Schwenkfeldt. Die Mineralogie förderten

speziell Georg Agricola aus Glauchau (1494 – 1555), Christ.
Encelius aus Saalfeld und Joh. Kentmann, Arzt in Dresden.
Zoologie. Die Zoologie verdankt dem obengenannten Aldrovandi aus
Bologna (1525—1609) nicht geringe Fortschritte. Als der berühmteste Naturforscher dieser Zeit aber glänzt vor Allem durch
Universalität, das ganze Reich der Naturgeschichte umfassend
und systematisch ordnend, rastlosen Eifer mit tiefem Wahrheits-
sinne vereinend, der Oken des 16. Jahrh., der um Zoologie
und Botanik unsterblich verdiente Konrad Gessner aus Zürich
(1516 - 1565).

§. 40.

Fortschritte der einzelnen Disciplinen der Medicin im 16. Jahrh.

Anatomie und Physiologie.

Anatomie und Physiologie. Charakteristisch für die Heilkunde dieses Zeitraums ist die
festere Begrenzung, Entwickelnng und gleichmässige Aus-
bildnng fast sämmtlicher Disciplinen, vermittelt durch
den allgemeinen Antheil aller Nationalitäten, die sich das für sie
Geeignete auswählten, während in früherer Zeit eine gewisse einseitige Begünstigung der einzelnen Fächer unverkennbar ist. —
An die naturgeschichtlichen Erweiterungen und Fortschritte schliessen
sich zunächst ihrem formellen und theoretischen Charakter nach
die anatomischen Studien des 16. Jahrh. an. Sollte für die
Medicin wirklich ein reeller Nutzen geleistet werden, so musste
vor Allem die Basis, die Construction des Körpers genauer gekannt
und nicht blos nach Galen's und Mondini's Standpunkt beurtheilt werden; es mussten hier zunächst durch eigene Beobachtungen die fremden geprüft, berichtigt, ergänzt werden. Wo hätte
dies glücklicher geschehen können als in Italien, dem durch
seine Kunststudien auf die Form hingewiesenen Lande, welches
mehr zur klaren nüchternen Beobachtung als zum reformatorischen
Werke geschaffen, in stiller Weise den praktischen Anbau der
Medicin lange gepflegt und in Mondini allen künftigen Anatomen ein ermunterndes Beispiel aufgestellt hatte? Freilich musste
auch hier zuerst wieder auf die griechischen Originale zurückgegangen werden, aber nur um diese zu stürzen, da selbst die weni-
Anato-men: ger bedeutenden Anatomen: Benedetti, Zerbi (1468   1505),
Benedetti u. A. Achillini (1463 — 1525), Massa († 1569), Laguna († 1560)

und Winther v. Andernach, der Lehrer Vesal's, bei aller Anhänglichkeit an die alten Satzungen doch durch eigene und Mondini's Erfahrungen vorgerückt waren. Hervorragender waren jedenfalls: Jacob Berengar v. Carpi († 1550), der die erste öffentliche Demonstration hielt, zahlreiche Sektionen machte und zuerst seine Schriften durch anatomische Abbildungen illustrirte, Wilh. Rondelet († 1566), Jacob du Bois (Sylvius, † 1555), der Wiederhersteller der Anatomie in Frankreich und wahrscheinliche Erfinder der Injectionen. Er ward Lehrer des Etienne, der ein anatomisches Werk mit Abbildungen herausgab, und des Michael Serveto. Diese übertraf aber bei Weitem ein anderer Schüler desselben, Andreas Vesalius aus Brüssel (1513 od. 14 bis 1564). Vesalius. Er lehrte in Italien, gab 1543 in seinem unsterblichen Werke die ersten treuen und guten anatomischen Abbildungen nach der Natur mit Tizians Schüler, Joh. v. Calkar heraus, nachdem Leonardo da Vinci (1452—1515) schon Zeichnungen für Andreas della Torre (1473—1506 oder 12) besorgt hatte, stellte zahlreiche Untersuchungen an Leichen an, und untergrub mit Hülfe dieser, trotz des heftigen Widerspruchs des Franz Puteus und des Realdus Columbus († 1559) und trotz der Anhänglichkeit des Dryander († 1560), Levasseur und Etienne († 1564) an die Alten, die anatomische Autorität Galen's gänzlich. Dieser kühne reformatorische Angriff des Deutschen Vesalius (dem nur der Myolog Caunani (1515—1579) und der Osteologe Joh. Phil. Ingrassias (1510—1580) eine seiner Grösse würdige Achtung angedeihen liessen) steht um so vereinzelter da, als selbst der berühmte, durch Verbindung der vergleichenden und menschlichen Anatomie und durch wichtige Entdeckungen verdiente Bartholomaeus Eustachi († 1577), dessen Kupfertafeln erst 1714 durch Eustachi. Lancisi herausgegeben wurden, fest an Galen sich anlehnte und mit Sylvius den Vesalius bekämpfte.

Diesem Zweigestirn am Horizonte der Anatomie gesellte sich ein dritter glänzender Stern, Gabriel Faloppia (1522—1562) zu. Faloppia. Mit den tiefsten und gründlichsten Kenntnissen verband er einen bescheidenen und billigen Sinn. Ausser ihm zählt Italien noch zu seinen Anatomen den gediegenen und lichtvollen, besonders um die Foetus- und Uterusbeschreibung verdiente Aranzi († 1589), den durch seine Kenntniss des Gehirns und Nervensystems und die Schöpfung der physiologischen Anatomie ausgezeichneten Varoli (1543—1575), die beiden auch als tüchtige Chirurgen berühmte Julius Casserius († 1616) und Carcano Leone (c. 1582), Eustachio Rudio († 1611), bekannt durch Beschreibung des Herzens in anatomischer und pathologischer Hinsicht, und als den würdig- **Fabr. ab Aquapen- dente.** sten Nachfolger des Faloppia, Fabricius ab Aquapendente (1537—1619) der in der Praxis vom Glücke geliebt, und als Anatom durch Anwendung der vergleichenden Anatomie auf die Physiologie berühmt geworden ist. Ausser diesen sind auf dem Felde der menschlichen und vergleichenden Anatomie noch Volcher Koyter aus Gröningen, in Nürnberg (1534 — 1600), Alberti (1540—1600), der Baseler Felix Plater (1536—1614) und Caspar Bauhin (1550—1624), Letzterer auch Begründer einer bestimmten anatomischen Terminologie, rühmlich wegen eigener Entdeckungen zu nennen, während Valverde de Hamusco, Guido Guidi († 1569), Piccolhoomini († 1605) und Dulaurens († 1609) ihrer von Irrthümern nicht freien Compilationen wegen nur eine untergeordnete Stellung einnehmen.

Von italienischen Künstlern verband sich Mich. Angelo Buonarotti († 1563) mit Columbo, und machte sich gleich den Obengenannten Leon. da Vinci und Joh. v. Calcar, sowie Rosso de Rossi (1541) und Rafaelo Santi († 1520) um die Anatomie verdient. Ueberschaut man das reiche Gebiet der Entdeckungen, welches diese Anatomen eröffneten, so muss man in der That staunen über den grossen Aufschwung, durch den das vorliegende Jahrhundert den Verlust der früheren Zeit nicht nur ersetzte, sondern doppelt wieder einbrachte. Andererseits ist es auch erfreulich zu sehn, wie da, wo ein Einmischen der Theorie und Philosophie ganz ausgeschlossen ist, der Weg der Beobachtung und Erfahrung mit reichem Gewinn betreten wird. So gibt es keinen Theil der Anatomie, der nicht von neuen Entdeckungen bereichert und durch naturgetreue Beobachtungen gesichtet und befestigt worden wäre.

Uebersicht der anatomi- schen Lei- stungen. In Folgendem geben wir eine Uebersicht über die damaligen Leistungen in der Anatomie (wobei die hinzugefügten Namen die Urheber bedeuten).

1. Osteologie. Eine neue Anweisung künstliche Skelette herzustellen: Ves., Columb.

Genaue Untersuchung des Gehörorgans: Achill., Ves., Ingrass., Eustach., Fal., Aranzi, Koyt., Albert., Casserio, Plater etc.

Entdeckung des Steigbügels: Eust., und Ingrass.

Trommelfell: Fal.; Tuba: Eust.

Genaue Beschreibung der *sinus petrosi, sphenoidei,* des Keilbeins, des *sinus maxillaris,* der Unterkiefer, der Zähne, in

denen Nerven, Arterien und Venen entdeckt wurden, der
Ossa spongiosa und *Wormiana*: Fal., Guid., Ber., Ingr.,
Dulaur., Eust., Columb., Koyt., Albert.
Beschreibung der Wirbelsäule: Ves., Sylv., Fal., Eust.,
Achill., Ingrass., der Knochen, Knorpel und Ligamente:
Etienne.
Bereicherung der Entwicklungsgeschichte und vergleichenden
Osteologie: Koyter.

2. **Myologie.** Bessere Erklärung der Bewegung, Entdeckung
der beweglichen Muskelsubstanz: Ves., Fal.
Unterscheidung zwischen Muskeln, Sehnen, Nerven: Ves.
Eintheilung in Kopf, Bauch und Ende der Muskeln: Dulaur.
Entdeckung neuer Muskeln: Bereng., Sylv., Ves., Eustach.,
Columb., Cannan., Fal., Aranzi, Varoli.
Beschreibung der Augenmuskeln: Bereng, besser Fal., Ar.,
Koyt.; der kleinen Muskeln der Paukenhöhle: Eust., Koyt.;
der Bauchmuskeln und des *ligam. Poupartii*: Fal.; der
linea alba: Piccol.; der Muskeln der obern Extremitäten:
Cannani, der untern: Sylv., Col., Ves.; der muskulösen Be-
schaffenheit der Zunge: Massa, Ves.; die wahre Bestimmung
der Interkostalmuskeln lehrte: Ves.
Vergleichende Myologie: Koyter.

3. **Splanchnologie.** Untersuchung der Mund- und Rachen-
höhle: Rondelet; der Zunge und Gaumentheile: Ves., Fal.,
Eust., Casserius; des Magens: Ves., Fal.; der Leber und
Milz: Ves.; des Peritonaeums und Netzes: Ves., Fabr., Sylv.,
Fal., Col. (Duplicaturen); des Blinddarms: Bereng., Ves.;
beste Beschreibung der von Achillini, Fal., Varoli, Alb.
schon gekannten Klappe: Bauhin.; der Darmschleimhaut und
ihrer Falten: Fal.
Lunge und Pleura beschrieben: Ves., Kehlkopf und Luftröhre: Bereng., Columb.
Untersuchung der Geruchswerkzeuge: Casser.; der Thränenorgane: Zerbi (Punkte), Bereng., (Thränenleiter), Ves.; Drüse
und Karunkel: Fal., Tagliacozzi, Albert.; des Auges:
Massa, Sclerotica) Fal. Fabr., (innere Häute) Carpi (Beweg-
lichkeit der Pupille), die Ciliarfortsätze die *Tunica hyaloidea*,
die Linse beschrieb: Fal.
Die Harnorgane lehrten genauer kennen: Eust., Fal.; die Nieren: Bereng., Eustach.; Entdeckung der Nebennieren: Eust.;
der Bellini'schen Röhren und des *Sphincter vesicae*: Fal.

Entdeckung der Prostata: Massa; Beschreibung der Samen-
bläschen: Fal.; Kenntniss des Hymens: Ves.; der Clitoris:
Fal; gute Beschreibung des Uterus und den Trompeten: Fal.,
Eustach.; der Graafschen Bläschen: Ves., Fal.; der Eihäute:
Fal.; ausserdem um die Genitalienkenntniss verdient: Zerbi,
Levass., Achill., Columb.

Vervollkommnung der Entwicklungsgeschichte des Eies, trotz
mancher noch so dunkel bleibenden Punkte: Ves., Eust.,
Fal., Aranz., Koyt., Fabr., Aldrovandi.

4. Angiologie. Von der grössten Bedeutung für die Physiologie insbesondere, waren die der Entdeckung des grossen
Kreislaufs vorangehenden Fortschritte, die um so nöthiger
waren, als man noch damals die Arterien für Pneuma führend hielt, und blos die Venen bei der Blutbewegung be-
theiligt glaubte. Hieher gehören: Nachweis des Ursprungs
der Hohlvene aus dem Herzen, nach Aristoteles: Susius
(1543) und Ves. Natur der Klappen: Bereng., Fal., Levass.,
Aranz. Entdeckung der Venen-Klappen: zuerst Cannani,
1546, dann Eust., Alberti, Posthius, Sylv., Fabr.

Aufklärungen über den Blutlauf beim Foetus: Ves., Eust.,
Fal., Aranz. und Fabr. *Ductus venosus:* Ves.; *For. ovale*
und *duct. arteriosus:* Fal., Aranz. Untersuchungen über
Mündungen, Verlauf, Anastomosen der Arterien und Venen:
Eust., Columb., Fal., Aranz. und Fabr.

Endlich führte die Entdeckung: dass ein Uebergang des
Blutes durch die fälschlich für durchlöchert gehaltene Scheide-
wand des Herzens unmöglich war (Bereng., Columb., Piga-
fetta, Serveto) zu der Auffindung des Weges, den das
Blut vom rechten Ventrikel in den linken macht,
durch Michael Serveto, der so gewissermassen der erste
Verläufer Harvey's ist. So viel auch dadurch Galens Ansichten als irrthümlich bezeichnet wurden, so kannten doch
weder Serveto, noch seine speziellen Nachfolger Columbus und Cesalpinus den eigentlichen kleinen Kreislauf.
Denn Serveto nimmt noch im linken Herzen den *Spiritus
vitalis* an und bestimmt nicht, ob vom rechten Herzen Blut
zugeführt werde. Columbus erklärt zwar zuerst den
Inhalt der Lungenvenen für Blut, aber nicht den der Arterien und sieht die Leber für die Quelle der Blutbereitung
und den Centralpunkt der Blutbewegung an, während Cesalpinus, der schon dem Herzen diese Rolle zutheilte,

und mit guten Beweisen gegen die Annahme eines Spiritus
in demselben auftrat, dennoch, wie seine unbestimmten Bezeichnungen des Inhalts der Arterien und des linken Ven-
tikels beweisen, von dem eigentlichen Schwerpunkt der
Erkenntniss des Kreislaufs, dem Uebertritt des Arterienblutes
in die Venen, eben so fern blieb, als die beiden Erstgenannten.

Auch das so stiefmütterlich bedachte Lymphsystem gelangte zur Ahnung, wenn auch nicht zum Bewusstsein
der Anatomen. Die Entdeckung des Ductus thoracicus
(1565) bei Pferden, den Mündung in die Vena clavicularis und
dessen Inhalts durch Eustachi, der Lymphgefässe in den
Nieren durch Massa, der Gänge zwischen Leber und Pancreas durch Faloppia, denen durch Aselli 1622 die der
Milchgefässe folgte, wurde dadurch beeinträchtigt, dass
Ursprung und Zweck nicht ermittelt wurden.

5. Neurologie. Bemerkenswerth sind:
Untersuchungen der Structur der Gehirntheile und Ent-
deckung neuer: Bereng., Ves., Aranz., Varol., Eust. (Höhlen,
Plexus choriodei, Zirkeldrüse, Eminentiae candicantes:
Bereng.; Unterschiede der Substanzen, Septum lucidum,
Fornix, Pia mater: Ves.; Pedes hippocampi: Aranz.; Com-
missuren, Brücke: Varoli; Basis: Eust.; Fossae und Aquae-
ductus: Sylv. — Inspirationsbewegung d. Geh.: Ves.), die
Verfolgung des Ursprungs und Verlaufs der Gehirnnerven, so
des Riechnerven, dessen Verbreitung schon Achillini kennt,
(Entdecker: Theophilus; Wiedererfinder: Massa; bester Beschreiber: Varoli); des Sehnerven: Eust.; der Augenmuskel-
nerven: Columb., Fal.; des Rollnerven: Ach., Columb., Fal.;
des 5. und 6. Paares, des Facialis und Acusticus (früher
gemeinschaftlich betrachtet): Fal.; des Glossopharyngeus
und Vagus: Eust., Fal.; des Accessorius und Hypoglossus:
Eust., Ves.; des Phrenicus: Etienne. Um die Rückenmarksnerven machten sich Vesalius, Ingrassias und Koyter verdient, die Verbindung derselben mit dem N. sympathicus,
den allein Etienne für einen abgesonderten Nerven erklärte,
zeigte deutlich Eustachi. Die Ganglien entdeckte Fal.

Praktische Medicin. Epidem. Krankheiten im 16. Jahrh.

Verdanken wir diese anatomischen Bereicherungen den Beobachtungen des Todten, so gewann die praktische Medicin durch
Beobachtungen des Lebens, die den Aerzten von der Zeit selbst

Epidemi-
sche
Krankhei-
ten.

aufgedrungen wurden. Erst jetzt zeigten sich die wissenschaftlichen Folgen jener oben geschilderten epidemischen Constitution, die theils in den letzten Zuckungen noch fortdauerte, theils einen andern Charakter eingetauscht hatte. Aber auch neu hinzukommende Krankheiten zogen die Augen der Aerzte auf sich. Im Ganzen waltete überwiegend die Gefässaffektion vor, neigte sich jedoch im Uebergange zu der neueren Zeit schon mehr zum Nervösen hin. Wir finden auch in diesem Zeitraume die beiden Urkrankheiten acuter chronischer Natur vor, den Aussatz und die Pest, und erkennen auch hier die Gefäss-Erscheinungen excessiv erhöht oder deprimirt, vorzugsweise eine krankhafte Venosität. Als vegetative Krankheitsprozesse finden wir den Aussatz, die Syphilis und den Scorbut wieder, neu den Weichselzopf. Durch spezifisches Krankheitsgift erzeugt, vorzüglich im Bereiche des Nervensystems sich äussend, treten neu auf: die Colica Pictonum und die Kriebelkrankheit. In der Gefässsphäre mit grösserem Antheil des nervösen Elements finden wir neben mehreren pestartigen Epidemien die Bubonenpest umgewandelt zum Petechialtyphus, und verwandt mit ihm die ungarische Krankheit und die epidemischen Lungenentzündungen; als weitere Ausbildung des englischen Schweisses endlich die Influenzaepidemien, in denen ebenfalls der nervöse Charakter vorzüglich deutlich ausgebildet ist.

Was nun das Auftreten dieser Krankheitsformen im 16. Jahrhundert im Besonderen betrifft, so zeigte sich Folgendes: Der *Aussatz* hatte nur noch die Flächenform beibehalten und war so vereinzelt, dass Ludwig XIV. die Güter der Leprosen einziehn und für die Armen verwenden konnte. Seine Stelle hatte, wie wir gesehen, die *Syphilis* eingenommen, welche auch ihrerseits den leprösen, durch fressende Geschwüre, Flechten, schwammige Auswüchse beurkundeten Charakter ablegte und (1520) in dem durch spezifische Ansteckung der Harnröhrenschleimhaut bedingten venerischen Tripper sich lokalisirte. Die Kunst des Paracelsus hatte dagegen das bereits 1497 durch Analogie mit dem Aussatz empfohlene und von Mattioli zuerst innerlich gegebene Quecksilber als Specificum verfügt. Ausserdem wurden Guajac 1517, China 1535, Sassafrass, Sublimat und Gold angewendet.

Im Zusammenhange mit der für die Blutbereitung so ungünstigen epidemischen Constitution steht ferner der *Skorbut*, der nicht nur auf der See, wo ihn Forestus († 1577) und Solenander († 1596) beobachteten, sondern selbst als Landskorbut, vorzüglich im Gefolge von Witterungseinflüssen und Zuchtlosigkeit der Söldnerheere, epidemisch auftrat, wie R o n n s in Genf (1556 und 1562), B r u n n e r († 1604) und A l b e r t i († 1601) bezeugen. Man wendete besonders Cochlearia, Wein, Eisen und Adstringentia dagegen an.

Eine höchst merkwürdige Erscheinung war der W e i c h s e l-z o p f (Plica, Trichoma, poln. Koltun), der, ohne dass man seinen eigentlichen Ursprung kennt (denn die Einschleppung aus der Tartarei ist widerlegt), zuerst zwischen 1570 und 1595 bekannt geworden ist. Wahrscheinlich bestand er schon in den frühesten Zeiten, aber ist erst durch besondere Einflüsse aus den gebirgigen Theilen Russlands nach Polen und Litthauen verpflanzt und dort epidemisch worden. Von da verbreitete er sich nach dem Breisgau, Elsass, Belgien, den Niederlanden und den Rheingegenden (1584), ohne dass man über die eigentlichen Ursachen (Witterung, Nahrung etc. oder über das Wesen dieser räthselhaften Krankheit (eher möchte noch ein lepröser als syphilitischer Stoff angenommen werden können), oder über deren Abhülfe nur irgend in's Klare gekommen wäre.

Eine mehr in besonderen Gelegenheitsursachen liegende epidemische Krankheit war die K o l i k z u P o i t o u und in der Pi-cardie, beschrieben von Franz Citesius († 1652), welche wahrscheinlich durch den Genuss sauren oder bleiverfälschten Weines entstanden, nicht selten mit convulsivischen, spasmodischen und paralytischen Erscheinungen verbunden auftrat.

Aehnlich verhält es sich mit der K r i e b e l k r a n k h e i t. Diese entwickelte sich, durch specifische G e t r e i d e v e r d e r b-n i s s, vorzüglich durch Infektion mittelst Mutterkorns (Ergotismus), Secale cornutum, besonders in Schlesien (1588, 1593) und im Hessischen (1596) epidemisch, charakterisirte sich vorzugsweise durch Ameisenkriechen, Gliederschmerzen und Krämpfe, wozu nicht selten Blödsinn, Starrsucht, Bewusstlosigkeit hinzutraten. Sie wurde mit Räucherungen, Bädern, Frictionen und meistens drastischen Gemischen und Nervinis behandelt.

Die vielen p e s t a r t i g e n Epidemieen, welche damals herrsch-ten (1500 — 1507 in Deutschland, Holland und Italien, 1555 in Venedig, 1528 in Oberitalien, 1534 im südlichen Frankreich, 1564 ebendaselbst und im Breisgau, 1568 in Paris, 1572—74 in Holland, 1574—1577 in Italien, 1562—66 fast allgemein, sind für mildere Modificationen der B u b o n e n p e s t zu halten, die mehr die Erscheinungen des t y p h ö s e n Krankheitsprozesses mit begleitenden Carbunkeln und Bubonen an sich trugen. Es war nämlich nicht

[margin: Weichselzopf]

[margin: Kolik zu Poitou]

[margin: Kriebelkrankheit.]

[margin: Bubonenpest.]

zu verkennen, dass die in der Rückbildung begriffene Bubonenpest schon damals das Auftreten des Typhus herbeiführte oder
vielmehr selbst in denselben überging. Jenes allgemeine Darniederliegen des Blutlebens und der Assimilation, welches in Zersetzung und krankhaften Bildungen sich kundgab und vielleicht
durch Narkotisirung mittelst des krankhaft alterirten Blutes die
acuten Zerrüttungen des Nervensystems bedingte, trat im 16. Jahrhundert aus der Bubonenpest nach zwei Richtungen hin hervor,
einmal nach dem Schleimhautsystem als typhöses Fieber mit krankhafter Affektion des Lymphsystems, Drüsenanschwellung, Bubonen u. s. w. = modificirte Pest, und zweitens nach der
Peripherie = Petechialtyphus. Aus dieser Entwickelung des
allgemeinen typhösen Krankheitsprozesses, der auch
den späteren Faulfieberformen zu Grunde liegt, bildeten sich
nun die speziellern Typhusformen heraus, je nachdem die Krankheit ihren Sitz in den Lungen (Pneumotyphus), dem Larynx
(Laryngotyphus, Garotillo in Spanien (1598—1613), später in Neapel
und Sicilien bis zur Mitte des 17. Jahrh., und endlich in letzter
Zeit, als die Schleimhaut des Unterleibes die Aufnahme des Krank-
heitsstoffes übernahm, in dem Ileum (Ileotyphus, Abdominaltyphus)
aufschlug. Solcher epidemischer Petechialfieber gab es, vom Alterthum abgesehn, seit dem Jahre 1480 mehrere, wie 1505 eine sehr
tödtliche in Oberitalien, und Wiederholungen derselben 1527, 1528,
1535, 1537; in Frankreich 1557, in Holland 1572, in Modena
1587, in Trident 1591 mit Pleuresien, Drüsenanschwellungen,
Wurm-Zufällen verknüpft. Die Wissenschaft gewann mit Hülfe
der vorurtheilslosen Erörterungen von Fracastori, Victor de
Bonagentibus und Antonio Porta durch diese Epidemien
die Theorie von der Ansteckung, die man als dreifach (durch
Berührung, Träger und Luft) ansah und wurde durch praktische
Beobachtungen, welche Koyter, Paumier, Joubert, Ingrassias,
Massa, Fracastori, Mundella, Treviso, Roboreto,
Gemma, Agricola, Forestus, Victor de Bonagentibus,
Paracelsus u. A. anstellten, bereichert. Der Staat wurde auf
die Fürsorge für die Gesunden und die Absonderung der
Kranken aufmerksam gemacht (Massa), ja es wurden sogar die
Grundregeln für die Quarantäneanstalten angegeben (Victor de
Bonagentibus). Die Behandlung liess leider! viel zu wünschen
übrig, — denn die Therapie war ja immer der hinkende Bote
der Medicin.

Unstreitig derselben Epidemieform und denselben Entwickelangsmomenten angehörig ist die ungarische Krankheit, Hagymatz, welche zuerst in den Kriegen Oesterreichs mit den Türken 1541 und dann stärker im J. 1566 im kaiserlichen Lager Maximilians II. bei Komorn und später auch in Italien, Deutschland, Holland epidemisch auftrat und nach der Schilderung des Feldarztes Jordan als nervöses Faulfieber sich darstellte. Mit den nervösen Symptomen (besonders heftigem Magenkrampf), Parotidengeschwülsten, Carbunkeln näherte sich die Epidemie der Bubonenpest, mit den Petechien, den Blutentmischungen dem Petechialtyphus, und mit dem Uebergang in Ruhr, brandige Bräune, galligem Durchfall und gastrischer Beimischung der Form des Abdominaltyphus.

Die um dieselbe Zeit herrschenden epidemischen Lungenentzündungen (1528 im Thale Elsa bei Florenz, 1535 bei und in Venedig, 1537 in der ganzen Lombardei, 1550 und 51 in Oberitalien und der Schweiz, 1564, 1565 und 1576 in England, 1585 in den Niederlanden und der Schweiz standen ebenfalls in der innigsten Beziehung zu diesem Krankheitscharakter. Nach den jetzigen Kenntnissen von der Verwandtschaft asthenischer Lungenentzündungen mit dem typhösen Process ist dies um so gewisser, als die Symptome der Schmerzlosigkeit, der Delirien oder Lethargie, der plötzliche Tod und die Schädlichkeit der Aderlässe diese Meinung bestätigen. Als gute Beobachter müssen hier genannt werden: Thomasius, Ballonius, Wierus, Dodonaeus, Dunus und bei den später (1602 u. 1613) vorkommenden Epidemien dieser Art: Codronchi, Laelius a Fonte, Chiocchi, Tosi.

Einen ganz anderen Charakter tragen die Influenzaepidemien, bei welchen sich ein mehr reaktiver, als depotenzirter Krankheitsprozess zeigte, zu dessen Ausgleichung die Hautthätigkeit bestimmt war. Es erscheinen nämlich diese Epidemien als vorzugsweise katarrhalisch und können daher gewissermassen für Modificationen des englischen Schweisses gelten. Insofern sich aber zugleich in der Geschichte ihres Auftretens die Geschichte des Keuchhustens einmischt, beide Epidemien anfangs nebenher, dann ineinander über gingen und sich gegenseitig verdrängten, lassen sich die eigenthümlichen katarrhalischen Fiebererscheinungen, aus den dem englischen Schweisse und der Influenza gemeinschaftlich zu Grunde liegenden Prozessen ebenso gut erklären, als durch die vorausgegangene Keuchhustenepidemie das besondere Befallensein der Brustorgane bei der Influenza. Nur auf diese Weise ist es möglich, die Widersprüche in der Beschreibung und

12 *

Annahme des Alters und der Entstehung dieser so verschieden auftretenden Influenzen auszugleichen. Die Krankheit zeigte als Symptome der Schleimhautaffection: Entzündung, Heiserkeit, Husten, Auswurf, gastrisch-biliöse Zufälle; als nervöse Zeichen: Dyspnöe, Erstickungsznfälle, Kopf- und Nierenschmerzen, Schlaflosigkeit oder Schlafsucht, langnachdauernde Mattigkeit, Gelenkschmerzen, Schwindel; und als fieberhafte Erscheinungen: Frösteln, profuse, übelriechende Schweisse. Dass diese unter den verschiedensten Namen früher sporadisch angedeutete Krankheit sich zur Höhe einer Epidemie entwickelte, erfahren wir nach dem Zeugnisse aller Schriftsteller mit Bestimmtheit zuerst im Jahre 1510 (über die früheren stimmen nicht Alle überein). Sie kam aus dem Orient von Malta und verbreitete sich nach Sicilien, Spanien, Italien, Deutschland, Holland, Frankreich. Eine zweite folgte 1557 und verbreitete sich fast über ganz Europa. Sie war jedoch milder als die ebenso allgemeine, aber gefährlichere des Jahres 1580, welche, wie die spätere von 1593, deutlich von Westen nach Osten zog, während die in den folgenden Jahrhunderten mit abwechselnder Kraft und Ausdehnung herrschenden den umgekehrten Weg einschlugen. Keine Krankheit war allgemeiner als diese, keine weniger an Ort, Klima, Stand, Alter, Geschlecht, Lebensweise gebunden, — ein Beweis mehr für ihre an eine allgemeine Beschaffenheit der Luft gebundene katarrhalische Natur.

Pathologische Anatomie. Durch die Aufmerksamkeit auf die geschilderten Krankheitszustände erwachten auch die praktischen Studien zu neuem Leben, und es blieb nicht allein bei den blos anatomischen Beobachtungen, sondern auch pathologisch-anatomische machten sich zum Vortheil der Diagnose geltend, nachdem Eustachi, Koyter u. A. erkannt hatten, welch' wesentlichen Vortheil für die Erkenntniss und Beurtheilung des Krankheitsprozesses ein Anlehnen an die Resultate der Leichenöffnungen hätte, die mindestens Uebersicht der Leistungen sicherer leiteten, als die theoretischen Subtilitäten Galens. — Wir besitzen aus dieser Zeit die interessantesten pathologisch-anatomischen Data von Dodoëus, Prof. in Leyden († 1585), Felix Plater (1536—1614), Salio Diverso (um 1584), Marcello Donato († um 1600), Schenk v. Graffenberg (1531—1598), P. Forestus (1522—1597), Codronchi u. A. wie folgende Uebersicht des Bedeutendsten in diesem Fache ergeben wird:

1. Gehirnkrankheiten: Comotio cerebri: Dodon.; eine scirrhöse Geschwulst und Flüssigkeit des Gehirns: Plater; Ent-

zündung der Rindensubstanz: Diversus; Ausschwitzungen in
Geb. u. Rückenmark bei Delirien, Convulsionen u. Paraly-
sen: Koyter.

2. Herzkrankheiten: Donatus, Schenk von Graffenberg;
Forestus.

3. Lungenkraukheiten: Sphacelus, Vereiterung, steinige
Concretionen: Dodon.; Hydrops: Divers.; Phthisis puru-
lenta: Forest.; scirrhöse und eitrige Phthisis: Donat.

4. Magen- und Darmkrankheiten: Magengeschwüre:
Dodon., Forest.; Aneurysma d. Coronariae: Dodon.; Callo-
sitäten d. M. u. Verknöcherung der Cardia: Donat., Codronchi, Fernel; Peritonitis muscularis, Gangraen, Perforation des Darms: Dodon.; Krebs des Grimmdarms: Divers.

5. Nieren- und Genitalienkrankheiten: Verhärtung der
Nieren und Blase und Vereiterung der Harnleiter und Harnröhre nach Tripper: Dodon.

6. Hydrops (Hydrometra): Dodon., Plat., Donat.

7. Steinkrankheit (in den verschiedenen Theilen): Johann
Kentmann, Steidel, Plat., Benivieni, Vesal., Falop., Torna-
mira, Foligno, Donat., Dodon.

Die Kunst zu beobachten und die exakte Forschung ging Hand in Hand mit einer die alten Autoritäten von
sich stossenden Freiheit der Auffassung. Eine grosse Reihe guter
Beobachter und Praktiker unter allen Völkern fassen die Spalten
der Geschichte und wir erfüllen nur eine Gerechtigkeit, wenn wir
ihre wohlverdienten Namen nennen. Sie sind:

In Italien: im vorigen Jahrhundert Benivieni (1440? —
1502), Benedetti († 1525), Joh. Manardo (1462 — 1536),
Aloys. Mundella († 1553), Giambattista de Monte (über
Methodik des Unterrichts), Fracastoro (1483—1553), Taddeo
Duno (um 1570), Nic. Massa († 1569), Victor Trincavella
(1476—1568), Franc. Valleriola († 1583), Aless. Mussaria
(1510—1598), Ercole Sassonia (1550—1607), Ludov. Settala
(1552 — 1633), Fortunato Fedele († 1630), der Förderer der
Staatsarzneikunde und einer der freisinnigsten und tüchtigsten
Aerzte und entschiedene Gegner d. Galen, sowie die später zu
nennenden: Geronimo Cardano (1505—1576) und Giov. Argentieri (1513 — 1572), und die oben genannten Pathologen:
Marc. Donato († 1600) und Pietro Salio Diverso. Hiebei müssen auch Albertino Bottoni und Marco degli Odi erwähnt werden, deren Verdienste um die praktische Heilkunde, besonders um

pathologische Anatomie und klinischen Unterricht, in der ersten klinischen Schule zu Padua 1578 besonders von den deutschen Studenten dankbar anerkannt wurden.

In Frankreich: Joh. Fernel, Laur. Joubert, von denen weiter unten die Rede sein wird und Guill. Baillou (Ballonius 1536—1614), ein wahrhaft hippokratischer Epidemiolog.

In Spanien nach dem reichhaltigen Verzeichniss von Morejou, bes. Amatus Lusitanus († 1562), Christoph. a Vega (1510—1580), Ponce de Leon († 1584, Taubstummenunterricht), Franc. Valles, bedeutender Förderer der pathol. Anatomie, die Epidemiologen Thom. Porcell, Franc. Bravo, Onofre Bruguera, Luis Mercado († 1606), auch Gynäkolog, und der Contagionist Nic. Bocangelino (um 1600); endlich Franc. Diaz, der Hippokratiker de Fonseca (c. 1600) u. A.

In Holland ausser den obengenannten: Dodonaeus (Dodoëns) und Forestus: Jodocus Lommius (um 1560), Thom. Fyens († 1567 1631) (s. unt.), Joh. Heurnius (1543 — 1601) und der Feind des Aberglaubens und der Zauberei Joh. Wierus (1515—1588). Endlich

in Deutschland der auch um die Kirchenverbesserung verdiente Crato v. Kraftheim (1519 1586), Rainerus Solenander (1521 — 1596), Diomedes Cornarus († 1598) und die schon oben gerühmten Schenk von Graffenberg und Felix Plater, von dem auch der erste Versuch einer Eintheilung der Krankheiten (in functiones laesae, vitia, profluvia et retentiones) herrührt.

Unter den jüdischen Aerzten des 16. Jahrh. werden als tüchtige Praktiker gerühmt: Bonet de Lates (Leibarzt Leo X.), Vidal Baison, Abride Balmes, Jakob Mantino (Leibarzt v. Paul III), Joseph Nasi (Leibarzt des Sultan Selim II.), die ärztliche Familie Porta Leone in Italien, die portugiesische Familie Abravanel, und der verdienstvolle David de Pomis (1525—1590).

Instruk-
tive Fälle. Wenn wir das reichhaltige Material überblicken, welches diese Beobachter niederlegten, so können wir eine grosse Zahl instruktiver Fälle, Wahrnehmungen und Belehrungen daraus hervorheben. Wir nennen hier:

1. Ueber Encephalitis verminosa, periodische Schlafsucht: Forest., Apoplexia: Donat., Apoplexia nervosa: Diversus.

2. Entzündung des Gekröses und der Zunge: Donat., des Mittelfells: Divers.; Milchruhr, Gallenruhr, Entzündung der dünnen

Gedärme als Ursache der Ruhr: Forest.; Magenruhr, Milchruhr: Amat. Lusitanus.

3. Metritis und faulige Hepatitis: Forest.; Puerperalfieber: Fonseca; Superfoetatio, Conception ohne Menstruation: Donatus:
Frauenkrankheiten: Baillou; Chlorosis: Fonseca.

4. Entzündung des Rückgraths: Valleriola.

5. Verhaltung des Urins und deren Ursachen, Gicht: Divers.;
Krankheiten der Harnorgane, Nieren, Blasensteine und ihr
Zusammenhang mit Gicht: Diaz, Baillou.

6. Gesichtsschmerz: Massa: Nervenconsensus: Trincavella; Consensus, Manie, Melancholie, Katalepsie, Lycanthropie: Forest,
leztere auch von Wierus und Altomare beobachtet; Somnambulismus: Divers.; Hydrophobie: Fonseca, Valleriola;
Wirkungen der Leidenschaften: Plater.

7. Pocken und Rötheln: Forest: Pocken: Donat.

8. Fieber: Lommius, Dunus; Quartanfieber: Forest.

9. Epidemiologie: Fracast., Dun., Baillou; Syphilis: Massa
(empfiehlt d. rothen Präcipitat und Guajac); Pest und Petechialtyphus: Massa, Divers.; Massania, Settala, Porcell, Mercado, Bravo, Heurnius; Faulfieber und Weichselzopf: Sassonia; Influenza: Bruguera; Garotillo: Mercado; Ruhr: Valleriola.

Eine ganz besondere, in dieser Zeit sehr isolirt dastehende
Erscheinung ist Antonio Musa Brasavola, welcher Arzneiprü- Arznei-
prüfung.
fungen an Thieren und Verbrechern anstellte (vgl. dessen Schrift:
Examen omnium simplicium, quorum usus est in publicis officinis,
Romae 1536, Lugd. 1537.) Leider sind humoralpathologische Theo-
rien Galenischer Art darunter vermengt.

Wenn aber einerseits die Aerzte immer noch zu viel auf die
äussere Erscheinung gaben, ohne die wahre Bedeutung der Symptome zu erkennen, und andererseits die Bedeutung nach astrologischen und ausserwesentlichen Momenten berechneten, so musste
eine bessere Bearbeitung der Semiotik, wie sie ebenfalls dieser Semiotik.
Zeit zuerkannt werden kann, auf die ganze Beurtheilung des
Krankheitswesens und Verlaufs, für die man dann mehr eine natürlich reale Basis fand, den wohlthätigen Einfluss haben. So
bildete sich denn in diesem Jahrhundert die Semiotik zu einer
selbständigen Doctrin aus, wozu der berühmte auch durch Begründung der Lehre von den Contagien ausgezeichnete Praktiker
Fracastoro durch die Theorie von den kritischen Tagen Kritische
Tage.
beitrug, die er freilich noch auf die Lehre von den Kardinalsäften

und der Krankheitsmaterie begründete. Hierin folgten ihm auch Lemos und Lomm, während bei Nito, Gaurico u. A. gar die astronomischen Grundsätze vorherrschen. Ein anderer Zweig der Semiotik, die Lehre von der Bedeutung des Harns, musste in der damaligen Zeit arabischer Uroskopie, welche die Aerzte wissentlich zu Charlatanen machte, mehr eine negative Richtung annehmen. Dies beweisen die Schriften gegen die (selbst von Fyens, Sassonia, Jonbert und Capivacci vertheidigte) Sicherheit der Harnschau von Clementinus, Clauser, Cordus, Emrich, Bruno Seidel, Scribonius, Joh. Lange, am bessten die von Peter Forest (De incerto urinarum judicio) und nach ihm die von Külreuter, Dudith v. Horekowitz, Cornaro, Botallo. Mehr positive Resultate gab die Pulslehre des Jos. Struthius († 1568), des Leo Rogani und Capivacci, welche aber trotz der Vereinfachung der galenischen Lehre immer noch subtil genug war, um mit Erfolg von Fyens, Sassonia und Horekowitz bekämpft werden zu können. Umfassend jedoch und somit wahrhaft die Semiotik als besonderes Fach begründend ist das unsterbliche Werk Prosper Alpini's († 1617): de praesagienda vita et morte aegrotantium, eben so reich an selbstständiger und wahrhafter Beobachtung wie seine „medicina Aegyptiorum." Ihm stehen die classischen Bearbeitungen der Semiotik durch Jodocus Lommius und Thom. Fyens († 1585), der die synthetische und analytische Methode verband, keineswegs nach.

Marginal notes: Harnschau. Pulslehre. Prosper Alpini. Lommius. Fyens.

Chirurgie.

Wenn die Chirurgie trotz der noch immer fortdauernden Operationsscheu gleichmässig mit den übrigen Zweigen fortschritt, so verdankt sie dies dreierlei Umständen: zunächst der Wiederstellung der Alten, insbesondere durch die Bemühungen des Guido Guidi, der durch Uebersetzung guter chirurgischer Schriften aus dem Griechischen die Mittel der Belehrung häufte, dann im bedeutenderen Maasse der weiteren Ausbildung der Anatomie, wie denn auch Aranzi, Ingrassias, Faloppia und Fabr. ab Aquapendente (die Letzteren besonders dem kalten Wasser zugethan), selbst durch chirurgische Leistungen sich hervorthaten, — und endlich auch der verbesserten äusseren Stellung der Chirurgen. Wir haben schon im vorigen Abschnitte bemerkt, dass das chirurgische Collège de St. Côme 1311 von Philipp dem Schönen der medicinischen Facultät

Marginal notes: Aeussere Stellung d. Chirurgen.

gleichgestellt wurde. Bald aber massten sich die „Bader" gleiche
Vorrechte an und unterschieden sich nur von den Chirurgen durch
die ihnen nicht zustehende Erlaubniss zu öffentlichen Sectionen,
ja sie wurden aus Neid gegen das Collège de St. Côme als „Ton-
sores chirurgici" sogar der Facultät immatriculirt (1505). Durch
Barat, Vorsteher des Collège de St. Côme, wurden dagegen die
Wundärzte von ihrer Unterwürfigkeit unter die Fakultät befreit
und für Schüler derselben erklärt (1515), bis durch Vavasseur
(1545) endlich das Collegium zum Rang einer gelehrten Schule
erhoben ward, welche auch „Doctores chirurgiae" ernennen durfte.
Da aber 1551 dieser Vorschlag wieder aufgehoben wurde und der
Rangstreit zwischen der Facultät und dem Colleg fortdauerte,
sicherte endlich ein Indult des Papstes Gregor XIII. (1579) die
Stellung der Chirurgen, welche den Badern jede schwierige chirurgische Behandlung untersagen konnten. Diese Privilegien wurden durch Heinrich IV. (1602) und Ludwig XIII. (1614) bestätigt.
Die berühmtesten Chirurgen dieses Zeitraums waren:

in Italien: wo die Schulen zu Bologna und Rom mit einander Chirurgen-
wetteiferten, Joh. Vigo (um 1460 — um 1520), Mariano
St. a Barletta (1489 — nach 1550), Alfonso Ferri (geb.
um 1500), Angiolo Bolognini (um 1517), Mich. Angelo
Biondo (1497 — 1565), Bartol. Maggi (1477), Beren-
gar v. Carpi (s. oben), und die obengenannten Anatomen :
Ingrassias, Faloppia, Fabr. ab Aquapendente
Aranzi;

in Spanien: Juan Fragoso (um 1570), Andres Alcazar
(um 1570), Dion. Daza Chacon (geb. 1503), Bartol. de
Aguero (um 1604), Franc. Arceo (1493 — 1573).

in Deutschland: der älteste deutsche Wundarzt Hieronimus
Brunschwig zu Strassburg (geb. um 1430), Hans von
Gersdorff (um 1520), Felix Würtz († 1576), Gregor
Flüguss.

in Frankreich: nach dem Vortritt der Steinschneider-Familie
Colot und des Joh. Tagault, der grösste Chirurg dieser
Periode und wahre Reformator der Wundarzneikunst, Am-
broise Paré (1517 — 1590), welcher hervorgegangen aus Paré.
der Schule der Erfahrung im Kriege und als Barbier-Chirurg
um so freier von den Schulsatzungen, hochgestellt und würdig
von Charakter, sich um alle Theile der Chirurgie, wie am
Anatomie und Geburtshilfe verdient gemacht hat; dessen
Schüler: Jacques Guillemeau (1550 — 1513), Severin Pi-

neau, Pierre Pigray, Nic. Habicot, Jacques de Marque und unter ihnen noch Pierre Franco (um 1560).

Eine summarische Umschau möge das Wichtigste aus den Bereicherungen der damaligen Periode im Gebiete der Chirurgie, hervorheben. Sie betreffen:

Die Vereinfachung der Behandlung der W u n d e n durch M a - r i a n o , A r c e o , P a r é. B i o n d o empfahl das Wasser, besonders kaltes dagegen. W ü r t z beschränkte das zu öftere Reinigen, Sondiren, die Umschläge, Salben und Pflasterpraxis, v. G e r s d o r f f redete der Vereinigung ohne blutige Naht das Wort.

Die Verbesserung der Behandlung der S c h u s s w u n d e n , welche durch die Erfindung der Schiessgewehre in den Vordergrund traten. Ein Theil hielt sie für vergiftete (Brunschwig, Ferri), ein anderer für Brand- und vergiftete Wunden (Vigo), oder für Quetschungen (Botalli), oder für Wunden mit Quetschungen (Berengar, Bauhin, Paré) und hiernach richteten sich die verkehrte oder zweckmässige Behandlung. Die Ausziehung der Kugel und Ausschneiden der gesenkten etc. riethen Gersdorff Ferri und Würtz. Würtz empfahl die antiphlogistische Methode und gelindere, einfachere Behandlung lehrten Maggi , Faloppia ; vorzugsweise aber reformirte Paré's (1545) Hauptwerk und nach ihm Guillemeau.

Die Verbesserung der Behandlung der K o p f w u n d e n durch Vigo, Carcano, Paré, Leone, Trono, Passaro, Würtz. Die Trepanation gewann durch Alcazar, Guillemeau, Berengar, Faloppia, Mariano. Den Kronentrepan führte Vigo ein.

Die verbesserte Behandlung der B l u t u n g e n : Ligatur führten ein: Vigo, Ferri. Aetzmittel und Glütheisen beschränkte Würtz. Bei Amputationen wendete Paré zuerst 1552 (Hauptwerk 1572) statt Cauterisation die Ligatur an.

Die Fortschritte in der Lehre und Behandlung der A n e u r y s - men (Vigo, Guillemeau), der F i s t e l n (Arceo, Aranzi), der F r a k t u r e n (einfache Schienen: Würtz), der G e s c h w ü r e (Brunschwig, Faloppia, Paré), der Geschwülste (Ingrassias, Faloppia), der H e r n i e n (P. Franco; Paré führte Bruchbänder allgemeiner ein).

In o p e r a t i v e r H i n s i c h t erfreuten sich besonderer Erfindungen und Verbesserungen: die Unterbindung (Mariano, Paré), die Operation der Polypen (Aranzi und Faloppia) , der Hasenscharte (Fabricius, Sacchi, Paré; stählerne Nadeln und künstliche Gaumen), der Bronchiotomie (Fabricius, Paré, Casserius), der Paracenthesis thoracis (Columbus, Paré) und abdominis (Paré, Fabr.), der Herniotomie (Fabr.), der Hydrocele (Bruchschneider, Guillemeau). Die Castration bei der Radikalheilung der Brüche beseitigte Paré, beschränkte sie auf Sarcocele und modifizirte sie. Die Amputation des Oberschenkels, welche man bis dahin gefürchtet hatte, machte zuerst Würtz. Den Apparatus Magnus beim Steinschnitt sollen zuerst ein Bernardo di Rapallo oder Germain Colot (1474), dann Romani (1525), der auch die Lithotripsie erfunden haben soll, dann Mariano, Oct. de Villa und die Familien Colot (Laurent besonders) geübt haben. Die Epicystotomie versuchte zuerst an einem zweij. Kinde Pierre Franco 1560.

Die Bougies zur Behandlung von Verhärtungen der Prostata und Warzen der Urethra (womit Einspritzungen und Aetzungen verbunden wurden) lernte Amatus Lusitanus von Aldarete 1541 in Salamanca, beschrieb Laguna, verbreitete Ferri.

Bei Caries interna syphilitica machte Paré die Anbohrung des Knochens mit dem Exfoliativtrepan.

Ueberdies gewann auch die kosmetische Chirurgie, der Paré einen ganz besonderen und ausführlichen Abschnitt (Ersatz fehlender Glieder, Klumpfuss etc.) widmete.

Kosmetische Chirurgie.

Die fast verlorene Rhinoplastik, welche damals durch die syphilitischen Zerstörungen und durch des Pabstes Sixtus V. Gebot, den Dieben die Nasen abzuschneiden, nöthiger werden mochte, stellte Gasp. Tagliacozza (1546—1599) mit der Methode aus dem Oberarm wieder her.

Die Beschreibung des Instrumental-Apparates durch Arceo, den Urheber des Balsamus Arcaei, kann schliesslich als Beweis einfacherer und besserer Behandlungsweise nicht übergangen werden.

Augenheilkunde.

Dagegen befand sich die Augenheilkunde in einem wahrhaft trostlosen Zustande. Selbst die einzige nennenswerthe Schrift des Georg Bartisch, Hofoculisten in Dresden (geb. 1535), welcher redlich bemüht war, diesen Zweig den Händen roher Staarstecher und unwissender Quacksalber zu entreissen (betitelt: Augendienst 1583, mit Abbildungen), giebt nur den Beleg wie tief damals der Stand der Ophthalmiatrik war. Immerhin aber bezeichnet die Schrift noch einen Fortschritt, wie denn auch Bartisch als der Erste genannt wird, welcher eine Exstirpatio bulbi bei Carcinom und Prolapsus empfahl und ausgeführt hat. Künstliche Augen kannte schon Paré.

Geburtshilfe.

Es leuchtet ein, dass die anatomischen und chirurgischen Studien auch einen wohlthätigen Einfluss auf die so lange stiefmütterlich behandelte Geburtshilfe ausüben mussten, welche bis dahin eigentlich nur als ein Anhängsel der Chirurgie betrachtet wurde und erst im 16. Jahrhundert zu selbstständiger Stellung gelangte. Nicht wenig trugen auch die anatomischen Untersuchungen der damaligen Zeit zu Aufklärungen langbestandener Irrthümer bei. Dann wirkten die Compilationen und sogenannten Hebammenbücher durch Zusammenstellung des bisher Geleisteten. Unter ihnen nimmt Eucharius Rösslin's († 1526) „Rosengarten" die erste Stelle ein, da Rochous, Rueff's u .A, ähnliche Schriften zu unbedeutend sind, um besonders genannt zu werden. Als aber tüchtige Wundärzte, nachdem früher Heinrich von Sachsen, Bernh. Gordon zu Montpellier und Michael Savonarola die Geburtshilfe leichthin bedacht hatten, ihr wieder männliche Thatkraft zuwendeten, kommt auch Leben in dies abgestorbene Glied und es erscheinen gynäkologische Abhandlungen und Sammlungen, welche von besserem Geiste zeugen.

Als Früchte dieser Bestrebungen folgende Thatsachen: Die Wendung auf die Füsse empfiehlt zuerst Roesslin (1513) wieder, seit Soranus. Paré lehrte, nachdem sie von Einzelnen vor ihm geübt war, ihre Ausführung gründlich und Guillemeau folgte ihm darin nach eigener reicher Erfahrung. P. Franco folgte nur Paré. Das Accouchement forcé bei Placenta praevia und Convulsionen übte Guillemeau, die Extraction des Kindes, die künstliche Lösung der Placenta P. Franco, die erste Spur der Synchondrotomie findet sich bei J. Sylvius. Auch der Kaiserschnitt an einer Lebenden kommt zuerst im J. 1500 vor; später um die Mitte des Jahrhunderts wurde er häufiger geübt. Die erste wissenschaftliche Abhandlung hierüber ist von Carl Etienne 1646 erschienen; später war Franz Rousset sein wärmster Vertheidiger (1581). Von Roesslin wird der Geburtsstuhl erwähnt und eine Aeusserung Franco's lässt schliessen, dass Dieser der Erfindung der Geburtszange sehr nahe war.

Zur Uebersicht der bisherigen Leistungen trug die Schrift des Scipio Mercurio aus Rom sehr viel bei.

Rösslin.

Uebersicht der geburtshilfl. Leistungen.

§. 41.
Vorläufer des Paracelsus.

Trotz allen diesen Fortschritten im Einzelnen lag aber die Wissenschaft im Ganzen sehr darnieder. Es fehlte an einem selbstständigen Geiste, der an die Stelle falscher Bestrebungen eine wahre naturgemässe Anschauung gesetzt hätte. Noch galt ein Haschen nach seltenen und wunderbaren Fällen, man hing an den vier Elementarqualitäten und basirte darauf Krankheitsunterschiede und ein Heilverfahren, das zu den sonderbarsten Hülfsmitteln Zuflucht nahm. Das lehren am besten die Compendien jener Zeit, welche trotz ihrer Rückkehr zu Hippocrates und Galen, die damals schon ein Verdienst genannt werden musste, und trotz mancher selbstständigen Beobachtung einer höheren Ansicht vom Zwecke und Wesen der Heilkunde entbehrten. Hierher rechnen wir die Schriften von Christopher de Vega, Clementinus, Peter Bairo, Jason a Pratis, Vettori, Altomare, Augenio, Guido (Guido und Julian), du Bois, und die besseren von Riolan, Settala, le Pois, Heurnius, Felix Plater. Ehe nun der eigentliche Reformator dieses Jahrhunderts, Paracelsus auftrat, zeigte sich eine Vorbereitung seiner Reformation bei französischen Aerzten. Als erstes Anzeichen kann der Brissot'sche Streit gelten. Nachdem nämlich schon früher Guy de Chauliac die Beschränkung des Aderlasses auf einen bestimmten Ort getadelt, auch sich unter Guainerius Streit über den Ort des Aderlasses entsponnen hatte, führte Pierre Brissot (1478—1522) Prof. zu Paris, ein sehr unterrichteter Hippocratiker, gegen die von Oribasius, besonders aber von den Arabern eingeleitete Regel, bei Entzündungen der Brust derivatorische Aderlässe am Fusse zu machen, die revulsorischen am Arme der leidenden Seite ein, wie schon Hippocrates gelehrt hatte. Dies Verfahren schien sich auch in den damals herrschenden epidemischen Pleuresien (worunter man auch Lungenentzündungen mit begriff) zu bewähren. So spitzfindig dieser Streit erscheint, mit so schwachen Gründen er von beiden Seiten geführt wurde, bis man endlich einsah, dass Derivation und Revulsion an einer und derselben Stelle gemacht werden könne, dass nicht blos im Anfange zu deriviren und später zu revelliren sei, dass der Revulsion nicht immer Schwäche folge u. s. w., dieser Streit

(Randnotizen:) Compendienschreiber.

(Randnotiz:) Der Brissot'sche Aderlassstreit

war nur ein Symptom des Kampfes der Neuerer gegen die Altgläubigen; er war eine reformatorische Regung für die altgrie-
chische Medicin gegen die arabische; er war ein Beweis, dass die
Richtung der Zeit sich nicht mehr um bloss theoretisches Dogma,
sondern um einen auf die Praxis wirkenden Erfahrungssatz schlug.
In solchem Sinne muss man über die grosse Theilnahme der bekanntesten Aerzte dieser Zeit an diesen Zwistigkeiten sich nicht
wundern, sondern sie erklärlich und theilweise selbst erfreulich
finden. Man wird dies um so mehr, wenn man erwägt, dass diese
Disputationen auf die anatomisch-physiologische Betrachtung der
Venen und der Circulationen mittelbar hinwirkten, obgleich umgekehrt die Auffindung des Vesalius, dass die Vena azygos
sich nur in die rechte Hohlvene endigt, und Cannani's Entdeckung der Klappe an der Mündung der Vena azygos nicht die
erwünschten Resultate für diesen Streitpunkt hatten. Gegner des
Brissot waren: Thurinus, Panizza, Optatus, Victo-
rius, Mariano St. a Barletta, und selbst Argentier,
Gessner, Augenius, Winther v. Andernach, Erastus,
Trincavella und Sylvaticus; bedingte Gegner: Altomare
und Monardes, Thriverius, Brachelins; Anhänger: Leonhard Fuchs, Matth. Curtius, Cardanus, Dunus, Cas-
sani, Vesalius, und am entschiedensten: Montanus, Christ.
a Vega, Botalli, Joubert, Paré, Campolungus, Mercurialis, Vallesius, Valleriola, Guido Guidi und Massaria. Durch solche gewichtige Stimmen trug am Ende der 16.
Jahrh. die Brissot'sche Methode den Sieg davon. Freilich war
aber auch diese Praxis auf ungleich rationelleren Grundsätzen basirt,
als die Methode des Leonhard Botallo (geb. 1530), der nicht
nur Präservativaderlässe bei Schwangern und Gewohnheitsader-
lässe einführte, sondern auch zur Beförderung der Krisen und
gegen Fehler und Bösartigkeit der Säfte Aderlässe in oft wiederholter Folge und ohne Unterschied veranstaltete. Leider verbreitete sich dieses traurige Gebahren, welches mit methodischer Raserei selbst bei den asthenischsten Zuständen durchgeführt wurde,
trotz der Widersprüche der Pariser Fakultät, wie des Bonaventura Granger, Valleriola u. A. in Italien und Spanien, besonders in Frankreich als Vorbedeutung für die künftige Aderlass-
wuth eines Bronssais und seines getreuen Schülers Bouillaud.

In demselben Frankreich folgten dem Brissot drei Reformatoren im höheren Sinne, welche man mit Recht (mehr dem Grade
als der Zeit nach) als Vorläufer des Paracelsus bezeichnet, Jean

[margin notes: Gegner u. Anhänger des Brissot; Botallo]

Fernel aus Amiens, Joh. **Argentier** und Laurent. **Joubert.**
In ihnen durchleuchtete zuerst wieder die Vernunft und die freiere
Denkungsart das Ganze der Medicin. Sie brachten eine neue
physiologische Anschauung und stützten auf diese eine eigenthümlich **pathologische** Theorie, welche sich mit den alten
durch Jahrhunderte sanctionirten, nur erst mühsam wieder aufge-
suchten, aber dennoch schon nach dem schnell erwachten realen
Fortschritt der einzelnen Fächer veralteten Dogmen nicht vertrug
und nicht vertragen konnte. So trat **Fernel** aus Amiens (1497
1558) besonders in seiner Schrift *„de abditis rerum causis 1548"*
nicht nur dem **Galen** und **Aristoteles**, sondern selbst dem
Hippocrates entgegen. Er setzt die Seele in's Gehirn und
leitet den Ursprung der Nerven aus Gehirn und Rückenmark ab
(gegen Arist.), trennt die Elemente von den Qualitäten, verlegt die
Ursachen in die Säfte, die Krankheit selbst in die festen Theile
(Begründung der Solidarpathologie), und die Symptome in die
Functionen. Er bringt Ordnung in die Begriffe der Krankheitsursachen, deutet anstatt der vergeblichen dogmatischen Erklärung
der Verrichtungen auf den göttlichen Ursprung ihrer Ursachen,
die als **dynamische** über den Functionen stehen, weshalb auch
die Ursachen der Krankheit, welche ja in der **Substanz** begründet ist, nicht in dem **Missverhältnisse der Elemente**
zu suchen sind. Verweist er auch für das Aufsuchen dieser Ursachen in die Gestirne, für das Bekämpfen derselben zu mystisch
abergläubischen Mitteln, und ist seine Fieberlehre auch noch immer
die galenische, so ist doch die höhere **dynamische** Ansicht
vom Leben, der Unterschied der **Kraft** von der **Erscheinung**
gerettet, und so mit der Ahnung des **organischen** Sitzes der
Sturz der alten **Humoralpathologie** nahe.

Mit Fernel, obgleich auch nicht selten gegen ihn, wirkte
Joh. Argentieri aus Castelnuovo in Piemont (1513 — 1572)
zum Sturze der alten Zeit und zur Begründung der neuen Ver-
nunftherrschaft. Er bediente sich dazu mehr der Philosophie als
der Erfahrung, die ihm auch in der Praxis nicht wohlwollte. Er
greift das System des **Galen** in seinen theoretischen Sätzen an,
empfiehlt die analytische Methode, erklärt mit Recht die Medicin
für eine in der Mitte zwischen Kunst und Wissenschaft stehende
Erfahrungswissenschaft, und nimmt so mit einem Male dem Dogmatismus die Lebenswurzel.

Ebenso entriss er den Platonikern und Galenisten ihre Haupt-
stütze, dass nämlich die zweiten Eigenschaften, wie Rauhigkeit,

Glätte u. s. f. von den Elementarqualitäten abhingen, und schnitt dadurch die auch in der Therapie so nachtheilig gewordene Richtschnur nach den äusseren sinnlichen Erscheinungen ab. Er kennt frei lich auch anziehende, anhaltende, verändernde und austreibende Kräfte der Faser, setzt aber organische Krankheiten, wie Wunden u. s. f. den andern entgegen, und läugnet die Nothwendigkeit verschiedener Geister für die Erklärung der Verrichtungen, indem nur eine Art genüge (später der Archeus, die Seele Stahls, das dynamische Prinzip). Er negirt das Gebundensein bestimmter Seelenkräfte an einzelne Gehirntheile, schreibt vortrefflich über den Schlaf und nennt die Venen, nicht die Leber, blutbereitend. Seine Inconsequenzen aber und Blössen zogen ihm viele Widersacher zu, unter welchen Alexandrinus v. Neustain der bitterste war.

Einen noch bestimmteren Fortschritt verdanken wir seinen Freun-
Rondelet. den Wilh. Rondelet, (1507 1566), besonders aber Laurent Jou-
Laurent Joubert. bert aus Valence (1529 1583) den dieser in angeblichen 6400 Exemplaren) in verbreiteten, populären, sowie wissenschaftlichen Schriften („Paradoxa") niederlegte. Es ist bei ihm zum ersten Male die Rede von einer bestimmten Physik d. h. Gesetzmässigkeit der Naturheilkraft als Folge der Reaction, also eine grössere Anerkennung der erst häufig ganz ausgesprochenen Autonomie des Organismus. Ebenso lässt er die Säfte durch Verähnlichung als durch eine wahre organische Kraft angezogen werden, nicht wie sonst durch Schmerz, Hitze, Trockenheit oder gar durch den chimärischen, popanzartigen „horror vacui", der so lange ein Schild der Unwissenheit war. Indem er die Zahl der Kräfte vereinfacht, erklärt er auch die ernährende Kraft nur für eine Fortsetzung der bildenden. Er änderte die ganze damalige Fiebertheorie dadurch, dass er die verschiedenen Grade der Säfteverderbniss hintansezt, die Galle als häufigste Ursache der Fieber ansieht und die Fäulniss bei den Faulfiebern damit widerlegt, dass im lebenden Körper nichts faulen könne, auch eine Behauptung, die hier zum ersten Male ausgesprochen wird. Mit Argentieri hielt er natürliche und Lebenskräfte für identisch. Als Ursache des Krampfes nennt er den Reiz und erscheint somit auch als Vorläufer Hallers und Browns. Leider aber bildet wie so oft auch bei Joubert die Therapie die Kehrseite, indem er hier einen Grundsatz aufstellt, der dem Dogmatismus von Neuem die Bahn bricht, den nämlich, dass nur die auf das Wesen der Krankheit begründete Indication brauchbar sei. — Zu diesen Vorläufern des Paracelsus gehört —
Capivacci. noch mit grösserem Rechte als der ziemlich abhängige Capivacci

(† 1589), — Andreas Duditb v. Horckowicz aus Ungarn (1533—1589), dessen Briefwechsel ihn als einen gleich grossen Staatsmann und Naturforscher, und als einen eben so gelehrten als freisinnigen und erleuchteten Arzt beurkundet.

Geistesverwandt mit diesen Vorkämpfern der Reformation ist endlich auch Geronimo Cardano, (1505—1576) den wir schon oben erwähnten. Er widerlegte die Meinung, das der Schleim aus Mund und Nase von dem Kopfe herrühre, eine Meinung, die nicht nur diese Theile in ihrer Function nicht erkannte, sondern zu den widersinnigsten Begriffen vom Gehirne u. s. w. Jahrhunderte lang Veranlassung gewesen war. Er führte den Wein bei Fieberkranken ein, verbannte die destillirten Wässer, gab eine merkwürdige Theorie der allgemeinen Bäder und, worin er am meisten dem Paracelsus nahekommt, er bekämpfte die galenische Regel: *contraria contrariis opponenda.* Nicht bloss unausführbar und hypothetisch an sich, würde sie auch durch die Erfahrung als ungültig dargelegt, da man nach Cardanus z. B. auch die Rubr mit Laxanzen curiren könne.

Eine andere Richtung des Cardanus aber, die kabbalistisch-astrologische, führt uns noch näher zu Paracelsus und der Charakteristik der Zeit, von welcher dieser grosse Mann, ein erhabenes Ideal zwar, doch immer nur ein Abbild war. Zwei divergirende Endpunkte des menschlichen Strebens, so heterogen und vielleicht eben darum so verwandt, ziehen die Radien der damaligen Geistesentwickelung auseinander, ohne sich gegenseitig anzuschliessen, wie Luther's und Paracelsus's Beispiel beweisen; — die reformatorische Lichtentwickelung, das freiere Aufleuchten der Vernunft, des Selbstdenkens auf der einen Seite, und auf der andern — der nächtliche Aberglaube, das Vergraben in die schwülen und irrlichterirenden Tiefen des Gemüthes. Hier nach der Durchforschung des historischen Bodens und der alten Autoritäten, erwächst Verachtung, Vernichtung derselben und selbstständiger Aufschwung, und dort flunkert ein williges Hingeben an nichtige Gebilde der Phantasie und der Schwärmerei. So begegnen sich bei Luther Vernunft und der Teufel, so bei Paracelsus Physiologie und Astrologie. Aber es waren nur die letzten Schatten, welche die scheidende Nacht dem kommenden Tage entgegenwarf, es war gleichsam der letzte stöhnende Angstruf des heidnischen Fanatismus und des christlichen Aberglaubens, hervorgerufen durch das Extrem einer vorurtheilsfreien vernünftigen Denkweise, — und auf der andern Seite die Morgendämmerung der Naturwissenschaft, welche sich noch in den nächtlichen Himmel der Astrologie und

die tiefe Kluft der Alchymie versenkte. So müssen wir uns die
Schwärmerei und Mystik und so die Nachterscheinungen eines grau-
samen und wahnsinnigen Fanatismus erklären. Die Einbildungskraft, welche sonst in dem Katholicismus und seinen mysteriösen
Gebräuchen einen passenden Ableiter fand, warf sich jetzt, erhitzt
durch Kriegsstürme, allerhand Unglücksfälle physischer und kosmisch-
tellurischer Art auf den alten heidnischen Wahn an böse überirdische Mächte, an Dämonen und Teufel. Es ist nicht unwahrschein-
lich, dass der Somnambulismus auf diese Weise, wie wir auch oben
angedeutet, eine häufigere Erscheinung geworden sei und dass die
so als wahnwitzig erscheinenden Frauen für besessen erklärt wur-

Hexen- u- den. Die verzweifelnde Geistlichkeit Roms lockte als alte Gespen-
Teufels-ster des Aberglaubens den Gedanken an Zauberei und Hexen her-
aberglau-
ben. vor, der gerade in dem Verlängnen göttlicher Einwirkung auf einen
Mangel an wahren Glauben, und in dem Aufstellen von dämonischen Ursachen an Stelle der ehemaligen Heiligen auf kosmisch-
physische Momente zu deuten scheint. Unter solchem Vorwand,
trotz des aufgeklärten und unschätzbaren J. Wierus († 1588) und
Wierus.
Porta. des Joh. Baptista Porta († 1615) ächt humaner Gegenkämpfe,
fielen die Opfer der Hexenprocesse und des Inquisitionsgerichtes,
nicht selten ihrer freien religiösen Denkungsart wegen, oft unter
den nichtigsten Verdachtgründen, nachdem sie die Qualen der Tortur
gekostet, dem Scheiterhaufen zu Tausenden zu. — Die tüchtigsten
Geister blieben nicht frei von diesen Regungen, theilten sie (wie
selbst ein Cardanus, Paré, Lauge, Plater) oder aus Furcht
- schwiegen sie schmählich. Es bildete sich zugleich mit diesem
Zerfallen des Glaubens und diesen trüben menschlichen Geschicken
ein Fatalismus aus, der um jeden Preis und aus jedem Anzeichen das Geschick herauszulesen wünschte, darum Todte heraufbeschwor (Necromantie wurde sogar zu Salamanca gelehrt), oder
Weissagungen aus den Händen (Chiromantie — Joh. ab Inda-
gine, Andr. Corvi), oder aus den Gestirnen verkündete. Solche
Astrolo- Weissagungen hatten sich in der Astrologie fast zu einer wissen-
gie. schaftlichen Lehre von den Constellationen gestaltet, wie unter Anderem die astrologischen Kalender beweisen, welche von Aerzten
zu physischen Zwecken, Aderlässen u. s. w. herausgegeben wurden.
Eigentlich aber war die Astrologie nichts weiter als das gläubige Ahnen eines Zusammenhanges der grossen Welt-
kräfte mit dem menschlichen Organismus, es war das
erste Erkennen einer naturphilosophischen Identitätslehre der
Physik der Welt und der Physiologie des Menschen,

und daher erklärlich, dass die Astrologie einen so engen Bund
mit der Medicin einging, dass die freiesten Denker und namentlich
Aerzte dieser missverstandenen und übel angewandten Theorie huldigen konnten. Dasselbe tiefere Motiv nach Erforschung physikalischer Momente liegt der Alchymie zum Grunde. Aus den
Tiefen eigentlich irdischer Geheimnisse suchte sie den Stein der
Weisen zu niedrigen irdischen Zwecken — der Goldmacherkunst —
zu lichten, unbewusst aber drang sie in die wichtigsten Bildungs-
vorgänge der Natur ein, und bereicherte so die Naturwissenschaft,
im Besondern die Chemie mit den interessantesten Entdeckungen
(Basilius Valentinus u. A.).

§. 42.
Paracelsus.

Unter solchen Vorgängen, vorbereitet durch eine längere Vergangenheit, gereift durch seine Gegenwart und dennoch der Zukunft voraneilend, erwachte der Genius des Paracelsus. Getragen durch die eigene Kraft seines Aufschwunges, steht er in seiner
Zeit doch zugleich hoch über ihr, lange ein Räthsel, das erst die
jezige Zeit vollständig zu lösen vermochte. Philippus Aureolus
Theophrastus Paracelsus Bombastus von Hohenheim, 1493 zu
Maria-Einsiedeln bei Zürich geboren, verlebte ein äusserst bewegtes
Dasein, das zur Erklärung seiner Bestrebungen vielfach dient. Von
seinem Vater in der Alchymie und Medicin und von Klostergeist-
lichen und Bischöfen unterrichtet, zog er im Jahre 1509 auf die
Universität zu Basel und später zu dem in der Alchymie berühmten Johannes Trithemius, damals Abt zu Sponheim. Hier bildete
sich seine Vorliebe für diesen Zweig, welche er später in dem La-
boratorium des Siegmund v. Fugger in Schwatz in Tirol weiter
befriedigte. Nach langen wissenschaftlichen Wanderungen durch
einen grossen Theil Europa's, wobei er viele Universitäten besuchte
und unter den verschiedensten Gestalten sich unter das Volk mischte,
wodurch er eine Vielseitigkeit des Wissens in metallurgischer, naturhistorischer und ärztlicher Hinsicht erlangte, setzte er sich 1525
in Deutschland fest und gelangte durch seine ärztlichen Kenntnisse
zu solchem Ruhme, dass er, besonders auf die Empfehlung seines
Landsmannes Oekolampadius aus Weinsberg, 1527 eine einträgliche
Professur in Basel erhielt, wo er zuerst in deutscher Sprache
Medicin und Chirurgie lehrte. Sein erster Akt war die feierliche

13*

Verbrennung des Avicenna. Die Missgunst, der Neid und zuletzt
ein wegen eines nicht zu erlangenden Honorars ausgebrochener
Zwiespalt mit dem Rathe veranlassten schon nach zwei Jahren
seinen Weggang. Er begab sich zunächst nach Esslingen bei Stuttgart, von da, wo er in Armuth lebte, wanderte er fortwährend
weiter. Ein unstätes Leben, das einige seiner Schüler theilten, führte
ihn in die verschiedensten Gegenden Deutschlands und der Schweiz,
— ein Umstand, der zur Verbreitung seiner Lehren nicht wenig
beitrug, — bis er endlich im Septbr. 1541 in Villach bei Salzburg,
wahrscheinlich in Folge vielfacher geistiger Anstrengungen und
Entbehrungen, 48 J. alt endete. Eine Sage lässt ihn von seinen
Feinden meuchelmörderisch von einer Anhöhe herabstürzen und
ein von Soemmering an seinem angeblichen Schädel gefundenes
Merkmal soll diess bestätigen. Man begrub ihn auf dem Friedhofe
des Bruderhauses zu Salzburg. Im J. 1752 setzte man seine Ge-
beine in der Thorhalle der Kirche bei, wobei eine Inschrift auf
dem ursprünglichen Grabsteine entdeckt wurde, welche seinem Wissen, wie seinem Charakter das grösste Lob zollt.

In dem Lebenslauf des Paracelsus liegt der Schlüssel für
sein Denken, wie in diesem der Schlüssel für jenes. Selbstständig,
keinem Herrn unterthan, nur sich lebend und seinen edlen Zwecken,
treibt ihn der Genius von Ort zu Ort, der Wissensdurst von Gegenstand zu Gegenstand. Nicht nach dem Massstabe gewöhnlicher Menschen messe man seine Prahlsucht und Selbstanerken-
nung, denn sie stammte nur aus dem Bewusstsein seines höheren
Werthes und war eine natürliche Reaktion gegen die Verunglim-
pfungen seiner Feinde wie gegen die Bitterkeit des Geschickes;
der Ersatz seines Humors, nicht seine angebliche Sittenlosigkeit,
von den andern ihm angedichteten Lastern zu schweigen, oder
vielmehr seine Zwanglosigkeit, Derbheit und Schroffheit in Wort
und Erscheinung, denn sie waren nur Abdrücke eines inneren
faustisch zerrissenen Treibens im Widerspruch mit der gewöhnlichen Welt; nicht seine Verachtung gegen die Schulgelehrsamkeit, denn sein eigener Gedankenflug liess ihn diese, die er wohl
inne hatte, als Tand erscheinen; nicht seine Schwärmerei und
mystische Schreibweise, denn sie war ein Ahnen tiefer Weltweisheit im poetischen Gewande. Halten wir gegen diese von Miss-
günstigen, Dummen und Altgläubigen ausgegangenen Schmähun-
gen sein Talent als Arzt, anerkannt und gesucht von den Ersten
und den Gelehrtesten seiner Zeit, seine Kämpfe gegen die Nach-
betereien alter vertrockneter Schulweisheit und gegen das eitle

Geschwätz der Dialektik den lebendigen und belebenden Hauch
seiner Philosophie, seinen tiefen Blick in die Geheimnisse der Natur
— und dazu noch die Beweise wahrer Herzensinnigkeit, Frömmig-
keit, schlichter Einfalt und der Aufopferung für Menschenglück,
so stehen beschämt Diejenigen, welche selbst in einer nicht zu
langen Zeit noch (wie Sprengel) seinen Verläumdern sich zuge-
sellten, oder in einseitigster Auffassung (wie Wunderlich) ihn gar
nicht begreifen. Sie verstanden nicht aus der allerdings mit sonderbaren Ausdrücken geschwüngerten Fülle und Bildlichkeit seiner
Sprache die Einfachheit und Wahrheit seiner Ideen hervorzusu-
chen und verkannten, dass aus den Flammen, in die er, ein zweiter Luther, Avicenna's Schriften öffentlich warf, der deutsche
Genius sich erhob in seiner reinen vernünftig-tHatsächlichen
Klarheit.

Es ist schwer, unter den vielen Paracelsischen Schriften Schriften.
Aechtes vom Unächten zu trennen, da selbst die ersteren ver-
fälscht und ausgeschmückt worden. Vieles wurde von Schülern
und Späteren ihm untergeschoben, was natürlich zu einseitigen und
irrthümlichen Auffassungen dieses grossen Heros der Medicin führen
musste. Hierher gehören besonders die mystisch-theosophischen
Schriften, und die „bombastisch" eingekleideten, während die
ächten Schriften den Stempel der Einfachheit tragen. Als ächt
lassen sich am ehesten annehmen: *Paramirum* (enth. die allgemeinen Grundsätze); *Paragranum*, 4 Theile (allg. Grundsätze), *De
natura rerum*, 9 Bücher; *de gradibus et compositionibus recepto-
rum*; die kleine Chirurgie, von offenen Schäden; von den Franzosen, 3 B.; die grosse Wundarznei; vom Bader Pfäffers; von den
Imposturen der Aerzte; 3 Bücher: die Verantwortung über etzliche
Verunglimpfung, Irrgang und Labyrinth der Aerzte, vom Ursprung
des Sands und Steins. Die Philosophie des Paracelsus Philosophie des
Paracels.
steht im genauen Zusammenhange mit seinen astrologischen, physiologischen und naturgeschichtlichen Ansichten. Sie war eine
neuplatonisch-theosophische, und huldigte mit der Emanation
aus Gott, der sich durch das Licht der Natur offenbart, in der
Hauptsache dem Pantheismus, der Religion aller Naturphilosophen.
Gott ist der oberste Meister und Scribent, der erste, höchste und
unser Aller Text; die Propheten alle waren Magier, d. h. von Gott
erleuchtet. Ohne Erleuchtung vermag auch der Heilkünstler nichts.
Die Arzneikunst aber hat vier Säulen: die Philosophie, die
Astronomie, die Alchymie und die Religion. Die Philosophie ist das Wissen Dessen, was vor dem Menschen gewe-

sen ist (die ältere Naturphilosophie ist immer Anticipation der Natur
durch Erkenntniss). Die Astronomie ist dasselbe, nur dass sie
die obere Sphäre zum Gegenstande hat, denn was dort oben ein
Astrum, ist hier unten ein Mineral. Beide stehen daher in Wechselwirkung. Die Alchymie ist die Kunst, die Naturproducte zur
höchsten von der Natur bestimmten Reife zu vollenden, und dient
mehr zur Gewinnung kräftiger Heilmittel als zur Umwandlung un-
edler Metalle. Die Religion besteht darin, dass der Arzt im
Vertrauen auf Gott und mit ihm handle (d. h. naturgemäss). —
Das Grundprincip der ganzen Paracelsischen Lehre, auf das sich
selbst der kleinste Theil seiner Behauptungen immer und immer
bezieht, ist die allgemeine Harmonie des Himmels mit
der Erde, der ideellen Welt mit der materiellen, hervorgebracht durch die aus dem göttlichen Ursprunge aller Theile
der Schöpfung emanirende Identität. Des Makro- und Mikrokosmus Wechselverhältniss ist dadurch bedingt, dass beide nur bestimmte Personificationen derselben organischen Aeusserungen sind. Die individuellen aus einem bestimmten Keime
hervorgegangenen Schöpfungen sind nur verschiedene Darstellungen derselben Urkräfte. Man erkennt, dass dieselbe naturphilosophische (später durch Schelling wiederaufgenommene) Iden-
titäts- und Entwickelungslehre ebenso seiner Astrologie zum Grunde
liegt, wenn sie das Wechselverhältniss kosmischer Bewegungen mit
denen des Mikrokosmus darstellt, wie seiner Magie, die nur ein
tieferes Schauen in das verborgene Walten natürlicher Kräfte war,
und nicht minder seiner Alchymie, indem sie die Veränderungen
und Gestaltungen der unorganischen Körper, als seiner Physiologie, indem sie die Lebensbewegungen des organischen Leibes verfolgte, und man muss staunen über die Höhe dieser Auffassung,
welcher nur die Consequenz der Durchführung gleich kommt. Aber
was gleich hoch anzuschlagen ist — seine Philosophie war, ganz
entgegen der Scholastik und deren Vorgängern, welche die Philosophie zur Hauptsache machten, nach Art der alten Naturphilosophen eine aus objectiver Naturbeobachtung abstrahirte Kosmogonie, Physik, Physiologie, also identisch mit Naturwissenschaft, der Medicin gewissermassen als Theorie verwandt, nicht
ihr untergeordnet, aber noch weniger sie beherrschend. Aus dem
Urwesen, der Gottheit, sind alle Wesen ausgeflossen (Yliaster),
sowohl der grosse Urschleim (Ideos, Limbus major) als der kleine,
der Mensch, welcher die vollkommenste aller Kreaturen ist. In
dem Urschleime, der primitiven Materie, bestehend aus Lebens-

thätigkeit und Lebenstoff (nach Aristoteles, Kraft und Stoff der
Neueren), waren die Urstoffe *potentia* nicht *actu* enthalten. Sie
heissen: Salz, Schwefel, Quecksilber, sind jedoch nicht irdische,
sondern astralische (d. i. vorbildliche) Wesen; „Salz" heisst der
Grund aller Consistenz der Körper, „Schwefel" des Wachsthums
und des Verbrennens, „Quecksilber" der Flüssigkeit und des Ver-
dampfens. Das Salz ist demnach das Gleichniss des Leibes und der
Erde, der Schwefel das des Geistes und der Luft, der Mercur das der
Seele und des Wassers. Aus diesen Elementarstoffen entstanden die
vier Elemente, ebenfalls nicht materiell, sondern dynamisch entlockt,
jedes mit seinem eigenen Yliaster begabt. Ihnen entsprechen halb
materielle, halb immaterielle Wesen geistige Substanzen — „die
Undinen (Wassergeschöpfe), Sylvatici (Luft), Gnomen (irdische),
Salamander (Feuergeschöpfe)". Die Physik der Welt geht in
einem ewigen Kreislauf in viererlei Scheidungen vor sich. Aus
dem „Mysterium magnum" der drei Principien gehen die Dinge
durch Scheidung hervor und kehren dahin zurück. Die erste
Scheidung der Elemente war aus dem Chaos, die zweite aus den
Elementen, und zwar aus dem Feuer die Gestirne, aus der Luft
das Geistige (Gasarten), aus dem Wasser die Wassergeschöpfe,
aus der Erde die irdischen, empfindlichen und unempfindlichen
(organischen und unorganischen) Wesen. Die dritte Scheidung
giebt Kämpfe und Zwiespalt, kosmisch - tellurische und physische
Uebel und Krankheiten. Die vierte Scheidung führt die Dinge
wieder vervollkommnet in das Mysterium magnum zurück. Wie
aber die ganze Welt aus dem grossen Urschleim entspringt, so
entsteht alles Individuelle ebenfalls aus einem schleimigen Substrat, das durch Feuchtigkeit und Wärme (Fäulniss) zersetzt wird.
Auf diese Weise ist bei Paracelsus das Gesetz der Entwickelung
und Bildung mit ihren Bedingungen, Wärme und Flüssigkeit, im
organischen wie unorganischen Process deutlicher entwickelt als
bei den ionischen Philosophen, und vollständig den künftigen Naturphilosophen vorgezeichnet.

Mit diesen erhabenen kosmogonisch-physikalischen Ideen im
innigsten Zusammenhang — wie denn auch der menschliche Organismus nur ein Theil des Ganzen ist — steht die Physiologie des Paracelsus, deren neuere Richtung er begründete. So
lange Zeit brauchte die Geschichte der Heilkunde, um den Begriff
des Organischen, welches in dem menschlichen Organismus als ein Abbild des grossen Weltorganischen waltet, aufzustellen. Wie nahe auch die Philosophie in der Kindheit Ahnung

Physiolo-
gie des
Paracels.

diesem Bewusstsein war, — es ging verloren unter dem zersplitterten Wissen der Einzelnheiten; wie weit auch die Physiologie des Hippocrates und Galen das Wesen der besonderen Lebensprocesse verfolgte, — die Subjectivität, organische Einheit und dynamisch-materielle Durchdringung des Lebens konnte sich nur einem Genius offenbaren, der das All mit kühnem umfassenden Geiste durchflog, ohne von der Bahn der wahren Naturbeobachtung abzuweichen, mit anderen Worten, dem die Philosophie nur Naturwissenschaft war, die Erkenntniss des Grundes und Wesens der Natur, gestützt auf Anschauung, Erfahrung und Induction, gleichsern von Phantasie und Hypothese. Darum hasste Paracelsus besonders den speculativen Theoretiker Galen und die subtilen Araber, wie die pedantische Schulgelehrsamkeit, die mehr den Buchstaben als den Geist achtet, und darum ist seine Anschauung zugleich erhaben wie die platonische, und wahr wie die aristotelische, weil sie die natürlichsto ist. Daher schlug er die Anatomie geringer an als den Schluss von der grossen Natur „dem äusseren Menschen" auf die kleine des Individuums, — nicht als ob ein solcher Verehrer der Erfahrung, wie man wohl geglaubt hat, die Lehren der Anatomie verachtet hätte, sondern weil er nicht das todte und örtliche Studium über das Organische und Allgemeine setzen wollte. Wir sagten schon oben, dass seine Physiologie mit den übrigen Theilen seiner Philosophie übereinstimme. So finden wir nun auch hier das Wechselverhältniss des Makro- und Mikrokosmus; Alles ist organisch und belebt. Es stirbt nichts, sondern sinkt nur in den Mutterleib zurück. Ueberall ist Materie und Thätigkeit, bewirkt von den Elementargeistern, im Menschen „Archeus" genannt. Dieser bewirkt die Scheidung der Materie, deren Mutter der Yliaster ist; die materielle und produktive Kraft, Vulcanus, ist kein Geist, noch Person, sondern ein Werkmann und Fabrikator. Auch beim Menschen kommen Sal, Sulphur und Mercurius vor, mehr als wichtigsto Eigenschaften, denn als Stoffe, (dieselben Substanzen heissen bei den Pflanzen : Balsam (Sal), Harz (Sulphur) und Gotaronium [Mercurius]), aber sie sind gebunden durch die Lebenskraft (Unterordnung des Chemischen unter das Organische und Vitale). Hiernach scheint es nicht, als ob, wie behauptet wird, Paracelsus den chemischen Prozess mit dem organischen identificirt habe, er giebt jenem ebenso das Princip innerer Zweckmässigkeit, wie dem organischen, aber er kennt in der That eigentlich nur einen chemisch-vitalen Lebensprozess, ohne das Eine für gleichlautend mit dem An-

dern zu halten. Dies erhellt vorzüglich aus der Lehre von der
Assimilation, welche nach ihm nur ein fortgesetzter Zeugungspro-
zess ist. Durch sie dringt der Makrokosmus in den Mikrokosmus
ein, um seine Natur zugleich geltend zu machen, was mit einer
(wohlthätigen) Zerstörung beider endigt, indem die „Essenz und
das Gift", d. h. das Gute, Brauchbare und das Schlechte, Unbrauchbare geschieden werden. Der Sitz des Archeus ist nun der
Magen, d. h. die Assimilation ist die Grundbedingung alles organischen Lebens (Wichtigkeit des chemischen Processes), und dieser
Archeus ist Alchymist des Leibes. Den andern Theil der Assi-
milation vollbringen die Emunctorien, wie denn After und Lunge
Schwefel (d. h. Brennbares), der Harn Salze ausführt. In jedem
Organ wiederholt sich diese Assimilation und Ausscheidung, nach-
dem jedes, wie der Magnet das Eisen, seine (specifische)
Nahrungsflüssigkeit angezogen hat. Die Zeugung ist auch nur
Ernährung, wie jede Genesis Metamorphose ist. Aus der flüssigen
Thiersubstanz (liquor vitae) scheidet sich als Quintessenz des
Besten der Same, der daher alles Organischen Vorbild ist, und
Alles enthält, was zu einem Menschen gehört. Eine Art von
Polaritätstheorie ist die Bezeichnung des Verhältnisses zwischen
Mann und Weib. Auch der Gegensatz der Ernährung und Fäulniss ist nur Zeugung, insofern als das, was schon früher da war,
nun neu gezeugt wird. So ist Alles vorgebildet und in Urkeimen
enthalten und braucht sich nur zu individuellen Gestaltungen umzu-
bilden. Das wirkende Princip ist ein dynamisch - organisches, jener Archeus der himmlische Werkmeister, der reproducirt
und producirt und in der Zeugung, im Wachsthum, in der Ernährung und in der Fäulniss immer die eine lebendige Urkraft bewährt.

Diese chemisch - vitale Theorie liegt auch der Pathologie Pathologie des Para-celsus.
zum Grunde, denn Krankheit, bedingt durch einen Kampf der
Natur, der gesetzlich nothwendig einwirkt, ist Dysharmonie der
drei Grundstoffe, während Gesundheit Frieden und Harmonie derselben ist. Wenn Fernelius den Säften nur entferntere Krankheits-
momente zuschrieb und durch Verlegung der Krankheiten in die
festen Theile mit solidarpathologischen Ansichten der Humoralpathologie der Alten entgegentrat, so geschah dies weniger gegen-
sätzlich bei Paracelsus, indem er die vier Humores erst aus den
Grundstoffen entstehen lässt, und zwar als Erzeugnisse der
Krankheit, während die Qualitäten nur Aeusserungen derselben
sind. Die Krankheit ist bei ihm eine Abänderung der organischen
Idee, welche erst secundär materielle Abänderungen setzt, sie

ist selber ein organisches nicht Greifliches, sondern Geistiges, aus
„Samen" sich Entwickelndes; und also sollen die Krankheiten
erkannt werden, aus dem Samen zu sein, nicht aus den Humori-
bus, vom Vater und nicht von der Mutter. Paracelsus erkannte auf
solche Weise zuerst einen Krankheitsp r o z e s s, der meist durch
Ansteckung oder Vergiftung, aber auch durch eine Entzündung
eines Feuers entstanden sein kann. Die ersteren beiden Ursachen
sind vorwiegend. Denn die Krankheit, aus Krankheitskörper
(materiell) und Krankheitsaction (dynamisch) bestehend, ist ein
besonderer Krankheitsorganismus, eine schmarotzende, niedriger
stehende Bildung, Afterorganisation (nicht im Sinne der neueren
Naturphilosophen und der sogenannten naturhistorischen Schule,
sondern nur als Bezeichnung dafür, dass durch die Krankheit die
innere Einheit des Lebens zerrissen sei). Der „Same" der Krankheit
ist erblich und nicht erblich, die Form bedingt durch den Organismus. Der Schädlichkeiten, giebt es fünferlei: kosmische (Ens
astrornm), chemische (alimenta und medicamina, Ens veneni), vitale, sympathische Einwirkungen der Natur, natürliche Anlagen zu
Krankheiten (Ens naturale), psychische, religiöse (Ens spirituale) und
göttliche Schickungen (Ens deale). Wenn die Krankeit ein besonderer Organismus, ein Mikrokosmus ist, so muss ein Kampf zwischen beiden, dem kranken und gesunden Organismus ausbrechen
und daher entsteht die Reaction des Gesunden, das Heilbestreben
der Natur, welches entweder zum Tode oder auf dem Wege der
Abscheidung des Schädlichen (Krisis) zur Genesung führt. Auf
einer tiefen Ahnung des Zusammenhanges grosser komisch - tellurischer Einwirkungen zur Krankheitserzengung und der Uebereinstimmung der Welt und des Menschen überhaupt beruhen die
Vergleiche der Krankheiten mit grossen Welterscheinungen, obgleich sie nicht selten auch bloss Ausgeburten einer schwärmerischen
Naturphilosophie sind, wie z. B. epileptische Anfälle mit Erschüt-
terungen, die Wassersucht mit Ueberschwemmung, der Schlagfluss
mit dem Blitze, verglichen werden. Wichtiger sind dagegen
seine Andeutungen über geographische Verbreitung der Krankheiten. Fieber sind Stürme, die sich selbst heilen durch Abscheidung, kritische Bemühungen. „Tartarische Krankheiten" sind ihm
die vorzugsweise in der Metamorphose beruhenden, wobei durch
Gährungsprocess die im Blute gebildeten schleimigen Stoffe mit
erdigen Salztheilen ausgeschieden und höllische Schmerzen ver-
ursacht werden, wie bei Gicht, Infarctus, Leberaffectionen, Steinbildung, Lungenschwindsucht. Man erkennt sie auch aus dem

(chemisch zu untersuchenden) Harne, dessen semiotische Bedeutung er nicht ohne Wahrheit aber auch nicht ohne Subtilität zerlegte. Ueberhaupt sind Symptomatologie und Semiotik bei ihm am unbedeutendsten ausgebildet, da es ihm mehr um eine geistige Auffassung des Krankheitswesens zu thun war. Die Frauenkrankheiten leitete er vom Uterus her, „dem Mikrokosmus im Mikrokosmus". Die Lehre von dem Samen der Krankheiten wandte er auf die contagiösen Krankheiten an, unter denen er der Syphilis besondere Aufmerksamkeit schenkt, die er von mehreren Dyskrasieen entstanden glaubt und milder behandelt wissen will als mit dem damals starken Gebrauch der Diaphorese und des Hydrargyrum.

Ein weiterer Hauptverdienst des Paracelsus besteht in seiner principiellen Umgestaltung der Therapie, auf welchem Gebiete er seine reformatorische und gegen Galen gerichtete Tendenz am entschiedensten entfaltet, und mit der er um so vereinzelter dasteht, als bei allen vorhergehenden Fortschritten der früher auch im Einzelnen geförderten Heilkunde dieses Feld gänzlich unbebaut geblieben ist. Was Galen und dessen Nachbeter von der hippokratischen Therapie verderbt hatten, stellte er wieder her, aber er ging einen grossen und bedeutsamen Schritt weiter. Er verachtet die besondern Indicationen, weil er sich von der Spitzfindigkeit und Unausführbarkeit derselben überzeugt haben mochte, und kennt nur die eine, ächt hippocratische, das Heilbestreben der Natur zu unterstützen. Er hält die Ansicht, dass die Heilmittel die entgegengesetzte Qualität der Krankheit haben müssten, für falsch, einmal deswegen, weil die Qualität ja eben nur etwas Aeusseres, Symptomatisches sei (daher ist die Methode *contraria contrariis* nach ihm bloss eine symptomatische), und dann, weil zur Unterstützung des Heilbestrebens der Natur in analoger Weise als es die Natur anstrebt, durch die Kraft der Autonomie des Lebens und des Gesunden in ihm gerade das Aehnliche, Verwandte (Similia similibus) gegeben werden müsse. Dieses schon von Hippokrates als Heilweg bezeichnete Aehnliche aber bilden nach Paracelsus die „Arcana" oder „Specifica", welche aus dem Makrokosmus entlehnt, eine besondere Beziehung zu den erkrankten Organen und zu der Species der Krankheit haben, ebenso wie die Organe selbst untereinander in specifischen Beziehungen stehen und wie das ganze Leben hierauf beruht. Wer sieht hier nicht, dass Paracelsus das wahre Ziel der ärztlichen Therapie, Specifica anzuwenden (und er glaubt, dass es für jede Krank-

heit ein Specificum gebe), geahnt habe, wiewohl er diesen Begriff
in einem weiteren Sinne als man heut zu Tage gewohnt ist, nimmt
und selbst direct zerstörende und geradezu die Krankheit vernich-
tende Gifte, Purgantia und Aderlass hieher rechnet. So gross ist
der Werth, den Paracelsus auf diese Specifica legt, dass er sogar
die Krankheiten nach den Mitteln benennen will, z. B. *Morbus
helleborinus, terebinthinus* u. s. w. (Rademacher). Wir können bedauern, dass er, noch unbekannt mit der Methode an Gesunden
die Arzneikräfte zu erproben, ausser der von ihm hochgestellten Erfahrung und Beobachtung an Kranken, zu äusseren, unwesentlichen
Merkmalen der Mittel, den sogenannten Signaturen, seine Zuflucht
nimmt, um diese Specifioität zu erkennen; aber verzeihlich ist dass
er mehr *Specifica generalia* gegen Krankheitsgattungen und Arten,
als *concreta* und *individualia* annimmt, dass er nicht im Stande
ist, die Wirkungsweise des „Aehnlichen" zu erklären und sich mit
der dem Mittel einwohnenden Idee des organischen Prozesses be-
hilft. Wer verdammt ihn, wenn er dennoch im Geiste seiner Zeit
in seinem Laudanum ein Universalmittel zu haben glaubt und sym-
pathetisch-magnetische, kabbalistische Curen unternimmt? Wird
dies nicht dadurch wieder doppelt und dreifach ausgeglichen, dass
er ein immaterielles, dynamisches Wirkende in den Arzneien setzt,
dass er der Specificität wegen auf Einfachheit dringt, Arznei gem i-
s c h e verwirft und die wirksame Form der Tincturen, Essenzen
und Extracte einführt? Die Materia medica bereicherte er mit einem
Schatze der kräftigsten Arzneien wohin ausser dem für hysterische
und krampfhafte Leiden besonders empfohlenen mineralischen Magnetismus und vielen neuen vegetabilischen Stoffen speziell Schwefel,
Gold, Eisen, Blei, Antimon, Quecksilber, Zinn, Kupfer, Arsenik (gegen Krebs u. s. w.) überhaupt mineralische Mittel gehören, die als
differentere Stoffe Curen verrichteten, welche früher für unmöglich
gehalten wurden. Welcher Nutzen auch hieraus indirekt wieder
der C h e m i e erwuchs, wodurch also auch die Naturwissenschaften
ihren Antheil von Paracelsus erhielten, möge nur angedeutet werden.
Welch unendlicher Segen wäre der Heilkunde und der Menschheit
erwachsen, wenn auf diesem Wege weiter gewandelt worden wäre,
und wenn nicht Unverstand, geistige Trägheit und Vorurtheil diesen Götterfunken auf Jahrhunderte hinaus erstickt hätten! Endlich
entging diesem vielseitigen, reformatorischen Geiste auch das traurige Los der Chirurgie nicht. Er vereinte sie wieder mit der Medicin, indem er sie als denselben Gesezen unterworfen darstellte.
Das Waltenlassen der Naturheilkraft war auch hier sein erstes und

Chirurgie
des
Paracels.

letztes Gebot. Daher seine vernunftgemässe Ansicht von der Eiter-
erzeugung, seine Behandlung der Wunden, die Rücksicht auf Diät,
gute Luft in den Hospitälern, die Vereinfachung des Heilapparats,
besonders der äusseren Mittel. Merkwürdig ist seine Angabe, dass
bei der Wasserscheu die Einbildung viel Schuld habe, dass Carcinom mit Menstrual- und Hämorrhoidalleiden in Verbindung stehe
(Schoenlein). Vortrefflich ist seine Behandlung der Geschwüre, Fisteln u. s. w. Das operative Eingreifen verwirft er grösstentheils
und bewährt auch hier seine edlen, echt menschlichen Gesinnungen.
So entschieden sind auf diesem Gebiete seine Verdienste, dass sie
selbst von den anerkanntesten Gegnern gerühmt wurden.

Wunderbar in der That vereinigen sich die Gegensätze in ihm
zu reformatorischen Leistungen. Seine ganze Individualität und Rich-   Bedeu-
tung des
Paracels.
tung ist eine deutsche, faustische, denkende und gemüthstiefe und
demnach verwirft er die Scholastik, die Dialektik, die philosophische
Bearbeitung der Medicin und die schriftliche Tradition und wendet
sich mit Thatkraft zu neuer Gestaltung. Er tadelt die Mystik, den
Hang zur Theosophie, obgleich er auch in Bildern und Ueber-
schwänglichkeiten schwärmt und sich oft mit Ahnungen, statt mit
Erkenntniss begnügt. Die Erfahrung ist sein Hauptziel, die Beobachtung sein Ideal der ärztlichen Aufgabe, und dennoch ist Er es,
der den Blick vom Einzelnen wieder auf das Allgemeine in der
Medicin und auf das grosse Ganze gelenkt und selbst mittelbar das
Studium der Naturwissenschaften dadurch gefördert hat. So Grosses
er im Einzelnen (und ganz besonders in der Therapie) geleistet
hat, so ist seine principielle Umgestaltung der ganzen Medizin nicht minder beachtenswerth, in ihren Folgen jedenfalls nicht
minder bedeutend und in ihrer Consequenz und systematischen
Durchführung den Namen „wissenschaftlich" redlich verdienend.
Also hat der Genius des Paracelsus eine lange, triste Vergangenheit gesühnt, hat mit den kühnen Lichtblitzen seines Geistes die
Schatten einer todten Naturanschauung verjagt und mit der Wärme
seiner Phantasie die Winterfröste verscheucht, mit welchen eine
kalte, schauerliche Dialektik die pulsirende Natur zu ertödten suchte.
Mit einem wahren Seherblicke hat er die entgeistete Natur wieder
vergöttlicht, indem er Materie und Kraft, Substanz und
Dynamis sich durchdringen liess. Mit dem begabten Auge
eines guten Beobachters hat er an der Stelle eines principlosen
Waltens eine ewige Gesetzmässigkeit nachgewiesen. Keiner
vor ihm hat die harmonische Uebereinstimmung des ganzen
Weltgefüges, die gleichmässige Entwickelung aller individuellen

Schöpfungen und das Zurückkehren des Individuellen
ins Allgemeine so klar durchschaut, keiner vor ihm die Abspie-
gelung der Weltgesetze der Physik bis in die kleinsten Keime und
Wurzeln nachgewiesen. Nicht eine Uridee, ein phantomartiges Princip, sondern die thatsächliche Einheit der Bildung, der Entwickelung und des Lebens, die nachweisbare Gesetzmässigkeit
liegt diesem Parallelismus des Makro- und Mikrokosmus zum Grunde,
welche nur Gradationen derselben Wesenheit, derselben Emanation
aus der Gottheit sind. Durch die ganze Paracelsische Auffassung
geht der Grundzug einer genetischen Entwicklung aus
Samen (das spätere *omne animal ex ovo*), einer selbständigen,
individuellen (bei ihm poetisch als Person erscheinenden), specifischen Wirkung aller einzelnen Theile und Kräfte und
des Wechselverhältnisses zwischen den Sonderbildungen
und Sonderkräften im Grossen und Kleinen. In diesem Parallelismus und in dieser Einheit und Harmonie der Schöpfung liegt
auch der Begriff des Organischen involvirt, der zwischen der
Natur und dem Menschen und innerhalb beider durch die Abspie-
gelung des Organismus in den Organen, durch die Selbstständigkeit
der individuellen Bildung, welche der allgemeinen dient, bestehn
muss. Bis zu diesem die ganze Physik und Physiologie umgestal-
tenden Satze hatte das Alterthum sich nie erhoben; das Höchste,
was dieses in geistiger Auffassung der Menschennatur vermochte,
war die Aufstellung einer göttlichen Idee, eines fixirten, örtlich gebundenen Princips, das mehr als negativer Gegensatz der Materie
erschien, denn als ihr Beherrscher. Auch diesen Begriff des Dynamischen gestaltete Paracelsus zum positiven, allbelebenden,
mit der Materie eng verbundenen. — In seiner ideellen, wie empirischen Auffassung hing das Alterthum an der Oberfläche, Qualität, Objectivität der Erscheinungen; äussere Symptome,
Elementarqualitäten, Erkenntniss der Functionen und der Lebensprocesse im Einzelnen, sowie die teleologische Bestimmung
der einzelnen constituirenden Theile des Organismus waren die
Hauptaufgaben seiner Physiologie; Paracelsus aber erfasste das
Leben in seinen Beziehungen zur Aussenwelt und zu sich selbst,
in seiner wahren tiefen Bedeutung und Subjectivität. Indem
er das organische und specifische Walten der einzelnen Organe erkannte, erwies er zugleich das eigentliche Wie der Bildung
und Ernährung durch seine chemisch-vitalen Ansichten, erstieg so
die Höhe der physiologischen Erkenntniss und begründete mit dem
Nachweis des organisch-vegetativen Substrats des Lebens recht

eigentlich die Physiologie. Hatte das Alterthum ebenfalls bei äusserlicher Untersuchung der Krankheitssymptome, des Sitzes und Verlaufes, wozu meist die Verpflanzung der Krankheit in die Qualitäten und die ihnen entsprechenden Säfte genügte, Beruhigung gefasst, so drang Paracelsus in das W e s e n der Krankheit ein, indem er ebenfalls die B e z i e h u n g zur A u s s e n w e l t erfasste, den Zusammenhang des kranken und gesunden Lebens untersuchte, der Krankheit ein besonderes, specifisches Leben vindicirte, einen Krankheitsprocess, als o r g a n i s c h - v i t a l e n, d y n a m i s c h - m a t e r i e l l e n Lebensact mit Reactionsbestrebungen anerkannte. Diese Reactionsbestrebungen will er durch die Kunst des Arztes erforscht und unterstützt wissen, und erhebt so die Macht des Arztes, indem er zugleich die Naturheilkraft anerkennt, aber mit Recht beschränkt. Dadurch aber, dass er diese Heilkraft durch arzneiliche Hülfsmittel unterstützen will, welche einen der Krankheit ähnlichen Lebensprocess hervorbringen, dass er vorzugsweise eine dynamische Wirkung bei den nach der Specificität der Krankheit und der befallenen Organe gewählten specifischen Arzneimitteln voraussetzt, dass er die Erfahrung zur Auffindung der Heilmittel verlangt, — dadurch endlich, dass er selbst neue specifische Mittel in Menge einführte und die zweckmässigsten Verordnungen über Einfachheit und Form der Arzneien gab, — dadurch hat er nicht allein die Heilkunst wieder auf ihren wahren Zweck, das Heilen, verwiesen und so die hippocratische K u n s t wieder in ihre Rechte eingesetzt, sondern er ist auch eine bedeutende Stufe höher gegangen und hat gewissermassen das, was Hippokrates schon andeutete, zum w i s s e n s c h a f t l i c h e n P r i n c i p für die Therapie erhoben. Denn bei ihm zuerst ist die methodische Anwendung der specifischen Arzneien zu finden, welche die neuere Zeit an die Stelle des bisherigen rudimentären Gebrauchs derselben zu setzen begonnen hat. Es kann sich der Geschichtsschreiber über die Anklagen und Verläumdungen dieses Genius trösten, wenn er bedenkt, wie schwer ein Geist, der den Vorurtheilen des Alterthums mit so kühnem Aufschwunge entgegentrat, von den Geblendeten in seinem wahren Lichte erkannt werden konnte, und wie leicht in dem weiteren Ausbau der grossen von ihm eröffneten Tempelhallen sich ein unendlich segensreicher Lichtgedanke verlor, um erst spät in dem Aufgange einer neuen Epoche wiedergefunden zu werden. Das grosse Verdienst des Paracelsus, der Einzige bisher gewesen zu sein, dessen Pathologie und Therapie in e i n e m g e w i s s e n i n n e r e n Z u s a m m e n h a n g e gestanden hat, hat auch die jetzige Zeit noch nicht gewürdigt, weil

sic, mehr auf den Fortschritt der Pathologie bedacht, den Blick auf
die Praxis verlor, und weil, wenn erst jetzt wieder eine neue therapeutische Schule das wahre, von Paracelsus gegebene Ziel erkannt hat, dieses ursprünglich ohne den Gedanken an Vereinbarung mit der indess vorgeschrittenen Pathologie geschehen ist. Nach
allem Diesem herrscht darüber kein Zweifel, dass Paracelsus als
Begründer der chemisch-vitalen Ansichten, in Pathologie und Therapie, mit der Geltendmachung des Organischen, Subjektiv-selbst-
ständigen, Dynamisch-Materiellen, Specifischen im Krankheits- und
Heilungsprozess als eigentlicher Schöpfer der physiologischen
Medicin an dem Gränzpuncte der alten und neuen Zeit steht.
Die Letztere musste an diesen Genius wieder anknüpfen und den
schon von ihm angebahnten Weg der Empirie weiter verfolgen,
den er so schön bezeichnet mit den Worten: „nicht aus der Speculation Theorica soll Practica fliessen, sondern aus der Practica
Theorica" und „das Speculiren macht noch keinen Arzt, was der
Mensch schreiben und lehren soll, dass soll er aus der Erfahrung
thun, der Grund ist nicht aus unsern Köpfen, noch aus Hörensa-
gen, sondern aus Erfahrenheit, aus der Naturzerlegung und ihrer
Eigenschaftergründung". Die neue Zeit überragt nur dadurch, dass
sie durch tieferes Eingehen in die speciellen Details der Lebensvorgänge und durch eine auch mit Hülfe der Naturwissenschaften er-
rungene bessere Kenntniss des Realen einen festeren, positiven Boden erreicht und die Schlacken des Vorurtheils, wie die Hüllen
einer schwärmerischen Ideologie abgestreift hat, welche die damalige Zeitrichtung voll überwiegender Phantasie als nächtlichen Mantel um die erhabene Lichtgestalt dieses Heros geworfen hatte.

§. 43.

Rückblick auf die Entwickelung der Heilkunde des Mittelalters.

Wir lassen bei diesem wichtigen Zeitabschnitte noch einmal
die Ereignisse des mittelalterlichen Zeitraumes vorüberziehn zur
besseren Erkenntniss der Vergangenheit und Motivirung der Zukunft. Nachdem der eklektische Geist des Galen ein sogenanntes rationelles System der Medicin geschaffen hatte, das in seiner
Geschlossenheit alle Fächer derselben umfasste, zehrte die folgende

Zeit anfangs von diesen Schöpfungen des Alterthums; aber sobald
sie das Schädliche einer solchen Hingebung erkannt hatte, erhob
sie sich über dieselben, indem sie das Unbrauchbare ausschied,
das Ungenügende vervollkommnete und das Abgestorbene mit
frischem Geiste belebte. Darum hat dieser Zeitraum zwei scharf
gesonderte Stadien, das eine als starre Anbetung, Verfälschung
und Vermengung des Alterthums mit fremdartigen Anschauungen,
das andere als Wiedererweckung des reinen Alterthümlichen,
Durchgeistigung und Weiterförderung des Ueberkommenen auf
naturphilosophischem und realistischem Wege. Mit diesem naturphilosophischen Erfassen berührt das Ende dieses Zeitraums wieder den Anfang der wissenschaftlichen Gestaltung der
Medicin, den wir als Naturphilosophie begrüssten, aber es überstrahlt ihn in dem Fortschritte der Anschauung durch das bereicherte positive Wissen. Denn neu ist der spezielle Ausbau
der Zweige der Medicin, der reale Fortschritt derselben und die Auffassung des Lebens als eines physiologischen,
organischen Ganzen, — die Begründung einer physiologischen Medicin. Zu diesem Resultate gelangte die Medicin
auf indirectem und directem Wege; es mussten die im Anfange
des Mittelalters verschmolzenen Gebiete der Philosophie, des Glaubens und der Medicin wieder getrennt, sie alle einzeln von ihren
Schlacken gesäubert, die Bahn der exakten Erfahrung
und Beobachtung und des vernünftigen, selbstständigen Denkens eröffnet werden. So ergeben sich die drei Stufen
der Entwickelung dieses Zeitraums, in welchen die drei nebenein-
ander hergehenden Richtungen, die philosophische, theologische oder mystische (magische, astrologische) und die
reale, mehr oder weniger gesondert, ihre Läuterung durchmachen und zum Besseren fortschreiten.

Wie in der Kindheit der Menschheit hing im Anfang des
Mittelalters die Medicin wieder mit der Philosophie zusammen,
die bei der schwärmerischen Erfassung des Christenthums gerade
wie in den ältesten Zeiten vorzugsweise Religionsphilosophie war.
Das Morgenland nahm sich der im Abendlande verfolgten
Wissenschaft an, schützte und bereicherte sie nach der praktischen
Seite hin theilweis, während im Abendlande die Mönche, nicht
ohne Hülfe der Magie, wie im Alterthume die klinische Praxis
übten und die Zwecke der Heilkunde auf unbewusste, empirisch-
naive Weise förderten. Befreit aus den engen Kreisen klösterli-

cher Befangenheit und Eingeschränktheit trat die Medicin in das
Leben und in die Bildung der Schule durch weltlichen Arm,
während die scholastische Philosophie, nachdem sie die
alten Dogmen in neue, strenge Formen gegossen hatte und in diesen auch die Medicin festhielt, endlich indirekt die geistige
Emancipation der Medicin von der Philosophie herbeiführte, und
sie auf ihre eigene Thätigkeit verwies, die sich in positiven Berci-
cherungen kund gab. Mit dem Aufgange einer freieren religiösen
Denkweise und dem Fortschritte des Realen ging Hand in Hand
das erneuerte Sudium der Alten, welches zur Erneuerung
des Platonismus und Aristotelismus führte, aber auch
gerade hierdurch die schon selbstständiger gewordene reale
Forschung diesen philosophischen Richtungen als Drittes, Unab-
hängiges entgegensetzte. Der negativen, commentirenden oder
concilirenden Kritik folgte die Einsicht des Mangelhaften, die
positive Weiterentwickelung im Realen. Der nüchternen
Reformation der Theologie stellten sich noch als krankhafte Aus-
geburt Aberglaube, Mystik, Magie, und als Andeutung eines tieferen Zusammenhanges der ganzen Natur die Astrologie und
Alchymie zur Seite jene sich später zur Physik, diese zur
Chemie sich wissenschaftlich erhebend. Während der festeren Gestaltung, Ausbildung und Vervollkommnung fast
sämmtlicher Fächer der Medicin endlich, welche mit dem neube-
lebten Naturstudium begonnen hatte, entwickelte sich eine
bessere Technik und künstlerische Handhabung der Heilkunde,
welche an die wiedererwachte hippocratische Medicin anknüpfte.
Schnell stürzten damit die unwahren und gleissenden galenisch-
arabischen Satzungen, und auf den Trümmern der so lange herrschenden Humoralpathologie und Elementarqualitätenlehre erhob
sich das neue glänzende Gebäude des Paracelsus, welches nicht
wie bei Galen nur mit dem künstlerischen Leim der Theorie und
mit systematischer Umfassung aller Zweige der Heilkunde, sondern in höherer Weise mit der Einheit eines naturgesetzlichen
Grundgedankens sich den Ruhm einer wissenschaftlichen Stufe
errungen hat. Indem die Medicin nun als eine Naturwissenschaft bei ihm erscheint, die wahrhaft nur auf empirische
Weise nach allen Richtungen, — auch der so vernachlässigsten
therapeutischen — hin gefördert werden soll, und indem er den
Vorgang der Erkrankung und Heilung als auf denselben organischen Lebensgesetzen, in welchen Dynamisches und Materielles

sich durchdringt, beruhend darlegt und so den chemisch-
vitalen Lebensprozess als Grundlage für Physiologie, Pathologie und Therapie aufstellt, — hat er mit wahrhaft grösserem
Rechte als Galen eine ganze kommende Generation durch einen
einzigen grossen Keim- und Wurzelgedanken in sich eingeschlossen.

DRITTER ZEITRAUM.

**Von der Begründung der physiologischen Medicin im Mittelalter
durch Paracelsus bis zur Reform der Heilkunde auf der Grundlage
des physiologischen Elements und dessen einheitlicher Durchdringung des Ganzen in der neueren Zeit.**

Von 1600 — auf die Gegenwart.

ERSTE STUFE.

Von dem Verfall und der einseitigen Ausbildung der
Medicin des Paracelsus bis zur Wiedererweckung
der hippocratischen Heilkunde durch Sydenham.
Empirische Stufe.

Von c. 1600 bis c. 1700.

§. 44.

**Aeussere Verhältnisse, Wissenschaften und Künste und Phasen der
Philosophie im Beginn des 17. Jahrhunderts.**

Stand-
punkt des
Ge-
schicht-
schrei-
bers. Ein eigenes Gefühl ergreift den Geschichtsforscher beim An-
tritt dieses Zeitraumes. Es ist die Erhebung, welche der Hinblick
auf einen Zeitabschnitt gewährt, der an Masse und Intensität der
Erfindungen und Belehrungen im Verhältnisse mit der Vergangenheit so reich ist, und in seiner breiten und tiefen Strömung eine
Unzahl gewichtiger Namen in das Meer der Zeit und Unsterblichkeit trägt; es ist aber auch das Gefühl der Unsicherheit,
welche die Unvollendetheit mit sich bringt. Denn wir können
zwar aus der Vergangenheit die Zukunft construiren, wenn wir
jene mit der Gegenwart zusammenhalten, aber diese Construction
wird immer nur eine wahrscheinliche und menschliche sein, welche
durch unerwartete, nicht in der Berechnung liegende Ereignisse ---

und solcher bedient sich der Geschichtsgang oft gerade zur Her-
beiführung neuer Entwickelungen — plötzlich wieder zu Schanden
gemacht wird. Die Aufgabe dieses Zeitraums, den wir als
neuere Geschichte bezeichnen, weil er für uns der letzte ist, dem
aber nothwendig spätere folgen müssen, ist wohl in der von Paracelsus angedeuteten Entwickelung einer physiologischen
Medicin gegeben, aber noch lange nicht als gelöst zu betrachten
und der Zukunft das Weitere zu überlassen. Wenn wir daher das
gegebene Material der leichteren und natürlichen Uebersicht wegen auch in drei durch wirkliche Entwickelungsepochen charakterisirte Stufen eintheilen, deren vergleichsweise Kürze durch die
Masse aufgewogen wird, so lassen wir der Wahrscheinlichkeit
doch dahin freien Spielraum, dass eine spätere Zeit mit ihren neueren Entwickelungen ganz andere Epochen auffinden werde, weil
sich erst am Schlusse einer Periode, die zugleich der Anfang einer
neuen Zeit ist, die Vergangenheit richtig übersehen lässt und wir
selbst noch mitten in dieser Periode, mitten in der Verfolgung
dieser Aufgabe begriffen sind.

Zur Vollendung des ganzen Bildes dieses Zeitraumes dient
nothwendig auch die Geschichte der äusseren Verhältnisse. Es ist nicht zu verkennen, dass schon mit dem Beginn
des siebzehnten Jahrhunderts, nachdem das sechzehnte durch seine
social und religiös reformatorischen Fortschritte den Tod mittelal-
terlicher Institute herbeigeführt hatte, die Staateneinrichtungen der
neueren Zeit eingeleitet wurden, womit freilich auch die Keime
der Unzufriedenheit, welche die überhandnehmende Despotie aus-
streute, gesäet wurden, durch welche später im revolutionären
Umsturz eine neue Phase der politischen Zustände aufging. In
Deutschland wüthete damals als politische Folge des religiös reformatorischen Elements der dreissigjährige Krieg, ein Deckmantel
für eigennützige, absolute und revolutionäre Absichten und ein
Gährungsmoment für neue Entwickelung. In Frankreich erreichten Bigotterie, Luxus und Despotismus in leicht erklärlichem Ver-
ein unter Ludwig XIV. den höchsten Culminationspunkt, von dem
aus die Gräuel künftiger Revolution und der Tod des unschuldi-
gen Ludwig's XVI. sich datiren. In England verknüpften sich
ebenfalls religiöse und politische Momente in einander und stellten
sich als Kampf der Bischöfe und Puritaner, der Stuarts und der
Stände dar, welcher mit der Hinrichtung Karl's II. und endlich
nach gänzlichem Sturze der Stuarts mit der Herrschaft des Hauses
Oranien endete. In Spanien, von dem sich nach langem Kampfe die

Aeussere
Verhält
nisse.

Niederlande, welche auch nicht frei von unglücklichen Opfern
eines religiösen Fanatismus blieben, losgerissen hatten, unterdrückte
die Inquisition den lebendigen widerstrebenden Gedankenflug, und
was diese übrig liess, vollendete die Despotie eines Philipp. Die
italischen Staaten, Venedig ausgenommen, sanken immer tiefer,
und mit der Erschütterung der religiösen Grundlage des heiligen
Stuhls sank auch sein politischer Einfluss. Dagegen erhob sich
der nordische Koloss durch Peter den Grossen zu einiger Cultur,
und eine neue Macht, die später das Gleichgewicht Europas, obwohl auch künstlich, mitzutragen bestimmt war. Preussen, entwickelte sich zur Hegemonie Deutschlands an der Stelle eines
Kaisers, der Deutschland dem Auslande gegenüber vertreten sollte.
Ueberall also noch Kampf um Trennung von Kirche und Staat,
vom Gebiet der Philosophie hinweg übertragen auf das praktische,
politische Leben ; Kampf der Despotie und der Freiheit in dem
Gegensatz politischer Partheien und der Opposition der einzelnen
Stände unter sich und gegen die Fürsten, und wie im Innern der
Staaten selbst, so auch beginnende Umgestaltung der Verhältnisse
der Staaten zu einander, Aufsteigen hier und Sinken dort, neues
Völker- und Staatenrecht.

Wissen-
schaften u.
Künste. Wer aber läugnen wollte, dass den Wissenschaften und
Künsten trotz aller Bedingtheit von aussen ein selbstständiges
Leben einwohnt, das ihnen einen unabhängigen Fortschritt sichert,
den können wir erst recht auf diesen Zeitraum verweisen, in welchem
sie aller äussern Stürme ungeachtet gerade ein recht frisches
Leben führten. Dieses war aber der Richtung der Zeit nach nicht
sowohl ein transscendentales, als ein dem Praktischen zugewende-
tes. So die in den Niederlanden blühende Malerei, so die
Muse eines Calderon neben Cervantes und Lopez de Vega,
eines Shakespear neben Milton. Darum gediehen besonders
Mathematik, Naturkunde und Geschichte, weil der Weg
der Erfahrung jetzt beliebter wurde als der dogmatische, von
dem auch die Philosophie sich abwendete. Alle Nationen wetteiferten in diesem edlen Bestreben. Wie Italien seinen Galilei,
Torricelli u. A., Frankreich seinen Descartes, Gassendi,
Pascal, England seinen Napier, Gregory, Newton, so hatte
auch Deutschland seinen Practorius, Kepler, Guerike,
Leibnitz, Bernoulli, Spanien seine Historiker Mariana und
Herrea. Man lernte sich concentriren und bildete darum zum
Austausch seiner Meinungen und Erfahrungen, welche kein Stu-
dium mehr erfordert als das der Naturwissenschaften, gelehrte

Gesellschaften und Akademien, die anfangs von der Kirche
verfolgt und gehemmt, später im grössten Lichte der Oeffentlichkeit auftraten, wie die Academia de' Lincei (1503), del cimento
(1657), die Leopoldina (1652) u. A.

Wie die Philosophie den Stempel der Zeit, so trägt die Me- *Philoso-*
dicin den der Philosophie. Aus den Schulen der Alten heraus schritt *phie.*
die Philosophie auf ihren eigenen Füssen einher. Das Forschen
wurde frei, selbstständig, drang immer tiefer, suchte sich der Gründe,
Gesetze und Grenzen der menschlichen Erkenntniss bewusst zu
werden und systematische Einheit zu erlangen. Vernunft und Erfahrung stellten sich strenger als ehemals einander gegenüber, oder
verschmolzen in einander zu einem wohlthätigen Ganzen, wie es
die naturphilosophischen Ansichten zeigen, welche als eigentlich
reale Philosophie auftraten. Aber sie arteten auch leicht in De-
monstrirsucht und Empirie aus und führten in ihrem gegenseitigen
Bekämpfen zum Skepticismus oder zur Mystik, welche auf
negativem und positivem Wege Befriedigung suchten. Indem so
die Philosophie selbstständiger wurde, das System der Erkenntniss im Einzelnen und Ganzen gedieh und die Theologie weniger
über sie vermochte, konnte auch die Medicin unabhängig davon
ihren eigenen Weg verfolgen, auf den sie Paracelsus geführt
hatte; indem die Philosophie selbst aber zur Beziehung auf Natur
und Gesetzmässigkeit überging, schrieb sie mit diesem wohlthätigen
Beispiele der Medicin einen folgenreichen Gang vor. —

Die Philosophie dieses Zeitraumes verzweigt sich nun in eine *Mystik*
vierfache Richtung, in die Mystik und den Skepticismus, entstanden durch Nichtbefriedigung und indirekte Abhängigkeit von
den beiden Hauptrichtungen, und in den Rationalismus und
Empirismus, der in die verschiedenen Seitenbahnen des Materialismus, Sensualismus und der Naturphilosophie
einschlug. —

Die Mystik war eine Fortsetzung der im vorigen Jahrhunderte herrschend gewordenen Theosophie, welche Paracelsus mit
der Naturphilosophie verband. Ihm folgte Joh. Baptista v. Helmont,
der in seinem Bestreben eine Philosophie des Universum zu finden
alle Erkenntniss mit dem Platonismus seiner Zeit aus der unmittelbaren Anschauung Gottes und passiven Erleuchtung der Vernunft
suchte und eine spiritualistische Physiologie, in welcher der Ar-
chens eine Hauptrolle spielt, begründete (s. unten). Sein Sohn.
Franciscus Mercurialis († 1699), verschmolz platonische,
kabbalistische und christliche Lehren, welche mit dem kosmologi-

schen System des Marcus Marci von Kronland († 1676) verwandt
waren. In viel schwärmerischerer Gestalt erscheint die Theosophie
des Robert Fludd († 1637), Arztes in London, der sie mit der
mosaischen Schöpfungsgeschichte in Verbindung setzte. In der
abentheuerlichsten Form aber verbinden sich medicinische Termini,
theologische Ideen und theosophische Principe, die man gern auf
die Bibel zu begründen suchte, in dem frommen, sittlichen, gemüthlichen Schwärmer Jacob Böhm († 1624), den ein innerer geheimnissvoller Instinkt vom Schusterhandwerke an die Quelle göttlicher
Offenbarungen trieb, die er allerdings nicht im Lichte der Vernunft,
sondern in den Nachtgebilden der Phantasie zu finden glaubte.
Unter seinen Nachfolgern ist Joh. Amos Comenius der berühmteste († 1671). Eine eigenthümliche Verbindung der Mystik und des
Rationalismus gaben Blaise Pascal († 1662) und Nicolo Male-
branche († 1715), der grösste Metaphysiker Frankreichs. Er und
Fardella († 1718) gingen sogar soweit, zu behaupten, dass das
Dasein der Körper nicht demonstrirt werden könne. Aus der Verbindung der Mystik und des Empirismus aber entstanden der Su-
pranaturalismus des Theophilus Gale († 1677) und des ori-
gincelleren Ralph Cudworth († 1688), der statt Plato's Weltseele
eine plastische Natur einsetzte, sowie der Mysticismus des Heinrich
More († 1687), der den Neuplatonismus aus Ficinus schöpfte,
Bewegung und Leben aus einem unbeweglich Räumlichen ableitete
und die Realität in die Ausdehnung setzte. Derselben Kategorie
gehören noch Samuel Parker († 1688), als eifriger Anhänger Jacob Böhm's der Prediger und Arzt John Pordage († 1698) und
als ausschliesslicher Supranaturalist Pierre Poiret († 1719) an. —

Skepticis-
mus.

Als zweite Form der Philosophie, welche aber gewissermassen
erst durch den Widerstreit der Hauptrichtungen bedingt war, lernten wir den Skepticismus kennen, den Franz Sanchez, Arzt
und Philosoph († 1632) in vollendeter Gestalt vorführte und Franz
de la Mothe le Vayer († 1672) mit besonderer Beziehung auf
die Religion ausbildete (er nennt das Leben eine Farce, die Tugend eine Chimäre). Ihm huldigte auch Peter Daniel Huet († 1721)
mit einem alle Wissenschaften umfassenden Geiste und trotz aller
Anerkennung der Gewissheit des Glaubens als der geoffenbarten
Wahrheit. Das bessere Ziel des Skepticismus, welches ihn auf eine
Bahn mit Baco trieb, erreichte Sanchez, indem er dahin gelangte
die Beobachtung, den Versuch und die vernünftige Beurtheilung
des dadurch Erreichten als Quelle des Wissens zu bezeichnen. Als
ergänzende Richtung kann man die von Peter Bayle anführen,

den seine scharfsinnige Bestreitung der dogmatischen Philosophie
und die Einsicht, dass der Zweifel nicht der Zweck der Vernunft
sei, verbunden mit einer redlichen Wahrheitsliebe, auf dem Wege
der historischen Kritik zur positiven Wissenschaft führte, in
welcher er Offenbarung und Vernunft als gegenseitige Regulatoren
aufstellte. —

Die wichtige positive Richtung der Selbstforschung auf dem
Wege der Speculation, mit einem Worte den Rationalismus,
begründete in diesem Zeitraume einer der grössten Denker aller
Zeiten René Descartes (Cartesius, 1596—1650), dem nicht bloss
ein grosser Scharfsinn, sondern auch bedeutende reale Kenntnisse
in der Mathematik, Astronomie und Physik zur Seite standen. Aber
auch er ging, um die Philosophie als evidente Wissenschaft zu begründen, vom Zweifel aus und gelangte auf dem Wege des Idealismus („cogito, ergo sum") durch das Selbstbewusstsein und das
Denken zum Realen, zur Existenz des Körpers, dessen charakteristischen Merkmal die Ausdehnung ist, während die ihm entgegengesetzte Seele die angeborene Idee eines absolut vollkommenen
Wesens oder Geistes mit dem ersten Attribut der Existenz in sich
findet. Der Beistand und die Mitwirkung Gottes ist nothwendig zum
Sein. Von Gott leitete er die Bewegung und deren Gesetze. In ihr
besteht alles Leben, wie alle Eigenschaften der Körper in der Theil-
barkeit bis ins Unendliche, wobei noch die Theile beweglich bleiben. Er construirte ohne Unterscheidung der Materie und des Raumes durch Wirbel das Weltgebäude und die Gehirnfunktionen. Die
einfache, immaterielle Seele (Spiritualismus) ist unsterblich, sitzt
in der Zirbeldrüse. Sie ist frei. Die Thiere sind lebende Maschinen.
Die Seele hat *passiones* und *actiones*. Die Lebensgeister bringen
Lebenswärme und Bewegung hervor, die Seele aber bestimmt die
Richtung der Lebensgeister. Trotz der Identificirung des Denkens
und Erkennens war diese auf das Selbstbewusstsein und
Selbstforschen basirte Philosophie eine sehr fruchtbare. Diess
ist aus dem Antheil zu ersehen, den die Philosophen der verschiedensten Gattungen an diesen Sätzen nahmen, welche sie entweder
widerlegten, oder in sich aufnahmen und in verschiedenen Umge-
staltungen fortbildeten. Auch der tiefsinnige und originelle, gemüthliche, wahrhaft edle und weise Spinoza (1632—1677) erhob sich
auf diesem Wege des Rationalismus, vom Zweifel gegen die beschränkenden Dogmen und Ceremonieen der jüdischen Religion
ausgehend, zu einer allumfassenden, allen Zeiten wunderbar erscheinenden Anschauung des Weltsystems. Sein Streben, die höchste

Sittlichkeit mit mathematischer Methode aus der höchsten von Gott
abstammenden Vernunfterkenntniss abzuleiten, führte ihn zum Pau-
theismus, dem Grundzuge aller späteren Naturphilosophie, nach
welchem es nur eine Substanz, die Gottheit mit den unendlichen
Attributen der Ausdehnung und des Denkens, gibt, alles Endliche
nur Modus dieser Unendlichkeit ist. Gott ist die immanente Ursache
der Seele und des Körpers und besteht durch sich selbst mit Nothwendigkeit und Freiheit. Hieraus leitete er mit merkwürdiger Consequenz die Causalität durch Naturursachen, die Wahrheit der Ideen,
die Grundsätze der in Plato schon vorgebildeten Ethik, welche
sich in der Erkenntniss Gottes concentriren, die zur Vollstreckung
seines Willens führt. Physik und Ethik schmelzen so bei ihm zusammen. Nie ist ein System geschlossener, nie sittlicher gewesen,
aber auch nie mehr verläumdet und verdammt worden als dieses.
In letzterer Beziehung theilt Spinoza mit Paracelsus ein Loos,
was auch noch überdies darin Aehnlichkeit hat, dass erst die Jetztzeit in Beiden die wichtigsten Sätze ihrer Naturphilosophie wiederfindet.

Naturphi-
losophien· Weniger speculativ, aber dennoch auch nicht weniger dogmatisch construirend und mit dem Bestreben die Philosophie auf
die Erfahrung zu gründen, erscheinen uns die Naturphilo-
sophieen dieses Zeitraumes, welche natürlich einen näheren Bezug
zur Medicin haben als die vorausgegangenen Systeme. Thomas
Campa- Campanella (1568—1639) erkannte Offenbarung und Natur als
nella u. A. einzige Quelle der Erkenntniss und sonderte hiernach Theologie
als göttliche, und Philosophie als menschliche Geschichte. Hauptsache war ihm die Metaphysik, als principiell für Theologie, Naturwissenschaft und Moral. Die Logik ist nur Kunst der philosophischen Sprache, die Metaphysik aber nothwendig zur Erkenntniss
des Wesens und des Zusammenhanges der Dinge. Er reducirt alle
Geistesvermögen auf Empfindung (*sentire est scire*), so alles Denken und Erkennen auf sinnliche Eindrücke basirend. Die Dinge
sind und erscheinen uns wahr oder falsch, haben die Eigenschaften der Möglichkeit oder Kraft. Die Objekte der Erkenntniss oder
des Wissens, der Neigung oder der Liebe sind Sein, Wahrheit.
Güte. Gott ist das höchste Sein. Hier kommt er zur Theologie, auf
welche er schliesslich nach alten Philosophemen seine kosmolo-
gische, pneumatologische und psychologische Theorie begründet.
Seine Auffassung der Krankheiten, bes. der Fieber als Symptom,
zeigt auch von einem guten ärztlichen Talente. Einige dieser alten
naturphilosophischen Systeme erscheinen in einer erneuerten Bearbeitung, besonders das ionische und atomistische, weil diese mehr'

Befriedignng versprachen, als das scholastisch-aristotelische, und
so entstand das eklektisch-ionische System des Berigard († 1667),
das demokritische des Magnenus und Dan. Sennert († 1637),
und in geistreicher, partheiloser Auffassung das epicurisch-atomi-
stische des Pierre Gassendi († 1655), den man als den grössten
Philosophen unter den Gelehrten und als den grössten Gelehrten
unter den Philosophen der damaligen Zeit bezeichnet. Sein Hauptverdienst besteht in der Benutzung der Physik, in welcher bei ihm
die Philosophie aufgeht.

Eine wahre „*restauratio magna*" aber, die heilsamste, epoche-
machende Bahn für die Medizin und die Naturwissenschaften begründete der talentbegabte und geistreiche, gewandte und vieler-
fahrene Franz Bacon von Verulam, Viscount v. St. Alban Empiris-
mus von
Bacon.
(1560 — 1626), dessen Encyclopaedie und Organon nicht auf Be-
griffen durch Schlüsse die Erkenntniss basiren wollte, sondern auf
Erfahrungen durh Wahrnehmung (wohin auch der Versuch
gehört) oder Induction, als das folgenreichste Mittel zum Fortschritt. So schuf er einen Empirismus, welcher der Speculation, dem Spiel mit Idolen und falschen Begriffen und dem Autoritätenglauben einen wohlthätigen Damm, dem Naturstudium der
„Hauptquelle alles Wissens", in der „Interpretation", nicht „Anticipation" (wie die Schellingianer) sein schönstes Ziel vorhielt.
Er verlangt, dass die Sinneswahrnehmungen geprüft werden, ob
sie wahr sind, dass man analysire und Anatomie der Körper treibe,
denn es sei besser zu seciren, als zu abstrahiren. Die Verwei-
sung der Endursachen aus der Physik in die Metaphysik, die
Klarheit seiner psychologischen Begriffe, seine Bekämpfung des
Aberglaubens und der Autoritäten, seine systematische und reformatorische Umfassung aller Wissenschaften, die Methodik seiner
Induction endlich, wodurch er mittelst Vergleichung verschiedener
Fälle und Unterscheidung von Wesentlichem und Unwesentlichem,
Causalem und Bedingtem, vom Einzelnen zu Gesetzen aufsteigen
lehrte, sichern ihm trotz mancher Einseitigkeit die Unsterblichkeit.
Den Analogieen gestattete er nur einen bedingten Werth, einen um so
grösseren dem Zweifel und der Kritik. Von tiefer Einsicht zeigt
seine Verbindung der Geschichte und Naturgeschichte (Geist und
Natur) und die Eintheilung der Philosophie nach ihren Objecten:
Gott, Natur und Mensch. Von seinem scharfen Einblick auch in
die Erfordernisse der Medicin zeigt sein ausgesprochenes Verlangen nach einer grösseren Genauigkeit der Krankengeschichten mit
Hervorhebung des eigentlich Wissenswerthen, nach mehr Berück-

sichtigung der pathologischen und vergleichenden Anatomie, Zuzie-
lung von Vivisektionen bei Thieren, Vorsicht in der Bestimmung
der Prognose, Bereicherung der Materia medica, um die Ausführ-
rung der allgemeinen Anzeigen möglich zu machen, genauere Bestimmung des Curplans für spezielle Fälle, grössere Rücksicht auf
Palliative. Ja er hat selbst die künstliche Nachahmung der Mineralwässer prophezeit! — Solche Lehren einer realen Forschungsweise fanden einen empfänglichen Boden im nüchternen England,
arteten aber, wie es mit den Satzungen grosser Meister geht,
wenn die Schüler und Nachfolger mit starrer Consequenz an einzelne losgerissene und missverstandene Meinungen sich anklam-
mern, in allzu beschränkte und einseitige Theorieen aus. So entstand der Materialismus des monarchischen Thomas Hobbes
(† 1679), der (ganz entgegen dem ideellen, angeborne, durch Ver-
nunftinstinkt entwickelte Erkenntnisse statuirenden Herbert v. Cher-
burg † 1648) sich nur an Bewegung und Sinn, dem Begreif-
lichen, festhielt, alles Uebersinnliche ängstlich mied und die Erkenntniss nur in den Sinnen durch Bewegung erregt fand. Denken
ist ihm Rechnen, Religion Inhalt der Gesetzgebung, das Nützliche
und Schädliche das Motiv des Rechts, die Grundlage des Staats.
So ist ihm Alles egoistisch entgeistet, die Geister selbst sind Körper von grösster Feinheit und Alles beruht auf mathematischen
und physikalischen Verhältnissen. In gleich materieller Weise
führte der Sensualismus von Locke, Arzt und Freund von
Sydenham († 1704), zur philosophischen Erkenntniss, welche nur
durch den innern Sinn nach Einwirkung von aussen reflectirt
wird und in Wahrnehmung der Uebereinstimmung und Verbindung
gewisser Vorstellungen oder des Gegentheils besteht. In Anschauung oder Demonstration zerfällt nach ihm die Erkenntniss,
je nachdem sie mittelbar oder unmittelbar ist, und selbst die Metaphysik führt er auf die Erfahrungskenntniss zurück — Tendenzen,
welche durch Newton's (1642 — 1727) unsterbliche Forschungen
auf dem Gebiete der Beobachtung unendlich gefördert wurden.
In Deutschland zeichnete sich nach dieser Richtung hin aus Joa-
chim Jung, der „Baco der Deutschen" genannt (1587 — 1657),
der Begründer philosophischer Gesellschaften in Rostock. Er lässt
seine Pfeile gegen die Teleologie los und begründete alle Erkenntniss auf Sinnlichkeit, ohne einer Empirie im schlechteren Sinne
zu huldigen. Aber auch dieser an den äussersten Grenzen stehende Realismus verschmolz in Franz Glisson († 1677) mit dem
Idealismus. Er suchte die Materie durch sich selbst zu beleben,

Marginal notes:
Materialis-
mus von
Hobbes

Sensualis-
mus von
Locke.

Newton

Jung.

Glisson.

unterschied in der Substanz Sein, Wirken und zufällige Eigenschaften, erkannte das Wirken, die energetische Natur der Substanz, als innerstes Princip der Bewegung, die sich als Empfindung und Begehrung äussert, und lässt die Materie sich selbst vorstellen. Die vegetative und thierische Natur sei nur eine additionelle der energetischen. Die Bewegung bestimme die Form der Materie, die Seele modificire nur die materiellen Formen. Das innere Princip der Materie sei nicht blind. Er setzt Irritabilität der Fiber, Perception und Appetit als Factoren der Reizbarkeit, unterscheidet davon Sensibilität, natürliche und sensitive Bewegungen, nimmt Lebensgeister in den Nerven an, hält die Empfindungen und Seelenverrichtungen für Reize der Grundkraft der Organe — kurz, er entwickelt ein vollständiges dynamisches System, und ist gewissermassen Vorläufer Haller's und Brown's, dessen System bei einseitiger Hervorhebung der Erregbarkeit im Grunde auf denselben Principien begründet ward.

§. 45.

Paracelsisten. Spagirische Schule.

Nach der Entwerfung dieses die Grundzüge der damaligen Denkweise enthaltenden Bildes liegt es uns zunächst ob dieselben in der Entwickelung der Medicin wiederzufinden und insbesondere zu zeigen, wie die in Paracelsus concentrirten Strahlen nach den verschiedensten Richtungen hin divergiren und in solcher Getrenntheit nach den Gesetzen der Vervollkommnung zu einseitiger Ausbildung gelangen, um so endlich wieder einmal in einem glänzenderen Lichtbilde zusammenzugehen. Wir werden aber auch hier wieder die Bestätigung haben, dass die blinden Anbeter durch Missverstehen und auf die Spitze Treiben oft mehr schaden, als die Gegner, welche eine vernünftige Beleuchtung herbeiführen können, während jene selbst die Goldkörner der Wahrheit unter ihrer Spreu verschütten. Für die Charakteristik der Nationalitäten endlich ist es instructiv, dass die Deutschen besonders das Speculative und Ideale des Paracelsus ausbildeten, während in Italien und namentlich in Frankreich das praktisch Vorzügliche desselben zu weiterer Vervollkommnung gedieh.

Wollte man das „an ihren Früchten sollt Ihr sie erkennen" auf die Anhänger des Paracelsus anwenden, so würde Diesem keine grosse Ehre daraus erwachsen; aber es ist nun einmal natürlich, dass grosse Männer einen Haufen kleiner nach sich ziehen,

Die Anhänger des Paracelsus.

die wie die Mücken im Licht sich fangen. Im grossen Massstabe geschah dies trotz aller Verkennung und Verläumdung auch mit Paracelsus, der, wie wenig Andere in der Geschichte der Medicin, selbst die Laien begeisterte und um seine Fahnen sammelte.

Blinde Nachbeter. Wir haben daher zuerst eine Anzahl blinder und geistloser Nachbeter zu registriren, welche sich an Aberwitz oft zu übertreffen suchen, wie: Andr. Ellinger, Phaedro von Rodach, Barthol. Carrichter, Mart. Ruland, der Erfinder der *Aqua benedicta (Vinum stibiatum)*, der Prediger Bapst von Rochlitz, der Jurist Georg Amwald, dessen Charlatanerie von Libavius enthüllt wurde. —

Eine zweite Kategorie bilden Diejenigen, welche den neuen gewaltsamen Umschwung gern mit dem alten Schlendrian versöhnen mochten, um auf historischem Boden zu fussen, da sie den neuen selbstgeschaffenen nicht für fest genug hielten. Sie versuchten eine **Synkretisten.** Vereinigung der paracelsischen und galenischen Lehren. So Benedictus Artius in seiner sterilen Materia medica, und die würdigeren Synkretisten Winther v. Andernach, welcher noch im Spätalter die Lehre des Paracelsus studirte, Theodor Zwinger († 1588) und Jac. Zwinger der Sohn († 1610), welche die Chemie der Medicin unterordneten; Mich. Doering († 1644), der die Theorie des Paracelsus bestritt, aber den chemischen Lehren desselben huldigte, und Heinrich Petraeus. Der berühmteste unter diesen Synkretisten war Jos. du Chesne, den wir noch weiter unten kennen lernen werden. Dieses synkretistische Bestreben dauerte auch noch fort, als die chemiatrische Theorie, aus der Paracelsischen entlehnt, selbstständiger wurde. So stützte Lavater die neue Materia medica auf die Aussagen der Alten, suchte Claudius Deodatus die neuen Satzungen mit den alten zu vereinigen, Poterius die spagirische Medicin durch galenische Grundsätze zu verbessern, um die Theorie und Praxis, da man von Paracelsus bloss diese annahm, in Einklang zu bringen. Dasselbe versuchten Mynsicht, Minderer, Gruling, Schroeder, Ludovici, Castelli, Bartoletti, Bruschi, Bravo de Sobremonte, la Rivière. Der berühmteste unter ihnen aber war Daniel Sennert († 1637), in welchem sich Galen und Paracelsus wunderbar genug zusammenmischen.

Da den Epigonen der geistige und geniale Zusammenhalt des bei Paracelsus vereinigten Ganzen abging, so mussten sich die Bestandtheile desselben nothwendig zersplittern, da jedes Einzelne doch in gewisser Beziehung lebensfähig war und, einmal angeregt,

die Bewegung auf diesen Richtungen hin fortdauerte. Wir finden Mystiker
daher bei den Anhängern des Paracelsus das kabbalistisch-my- u. Theo-
stische, theosophische Dogma, die Alchymie und die mit Letzterer sophen.
nahe zusammenhängende praktische Seite zunächst in vorwiegen-
der Ausbildung. Den ersteren Weg schlugen ein: L e o n h a r d
T h u r n e y s s e r (1530—1595), ein Charlatan, Betrüger und gemeiner
Mensch, dessen „Quinta Essentia" eine Quintessenz der Mystik und
des Aberglaubens genannt werden kann; A d a m v o n B o d e n s t e i n,
der aufgeklärtere M i c h a e l T o x i t e s, der Kabbalist und Alchymist G e r h a r d D o r n, Andreas T e n t z e l i u s und Peter S e v e r i n
(† 1602), dessen wissenschaftliche Bildung zu Besserem befähigt
hätte, als zu kleinlicher Autoritätsanbetung. Bei ihm spielen die
astralischen Einflüsse eine so grosse Rolle, dass er den Ursprung
der Krankheiten und die Wirkung der Heilmittel in den Sternen
sucht. Sein Universalmittel ist der Spicaglanz. In England, wohin
der Wundarzt J o h n H o s t e r und der Belgier J o h. M i c h e l l
(1585) die paracelsischen Schriften gebracht hatten, stellte sich
R o b e r t F l u d d (s. oben) an die Spitze der theosophischen Richtung und wurde so das Orakel der R o s e n k r e u z e r. Dieser
Rosenkreuzerorden, eine weitere Ausbildung der schon im 14. Jahrh.
bestehenden Societates physicorum, d. h. geheimer Verbindungen
zur Ausübung der Alchymie, welche der aufgeklärte V a l e n t i n
A n d r e a e († 1654) in einem vorgehaltenen parodirenden Spiegel-
bilde lächerlich zu machen suchte, aber gerade durch den für
Ernst genommenen Scherz recht eigentlich förderte, verfolgte
die a l c h y m i s t i s c h e Richtung des Paracelsus und zog nach Alchymi-
und nach die ganze Heilkunde in seinen mystisch-theosophischen sten.
und alchymistischen Bereich, so dass selbst bessere Aerzte diesem
Orden sich heimlich einverleibten.

Diese alchymistische Richtung aber hatte das Gute, dass sie
zur grösseren Beachtung und Bereicherung der bis dahin sehr
vernachlässigten A r z n e i m i t t e l l e h r e führte, deren Heil die
sogenannte Spagirische Schule (von σπᾶν und ἀγείρειν, ausziehn Spagiri-
und sammeln) in einem Synkretismus der galenischen und paracel- sche
sischen Heilmittellehre suchte. Auf diese Weise bildete sich ge- Schule.
wissermassen aus der paracelsischen Lehre nach der theoretischen
und nach der praktischen Seite hin eine Verschmelzung alter
und neuer Satzungen als Gegenstück. Dass dabei nicht viel
Gutes herauskam, liess sich aus den widerstrebenden Elementen
schliessen und erhellt aus der Art, wie dies V a l e n t i n W e i g e l
(† 1588), A e g i d i u s G u t t m a n n, J u l i u s S p e r b e r, der cou-

fuse Henning Schcunemann und die Schwärmer Job. Gramann (Prediger) und Heinrich Kunrath betrieben. Der selbstständigste und beste unter ihnen, wiewohl durchaus Anhänger der astralischen Theorie und der von ihm spezieller ausgeführten Signaturen, war Oswald Croll (1609), der auch die erste Bereitung des Calomels lehrte. Den von Paracelsus aufgestellten Grundsatz des Similia similibus bestimmte er genauer, indem er es in die Unterstützung der Naturbestrebung setzt, die entweder das Fehlende ersetzen oder Ueberflüssiges entfernen will, wornach die der Natur similia der Krankheit contraria sind. — Ein pathologisches Symptom dieser alchymistisch-praktischen Richtung sind die Arcanenkrümereien der Italiener Zapato, Leonardo Fioravanti, Thom. Bovi, des Collegium Rosianum in Frankreich mit seinen sympathetischen Mitteln und Wunderenren, die Waffensalbe des Goclenius, der Wunderstein Beitlers in Belgien, die sympathetischen Mittel von Kenelm Digby und Robert Maxwell in England. Darunter konnte freilich die Heilkunde nicht Nutzen ziehen, wenn auch hier, wie bei Paracelsus die durch den Fortschritt der Chemie gewonnenen metallischen Mittel die Hauptrolle spielten.

Der eigentlich praktische Theil des Paracelsus kam erst in dem thatkräftigen Lande der Franzosen zur vorzüglichsten Ausbildung, während der spekulative Theil dort fast übersehn, ja von Jacob Gohory († 1676) nur für allegorisch erklärt wurde. Anhänger der paracelsischen Methode waren hier: W. Arragos, Roch de Baillif de la Rivière († 1605), Claude Dariot († 1594), Uebersetzer der „grossen Wundarznei" ins Französische, Claude Aubery (Signaturen) und Georg Penot. Der bedeutendste und für den Paracelsismus einflussreichste Förderer war der Leibarzt Heinrichs des IV., Jos. du Chesne (Quercetanus, 1521—1609), der unter Anderem des Spiessglanzes sich so freigebig bediente, dass theils aus Neid über seine glücklichen Curen, theils durch einige unglückliche Fälle des Joh. Riolan († 1605) ein Verbot des Spiessglanzes und anderer spagirischer Mittel Seitens der Fakultät und des Parlaments in Paris erwirkt wurde (1566), welches später gegen Turquet de Mayerne (1573—1655) im J. 1603, gegen Paul Rénéaulme, Pet. Paulmier 1608 und Besnier 1609, doch vergeblich wider den Fortschritt der Zeit, wiederholt werden musste.

Ein grösseres Lob als vielen Freunden des Paracelsus gebührt seinen Gegnern, welche erst recht zur Anerkennung und

Vertheidigung seiner Lehren ausriefen, wie Bernh. Dessenius († 1574), Thomas Erastus († 1583), Heinrich Smet († 1614) und der tüchtige Andreas Libavius († 1616), der mit gediegener Kritik die Chemie von der Alchymie trennte und durch experimentitielle Forschungen dem vagen Herumschweifen schwärmerischer Phantasien einen kräftigen Widerstand entgegensetzte. Als vollends Angelo Sala aus Vicenza († 1637) und Nic. Lemery in Paris († 1715) die pharmaceutische Chemie weiter ausbildeten, und ein Lehrstuhl der damals zuerst sogenannten Chymiatria in Marburg von Hartmann († 1631) und später in Jena von Werner Rolfink († 1677) würdig besetzt war, gewann die Chemie und die durch sie bedingte Bereitung und der Gebrauch neuer Mittel unendlich, ja die Chemie wurde selbst zur Erklärung des organischen Lebens vorzugsweise benutzt. So entwickelten sich allmählig die chemiatrischen Theorien. Ehe wir jedoch diese näher beleuchten, haben wir noch eines Mannes zu gedenken, der in Uebereinstimmung mit den damaligen spiritualistisch-kabbalistischen Systemen des Sebastian Wirdig († 1687), des Paul de Sorbait († 1691), des Sinapius, und der Schwärmer Thomasius († 1728) und Rüdiger († 1731) noch im Geiste des Paracelsus die chemische Theorie durch eine spiritualistisch-vitale Ansicht zu vergeistigen wusste, ehe sie in den Schlamm der leblos waltenden Materie versank, und der desshalb einen selbstständigen Platz in der Geschichte der Medicin einnimmt, — wir meinen van Helmont.

§. 46.
Van Helmont.

Johann Baptista von Helmont (1578—1644), ein brabantischer Edelmann, war geboren zu Brüssel, hatte schon im 17. Jahre seine philosophischen Studien beendet und wurde von einem ungeheuren Wissensdrange ohne Befriedigung nach und nach auf die verschiedensten Gebiete der Erkenntniss hingetrieben. Da ihm weder Astronomie, noch Theologie, noch die stoische Philosophie, noch das Recht und die Staatskunst genügten, gelangte er endlich durch die Botanik zur Heilkunde, doch gerade diese in ihrem praktischen Ungenügen trieb ihn endlich dazu in der Mystik, die er durch Thomas a Kempis und Joh. Tauler kennen gelernt hatte, sein Heil zu suchen. Er warf sein irdisches Besitzthum hin und begab

Van Helmont's Leben.

sich auf Reisen. Hier lernte er durch einen Pyrotechniker die Chemie kennen und wandte sich nun, von den grösseren Hülfsmitteln der Medicin überzeugt, wieder dem Studium derselben zu, kehrte nach 10 Jahren Abwesenheit wieder nach Holland zurück, wurde Doctor in Löwen und lebte noch 30 Jahre in Vilvorden. Ein Feind der Vernunft Freund des durch Gotterleuchtung zu erlangenden Verstandes (*intellectus*), Arzt nur aus Liebe zur Menschheit und voll Schwärmerei konnte er an den Alten weniger Geschmack finden, als an Paracelsus, dem er entschieden in der Hauptsache folgt. Er wich aber von Diesem, obgleich er seine spiritualistischen Ansichten nicht nur theilte, sondern sogar übertrieb, durch einen grösseren Materialismus und durch weitere Anwendung des Chemismus ab. Er besass auch chemische Kenntnisse und begründete den Unterschied der Gase, deren er einige künstlich darstellte, von den Dämpfen. Auch kannte er den Mengenverlust der Luft, in welcher ein Körper verbrennt. Die Einheit der Natur stellt er aber voran. Das Dasein besteht aus Stoff und Kraft („Archeus"), die mit einander verbunden, das Leben darstellen. Dem Hauptprincip, dem Archeus, gibt er sonach eine substantielle Unterlage und lässt ihn mittelst des Ferments aus der Materie alle Körper baun. Wasser und Luft sind ihm die Urelemente; aus diesen besteht die Erde; Salz, Schwefel und Queck-silber aber betrachtet er nicht als präexistirend, sondern als Educte des Körpers. Im steten Wechsel der Dinge und Naturwesen untereinander, wobei sich immer neue Schöpfung und Verwandlung zeigt, ist auch der Tod nicht Vernichtung; denn bei dem Zerfall der Materie geht der Archeus in's Allgemeine zurück. Die Vita der äussern Dinge geht auch im Organismus nicht unter und die Stoffe behalten ihre Natur auch in der Verbindung mit andern. Sehr richtig würdigt Helmont die Qualitäten der Alten in ihrem untergeordneten Einfluss bei den Lebenserscheinungen. Aus der Befruchtung des Archeus und des Ferments entwickelt sich durch Gährung ein die chemischen Principien enthaltendes Gas, welches als Mittel zwischen Geist und Materie das eigentliche (chemisch-vitale) Princip der Lebensthätigkeit, also das Leben schon fixirter an Materielles gebunden, darstellt. Auf dieses ist das astralische Princip der Bewegung (Blas) von Einfluss. Sein selbstständig wirkender „Archeus influus", den er von dem physischen *trogmair* der Alten unterscheidet, ist die empfindende Seele, die im Magen und der Milz sitzt und durch die von den Nerven bethauten Lebensgeister (Archei insiti") allgegenwärtig wirkt. Der

Physiologie des Helmont.

Verstand sitzt im Magen, der Wille im Herzen, das Gedächtniss im Gehirn, der Geist beherrscht die Seele, diese wieder den mit dem Archeus zusammenhängenden Stoff, dem van Helmont bei aller seiner ideellen und ethischen Auffassung des grossen Ganzen doch in der Physiologie einen so bedeutenden Rang anweist, dass er die stärkste Thätigkeit des Archeus in die durch Magen und Milz bewirkte Verdauung setzt, die er durch sechs Stadien hindurch als Assimilation, Ernährung, bis zum vegetativen Process des Lebens überhaupt durchführt und diesem so mit Recht eine grosse Wichtigkeit beilegt.

In der **Pathologie**, der er eine anatomische Unterlage Pathologie. wünscht, nimmt van Helmont statt der Cardinalsäfte das Leiden und die abnormen „Ideen" des Archeus, also ein vitales, dynamisches Princip als Ursachen der Krankheit an und stellt die Krankheiten der Gesundheit gegenüber als Actives, das aus einem Irrthume des Archeus entstehe. In der Fieberlehre sucht er die Ursache der widernatürlichen Bewegungen in derselben Quelle wie die der gesunden und nimmt besonders die vegetative, nicht aber die speziell humoralpathologische Grundlage an, weshalb er besonders den Begriff der Säftefäulniss abweist. Das Fieber beruht nach ihm auf Affektionen des Archeus, auf Retenta oder Fehlern des „Latex", womit der Complex der organischen Blutbestandtheile gemeint ist. Die chemiatrische Ansicht von Säurebildung kommt nur bei Gicht, Harnsteinen, Entzündungen weiter ausgebildet vor. Ein wichtiger Vorschritt und eine Vorandeutung künftiger Erkenntniss ist es aber jedenfalls, wenn Helmont **die Natur der Krankheiten als eine örtliche zu fixiren sucht.** — Seine Eintheilung der Krankheiten in die des Archeus und der Archei insiti und letztere wieder in Recepta und Retenta zeigt dagegen von grosser Verirrung der Begriffe und von theoretischem Schematismus. Nur die Unterscheidung primärer („morbi archiales") und secundärer, Krankheiten, wie denn auch van Helmont die Krankheitsprodukte von den Krankheiten selbst (und wieder diese von den Symptomen) scharf getrennt wissen will, ist von praktischer Bedeutung. Auf rein dynamische Krankheiten (z. B. die Wirkung mancher Gifte rechnet er dahin) sowie auf psychische, blos durch die Seelenthätigkeit angeregte Krankheitszustände legt er auch grosses Gewicht. Die Hysterie leitet er von Imaginatio phantastica, von Wahnsinn des Uterus ab. Den Katarrh schreibt er in Opposition gegen die Alten nicht vom Gehirn, sondern von den Athmungsorganen her.

Therapie. Asthma ist ihm eine Art Epilepsie. Die Therapie van Helmont's ist diätetisch, magisch und spagirisch. Er war ein Freund einfacher Arzneien, der Tincturen, der Metalle, des Opiums und des Weins, und beschränkte wohlthätig Aderlass und Abführmittel. Die Hauptindication blieb immer den verirrten Archeus wieder zurechtzuweisen, wozu aber nicht die Signaturen, sondern die Pyrotechnik und Spagirik halfen. Die Arzneien wirken nach ihm durch ihr Materielles (Salia), oder durch ihre geheimnissvollen, immateriellen, dynamischen Kräfte (daher Arcana, Specifica), deren Erforschung die höchste Aufgabe der Aerzte sei, so schwer ergründlich auch ihr Wesen. Diese Specifica müssen die Idea morbosa des Archeus vertreiben, indem sie neue und heilsame Ideen in dem Körper erwecken, daher genüge weder das Contraria Contrariis des Galen, noch das Similia Similibus des Paracelsus.

Wenn schon Paracelsus von seinen Zeitgenossen nicht richtig erkannt wurde, so darf man sich nicht wundern, dass van Helmont eine noch isolirtere Stellung einnimmt, da er in der Hauptsache ihm folgend, doch in ganz eigenthümlicher Weise auch abweichend von ihm seiner Zeit voraneilt. Abgesehen von seinem mehr christlich-ethischem Standpunkte, der dem Paracelsischen Pantheismus entgegentritt, mit dem wir hier es nicht zu thun haben, ist es besonders die schärfere Aussprache des Materiellen und Dynamischen, durch welche Gegensätze bei Helmont das Organische seines Meisters auseinandergeht und bestimmter definirt wird, was ihm eine Stellung in der Geschichte auch nach Paracelsus anweist; und es ist wohl erklärlich, dass dieser Fortschritt damals nicht anerkannt wurde, zumal ausser dem politischen Treiben des 30jährigen Kriegs eine so mächtige Erscheinung auf dem Gebiete der Philosophie wie Descartes die Aufmerksamkeit von einer einzelnen Persönlichkeit ablenkte. In welchem Zusammenhange diese Cartesische Lehre mit der Medicin steht, werden wir sogleich sehen.

§. 47.
Chemiatriker.

Es ist interressant zu beobachten, welche Veränderung bis dahin in der Theorie der Medicin vorgegangen war. Während die Alten sich an der blossen Erforschung des Wodurch hielten und

bei der Erklärung des W i e und W o z u sich mit einem blos ver-
mutheten und nur zerstreut oder örtlich gedachtem P r i n c i p e
begnügten, das sie entweder als d y n a m i s c h e s (Pneuma), oder
m a t e r i e l l e s (Elemente) oder davon abgeleitete Q u a l i t ä t e n *Veränder-*
und C a r d i n a l s ä f t e bezeichneten, wornach sich die Verschie- *le An-*
schauung
denheit der Theorie gestaltete, war seit der Erweckung des *in der*
Organischen und der diesem Begriffe untergeordneten chemi- *Theorie.*
schen Anschauung der Dogmatismus mehr auf eine bestimmte
materielle Richtung hingewiesen worden. Durch die Auffindung
bestimmter Naturgesetze, die von der grossen Natur auf die
kleine des Menschen übertragen wurden, suchte man von nun an
die Erscheinungen des Lebens nicht wie im Alterthume blos abzuleiten und auf beschränkte Erfahrungen und Symptome zu beziehen, sondern man wollte sie erklären, bestimmen und so in das
innerste G e t r i e b e des Lebens eindringen. Es ist kein Wunder,
wenn über diese empirische Erforschung einseitiger dem Leben
untergeordneter W i r k u n g e n das vitale Princip anfangs vernachlässigt, ja wenn diese F o l g e n selbst zur Hauptsache gemacht
wurden, wie dies bald nach Helmont, besonders durch den Rationalismus des D e s c a r t e s, in den beiden folgenden Schulen, der
chemiatrischen und iatromathematischen, geschah. Indem nämlich
Descartes eine Corpuscularphilosophie gründete, die Untersuchung
von F o r m und M i s c h u n g der Materie zur Hauptsache machte
und als nächsten Grund der körperlichen Wirkungen überall materielle Spuren und Eindrücke, z. B. im Gehirn Grundkörperchen,
in den Poren ein Durchsieben u. s. w. fand und so von verborgenen Qualitäten auf die O r g a n i s a t i o n hinleitete, was auch
aus Bourdelot's chemischer und Cornelius v. Hoghelande's
chemisch-mechanischer Ansicht ersichtlich ist, so spaltete sich die
Theorie in eine c h e m i s c h e und p h y s i k a l i s c h e. Jene erhob
die Mischung, diese die Form in einseitiger Ausbildung, um später,
nachdem jede ihren Culminationspunct erreicht hatte, in dem allgemeinen Ganzen gebührend aufzugehn. Auf dieser, wenn auch
den Entwickelungsgesetzen angemessenen, aber darum nicht minder
tristen Höhe stand die Chemiatrie des F r a n z d e l e B o ë S y l- *Sylvius's*
v i u s, geb. in Hanau im J. 1614, sehr gesuchter klinischer Lehrer *Physiolo-*
gie.
und Professor in Leyden seit 1660, gestorben im J. 1672. Er
besass tüchtige anatomische und chemische Kenntnisse und stellte
die Physiologie, in welcher er gut bewandert war, sehr hoch.
Aber, obgleich er auch nicht fern von iatromechanischen Ansichten blieb und seine Theoreme selbst als hypothetische bezeichnete,

stellte er doch systematisch die Chemie an die Spitze aller seiner
Lehren, die, aus dem Paracelsischen und Helmont'schen Gebäude
losgerissen, sich bei ihm auf Kosten der Wahrheit emancipirte und,
wie Sprengel richtig bemerkt, zu consequent benutzt wurde, um
von der Natur anerkannt zu werden, zumal sie nach dem damaligen Standpunkte noch unausgebildet war und sich auch einer
Naturwissenschaft unwürdig mit Begriffen half. Alles entsteht
hiernach aus Gährung durch den Gegensatz, besonders der Säure
und des Alkali, und folgerecht ist das Blut der Sammelplatz aller
Säfte, sind diese selbst das wichtigste Agens im Körper. Die
Milz bereitet ein feineres Ferment, eine Art Tinctur; die Nebennieren bewahren das von den Nieren nach der Harnabscheidung
zurückkehrende Blut vor dem Gerinnen. Die Galle soll den Einfluss der Lebenswärme des Herzens (Calor innatus) auf das Blut
unterstützen. Im linken Ventrikel wallt das Blut auf. Die Respiration, welche als mechanischer Akt betrachtet wird, mildert
die „Efferveszenz" des Blutes im rechten Herzen, durch ein besonders feines „Salz". Ein materielles, aus Pyramiden zusammen-
gesetztes Lebensfeuer befähigt das Blut zum Kreislauf; die Gährung im Herzen ist Ursache der Bewegung desselben; die dem
Weingeist analogen „Lebensgeister" werden im Gehirn destillirt
und durch die Nerven fortgeführt, die nicht verbrauchten Bestandtheile
derselben werden zur Lymphbereitung verwendet. In der Pathologie
ist Sylvius der Urheber des so unsägliches Unheil stiftenden Begriffes der Schärfe, wodurch das Vorwalten chemischer Natur
bezeichnet wird, die entweder saure oder alkalische Krankheiten
herbeiführt. Wie diese Schärfe oder Gährung entstünde, kümmerte
nicht; es war genug, ein ewiges Aufbrausen, Mischen, Gähren,
Destilliren und Abscheiden, und ein Umschlagen der einen chemischen Beschaffenheit in die andere als Lebens- und Krankheits-
momente zu statuiren. Die Galle und der pankreatische Saft
spielen eine Hauptrolle dabei, und neben vielen hypothetischen
chemischen Qualitäten wird auch die mechanische Verstopfung zur
Krankheitserklärung benutzt. Die Abhandlung der speziellen Krankheitsformen geschieht aber nach einem neuen und originellen Plane,
indem Sylvius auf das physikalische Verhalten der Säfte und
festen Theile und die sinnlich zu erkennenden Eigenschaften derselben (Farbe, Glanz, Menge, Geruch, Gestalt, Consistenz u. s. w.)
den Hauptwerth legt, was bei besserer Benutzung zu einer exakten Untersuchung hätte führen können. Uebrigens war Sylvius
der Erste, welcher der Lehre vom Kreislauf auf die Pathologie

Patholo-
gie.

Eingang gestattete. Durch die unbegrenzte Annahme der sauren
Natur der Krankheiten ist Sylvius endlich auch als Begründer
späterer Sauerstofftheorien zu betrachten. Sollte die Praxis die
Probe auf das Exempel der Theorie machen, so musste die Schärfe
gemildert (Narcotica), das Aufwallen niedergeschlagen (Purgantia
und Diaphoretica), die Säure getilgt (daher ausschweifender Gebrauch der Alkalien, besonders der Laugensalze) oder das Alkali
neutralisirt werden. Da die Ursachen und nächsten Bedingungen
sowie der Verlauf der Krankheiten aber nicht beachtet wurden,
und andererseits jede genaue Kenntniss der in Verlust ersetzeude,
ausleerende und alterirende zerfallenden Heilmittel (unter denen
Sylvius auch den Paracelsischen Metallen huldigte) fehlte, so konnte
daraus nur eine willkührlich empirischrohe Behandlungsweise her-
vorgehn. So rächte sich die lange Vernachlässigung der Rücksicht auf die Organisation, auf die speziell chemische Natur derselben und den Chemismus in den physiologischen Vorgängen
durch eine übertriebene Einseitigkeit. Aber auch in dieser sehen
wir einen Fortschritt, wenn wir in die Tiefe dieser Erscheinung
blickend, darin eine reellere Auffassung der Qualitäten erkennen
und die Anfänge der physiologischen Betrachtungsweise der Krankheiten, die der Chemie nicht entbehren kann und sich später als
gesonderter und dem Vitalen untergeordneter Zweig zur physiologischen Chemie gestaltete. Sie enthielt natürlich damals mehr
Hypothetisches als Wahres, weil erst die Zeit eine weitere Bereicherung an exaktem Material herbeiführen konnte. Andererseits
lehrt die Geschichte dieser Schule aber auch die Unzulänglichkeit
der rein chemischen Auffassung des Lebens, die sich von der organischen des Paracelsus losgerissen hatte, um endlich wieder in
eine oben so einseitige humoralpathologische einzulenken. Der
Fehler der Chemiatriker bestand darin, dass sie, ohne die chemischen Grundlagen der Organisation zu kennen und ohne die bei
den physiologischen Prozessen vor sich gehenden chemischen Vorgänge zu begreifen, schon eine Pathologie darnach zu konstrui-
ren wagten. Diess musste eben so unglücklich ausfallen, als
wenn ohne Anatomie die Physiologie auszukommen gedachte und
ohne beide Grundlagen die Krankheitslehre gedeihen wollte. Dennoch hatte, wie wir oben sahen, die Chemiatrie auch eine gewisse
Berechtigung. Dies ergiebt sich auch aus dem grossen Aufsehn,
welches sie erregte. Denn die Geschichte nennt aus allen Ländern und in Unzahl die Namen Derer, welche ihr huldigten. Nicht
die Meisten aber begriffen die tiefere Bedeutung derselben, der

Masse der Aerzte behagte es, der oberflächlichen Theorie, welche zur leichten Empirie der Praxis führte, Thor und Riegel zu öffnen. In den Niederlanden überwogen gegen die bescheidenen Zweifel des Swalve, Andr. Cassius, Wilh. Parents und die guten Widerlegungen von Schook, Broen, le Mort — die Ansichten des Jac. von Hadden, Paul Barbette, Dekker (Corn. v. Bontekoe, 1647 1685), Broekhuysen, Muys, Daelmans, Overkamp, Blankaart und mehr noch die kaufmännische Speculation mit dem neu eingeführten, blutreizenden, chinesischen Thee.

In Frankreich trugen die fanatischen Angriffe des Guy Patin († 1672), Riolan d. J., Guillemeau, Menjot, le Vasseur, welche als Vertheidiger des Galenischen Dogma sich gegen alle neuere chemische Theorie und Praxis erklärten, erst recht zur Verbreitung derselben bei. Dies lehrte das Beispiel des Faber, Barbeyrac († 1699), Calmette (Empfehler des Mercurius solubilis in der Syphilis), Bonet († 1689), Massard, die chemiatrische Akademie des de Blegny (1691), ferner St. André, Pascal, Minot (Fièvres chyleuses und sanguines), Gavet, Beddevole, Viridet, Baylé, Astruc († 1766), Helvetius († 1755), Bertrand, Falconet († 1734). Raimond Vieussens († 1716) suchte durch die Auffindung der Säure im Blut die Theorie des Aufbrausens zu bestätigen, die er auch gegen Hecquet († 1737) in Bezug auf die Verdauung eifrig verfocht.

In Italien, wo man noch am festesten an dem Alterthume hing, suchte Tachenius, ein Deutscher von Geburt, durch den Nachweis einer Uebereinstimmung des Sylvius und des Galen die Chemiatrie einzuführen, worin ihm Portio, Tozzi, Musitano, Sacchi, Pascoli, Andriolli und sogar theilweise Ramazzini folgten. Als Gegner that sich Domen. Sanguinetti hervor.

Viel Aufregung brachte die neue Theorie in England hervor, da sie der berühmte Anatom Thomas Willis († 1675), jedenfalls der hervorragendste Sylvianer, stützte. Er dehnte die „Fermentatio" weiter aus als Bezeichnung für jede auch vitale Bewegung und stellt sie unter die Herrschaft des im Hirn erzeugten, im Magen und Milz hauptsächlich befindlichen Spiritus, = Lebensgeist. Von der „Anima rationalis" trennt er die „anima brutorum", erzeugt aus der Flammensubstanz des Blutes und dem Nervenspiritus, als Inbegriff der thierischen Funktionen, Krankheits- und Genesungsursache. Die spätere Humoralpathologie kündigt sich bei ihm schon dadurch an, dass er die Gehirn- und Nervenkrankheiten zu

den Blutkrankheiten (Dyskrasien der Nerven) rechnet. Desshalb
legt er auch Werth auf die Harnausscheidungen, die er, wenn auch
noch mit den damaligen schwachen Begriffen, chemisch zu unterscheiden sucht. Uebrigens besitzt Willis sehr schätze swerthe
pathologisch-anatomische Kenntnisse und beklagt die Feh r einer
wissenschaftlichen Arzneimittellehre, was er leider durch sein eigenes Beispiel am besten belegt. Gleichzeitig begründete Mayow
(† 1679) eine Sauerstofftheorie. Ausserdem gehören zu der chemiatrischen Schule Croone, Cole, Rogers, Cross, Betty, Harris, Dan. Duncan († 1735), J. Jones, J. Floyer († 1714), G.
Thomson, Hodges, W. Coward, und theilweise Karl Leigh, Musgrave,
Havers. Auf der andern Seite aber auch standen die tüchtigsten
Gegner. So der treffliche Experimentator Robert Boyle († 1691),
der die ersten richtigen Begriffe über die Elemente gab, der um
die Lehre vom Kreislauf und den Absonderungen verdiente Intro-
mathematiker Archibald Pitcairn († 1713), und auf, seinem praktischem Wege auch Sydenham.

In Deutschland endlich traten als Vertheidiger der vitalen
Theorie im Gegensatz zur chemischen der gediegene Herman
Conring († 1681) und der Däne Olaus Borrich († 1690) auf,
während, trotz Brunner's († 1717) und Pechlin's († 1706)
Versuchen, die Chemiatrie an J. J. Waldschmidt († 1689), Joh.
Dolaeus († 1707), Wolfgang Wedel in Jena († 1721), Michael
Ettmüller in Leipzig († 1683), Schellhammer in Kiel († 1716)
und J. Conr. Dippel († 1734) ein Echo fand. Die tödtlichste
Wunde schlug diesen Hypothesen Joh. Bohn, Prof. zu Leipzig
auf dem Wege, der allein siegreich sein konnte, dem des Expe-
riments. Er bewies durch Versuche, dass im Magen sich kein saures
Ferment befinde, dass Säuren die Verdauung nicht befördern, die
Galle mit Säuren nicht brause u. A. m. Ihnen folgten später in
gleicher Bahn Boerhaave's und Friedrich Hoffmann's Versuche und
Erfahrungen auf dem Gebiete der praktischen Medicin, um die
Chemiatrie vollends zu stürzen.

Von den synkretistischen Versuchen, welche in Holland, in Italien und Deutschland die Chemiatrie mit den iatromathematischen Grundsätzen zu verbinden strebten, schweigen wir
billig, eben weil es nur Versuche waren und sein konnten.

§. 48.

Iatrophysiker und Iatromathematiker.

War nun in der chemiatrischen Schule die Mischung zur
Hauptsache gemacht und hatten in abhängiger Folge der damit
zusammenhängenden Berücksichtigung des Flüssigen, Gestaltungslosen, hier die Säfte die Aufmerksamkeit vorzugsweise erregt,
so wurde der andere wichtige Bestandtheil der Cartesischen Philosophie, die Form, in dem für die Formanschauung geschaffenen
Italien, und mit ihr die Beachtung der festen Theile, der ge-
staltungsvollen, durch die iatromechanische Schule zum Haupt-
puncte der Theorie erwählt. Wie dort die Chemie, sollte hier
die Physik und die mit ihr eng verbundene Mathematik die Er-
klärerin der Lebenserscheinungen und ihrer Gesetzmässigkeit
abgeben. Aber wie dort das Leben unter dem Processe der De-
stillation und der Gährung, so trat es hier unter der Maschinerie
der Statik und Hydraulik in den Hintergrund. Für diese Gesetze musste auch der neuentdeckte Kreislauf eine besondere
Stütze und Vergleichungspuncte abgeben. Die Mathematik hatte
durch die Spekulation des Cartesius durch vortreffliche Beobachtungen und Experimente Newtons und Galileis eine vorher nie
geahnte Wichtigkeit erlangt. Aus Galilei's († 1642) Schule
ging auch der eigentliche Stifter dieser iatromathematischen,
iatromechanischen und iatrophysischen Schule, Johann Alfons Borelli (1608 - 1678) hervor. Hatte schon vor ihm Sancto-
rins Sanctori († 1636) in seiner „Medicina statica" Berechnungen über die unmerkliche Ausdünstung angestellt und mit den
durch sie herbeigeführten Veränderungen des Gewichts, dessen Ab-
und Zunahme er 30 Jahre lang durch Wägungen zu ermitteln
suchte, die Zustände der Gesundheit und Krankheit in Beziehung
gebracht, und freilich mehr durch den Orakelton seiner Aphorismen als durch die Data selbst, die leider! zu einem Missbrauch
der Diaphoresis führten, ein bis zur Verehrung steigendes Aufsehn
erregt, so musste Borelli's physikalisches System noch ungleich
grössere Beachtung finden. Die Bestimmung der Muskelbewegung
nach den Gesetzen der Statik und im Speciellen nach der Hebel-
theorie (wobei die Knochen die Stützpunkte abgaben), die Berechnung des Kräfteverlustes bei der Bewegung, deren letzte Ursache

Sanctori.

Borelli.

freilich wieder chemiatrisch in Aufschwellen und Verkürzen der
Fasern durch Aufbrausen des Nervensaftes mit dem Blute gesetzt
wurde, — ferner die Erklärung des Kreislaufs nach den Gesetzen
der Hydraulik, die des Mechanismus des Athmens, der Absonderungen nach dem Durchmesser u. s. w. waren bei aller Mangelhaftigkeit der Unterlagen und bei aller Einseitigkeit wichtige Fortschritte in der Erkenntniss der organischen Thätigkeit, welche
auch der physikalischen Momente keineswegs entbehren kann,
und führten näher zu einer physiologischen Grundlage für die Heilkunde. Aber die consequente Durchführung und die Vorunstel-
lung ähnlicher auf die Spitze getriebener, einseitiger Principien,
wenn sie auch hie und da die Chemie zu Hülfe nahm, schadete
jedenfalls der Ansicht vom Lebensprincip und dem obersten Grundsatze des wenn auch unerklärten Vitalismus. So erscheinen Schmerz
und Krampf bei Borelli als Produkte mechanischer Reizung der
Nerven, das Fieber als Folge von Herzreizung durch Schärfe des
Nervensaftes, deren Grund in Verstopfung der Drüsen liegt. Dieser
Tadel gilt auch für Bellini's (1643—1704) und Jacob de Sandri's chemisch-physikalische Theorien von den Absonderungen, von
der Blutverdichtung und Bewegung der Blutkügelchen. Bellini
ist der eigentliche Erfinder der „Stasis", indem er Fieber und
Entzündung von Stockung des verdorbenen Blutes in den kleinen
Gefässen ableitete, — eine Annahme, die durch Auffindung der
Blutkörperchen sehr erleichtert wurde. Uebrigens räumte er auch
den Fermenten eine grosse Rolle ein. Baglivi (1673 — 1707)
zerfällte auf diese Weise die grosse Körpermaschine in lauter kleine
(Zähne = Scheeren, Magen = Flaschen, Gefässe = Röhren, Herz
Stempel, Eingeweide = Siebe, Thorax = Blasebalg). Er durfte aber
nebenbei der Chemie auch gerecht werden und war vorurtheilsfrei
genug, um in therapeutischer Beziehung diesen Theorien keinen
Einfluss zu gestatten. Guglielmini († 1710) erklärte hydro-
dynamisch aus der Figur der Salz- und Aethertheilchen die Mischung der Säfte und festen Theile. Crescenzo wandte sogar
die Hydraulik auf die Theorie des Fiebers an. Bazzicaluve
leitete die Wärme von dem Reiben der Blutkügelchen ab, Perrault
(† 1688) und Dodart († 1707) erläuterten den Mechanismus der
Stimme. Der Engländer Cole, der sich übrigens um das Verhältniss der Arterienverzweigung zu den Stämmen kümmerte, leitete das Fieber von den dem Nervensaft beigemischten fremdartigen
Theilen und dadurch bedingter Nervenreizung her und erklärte
die Functionen des Nervensystems durch Anspannung, Schwin-

Bellini, de
Sandri,
Baglivi
u. A.

Bazzica-
luve, Per-
rault, Do-
dart, Cole
u. A.

gung und Erschlaffung der Nerven. Ueberhaupt trug in England
Newton's Vorgang zur Einführung mathematischer Ansichten
viel bei. Beweise dafür sind: Archibald Pitcairne's und Cok-
burne's Lehre von den Absonderungen, de Moor's Theorie der
Mischung und der Absonderung durch den Druck des Bluts, und
Nicolaus und Bryan Robinsons Versuch, den Newton'schen Aetheren
in die Physiologie überzutragen, worin Richard Mcard und Clifton
Wintringham später beistimmten. Hieher gehört auch endlich die
Anwendung der Newton'schen Attraction mit Logarithmenberech-
nung auf die Lehre von den Absonderungen durch Jacob Keill
(† 1710) und dessen Berechnung der Kraft des Herzens, gegen
die Jacob Jurin wieder eine andere setzte. Wir müssen diese

Tiefere
Bedeutung
der Iatro-
physik. iatromechanische Schule lediglich in ihrem Einfluss auf die Physiologie betrachten, wenn wir ihr eine vortheilhafte Seite abge-
winnen wollen. Sie stellt sich dann auch als eine mehr wissenschaftliche Phase heraus, indem sie statt der früheren kosmogonisch-physikalischen Schwärmereien und der Naturphilosophie der
alten Zeit durch den Fortschritt der Physik und Mathematik befähigt war, die Gesetze dieser Art in einer mehr exakten Art im
Lebensakte nachzuweisen. Dass sie dabei den Chemismus mit zu
Hülfe nahm, kann man ihr nicht zum Vorwurf machen, da auch
dieses Moment seine Berechtigung hat. Wohl aber fehlte sie darin,
dass sie über die Physik und Mechanik die Dynamis vergass und
die Modalitäten, welche der Organismus hervorbringt, nicht anerkannte. In Bezug auf den Werth ihrer Leistungen steht die iatrophysische Schule über der iatrochemischen, da die Chemie noch
nicht gleiche Fortschritte mit der Physik gemacht hatte und des
Hypothetischen noch mehr in der chemischen Schule vorwaltet,
als in jener. Werden aber auch die Einseitigkeiten beider Schulen, deren Fehler hier wie dort das Uebersehn des Dynamischen
blieb, gemissbilligt, so sind doch dieselben von Nutzen für eine
künftige bessere physiologische Auffassung gewesen. Das chemische und physikalische Moment hat, in den Fortschritten der Naturwissenschaften geläutert und vervollkommnet, seine wenn auch dem
Leben untergeordnete Geltung behalten, nachdem längst die Schulen sich aufgelöst hatten, welche sich gegenseitig ergänzten, indem jene die Analyse des Processes, des Veränderlichen, diese
die Gesetze des Bestehenden lehrte; jene zur Anerkennung der
Materie, diese zu der der Form führte; jene die Bewegung in
Folgen für
die Praxis. sich, diese die Bewegung im Raume demonstrirte. Ist das Mangelhafte in den physiologischen Auffassungen entschuldbar mit der

Schwäche und dem Ungenügen der Zeit, so ist der dogmatische Zwang, mit dem diese Ansichten auf die praktische Medicin übertragen wurden, tadelnswerth und von grösstem Nachtheil gewesen. Gefährlicher in dieser Hinsicht war noch die chemische Schule, indem sie ihre Dogmen und Hypothesen selbst bis auf die Therapie ausdehnte und in der Schaerfenlehre durch angebliche rationelle Verbindung zwischen Theorie und Praxis eine nur zu nachtheilige Consequenz und seblendrianmässige Methode einleitete, die später ihren Culminationspunkt in der Humoralpathologie der älteren Wiener Schule fand. Die iatromechanischen Dogmen liessen sich höchstens bis in die Pathologie verfolgen. Die Kluft zwischen dieser und der Therapie, welche im Grunde von jeher bestanden hatte, trat nur um so greller hervor, je mehr des Dogmatischen und Hypothetischen in der Pathologie aufgeführt wurde, und sie musste endlich durch Baglivi und Donzellini gewissermassen zum Princip erhoben werden. Denn diese Männer erklärten, dass hier zwei verschiedene Wege wären, von denen der eine dahin, der andere dorthin führe. Welch heillose Veranlassung zur Empirie, zur Hingabe an die erste beste und damals besonders an die chemische Prozedur. Und dennoch war die Empirie die einzige Möglichkeit, der Therapie eine selbstständige Existenz und damit einen exakten Fortschritt zu gewähren. Diese musste, wie es auch Baglivi bethätigte, sich zuerst wieder läutern und an den Hippocratismus anlehnen, dessen begeisterter Apostel Sydenham wurde.

Wir kommen zu ihm, nachdem wir noch das Bild der Heilkunde im 17. Jahrh. nach seinen einzelnen Linien und Conturen dargestellt haben werden.

§. 49.

Fortschritte der einzelnen Disciplinen der Medicin im 17. Jahrhundert.

Anatomie und Physiologie.

Wenn in diesen dogmatischen Untersuchungen schon eine grössere Basis des Reellen sichtbar ist als je vorher, so überrascht uns der reiche empirische Anbau der einzelnen Zweige noch weit mehr. Die grösste Entdeckung dieses und der vorhergehenden Jahrhunderte in der Physiologie, die Entdeckung des Kreislaufes des Blutes durch Harvey, welche, lange vorbereitet und nothwendig, endlich Allen wie das Ei des Columbus erschien, machte

Harvey's Entdeckung des Kreislaufs.

einen bedeutenden Umschwung in der ganzen Anschauung des Organismus. Mit diesem hellen Lichtstrahl sanken alle die gespenstischen Erklärungsversuche von Sonst in ihr Nichts zurück, traten mehrere anatomische, physiologische und pathologische Verhältnisse erst in die rechte Beleuchtung, gewann die inductive Methode einen neuen Anhaltspunkt. Nach vielen vorhergegangenen früher aufgezählten Entdeckungen untergeordneter Momente, wie der Klappen in den Venen, der Undurchdringlichkeit der Herzscheidewand, lehrte William Harvey aus Folktone in Kentshire (1578 — 1658), Schüler des Fabricius ab Aquapendente zu Padua, Leibarzt der Könige Jacob I. und Carl I., nach siebzehnjährigen Versuchen im Jahre 1619 den Kreislauf des Blutes öffentlich. Aber erst nach neun Jahren machte er seine Beobachtungen durch eine nur 72 Seiten lange, vom reinsten Geiste der Beobachtung, Schärfe der Logik und der liebenswürdigsten Bescheidenheit durchwehte Schrift (1628) bekannt. Vom kleinlichen Neide oder dem blödsinnigen Unverstande oder dem halsstarrigen Stabilismus vielfach verfolgt, trug die Wahrheit endlich von selbst, ohne Harvey's Zuthun, über allen Widerstand einen glänzenden Sieg davon. Zu den eifrigsten Gegnern Harvey's gehören: Jakob **Primerose** (um 1630), Aemilius **Parisanus** (um 1633), Cecilio **Folli** (um 1639), Caspar **Hoffmann** (1572—1642), **Riolan** (1577—1657), Joh. **Vesling** († 1649); zu den besonderen Beförderern Werner **Rolfink**, der Erste, der sich Harvey's annahm, der Philosoph **Cartesius**, der Chemiatriker **Sylvius**, die Holländer **Drake** und le **Roi**, de **Back**, **Trullius** in Rom, Joh. de **Wale** († 1649), Herrmann **Conring**, **Slegel** († 1653), **Pecquet** († 1674), **Ent** († 1689), **Bartholinus** († 1704), **Vieussens**, Peter **Chirac** († 1732) und **Claudius Helvetius**. Von dieser Entdeckung

Gegner u. Anhänger Harvey's.

Fortschritte d. Anatomie u. Physiologie.
an nahm die Anatomie und Physiologie einen Anlauf, der sie bedeutend förderte und es war natürlich, dass sich die Aufmerksamkeit zunächst

Angiologie.
1. der **Angiologie** und der damit zusammenhängenden Lehre von der Blutbewegung und Athmung zuwandte. a) Aufklärungen über Structur, Lage, Bau des Herzens gaben **Stenonis** († 1686), **Borelli**, **Lower** († 1671) und **Pechlin**, am vorzüglichsten **Vieussens**, über die Lebenskraft desselben besonders **Wepfer** († 1695), **Peyer** († 1712) und **Harder** († 1711), über die Bewegung des Blutes durch die Lungen **Maurocordatus** († 1710), über die Durchmesser der Arterien **William Cole** und **Pitcairn**. Besonders unterstützt wurde die Lehre des Kreislaufs

durch die von Chr. Wren (1657) empfohlene, von Robert Vogel
an Thieren und 1666 an Menschen zuerst von Denys ausgeführte
Transfusion, durch die Infusion von Arzneien, durch den
mikroskopischen Nachweis der Capillarcirculation von Malpighi
(1661), Molyneux (1683), Anton v. Lecuwenhoeck (1690) und
William Cowper († 1710), und durch die von Domenico de
Marchettis, später von Stephan Blancard (1667), Christ. Lange
(† 1701) und Ruysch ausgeführte Injection.

b. Im nahen Zusammenhang mit diesen Entdeckungen stehen
Bathurts's, Henshaw's, R. Hook's und R. Boyle's Untersuchungen über die Natur und den Einfluss der eingeathmeten
Luft, welche mit Malpighi's und Bartholinus's Darstellung
der Structur der Lungen (Ersterer beschrieb zuerst die Lungen-
zellen) und Borelli's Mechanismus des Athmen zu Mayow's
Darstellung der Athmungstheorie (1668), die von der neuen gar
nicht sehr entfernt ist, erläuternd beitrugen.

c. Als Supplement zur Lehre vom Kreislauf, welches für den
Begriff der Ernährung und des Stoffwechsels von höchster Wichtigkeit war, erfand Aselli (1581—1616) um 1622 die Milchgefässe
im Thiere, die später der verdienstvolle Freund der Medicin, der
Edelmann Peiresc († 1637) auch im Menschen suchen liess. Die
Umwandlung des Chylus in Blut wurde durch Pecquet's († 1674)
Entdeckung des Ductus chyliferus und dessen Einmündung in die
linke Schlüsselbeinvene im J. 1647 aufgeklärt und dadurch die
Lehre von der Blutbereitung in der Leber gestürzt. Vesling,
der diesen ganz gleichzeitig gefunden hatte, ohne seine Bestimmung
zu ahnen, machte sich mit Bartholinus um die Structur der
Milchgefässe verdient. Dazu kam durch Jolyff die Entdeckung
der Saugadern (1650), die aber erst Olaus Rudbeck (1630—
1701) im J. 1651 und Bartholinus richtig von den Milchge-
fässen unterschieden. Ueberhaupt wurde dieses Kapitel ganz besonders bereichert und gedieh durch die fleissigen Untersuchungen
des van Hoorne († 1670), der die erste Darstellung des Milch-
laufgangs im J. 1652 gab, des Anton Nuck († 1692?), Duverney († 1730) und Malpighi († 1694).

2. Die Funktion der Verdauung wurde durch die Auffindung des Ductus pancreaticus im J. 1641 durch Moritz Hofmann
(† 1698) und J. G. Wirsung († 1643) schärfer in's Auge
gefasst.

3. Die Drüsenlehre gewann durch Franz Glisson
(† 1677, untersuchte den Bau der Leber), Stenonis, Wharton

(† 1673), Rivinus († 1723, Ausführungsgang und Anatomie der Gland. sublinguales), Swammerdam († 1680), Blaes († 1862), Ruysch († 1731, Klappen), Peyer († 1712) und Brunner († 1727, Darmdrüsen). Needham und Stenonis entdeckten gleichzeitig den Ausführungsgang der Parotis. Obenan steht hier das grosse Werk von Anton Nuck über Drüsen und Lymphgefässe.

Schleim-häute   4. Für die Lehre von den Schleimhäuten wirkte besonders Konr. Vict. Schneider († 1680).

Nieren.   5., 6. Die Anatomie der Nieren gewann durch L. Bellini, die des Zwerchfells durch Caspar Bartholin († 1704).

Myologie.   7. Die Ausbildung der Myologie und die damit zusammenhängende Lehre von der Bewegung wurde durch die iatromechanische Schule sehr geistreich und instructiv betrieben. Durch die von Borelli, Willis, Baglivi und Glisson angestellten Untersuchungen und Theorien wurde endlich die Hallersche Irritabilitätslehre eingeleitet (s. unten).

Gehirn- und Nerven-lehre.   8. Weiterer Ausbildung bedurfte auch die Gehirn- und Nervenlehre, da einzelne Theile weder anatomisch, noch physiologisch richtig gekannt waren. Dieses Verdienst hatten Casserio (1632), Franz Sylvius, J. J. Wepfer, (über Vertheilung der Gefässe), Ridley [1695], Malpighi (Untersuchung über Rindensubstanz), Stenonis, Blaes (Rückenmark, Häute), Burrhus (1669), chemische Untersuchung), Leeuwenhoek (mikroskopische Untersuchungen über Structur, Gefässe), Ruysch, Valsalva († 1723) u. A.; besonders erschöpfend aber arbeiteten Thomas Willis mit Lower zusammen, und Vicussens.

Sinnesor-gane.   9. und 10. Die Lehre vom Auge bereicherten Kepler († 1630, lehrte die Bestimmung der Linse und die Theorie des Sehens), Scheiner (1619), Cartesius, Peiresc, Hartsoeker († 1725), Ruysch und Leeuwenhoek (über den feineren Bau), Mariotte († 1684), Pecquet, Perrault etc. (Streit über den Sitz des Sehvermögens) und Newton (Theorie des Lichts und der Farben); die Lehre vom Ohr: Casserio, Sylvius, Folio (geb. 1615), Vieussens, Manfredi (c. 1668), Perrault, Duverney (vergleichende Anatomie).

Zeugung und Entwick-lungsge-schichte.   10.[1] Von unendlicher Wichtigkeit für die Physiologie war endlich die neue Ansicht über Zeugung und Entwicklungsgeschichte, welche von Fabric. ab Aquapendente, Riolan und Joh. Faber (1624) vorbereitet, in Harvey's Satze: *omne animal ex ovo* die alte Theorie von der *generatio aequivoca* stürzte und den Ursprung aus Eiern überall nachwies, eine Ansicht, die von

Swammerdam, van Hoorne und de Graaf († 1673, dem
trefflichen Beschreiber der Struktur der Testikeln, Samenbläschen,
Ovarien und Fallopischen Röhren) geprüft und erweitert, von
Redi († 1697), Kerkring († 1693), Perrault (Pauspermie),
Casp. Bartholinus und besonders tüchtig durch Vallisnieri
unterstützt und durch die Auffindung der Samenthierchen durch
von Hammen (1677) und Leeuwenhoeck keineswegs untergraben werden konnte. Ausser den Genannten machten sich um
dieses Capitel noch verdient: Highmore († 1684, über den Bau
der Genitalien), Malpighi (mikroskop. Untersuchung und Entwickelung des Eies), Hoboken (1675, über Uterus und Eihäute),
Drelincourt († 1797, Placenta und Häute), Stenonis, Ruysch
und Rau.

Auch die Hülfsmittel für anatomische Studien waren sehr
vermehrt und verbessert worden, namentlich die Mikroskope, Injectionen, chemischen Reagentien. Als Begründer der mikroskopischen Anatomie kann man Malpighi den Lorbeer zuerkennen.
Das Studium der Zootomie, um welche sich Severino († 1656),
der Helmintholog Redi, Swammerdam, Lister (1694), Va-
lentini († 1729), Perrault und Collins (er gab ein vollständiges System 1685) verdient gemacht haben, verbreitete durch
seine vergleichenden Resultate Licht und Aufklärung über noch
manchen dunkelen Befund. Ausser den obengenannten Anatomen
verdienen noch Pierre Dionis, Prof. zu Paris, Gottfried Bidloo
in Amsterdam und wegen einschlagender Verdienste um die chirurgische Anatomie auch der Geburtshelfer Job. Palfyn aus Cour-
tray mit Auszeichnung genannt zu werden. Hieran schliesst sich
genau der Fortschritt der pathologischen Anatomie, welche
uns den Uebergang von den theoretischen zu den praktischen Doktrinen bilden hilft. Die vermehrten Beobachtungen, bei denen nur
zuweilen ein Haug nach Curiosis mit unterläuft, sind der beste
Beweis, dass man von dogmatischen Ideen über das Wesen der
Krankheit zu dem realen Befunde überzugehn im Begriff stand.
Dies beweisen die Sammler pathologischer Befunde: Welsch
(† 1677), Bonnet († 1689), Schrader (1674), und die zahlreichen Sectionen, welche vorzüglich die Herz- und Lungenkrankheiten (wahrscheinlich richtete man des neuentdeckten Kreislaufs
wegen auf diese besonderes Augenmerk), die Wassersuchten, die
Steinkrankheiten, die Schwangerschaft (wegen der neuen Zeugungs-
theorien vielleicht mehr beachtet) u. s. w. betrafen. Die Geschichte
nennt als vorzügliche Beobachter im pathologisch-anatomischen

(Marginalia:) Hülfsmit- tel f. anat. Studien.

(Marginalia:) Pathologi- sche Ana- tomie.

(Marginalia:) Sammlun- gen.

unter den deutschen und schweizerischen Aerzten: Wepfer,
(Apoplexie), Timaeus v. Güldenklee, Harder, Peehlin, Horst
(† 1639), Salmuth († 1626, Lentilius († 1733), Felix Plater († 1671): unter den Dänen: Rhodius, Vieussens (wegen
seiner vorzüglichen Untersuchungen über Herzkrankheiten, † 1659)
und Thom. Bartholinus; unter den Holländern: Blancard,
Nic. Tulpius († 1673), Staalpart van der Wyl, † 1676,
Blaes, Kerkring, Ruysch; in Frankreich la Rivière und
Carl Piso († 1633): (Pathologie der Respirationsorgane) in Italien: Spieghel, † (1625), Panaroli († 1657), Severino, Bellini, Bartoletti, († 1630), Fantoni († 1692), Malpighi und
Lancisi (de subitaneis mortibus und über Herzkrankheiten und
Aneurysmen), Albertini, Bulgezio und Pissinio (alle drei über
Herzkrankheiten). Cestoni gab eine sehr ausführliche Beschreibung
der Shrapnellen und ihrer Wirkungen; in England: Bennet
(† 1655; über Lungenschwindsucht), Thomas Willis.

Arzneimittellehre.

Einfüh-
rung neuer
Arznei-
mittel. Wie sich hierdurch die Mittel für einen exakteren Anbau der
Pathologie mehrten, so reiften in dieser wahrhaft gedeihlichen
Zeit auch die Bedingungen für eine bessere und gewandtere Praxis durch extensive Vermehrung des Arzneischatzes. Indem nun
die Anwendung dieser neuen Mittel wiederum eine Menge neuer
physiologischer und pathologisch-therapeutischer Erfahrungen setzte,
wurde die Erschütterung alter und die Aufstellung neuer Lehrsätze durch sie vermittelt und so ein möglichst organischer Fortschritt aller Zweige herbeigeführt. Eine solche Revolution — und
nicht bloss in Betracht der Fieberlehre — brachte die Einfüh-
China. rung der China im J. 1640 nach Europa aus Peru durch den
Leibarzt des Vicekönigs del Cinchon, Juan del Vego, hervor, wobei sich die ganze den Aerzten leider! so gewöhnliche Eigenthümlichkeit des Theoretisirens, des Hanges am Alten, des Verkennens
und des Missbrauches der Erfahrung in ziemlich schlechtem Lichte
zeigte. Die eine Schule erklärte die Wirksamkeit der China durch
ihre ausleerende, verstopfende, narcotische Wirkungen u. s. w.,
die andere durch ihre Qualitäten, Wärme, Kälte u. s. w., die eine
nach galenischen, die andere nach chemischen Principien (z. B.
sie dämpfe die saure Gährung). Es verschworen sich wider sie
der Neid, die Gewinnsucht (weil sie zu schnell heilte), ja die
Religion selbst, weil Jesuiten meist das Pulver verbreiteten, ferner

die Verfälschung, welche unglückselige Resultate gab, die Furcht
vor Rückfällen bei ihrem Gebrauche, die falsche Zeit, Form und
Gabe der Anwendung, vor Allem aber die Meinung, das neue
Mittel müsse in allen Fällen helfen, mit anderen Worten, das
überall und noch jetzt bei den neuempfohlenen Mitteln geltende
Uebersehen einer specifischen Wirksamkeit. Weil sie in einigen
Fällen half, sollte sie in allen helfen, weil sie mit Recht in einigen schadete, durfte sie nichts taugen? Als man endlich mit dem
Theoretisiren, wie bei allen sogenannten Specificis, nicht ausreichte,
half man sich damit, dass man der Erfahrung das Weitere überliess, d. h. dass man zur Empirie griff, wozu Nott und Talbor
(1668) besonders beitrugen. Letzterer aber fand, wie immer, das
einfache Mittel nicht genügend und setzte Opium zu, was nachher gewöhnlich wurde, obgleich jedes von diesen Mitteln seine
specifische Kraft zur Intermittens hat. Um ihre weitere Empfehlung machten sich besonders Sydenham und Morton (1654), Bado
und Ramazzini verdient und so wurde die Chinarinde auch in
der Gicht, bei Typhus, Ruhr, Digestionsschwäche u. s. w. angewendet. Weniger Mühe verursachte die Einführung anderer Mittel,
wie der von Piso schon 1648 erwähnten, 1686 durch Helvetius in
Paris bekannt gewordenen **Ipecacuanha**, die man zuerst
gegen die Ruhr anwendete, der **Arnica**, **Valeriana**, **Ci-**
cuta, **Digitalis**, des Lichen Islandicus (1673 durch Ol. Borrich), des Arseniks im Krebs. Wichtig für die Physiologie sind
Wepfer's u. A. Untersuchungen über die Wirkungen der **Pflan-**
zengifte, und bedeutsam für die Pathologie die durch die
Fortschritte der Chemie herbeigeführte bessere Untersuchung und
häufigere Anwendung der **Gesundbrunnen und Bäder**, um die
sich Bauhin, Libavius, Helmont, Lister, Boyle Hj-
ärne († 1724) im Allgemeinen, wie um das Spezielle unzählige
Andere verdient machten, wodurch die jetzt wieder mehr anwach-
sende Humoralpathologie eine nicht unbedeutende Stütze erhielt.

(Randnote: Ipecacuan-ha, Arnica u. a. Mittel.)

(Randnote: Gesund-brunnen.)

Chirurgie.

Unter den praktischen Spezialfächern erwähnen wir zunächst
der **Chirurgie**. Mehr als in einem anderen Zweige der Medicin wirkt hier die Gelegenheit. Daher hob sich die Chirurgie besonders in dem lebenskräftigen Frankreich durch den Einfluss
seiner Kriege unter Ludwig XIV., trotz dem, dass der Stand
der Chirurgen selbst bedeutend sank. Die Chirurgen von St.

Come nämlich, aus niedriger Gewinnsucht mit den beglßnstigten Barbieren vereinigt, unterwarfen sich der Facnltät im J. 1660,

lösten aber diese Verbindung schon 1699 wieder auf. Unter den Schriftstellern nennen wir Cabrol (1602), Pigray († 1613), Vigier (1659), Lambert (1677), Covillard (1639), de la Vauguyon (1698), P. Dionis († 1718, seit 1680 Chirurg der Maria Theresia von Oesterreich), Saviard (1656 – 1702), Jacques Baudot (Beaulieu), später Frère Jacques genannt, der erste Operateur mit dem Seitensteinschnitt u. A. Ausserhalb Frankreichs gedieh die Chirurgie in Holland, weil hier der Zunftzwaug nicht beengte und die Erfahrung frei von Speculationen blieb, wie Barbette (1672), van Meekeren (1668), van Solingen (1698) Geiger (um 1631), van Roonhuysen (1672), J. J. Rau, Joh. Palfyn und Mehrere der obengenannten Anatomen beweisen. Italien, welches mit seiner politischen Bedeutsamkeit auch die wissenschaftliche verlor, hat nur Magati (1579 — 1647), Saucassini (1669 — 1738) Severino (1580 — 1656) und de Marchettis (1589—1673), England seinen Wisemann, Harris und Cowper. Auch Deutschland litt an dem Zunftzwange, so dass nur Wenige, wie Fabriz von Hilden (1560 — 1634), Purmann († 1679), Scultetus (1595 — 1645) und Muralt (1655 — 1733)

Auszeichnung verdienen. Die Bereicherungen und Verbesserungen stehen wegen der überwiegenden Neigung zu theoretischen Untersuchungen hinter denen der letzten Periode zurück, und sind nicht einmal im Verhältniss zu den Fortschritten der Anatomie. Sie betrafen besonders die Behandlung der Wunden, die Anwendung des Trepans, die Behandlung der Nasenpolypen, der Hasenscharte, der Hernien, der Hydro- und Sarcocele, der Fistula ani, die Bronchiotomie, die Amputation der Brust und Gliedmassen, die Paracenthesis thoracis und abdominis, die Lithotomie, die kosmetischen Operationen der Nasenbildung und die Operation des Caput obstipum. Von den Augenoperationen gewann nur die Exstirpatio bulbi, die übrigen machten langsame Fortschritte.

Geburtshilfe.

Die Geburtshilfe schritt, ohne Aufsehn erregende neue Leistungen, stetig fort, indem sie sich immer mehr von den Hebammen emancipirte und ihr Heil lieber bei den Aerzten suchte. Obgleich auch Louise Bourgeois, eine Schülerin Paré's und Marguerite de la Marche rühmlich genaunt werden, musste es doch als ein Glück bezeichnet werden, dass seit Clement 1649—1729, der die Geliebte Ludwig's XIV. entbunden hatte (1663), auch männlicher Beistand bei Entbindungen verlangt wurde. Unter den französischen Geburtshelfern werden genannt: Francois Mauriceau, welcher die Anatomie des Beckens und die Untersuchungskunst vorzüglich bedachte und mehr als 3000 Geburten hatte, Paul Portal, Philippe Peu, Pierre Amand, der obengenannte Pierre Dionis und vorzüglich Guillaume Mauquest de la Motte, der wissenschaftlichen Sinn mit Erfahrung, besonders über die Wendung verband und bedingungsweise den von Andern bekämpften Kaiserschnitt gestattete. In Holland übten die Chirurgen die Geburtshilfe in tüchtiger Weise, wie van Roonhuysen's und van Solingens Beispiel zeigt. Im Haag ward Hendrik van Deventer (1651 1724) eben so berühmt durch seine Theorie wie durch seine Praxis. In Deutschland sind nur die Hebammen Horenburgin, mit Ehren Justine Siegmundin, „Hofwehemutter" am Brandenburgischen Hofe, zu nennen. Der Belgier van Hoorn (1661—1724) übte die Geburtshilfe mit Auszeichnung in Schweden. In England stand sie auf niedriger Stufe. Doch nennt man als Erfinder der Geburtszange einen Engländer Chamberlain.

Gerichtliche Medicin.

Die gerichtliche Medicin, welche seit der Constitutio Criminalis Carolina 1533 sich mit legalen Untersuchungen über Verletzungen, weibliche Zustände, Seelenkrankheiten, Lebensalter u. s. w. zu beschäftigen anfing, behandelte besonders die Frage von der Tödtlichkeit der Verletzungen, die Anwendbarkeit der Folter, die Ehescheidungsangelegenheiten (Fortunatus Fidelis [† 1630], Welsch u. A.). Gerichtliche Gutachten edirten Amman († 1691) und Zittmann (1706). Ueber Obductionen schrieb Feltmann, über die gerichtlichen Geschäfte der Wundärzte de Blegny. Die Lungenprobe wendete zuerst Schreyer 1682 gerichtlich an, nachdem sie Raiger 1677 vorgeschlagen hatte. Die medicinische Polizei bearbeitete Behrens († 1736).

Die umfassendsten Arbeiten aber lieferten Paul Zacchias († 1659) und der weit trefflichere John Bohn († 1718), der für lange Zeit mit Recht Geltung behielt.

Epidemische Krankheiten im 17. Jahrhundert.

Zur Vervollständigung des Abrisses dieser Zeit und zur Erkenntniss ihrer Richtung, die namentlich in Sydenham sich abspiegelt, dessen Verdienste um die Epidemiologie hervorragen, gehört auch die Geschichte der epidemischen Krankheiten des 17. Jahrhunderts, welches auch in dieser Hinsicht den Uebergang der neueren Zeit bildet. Es halten sich meist mit dem Zurücktreten des Vegetativen das Vasomotorische und Nervöse die Wage, doch scheint das erstere Moment oft zu überwiegen. Es entwickeln sich allmählig die chronischen Krankheiten der neueren Zeit und modificiren sich die acuten epidemischen der früheren zu grösserer Milde. An die Stelle des Aussatzes treten, bedingt durch unangemessene Ernährung, durch Bewohnung schlechtgebauter Städte, *Skropheln* durch frühzeitige Cultivirung des Geistes u. s. w., die Skropheln *und* und die auf die Knochen abgelagerte Dyskrasie derselben, Rha-*Rhachitis.* chitis, englische Krankheit genannt, im Heerde der Assimilation, in der Chylus- und Blutbereitung als Stehenbleiben des Eiweissstoffes auf einer niederen zu Faserstoff nicht gelangenden Bildung. Eine Spur der Rhachitis wird in Holland und Helvetien schon 1580, deutlicher aber von Arnold de Boot 1648 in Irland erwähnt. Glisson, der erste klassische Beschreiber derselben, leitet sie seit 1630 aus dem Westen Englands. Einigermassen verwandt mit dieser Krankheit ist der von Wolfg. Höfer († 1681) zuerst erwähnte, in dem Walliser Lande, in Piemont, Salzburg u. s. w. vorkommende Cretinismus.

Von den acuten Krankheiten herrschten epidemisch zu ver-*Bubonen-* schiedenen Zeiten die Bubonenpest, doch mit geringerer Inten-*pest.* sität als früher, und typhöse Fieber, mit Pneumonieen, Petechien u. s. w. Solche Epidemien kamen in Frankreich vor in den Jahren 1606　1608 (Potel, Labadie) und 1628—30; in Ita-*Karbun-* lien herrschte 1612 eine Karbunkelpest (Riverius, Tosi *kelpest* di Serra, Guillelme), dann 1620, eine dritte sehr verderbliche *und* 1630 (Lancetta und Valetta), auch mit Petechieen ver-*Petechial-* *typhus.* knüpft, und eine noch furchtbarere 1656 (Gastaldi, Pietro a Castro; Ramazzini's klassische Arbeit betrifft die Epidemien von 1690—95 in Modena); in den Niederlanden 1625 (Florentius, van der Mye, Helmont) und milder 1635 (Diemerbroeck († 1674], Barbette), dann 1631, 1667, 1669; in Deutschland 1657 (Gieseler) und bedeutender 1679 (Rivinus, Scharf). In den

J. 1654—57 war die Pest über ganz Europa verbreitet. (Bartholinus). In England zeigte sich 1665 eine so verderbliche, besonders durch irritabeln Charakter hervorstechende Pest, dass alle Aerzte, ausser Hodges (1672) Glisson und Wharton, Hohen; ebendaselbst von 1667—1669 eine Art Fleckfieber mit schmelzenden Schweissen. In den von Morton, Willis und Sydenham beschriebenen Pestepidemien Englands von 1657—1685 spielte der Wechselfieberprozess eine Hauptrolle. In den J. 1675—84 finden wir abermals die Pest weit verbreitet in Afrika, Spanien, Ungarn, Deutschland, Polen. Wien erlitt vom J. 1679 Ungeheures an Sterblichkeit. Seit 1685—1707 hört aber die Erwähnung dieser Epidemien auf. 1670—1672 herrschte in England auch die damals sehr verbreitete Ruhr in heftigem Grade. [Ruhr.]

Wichtiger für die Kenntniss der Entwickelung neuerer Krankheitsprozesse ist die schon in den vorigen Jahrhunderten vorwiegende Hinneigung der Krankheiten zur Peripherie, die in einer Schwächung des Hautsystems ihren Grund hat und als erysipelatöser Process, Influenza und Schweissfieber die Urformen der Erkältungskrankheiten, des Katarrhs und des Rheumatismus, zu einer bedeutenden Höhe entwickelte. Auch jetzt treten diese unter sich verwandten Formen, die durch sitzende, luxuriöse Lebensweise, durch den Missbrauch schweisstreibender Mittel, durch den Nachlass körperlicher Uebung im Gegensatze zur überwiegenden geistigen Beschäftigung, durch locale und kosmisch-tellurische Bedingungen gefördert wurden, vorschlagend auf, und so entwickeln sich unter besonderer Bethätigung der Haut, mit Gefäss- und auch nervösen Symptomen, wenn die Durchbildung zur Haut misslang, der erysipelatöse Process als Scharlach, der rheumatische als Friesel, der katarrhalische [Scharlach, Friesel, Masern u.] als Masern und Pocken, welche letztere zuerst mit jenen vereint, wenigstens anfangs diesen Charakter trugen. Die Pocken [Pocken.] kehrten dann gesondert in Zeiträumen von 5—7 Jahren regelmässig wieder, besonders allgemein aber wütheten sie 1614 (Chauvel, Fueldez, Diemerbroeck, Morton). Zwischen Masern und Scharlach mitten inne stand eine Bastardbildung, die Rötheln. Der Friesel scheint als selbstständige Form sich vom [Rötheln.] Scharlachfieber her zu datiren und gilt noch heute als rheumatisches Leiden. Die ersten Beschreibungen vom Friesel in Leipzig 1652 gaben Hopp, Welsch und Sulzberger; 1660 finden wir ihn in Baiern, von 1690 aber häufig und stehend. Auf der Höhe der erysipelatösen Formen aber steht der zuerst von Döring 1627 in

Breslau beobachtete Scharlach, welcher mit der brandigen Bräune
aus Griechenland und Kleinasien zu Ende des 16. Jahrh. nach
Spanien gelangte und bald getrennt, bald mit jener vereint, sich
Bräune. überall hin verbreitete. Doch konnte auch wohl jene Bräune,
(Garro- deren Anfangsbildung wir bereits früher kennen lernten, als selbst-
tillo). ständige vom Scharlach unabhängige Form vorkommen. Besonders heftig grassirte diese in Spanien unter dem Namen Garrotillo
(Mercado) von 1598—1650, später von 1605—1613 und 1618;
in Neapel 1610 und 1616 und in ganz Sicilien bis 1650 (Severino, Cortesi). Das Scharlachfieber kommt aber recht eigentlich erst 1627 in Deutschland vor, wiewohl unter den verschiedensten Namen (feurige Masern: Döring, Sennert; *febris coc-
cinea:* Welsch). Die *Purpura epidemica maligna* (Schultz)
1665 in Polen, der allgemeine Rothlauf in Presburg (Rayger)
1671 und 1672 und Fehr's Rosalia gehören ebenfalls hierher.
Die vollständigste Beschreibung gab Richard Morton († 1698).

Um die damalige Zeit wurde durch Beobachtungen auf Reisen
Pathologia auch eine Art Pathologia comparativa geschaffen, wodurch
compara- mittelst Vergleichung mit auswärtigen Krankheiten und Heilme-
tiva. thoden die Kenntniss der einheimischen Uebel vervollkommnet, manches Mangelhafte ergänzt, das Vorhandene verbessert, namentlich
aber die Aufmerksamkeit wieder auf jene klimatischen, ende-
mischen und epidemischen Momente gerichtet wurde, deren
Wichtigkeit für die Pathogenie, Diagnose, Nosologie und Therapie schon der ehrwürdige Hippocrates richtig gewürdigt hatte.
(Bontius, Piso, Kämpfer, Rhyne, Cleyer, Cockburn,)

§. 50.
Wiederherstellung der hippocratischen Medicin. Sydenham.

Durch so zahlreiches Material, welches sich dem Beobachter
fast gewaltsam aufdrang, ward es endlich möglich, dass neben
dem Rationalismus, den Descartes vorzüglich veranlasst hatte,
und neben dem Streben der Wissenschaft förderlich zu sein, auch
die Empirie des Baco und die Richtung auf das praktische Element in der Medicin ihren Repräsentanten fand, dass man von
dem Wege der Spekulation, die sich allerdings auch jetzt mehr
des Realen bemächtigte, zu der Beobachtung und dem Experiment
Empiri- zurückging. Wir wollen Baglivi's, dessen erfahrungsmässige
sche Rich- Praxis sich gewaltsam von der lustigen Theorie losriss, und Ramaz-
tung.

zini's († 1714) Verdienste nicht verkennen, aber der eigentliche
Ruhm der Wiederherstellung hippocratisch-klinischer
Erfahrung, die sich namentlich in dem Epidemicenstudium vortrefflich bewährte, gebührt einem Landsmanne Baco's, dem Thomas Sydenham, den man mit Recht einen zweiten Hippocrates
genannt hat. Aber eben weil er nur ein zweiter war, war sein
Bestreben ein mehr restauratorisches als productives.

Wenn in der fortschreitenden Entwickelung der neuen physiologischen Anschauung des Paracelsus und seiner chemischen
Theorie, unter dem Einflusse der einseitigen Weiterausbildung der
Iatrochemie und Iatrophysik das Ansehen der Alten gänzlich verdrängt schien, so war dies in der That nur scheinbar, und gut,
dass es so war, weil sonst auch das Gute, welches in den Beobachtungen des Alterthums und seiner Verfahrungsweise lag, verloren gegangen wäre. Es musste der Zwiespalt zwischen Theorie
und Praxis, wie er sich durch die Unzulänglichkeit der realen
Kenntnisse bei den Chemiatrikern so gut wie bei den Iatromathematikern kund gab, es musste die weitere Ausbildung der Chemiatrie, welche sich an die Säfte hielt, insbesondere aber das
Bedürfniss nach einer Vereinfachung der durch die Chemie so
überladenen Methode nothwendig zu dem Alterthume zurückzuführen, zu seiner scheinbaren Uebereinstimmung zwischen Theorie
und Praxis, zu seiner Humoralpathologie, zu seiner einfachen hippocratischen Methode, welche auf die Beobachtung mehr gab als auf
das Dogma. Diese durch Sydenham vortrefflich gelöste Aufgabe, welche wieder zu dem Borne ungetrübter Erkenntniss leitete, wurde vermittelt einerseits durch die Bestrebungen derjenigen
Aerzte, welche dahin gingen die alten Autoren zu sammeln, zu er-
läutern und gegen die Angriffe der Neueren zu schützen, andererseits durch die Menge neuer Krankheiten, welche wie immer
die Unzulänglichkeit bisheriger Verfahrungsweise lehrten und eine
nüchterne Beobachtung erheischten. Während auf diese Weise
der Dogmatismus der Alten, die Lehren von den Elementarqualitäten und die darauf basirten Indicationen in Sanctorius Sanctori und Ponce de Santa Cruz († 1650) ihre Vertheidiger fanden, wurde das Studium des Hippocrates neu angeregt durch die
Commentationen und Nacheiferungen des Roderich de
Castro († 1642), Prospero Martiano (1621), Nardi, Tozzi,
durch die wenn auch schlechten Ausgaben des van der Linden
(† 1664) und Chartier († 1654), durch einen Auszug des
Schotten Burnet († 1715), mehr aber noch durch Caldera de

Rückkehr zur hippo-cratischen Heilkunde.

Commen-tationen u. neuern Ausgaben d. Hippo-crates.

Heredia's Tribunal medicum (1658), welches lobenswerthe eigenthümliche Ansichten über die Grundsätze der Alten enthielt, und
durch Casulano's (1621) und Milli's (1654) semiotische Arbeiten.
Kasp. Hofmann vertheidigte dagegen die aristotelischen Grundsätze wider Galen, und G. F. Laurentius († 1673) und P. de
Sorbait suchten durch Erfahrungen der Gegenwart den Hippocrates zu berichtigen oder ihn mit den Neueren auszusöhnen. Mit
grosser Anerkennung muss schliesslich noch Thom. Reinesius
(† 1667) erwähnt werden, weil er das ganze medicinische Alterthum in seinen „Variae lectiones" kritisch behandelte.

Thomas Sydenham ward geboren im J. 1624 zu Winford-
Eagle in der Grafschaft Dorset. In Oxford studierte er die Heilkunde und, in Cambridge zum Doctor promovirt, liess er sich in
London als Arzt nieder, woselbst er unter grossem Andrang praktizirte, bis ihn die Gicht mit Nierenbeschwerden im J. 1689 ab-
rief. Sein Leben, wie seine Schriften zeugen von seinem reinen
und herrlichen Streben nach Wahrheit, das ihn aus dem unver-
fälschten Borne der Erkenntniss schöpfen liess. Er strebte nach
den verschiedenen Verirrungen, welche das Missverstehen oder das
Unbegriffene der Paracelsischen Therapie herbeigeführt hatte, und
nach dem für die Praxis unfruchtbaren oder dogmatisch einzwän-
gendem Einfluss der physikalischen und chemischen Theorien, die
Selbständigkeit und Emancipation der speziellen Therapie, die er
als die wichtigste Aufgabe der Arzneikunde betrachtete, auf denselben Principien zu begründen, mit denen Hippocrates so glücklich war. Er ging also denselben Weg, den sein grosser Landsmann Baco als den einzig richtigen der Naturforschung bezeichnet hatte. Ein Feind der Hypothesen, beschränkte er den Einfluss der chemischen Theorie auf die Praxis, gab aber den Werth
der inductiven Methode zu. Er hält es für sicherer, ein Mittel
desshalb anzuwenden, weil es in anderen Fällen genützt, als weil
es diese oder jene Grundstoffe enthält. Als nothwendige Voraussetzung für die Therapie stellt er eine ebenso gründliche Erforschung des sämmtlichen Krankheitsbefundes auf, als der Botaniker
das Objective aufzunehmen gewohnt sei. Nur aus solcher Beobachtung geschöpfte Annahmen über die Natur der Krankheit gestattet er, deren man als Anzeigen nicht entbehren könne, — ein
Irrthum, der leider! auch ihn zu manchen Willkührlichkeiten ver-
leitete. Der Krankheit legt er ein materielles und kritisches Bestreben unter und betrachtet sie als eine besondere Art („Species")
modificirter Lebenserscheinungen. Die Grundlagen findet er mit

Grund-
sätze über
Pathologie
und Ver-
dienste um
sie.

Hippocrates meist in specifischer Erregung („exaltatio") oder specifischer Qualität der Säfte, welche wiederum Folgen tiefer liegender, sinnlich nicht zu ermittelnder Zustände sind; anderseitig aber auch in den kritischen Aeusserungen der Naturheilkraft, die er besonders im Fieber wahrnimmt und gegen Paracelsus in den akuten Krankheiten walten lässt, die sich dadurch mit von den chronischen unterscheiden. Die Hauptdifferenz beider Arten legt Sydenham allerdings in die Säfteanomalien, welche Ursache der chronischen Krankheiten sind, während die acuten aus äusseren Ursachen entstehen, eine wie man leicht einsieht, blos ätiologische und auch so schon einseitige Charakteristik. Dagegen ist es von Wichtigkeit, dass er den Einfluss der epidemischen Constitution (welche neuerdings die Rademacher'sche Schule wieder hervorgehoben hat) auf die Gestaltung der akuten Krankheiten gelehrt hat, was ihn nothwendig auf gewisse Einheiten in den Grundlagen und Krankheitsprocessen bei aller Verschiedenheit der Form führen musste. Der Begriff des Krankheitsprozesses überhaupt tritt so bei Sydenham in den Vordergrund, und unter diesen (wie später bei Broussais) die „Entzündung" des Blutes, gegen welche nun der entzündungswidrige Apparat mit Vorliebe in Bewegung gesetzt wurde. Nicht blos die Lungenentzündung (Pleuritis), Angina u. s. w., sondern auch der Rheumatismus, die Blattern, Scharlach, Haemoptoë u. a. werden zu diesen „Entzündungen" geschlagen.

Unter den chronischen Krankheiten ist die Syphilis musterhaft von Sydenham beschrieben, obgleich auch hier die Entzündungstheorie spielt und das Quecksilber nur als ausleerendes Mittel, nicht als Specificum figurirt. Auch die Beschreibung des Podagra und die Erkenntniss der ihm zu Grunde liegenden Apepsia und Dyscrasia zeigt den grossen Beobachter. Dagegen enthält die Beschreibung der Hysterie, die Sydenham für die häufigste chronische Krankheit erklärt, so viel Hypothetisches (z. B. Ataxie des Spiritus sei das Wesen), dass man auch diesen Arzt von Dogmatismus nicht frei sprechen kann. Das humoralpathologische Element greift z. B. so tief bei ihm, dass er selbst den Veitstanz für eine Nervenreizung aus krankhafter Flüssigkeit erklärt und demgemäss erst mit Venaesektionen und Abführmitteln, dann mit Tonicis behandelt. Doch sieht er auch die Nothwendigkeit eines dynamischen Princips ein, worauf die etwas mystische Bezeichnung des „Spiritus" deutet (die Anima Stahls), dem er eine Rolle in der Pathogenese zuertheilt.

Grösser als auf dem Gebiete der speziellen Pathologie und
dem Altvater der Heilkunde ähnlich zeigt er sich in der Beobachtung der Epidemien. Er erkannte die Wichtigkeit ihrer verschiedenen Ursachen und Symptome und die Nothwendigkeit, den
Heilplan darnach abzuändern, der nicht nach den verborgenen
Stoffen bestimmt werden dürfe; er erkannte, wie wir gesehen
haben, den Einfluss der Epidemien auf intercurrirende Krankheiten,
und die naturgetreue und feine Beobachtung der einzeln auf einander folgenden epidemischen Constitutionen lässt uns in ihm einen
wahren ärztlichen Meister bewundern. Als solchen finden wir ihn
Therapeu- auch in seiner Therapie. Zwar nicht frei von chemiatrischen und
tische
Grund- entschieden humoralpathologischen Ansichten wie sein Vorbild hat
sätze. er sich hier selbstständig genug gehalten, um die alte einfache
hippocratische Behandlung wiederherzustellen, um der schweisstrei-
benden Methode der Chemiatriker sein kühlendes, antiphlogisti-
sches Verfahren entgegenzusetzen, welches dem erethischen Charakter der damaligen Exantheme und Epidemieen besser entsprach,
als die Excitantia (bes. Eisen und China) und die „Herzstärkungen",
die Sydenham hierauf folgen liess. Wenn ihm eine Nichtüberein-
stimmung seiner Theorie und Praxis in einzelnen Fällen zum Vor-
wurfe angerechnet wird, so sehen wir dies gewissermassen als
ein Verdienst an. Ein sehr ausgezeichneter Zeitgenosse und Geg-
Morton. ner Sydenham's, der schon oben genannte Richard Morton,
dessen Behandlungsweise ganz der angegebenen entgegen war,
indem er stärkende, schweisstreibende und giftwidrige Mittel empfahl, ist viel zu sehr Dogmatiker, um sich als reiner Beobachter
der Natur und Freund der Erfahrung (wie er sich selbst rühmt)
dem Sydenham an die Seite setzen zu können. So klein der
Kreis der Mittel war, deren sich Dieser bediente, — es waren ausser
dem Aderlass besonders kühlende, abführende, stärkende, harzige
Stoffe, Nervina, und unter den Narcoticis Opium, — so muss man
doch zugeben, dass er in gewisser Beziehung mit ihnen vertraut
war und sie nach der besseren empirischen Richtschnur handhabte. Dieser gute Geist der Beobachtung lässt uns in Sydenham auch einen Verehrer der Specifica erkennen. Die Auffindung
von specifischen Mitteln reiht er geradezu als drittes Bedürfniss den
zweien, einer guten Krankengeschichte und einer sichern Heilmethode, an. Die Specifica braucht man nach ihm, um die falsche
Richtung zu verbessern, welche die Natur bei Heilung von Krankheiten einschlägt (wie Hahnemann später ausdrücklich lehrte). Der
verdient den Namen des Arztes mit Recht, der die Species der

Krankheit trifft, besonders gilt dies bei chronischen Krankheiten und Sydenham hoffte dereinst mit Recht eine Reform der Heilkunde durch Auffindung specifischer Mittel, die das Pflanzenreich ihm am meisten zu bergen scheint. Bis jetzt kannte er allein die China als ein solches Specificum. Was in ihr wirke, sei unbekannt. So lange wir aber nicht das Wesen der Krankheiten, sondern nur ihre sinnlichen Aeusserungen zu erkennen im Stande sind, kommt es (hierin liegt der grösste Irrthum Sydenham's) viel mehr darauf an für das kritische Bestreben der Natur lichtgiltige Indikationen aufzustellen, als Heilmittel aufzusuchen, durch welche wir ihnen genügen.

Wenn wir nach Diesem die Bedeutung Sydenham's für das Allgemeine würdigen, so rühmen wir in ihm den Wiederhersteller der hippocratischen Kunst der Heilung auf dem Wege der Beobachtung und des klinischen Experiments. Er war es, welcher die objective und sinnliche Erkenntniss des Krankheitsobjectes in thesi von Neuem lehrte, welcher vielen unnützen Ballast aus der Arzneimittellehre wegwarf, welcher zuerst wieder den künstlerischen Standpunkt des Heilgeschäftes festhielt, der nach Paracelsus verloren gegangen war, welcher gleichzeitig mit den Iatrophysikern, wenn auch auf ganz entgegengesetztem Wege, zu der Emancipation der praktischen Medicin, grade wie Hippocrates, beitrug und sie, wie vor ihm Paracelsus, auf ihre eigene Füsse stellte. Dennoch können wir ihn nicht freisprechen von einer gewissen Inkonsequenz, indem er in dem pathologischen Theile Hypothesen und Dogmen zur Hinterthür hereinliess, und indem er theoretischen Indikationen den Zugang gestattete und vom Concreten zu allgemeinen Voraussetzungen und dadurch auch zum Generalisiren in der Therapie sich verirrte. Dies sticht von seinem sonstigen empirischen Handeln und von seiner Forderung nach Specificis um so greller ab. Man muss aber aufrichtig sagen, dass in Sydenham eben Dieses wie manches Andere nur in Ahnungen wurzelte und nur als halblichtes Bewusstsein zu Tage kam. Wie seine Auffassung der Krankheiten als eines gesetzmässigen Lebensaktes nicht ins Detail verfolgt wurde wie seine Voranstellung der Naturheilkraft als heilendes Princip auf Verwechslung mit dem physiologischen Gange der Krankheit beruhte, so leiden auch seine dynamischen Ansichten und seine Begriffe über die Krankheit als einen besonders specifischen Prozess und über die specifischen Mittel an einer dämmerhaften Unklarheit. Sein Beobachtungstalent sagte ihm, dass es Specifica geben müsse und lehrte ihn die Bedeutung derselben schätzen,

Die Bedeutung Sydenham's.

aber er war weit entfernt davon sie, wie Paracelsus aus seinem Systeme der Erkenntniss, principiell zu erfassen und mit der Forderung einer Heilformel, wie Jener mit dem Simile, in Einklang zu bringen. So locker hing diese Idee von den Specificis bei Sydenham mit der „Krankheitsspecies" als eines Besonderen zusammen, dass er sie nur roh empirisch gelten liess und mit grösserer Vorliebe an seinen allgemeinen Anzeigen festhielt.

§. 51.
Rückblick zur Charakteristik der ersten Stufe.

Wenn wir in der Betrachtung dieses ersten Abschnittes der neuen Zeit im Vergleich mit dem Abschluss des Mittelalters durch Paracelsus das reformatorische Werk des Paracelsus verloren gehen sehen, so müssen wir zufriedengestellt sein, dass am Schlusse mit Sydenham die erste Phase der Neugestaltung durch Rückkehr zur Empirie, zur einfachen Beobachtung und zum klinischen Experiment gegeben ist. Mit Sydenham sind wir nach allen spiritualistischen, chemiatrischen und iatromathematischen Theorien zur besseren dogmen- und hypothesenfreien klinischen Beobachtung der Natur, wie in den ersten Zeiträumen der Geschichte, so auch hier zurückgekehrt; mit ihm haben wir, nachdem einmal des Paracelsus vortreffliche Grundsätze der Therapie unter den magisch-mystischen, kabbalistischen, alchymistischen und chemischen Mitteln verloren gegangen waren, oder vielmehr in eine falsche Richtung gedrängt wurden, den sicheren Weg der einfachen naturgemässen Erfahrung wiedererlangt, um so in der Wiederanknüpfung an eine frühere gediegene Zeit des Hippocrates durch den mittlerweile gedeihenden Fortschritt der realen Erkenntnisse zur Lösung der Aufgabe der neuen Zeit befähigt zu werden. Daher nicht mit dem Blicke nach der Vergangenheit gekehrt, sondern nach vorwärts in die Gegenwart hinein müssen wir die Erscheinungen, wie sie in dieser Periode an uns vorüberzogen, betrachten, um Beruhigung und Genugthuung zu erlangen. Von der Philosophie und ihren Fesseln hat sich die Medicin losgemacht, aber da jene selbst die Empirie und die Induction lehrte, die naturwissenschaftliche Methode und das sinnliche Element von ihr sich angeeignet. Selbst die Theorie bemächtigte sich mehr der realen Vorkommnisse und drang sachlicher in die Erscheinungswelt ein. Zerfiel auch das Organische des Paracelsus, so geschah dies nach nothwendigen Entwicklungsgesetzen, um die einzelnen Elemente desselben zu fördern. So trat, allerdings mit Hintansetzung des bei Paracelsus so schön gewürdigten Dynamischen und Individuell-Belebten, das chemische und physikalische Element in den Vordergrund und versuchte nach diesen Seiten hin eine Physiologie. Die Entdeckung des Kreislaufs hatte ohnehin diesen Zweig allen andern vorangestellt und einen Umschwung in der ganzen theoretischen, durch vielfache Entdeckungen und Wahrnehmungen bereicherten Heilkunde bewirkt. Durch Glisson und die physikalische Erörterung der Bewegung wurde schon hier die Irritabilitätslehre vorbereitet als wichtiges Complement des Vitalen gegen jene rein materiellen Richtungen. War endlich die ungeheuere Reform der Therapie durch Paracelsus und ihre Selbstständigkeit untergegangen unter Hypothesenzwang, dogmatischer Abhängigkeit, Mysticismus, Polypharmakasterei und roher Empirie, so trat schon gezwungener Weise bei den Iatrophysikern wegen Unanwendbarkeit ihrer Lehrsätze die praktische Heilkunde in ihr Recht der Selbstständigkeit wieder ein, mehr aber noch und principiell durch Sydenham, welcher alle andern Aufgaben des Arztes dieser unterordnete und auf objective, sinnliche, einfache, mit einem Worte hippocratische Heilmethode drang. Nicht aber allein in dieser Geltendmachung des Praktischen, sondern auch in der Bedeutung, welche er dem Specifischen ertheilte, berührt er den Paracelsus und knüpft so an die Vergangenheit, wenn auch locker, an. Aber in seiner Grundsatzlosigkeit und in der mehr ahnungsvollen Erfassung als Durchführung entbehrt er des künstlerischen und sich bewussten Charakters und bezeichnet so — im Hinblick auf die Gegenwart — die erste, d. h. **instinktive** Stufe der Entwickelung in der Neuzeit.

ZWEITE STUFE.

Von der Wiedererweckung der hippocratischen
Heilkunde durch Sydenham bis zur Wiederherstellung der Medicin des Paracelsus und bis zum Beginn eines positiven Anbaues und einer exakteren
Handhabung der Heilkunde. Künstlerische Stufe.

Von c. 1700 — c. 1800.

§. 52.

Die Bedeutung des 18. Jahrhundert.

Das Jahr-
hundert d.
Anfäl-
rung.
Immer breiter wird der Strom der Ereignisse, es wächst die
Masse der Erfindungen, Entdeckungen und Bereicherungen, es
runden sich die einzelnen Fächer zu festerem abgeschlossenen
Ganzen, und die in dem Vorigen angedeuteten Theorien gehen
einer weiteren Entwickelung, einer näheren Beziehung zum Praktischen entgegen, während die exakten Forschungen selbst unter
dem Antheile sämmtlicher Nationen gedeihen. Das 18. Jahrhundert ist ein wichtiges, weil die Keime, welche das vorige gepflanzt,
hier erst. zur Reife gelangen, um im folgenden als Blüthe und
Frucht zu erstehen. Wie im Staatenleben, in der Philosophie, in
der Wissenschaft und Kunst hat die Vorbereitung, die als Fortsetzung vom Mittelalter herüberging, ihr Ende erreicht, es beginnt
die That und die Verwirklichung. Noch stritten sich die Völker
für den Eigennutz und die Sonderinteressen ihrer Könige, wie die
Kriege um die Erbfolge in Spanien beweisen; noch herrschten
Frankreichs Despoten unter dem blendenden Schimmer äusseren
Glanzes, der sich auf die Wissenschaften übertrug; aber Montesquieu, Voltaire, Rousseau und Raynal waren Vorläufer
einer Revolution, welche die furchtbarste Lehre für alle Völker
und ihre Herrscher abgab. In England gedieh, wie selbst die
Schriften eines Pope, Goldsmith, Hume, Gibbon, Addison, Johnson beweisen, der Sinn für das Praktische immer
mehr. Dieser wurde durch einen blühenden Welthandel gefördert,
schloss aber leider den Egoismus nicht aus, der endlich die ame-

rikanischen Colonieen zur freudigen Selbsterhebung und Selbstständigkeit führte. Während im Norden das russische Reich unter
Peter, Elisabeth und Catharina sich einer grösseren Macht erfreute
und in die Reihe der civilisirten Staaten Europa's einzutreten versuchte, während Schweden durch Karl XII. mächtig in die Bewegungen Europa's eingriff und für die Wissenschaft einen Dalin,
Lagerbring und Linnaeus erzeugte, zersplitterte sich zwar
Deutschlands politische Kraft nach aussen, da der Glanz der
Kaiserkrone unter Friedrichs des Grossen Macht erlosch, stieg aber
die religiöse Aufklärung durch Joseph II. und Karl Friedrich von
Baden, und fing unter Lessing's glücklicher Leitung die vaterländische Sprache der fremden Eindringlinge sich zu entledigen
und auf eignen Bahnen zu wandeln an. Auch Italiens und der
Niederlande politischer Stern war im Sinken und nur wenige berühmte Namen, wie dort Filangieri, Beccaria, Muratori
und Algarotti, Metastasio und Alfieri, hier Hemster-
huys, Valckenaer, Ruhnkenius, Wyttenbuch und Musschenbrock halten den alten Ruhm aufrecht. Dass aber dieses
Zeitalter die Aufklärung als Wahrzeichen vor sich hertrug, sieht
man am besten aus dem Beispiele Spaniens, da selbst dort durch
Campomanes, Clavijo und Munoz einige Streiflichter auf
die von der Geistlichkeit künstlich unterhaltene Dämmerung fielen.

In der Wissenschaft verschaffte sich das germanische Element immer kühnere Geltung. Es war das durch die eigenthümliche Richtung der Philosophie, welche von nun an in Deutschland ihren Hauptsitz aufschlug, vorzüglich mit bedingt. Gottfried
Wilhelm Leibnitz (1646—1716) war es, der mit genialem Geiste
und mit encyklopädischer Allseitigkeit das Gebiet des Denkens
und Wissens umfassend, die alten Systeme zu einem neuen Gebäude und die Philosophie materiell und formell so umgestaltete,
dass sie in einer ganz eigenthümlichen Auffassung Rationalistisches
und Naturphilosophisches, Theoretisches und Praktisches verarbeitete. An der Vereinigung des Plato und Aristoteles scheiternd,
nahm er den Idealismus und Rationalismus des Descartes an,
fixirte den Spinozistischen Begriff der endlichen Modificationen
des Unendlichen, beseelte die Cartesius'sche Körperlehre durch
seine Monaden, suchte das Ziel der Methode, wie schon Pythagoras, in einer mathematischen Gewissheit der Philosophie und übte
die Demonstration nach Art der Scholastiker, wiewohl auf eine
bessere Weise. Gegen Locke behauptet er demnach die Gewissheit nothwendiger Wahrheiten, die nicht in der Erfahrung, sondern

in der Seele selbst gegründet sei. In diesem, ausführlicher in der Monadologie und Theodicee entwickelten, Gedanken liegt das Grundprinzip der Leibnitzischen Lehre. Darum erklärt er die nothwendigen Wahrheiten für angeboren, nicht dem Bewusstsein, sondern der Anlage nach; die Regeln der Logiker sind ihm beweisender als das Kriterium der Wahrheit des Descartes. Die Schlüsse beruhen nach ihm auf dem Satze der Identität oder des Widerspruchs und dem Grundsatze des zureichenden Grundes. Nothwendig für die Wahrheit der Erkenntniss ist die Uebereinstimmung des Subjectiven mit dem Objectiven, der letzte Quell der Wahrheit aber ist in Gott. Die Monadologie lieferte ihm die letzten Gründe der realen Erkenntniss, die er aus Plato und vielleicht aus Glisson geschöpft hat. Von dem Zusammengesetzten gelangte er zum Einfachen, den Monaden, die den Grund des Ersteren enthalten, nicht von aussen, nur durch sich selbst verändert werden, sich von einander unterscheiden und eigentlich geistige Kräfte sind, die ihren Zustand (Vorstellungen) beständig zu verändern streben = geistige Automaten. Diese Monaden sind abgeleitet von der grossen ursprünglichen Monade (Gott), unterscheiden sich durch den Grad ihres Vorstellens als Körper ohne und mit Apperception (Seelen) oder Thierseelen, und vernünftige Seelen oder Geister. Sie umgeben eine Centralmonade, und jede Monade stellt wie in einem Spiegel das Universum dar (Paracelsus); alle Monaden hängen durch die wechselseitige Bestimmbarkeit zusammen (idealer Zusammenhang). Das ist die *Harmonia praestabilita*. Scharfsinnig bestimmte Le i b n i t z Raum, Ausdehnung und Zeit und die Beweise von Gottes Dasein und Einheit; er huldigte einem Optimismus, indem er Alles für das Beste im Zusammenhange erklärte, und stellte eine Dreiheit von Bösem als Metaphysisches, Physisches und Moralisches in der Ethik auf. Diese begründete er auf Nothwendigkeit und Freiheit und brachte damit das Reich der Natur und Gnade, wie es die Regierung Gottes giebt, in eine eben solche Uebereinstimmung, wie er sie in der Theologie zwischen Vernunft und Offenbarung versuchte. — Bei allen diesen scharfsinnigen und erhabenen Philosophemen von Leibnitz wollen wir nicht verkennen, dass sein Geist mehr in Combination und Analyse als in wirklicher Production und Synthese leistete; dass seine Untersuchung eine einseitig ideelle und rationalistische war, welche durch die Verachtung der Sinneskenntniss der Medicin schaden musste, oder leicht zu einem einseitigen Dynamismus führen konnte, dem die Basis der realen Erkenntniss

darum abging, weil L e i b n i t z diese mit der logischen vermischte
und die Erscheinungen intellectualisirte. Einen eigentlichen direc-
ten Einfluss hatte dieses System aber weder in der Medicin noch
in der Philosophie, sondern führte gerade durch einige Mittelstufen,
da Spekulation und Empirie sich noch immer schroff gegenüber-
standen, zu dem K a n t'schen Kriticismus. Es genügt desshalb,
die folgenden Bestrebungen der Deutschen nur flüchtig zu erwähnen. Denn Christian T h o m a s i u s († 1728) hat nur das Verdienst
die Philosophie durch Bearbeitung praktischer Theile volksthüm-
lich gemacht zu haben, und Christian W o l f († 1754) brachte zwar
durch seinen encyklopaedischen, analytisch - systematischen Sinn
und durch sein bedeutendes Talent für Popularisirung die Philosophie zuerst in ihre encyklopaedische Gestaltung, verbreitete den
Sinn für Ordnung und Methode dadurch zum Vortheil aller übrigen Wissenschaften, belebte den Geschmack für Philosophie allgemein und setzte namentlich eine deutsche Philosophie an die
Stelle der Scholastik, — aber auch Er verarbeitete im Grunde
doch nur fremde, grösstentheils Leibnitzische Ideen eklektisch,
suchte in dem Formalen, Logischen und Demonstrativen sein Hauptziel und verbreitete einen Dogmatismus, der von dem die Spekulation besonders betreffenden Skeptikismus H u m e's († 1776), den
Reid, Beattie, Priestley u. A. anfochten, und dem damals herrschenden Empirismus der Franzosen wunderbar abstach und endlich in einen seichten Eklekticismus ausartete.

§. 53.
Stahl. Fr. Hoffmann. Boerhaave.

Auch die ersten theoretischen Bestrebungen dieses Zeitraums
in der Medicin waren nur modificirte und combinirte Fortsetzungen
früherer Dogmen; es waren dieselben Richtungen, die s p i r i t u a -
l i s t i s c h e, c h e m i a t r i s c h e und i a t r o m a t h e m a t i s c h e, wie
dort von H e l m o n t, S y l v i u s und B o r e l l i, hier von S t a h l,
B o e r h a a v e und F. H o f f m a n n getragen und geleitet. Schon
Paracelsus, noch markirter H e l m o n t hatte in seinem Archeus ein
g e i s t i g e s Princip dem Organischen vorgesetzt, D e s c a r t e s lehrte
den Beweis der Immaterialität der Seele und ihren Einfluss auf
die Functionen, W i l l i s unterschied eine Anima vegetativa und
Brutorum, P e r r a u l t (1680) wies die Abhängigkeit der Verrichtungen von der Seele nach, bis Georg Ernst S t a h l (geb. zu Ans-
bach 1660, Lehrer zu Jena 1685, Professor in Halle 1694, Leib-

arzt in Berlin 1716, daselbst gestorben 1734) durch eine pietistisch-melancholische Richtung, durch Schärfe des Geistes und transcendental-speculative Denkungsweise dazu bestimmt, dieses psychische Princip, welches wir nur als einen concreteren und consequenteren Ausdruck früherer, insbesondere Paracelsischer, spiritualistischer Ideen zu betrachten haben, mit Unterordnung aller materiellen Lebensakte und mechanischer Wirkungen an die Spitze des Lebens stellte, als einzige Quelle desselben, welche zugleich die kleinsten Theile durchriesele. Er trieb diese Verachtung der physikalischen und chemischen Theorie, deren Gegensatz ihm doch eigentlich erst die seine gelehrt, so weit, dass er vor der Anwendung der Physik und Chemie, obgleich er sich um Letztere ausserordentlich verdient gemacht hatte, wie vor der feineren Anatomie, als unnütz für die Theorie warnte. Diese habe sich blos mit den (allerdings nur empirisch zu erforschenden) Gesetzen der Lebensbewegungen zu beschäftigen. Die Passivität des Körpers, der nur durch den immateriellen und geistigen Act der Bewegung in Thätigkeit gesetzt wird, ist die Basis seiner Theorie, die Bewegung (wie bei Descartes) das Wesen des Lebens; die Materie aber an sich ist todt. Dadurch unterscheiden sich organische von unorganischen, lebende von gemischten Körpern, deren genauere Unterschiede Stahl aufzählt. Der Grund aller Lebensthätigkeit, die er wie Paracelsus als organisch-einheitliche zusammenfasste, ist auch ein einheitlicher und einziger, nämlich die Seele, d. i. ein immaterielles Wesen (nicht mehrere Kräfte), gleich der „Natur" der Alten, die sowohl bewusst als unbewusst handelt in dunklen Empfindungen und unwillkürlichen Bewegungen, dem Instinct. Die Seele, die später von Stahl nun eben auch Natur genannt wird, ist die plastische Kraft, welche den Körper baut, die Theile ernährt, wieder erzeugt und das Verlorene ersetzt. Sie hat die für die Ernährung nöthige Kenntniss von der schicklichen Mischung der Theile und von den anzusetzenden Stoffen. Das Wie? lehre der Mechanismus der Theile. Sie verrichtet auch die Absonderungen (nicht wie die Corpuscularphilosophie lehrt). Stahl nimmt aber auch, da er das Unzureichende dieser ohnehin sehr widersprechend und unfasslich definirten „Seele" fühlte, eine Art untergeordneter organischer Kraft an, die er tonische Lebensbewegung nennt, und womit er doch wieder den anderseits bekämpften introphysischen Theorien seiner Zeit huldigte. Diese Kraft treibt durch Spannen und Erschlaffen der Theile Blut und Säfte fort, bewirkt die Absonderungen gewisser Säfte und ist die Ursache aller Congestio-

(margin: Stahl's physiol. Grundsätze.)

nen, Fieber, Blutungen, Ausscheidungen, Krämpfe, wird aber
immer von der Seele geleitet. (Es erinnert diess theilweise an
die Methodiker, an Glisson; selbst an die spätere Stasenlehre.)
So beruht auch die Krankheit auf einer „gestörten und unordent- Stahl's
lichen Idee von der thierischen Oeconomie", oder auf abnormer pathol.
Beschaffenheit oder Bewegung der Materie und Organe, wobei die Grund-
Seele das Bestreben offenbart durch Gegenwirkungen vermöge sätze.
der tonischen Bewegungen der festen Theile die Gesundheit zu
erhalten kritisches Bestreben, in Fieber besonders ersichtlich, oder
Autocratie der Natur). Der Gradmesser dieser Bewegungen ist
das Temperament, dessen ätiologische Bedeutung bei Stahl sehr
hoch steht. Den materiellen Verderbnissen der Säfte, welche Stahl
den Chemiatrikern zum Trotz beschränkt und nur aus krankhafter
Bewegung ableitet, arbeitet die Natur so entgegen, dass selten
Krankheit und Tod aus ihnen entsteht, obwohl die Unvollkommenheit der Seele, ihre Irrthümer, Trägheit, Furcht und Verzweiflung
oft die Heilung verhindern. Aus der Lehre von der tonischen
Bewegung folgt die Theorie der Vollblütigkeit, welche die häufigste Ursache der Krankheiten ist, durch Blutungen erleichtert
wird und den Sitz in der Pfortader nimmt, deren Gefässe entweder verengert oder erweitert sind. Im Zusammenhange hiermit
steht Stahl's scharfe Begrenzung der (passiven) Stockungen und
(mehr aktiven) Congestionen, als deren Folge er die Entzündungen
bezeichnet. Schärfen der Säfte sind erst secundäre Folgen falscher
tonischer Bewegungen. Krämpfe und Convulsionen sind nicht Rei-
zungen des Nervensystems, sondern der Höhepunkt tonischer Bewegungen. Selbst die Schmerzen suchen nur das Gleichgewicht
der tonischen Bewegungen wiederherzustellen. — So haben diese
pathologischen Grundsätze, welche im Grossen und Einzelnen
einen tiefen Blick in die Natur der Krankheiten werfen, Quantitatives und Qualitatives durch die Annahme der Vollblütigkeit und
der tonischen Bewegung, Dynamisches und Organisches durch die
Seele und tonische Bewegung, oder, genauer gesprochen, Psychisches und Mechanisches und in gewissem Sinne auch Solidar-
pathologisches mit den Grundsätzen der Alten vereinigt. Consequent musste Stahl die Autocratie der Natur zu beobachten und
zu leiten suchen und, desshalb an Sydenham anschliessend, in
thesi den einfachen hippocratischen Lehren in der Therapie folgen.
Aber wie wir vergebens einen innigen Zusammenhang zwischen
seiner Psyche und seinen pathologischen Ideen suchen, so ver-
missen wir die Consequenz und Festigkeit der Grundsätze noch

262   Stahl's Therapie. Schicksal seiner Lehre.

Therapeu-weit mehr in seiner aller bestimmteren Regeln entbehrenden The-
tische rapie. Sie bewegte sich vorzüglich um Ausleerungsmittel aller
Grund- Art, besonders den Aderlass (nach Sydenham's Beispiel, und wahr-
sätze. scheinlich im Zusammenhange mit dem damaligen *Genius epidemicus*), aber verschmähte auch Arcana und Reizmittel nicht und
liebte nach vielen vorgefassten Meinungen das eine Mittel, verschmähte das andere aus derselben Willkühr, — so wieder einen
deutlichen Beweis gebend, wie das Heil der Medicin nicht in der
aprioristischen Theorie besteht. Es ist gerade die Consequenz derselben, welche ihren praktischen Werth beeinträchtigt und schliesslich bei aller Herrlichkeit ihren Untergang als solche herbeiführt.
Andererseits aber zeigt das Streben die Theorie auf die Praxis
gewaltsam zu beziehen nur um so deutlicher die Unabhängigkeit
beider Theile, je weiter dadurch die Kluft zwischen ihnen sich öffnet.

Schicksal Die Lehre Stahl's, dieses grossen, geistig über seinen Zeit-
der Stahl'-genossen hervorragenden Denkers mit allen ihren nach der dyna-
schen mischen und organischen Seite hindeutenden Vorzügen war eine
Lehren. viel zu tiefsinnig abstrakte, dem damaligen mechanischen Treiben
zu sehr widersprechende und isolirte, die Persönlichkeit des Urhebers eine zu in sich gekehrte, nach aussen hin zu schroffe und vom
Glanze seines Zeitgenossen Hoffmann's überstrahlte, um sich schnell
grosse Anhänger zu verschaffen, die mehr geleistet hätten, als eine
nachbetende Aufnahme. Dadurch eine reine, rationelle Empirie
herbeizuführen vermochten weder Kundmann († 1751), noch
Carl (1645—1757), der in der Therapie sehr von Stahl abwich, noch
Coschwitz (1679—1729), Gohl († 1733), Alberti (1681—1757),
Fr. Richter (1747), Madai († 1780), Gölike (1735), Juncker
(† 1759), Nenter (1714), die ihm zunächst in Deutschland folgten, und nur das Verdienst der weiteren Ausbildung für sich in
Anspruch nehmen können. Die Stahl'sche Theorie ging aber endlich mit der Iatrophysik eine Vereinigung ein, die zwar mit Recht
die Selbstständigkeit Beider beschränkte, aber nicht eine wirkliche
innere Verschmelzung der Materie und Kraft, vielmehr nur eine
äussere Verbindung, eine Belebung des Todten durch das ihm
entgegengesetzte Seelische darstellte. Die neben dem Spiritualistischen aus dem vorigen Jahrhunderte noch überlieferte Iatrophysik nämlich, welche schon zu Ende des vorigen Zeitraums mit
den chemischen Theorien sich zu vereinigen gesucht hatte, nahm,
ihre Unzulänglichkeit fühlend, die Stahl'schen Grundsätze an, um
die Erscheinungen des Mechanismus aus höheren Principien zu
erklären. Diese Richtung verfolgten Fr. Nicholls (1736), Joh.

Tabor (1724), R. Mead († 1754), der auch als Nosolog berühmte Franz Boissier de Sauvages († 1767), Carrère († 1802), Hamberger († 1755) und J. G. Krüger († 1760), am originellsten Kaauw Boerhaave († 1738), der Neffe des grossen Boerhaave, russischer Leibarzt, welcher auch die anatomische Verschiedenheit zwischen Empfindungs- und Bewegungsnerven, die Idee eines Kreislaufs zwischen Nerven und Blutgefässen aussprach, über den Consensus gute Ansichten hatte und das ἐνορμῶν der späteren Hippocratiker annahm. Eigentliche Stahlianer aber waren mit verschiedenen Modificationen sowohl der Theorie als der Praxis: Porterfield, Rob. Whytt († 1766, um die Physiologie der Bewegung, Nerven und Muskeln verdient), Th. Simson (1752), Sam. Farr (1771), Godart (1755), de la Caze († 1765), Robert (1763), Claude le Cat († 1768) in Frankreich, Kratzenstein, und mit grosser Unpartheilichkeit J. A. Unzer († 1799) in Deutschland. Hier fasste man zuletzt mit Medicus († 1808) in Mannheim und mit Ernst Platner (1744 — 1818) dieses Seelenprincip um eine Stufe materieller als Nervengeist auf. Auf diese Weise ging endlich das Stahl'sche System nachdem es von den Einen missdeutet oder nicht verstanden, von den Andern übermässig verehrt worden war, bleibend und wissenschaftlicher gerechtfertigt, in einen Dynamismus über, den spätere Ereignisse weiter motiviren.

Indessen bildete sich auch die iatrophysische Ansicht fort, was um so erklärlicher war, als die Naturwissenschaften überhaupt; — wir erinnern an die Mineralogen Klaproth und Werner, an die Botaniker Linné, Kämpfer u. A., an die Zoologen Daubenton, Schreber, Spallanzani, Buffon u. A. — insbesondere aber die Physik und Chemie grosse Fortschritte machten. Mit diesen Fortschritten war aber auch zugleich die unnatürliche Trennung beider Fächer gefallen und dies musste wiederum auf die Verbindung iatrochemischer und iatrophysischer Ansichten in der Heilkunde führen. Die grossen Entdeckungen in der Physik von Newton, Bernoulli, Hamberger, Musschenbrock, Euler (Verbindung der Physik mit der Mathematik) Halley (Magnetismus), Franklin, Kleist, Galvani, Volta (Electrizität und Galvanismus), der Aufschwung, den die Chemie durch Stahl's „phlogistisches" System, dann durch die Arbeiten von Neumann, Marggraf, Geoffroy, Cavendish, Priestley, Scheele, Bergmann, Boerhaave und endlich durch das antiphlogistische System des Lavoisier († 1794) nahm, mussten nothwendig auch zu verdienstvollen Untersuchungen über das Physikalische und Chemische im Organismus führen, welches, wo es höheren Gesichtspunkten untergeordnet wurde, seinen vollen und **Italien.** grossen Werth hatte. Italien, das Vaterland der Iatromathematik, trug in diesem Jahrhunderte durch M i c h e l o t t i († 1740), P o l e n i (1724), F r a c a s s i n i und M a z i n i wenig zur Vervollkommnung derselben bei; desto lebendiger regte sich Newton's Geist in dem **England.** würdigen Georg C h e y n e († 1748), der die spiritualistische, chemische und mechanische Ansicht vereinigte, in Jerem. W a i n e - w r i g h t (1707, über Absonderungen), M o r l a n d (1703), Henr. P e m b e r t o n (1774, über Muskelkraft), N i c. (1725) und B r y a n R o b i n s o n (1738), N i c h o l l s (über Zeitmomente der Bewegung), T a b o r, G. M a r t i n e (1742, über Blutgeschwindigkeit), M e a d, W i n t r i n g h a m († 1794), bis mit B a r r y (1759) unter grösserer Verbreitung der Methode Bacon's die Iatrophysik in E n g l a n d er- **Deutsch-** losch. In D e u t s c h l a n d, wo die Wolf'sche Methode die mathe- **land.** matische Auffassung begünstigen musste, fehlte es den Anhängern dieser Schule dennoch an originellen Denkweisen, daher sind nur wenige Anhänger dieser Kategorie mit Auszeichnung zu nennen, nämlich: H a m b e r g e r (über Absonderungen), J. Fr. S c h r e i b e r († 1760), J. G. B r e n d e l († 1758), J. G. K r ü g e r (der aber auch chemische Theorien hat), J o h a n n († 1748) und D a n i e l B e r - **Frank-** n o u l l i († 1783) verdient um Puls, Muskelbewegung, Verlust der **reich.** Materie, N e i f e l d († 1772) und L a n g s v e r t (1763). In F r a n k - r e i c h ist in dieser Rücksicht B o i s s i e r d e S a u v a g e s als origineller und scharfsinniger Denker rühmlichst zu erwähnen. Bei allen diesen Iatrophysikern, mögen sie nun ein psychisches Moment als wirkende Ursache setzen und das Physikalische blos zur Erklärung der Art und Weise, oder auch es als wesentliches Princip der Erscheinungen ansehen, spielen die Hauptrolle: die Elasticität, das Gesetz der Schwere, die Attraction, die Vibrationen, die Verstopfungen, der Widerstand der Wände, der Durchmesser der Gefässe, bis man weiterhin die Mechanik vorzüglich auf die Erklärung der Bewegungen beschränkte (W i n s l o w († 1760), P a r e n t (1705), M a u d u i t († 1792), V i c q d'A z y r († 1794), B a r t h e z, S i l b e r s c h l a g († 1791), H u b e r, W e i s s u. A. Dagegen tauchten zu Ende dieses Jahrhunderts, als die wichtigsten Entdeckungen, welche die Physik und Chemie gänzlich reformirten, den theoretischen, um ein Lebensprincip sorgenden Aerzten höchst erwünscht kamen, theils erklärend, theils principiell die introchemischen und physikalischen Dogmen wieder stärker auf. So ent-

nahm man der Lavoisier'schen Theorie den Sauerstoff als
Princip des Lebens und der ganzen organischen Natur, leitete
aus seinem richtigen Maasse, Mangel oder Ueberfluss Gesundheit
und Krankheit ab, bestimmte nach ihm die Therapie und führte
neue Mittel auf diesen Grundsatz hin ein. So entstanden Girtanner's († 1800) Sauerstofftheorie; die chemischen Theoremen von
Beddoes († 1808), Thornton, Ingenhouss († 1799), G. Ch.
Reich (1800), J. Ch. Reil († 1814), und Baumes's vollständige
Iatrochemie (1798). So wendeten Al. v. Humboldt (1797),
J. W. Ritter († 1810), Leopold Reinhold auch die Lehre von
der Electricität auf die thierische Oekonomie an. Obwohl man
nun hierin, wie in der Annahme der Polarität (Prochaska)
u. a. physikalischen Gesetzen, nicht mehr wie früher das Wesen
des Lebens suchte, begnügte man sich doch, namentlich in der
naturphilosophischen Schule, welche diese physikalischen Gesetze
mit den organischen identificiren lehrte, mit allgemeinen, äusserlichen, vergleichenden Ausdrücken, Analogieen und Schiboleths, als
ob denn endlich das Räthsel gelöst, die tiefsten Gründe wissenschaftlich erfasst worden wären.

Zum System aber wurde die iatrophysische Ansicht vollends Friedrich
in Deutschland, dem Lande der Systematik, um auf solcher Höhe Hoffmann.
erst recht die Unausführbarkeit derselben als Theorie und die
Nutzlosigkeit für die Praxis darzuthun. So stellte sich nach natur-
nothwendigen Entwickelungsgesetzen der Einseitigkeit des Spiritualismus die des Materialismus entgegen. Dieser aber, um nicht
ganz des belebenden Princips beraubt zu sein, schuf sich nach
dem Beispiele der alten ionischen Schule ein Mittelding zwischen
Geist und Körper, nannte es „Aether" und liess es den todten Mechanismus durchdringen. Der Schöpfer dieses Systems heisst
Friedrich Hoffmann. Geb. im J. 1660 zu Halle, ein Schüler des
Iatrochemikers Wedel und später mit Robert Boyle, dem Iatrophysiker, näher bekannt, praktizirte er anfangs in Minden, dann
als Landphysikus in Halberstadt; von 1694 an ward er Professor
in Halle, 1709 Leibarzt in Berlin, ging aber 1712 wieder nach
Halle zurück, wo er 83 J. alt, im J. 1742 starb. Vergeblich
suchen wir nach der begründeten Ursache eines so grossen Rufes,
wie ihn dieser glücklichste Arzt seiner und vielleicht vieler anderen Zeiten bei seinen Zeitgenossen erlangte, wenn wir sie nicht
in seinem praktischen Leben, in seinen glücklichen Curmethoden,
vorzüglich aber in dem Glanze finden, mit dem er als Schriftsteller durch die Originalität und Bizarrerie seiner Lehrsätze.

welche den Meinungen und dem Treiben vieler damaligen des
Selbstdenkens entwöhnten Aerzte entsprachen, sowie durch die
anscheinend gründliche und consequente Beweisführung, durch
Fasslichkeit und Belesenheit zu blenden wusste. Nicht so unbedingt lobend darf die Nachwelt über ihn urtheilen, die sich wohl
seine oppositionelle Stellung gegen Stahl und die Richtung seiner Lehren zu erklären weiss, aber bei aller vorurtheilsfreien Anerkennung seiner praktischen Verdienste die Unhaltbar-
keit und den nachtheiligen Einfluss seiner Hypothesen einer strengen Rüge unterwerfen muss, und dies um so mehr, als sie lange
Zeit die Regungen der Wissenschaft gefesselt hielten. Und dieses
angebliche System war nicht einmal neu, sondern von Glisson,
Pacchioni († 1726) und Leibnitz entlehnt. Er nahm fürlieb
mit den allgemeinen Wirkungen, ohne sich bis zu den Kräften
zu erheben. Sein erster Grundsatz ist — eine Hypothese: dass
der menschliche Körper mit materiell bedingten, die Bewegung
vermittelnden Kräften begabt sei, welche als Cohärenz und Widerstand, nach Mass, Zahl und Gewicht wirken. Das belebende Princip ist der allgemein verbreitete Aether, welcher bei Hoffmann an
die Stelle der Psyche Stahl's und der Lebensgeister der übrigen
Iatromathematiker tritt. Dieser feine, flüchtige, ausdehnbare, also
materielle, im Gehirn abgesonderte, im Blute befindliche, aus der
Atmosphäre gezogene Aether ist es, der alle Actionen durch die
Nerven, in welchen er fortgeleitet wird, vermittelt. Die Theilchen
dieses Aethers (bei Leibnitz: Monaden) haben eine bestimmte Idee
von dem Organismus und bilden und erhalten ihn nach diesem
Begriffe ihres Zweckes, wie auch durch sie die Seele auf den
Körper wirkt. Also nimmt Hoffmann mit Stahl eine Seele an, und
doch läugnet er alle dunklen Perceptionen, den vernünftigen und
unbewussten Einfluss der Seele hartnäckig! Gegner des Hippocrates im Punkte der Autocratie der Natur, sucht er eine Stütze in ihm,
der für Jeden Jegliches enthalten muss, für die mechanische Medicin.
Was nicht anatomische und physische Gründe sind, hält er für
leere Grübeleien, und doch gibt es für den Aether weder die einen,
noch die anderen. Alles führt er auf Bewegung zurück, auf den
„Tonus", das Princip der Bewegung aber wirkt nach Gesetzen
höherer Mechanik, die freilich erst noch erfunden werden sollten.
Die Bewegung des Herzens und der Arterien enthält den Grund
für die Integrität der Mischung, für das Leben. Die Säfte, —
also das dritte Ingredienz der Hoffmann'schen dynamisch-mecha-
nisch-humoralistischen Theorie, welche man zum rationellen Sy-

steme zu stempeln versucht hat, — die Säfte erregen durch ihre Ausdehnung Elasticität, Zusammenziehung der Gefässe, Bewegung. Aber ihre Mischung hängt von den festen Theilen ab, auf welche die Aussendinge einwirken. Anderwärts aber wirken wieder die Aussendinge auf die Säfte selbst, werden diese durch Schärfe u. s. w. zu krankmachenden Ursachen. Eine zweite Art der Bewegung ausser dem Kreislaufe bildet (nach Pacchioni und Baglivi) die Systole und Diastole der Hirnhäute, welche die Nervenflüssigkeit fortbewegen. Durch mechanischen Zusammenhang der Nerven vermittelt dieses Fluidum den Consensus.

Bis zu einem gewissen Grade ist die Consequenz in Bezug auf das Bewegungsprincip bei Hoffmann festgehalten, denn auch seine Pathologie stützt sich auf die Bewegung, den durch das Nervenprincip (also dynamisch) motivirten „T o n u s", und anerkennt entweder Anspannung oder Erschlaffung, Krampf (wozu Fieber, Entzündung u. s. w. gehören) = heftige, Atonie = schwache Bewegung. In diese willkürlichen Rubriken werden alle Krankheiten eingezwängt, und Säfteverderbnisse nur für secundär erklärt. Die Krankheitsursachen wirken durch Druck und Ausdehnung auf die festen Theile. Hier verlässt aber Hoffmann die Folgerichtigkeit und er nimmt auf einmal, weil er nicht anders darf und kann, auch Einwirkungen durch Gefässatonie auf das Blut an, welche auch wieder als Krankheitsursachen gelten, und statuirt kaustische, serös-lymphatische Materien, zurückgehaltene Ausleerungen, Entmischungen der Nervenflüssigkeit, salzige Stoffe, Säuren, erdige Theile, Fäulniss in grobmateriellem Sinne, ganz als Humoralpatholog sich geberdend. Da er uns den Aether aus der Luft saugen lässt, ist es erklärlich, dass er auch daselbst in falscher Mischung Krankheitsstoffe findet, und epidemische und atmosphärische Einflüsse würdigt: aber nicht, warum er Constellationen, Planeten, Teufel und Dämonen, wahrhaft aus der Luft gegriffen, zu ätiologischen Momenten stempelt. Mit Stahl nimmt er überdies auch die Vollblütigkeit und die Pfortader (aus Atonie) als Ursache und Sitz vieler Krankheiten an. Es war ein Glück, jedoch zugleich eine Nothwendigkeit, dass diese Hypothesen auf die Praxis Hoffmann's keinen Einfluss hatten, und so hat er im Einzelnen Gutes geleistet, besonders in der pathologischen Anatomie, wo er die Darmschleimhaut als häufigsten Sitz der Krankheit aufstellt. Interessant ist es, dass er das Rückenmark schon als Quelle des Fiebers bezeichnete. Aber noch verdienstlicher ist es, dass er in der Therapie mit Baglivi die Erfahrung ehrte und an die Spitze

Hoffmann's praktische Grundsätze.

stellte und so die Unabhängigkeit der Praxis, das Erforderniss
ihrer selbstständigen Ausbildung nach dem Muster des Hippocrates,
Paracelsus und Sydenham bewies. Abgesehen also von seiner
Eintheilung der Arzneimittel (der Theorie der Atonie und des
Krampfes zuliebe) in stärkende und besänftigende, von der Erklärung ihrer Wirkung nach natürlicher Verwandtschaft und sinnlichen Eigenschaften (Signaturen), giebt er doch den Krankheitsursachen (Säften) zu Liebe auch ausleerende und verändernde
(alterantia) Mittel zu, lehrte, die Einfachheit, beachtete die Diätetik (Bewegung, Hunger, Kälte) hielt auf Krisen, Bestrebungen der
Natur und stand vorsichtig oft mitten inne zwischen Handeln
und Erwarten. Er liebte den Aderlass und die milderen Ausleerungsmittel, besonders aber die reizenden und stärkenden Arzneien, und machte sich überdiess um die Einführung und den
Gebrauch der mineralischen Wässer, die er chemisch untersuchte,
(z. B. Lauchstädt bei Halle), der warmen Bäder, des kalten Wassers, des Weins (chemische Analyse), der Schwefelleber, des Cam-
phers, der China, des Opiums, der Eisenmittel, der ätherischen
Oele verdient, — ein Verfahren, das wahrscheinlich mehr als aus
Deduktion von den pathologischen Kategorien in dem damaligen
Vorwalten nervöser Uebel seinen Grund und seine Wirkung fand
und der einseitigen Humoralpathologie kräftig entgegenwirkte.
Hoffmann selbst beweist sich uns demnach als keiner beschränkten Methode vorzugsweise zugethan, und so als ein unparteiischer
Heilkünstler. Seine Praxis scheint ursprünglich eine experimen-
tielle. Die theoretische und logische Zuthat sollte sie nach den
damaligen und noch heute theilweis geltenden Galenischen Postu-
laten der Wissenschaftlichkeit als rationell darstellen. Ja es wäre
nicht unmöglich, dass diesem auf so falscher Basis beruhendem
Zwecke zuliebe der Rückschluss von dem Therapeutischen die eigenthümliche Dichotomie des Krampfes und der Atonie, — also die
Pfeiler der Hoffmann'schen Theorie, begründet haben könnte.

Schicksal
der Hoff-
mann'-
schen
Lehre.
Wir haben bereits oben erwähnt, dass die Hoffmann'sche
Theorie mehr als die tiefsinnige und schwerverständliche Stahl'-
sche dem Geiste der Zeit und der damaligen Philosophie und
mechanischen Richtung im In- und Auslande entsprach, und dürfen
uns daher nicht wundern sie allgemein verbreitet zu sehen. Die Popularität des Ausdruckes, die scheinbare Consequenz und Rationalität,
die Form des Thatsächlichen nebenbei, obwohl Hoffmann eben nur
auf der Oberfläche stehen blieb und zu Hypothesen und willkührlichen Deutungen seine Zuflucht da nahm, wo er eben in die Tiefe

geben musste, vor Allem aber der Eklekticismus, der in diesem
Aufbau willkührlicher, aber natürlich und lockend verbundener
Sätze lag und von Allem, Dynamischem, Mechanischem, Iatroche-
mischem Etwas gab, trug besonders bei die Hoffmann'schen Ansichten in Aufnahme zu bringen, welche einerseits mit dem Hippocratismus, andererseits mit der Haller'schen Irritabilitätslehre verbunden
wurden. Die Professoren der Universität Halle, J. H. Schulze
(1607—1744), And. El. Büchner (1701—1769), E. A. Nicolai
(1722 — 1802), Ad. Nietzky († 1780) und J. P. Eberhard
(1722—1779); die Vertheidiger der Nervengeister: Ch. M. Burchart (1772) und J. Ph. Burggrav (1725 und 1729), der entschiedene Solidarpatholog und Förderer der Lehren von den Sym-
pathicen, Rego in Löwen († 1754), Browne Langrish (1733),
D. Hartley (1749), K. Perry (1755), Malcolm Flemyng (1741
und 1751) in England; Dufieu (1763) und Ant. Pusati gehören zu den bekannten Anhängern des Hoffmann'schen Systems.
Thom. Brini (1729) und de Clarellis (1744) bestritten die
„Lebensgeister" durch Gründe und Experimente. Sauvages
versuchte eine Vereinigung mit den Stahl'schen Grundsätzen.

Wenn Stahl die Bewunderung seiner Zeitgenossen verdiente, Boer-
haave.
so lag dies in der Erhabenheit seiner Lehre; wenn sie Hoffmann noch weit mehr zu Theil wurde, so lag dies in seiner Zeit
und seiner Anbequemung an dieselbe; wenn aber Boerhaave
den Ruhm Beider theilte, und sogar über die Grenzen Europa's
hinaus einen Glanz um sich verbreitete, der mit seinen wissenschaftlichen Bestrebungen und Leistungen in keinem Verhältnisse
stand, so lag dies rein in seiner Persönlichkeit, durch die er
als Mensch, Arzt und Lehrer eine solche Pietät sich zu erwerben
wusste, dass eine gleiche Liebe der Zeitgenossen, eine gleiche
Verehrung und Anbetung der Schüler ein seltenes Beispiel für
immer bleiben wird. Hermann Boerhaave, geb. 1666, Professor
der Medicin und Chemie in Leyden, auch Direktor einer Klinik,
früher Theolog, dann Arzt, grösstentheils Autodidact († 1728),
verdankt seiner grossen Gelehrsamkeit, die sich auch über orientalische Sprachen, Mathematik, Botanik und besonders Chemie erstreckte, wie seiner Beredsamkeit und seiner Begeisterung für die
Wissenschaft die unbedingte, ja schwärmerische Anhänglichkeit
seiner Schüler, welche ihn durch Commentare und Fortsetzungen
seiner Lehren erhoben, wie Gaubius, van Swieten, Haller,
de Haën u. A. Er dankt seiner praktischen Geschicklichkeit,
seiner reinen von der Theorie unabhängigen Beobachtungsgabe

den grossen Ruf als Arzt, der bis an die Höfe Europa's und in
die fernsten Welttheile drang; seinem Eklekticismus endlich zwar
die Verbreitung einer an sich unbedeutenden und unhaltbaren
Theorie, aber auch die untergeordnete Stellung, die er in der Geschichte der Medicin einnimmt. Ein Schüler S y d e n h a m's,
M a l p i g h i's, B e l l i n i s's und P i t c a i r n e's vereinigte er, so weit
dies Vereinigung genannt werden kann, die iatromathematische
Ansicht mit der hippocratischen Methode in der Praxis; ein Ver-

Boerhaa-
ve's theo-
retische u.
praktische
Grundsätze

mittler zwischen den dynamischen, physikalischen und chemischen
Lehren der damaligen Epoche, nahm er neben den ersteren die
mechanischen Ansichten H o f f m a n n's und die chemischen des
S y l v i u s an, so zwar, dass, wenn bei H o f f m a n n das Dynamische eine Z u g a b e, ein Supplement, das Chemische eino I n c o n-
s e q u e n z war, bei ihm alle drei Richtungen gleichzeitig nicht
etwa im vernünftigen Eklekticismus, sondern im verworrenen Ge-
menge vereint erscheinen. Diese Verwirrung und Unsicherheit zeigt
sich auch in seiner Eintheilung der Krankheiten, welche physikalische, (straffe und laxe Faser) und chemische (Acrimonia, Glutino-
sum pingue, Alkalescenz u. dgl.) Kategorien aufstellt. Doch machte
sich vorzugsweise das c h e m i s c h e E l e m e n t geltend, wie aus
den sauren, herben, aromatischen fettigen, glutinösen, salzigen,
öligen, seifenartigen, gemischten Schärfen Boerhaaves, und aus der
gegen sie angewendeten Reinigungs-, Versüssungs-, Auflösungs-
und Ausleerungsmethode ersichtlich ist. Diese Iatrochemie war
eine weitere Ausbildung der alten Humoralpathologie, die der überdies hippocratischen Methode Boerhaaves nahe lag, und so bildete
sich immer compacter und concreter aus der Iatrochemie die Humoralpathologie ans, welche der aus der Iatrophysik hervorgegangenen Solidarpathologie das Gleichgewicht hielt. Eine in unsere
Zeit hereinreichende Leistung Boerhaaves in pathologischer Beziehung ist seine Auffassung der Entzündung, in welcher er die
neuerdings gewürdigten Vorgänge der Gefässverengerung und
Erweiterung und die Stockung und Reibung der Blutkörperchen schon auffindet, sowie das Zurückführen des Fiebers auf
eine krankhafte Wechselwirkung zwischen Herzblut und Herznerven. Aber auch noch in anderer Beziehung hat er leider Beziehungen zur Gegenwart, indem er durch die Aufstellung von
ganzen Klassen von Arzneimitteln, wie der Alterantia, Stimulan-
tia, Expectorantia, Solventia n. dgl. eine nach den einseitigsten
Erfolgen sich richtende Oberflächlichkeit und einen Schlendrian in

der Betrachtung der Mittelwirkungen begünstigte, deren schädliche
Einwirkung auf die Praxis keiner weitern Darlegung bedarf.

Inmitten so vieler abweichenden Theorien musste sich nun
anch ein Eklekticismus bilden, der in der frühcren Zeit bei der
stets überwiegenden Richtung nach einer Seite hin weniger nötbig
war, aber von dieser Zeit Boerhaave's an neben den verschiedenen Dogmen vermittelnd bis auf unsere Generation herabrei-
chend, nicht selten in seichte Meinungslosigkeit, Indifferenz und
Unthätigkeit ausartete, aber wenn von Urtheilsfähigkeit und Vernunft dictirt und geleitet, gewiss vorzüglicher ist, als der einseitige Dogmatismus einzelner Schulen. — Zu den Eklektikern der
damaligen Zeit gehören als nächste Nachfolger Boerhaave's: Joh. de
Gorter († 1762, nahm eine vitale Bewegung, reizende Veranlassungen und Lebensgeister an, und war sonach auch Vorläufer
der Erregungstheoretiker), Hieron. Dav. Gaubius († 1780, Verf.
einer berühmten Pathologie mit den Kategorien von Reizung, Perception des Reizes und Reaktion), Oosterdyk Schacht († 1791)
in Holland, J. Lieutnnd († 1780) in Frankreich, Santorini
(† 1737) und Fracassini (1750) in Italien, Ch. G. Ludwig
(† 1773), R. Aug. Vogel († 1774), Joh. Th. Eller († 1760),
Sam. Schaarschmidt († 1747) und der vorzügliche Praktiker
und berühmte Commentator Boerhaave's, Gerard van Swieten
(† 1772) in Deutschland.

Schüler
Boer-
haave's.

§. 54.
Die Irritabilitätslehre Hallers.

Mit den bisher geschilderten Versuchen ist die Verschiedenheit der Richtungen in der damaligen Heilkunde bezeichnet, sowie
die successive Fortbildung und Herausarbeitung bestimmter Phasen der Theorie und Praxis gegeben. Aus der organischen Einheit des Paracelsus, in welcher Dynamismus und Materialismus
sich die Wage hielten, bildete sich unter vorzugsweiser Beachtung
des von Diesem mit eingeleiteten Chemismus die Iatrochemie,
als ihr Gegenstück ergänzend die Iatrophysik, welche Letztere direkt zur Bewegung führte und zur Belebung des Chemisch-
Physikalischen mittelst des allgemeinen gefassten: Dynamismus
oder Vitalismus. Die Praxis ging selten ihren experimentellen,
selbstständigen Weg, sie band sich vielmehr an die Theorie und
suchte sich rationalistisch auf die pathologischen Vordersätze zu

stützen. Im Allgemeinen aber bezog sich die ganze Auffassung immer mehr auf Concretes und auf eine physiologische Betrachtungsweise der Lebensvorgänge, welche sich freilich noch sehr viel des Dogmatischen, Hypothetischen und Einseitigen nicht ersparen konnte, so lange das exakte Material so dürftig war, die aber schliesslich doch wieder in die organische Einheit als Spitze

Die Entwickelung der Irritabilitätslehre aus dem bisherigen Verlauf der Geschichte. hinauslief. So gelangte die einmal begonnene reale Richtung der Medicin durch concretere Auffassung und Ausbildung des Einzelnen in Gegensätzen zu einer Ausgleichung der Einseitigkeiten und zum Begriffe des Organismus, den schon Paracelsus in allgemeinen Umrissen erfasst hatte. Die mechanische Ansicht führte, da sie die festen Theile, die Form und die Bewegung vorzugsweise im Auge hatte, zur Solidarpathologie und in besonderer, abgeleiteter Fassung zum Dynamismus, die chemische Ansicht mit der Rücksicht auf die Flüssigkeiten und auf die Mischung zur Humoralpathologie. Während diese aber ohne weitere Uebergänge aus der chemischen Ansicht hervorging, da sie fast mit ihr zusammenfällt, gelangte die iatrophysische Ansicht erst durch Umwege zur Solidarpathologie. Aus dem Bedürfnisse die Materie zu beleben, waren Stahl's Psyche und Hoffmann's Aether, als dynamische Gegensätze des Materialismus, erwachsen. Dieser suchte, wie Jener, einen Grund für das Leben oder für die Bewegung, in welcher das Leben nach ihm bestehen sollte, und fand ihn in den Lebensgeistern, in der Nervenflüssigkeit. Man war durch die physikalische Methode zu der Auffindung von Kräften, von Gesetzen verpflichtet, und hatte man diese früher rein als physikalische gefasst, so suchte man auf höherer Stufe jetzt nach organischen, vitalen. So entwickelte sich aus der Lehre von der Bewegung und deren Principien die Irritabilität Haller's, welche den einen Pol, den Muskularpol, besonders hervorhob. Aus dem Gegensatze der Irritabilität entsprang aber folgerecht die Theorie der Nerventhätigkeit, welche wiederum die Nervenkraft als das Summum movens anerkannte und in Cullen zu förmlicher Nerventheorie wurde. In Beziehung auf die Praxis setzte sich diese weiterhin als Solidarpathologie der Wiener Humoralschule entgegen. Diese Grundzüge werden wir im Folgenden wiederfinden.

Haller's Leben.   Albrecht von Haller war geboren im J. 1708 zu Bern, zeigte schon als Kind ausserordentliche Anlage und Fleiss und schon im 10. Jahre poetisches Talent und satirische Laune. Im

15. Jahre studirte er Medicin unter Duvernoy in Tübingen, 1725 ging er nach Leyden zu Boerhaave, wurde 1727 promovirt, ging dann nach England zu Douglas, nach Paris zu le Dran und Winslow und verliess es wieder wegen eines Leichendiebstahls gezwungen. 1728 studirte er zu Basel unter Bernouilli Mathematik. Von 1729 praktizirte er zu Bern und trieb Botanik. 1734 erbielt er die Leitung des Hospitals und hielt Vorträge über Anatomie. 1736 ging er als Professor der Anatomie, Chemie und Botanik nach Göttingen. 1753 zog er sich aber nach Bern zurück, wo er mit Staatsgeschäften überhäuft wurde und starb im J. 1777 daselbst. Er schrieb Boerhaavii praelectiones im J. 1739, Icones anatomicae 1741, Primae lineae physiologiae 1747, Elementa physiologiae 1757 und viele andere literarhistorische, praktisch-medicinische, botanische, anatomische Werke und kleine Schriften, ist auch Begründer der Göttinger gelehrten Anzeigen. Er ist einer der grössten Männer in der Geschichte der Heilkunde, verdient um Botanik, Anatomie und Physiologie, berühmt durch seine von unvergleichlichem Fleisse zeugende Literärgeschichte, geachtet als Staatsmann und selbst mit des Dichters Lorbeer geschmückt. Seinen zahlreichen und trefflichen Leistungen, die seinen Werth als Gelehrten und treuen Beobachter herrlich beurkunden, hat er durch seine Lehre von der Irritabilität einen würdigen Schlussstein gegeben. Schon vor ihm hatte Glisson seine unbeachtet gebliebene Lehre von der Reizbarkeit und der Irritabilität der Faser vorgetragen. Auf dessen und de Gorter's Annahmen fussend, pflanzte er (im J. 1752) nach 190 Beobachtungen und Experimenten an die Stelle einer ausserkörperlichen oder halb geistigen, halb materiellen Grundkraft eine organische. Wenn diese auch mit Vernachlässigung des höheren Begriffs organischer Einheit nur eine Eigenschaft des Mikrokosmus in ihrer wahrhaft physiologischen Beziehung erfasste, so warf sie dadurch doch auch auf die übrigen Theile helleres Licht. Es wurde dadurch auch der Fortschritt in der Kräftelehre weiter gefördert, der Begriff der specifischen Reizbarkeit eingeleitet, das Leben in seiner Wirkung und Gegenwirkung erforscht und der todtmateriellen, ohne den Begriff des Lebens nur halbnützlichen Erkenntniss entgegengearbeitet. Haller unterschied diese Irritabilität der Muskelfaser von der todten Elasticität einerseits und der lebendigen zu ihr einströmenden Nervenkraft, Sensibilität, andererseits, und belebte so den Muskel durch sich selbst. Er bestimmte die Theile, welche reizbar seien, die stufenweise Verschiedenheit der Reizbarkeit in ver- Die Irritabilität Haller's.

schiedenen Theilen, erläuterte den Unterschied der willkürlichen
und unwillkürlichen Muskeln, erkannte die Specificität der Reizbarkeit für gewisse Dinge an, erklärte den Consensus durch Fortsetzung der Reizbarkeit mittelst Nerven und Zellgewebe, zeigte
den Modus der Muskelzusammenziehung und Arterienbewegung,
lehrte die Contractilität (nicht Irritabilität) des Zellgewebes und
bestimmte die Empfindlichkeit der Nerven genauer, ohne von der
Annahme des Nervensaftes oder der Lebensgeister abzuweichen.
Den Sitz der Reizbarkeit setzt er freilich in die Gallerte (*fibrina?*)
der Muskeln, hält dies aber selbst für gleichgültig. Denn nicht
in hypothetischer und dogmatischer Weise wollte Haller, wie ein
Theil seiner Nachfolger seine Lehre fortsetzte und ausbeutete,
die Physiologie betrieben wissen, sondern auf empirisch-experi-
mentiticlle Weise. In derselben exakten Weise, mit der er Hamberger's Ansicht von spontaner Lungenbewegung, ohne des Thorax Beihülfe, widerlegte, die Entwicklungsgeschichte des Huhnes
und anderer Thiere unübertrefflich demonstrirte, den Bau des
Uterus und die Genitalien kennen lehrte, und alle einzelnen Organe
nach einander auf ihre Organisation und Funktion prüfte, begründete er auch seine Irritabilitätslehre. Er hat damit nicht nur für diese
Fähigkeitsäusserung, für die Kenntniss der Nervenphysiologie und für
den Bau an die Fdnnktion der Muskelfaser gewirkt, sondern auch den
wahren Weg gezeigt, auf welchem die physiologische Untersuchung vorzugehn hat, indem sie nicht nur Chemisch-Physikalisches,
sondern auch Organisch-Vitales zu beachten hat, und in einer Vielheit von Kräften die Sonderheit und Specificität der einzelnen Organisation und Lebensäusserung. Wie tief der Blick Haller's in
letzter Beziehung war, geht auch daraus hervor, dass er manche
arzneiliche Wirkung auf diese specifische Reizbarkeit und Empfänglichkeit zurückführt. Von nun an beginnt auch eine eigenthümliche Rührigkeit unter Physiologen wie Aerzten über dieses und
verwandte Themata. Fast gleeihzeitig mit Haller entdeckte
Friedr. Winter (1746), Prof. in Leyden, die Irritabilität, (die er
aber auf alle Theile ausdehnte). Von Lups (1748), Manitins
(1749), Bicker (1757), J. van den Bosch (1757) wurde die
Irritabilität Haller's bestimmter entwickelt, durch Versuche von
J. G. Zimmermann († 1795), Oeder († 1791), Castell
(1753) in ihren einzelnen Behauptnngen bestätigt. Die Unempfindlichkeit des Zellgewebes lehrten mit Haller: Henermann († 1768),
die der Sehnen, Bänder und Häute: Oosterdyk Schacht, To-
setti (1759), Caldani († 1813), Brocklesby († 1797) und

Einfluss
auf die
Physiolo-
gie.

Weitere
Schicksale
der Irrita
bilitäts-
lehre
Physiolo-
gische
Forschun-
gen.

Bordenave († 1782). Einige andere Lehren über die Muskelaction gingen durch eine Preisaufgabe der Berliner Akademie der
Wissenschaften hervor; so leiteten sie le Cat und G. Andr. Muel-
ler († 1762) von der Nervenflüssigkeit ab. Directe Gegner Hal- <small>Gegner.</small>
ler's aber waren: J. B. Bianchi († 1761), Sanseverini (1759),
Karl Lorry († 1786), Arrigoni, Bertossi, Vandelli, Jaus-
serand, Tandon, H. Friedr. Delius († 1791), Anton de
Haen († 1776), K. Ch. Krause († 1793), und theilweise auch van
Doeveren († 1783), indem sie meist die von Haller angegebene Unempfindlichkeit gewisser Theile und die Trennung der
Reizbarkeit von der Sensibilität bestritten. Der Tüchtigste unter
ihnen ist unstreitig Robert Whytt († 1766), obgleich er durch
seine Widerlegungen erst recht die Lehren Haller's bestätigte.
Mittlerweile fand die Haller'sche Irritabilität immer mehr Vertheidiger und Verbesserer. Zu jenen gehören: Pozzi, Verna, Pa- <small>Anhänger.</small>
gani, Bonioli, Sichi, Moscati († 1824), Housset, Sim.
Andr. Tissot († 1797), Wilh. Battie († 1776), Henr. Nep.
Crantz († 1799), K. Abr. Gerhard († 1821, Anwendung auf
die Pathologie). Zu den Verbesserungen und Vervollkommnungen
trugen bei: Padre Lettore, der die Irritabilität als allgemeine
Naturkraft aufstellte, J. G. Zinn († 1759), der den Sitz der Empfindung in das Nervenmark verlegte, Cigna und J. G. Roederer († 1763), welche den Einfluss dieser Kraft auf die Absonderungen nachwiesen. Wichtig ist besonders Fontana († 1803),
weil er genau durch Versuche Elasticität und Irritabilität unterschied und die Lehre von der Herzbewegung vervollkommnete.
Matthaeus van Geuns († 1816) behauptete eine Grundkraft des
(von Benefeld [1758] und Grau [† 1768] als Grundlage aller
übrigen Theile und der Identität der Kräfte bezeichneten) Zellgewebes, von welcher die anderen Kräfte nur Modificationen seien.
J. Ludw. Roger (1760) sieht in der Reizbarkeit nur die Möglichkeit und Anlage, nicht den zureichenden Grund. Walther Ver-
schuir (1766) und Pet. Ant. Fabre (1770) erklärten die Reizbarkeit der Arterien, die Haller nur bedingt zugab, für selbstständig und gründeten hierauf ihre Fiebertheorien. Ch. Ludw.
Hofmann († 1807), Chr. Kramp (1786) und van den Bosch
wiesen die Reizbarkeit der kleinen Gefässe nach. So gewann
denn der mechanischen Theorie gegenüber die Irritabilitätslehre
auch Einfluss auf die Pathologie, namentlich auf die Erklärung
der Entzündung (Gattenhof, Ch. L. Hofmann, Magenise,
Borsieri [† 1785]), und wie bei der Anpreisung eines neuen

Heilmittels der Nutzen dieses gewöhnlich durch die ausschweifende und darum oft unglückliche Anwendung in der ersten Zeit auf eine Weile verdeckt wird, so tritt auch die allzu ausgedehnte Anwendung dieser Theorie auf die Pathologie, welche in einer auf die Physiologie hellstrahlendes Licht werfenden Lehre einen um so sichereren Anker gefunden zu haben glaubte, nicht ganz zum Vortheil in den Vordergrund, da auf diese Weise Vieles durch einen abstracten Begriff abgemacht wurde, was eine gründlichere und concretere Untersuchung erheischt hätte.

§. 55.
Die Nervenpathologie von Cullen. Die Solidarpathologie.

Die Nervenkraft Cullens.

Die Haller'sche Irritabilität führte, wie wir gesehen haben, zu der Erforschung der Grundkräfte und somit zu einer bessern physiologischen Auffassung des Lebens. Die nächste Folge der Irritabilitätslehre, wenn wir die iatrophysischen und solidarpathologischen Theorien als entfernter wirkende Ursachen betrachten, war die Anerkennung der Nervenkraft, welche Haller selbst durch die scharfe Unterscheidung der Reizbarkeit und Empfindlichkeit hervorrief, Cullen aber zum Principe einer Theorie erhob, die in den Nerven das Wesen alles Lebens, den Grund aller Verrichtungen im gesunden und kranken Zustande und die Ursache aller Heilungen setzte. So bildete sich nächst dem Chemischen und Physikalischen das Dynamische heraus, als eine höhere Ansicht zwar des Lebens, aber immer nicht in Unterordnung zu dem Organisch-Vitalen, und darum eben so einseitig als die materiellen Richtungen. Mit dem Ausschliessen der Säfte insbesondere ist dies „Systema solidi vivi" immer nur eine Halbheit, die durch Hypothesen und Widersprüche aller Art noch verschlimmert wurde. William Cullen, geboren 1709 oder 1711 in Schottland, machte Reisen nach Indien, lebte dann mit dem berühmten Anatom William Hunter in Hamilton, wurde Prof. der Chemie 1746 in Glasgow, Prof. der Medicin daselbst 1751; von 1757 an Prof. in Edingburgh bis zu seinem Tode 1590. Er setzte Gehirn und Nerven an die Spitze alles Lebens, theilte jenem eine besondere Bewegungskraft, Irritabilität des Sensoriums, diesen mit Hoffmann eine ätherartige Nervenflüssigkeit zu. Die Krankheitsursachen wirken nach ihm auf die Nerven, Gegenwirkungen hervorrufend, die als heilende Kräfte hervortreten; so errege

Pathol. und therapeutische Ansichten.

Krampf in Fiebern die Thätigkeit des Herzens und der Arterien. Denn auch bei ihm spielen nach Hoffmann's Vorgang Krampf und Atonie eine Rolle; sie sind aber nicht primär, sondern Folgezustände der Nerventhätigkeit, welche bei Cullen an die Stelle des Hoffmann'schen Aethers tritt, und Krampf ist nicht immer Uebermaass von Kraft, sondern nur Zusammenziehung, die auch Folge von Schwäche sein kann. Die Atonie im Fieber entsteht durch verminderte Energie des Gehirns, auf welche die schwächenden Ursachen im Fieber einwirken, während in den äussersten Gefässenden ein Krampf stattfindet. Stärke und Schwäche, aus welchen später der bekannte Dualismus bei Brown hervorging, sind die Aeusserungen dieser Nerventhätigkeit, aber verschieden von der Reaktion. Fieber mit starker Reaktion nennt Cullen Synocha, die mit schwacher, Typhus, aus beiden gemischte Fieber, Synochus. Aber die Nothwendigkeit drängt ihn auch den Säften einen Rang zuzuertheilen und so nimmt er auch Faulfieber an, primäre Säftefehler in den Skropheln und Skorbut. Rheumatismus und Entzündung leitet er vom Krampf der kleinen Gefässe in Folge des vermehrten Reizes des Blutes her. Scharfblick bewährt er in der Auffassung der Gicht, in welcher er eine Atonie der Verdauungswerkzeuge und der Gelenke erkennt. Ausser den Pyrexieen und Entzündungen nimmt Cullen noch an: Neurosen, Adynamieen, Krämpfe, Geisteskrankheiten, Kachexien und örtliche Uebel. Die Arzneien wirken durch Bewegungen des Nervensystems (welches eine noch unbekannte Materie, das Vitalprincip, fortpflanzt), und zwar zunächst auf den Magen und von da dynamisch über alle Theile; nur wenige wirken örtlich und materiell durch Zersetzung des Magensaftes. Die Arzneimittel wirken auf die festen Theile, oder auf die mit Lebenskraft begabten Organe, oder auf die Säfte; hier jedoch nur mittelbar, und zwar entweder schwächend oder stärkend. Bald aber vergisst er dies wieder und spricht, obgleich ein Feind der Ausleerungen und Freund der reizenden und tonischen Methode, besonders der China, des Weins, von Wahlverwandtschaft der Säfte zu den Arzneien, von verdünnenden, auflösenden u. dgl. Mitteln.

Die Cullen'sche Theorie hat weniger Bedeutung als pathologische, denn als physiologische, indem sie die Nerven in den Vordergrund stellte und somit gewissermassen eine Nervenphysik begründete. Es kam dadurch ein anderer Pol, gegenüber dem Muskelpol Haller's zur Geltung und wieder eine andere organische Kraft fand ihre Beachtung. In der Therapie ist die dynamische

Wirkungsweise der Arzneien, welche hier bestimmter als je ausgesprochen wurde, hervorzuheben.

Anhänger u. Gegner Cullens. Es konnte nicht fehlen, dass diese auf das Praktische bezogene und mit einer gewissen Kenntniss pathologischer Prozesse verbundene Nerventheorie zunächst in England, dann in Frankreich, Italien, Deutschland sich Anhänger verschaffte. Immaterieller, mit mehr Berücksichtigung der Seele fassten diese Theorie David Macbride († 1778) und Jacob Mackittrick (1772). Unter den übrigen Anhängern derselben verdienen Erwähnung: Jac. Gregory (1755—1821), der zwischen Lebhaftigkeit und Stärke der Actionen, wie später Brown, unterschied, und Muskeln und Nerven unter einem Genus umfasste; Sam. Musgrave († 1780) und de la Roche (1778), welche den Einfluss der Nerven auf fast alle Actionen nachwiesen; Albr. Thaer (1774), als Arzt und Landwirth gleich berühmt, der die Unzertrennlichkeit der Muskel- und Nervenkraft seiner Lehre vom Consensus und der Fiebertheorie zu Grunde legte; Ch. Fr. Elsner († 1820), und Joh. Gardiner (1784), die beredten Vertheidiger der Nervenkraft; Fr. J. Gall (1791), ein guter Symptomatolog; Vacca Berlinghieri, Prof. in Pisa († 1812), van der Heuvell (1787) und

Solidarpathologische Theorieen. Grimaud († 1789). Diese Letzteren schufen besondere solidarpathologische Theorieen dadurch, dass man die Irritabilität und Sensibilität nicht als physiologische Eigenschaften bestimmter Organisationen erfasste, sondern als Kraft und Princip abstrakt nahm; und indem nun dieses Agens auf andere Gebilde und Funktionen übertragen, verschieden erklärt, mit Reaktion, Impressionabilität, Energie verwechselt wurde, indem man nicht blos physiologische dunkle Begriffe von Lebenskraft, Vitalität damit verband, sondern auch Krankheits- und Arzneimittelkategorien darunter anordnete. wobei noch Hoffmann'sche, Stahl'sche und Boerhaave'sche Annahmen mit drein spielten, entstand eine heillose Verwirrung unter den Köpfen, deren epigonenartige Natur sich in den damaligen Solidarpathologieen Deutschlands abspiegelt. Medicus z. B.

Medicus erklärt den Körper für eine durch die Lebenskraft, welche in Gehirn und Nerven wohne, bewegte Maschine. Schaefer († 1820)

Schaefer. Blumenbach. machte die Irritabilität von der Sensibilität abhängig; sie sei erhöht oder angehäuft, also fasste er sie virtuell, nicht phänomenologisch. Blumenbach (1787), der berühmte Physiolog, erkannte mit Blane die Trennung der Grundkräfte nach Haller an und die specifische Reizbarkeit und fügte eine dritte hinzu, die Bildungskraft oder Reproduktionskraft, wodurch bei aller blos ab-

strakten Natur dieses Begriffes doch die Aufmerksamkeit wieder
auf die bis jetzt vernachlässigsten Ernährungs- und Bildungsakte
gelenkt wurde. J. Ch. Reil (1793) und K. Sprengel (1795) Reil.
subsumirten die Irritabilität unter der Lebenskraft und liessen sie Sprengel.
nur als verschiedene Modifikationen einer höhern Dynamis gelten.
Der bedeutendste unter ihnen ist J. A. Unzer, Arzt zu Ham- Unzer.
burg, später Prof. in Hinteln (1727—1799), der auch durch seine
populäre Schrift „der Arzt" äusserst wirksam wurde. Er verband
die Nervenpathologie mit der Stahl'schen Psyche, indem er den
Sitz letzterer in Gehirn und Nerven verlegte und den Unterschied
der organischen Bewegungen von den unorganischen hervorhob,
deren es allerdings auch im Körper gebe. Letztere aber, wie die
nutritiven Vorgänge, beachtet er nicht, sondern ist entschiedener
Neurophysiker. Die centripetale und centrifugale Leitung in den
Nerven unterscheidet er bereits und von den Reflexbewegungen
hat er eine entfernte Ahnung. Der Gewinn, den die Wissenschaft
aus diesem Spiel mit Begriffen und aus dieser Sucht nach Theorieen davontrug, war im Ganzen gering. Höchstens, dass die Physiologie durch die organisch-vitale Auffassung einen freiern Standpunkt einnahm. Für die objective und reale Bereicherung derselben geschah dadurch wenig. Die Praxis hatte noch weniger
Nutzen von diesen dogmatischen Bestrebungen. Sie blieb dabei
auf der Seite liegen und bildete sich ein, rationell zu sein. Diesem negativen Schaden gegenüber hatte aber die sogleich zu
betrachtende humorale Richtung ihre positiven Nachtheile für die
Therapie.

§. 56.

Die ältere Wiener Schule und die Humoralpathologie.

Die Humoralpathologie, welche, in dem Boden der
Chemiatrie wurzelnd, durch Boerhaave in Aufnahme gebracht worden war, erreichte in der sogenannten älteren Wiener Schule
ihren Culminationspunct. Obgleich die Praxis dieser Schule allerdings noch in unzähligen Beispielen bis auf die heutige Zeit fortwuchert, so konnte sie doch einer ähnlichen Sanction durch die
Theorie sich nie wieder erfreuen. Als Führer dieser Schaar erlangte seinen Ruf der um das Medicinalwesen Oesterreichs hoch- Van
verdiente Gerhard van Swieten (1700—1772), der geachtete Swieten.

Leibarzt der Kaiserin Maria Theresia, Begründer einer klinischen
Lehranstalt nach dem Muster der Boerhaavischen in Leyden und
Urheber des Glanzes der Wiener Universität, der treue und würdige Schüler Boerhaave's, welcher 30 Jahre seines Lebens auf
Commentation der Meinungen und Sätze seines Lehrers verwandte.
Er verpflanzte sowohl die theoretischen als praktischen Grundsätze Desselben nach Wien, wo er sie durch sein eigenes ruhiges
ärztliches Walten empfahl, und erhebt sich erst in den letzten
Bänden dieser „Commentarien" zu einiger Selbstständigkeit. Er
berief ausser Andern auch als Prof. der medicinischen Klinik nach
Wien seinen Mitschüler bei Boerhaave, Anton de Haen.

de Haen   Anton de Haen, aus dem Haag (1704—1776), ein tüchtiger Kern in rauher Aussenschale, voll feuriger Beredtsamkeit,
scharfsinnig, energisch, angreifend aber empfindlich, war trotz
seinem Eigendünkel und unbegrenztem Ehrgeize, seiner Härte und
Selbstsucht, und obgleich von Zauber- und Wunderglauben erfüllt,
ein unpartheiischer Beobachter der Natur, voll Vertrauen auf ihre
Heilkraft, einfach und hippocratisch in seiner Curmethode. Er
war wie seine Vorbilder, Hippocrates und Sydenham, ein Freund
der kühlenden Behandlung und mehr als van Swieten den Brech-
und Abführmitteln zugethan. Später aber verwarf er sie wieder
aus demselben auf die Spitze getriebenen Widerspruchsgeiste, den
er auch gegen Haller's Irritabilitätslehre bis zur hartnäckigsten
Leidenschaftlichkeit bewies, und mit dem er, allen Erfahrungen
trotzend, wie überhaupt ohne Kenntniss der epidemischen Charaktere, Aderlässe in der Pest verordnete, gegen die Pocken-
impfung sich auflehnte, und überhaupt Neues nicht aufkommen
lassen wollte. Er war vorzugsweis ein guter Beobachter und man
hat überraschende Untersuchungen von ihm, z. B. über das Blut
und dessen Gerinnungen, über Eiter, über Wärme, die er in Krankheiten mit dem Thermometer mass, über Krisen, über Dauer der
Entzündung, sowie treffliche pathologische Wahrnehmungen, nur
dass er ihre Bedeutung für das Ganze nicht verfolgte und principiell abhängig blieb. Denn aller Gelehrsamkeit und aller Fähigkeiten ungeachtet ist er immer nur als Nachbeter seines grossen
Lehrers Boerhaave zu behandeln. Die Gerechtigkeit muss man
ihm aber widerfahren lassen, dass er bei aller Anhänglichkeit an
die Humoraltheorie gegen die immer weiter um sich greifende
purgirende, gastrische Methode der Wiener Schule wacker an-
Störck.   kämpfte. Die Brechmittel begünstigte schon Anton Störck (1731—
1803), der strenge und absolutistisch-pedantische Ordner des öster-

reichischen Medicinal- und Unterrichtswesens ein offener Gegner
de Haen's, vorzugsweise der empirischen Richtung ergeben, dessen
ausserordentliche Leistungen wir bei den Fortschritten der Arzneimittellehre besonders hervorzuheben haben. Maximilian Stoll
aber, geb. 1742 in Würtemberg, seit 1774 in Wien klinischer Professor, bis er 1784 beim Baue des neuen Krankenhauses von
Quarin verdrängt wurde, gestorben 1787, wurde in Ungarn durch
Beobachtung der gastrischen Natur der Fieber und durch Beobachtung der gastrischen Natur der Fieber und durch Tissot's,
Grant's (1771) und Finke's (1780) Schriften von der Befol-
gung der de Haen'schen Grundsätze abgebracht, und trieb nun
die Richtung der Humoralpathologie vollständig nach dem Gastricismus hin und diesen selbst auf eine in der Praxis früher in
gleicher Ausartung noch nicht gekannte Höhe, die selbst in dem
Genius epidemicus der damaligen Zeit nicht genügende Entschul-
digung finden kann. Die Galle spielt in seinen, vorzugsweise auf
Boerhaave basirten pathologischen Ansichten die Hauptrolle, und
demzufolge in der Therapie die brechenerregende, purgirende und
resolvirende Methode. Stoll's persönlicher Einfluss und Ruf zog
Zuhörer von allen Seiten in seine Klinik und verbreitete so eine
Methode, die er selbst zwar noch in beschränkten Grenzen hielt,
die aber von seinen Schülern in wirklich ausschweifendemGrade
geübt wurde. Seine Verdienste um die Pathologie sind gering.
Die Fiebereintheilung wurde durch Stoll um das Gallenfieber und
Schleimfieber (nach Huxham [† 1768], Röderer, Wagler
[† 1778]) vermehrt, das gastrische Element überall gesucht und
gefunden, und die epidemische Constitution besser als vorher gewürdigt. Dies führte dazu, dass Stoll im J. 1780, wo er eine Aenderung des Genius epidemicus wahrnahm, die verborgene entzündliche Natur vieler Krankheiten (wie später sein Schüler Reyland
[1790]) behauptete, eine Lehre, die auf die Praxis angewendet,
in dem ausschweifenden Gebrauche der Antiphlogose leider! zu
gleicher Ausschweifung wie der Gastricismus führte.

Als ein besonderer Abfall und Auswurf dieses Gastricismus
erscheint endlich die Kämpf'sche Lehre von den Infarcten, welche
von J. Ph. Kämpf erfunden, auf die Stahl'sche Theorie von den
Stockungen in der Pfortader begründet und von dem Sohne
J. Kämpf im Hessischen (1726—1787) weiter ausgebildet, aus
Verdickung der Säfte nicht nur gastrische, sondern auch die meisten übrigen Krankheiten ableitete. Desshalb wurden durch „Vis-

ceralklystiere" die Darmconcremente entfernt, die vielleicht grösstentheils erst durch den Missbrauch der Klystiere erzeugt wurden.
Es gab in der That keine Einseitigkeit in der Medicin, die nicht
ihre Lobredner gefunden hätte, und so wurde diese in Schlamm
und Unflath sich wälzende Methode, die den Organismus in die
Kategorie einer Latrine warf, seine Functionen in der der Kothbe-
reitung concentrirte, nicht nur von D. A. Koch, J. G. Schmid,
Th. Brotbeck, sondern selbst von Tissot und Zimmermann gelobt
und geübt. — An dieser Stelle ist auch der, wiewohl unvollkommene und unreife, doch nicht ganz unverdienstliche Versuch des
Ch. L. Hofmann in Mainz (1721—1807) zu erwähnen, der die
Humoral- und Solidarpathologie zu vereinigen suchte, indem er
Sensibilität und Irritabilität als letzten Grund des Lebens bezeichnete, die Krankheiten aber durch Entartung, Säuerung und Fäulniss entstehen liess. Faulige und saure Säfte, wenn sie nicht
abgeschieden und also im Blute zurückgehalten würden, rufen
nach ihm Fieber und andere Krankheiten hervor, und wirken so
auf die festen Theile zurück.

Um uns mit solchen Excentricitäten der Wiener Schule aus-
zusöhnen, nennen wir die als treffliche Beobachter hierher gehörigen: Chenot († 1789, verdient um die Pest), Hasenöhrl
(1720—1796, über Faulfieber, entzündliche und Katarrhalfieber),
Joseph Lautter (Wechselfieber), A. Plenciz († 1786, über
Scharlachfieber), Jos. Plenck († 1807, über Hautkrankheiten und
Syphilis), Jos. Ferro († 1809, über Pest und Epidemien), Kirch-
vogl (1771), Marikowsky (1766), Sam. Benkoe (1780),
Auenbrugger († 1809, der Erfinder der Percussion 1754),
Trnka v. Krzowitz († 1791), Wernischek († 1804), u. A.,
die in den Abschnitten über Chirurgie, Geburtshilfe, Nosologie,
Materia medica zu erwähnen sind.

Auch die grossen Verdienste der gleichzeitigen Praktiker
Johann Peter Frank, Jos. Frank, Zimmerman, Vogel,
Lentin u. s. w. werden bei der Betrachtung des speziellen An-
baues der Medicin ihre gerechte Anerkennung finden.

[margin notes:] Ch. L. Hofmann.

Gute Beobachter und Spezialisten der Wiener Schule.

§. 57.

Fortschritte der einzelnen Disciplinen im 18. Jahrhundert.

Ehe wir aus den Gegensätzen der Solidar- und Humoralpathologie durch die Uebergangsstufe eines rein äusserlichen
Dynamismus, als eines ganz verschiedenen Dritten, nämlich
des Brown'schen System's, zu neuen epochemachenden Zuständen
der Medicin gelangen, müssen wir erst einen Blick auf die
r e a l e Ausbildung der einzelnen Fächer der Medicin werfen,
um Das kennen zu lernen, was mitten in dem Wechsel der Theorieen für alle Zeiten das sichere S u b s t r a t der organischen Entwickelung der Medicin liefert. Denn jede Disziplin, jeder Zweig
der Medicin durchläuft ebenfalls sein eigenthümliches Leben, das
bedingend und bedingt in das grosse Räderwerk des Ganzen organisch verflochten ist.

Anatomie und Physiologie.

Der regerwachte Fortschritt in den realen Untersuchungen
bewährte sich besonders in der A n a t o m i e und in der P h y s i o-
l o g i e als Erfahrungswissenschaft. Eine grosse Reihe tüchtiger
Forscher steht hier in den Annalen der Geschichte verzeichnet.
Wir nennen nur die berühmtesten, vor Allem in Italien den grossen
M o r g a g n i , Stifter einer Schule in Padua (1682—1771), von dem
die neuere feinere Anatomie sich herschreibt, den Schüler Valsalva's (1666 — 1723), dann S a n t o r i n i († 1737), B i a n c h i
(† 1761), G i r a r d i († 1791), C o t u g n o (1822), M a l a c a r n e
(† 1816), T r o j a († 1827), M a s c a g n i († 1815), C a l d a n i
(† 1831) und vorzüglich Ant. S c a r p a (1747—1832).

In Frankreich: W i n s l o w (1669 — 1760), G a r e n g e o t
(† 1759), V e r d i e r († 1759), S e n a c († 1770), D i s d i e r († 1781),
B a r b a u t († 1784), B o n h o m m e , T u r i n (1761), L i e u t a u d
(† 1780), Jos. S u e († 1792), Anton P e t i t († 1794), P o r t a l
(† 1832), S a b a t i e r († 1811), vor Allen V i c q d'A z y r
(1748—1794).

In Holland: A l b i n u s († 1770), C a m p e r († 1789), S a n-
d i f o r t († 1819).

In England: W. C o w p e r , C h e s e l d e n († 1752), Wilh.
H u n t e r († 1783), H a l e s († 1761), Alexander M o n r o der Vater

Anatomen
und
Physiolo-
gen

(1767) und Sohn († 1817), Needham († 1781), John Hunter
(† 1792), John und Charles Bell.

In Deutschland: A. v. Haller, Lieberkühn († 1756),
Weitbrecht († 1747), Wrisberg († 1808), J. Fr. Meckel
(† 1774), Ch. G. Ludwig († 1773), Casp. Fr. Wolf († 1794),
von Loder († 1832), Prochaska († 1820) und der klassische
Thomas von Soemmering (1755—1830).

Ausser Diesen werden wir noch bei dem folgenden Detail
auch die Verdienste Anderer kennen lernen. Es wurden nämlich
spezielle Untersuchungen besonders angestellt:

Anatomische Fortschritte. Zellgewebe. 1. Ueber den Bau und die Structur des Zellgewebes von
Bergen, Schobinger, Fr. Thierry, C. Fr. Wolf, Scarpa; der Ober-
haut von de Riet, Hintze, der Nägel von Ludwig, der Haare
von Withof, Baster.

Osteologie. 2. In der Osteologie wurde der innere Bau von Monro,
Bertin († 1785), Tarin, Böhmer († 1789), Scarpa, die Anatomie
der Kiefer und Schädelknochen von Janke († 1763), und anderer
von Cheselden, Soemmering, Walter († 1818), Simmons (1751),
Sandifort, Blumenbach, Tilesius, Albinus, Richerand genauer unter-
sucht, ihre Ernährung und ihr Wachsthum durch Troja, du Mon-
ceau, Böhmer, Detlef u. A. besser entwickelt. Die Lehre vom
Bau und von der Entwickelung der Zähne gewann durch Albinus,
Jourdain, John Hunter, Phil. Pfaff, Oettinger, K. A. Rudolphi,
Schreger u. A., die Bänderlehre durch Josias Weitbrecht.

Muskellehre. 3. Muskellehre. Ueber den Bau der Muskeln herrschten vielerlei irrige Meinungen, bis sie Haller und Prochaska auf-
klärten. Santorini untersuchte die Gesichtsmuskeln und mit Senac
das Zwerchfell. Die unter Albinus Leitung von dem trefflichen
Künstler Wandelaer gestochenen Abbildungen der Muskeln und
der Skelets trugen zur instruktiven Behandlung dieses Theils der
Anatomie viel bei.

Lungen. 4. Eingeweidelehre. Sehr wichtig waren die Bereicherungen der Anatomie und Physiologie der Lungen. Helvetius
untersuchte die Lungenbläschen, Michelotti und Santorini die
Durchmesser der Gefässe, Soemmering und Mery († 1722) fanden
Luftbeimischung in den Lungen. Lister nahm Ausdünstung auf
der Oberfläche an und erklärte die Lunge als Reinigungsorgan;
nach Musschenbroek geht die Luft nicht ins Blut. Bernouilli bestimmte die Luftmenge. Hamberger erklärte den Mechanismus
des Athmens. Houstoun und Hoadley machten die Lungenath-
mung unabhängig von der Brustbewegung. Ferrein († 1769),

Bremond († 1742), Bertier, Boerhaave, Haller ermittelten, dass
keine Luft zwischen Lungen und Pleura sei. Priestley († 1804),
Humphry Davy (1800), Beddoes erklärten den Process des Athmens für einen phlogistisch-chemischen, Fontana, Goodwyn, Lavoisier und Menzier für einen Verbrennungsprocess.

Hiermit stehen im Zusammenhange die Forschungen über
thierische Wärme. Sie wurde als Folge der Gährung betrachtet von Mortimer, Stevenson, Stephen, als Folge eines faulenden
Blutprocesses von Plenciz, der Reibung des Blutes von R. Douglas,
der elektrischen Strömung in den Nerven von Shebbaere, der
Nerven überhaupt von Caverhill, Musgrave, U. G. Schüffer, als
Wirkung des Verbrennungsprocesses in den Lungen von Crawford
(† 1795), und der Verdauung von Rigby. Noch später wurde sie
aus dem veränderten Aggregatzustande abgeleitet.

Auch die Theorie der Stimme und Sprache gewann
durch Dodart, Ferrein, Montagnat, Morel, Haller, Runge, Berard,
Roger. Holder, Amman, wie die Anatomie der Stimmwerkzeuge durch Wrisberg und Santorini (Kehlkopf), Camper und Vicq
d'Azyr. Von Kempelen († 1804) erfand sogar eine Sprachmaschine.

Gleiche Aufmerksamkeit wandte man den Verdauungs-
organen zu, so dem Duodenum Sandifort, dem Darmfell Douglas, Büttner, Caldani, Wrisberg u. A.; Netz und Mesocolon
untersuchten Haller, Hensing († 1745) u. A.; die Gefässe der
Dünndärme Bleula, die Darmzotten K. A. Rudolphi und Lieberkühn in klassischer Weise, die Speichelorgane J. Ch. Rosenmüller und J. B. Siebold; den Magen Duverney, Bertin, Galeazzo,
Leveling († 1798), Schwarz und Fölix (peristaltische Bewegung);
die Leber Bianchi, Ferrein, Scheele; die Gallenblase C. F. Wolf;
die Milz Eller, Roloff († 1800), Lobstein († 1784); den Magensaft
Réaumure (1752), Spallanzani († 1799), Carminati (1785) und Fordyce († 1802); die Galle de Visscher, Ramsay, Maclurg, Gold-
witz u. A.

Auch die Kenntniss der Harnwerkzeuge und ihrer Functionen blieb nicht zurück; so der Nieren, welche Littre († 1725),
Fantoni, Morgagni, Ferrein, Schumlansky, der Harnblase, welche
Duverney, Parsors genauer beschrieben. Chemische Analysen des
Harns lieferten Boerhaave, Langrish, Marggraf († 1788), Proust
(† 1826), Fourcroy († 1809), Vauquelin u. A. Hieran schliessen
sich naturgemäss die Anatomie der Zeugungstheile und die Zeu-
gungstheorieen, die aber weniger objectiven Werth haben. Zu
nennen sind hier Mery, Duverney, Littre, Nigrisoli, Morgagni,

Santorini, Wrisberg über den Bau der Eier, Maitre-Jean, Kuhlemann, Haller, Monro, Soemmering, J. H. F Autenrieth († 1835, über Entwickelung und Fortbildung des Eies). Roubault. Simson, Albinus, Ph. Fr. Meckel († 1803), Buffon (1769), Needham und C. F. Wolf (über Entwicklungsgeschichte), John Haighton's Zeugungstheorie. Wahrhaft epochemachend auf diesem Gebiete ist Will. Hunter's bedeutendes Werk über den Bau des schwangern Uterus, welches Röderer's u. A. Untersuchungen bedeutend in Schatten stellte.

Kreislaufsorgane 5. Seit Haller's grosser Entdeckung konnten die Fortschritte in der Kunde des Kreislaufs und seiner Organe nicht ausbleiben. So belehrten über den Kreislauf des Foetus Mery und Littre, über die Kranzgefässe Thebesius, über den Bau des Herzens Winslow und Senac, dessen Unabhängigkeit von den Nerven Chirac, Gastaldy († 1747), später Soemmering, seine Einwirkung auf die kleinen Gefässe Malouin († 1717), Spallanzani, Weitbrecht; über Struktur und Bewegung desselben Lancisi, Haller, C. F. Wolf. Ein Streit erhob sich über die Veränderung bei der Systole und Diastole (Ferrein und Fizès). Hales gab eine lehrreiche Statik des Herzens. Die eigenthümliche Kraft der Arterien lehrten Weitbrecht, de Gorter Prochaska. Ueber die Herznerven schrieben Neubauer († 1777), Walter, Soemmering, Behrends, Scarpa. Das Studium der Blutzusammensetzung gewann durch Lancisi, Senac, Fontana, Moscati († 1824), Hewson († 1774), die chemische Analyse des Blutes durch Langrish, Dippel, Menghini (Eisen), Davies, Butt, Haller; die Untersuchungen über das Leben des Blutes durch Hunter, Hufeland, Blumenbach, Roose († 1803), später Rüschlaub; die Untersuchungen über die Milch durch Beccari († 1766), Navier († 1779), Voltelen (1775), Parmentier († 1813) und Deyeux (1788). Lieberkühn's grosses Geschick im Injiciren und Präpariren trug zur Klarheit über das Blutgefässsystem wesentlich bei. Als Anhang des Blutsystems muss auch noch das Saugader- und Drüsensystem erwähnt werden, um die sich ausser dem hier besonders zu nennenden Mascagni noch Cruikshank († 1800), Hewson, J. F. Meckel, Haase († 1801), Bohlius († 1785), Monro jun., Sandifort, Sabatier, Assalini, van Maanen, Pacchioni, Vercelloni, Cowper verdient machten. Meckel insbesondere zeigte die Venen- und Lymphgefässendigungen; Hugo de Bonssac beschrieb die Thymusdrüse, Morgagni, Lalouette die Schilddrüse.

6. Dass das Gehirn und die Nerven durch die herr-

schenden medicinischen Systeme grössere Beachtung erfuhren, ist eben so erklärlich, als dass die anatomischen und physiologischen Bereicherungen auf diesem Gebiete wieder vortheilhaft auf die Pathologie zurückwirkten und zum Theil die neurophysiologischen Anschauungen lehrten. Mit Uebergehung der Gegner der Pacchionischen Hypothese von der Bewegung der harten Hirnhaut und ihrer Einwirkung auf die Nerventhätigkeit sind hier folgende Anatomen zu nennen: Santorini, Pourfour du Petit († 1741), Haller, Tarin, J. Fr. Meckel, Sabatier, Monro, Haase, Malacarne, Vicq d'Azyr, Soemmering, Ackermann († 1815) wegen ihrer Beschreibungen des Gehirns; Monro, Huber († 1778), Frotscher, Portal über das Rückenmark; Johnstone († 1802), Caverhill, Unzer über die Ganglien; Metzger († 1805), Wrisberg, Palletta, Böhmer, Peipers, Procbaska, Pfeffinger, Joh. L. Fischer und Viele der oben Genannten über die Nerven selbst im Allgemeinen und Speciellen. Santorini zeigte den venösen Blutlauf im Gehirn; Malacarne beschrieb das kleine Gehirn und die Häute. Scarpa untersuchte die Struktur der Nerven, die Gehirn- und Herznerven, den Glossopharyngeus u. s. w. Soemmering zeichnete sich durch die Beschreibung der Gehirnbasis und des Ursprungs, der Gehirnnerven aus. Meckel und Wrisberg belehrten über das 5. Nervenpaar, Letzterer noch insbesondere über die Unterleibsganglien.

7. Die Lehre von den Sinneswerkzeugen endlich bereicherten ausser Einigen der Obigen : Pemberton, St. Yves († 1733), Jurin († 1750), le Cat, Demours († 1795), Mauchart († 1751), Pourfour du Petit, Camper, Porterfield, Zinn, Descemet, Buzzi, Reil, Ev. Home, Soemmering, Walter, J. Chr. Rosenmüller und J. Barth. Siebold durch Bearbeitungen des Auges, was die feinere Anatomie, die Struktur der Cornea, die Blutgefässe u. s. w. betraf: Valsalva, Cassebohm († 1743), Cotugno, Ph. F. Meckel, Scarpa, C. F. L. Wildberg, Ev. Home und Soemmering durch Beschreibungen des Gehörorgans. Letzterer, Aurivillius und Scarpa stellten Forschungen über das Geruchsorgan an, Albinus über den Geschmack.

Man darf nicht verkennen, dass auch zu Ende des 18. Jahrhunderts die grossen Fortschritte der Physik und Chemie auf genauere und bessere physiologische Forschungen hingewirkt haben. Die Lehre vom Galvanismus war es besonders, welche vielfache Untersuchungen und Experimente über die Identität desselben mit der Electricität und der Nervenwirkung anregte, wodurch sich besonders Galvani († 1799), Volta († 1827), Soem-

mering, Behrends, J. F. Ackermann, Gren, Klügel,
Reil, Fontana, ganz vorzüglich Al. v. Humboldt (über die
gereizte Muskel- und Nervenfaser) und J. W. Ritter auszeich-
neten. Es ist sehr bezeichnend, dass gerade die Deutschen diese
mit der Solidarpathologie zusammenhängenden neurophysiologischen
Studien betrieben, während in den chemisch-physiologischen Untersuchungen besonders die Franzosen: Fourcroy, Seguin, Mar-
gueron, Raymond, Vauquelin, Berthollet († 1822),
Chaptal, Fabré Grosses leisteten. Hier sind von deutscher
Seite damals nur Autenrieth's Untersuchungen über das Blut
und Reil's über die Nerven zu nennen.

Die vergleichende Anatomie gewann durch Camper, Ma-
Vergleichende Anatomie. lacarne, Mascagni, Benj. Harwood (1796), Cuvier, Vicq
d'Azyr, Dumeril, Jadelot, Ch. White, C. R. W. Wiede-
mann und Soemmering. Sehr Vieles trug zu diesen Be-
reicherungen auch die bedeutend verbesserte Technik der Ana-
Technik tomie bei, sowie der Vortheil, welcher für den Unterricht in der
Anatomie aus den instruktiven und künstlerisch vervollkommneten
Abbildungen eines Albinus, Mascagni, Caldani, Scarpa,
Abbildungen. Loder und Soemmering entspringen musste.

Sammlungen. Auch die Sammlungen, welche von jetzt an mit grossem
Fleisse und Ernste angelegt wurden, zählen zu diesen Unter-
stützungen. Die Leydener und das Museum der beiden Hunter
hatten einen verdienten Ruf.

Endlich wird auch noch die Geschichte der Anatomie (und
Chirurgie) von Portal zu diesen Beförderungsmitteln mit Recht
gezählt.

Pathologische Anatomie.

Pathol. Anatomie. Morgagni u. A. Ein leuchtender Stern ging der pathologischen Anatomie, welche ihre lebendige Beziehung zu den Krankheiten
immer besser kennen lernte, in J. B. Morgagni's unsterbli-
chem Werke auf, das im 80. Lebensjahre erschienen und betitelt: de sedibus et causis morborum per anatomen indagatis
libri V, (1761). weit entfernt von der frühern Sucht nach Abson-
derlichkeiten und pathologischen Raritäten, in rein wissenschaftlichem Sinne, und gleich gediegen in Form und Gehalt, allen Be-
obachtern der künftigen Zeiten noch als Muster treuer Naturanschauung gelten wird. Hinter ihm bleiben selbst Lancisi,

Albertini, Valsalva, Santorini, Lieutaud, Sandifort, Greding († 1775), Albinus, Haller, Baillie († 1823) zurück, geschweige die weniger bedeutenden: Barrère, de Hautesierk, Biumi, Penada, Monteggia, Portal, Chexton, Baader, de Haen, Stoll u. A. Dieses Hauptwerk der damaligen und nächstfolgenden Zeit ist auf Thatsachen gegründet und lässt nur unwillkührlich einige Theorie bei. Es sucht zuerst zwischen dem Gesunden und Kranken bestimmte Grenzen aufzustellen, Sitz und Ursachen der Krankheiten zu ermitteln und den Krankheitsprozess in anatomischer Weise festzusetzen, wobei es aber weislich und nachahmungswerth die Symptome des Lebens mit den Befunden an der Leiche vergleicht. Die Eintheilung ist nach Kopf, Brust, Unterleib u. s. w. gefertigt. Sehr wichtig ist es für die Störungen der Respiration, die Arterienkrankheiten, die Lokalisationen der Fieber und unzähliges Detail geworden.

Lancisi ist für die Aneurysmen, Herzkrankheiten, Krankheiten der Nervencentra als Ursachen plötzlicher Todesfälle aufgetreten. Senac machte auf das Instruktive auch unheilbarer Fälle aufmerksam.

Die Blutuntersuchungen gewannen durch Hales, de Haen, Hewson, Hunter, E. J. Schmuck (Entzündung der Blutgefässe). Gegen das Ende dieses Zeitraumes traten in dieser Beziehung noch würdig hervor: Ph. F. Meckel, Soemmering, Wenzel (über gichtische Knochen), Wilh. Austin, Gaitskell, Pearson (über Blasen- und Darmsteine), Craanen (über Tuberkeln), Reil und Baumes (über Skropheln im Gehirn), F. A. Treutler (über Würmer), van der Kolk, Loder, Crève (über weibliches Becken), Gregorini (über Wassersucht des Uterus), Hansleutner (über Apoplexia), G. J. Reichenbach (über Hydrophobia, gegen welche Münch und Brera Belladonna empfahlen), J. G. Walter, Ch. F. Ludwig, Flachsland, Behrends, Clutterbuck, Blane, Clarke, Ev. Home u. A.

Pathologie. Epidemische Krankheiten.

Von den Resultaten an Leichen begeben wir uns hinweg, um uns mit dem erfreulichen Zuwachs sachlicher Beobachtungen an Lebenden, welche mit jenen Hand in Hand gehen müssen, über die Schatten zu trösten, welche die vielfach auseinandergehende und oft mit sich selbst zerfallene Theorie leider nur zu oft auf das freie Feld der Praxis warf. Es ist in der That ein breiter Lichtstreif, der eine segensreiche Fülle von guten

Beobachtungen und Untersuchungen beleuchtet, und dennoch sind es nur wenige Namen, welche in diesem Ueberblicke, den wir mit Mühe in den geblührenden Grenzen zurückhalten, genannt werden können. Am einfachsten und werthvollsten erscheinen uns die Beobachtungen chronischer Krankheiten, deren Natur schon an und für sich eine anhaltende und vorurtheilsfreie Anschauung erheischt und an denen die Theorie so leicht scheitert. Der Charakter der chronischen Krankheiten selbst hatte mit dem ganzen Umschwunge des geistigen und socialen Lebens eine andere Richtung angenommen. Das unendlich Verworrene und Unbefriedigende in den geselligen Zuständen, die Missbräuche einer überhandnehmenden Vergnügungssucht, unpassende Trachten, Verwöhnung gegen Witterungseinflüsse, zu häufiger Gebrauch spirituöser Mittel und eine entweder zu reizende oder zu erschlaffende Kost, ferner die frühzeitige Gewöhnung an geistige Beschäftigungen, übergreifendes, pedantisches Gelehrtenwesen, damit zusammenhängende sitzende Lebensweise und unzählige andere Momente führten Zustände herbei, die sich im Bereiche des Gefässsystems als Unterleibsvollblütigkeit, Venosität, Hämorrhoidalkrankheit mit den verwandten Gichtzuständen, oder in Folge von Verwöhnung und Erschlaffung der Hautfunction als Katarrh und Rheumatismus, in der Sphäre der Sensibilität als Ueberreizung, Erschlaffung des Nervensystems, Vorwalten des Psychischen, in der Ernährung endlich besonders als Skropheln und damit verwandte Tuberkeln häufig kund gaben. Daher kam es auch, dass die antigastrische Methode, die narcotisch-beruhigenden, reizenden, ernährenden und stärkenden Arzneien, vorzüglich die Säuren zur damaligen Zeit in Aufnahme kamen. Dagegen traten die mittelalterlichen Formen, wie Aussatz und Syphilis, wo nicht zurück, doch in milderer Form und weniger verbreitet auf.

Ueber den Aussatz haben wir instructive Beobachtungen aus Frankreich von Raymond, Bricudé, aus Spanien von Ximenez y Lorite, aus Asturien von Thiery, aus Deutschland von Sprengel. Alle seine Modificationen und Formen wurden beobachtet und beschrieben, die krimmische Krankheit von Gmelin, Pallas, das Pellagra von Frapolli, Zanetti, Gherardini, Fanzago, Strambio, Cerri, Titius u. A., die Radesyge von Th. Bartholinus, Petersson, Mangor, Arbo, Hensler († 1805) u. A., der Berat oder weisse Aussatz von J. Ch. Voigt, Vidal, Hensler, Wafer, der knollige Aussatz von Hillary, Heberden, Hensler u. A. und die in die syphilitische Form

übergehenden Pians und Yaws in Afrika von Hume, Hillary, Ba- Syphilis.
jon, G. W. Schilling u. A.

Die Syphilis gab hinreichend Gelegenheit zu theoretischen
Erklärungen, die nur wenig dem Wesen derselben sich näherten,
wie selbst Boerhaave's und Astruc's († 1766) bekannte Werke
bezeugen. Im Ganzen richtete sich die Untersuchung mehr auf die
Therapie und drehte sich um die verschiedenen Methoden der
Quecksilberanwendung. Nach der Extinctions- und Ableitungs-
methode, welche letztere Desault († 1737) mit dem Quecksilber
verband, brachte van Swieten den Sublimat in Aufnahme, erregte
aber dadurch einen förmlichen Krieg zwischen den Freunden und
Feinden desselben, der den Erfolg hatte, dass er mit vielen neuen Empfehlungen endete. Erst gegen Ende des 18. Jahrhunderts wurde
die Natur der Syphilis, des Trippers und seiner verschiedenen Arten
und die Wirkung des Quecksilbers von Andrée, J. Cl. Tode, A.
F. Hecker († 1811), Girtanner, Swediaur († 1826), John Hunter,
Benj. Bell, J. Howard († 1790), Sam. Hahnemann, K. F. Clossius
(† 1797), Mahon, Vacca Berlinghieri wahrhaft aufgeklärt und die
Curart verbessert.

Die Geschichte des Weichselzopfes von de la Fontaine Weichsel-
und J. H. C. Vogler's Schilderung desselben, sowie die Beschrei- kopf.
bungen des Cretinismus von Malacarne, Fodéré, Michaelis und Cretinis-
Ackermann sind nur als Anfänge neuer Forschungen zu betrachten. mus.

Ueber Dyskrasieen haben wir sehr werthvolle Mono- Dyskra-
graphieen aus dermaliger Zeit. So über Bleichsucht von Fr. sieen.
Hoffmann, über Skropheln von Bordeu, Faure, Pujol, besonders
Baumés und Kortum: über den Skorbut ausser Boerhaave,
Hoffmann und v. Swieten's Arbeiten von Lind. Die Rhachitis
beschrieb Portal, den Hydrops Grapengiesser, Scheuffelhuth,
Al. Monro. Hales bewies aus Injektion von Wasser in die Gefässe,
dass dadurch Wassersucht entstehe. Den Zuckergehalt bei Diabetes,
über welchen Sprengel, Titius, Rollo unterrichteten, fanden zuerst
im J. 1775 Pool und Dobson. — Musgrave, Murray, Cardogan,
Falconer, Grant, Alberti belehrten über die Gicht. Sie hatten das
Verdienst auf die Verwandtschaft der Gicht und Steinkrankheit,
sowie der Hämorrhoiden hinzuweisen. Seit Stahl der Pfortader
eine so grosse Rolle bei den Krankheiten zuerkannte, wurde der
Melaena durch Portal, besonders aber der Hämorrhoiden
durch Stahl, de Haen, Hildebrand, und überhaupt durch die ganze
Wiener Schule eine mehr als genügende Beachtung zu Theil.

Hieran schliessen sich die Forschungen über Vergiftungen, Vergiftungen.

19*

besonders durch Blei von de Haen, Astruc, Hsemann, Tronchin, Combalusier, durch Alkohol von Jaenisch, durch Mutterkorn (s. die folg. Seiten).

(s. die folg. Seiten).

Haut-krank-heiten. Sehr vereinzelt sind die Untersuchungen über Hautkrankheiten. Morgagni und Boerhaave benützten Malpighi's Entdeckung der Hautdrüsen für die Pathologie. Einzelne Formen beschrieben Turner, Astruc, vorzüglich Lorry; den Pemphigus Wichmann, Vogel, Mezler, die Krätze Wichmann († 1802), indem er die Krätzmilbe näher untersuchte, abbildete und ihre Auffindung lehrte. Cotugno zeigte durch sein Beispiel, wie man kranke Hautstellen anatomisch untersuchen müsse, bei Gelegenheit der Blattern. Die erste Klassifikation gab Plenk, eine bessere Willan, dessen Verdienste um diesen Theil der Pathologie besonders hervorzuheben sind.

Knochen-krank-heiten. Die Knochenkrankheiten wurden bearbeitet von Jean Louis Petit, Louis, (Nekrose), Duverney, Sandifort, Bordenave (sinus maxillaris), besonders auch von Heyne und Bötteher.

Gefäss-krank-heiten. Unter den Krankheiten des Gefässsystems fanden die Affektionen des Herzens eine auf wahre anatomisch-physiologische Forschungen beruhende Untersuchung durch Senac. Die Arterienkrankheiten, besonders das Aneurysma, sind in klassischer Weise von Morgagni beschrieben worden; die Krankheiten der Saugadern von Ferriar, A. Cooper.

Krankh. der Respirations-organe. Den Krankheiten der Respirationsorgane wurde ebenfalls grosser Fleiss und Aufmerksamkeit gewidmet. Auenbrugger's wieder verklingender Versuch die Perkussion für die Diagnose zu benützen, steht hier oben an. Die Lungenkrankheiten bearbeiteten van Swieten, de Haen, Morgagni, Lieutaud. Vom Asthma stellte Sauvages 18 Species auf. Millar belehrte über eine neue Form desselben. Ridley, Ryan, Floyer haben einzelne Beobachtungen hierüber. Das Empyem beschrieb de Fabrice, die Phthisis Raulin, Reid, Portal, Campers, Boerhaave, van Swieten, die Angina pectoris Musgrave, Morgagni, Heberden, Murray, Fothergill († 1780), Elsner, Parry u. A. Genauere Untersuchungen über den Croup datiren von Franz Home (1765). Ueber das Glottisödem finden sich Fingerzeige bei Morgagni, Auffassung desselben als Entzündung der weissen Muskeln der Glottis bei Boerhaave. Laryngitis chronica beschrieb Morgagni vortrefflich. Bouisieri stellte zuerst die Form der Laryngeal- und Trachealphthisis auf. Pleuritis und Pneumonie trennte scharf Morgagni, welcher Letztere auch in anatomischer Einsicht verfolgte. Die Symptomatologie derselben förderten Huxham, Stoll, S. G. Vogel, Borsieri. Andeutungen über Emphysem finden sich bei Morgagni. Eine Lungenmelanose beschreibt Haller. Ueber den Keuchhusten haben Fr. Hoffmann, Alberti, Forbes, de Haen, Stoll und Rosen von Rosenstein Vorzügliches geliefert.

Unter den krankhaften Zuständen des Verdauungstraktes wurde durch die Wiener Schule den Infarkten besondere Beachtung zu Theil durch Kämpf u. A. (s. o.). Ausserdem existiren Monographien über die Ruhr von Zimmermann, Pringle, über Phthisis meseraica oder Atrophia infantum von Autenrieth, Baumès, über Krankheiten der Speiseröhre von Fr. Hoffmann, Nahuys und Bleuland, über die Leber und Pancreas von Fr. Hoffmann, über das Bauchfell von Walther. Es braucht nicht erst erwähnt zu werden, dass auch über diesen Theil der Pathologie von Morgagni und Lieutaud Schätzbares vorhanden ist. *(margin: Krankh. der Verdauungs- organe.)*

Dagegen sind Olivier's, Troja's und Morgagni's Arbeiten über die Nieren nur Bausteine für Künftiges. *(margin: Nieren)*

Nach der vorherrschenden Richtung der pathologischen Theorien auf das Nervensystem hin kann es nicht verwundern, dass wir in diesem Bereiche über eine grosse Zahl guter und pathologischer neuer Leistungen aus der damaligen Zeit gebieten. Wir erwähnen hier die Arbeiten von Tissot und van Swieten über Epilepsie, von Sauvages über Eclampsie und speciell über Eclampsia parturientium von Denman, Petri, Gehler und Blaud; von Dionis u. A. über Katalepsie, von Spangenberg über den Veitstanz, den Sauvages und Cullen scharf von den verwandten Zuständen unterschieden. Die trefflichen Untersuchungen von Astruc, Tissot, Wilson, Leidenfrost über Hysterie überragte noch Fr. Hoffmann's ausgezeichnete Auffassung. Den Begriff der Neuralgie setzte Amtrin zuerst fest (1756). Ihm folgte Fothergill's Beschreibung der Prosopalgie, dann André, Haigthon, G. Ch. Siebold († 1798), Cotugno mit der Ischias, M. Herz († 1803) über nervösen Schwindel, K. F. Bader, Mease, J. Hunter, Th. Arnold, J. v. Hildebrand über Hydrophobie. *(margin: Nerven- krankhei- ten.)*

Je mehr die Anatomie des Gehirns vervollkommnet wurde, desto mehr Gewinn trug auch die Pathologie davon. Daher bestimmte Fr. Hoffmann zuerst die Apoplexie als Blutung aus Gefässzerreissung, worüber Wepfer, Morgagni u. A. instruktive Beobachtungen mittheilten. Morgagni lehrte auch die Meningitis, Fothergill den Hydrocephalus internus unterscheiden. Die Sammelwerke von Wepfer und Büchner geben über die Gehirnpathologie des genannten Zeitraumes hinreichenden Aufschluss.

Geistes-krankhei-ten.
Die von Cullen mehr in den Vordergrund gestellten Geisteskrankheiten fanden an den Engländern Arnold, Perfect, Harper, Ferriar, Parketer, Crichton und Haslam, in Deutschland an Erhard sorgfältigere Beobachter.

Gehör.
Die Krankheiten des Gehörs beschrieb Trampel.

Rücken-mark.
Die noch wenig gekannten Krankheiten des Rückenmarks sind von Ludwig dürftig angebaut worden.

Andere Krankhei-ten.
Ueber Kröpfe berichtete Gautieri, über Dentitionskrankheiten Wendelstadt und Blumenthal, über Erysipelas neonatorum Hufeland in beachtenswerther Weise.

Ueber den Rheumatismus (Fowler) und dessen Unterschied von der Gicht besitzen wir ebenfalls treffliche Schriften aus dieser Zeit (z. B. von F. B. Lentin, † 1804), welche, nicht zufrieden mit dem Einheimischen, auch die Krankheiten ferner Länder in den Bereich ihres Wissens zog und selbst den Versuch einer medicinischen Geographie (L. L. Finke, 1792 — 1795) machte. Ein

Sammlun-gen.
grosses Verdienst endlich um die Bewahrung und Veranschaulichung des Materials haben die vielen damals entstandenen Sammlungen von praktischen Beobachtungen, welche Rahn, Ferro († 1809), A. G. Richter († 1812), Simmons, Rush († 1813), Mursinna († 1823), Lentin veranstalteten, wie andere, welche zu Edinburgh, London, Paris u. s. w. erschienen.

Je mehr die Kenntniss der acuten Krankheiten unter dem

Epidem. Krankh.
wandelbaren Einfluss der verschiedenen Theorieen litt (wie namentlich die Lehre von den Fiebern und Entzündungen beweist), desto freier waltet Sydenham's Geist in den Beobachtungen der Epidemieen, deren grossartiges und unberechenbares Auftreten alle Theorie zu Schanden machte. Man lernte die Natur der Ansteckung, die Gesetze der Entwickelung, den Verlauf, die staatsärztlichen Massregeln und die ohnmächtigen Bestrebungen der Kunst, die in der Einfachheit ihrer Mittel noch das Erträglichste leistete, besser kennen. Neben dem Petechialtyphus, den Faulfiebern, den Wechselfiebern, Typhen, die sich als Epidemien ein immer grösseres Feld errangen, ja eigentlich erst auf der Höhe

Pestepide-mieen.
derselben, zeigte sich die Bubonenpest in verschiedenen Zeiten, wenn auch nicht in solcher Ausdehnung wie früher, doch bedeutend genug, um grosse Verheerungen anzurichten. Die Kriege Karl's XII. mit Polen, Russland, Dänemark, der Türkei, die spanischen Erbfolgekriege in Deutschland, Frankreich und den Nieder-

landen, später die russisch-türkischen Feldzüge waren nur Gelegenheitsmomente für die Entwickelung des glimmenden Funkens. So
entstanden die Pestepidemien in Preussen und Polen 1703,
1707—1709 (beschrieben von Gottwald, Klaunig, Kanold);
in Constantinopel 1712—1713; in Wien 1709; in den übrigen
österreichischen Staaten 1712 und 1713; in Hamburg, im Braun-
schweigischen 1714; in Dänemark und Holstein 1712 und 1713;
in Schweden 1710; in Spanien 1709—1711; in Marseille sehr
bedeutend (s. Chicoyneau, Verry, Deidier, Soulier,
Astruc, Bertrand, Pestalozzi, Fornès) in Aix und in
Toulon 1720 (s. d'Antrechean); in Messina 1743 (vergl. Melani, Turriano); in der Ukraine 1737—1739 (Schreiber);
in Siebenbürgen 1709, 1718 (Albrich), 1755—1757 Chenot),
1770 (Brukmann); in der Moldau, Walachei, besonders in
Jassy, Podolien, Volhynien, im östlichen Galizien, in Russland,
vorzüglich in Kiew und Moscau (im September 1770 starben allein
21,401) 1770—Jan. 1772 (beschrieben von Orraeus, [† 1811],
Schafonsky, Jagelsky, Samoilowitz, Mertens, von
Asch, Dolst, Klint, Lerche); in Ungarn 1770 (s. Canes-
trini); in Dalmatien 1783 (s. Bajamonti, Pinelli); in Slavonien 1795 und 1796 (von Schraud) und in Ostgalizien 1797. —
Ausser den (in Klammern eingeschlossenen) Autoren trugen zur Auf-
klärung der Natur der Pest Jos. Ferro, bes. aber Howard und
Russel, der eine Pest in Syrien (1758) beobachtet hatte,
Vieles bei.

　　In Amerika zog das gelbe Fieber die Aufmerksamkeit Gelbes Fieber.
der Aerzte durch mehrere Epidemieen auf sich. Die erste ereig-
nete sich zu Cartagena 1730 (Gastelbondo), die anderen in
Malaga 1741 (Moultrie); in Nordamerika 1746—1748 (Lining);
in Barbadoes (Hillary) und Philadelphia 1793 (Rush und
Webster). Ausser den Genannten sind als gute Schriftsteller
über das gelbe Fieber zu nennen: Lind, Mackittrick, Bis-
set, Desportes, Bajon, Chalmers, Moseley, J. Hunter,
Blane, Jackson.

　　Die grosse Verwirrung, welche in früheren Zeiten über die Petechial-typhus.
Begriffe Faulfieber, Nervenfieber, Typhus, Petechialtyphus herrschte,
ging schon damals ihrer Lösung entgegen. Man trennte die einzelnen Formen und beschrieb sie genauer. Der Petechialtyphus, der nur eine niedrigere Form der Pest ist, — ein Uebergang oder Stehenbleiben derselben, wie wir es im vorigen Jahrhundert bereits kennen gelernt haben, — wurde als bösartiges

Fieber 1711 von Morgagni, 1715 von Lancisi in Rom, in
demselben Jahre 1715 zu Berlin, an der Ostsee (von Gar-
liep v. d. Muellen, Gundelsheimer, Schwarz) und zu
Toul, 1717 in Sardinien, Finnland, Ingermannland, in der Türkei,
zu Leipzig, Wismar, Pegau u. s. w., 1735 von Aranda y Marzo
in Spanien und von Weitbrecht in Petersburg, 1732 in Holstein,
1737 in Schlesien, 1738 in Andalusien, 1742 in Prag mit unge-
heuerer Sterblichkeit, 1771 in Mähren (Sagar, † 1778) u. s. w.

Faulfie-
ber. beobachtet. Die Verwechslung dieser Form mit dem Faulfieber, welches wiederum eine noch niedrigere Stufe der Blutzer-
setzung bezeichnet, rührte grösstentheils von der Nichtbeachtung
des Werthes und der symptomatischen Natur der Petechien her.
Lentin datirt geradezu von 1756 den Uebergang der asthenisch-
entzündlichen Constitution in die asthenisch-faulige, welche bis
zum J. 1770 epidemisch andauerte. Weiterverbreitet war in der
That der faulige Charakter der Krankheiten und er trat entweder
selbstständig als Faulfieber auf, oder accessorisch zu anderen, besonders gastrischen Krankheiten in den genannten Jahren u. ff.
fast überall hinzu. Huxham, der das „schleichende Nervenfieber" davon trennte, Pringle († 1782), Grant, Macbride,
Wilh. Alexander machten sich durch Untersuchungen und
Beobachtungen darüber höchst verdient; dagegen hat die Wiener
Schule, als sich die faulige Constitution auch von 1779 an epidemisch zeigte, grösstentheils verkehrte Ansichten aufgestellt, so
dass nur Stoll das Verdienst der Erkenntniss des beigemischten
„gastrischen" Elements behält. In Italien beschränkte man den
Begriff des Faulfiebers (Berlinghieri, Borsieri [1785], Ne-
rucci, Joh. P. Frank, † 1821).

Als blosse Modificationen der Faulfieber müssen das verderbliche Hungerfieber Mährens 1771 (Sagar), sowie die verschiedenen Kerker-, Lager-, Lazareth-, Schiffsfieber
angesehn werden (Grant, Sims, Poissonier, Blane, Baldinger, Bilguer, Pringle, Donald, Monro, Penada,
Smyth u. A.). Bei den Faulfiebern herrschte in besondern Epidemien das gallig-gastrische, in andern wieder das katarrhalische oder rheumatische, ja sogar als selbstständiges
Element das Friesel (1770 in Louviers) vor.

Wechsel-
fieber. In der innigsten Verbindung mit diesen Formen standen fast
überall die Wechselfieber, welche nach den in allen Klimaten
gemachten Erfahrungen zu den heftigsten Epidemieen aller Arten
in der auffallendsten Verwandtschaft standen, da sie gleichsam

den einfachsten Typus aller miasmatisch contagiösen Einwirkung
abgeben, aus denen sich erst die andern Formen entwickelten.
Torti, Werlhof († 1767), Senac, Trnka de Krzowicz
vervollkommneten die Kenntniss der Symptome; Lancisi, Grant,
Huxham, Pringle, Linné († 1778), Strack, van Hoven,
Alibert schilderten besonders die miasmatische Natur und die
ätiologischen Momente: Zendrini, Santorini, Medicus
machten sich um die Behandlung verdient. — Hierher gehört auch
das Jungall-Fieber Ostindiens. Während der J. 1745—1760 waren
einfache Wechselfieber weitbin verbreitet (Grainger, Cartheuser). Den typhösen Charakter hatten die von Hasenöhrl,
Störck, besonders Lautter in den J. 1757—1761 zu Wien
beobachteten Wechselfieber.

Es ist schon oben bemerkt worden, dass das gallige und
gastrische Element in den Volkskrankheiten damaliger Zeit sehr
weit verbreitet war und dass dieser Umstand dem Gastricismus
der Wiener Schule sehr günstig gewesen sein mochte; nur hätte
man in der Abwägung der gastrischen Symptome und ihres Werthes vorsichtiger sein sollen. Koker, Bianchi beförderten die
Annahme von Gallenkrankheiten; Tissot († 1797) beschrieb eine
Epidemie von 1755, Medicus von 1761, Schroeder, Grant,
Finke, vorzugsweise aber Max. Stoll unterhielten und verbreiteten die Annahme gastrischer Constitutionen. Nach Stoll war
die Constitution in Wien von 1776—1780 gallig und bedingte alle
übrigen Zufälle. Ihm folgten Selle († 1800) und Richter, doch
klärten Wedekind, Reil und van Hoven die Meinungen bald
auf. Von einer epidemischen Gallenkolik in Rouen erzählt
Lepecq 1779, von einer epidemischen Gelbsucht in Westphalen Brüning 1770.

Trotz Torti, Sarcone, Pringle herrschte das Gespenst
von epidemischen Wurmfiebern längere Zeit, bis es Bian-
chini, de Haen, Musgrave, Butter, Rush verscheuchten.

Die Form des Schleimfiebers wurde von Röderer,
Wagler, Sarcone, Grant (1769), Stoll, Hopfengärtner
(1792, 1793) als eine besondere beschrieben.

Das Wesen des Kindbettfiebers, unter welchem Namen
man die verschiedensten Zustände begriff, wurde auch erst durch
Epidemieen aufgehellt (Strother, Selle, Borsieri), nachdem
vielerlei Theorieen von Milchversetzung, Krankheit des Uterus,
fauliger Natur u. s. w. vorausgegangen waren. Beobachtungen
darüber haben wir von Friedr. Hoffmann in Frankfurt a. M.

(1723), Jussien, Col de Villars in Pars (1746), Fauken in
Wien (1770), Leake in London (1769), Sitoll in Wien (1777),
Douliet in Paris (1782), Cerri in Arzago (1786--1787), Clarke
in London und Gordon in Aberdeen (zu derselben Zeit).

Eine andere von der specifischen Ursache der Kornverderb-
niss herrührende, epidemisch herrschende Krankheit war die schon
früher beobachtete **Kriebelkrankheit** und der aus derselben
Ursache entsprungene **Mutterkornbrand**, Ergotismus. Dieser,
das heilige Antonsfeuer der Vorzeit, herrschte besonders in Frankreich, in der Sologne (dem Hauptsitze derselben), Guienne, Orleans
und Blois, in der Dauphiné, in Languedoc in den Jahren 1710, 1716,
1747 bis 1750; in der Schweitz 1709, 1716; in England 1762,
in Flandern und Artois, um Arras und Douay 1764, in der
Auvergne noch ausserdem 1770—1772 mit jeweiligen Uebergängen
in die Kriebelkrankheit. Diese wüthete mit besonderer Heftigkeit
in Deutschland, im sächsischen Erzgebirge und in Hannover 1702;
in der Schweiz 1709; in Sachsen, Schlesien, Holstein und Schles-
wig 1716, 1717; in Schlesien, Vorpommern und der Priegnitz
1722, 1723; in Schlesien und Böhmen 1736, 1737; in der Mark
und Holstein 1741, 1742; in der Mittelmark 1754, 1755; in Nieder-
sachsen 1770, 1771; in Schweden 1746, 1747, 1754, 1755, 1763,
1769; ebendaselbst und in Dänemark 1770, 1771; in Russland
1722. Als gute Beobachter sind hier zu nennen: Mulcaille,
Salerne, Saillant, Read, Wedel, Fr. Hoffmann, Lan-
golius, Waldschmidt, Lang, Serine, Burghart, von
Bergen, Hensler, Tode, Taube, Wichmann, Lentin,
Marcard, Linné, Wählin, Moscati u. A. Natürlich beschäftigte diese und viele Andere die Entstehungsweise, daher besonders die Beschaffenheit des Korns, und es sind Theorieen, Hypothesen und Forschungen darüber bis auf den heutigen Tag noch
fortgesetzt worden.

Von den exanthematischen Krankheiten herrschte die nräl-
teste Form derselben, die **Pocken**, — die in Ostindien in siebenjährigen Zeiträumen und in den übrigen Theilen der Welt fast
regelmässig wiederkehrten und zu den verschiedensten Theorieen
Veranlassung gaben, besonders heftig in Ostindien in den Jahren
1770 und 1771 (wo in wenig Monaten drei Millionen Menschen
starben), und zu derselben Zeit fast überall, in Amerika und Europa, hier besonders zu Paris 1769, 1770 (Descessartz) und in
London 1766 und 1770, indem sie Theil an der fauligen und typhösen Constitution nahmen. Es ist hier nicht der Ort, die

(margin: Kriebel-krankheit.)

(margin: Pocken.)

widerspenstigen Grillen und Grübeleien über Sitz, Entstehung und
Wesen der Pocken zu referiren, aber die Verdienste Derer, die
nach Sydenham eine bessere Behandlung einführten: Mead,
Huxham, Hildebrand, Jacob van Geuns und Hufeland
dürfen nicht unerwähnt bleiben. Der mächtigste Feind dieser
Seuche und zugleich wohlthätigste Freund der Menschheit aber Kuh-
erstand in Edward Jenner (1749 — 1823), welcher nach vielen pocken-
Mühen, Versuchen und Anfeindungen, die bei den Indiern, Chine- Jenner.
sen, Arabern längst bekannte, von der Lady Montague 1721 aus
der Türkei nach England verpflanzte, aber wieder verlorene, dann
von Sutton (1764), Hollwell († 1798) Dimsdale (1767),
Förster und einigen Andern wieder aufgefrischte Schutzpocken-
impfung im J. 1796 zur stehenden Anwendung und zu einer Ehre
brachte, die erst in neuerer Zeit wieder angefochten wird. De
Carro, Odier, Ballhorn und Stromeyer waren ihre ersten Verfechter auf dem Festlande.

Der Friesel ausschlag war seltener geworden herrschte epide- Friesel.
misch, man möchte fast sagen endemisch seit dem J. 1740 in Piemont
und in Frankreich undverursachte viele Streitigkeiten über seine symptomatische oder kritische Natur, welche nicht ohne Einfluss auf die
Behandlung blieben, wie aus den Arbeiten von de Haen, Collin
(†1784), Störck, Quarin, Pringle, Johnson u. A. ersichtlich ist.

Bedeutender, doch geringer als in der nächstfolgenden Zeit, Scharlach.
waren die Scharlachfieberepidemien, welche sich immer reiner,
ohne Vermischung mit der brandigen Bräune, die jetzt zurücktrat,
als selbstständiger exanthematischer Process darstellten, der aber
noch hier und da durch Verbindungen mit dem Friesel an frühere
Epidemieen erinnerte. Wir haben solche Epidemieen in Breslau
1700; in Berlin 1716, 1717; in Thüringen 1717 — 1740 (Joh.
Storch); in gesteigerter Bösartigkeit 1740 — 1762 in Wien
(Plenciz); 1748 in Hannover; in Halle 1763 (Ehrlich); in
Würzburg 1766 (Wilhelm). 1770 — 1771 in Westphalen (Brüning), Ungarn, Oestreich (Plenciz, Ferro); 1780 in Göttingen
(Wedemeyer); 1786 zu Hohenstein im Gütting'schen (Grund-
mann) und viele andere von 1794—1807; in Paris 1707, 1712;
in Frankreich überhaupt 1746, 1751 (Malouin, Chomel [† 1765],
Garnier u. A.); in Lausanne 1761 (Tissot); im Hennegau 1705
(Planchon); im Haag 1748 (de Haen); in Rotterdam 1778—
1779; in Florenz 1717; in Schottland 1732 — 1733; in Birming-
ham 1788 (Withering); in Upsala 1741 (Rosen v. Rosenstein); in Stockholm 1763—1764; in Cephalonia 1763.

Brandige   Die **brandige Bräune** (Garotillo) kam von 1735 an in
Bräune. Nordamerika vor (Douglas), vier Jahre später in England mit
Scharlach (Fothergill, Huxham, Mead) und dann 1742, 1746—
1749, 1751, 1753, 1770; in Paris 1743—1750, später in anderen
Orten Frankreichs (Malouin, Chomel u. A.); in der Schweiz
1752. Seit den siebziger Jahren aber trat sie selbst in Amerika,
wo sie am längsten geherrscht hatte, zurück (Grant, 1773), verlor ihren typhösen Charakter und ging in den entzündlichen über,
so dass der Croup, welcher als Nachfolger derselben gelten
kann, anfangs sogar vereint mit ihr vorkam (Home, Murray,
Lentin, Michaelis).

Influen-   Endlich ist noch der **katarrhalische** Krankheitsprocess
zen.   als jüngster Sprössling der epidemischen Constitutionen zu erwähnen. Dergleichen nicht ohne grosse Sterblichkeit vorkommende
sogenannte Influenza-Epidemieen finden wir in Rom (Lancisi),
Venedig (Ramazzini) und Berlin (Fr. Hoffmann) 1708 und
1709, fast in ganz Europa 1712; weiterverbreitet von Schweden
bis Spanien 1729 — 1730; in Holland und England 1731   1733,
und mit entzündlichem Charakter 1742, 1743, 1762; in Ostindien
1781, von wo sie, nach Europa (Epidemie von Moscau 1782) verschleppt und besonders durch nervöse Hinfälligkeit und Schwäche
bezeichnet, fast ganz Europa durchzogen.

Ruhr.   **Ruhr**epidemieen herrschten zu verschiedenen Zeiten des 18.
Jahrhunderts in vielen Ländern besonders in den J. 1708—1709,
1717 — 1727; 1756 zu Nymwegen, 1757 — 1759 in Mainz, 1761—
1763 in Westphalen, 1765 in der Schweiz und zu Ende des
Jahrh. Die bedeutendsten Schriftsteller sind Baker, de Mont-
garny, Jawandt, Jugler, Unfeland, Pfenninger, Staub,
Wendelstadt, Cramer, Siegesbeck, Bass, Degner,
Strack, Zimmermann, Monro.

Semiotik und Diagnostik. Nosologische Systeme.

Gute   Haben wir schon in dem Bisherigen eine grosse Anzahl
Praktiker. guter Beobachter kennen gelernt, so kommt es uns auch zu die
Namen eines Eller, Breudel, Kortum, Danz, Canz, F.
Wendt, J. J. Kausch, J. Adams, Fordyce († 1792) Chis-
holm, Mitchill, Daubenton, Bouvier, Pinel († 1826),
Sabatier hinzuzufügen, ohne die Andern zu vernachlässigen, deren
noch weiter unten gedacht werden soll. Besonders ausgezeichnet als
Praktiker waren J. G. Zimmermann, der Verfasser des berühmt

gewordenen Buches über die Erfahrung (1728 1793), Benj.
Lentin (1736—1804), Rud. Aug. Vogel (1724—1774), und vor
Allen der musterhafte Beobachter, klassische Beschreiber der Krank-
heiten und verdienstvolle Reformator des Sanitätswesens, Johann
Peter Frank (1745—1821), und sein fleissiger Nacheiferer und Sohn
Joseph Frank (1771—1841), von denen noch später im Beson-
dern die Rede sein wird.

Unter solchen Einflüssen bildeten sich Semiotik und Diagnostik immer besser aus, wie dies die aus dieser Zeit überkom-
menen Lehrbücher der Semiotik von J. Testa († 1787), Gruner
(1775) und der Diagnostik von S. G. Vogel (1796) und J. E.
Wiehmann (1804) beweisen, deren Standpunkt allerdings nicht
nach dem heutigen Massstabe gemessen werden darf. Unter den
Zeichen gewann direct die Pulslehre durch Franz Solano de
Luque's († 1738) P. dicrotus, intermittens, inciduus, dagegen nur
indirekt durch Theoph. de Borden, der mit einer fast chinesischen Zersplitterung Pulse einzelner Organe aufstellte und seinen
Nachfolger II. Fonquet (1727—1806), insofern sich Zimmermann,
de Haen, Gruner, Renard u. a. ruhigere Beobachter gegen
diese spitzfindige Sphygmologie aussprachen und zur richtigeren
Würdigung des Pulses Veranlassung gaben.

Für die Diagnostik erstand damals ein äusseres, bedeutendes
Hülfsmittel; es waren die nosologischen Versuche, welche, seit
der bereicherten Bekanntschaft mit Krankheitsformen nothwendig
geworden waren, und durch den Einfluss der Behandlung der Naturwissenschaften, besonders durch die Classification der Botanik
(Linné) sowie durch die Wolf'sche encyclopädische Methode eingeleitet worden. Hätten sie sich auf eine innere, natürliche, wesentliche Verwandtschaft der Krankheiten gestützt, so würden sie, statt
ein äusseres künstliches Fachwerk darzustellen, mehr als formellen
Werth erlangt haben. An diesem Fehler der Aeusserlichkeit leidet Boissier de Sauvages's systematische Eintheilung der
Krankheiten, welche nach reiflichem Nachdenken und grossen
Detailstudien, sowie Besprechungen mit den grössten Autoritäten
der damaligen Zeit, insbesondere mit Boerhaave 1731 im ersten
Versuch, später in ausführlicherer Bearbeitung als „Nosologia me-
thodica" 1763 erschien. Zwar hatten schon vor Sauvages Andere,
besonders Felix Plater vereinzelte Eintheilungen gemacht, Sydenham die Idee klarer entwickelt, aber in diesem grösseren
Werke, welches 295 Genera und 2400 Species, in 10 Classen getheilt, theils symptomatisch, theils ätiologisch, theils anatomisch

Diagno-
stik.
Nosologi-
sche Sy-
steme

Sauvages
u. A.

ordnet, ist die erste grössere Arbeit dieser Art enthalten. So
weitschichtig sie ist, so künstlich willkürlich erscheint sie. Nicht

Linné. weniger unzureichend war Linné's ebenfalls im J. 1763 erschienene Classifikation in 395 Genera; um nicht viel besser R. A.
Vogel's († 1774), Macbride's († 1778) und Sagar's Eintheilungen, die sie von den hervorstechendsten Symptomen her-
Cullen. nahmen und in unzählige Arten zersplitterten. Cullen's verbesserte und vereinfachte Eintheilung, obgleich sie im Speciellen viel
Fehlerhaftes enthielt, blieb daher lange Zeit in Geltung; doch war
sie ebenso, wie die von Hebenstreit († 1757), Daniel († 1798),
van der Heuvell und Selle mehr logische (und dies Verdienst
hatte nicht einmal Plocequet († 1814) als pathologische Classification, mehr geeignet zur Uebersicht und Handhabe der Formen,
als zur Erkennung des Wesens und der innern Verwandtschaft.
Dieser Fortschritt der Nosologie gehört erst der neueren Zeit an,
und besonders der Schoenlein'schen Schule, die aber namentlich bei Einem ihrer Jünger dieses Vortheils sich so übermächtig
bediente, dass er sich durch so grosse Zersplitterung in Nachtheil
verwandelte.

Werth d. Ueberhaupt darf man den Werth dieser nosologischen Sy-
nosologi- steme nicht überschätzen. Er ist im Ganzen ein untergeordneter,
schen Sy-
steme. formaler. Dass ihn die damalige Zeit als die Spitze der Wissenschaftlichkeit begrüsste, ist verzeihlich. Weil es an jeder Ordnung in dem vereinzelten Material fehlte und der Begriff der
Wissenschaft selbst noch nicht so hoch gestellt war, dass man
Wesen und Form unterschieden hätte, ist die Hochhaltung der
Classifikation, die bis in die neuere Zeit reichte, erklärlich. Insoweit sie dazu beiträgt den Ueberblick zu erleichtern, Ordnung
statt der Verwirrung zu setzen, das Vergessene und Verlorene zu
fixiren, für das Detailstudium behufs der Erkenntniss schon des
Platzes wegen, den die Krankheit einzunehmen hat, anzuregen
und dem Sprachgebrauch durch Feststellung einer bestimmten
Bezeichnung und Vergleichung synonymer Ausdrücke zu Hülfe zu
kommen, noch weit mehr aber, in soweit sie die Analogie, die
innere Verwandtschaft gewisser Krankheitsspecies (wir erinnern
an die Arthritiden bei Schoenlein) sowie ihre Differenzirung kennen
lehrt, hat die Nosologie ihr grosses unbestreitbares Verdienst.
Aber man stelle sie nicht höher als eben in die Kategorie des
Formalen und man bedenke andererseits die grossen Nachtheile,
welche die Classifikationen hervorgebracht haben, indem man über
die Aeusserlichkeit das Innere, über die Form das Wesen, über

die Namen und die Klasse, die Ordnung, das Genus, die Species, leider die Symptome und das Individuelle, über das Abstrakte das Concrete vergessen hat. Die Mannigfaltigkeit der Natur ging oft verloren unter dem künstlichen Zwange der Einheit, die Wahrl eit unter der Fingirung der zur Ergänzung des Systems nöthigen Krankheiten. Die Diagnostik litt darunter den Verlust ihrer eigentlichen Aufgabe, der Nachforschung des objektiven Befundes und der pathognomonischen Zeichen, insofern Anderes für die Abstraktion Geeigneteres zur Differenzirung verwendet wurde. Die Namen der Krankheiten beförderten die Annahme der Ontologie und das Herausrücken pathologischer Zustände aus der Einheit des Organischen. Und schlimmer noch als diese pathologischen Irrgänge waren die Folgen für die Therapie, welche durch das Anknüpfen allgemeiner Normen an die Krankheitsbegriffe in den Schlendrian des Generalisirens, der sogenannten allgemein therapeutischen Methoden, und in eine Flachheit des empirischen Verbrauchs von Arzneien verfiel, die noch heute keineswegs überwunden ist, sondern üppig fortwuchert.

Therapie.

An den therapeutischen Theil der Heilkunde angelangt, können wir auch hier von Bereicherungen sprechen, welche das achtzehnte Jahrhundert theils durch vervollkommnete chemische und physiologische Kenntniss der Heilmittel, theils durch Verbesserung der Methoden und Anwendungsweisen und vermehrten Arzneischatz geboten hat. In gewisser Hinsicht, wenn dies Wort nicht zu hoch gegriffen erscheint, brach auch eine wissenschaftlichere Behandlung der Materia medica durch Cullen, Gren, Arnemann, Jahn († 1806) sich Bahn, obgleich immer noch in den Grundsätzen der Therapie so wenig sichere Anhaltspunkte lagen, dass sie entweder nach wie vor nach den Theorieen willkürlich gedeutet und umgewandelt, oder unabhängig von ihnen in rathloser Empirie geübt wurde. Wenn daher die Therapie bald humoral-pathologisch, bald chemisch oder solidistisch, bald eklektisch oder völlig principlos verfuhr, wie dies bei den vielen sich widersprechenden Theorieen, Anpreisungen und sich durchkreuzenden Methoden nicht anders sein konnte, so müssen wir schon die extensive Vermehrung des Arzneischatzes für ein Glück halten, wenn auch die Anwendung neuer Mittel ohne die physiologische Richtschnur und bei zu willkürlicher Ausdehnung ihres Gebrauches auch oft ohne thera-

Arznei-mittel-lehre.

Extensive Bereiche-rung.

peutische Gewähr erfolgte. Wir sagen, für ein Glück, weil einerseits bei mangelnder Sicherheit des Verfahrens eine Vermehrung der Hülfsmittel ein Vortheil war, und andererseits diese neuen Heilstoffe den Dogmatismus in der Therapie durch das Neue, Uebarraschende und Unerforschte der Einwirkungsweise beschränkten, einen wohlthätigen Eklekticismus herbeiführten und wiederum rückwärts neues Licht auf Physiologie und Pathologie warfen.

Es lag wohl ein grosser Theil Ursache in den damals obwaltendem Charakter der Krankheiten, dass die reizenden und narkotischen Arzneien, die Säuren, die „tonisirenden" und „specifisch umstimmenden" Mittel, wie sie die allgemeinen und ziemlich vagen Kategorieen bezeichnen, sich vorzüglicher Begünstigung erfreuten. Der Zufall war es also auch hier wieder, der bei der Unzulänglichkeit des bisherigen Verfahrens hier dieses, dort jenes Arzneimittel in den Vordergrund stellte. Um so höher ist das Verdienst eines Mannes anzuschlagen, welcher umsichtige Untersuchungen über einzelne Arzneimittel durch Prüfungen an Gesunden und am Krankenbett anstellte und dadurch werthvolle monographische Beiträge zur Pharmakodynamik gab. Wir meinen Anton Störck und seine vorzüglichen Arbeiten über Cicuta virosa, Stramonium, Hyoscyamus, Colchicum, Pulsatilla, Aconit und Clematis. Sie erschienen von 1760—1765.

Störck

In Folgendem geben wir eine Uebersicht der neu empfohlenen, besser erforschten und erprobten Arzneien und der betreffenden Urheber:

Neue Arzneien.

1. Metalle, ein Geschenk des Paracelsus, der spagirischen Schule und der neueren Chemie, als: Wismuth (gegen Magenkrampf: Odier; Hysterie: Bonnat und Carminati; Kercksig); Antimon (Unzer, Plummer; Sulphur aurat.: Jacobi, Hermbstädt; James powder; Calx antimonii: Hofmann, Hufeland; Zink (Gaubius, Benj. Bell, Goodsir, Odier, Hufeland, Kercksig u. A.); Zinn (gegen Würmer: Alston); Blei (Goulard, Aitkin); Kupfer (Kupfersalmiak: Weismann, Odier u. A.); Argentum nitricum (Sims, Cappe, Nord, Bostock etc.); Arsenik (Wepfer, Jacobi, Heuermann, Fowler gegen Intermittens; Rönnow; Justamond, Lefebure, Bascilhac, Richter, Theden gegen Krebs).

2. Erden- und Laugensalze: Bittererde (Fr. Hoffmann, Black, Marggraf, Henry); Kalk, Kalkwasser, Seife (gegen Stein: Johanna Stephens [1739], Hartley, Rutty, Whytt u. A.); Laugensalze (Cullen, Milman, Dehne, Al. v. Humboldt, Stütz.

3. Neutralsalze: salzsaurer Baryt (Crawford [1789], Hufeland, Klohss gegen Skrofeln, Wassersucht, Geschwüre; — Pelletier); salzsaurer Kalk (Fourcroy); weinsteinsaures Kali (Muzell,
Menghini); Cremor tartari solubilis (de Lasone); essigsaures Kali
(Cadet-Gassicourt, Huxham). Gegen Ende des Jahrhunderts lernte
man besonders

4. den Werth der Säuren als tonisirend, nervenstärkend,
antisyphilitisch und entzündungswidrig kennen, so die Salzsäure
(Fordyce, Rollo), die Salpetersäure (Scott, Rollo, Beddoes, Ferriar,
Simmons, Reich, Wedekind), die Phosphorsäure (Lentin, Herder),
Essig- und Sauerkleesäure (Vauquelin, Brogniart, Valli). Mit der
Verbesserung der Chemie lernte man dann

5. die Luftarten therapeutisch benutzen, so kohlensaures
und Wasserstoffgas (Beddoes in der Schwindsucht; Girtanner,
Hufeland, Mühry), Schwefelwasserstoff (Rollo), Salpeterdämpfe
(Smyth, Paterson), Sauerstoff (Fourcroy, Baumes, Ferro).

6. Den Phosphor empfahlen, allerdings in einer sehr vagen
Weise als Reizmittel: Bouttatz, Leroy, Weigel, u. A.

7. Unter den vegetabilischen Mitteln lernte man besonders a. die specifisch wirkenden Narcotica schätzen, wie: Cicuta
(nach A. Störck: J. Collin, Lallemant, Marteau, Rahn, Fothergill,
Streit der Wiener Schule über die Wirksamkeit des Schier-
lings); Belladonna (Brunnnen, Späth, Jnneker gegen Krebs; Münch
in der Hundswuth, Onanie etc.; Sauter; Hahnemann's Präservativ
gegen Scharlach 1800); Datura Strammonium in Geisteskrankheiten:
Störck, Odhelius, Greding); Hyoscyamus (Störk); Nux vomica (Hufeland gegen Ruhr); Blausäure als Aqua laurocerasi Baylie, Browne,
Langrish, Döltz u. A.): Opium (die Brown'sche Schule, s. unten, Alexander, Souville, P. Frank, Crumpe; in der Ruhr: Richter, Osiander).

b. Aus der Klasse der sogenannten Acrien bewährten sich
damals: Rhus toxicodendron (gegen Lähmung: de Morti, Rossi,
Kok, Alderson, Dufresnoy: — van Mons); Pulsatilla (gegen Läh-
mung, Geschwüre, Syphilis, Staar etc.: Störck, Leber, Fauken etc.);
Clematis (gegen Krebs; als Diureticum: Störck); Aconit (nach
Störck: Böhmer, Schenkbrecher, Greding); Colchicum (nach Störck:
J. Collin, Heuermann): Digitalis (gegen Hydrops zuerst: Carl Dar-
win [1775]; Withering, Warren; gegen Phthisis 1780: Jones, Bed-
does, Percival: gegen Wahnsinn: Currie); Senega (1736 Tennant;
Trew, Linné, Barton, Percival, Sarcone); Ledum palustre (Linné,
Odhelius); Viola tricolor (Strack, A. Haase); Bryonia (gegen
Ruhr: Harmand de Montgarny); Gratiola (gegen Wahnsinn: Len-

tin): Rhododendron chrysanthemum (gegen Gicht: Rölpin); Chenopodium ambrosioides (Plenck, Lentin: gegen Veitstanz u. Lähmung).

c. Statt der China, von der man dazumal mehrere neue Arten kennen lernte, wandte man einige andere Mittel surrogatweise im Wechselfieber u. a. Krankheiten an, wie Geum rivale (Kalm) und G. urbannm (Buchhave), Weidenrinde (Stone), Rosskastanienrinde (Mistichelli).

d. Die Kategorie der Tonica wurde vermehrt durch die Polygala amara (Collin), Quassia (Rolander, Linné), Simaruba (Barrère [1723], Jussieu u. A.), Columbo (Gaubius, Redi, Cartheuser, Macbride, White), Angustura (1788 Ewer, Williams, Brande, Wilkinson u. A.), Eicheln (J. W. Schröder gegen Skropheln).

e. Als Adstringens wurde der Katechusaft bekannt (de Jager), aber von dem Gummi Kino verdrängt (Fothergill [1758], Huxham, Degener).

Den Theer empfahl man gegen Hautkrankheiten (Berkeley), Terpentin gegen Gallensteine, Cajeputöl gegen nervöse Uebel (1717 Locher, van der Beck u. A.). Carminati und Sennebier stellten Versuche mit dem Magensafte gegen Geschwüre an.

Hiezu kommen noch die vielen Wurmmittel, die damals Mode wurden (Spigelia anthelminthica 1751 durch Browne), und die Menge fremdländischer Pflanzen, welche nur ein Curiositätsstreben in die Materia medica gezogen, ohne dass dadurch die Gediegenheit der Praxis gewonnen hätte. Die Masse des Apparates stand in keinem Verhältnisse mit dem Werthe und Vieles wurde eben so schnell wieder vergessen, als es aufgetaucht war.

Neue Präparate. Die Fortschritte der Chemie thaten das ihrige, um bessere und wirksamere Präparate zu liefern. Dahin gehörten: Das Ol. animale Dippelii, der Mineralkermes (Simon 1713), der Bleiessig und Bleizucker (Goulard), der Schwefeläther (Froben), der Liquor anodynus (Hoffmann 1732), der Salpeteräther (Du Hamel 1742), das Kalkwasser und die Seife (Stephens 1739), der Huxhamische Spiessglanzwein, die Antimonialtinkturen von Guerike, das Hahnemann'sche Quecksilber (1789), der Mercurius cinereus Blackii, das salzsaure Eisen, der essigsaure Zink, die vegetabilische Kohle (Simmons, Juch u. A.)

Mineralquellen. Eine nicht zu verachtende Hülfe, besonders in chronischen Krankheiten, bot die immer gebräuchlicher werdende Anwendung von Mineralquellen, zu innerem und äusserem Gebrauche. Ihr Nutzen wurde durch bessere chemische Untersuchungen in ein helleres Licht gesetzt. Sie waren um so willkommener als ihr

Gebrauch mit den humoralpathologischen Ansichten innig harmo-
nirte. Aus jener Zeit datiren die ersten gründlichen Untersuchungen
von Aachen, Baden, Carlsbad, Eger, Baden-Baden, Wiesenbad bei Anna-
berg, Kissingen, Pyrmont, Schwalbach, Spaa, Teplitz, Warmbrun-
nen, Pfäffers, Wildbad, Wildungen, Wiesbaden. Neu entdeckt
wurden: Altwasser, Bocklet, Brückenau, Cudowa, Driburg, Ems,
Fachingen, Gastein, Geilnau, Lauchstädt, Nenndorf, Reinerz, Said-
schütz, Selters, Liebenstein. Ausserhalb Deutschlands lernte man
besser kennen: die Quellen in den Pyrenäen, Languedoc und
Béarn, Champagne, Plombières u. s. w. in Frankreich, die zu Bath,
Cheltenham, Harrowgate in England, Enghien in den Niederlanden, Abano und die bei Pisa, Lucca, Padua befindlichen Heilquellen in Italien, Aix in Savoyen, die zu Aranjuez und in der
Sierra de Cuenca in Spanien, Loka in Schweden u. s. w. Auch
die Seebäder kamen damals in Aufnahme durch R. Russel, White,
Kentisch, S. G. Vogel u. A. — Das Verdienst, die Heilquellen mehr
in Aufnahme gebracht zu haben, gebührt in diesem Zeitraume besonders Fr. Hoffmann.

Einen wohlthätigen Contrast mit dem grossen pharmakolo-   *Kaltwas-*
gisch-chemischen Heilapparat bildend, und die Rückkehr zu einer   *serbe-*
natürlicheren, einfachen Behandlung und Berücksichtigung diäteti-   *handlung.*
scher Massregeln, sowie überhaupt die Anbahnung einer zweck-
mässigeren Lebensweise einleitend, erscheint neben dem Gebrauch
der Seebäder die weitere Herbeiziehung des kalten Wassers
als Mittel in Gesundheit und Krankheit. Im Alterthum waren es
vereinzelte Empfehlungen von Pythagoras, Hippocrates,
Erasistratus, Asclepiades von Prusa (Psychrolutes genannt),
Antonius Musa, Celsus, Galen, Antyllus, Caelius Aurelianus, Actins, Alexander von Tralles, Paul von Aegina,
welche dem kalten Wasser Eingang verschafften; im Mittelalter
wurden warme Bäder und Heilquellen vorgezogen, bis (durch Savonarola u. A.) die Douche in Italien angewandt wurde, Gualthe-
rus Ryff, Viotti a Clivol dem Traufbad, Ugulinus de
Monte Catino den Sturzbädern, Andreas Baccius und Günther
v. Andernach den Begiessungen, Zecchius, Prosper Alpinus,
Ludw. v. Septala, Fabr. Hildanus, Hermann v. d. Hey-
den u. A., zuletzt die beiden Helmonts, wieder dem Kaltwasser-
gebrauch das Wort redeten. Aber den Psychrolusin Floyer's erst,
welche schnell sechs Auflagen erlebte (1702—1732), war es vorbehalten, den Sinn dafür weiter anzuregen. Ihm folgten in England: Baynard, Pitcairne, Browne, Blair, Waine-

wright, Cheyne, Hancocke, Mead, Huxham, Short,
Will. Buchan; in Holland Boerhaave (nur in desperaten
Fällen!); in Italien Pater Bernardo, Nic. Crescenzo, Dalli,
Lancisi, Todaro „Medicus per aquam", Sangez „Medicus
per glaciem" genannt, Michelotti, Cirillo, Sarcone, Cocchi; in Frankreich Hecquet, Geoffroy, Noguez, besonders
Chirac, Barrère, le Drau, Tissot, Marteau; in Dänemark
Unsenius, Pechlin, Karl, Clemens Tode; in Schweden
Bergius; in Polen Moneta; in Deutschland Berger, Ried-
lin, Wedel, Crause, Fick und auch hier wieder Fr. Hoffmann, weil er dem Wasser und den Mineralwässern den Haupt-
erfolg zuerkennen lernte, aber auch Schulze, Schwertner,
v. Swieten, Krüger, Daniel, Dauter, Triller, Unzer,
und als der eigentliche Vorläufer der späteren Wasserheilkunde,
Johann Siegmund Hahn (1696—1773), ein Sohn des Wasserfreun-
des Dr. Siegm. Hahn in Schweidnitz († 1742). Seit dieser Zeit
wurde besonders durch Schmucker und Theden die Anwendung des kalten Wassers in der Chirurgie, welcher schon Paré,
Biondi, Palatius, Joubert, Lombard, Percy, Sancas-
sani, Benevoli, Caldani, Lorenz Heister, Zach. Platuer,
Hahnemann, Richter u. A. das Wort geredet hatten, allgemeiner und dadurch die Behandlung wesentlich gebessert. Grosses
Aufsehen aber und damit neue Anregung für den Kaltwasserge-
brauch erweckten die von William Wright zuerst im J. 1771
versuchten allgemeinen Begiessungen in exanthematischen und
akuten Fiebern, die James Currie (1756 — 1805) im J. 1787
bei einem Typhus in Liverpool mit Erfolg versuchte, und nach
Gerard's Vorgang (1796) auch im Scharlach. Ihm folgten nun
Gregory, Robertson, Dymsdale, besonders Jackson,
Armstrong u. A. in England, in Deutschland Mueller, Brandis. Nach Wien brachte diese Methode Jos. Frank, und von
da aus verbreitete sich unter Kolbany's, Hubertus Vorgang,
besonders aber durch Frölich's eindringliche Schriften (1810) die
Anwendung des kalten Wassers in den genannten Krankheiten
immer weiter und erfolgreicher *). Die weitere Entwickelung der
eigentlichen Wasserheilkunde im 19. Jahrh. s. unter: Fortschritte
der einzelnen Discipl. im 19. Jahrh.

K. Wasser
in der
Chirurgie.

*) Die spezielleren Einzelnheiten vergl. in meiner Schrift: Hydriatica
oder Begründung der Wasserheilkunde auf wissenschaftliche Principien, Geschichte und Literatur. Leipzig, 1840. 8.

Aber nicht blos die Materie, auch die Kräfte wurden als Heilmittel verwendet. Die Electricität, so häufig damals benutzt zu physiologischen Erklärungen, griff somit auch in das praktische Gebiet der Heilkunde ein. Durch Gordon's (1745) u. A. Versuche wurde Kratzenstein über die reizende Einwirkung der Electricität belehrt und versuchte sie zu Heilzwecken, worin ihm Nollet und Jallabert mit Glück folgten. Als besondere Vertheidiger der Electricität thaten sich hierauf hervor: Veratti, Sauvages, J. G. Schaeffer, Lindhult, Cavallo, le Roy, Spengler, Quellmalz, de Haen, Watson u. A. Da viele Versuche verunglückten und dies selbst einen Haller gegen dieses Mittel einnahm, ist Rössler's und J. F. Hartmann's verbesserte Anwendungsweise und Bestimmung der Anzeigen von grossem Nutzen gewesen und hat uns Gegnern viele Aerzte zu Freunden der Electricität gemacht. Verwandt hiermit ist die Anwendung des Galvanismus gegen Scheintod (nach Crève) und gegen andere Uebel (nach Humboldt, Ritter, sowie Reinhold, Grapengiesser, Augustin u. A.) und der gegen Rheumatismus und Nervenleiden empfohlene Perkinismus, von dem Erfinder Perkins so genannt. Die Electricität führte auch zu dem von Paracelsus empfohlenen Magnet, um dessen Anwendung sich zuerst Klärich, dann Hohmann, Kästner, Ch. Weber, J. A. Ph. Gessner u. A. verdient machten. Hier dürfte auch die geeignete Stelle sein, um einer Erscheinung zu erwähnen, welche in der damaligen Zeit die grösste Sensation machte und in ganz auffallender Weise Licht und Schatten gleichmässig warf. Wir meinen den thierischen Magnetismus, der von dem Entdecker Anton Mesmer aus Weiler bei Stein am Rhein (1734–1815) auch Mesmerismus genannt wurde. Diese Entdeckung einer Heilpotenz für den Menschen durch den Menschen selbst, welche unbewusst auch früher als Tempelschlaf, bei den Orakeln, als Segnung, Bestreichung, Heilung der Kröpfe durch Königshand in Frankreich geübt worden war, führte den Wunderglauben und die theosophische Richtung auch im 18. Jahrh. ein, obgleich selbst der Aberglaube dieses Jahrhunderts sich mit ihr an etwas mehr Reales, Naturgeschichtliches und Physiologisches knüpfen zu wollen scheint. Mesmer lehrte nämlich zuerst in J. 1774 die magnetischen Einwirkungen auf den Organismus von einer diesem selbst besonders innewohnenden Kraft, welche des Magnetes nicht bedürfe, ableiten; er hielt diesen Magnetismus für ein allgemein verbreitetes ätherisches Element der Natur, welches

den Zusammenhang aller Wesen bedinge, und, der Electricität
ähnlich, mit flüssigem Substrate begabt sei, bei den Menschen in
den Nerven sitze und direkt alle Nerven-, indirekt alle anderen
Uebel zu heilen im Stande sei. Er liess den Willen auf die Erzeugung dieser Kraft einwirken, heilte anfangs mit, später
ohne Beihülfe des Magnets durch blosse Berührung und erregte
durch seine Curen ein solches Aufsehen, dass er sowohl in Wien
als später in Paris die Aufmerksamkeit und den Neid der ärztlichen Behörden erregte und ihren Unwillen durch Charlatanerie
theilweise auch wirklich verdiente. Diese Charlatanerie zeigte
sich namentlich in dem Baquet, durch welches er mittelst Hülfe
der Einbildungskraft phantastische Erscheinungen hervorbrachte.
Er verband sich mit einem Arzte d'Eslon, der ihn thätig unterstützte. Zwei medicinische Commissionen, mit Ausnahme des Einzigen vorurtheilsfreien Naturforschers Jussieu, sahen sich durch das
mit diesen geheimnissvollen Manipulationen verbundene Unwesen veranlasst, auch die theilweise Wahrheit für Schein und die einzelnen
wirklichen Thatsachen für Betrug zu erklären, wie es gewöhnlich
in der Geschichte der Menschheit mit neuen reformatorischen Regungen, hier gewiss nicht ohne Schuld des Reformators selbst,
geschah. Als aber die Gebrüder Puységur die Einwirkung
des Magnetismus bis zum Somnambulismus und zur Clairvoyance
steigerten, fing man vollends an alle Erscheinungen für ein höheres
Leben zu halten. Eine Menge der wunderbarsten und seltsamsten
Erzählungen von Traumleben, Wundercuren, Vorhersagen, Selbst-
verordnungen machten die Runde durch die Welt, und als endlich
1787 J. K. Lavater, Bicker, Olbers und Wienholt den
Puységur'schen Magnetismus auch nach Deutschland verpflanzten, fand trotz aller Gegenreden unpartheiischer und vorurtheilsfreier praktischer Beobachter und negirender Theoretiker die
Schwärmerei einen so günstigen Boden, dass sie noch bis heute
nicht vollständig erloschen ist und in vielfachen Nachwirkungen
fortexistirt, unter denen die Betrügereien des Fürsten von Hohen-
lohe und der Pigeaire in Paris gewiss nicht die letzten sind. Bei
der Exaltation auf der einen, der Indifferenz und Negation auf
der andern Seite sind die Acten keineswegs geschlossen, ja es
ist noch nicht einmal der Thatbestand richtig und vollständig ermittelt. So viel aber steht vom Standpunkte des nüchternen Naturforschers aus fest, dass, insofern diese theilweise gewiss physiologisch
begründeten Erscheinungen des thierischen Magnetismus von theoso-
phischer Mystik an die Grenze des Sinnlichen und Uebersinnlichen

gestellt und für den Ausfluss eines höheren instinctartigen Waltens der ihrer Menschlichkeit entkleideten Seele gehalten wurden, dass, sagen wir, sie sich an die Visionen Swedenborg's († 1772), an die Mystik St. Martin's († 1803), an die epidemischen Convulsionen auf dem Kirchhofe St. Medard in Paris (1727—1737), an die Exorcismen des Pater Joseph Gassner († 1779), an die Necromantie Schröpfer's und die Zaubereien Cagliostro's anreihen, wodurch auch das 18. Jahrh. den leidigen Tribut des Aberglaubens zollte. Die Meinung ist aber trotzdem nicht abzuweisen, dass dem Magnetismus selbst eine reale und physiologisch begründete Basis zu Grunde liegt und dass seine therapeutische Anwendung nicht wie bei vielen mystischen und abergläubischen Heilmitteln des 15. und 16. Jahrh. auf dem blossen Glauben beruht, also dass auch hier selbst in der Mystik des 18. Jahrh. eine wirklich physiologische und praktisch nützliche und verwendbare Wahrheit ist.

In diese Phase mehr wissenschaftlicher Art trat auch der thierische Magnetismus ein, sobald er auf deutschen Boden gelangt war. Er entsprach einerseits den dynamischen Theoricen, welche damals den Vorrang einnahmen, andererseits der in Aufnahme gekommenen Naturphilosophie. So stellten über ihn Gmelin, Böckmann, Heinecken, Treviranus Versuche an; Kessler lehrte die Polarität zwischen Magnetiseur und Somnambule und das polare Verhältniss zwischen Hirn und Ganglien als Ursache des Magnetismus, Wolfart und Kluge empfahlen ihn als Heilmittel. Die naturphilosophische Schule, wie Nasse, Kieser, Eschenmayer, Passavant u. A., half sich freilich mehr mit poetischen Bildern und Analogieen, als mit physiologischen Erklärungen. Die Excentricitäten eines Lüdecke, Bartels, Lichtenstädt, de Lausanne, Deleuze, Babst, Azais, Amoretti, Robert, Cederschiold in Schweden führten wiederum zur Mystik eines Justinus Kerner's, Ennemoser's, Bander's, Nees van Esenbeck's. Durch die vernünftigen Stimmen eines Stieglitz, Pfaff, Hufeland (denen sich Brandis, Greiner, Mannsfeld, L. W. Sachs, Hensler, Wirth, Rudolphi, Klencke, Lombard, Virey, Burdin, Dubois, Parrot anschlossen) und durch die Nüchternheit und exakte Richtung der Neuzeit wurde. Diesen endlich ein entscheidendes Gegengewicht geboten, so dass der thierische Magnetismus als Eigenschaft und Heilmittel jetzt auf seine wahren Grenzen zurückgeführt, wenn auch noch nicht erklärt worden ist. Ein neuer Beweis für die Fortdauer der mystischen Tendenzen, das System des Herrn v. Ringseis, wird durch die

Thier-
Magnetismus in
Deutschland.

glänzende Niederlage, die es durch Siebert insbesondere erlitt,
wie auch durch sich selbst den Beweis führen, dass unsere Zeit
solchen Nebelgestalten und Nachtgespenstern die helle Fackel der
Vernunft entgegenzuhalten und sie so in ihr leeres Nichts zurück-
zu stürzen vermag.

Chirurgie.

In der Uebersicht der realen Leistungen nimmt wegen ihrer
nicht unbedeutenden Fortschritte im 18. Jahrhundert unter den
Spezialitäten den ersten Rang ein die Chirurgie.

Aeussere Verhältnisse. Die äusseren Verhältnisse derselben hatten sich in
Frankreich, trotz des Widerspruches der medicinischen Facultät,
durch Maréchal's († 1736), Louis Petit's (1674--1760), dem
bedeutendsten Wundarzt seit Paré, und de la Peyronie's
(† 1747) Ansehen so gehoben, dass die im J. 1731 bewilligte
Academie der Chirurgie durch eine Declaration von 1743 und
später 1748 und 1751 bestätigt wurde. Diess geschah zwar zum
Vortheile des speciellen Anbaues der Chirurgie, aber zum Nachtheile des ärztlichen Standes und der Idee eines wissenschaftlichen
Ganzen, indem so eine Trennung zwischen Chirurgie und Medicin
aufrecht erhalten wurde, welche erst die französische Revolution im
J. 1789 unter Chaussier's Einfluss auf politischem Wege, später
im J. 1824 die Wissenschaft selbst unter Errichtung der Academie
der Medicin wieder ausglich. In Holland und Dänemark fanden
ähnliche Rangstreitigkeiten Statt. In Deutschland war, wie schimpf-
licherweise vielfach noch heute, die Chirurgie mit dem Barbier-
und Baderhandwerke verknüpft, jedoch trugen sowohl die Kriege
als die Errichtung der chirurgischen Academien, besonders auch
die Wiener Schule viel zur Hebung der Chirurgie bei. In England
wurden vom Staate die Bemühungen der dortigen wissenschaftlichen Chirurgen dadurch gekrönt, dass die Trennung des Collegiums der Wundärzte von den Barbieren im J. 1800 förmlich
ausgesprochen wurde.

Chirurgen in Frankreich. Der Ruhm des Antriebes zur inneren Ausbildung der Chirurgie gebührt, wie fast immer, auch in diesem Jahrhundert grösstentheils den Franzosen. Daher finden wir hier eine grosse Anzahl
der tüchtigsten Chirurgen, wie ausser den schon oben Genannten:
Deidier († 1746), de Lamotte († 1737), Garengeot (1688
bis 1759, Morand (1697—1773), le Dran († 1770), de la
Faye († 1781), Ant. Louis (1723—1792), Pouteau († 1775),

Desault, den wahren Reformator der Chirurgie (1744—1795) und Lehrer Bichat's, Begründer der chirurgischen Anatomie und Stifter der ersten und berühmtesten chirurgischen Klinik (1788), Sabatier (1732—1811), Lombard († 1811), Percy (1754 bis 1825), Chopart, Goulard, Levret, Quesnay, Hevin u. A.

Unter den Holländern verdienen Erwähnung: Joh. van Wyck, Titsingh, Schlichting, van der Haar, Camper, van Gesscher, Sandifort und der auch als Anatom tüchtige Bonn (1738—1819) u. A. — *Holland.*

Die Dänen Heuermann († 1768) und Callisen (1740 bis 1824), die Schweden Acrel († 1807), Rol. Martin, Schützer († 1792), Odhelius († 1816), sprachen dem Norden ebenfalls Rechte an dem Ruhme der Weiterbildung der Chirurgie zu, wie dem Süden die Spanier Suarez y Ribera, de Gimbernat, der Portugiese Leitao, die Italiener Benevoli (1658 bis 1756), Molinelli († 1764), Nannoni († 1790), Pallucci (1719—1797), Bertrandi (1723—1765), Malacarne, Nessi, Palletta, Flajani (1741—1808). — *Dänemark. Spanien. Italien.*

Auch in Deutschland begann für die Chirurgie eine neue Epoche durch wissenschaftliche Beleuchtung, zuerst herbeigeführt von Lorenz Heister (1683—1758), dann durch Zach. Platner (1694—1747), J. G. Günz (1714—1754), Manchart (1696 bis 1751), Kaltschmidt (1706—1769), J. Th. Eller (1689—1760), Sam. Schaarschmidt (1709—1747), J. Fr. Henckel (1712 bis 1779), A. G. Richter (1742—1812), C. C. Siebold (1736 bis 1807), A. F. Vogel († 1785), S. A. Wrede u. A. Besonders aber waren es Berlin und Wien, von wo die Umgestaltung der deutschen Chirurgie ausging, dort unter dem Einfluss des siebenjährigen Krieges und der in Paris gebildeten Wundärzte, besonders durch Bilguer (1720—1796), Schmucker (1712—1786), Theden (1714—1797), Mursinna (1744—1832), J.Goercke (1750 bis 1822); hier durch v. Mohrenheim (1783), v. Brambilla (1728—1800), Hunczovsky († 1798), alle drei Lehrer an der von Joseph dem II. im J. 1780 gegründeten chirurgischen Lehranstalt in Wien, J. J. Plenck († 1807), v. Creutzenfeld (Literatur). — *Deutschland.*

In England endlich waren die berühmtesten Anatomen zugleich Chirurgen, so Cheselden (1688—1756), Alex. Monro der Aeltere (1697—1767). Andere berühmte Chirurgen waren: Sharp († 1765), Bromfield (1712—1792), Pott (1713—1788), Ingram, Arnauld († 1774), Warner, Kirkland († 1798), — *England.*

Gooch, Hill, K. White, Aikin, Abernethy. Sie Alle über-
strahlten John und Wilh. Hunter und Benj. Bell.

Was das Material anbelangt, so ist vorzugsweise der Gewinn
in Folgendem hervorzuheben:

1. Verbesserung in der Behandlung der Wunden (Sharp,
Quesnay), insbesondere der Schusswunden (le Dran, J. Hunter),
der Kopfwunden (Ant. Louis, Bilguer, Quesnay), der Bauch- und
Darmwunden (le Dran), — der Luxationen und Frakturen (Desault), der Brüche (Hernien), bes. durch Vereinfachung und genauere Untersuchung, vorz. des Schenkelbruchs und der angebornen
Brüche (Günz, Richter, la Peyronie, Louis u. A.), — der Abszesse
und Geschwüre (Sharp), — der Aneurysmen (Desault, Platner;
Petit und Foubert: Diagnose); — der Krankheiten der Gefässe
überhaupt (J. Hunter), — des Krebses (le Dran), — der Knochenkrankheiten (Petit), — der Gelenkconcremente (Bromfield), — der
Fisteln, bes. Thränen-, Zahn- und Speichelfisteln (Ant. Louis, Petit). Ueber fremde Körper im Oesophagus schrieb Hevin.

2. Was die Operationen anbelangt, so wurde die Unterbindung bei Aneurysmen vervollkommnet (Desault) und häufiger vorgenommen, die Trepanation mit grösserer Kühnheit, in grösserem
Umfange und mit bestimmteren Anzeigen geübt, die Operation der
Nasenpolypen und der Highmorshöhle, deren Krankheiten man
jetzt besser kennen lernte, und die Operation der Hasenscharte
durch besseren Verband ausgebildet. Die Bronchiotomie (Louis)
führte man häufiger aus; dagegen beschränkte man die Operation
der Darmbrüche auf die Einklemmung und Verwachsung (Petit).
Zur Operation der Hydrocele bediente man sich häufiger der Einspritzungen. In Bezug auf die Methode gewann der Blasenstein-
schnitt ausserordentlich, da le Dran, Cheselden und Frère Côme
(Baseilhac, † 1781) ganz neue Modificationen erfanden, Morand
wichtige Beobachtungen mittheilte, Louis, Foubert verbesserten.
Für die Operation der Gesässfisteln bemühte man sich Veränderungen in den Instrumenten anzubringen. Die verbesserte Blutstil-
lung und Fleischersparung, so wie die festeren Indicationen für
die Amputation (Petit) machten auch diese so oft tödtliche Operation weniger gefährlich. Die Exartikulation des Oberarms führte
zuerst le Dran aus, dann de la Faye. Bromfield heilte die Amputation durch Eiterung, Bilguer beschränkte ihre Anwendung; eine
neue Methode der Fussamputation lehrte Chopart. — Die Castration wurde verbessert durch Siebold, Petit, von Letzterem wurde
auch die Trepanation des Brustbeins, des proc. mastoideus, die

Thoracenthese gelehrt und die Operation des Anus imperforatus. Verschiedene andere Operationen verbesserten Morand und Sabatier, dessen Werk lange Zeit die Hauptquelle der Belehrung über das operative Verfahren blieb.

Die Erfindung neuer Instrumente trug auch zur Verbesserung der Operationen bei, so die des Schraubentourniquets von Petit, des Doppelgorgerets von Bromfield, des Pharyngotom von Petit.

Die vortrefflichsten Lehrbücher der damaligen Zeit rührten von Sabatier, Benj. Bell, Heister und Richter her, dessen „Anfangsgründe" noch bis in die neueste Zeit das Alpha und Omega der Chirurgie bildeten. Letzterem verdankt die damalige Zeit auch durch seine „chirurgische Bibliothek" die literarische Bekanntschaft mit der Chirurgie des Auslandes.

Augen-, Ohren- und Zahnheilkunde.

Ein wesentlicher Fortschritt der Augenheilkunde datirt von der Erkenntniss des eigentlichen Sitzes und Wesens der Cataracta, welche Remi Lasnier und Fr. Quarré schon in die Linse verlegt hatten (1650), anatomisch aber Werner Rolfink zuerst nachwies. Doch ist dies nicht bekannt worden. Desshalb wird Antoine Maitre-Jean als erster Entdecker der Linsenaffektion genannt. Es geschah dies im J. 1707 und fast gleichzeitig durch Brisseau. Seit dieser Zeit wurden auch die Anzeigen für die Niederdrückung besser abgewogen und die Ausziehung wieder eingeführt. Blankaard, Pourfour du Petit, Charles de St. Yves waren für diese Methode thätig. Besonders ausgebildet aber wurde sie von Daviel (1747), dann von la Faye, Janin, Richter, Beer u. A. Die Zerstückelung führte Scarpa ein. Die Bildung der künstlichen Pupille wird zuerst von Cheselden versucht, und seine Methode als Iridotomie wird mit mehrfachen Verbesserungen von manchen Aerzten noch heute geübt. Wenzel führte die Iridectomie ein (1788) und Scarpa und J. A. Schmidt die Iridodialyse (1802). {.margin: Augenheilkunde.}

Die Errichtung von Augenkliniken unter Richter in Göttingen, Neubauer in Jena, und die Augenheilanstalten unter Barth in Wien, J. Ad. Schmidt, Himly, Beer, trugen wesentlich zum Aufschwung der Ophthalmologie bei.

Die Anbohrung des Zitzenfortsatzes durch L. Petit, die Durchbohrung des Pankenfells durch Cheselden, Cooper und {.margin: Ohrenheilkunde.}

die Katheterisirung der Eustachischen Röhre durch den Postmeister Guyot sind nach Duverney's Monographie über das Gehörorgan (1683) das einzige Bemerkenswerthe aus der Ohrenheilkunde.
Die erste gediegene Arbeit über Zahnheilkunde datirt von
Fauchard (1728), der an Moulon, Bourdet, Jourdain,
Gariot, J. Hunter, Phil. Pfaff solche Nachfolger fand, dass
es bei der Unzahl von Charlatanen auf diesem Gebiete, die noch
heute ihr Unwesen treiben, wenigstens möglich geworden ist auch
hier von einer wissenschaftlichen Richtung zu sprechen

Geburtshilfe.

Zange und Hebel. Zwei Gegenstände beschäftigten im 18. Jahrhundert vorzugsweise die eben erst zum wissenschaftlichen Leben erwachte und
von der Chirurgie unabhängig gewordene Geburtshilfe: die
Einführung des Hebels und der Zange — und der Streit über die
Trennung der Schambeinfuge (1770). Die Familie Chamberlen
in England, welche die eigentliche Zange erfunden haben mochte,
überliess das Geheimniss an Roonhuysen in Amsterdam (1688),
der aus Gewinnsucht den nach ihm benannten Hebel dafür ausgab. Joh. Palfyn († 1730), musste desshalb die Zange neu
erfinden, worüber Heister zuerst (1724) berichtete. Das anfangs
sehr unvollkommene Werkzeug wurde dann von den beiden Gregoire, besonders von Levret (1703—1780), Smellie (1680—
1763), Baudelocque (1746 — 1810), Fried, Stein u. A. verbessert.

Schambeinfugen-schnitt Der Schambeinfugenschnitt wurde von Sigault im J. 1768
als Ersatz des Kaiserschnitts vorgeschlagen und 1777 ausgeführt,
worauf sich mit Camper, v. Siebold, Mursinna ein Theil
der Geburtshelfer dafür, der andere mit Baudelocque dagegen
Geburts-helfer in Frank-reich. erklärte. In Frankreich und den Niederlanden, wo die ersten
Hebammenschulen und Lehranstalten erstanden, war der Boden, auf
welchem klare Ansichten über das Geburtsgeschäft und rationelle
Grundsätze der Behandlung keimten. Hier errichtete Gregoire
d. A. im J. 1720 die erste Klinik und Hebammenschule, wirkten
Levret, Puzos, Ant. Petit, de la Motte, Mesnard, Rigan-
deaux, Delcurye († 1737), Jean Astruc (1674 — 1766), die
Frau le Boursier du Coudray (1759), Pean, vorzüglich Sola y-
rés († 1772) und Baudelocque. Sigault ist schon oben
England erwähnt. In England wurde die erste Lehranstalt im J. 1765 von
John Leake als das „Westminster Cying-in-Hospital" errichtet.

Privatim unterhielten Krohn, ein Deutscher, Osborn und Denmann († 1815), Manningham Entbindungs- und Lehranstalten. Berühmte Geburtshelfer sind hier ausser den Genannten: Ould, Hamilton, vor Allen William Smellie (1680—1763), der eben so geistreich als erfahrungsgemäss die Geburtshilfe wesentlich förderte und dessen Ruf nur in Will. Hunter einen Rivalen fand. Beide waren die Meister einer Menge von Jüngern.

In Deutschland lehrte schon in Strassburg im J. 1728 Geburtshilfe Joh. Jac. Fried (1689—1769), später dessen Sohn († 1773), in Göttingen seit 1751 der treffliche Roederer († 1726—1763), dann Wrisberg, Osiander († 1822), in Wien seit 1764), durch van Swietens Vermittlung, Heinr. Nep. Crantz (1722 — 1799), dann Lehmacher, Simon Zeller, Plenck, Steidele, in Berlin seit 1751 J. Fr. Meckel, Fr. Henckel, Ph. Hagen, in Jena seit 1790 Stark d. A. (1753 — 1811), in Kassel seit 1763 Stein d. A. (1757 — 1803). — Auf diesem Felde machten sich ausser den Genannten verdient: Lorenz Heister, Ehrhard, Aepli, Gehler, Sommer, Böhmer.

Ausser Palfyn zeichneten sich die Niederländer Rahtlauw, de Visscher, van de Poll, Plevier, vorzugsweise Camper aus; unter den Dänen v. Buchwald, Berger (leitete seit 1760 eine Lehranstalt in Kopenhagen), und durch physiologische und praktische Leistungen ausserordentlich Saxtorph (1740—1800); unter den Schweden: Ribben und Kraak.

Aus den Leistungen dieses Zeitabschnittes wollen wir das Wichtigste hervorheben. Jedenfalls ist dieses die Anerkennung der selbstständigen Kraft des Geburtsaktes, welche auf physiologischen Beobachtungen beruhend, statt des früheren gewaltthätigen Einschreitens zu einem mehr expectativen Verfahren führte. In dieser principiell bedeutenden Angelegenheit überragte durch Gründlichkeit und Ueberblick Solayrès und sein Schüler Baudelocque alle Uebrigen (z. B. selbst Ould, Smellie, W. Hunter, Stein), so dass sie als Reformatoren der Geburtshilfe genannt werden können. Insofern dabei die Struktur des Beckens und der Mechanismus des Geburtsaktes in Betracht kommt, sind Smellie's Verdienste neben denen von Solayrès hoch zu stellen. — Sacombe ging freilich in seinen Grosssprechereien so weit, dass er nicht blos gegen den Kaiserschnitt, sondern gegen jede Anwendung von Kunst in angeblichem Interesse des Naturwaltens auftrat.

Die physikalische und osteologische Untersuchung des Beckens von dessen erster Entwickelung im Foetusleben an verfolgte Bande-

locque; die Beckenaxe untersuchte Camper; Abnormitäten des
Beckens schilderte Puzos. Messwerkzeuge für das Becken führte
Stein zuerst, dann Baudelocque ein.

Die Fruchtlagen im Uterus sind von Smellie, die Kopflagen
speziell in ihrer Bedeutung von Solayrès besser gewürdigt worden.

Die Behandlung der Placenta praevia verdankt Levret, die
Wendung Demselben und Puzos, der Kaiserschnitt Levret, das
operative Fach überhaupt Stein sehr viel. Letzterer gab insbe-
sondere auch sehr gute Anzeigen für die Anwendung der Zange.
Sein Lehrbuch ist neben dem ausgezeichneten von Roederer mit
Anerkennung zu nennen.

Aus dem Bestreben die Barbareien einer früheren Zeit in
der Geburtshilfe zu tilgen, ging auch die von Macaulay zuerst ausgeführte (erwähnt wird sie 1756 zum ersten Male) Operation der künstlichen Frühgeburt hervor, welche den Kaiserschnitt, die Perforation u. s. w. ersparen sollte. Baudelocque erklärte sich leider! gegen sie und mit ihm viele Andere, so dass
sie erst im 19. Jahrhundert zur Geltung kam.

Staatsarzneikunde und gerichtliche Medicin.

Die Staatsarzneikunde und die gerichtliche Medicin fanden ihre vorzüglichsten und fast einzigen Beförderer auch in diesem
Jahrhunderte in Deutschland, nachdem der eigentliche Grund
zur wissenschaftlichen Bearbeitung schon im 17. Jahrhundert von
Joh. Bohn, dem berühmten Physiologen, gelegt worden war
(† 1689). Zeuge dess sind die Lehrbücher und Schriften von
Teichmeyer († 1744), Mich. Alberti, Eschenbach († 1788),
Hebenstreit, Baumer († 1788), Plenck, Sikora, Pyl
(† 1794), Metzger, E. Platner. Die hervorragendsten Untersuchungen über Tödtlichkeit der Verletzungen, über die Lungenprobe und der neueste Fortschritt dieses Zweiges datirt von
Ad. Henke.

Die medicinische Polizei, für welche Peter Frank's klassisches „System der med. Polizei" (1779) massgebend geworden
ist, suchte ihren wohlthätigen Einfluss in der damaligen Zeit ebenfalls auf mehr wissenschaftliche Weise geltend zu machen und
beschäftigte sich mit den durch die Tagesfragen der Wissenschaft
angeregten Gegenständen, als mit Impfung der Menschenpocken,
Einführung von Kuhpocken, mit den Mitteln zur Abwehr ansteckender
der Krankheiten (Quarantaine- und Absperrungsmassregeln), mit

den Vorurtheilen über Begräbnisse in Kirchen und Städten, welche
sie gegen die Kirche zu bekämpfen suchte, mit der Abwehr früh-
zeitiger Begräbnisse und des Scheintodes, mit Rettungsversuchen
Scheintodter und Verunglückter und mit statistischen Untersuchungen über Verlust und Vermehrung des Menschengeschlechts, die
aber erst in der Gegenwart einen günstigeren Boden fanden.

Geschichte der Medicin.

Einen würdigen Schlussstein für diese Beiträge zur Vervollkommnung der Heilkunde bildet das gegen Ende des achtzehnten
Jahrhunderts erwachte Studium der Geschichte der Medicin,
welches nothwendig eine höhere Ansicht von dem Zwecke der
Arzneikunde als Wissenschaft herbeiführen musste, obgleich die
erste Zeit der Geschichtsforschung mehr den Boden der Geschichte
berühren, als geistig die höheren Regionen durchfliegen konnte.
Nach des gelehrten Daniel le Clerc's (er geht nur bis Galen)
und dessen Fortsetzers John Freind's († 1728) Vorgange in
England, denen sich J. H. Schulze's ältere Geschichte anschliesst,
gaben, auf Ph. G. Hensler's Anregung, J. Ch. G. Ackermann,
Metzger, A. F. Hecker und in umfassendster Weise mit enor-
men Fleisse K. Sprengel fast zugleich Handbücher der Geschichte (1792) heraus, während Gruner (Geschichte einzelner
Epidemicen), Möhsen (Medicin in Brandenburg), Reiske, Faber,
Osiander (Geschichte der Geburtshilfe) u. A. speciellere Themata bearbeiteten, die Literargeschichte und Literaturkenntniss
durch Haller, Knebel, Ploucquet, K. G. Kühn, Eyring,
J. A. Ph. Gessner, Arnemann, J. Ch. Fr. Schlegel, besonders Baldinger u. A. bereichert, die Kenntniss der Alten
wiederum durch gelehrte Forscher wie J. G. Günz, G. F. Hebenstreit, de Gorter, Grimm, G. G. Richter, Triller,
J. G. F. Franz, Cocchi, Bianconi, Targa und den Griechen
Koraes vervollständigt und erneuert wurde. Die von J. F. C.
Hecker begründete „historische Pathologie", deren Anfänge in
den Beschreibungen einzelner Epidemicen schon im Alterthum zu
suchen ist, deren ernstere Pflege aber erst seit Sydenham, Ramazzini u. A. beginnt, gehört wegen des entschiedenen und
ihres Zweckes sich bewussten Auftretens und ihrer bestimmt gezogenen Grenzen eigentlich erst in die Geschichte des 19. Jahrhunderts. Vorläufer Hecker's ist, wenn man Hensler's treffliche
Monographie über den Aussatz und die Lustseuche abrechnet, auch

auf diesem Terrain Sprengel durch seine fleissige und umsichtige Beachtung der „Volkskrankheiten".

Populäre Heilkunde.

Mit den Aufklärungstendenzen des 18. Jahrhunderts im schönsten Zusammenhange steht endlich das allgemeiner verbreitete Streben der Aerzte eine populäre Medicin zu gründen, welche, wenn sie, fern von aller Charlatanerie, auf wahrer wissenschaftlicher Basis durch Belehrung über Diätetik, die Mittel zur Erhaltung der Gesundheit und zur Abwehr der Krankheiten und durch Bekämpfung von mancherlei Vorurtheilen zu wirken sucht, dem Laien zum wahren Wohle gereichen kann, wie es die Schriften von Creve, Soemmering, Ch. A. Struve, Collenbusch, Uden, Unzer, Hufeland, Tode, Beddoes u. A. beweisen.

§. 58.
Das Brown'sche System und die Erregungstheorie.

Das Brown'sche System. Nach der Durchmusterung dieser Fortschritte im Realen wird es Zeit, zu den Versuchen der theoretischen und systematischen Weiterbildung der Medicin mittelst principieller Auffassungen und Durchdringungen des Ganzen zurückzukehren. Wir finden da zu Ende des 18. Jahrhunderts als Ausläufer vorausgegangener dynamischer Systeme, gewissermassen als eine Spitze der Reizbarkeitstheorieen und solidistischen Anschauungen ein epochemachendes, mit terroristischer Gewalt die verschiedenen Divergenzen in eine neue Bahn drängendes und durch sein revolutionäres Auftreten den aufgehäuften Zündstoff gewaltig entflammendes Ereigniss, — das Brown'sche System.

Das Brown'sche System.

John Brown's Leben. Der Urheber dieses Systems, John Brown, so glücklich in seinen Erfolgen auf seine Mitwelt, war unglücklich in seinen Lebensverhältnissen. Von armen Eltern 1735 oder 1736 geboren in dem Dorfe Lintlams oder Preston in der schottischen Grafschaft Berwick, las schon im 7. Lebensjahre die lateinischen Klassiker, besuchte in seinem 13. Jahre die lateinische Schule zu Dunse und zeichnete sich daselbst so aus, dass er bald die Stelle eines Unterlehrers erhielt. Nach 1755 ging er, nachdem er noch eine Hauslehrerstelle kurze Zeit bekleidet hatte, nach Edinburg, um Theologie zu studiren, die er aber bald aus Freisinnigkeit aufgab. Durch Mangel an Unterhalt genöthigt wieder von 1758—1759 in Dunse die Unterlehrerstelle anzutreten, liess es ihn nicht lange daselbst. Er kehrte nach Edinburg zurück, studirte Medicin und ernährte sich durch Unterricht im Lateinischen, Repetiren, Dissertationsschreiben mühselig. 1761 ward Brown Mitglied der kön. Societät der Medicin, im J. 1765 verheirathete er sich und gerieth durch seine Nichtachtung ökonomischer Verhältnisse in Schulden. Im J. 1770, wo er schon mit den Anfängen der von Cullen, seinem Lehrer und Freunde, abweichenden Satzungen umging, löste sich das schöne Verhältniss zwischen Beiden durch beiderseitige Schuld. Offenbar trug Anmassung auf der einen und Eifersucht auf der andern Seite zu diesem Bruche bei, der durch Cullen's Auftreten gegen Brown's billige Wünsche um äussere Anerkennung unheilbar wurde. Durch Zufall und Wirkung der Reizmittel am eigenen Körper (bei einem Podagra - Anfall) gelangte Brown zu seinem Systeme, dessen „Elemente" er unter grossem Andrange 1772 lehrte. Gedruckt erschienen sie zuerst im J. 1780. Selbstüberschätzung, Hohn gegen die ältere Medicin, Prahlsucht, selbst unlautere Mittel, um die Wirkungen des neuen Systems augenfällig zu machen, schadeten dem Ruhm des Reformators, der unterdess 1776 und 1780 zum Präsidenten der medicinischen Gesellschaft und 1779 zum Doktor ernannt worden war (nach Andern 1775). Sein ausschweifender, durch Uebermass von Reizmitteln künstlich überreizter Lebenswandel warf ihn in's Schuldengefängniss. 1786 ging er aus Noth nach London, wo er anfangs eine glänzende Aufnahme fand; doch weder Praxis, noch Vorlesungen, noch Honorar für seine Werke genügten, und ein Ruf nach Berlin als Leibarzt, ein anderer nach Padua als Professor, wurde von seinen Gegnern hintertrieben. Abermals in's Schuldengefängniss geworfen und von seinen Freunden befreit, starb er, mitten im Beginn einer bessern Praxis und einer glänzenden schriftstellerischen Laufbahn am 7. Oct. 1788, 52 J. alt, in Folge eines, wie man sagt, durch eine zu grosse Dosis Opiums herbeigeführten Schlagflusses *). So endete dieser geniale, aber stürmi-

---

*) Vgl. die ausführliche Lebensbeschreibung in meiner Geschichte des Brown'schen Systems und der Erregungstheorie. Dresden und Leipzig 1846. S. 13—26.

sche und aus Rand und Band der Verhältnisse gehende Reformator. Die Werke John Brown's sind betitelt: Elementa medicinae (Edinb. 1780. — 2. Ausg. 1784. 3. Ausg. 1787; engl. Lond. 1788, von Beddoes besorgt 1795, deutsch von Weikard, Scheel, Pfaff) und Observations on the principles of the old system of physic, exhibiting a compend of the new doctrine (Verfasser anonym) London 1787. Einige andere kleinere Schriften werden ihm ausserdem zugeschrieben.

Die Grundzüge dieses grossartig geistreichen Systems, welches vielleicht mehr als jedes andere durch seine, wenn auch nur logische, Consequenz diesen Namen verdient, sind folgende: Das Wesen des Lebens, welches nur ein erzwungener Zustand ist, besteht darin, dass es durch äussere Reize und gewisse eigene Thätigkeit so afficirt wird, dass seine eigenen Lebensäusserungen daraus hervorgehen. Das Leben selbst besteht nur im Reize.

Zu den äusseren Reizen gehören auch alle in den Magen übergehenden Stoffe, Blut, Luft, die eigenen Thätigkeiten des Körpers, Muskelkontraktion, Sinne, Denk-, Leidenschafts- und Affektkraft des Gehirns. Die wirkende Eigenschaft heisst Erregbarkeit, die Potenzen erregende, die Wirkung Erregung. Die erregenden Potenzen (auch Reize) sind allgemeine oder örtliche. Das Wesen der Erregbarkeit ist unbekannt; ob sie Stoff oder Kraft, wie jede tiefere, philosophische Frage (die Philosophie ist eine giftige Schlange) kümmert nicht. Die Kraft und Menge der Erregbarkeit ist verschieden. Alle Reize wirken entweder im Uebermass, oder in gehörigem Verhältniss, oder zu wenig. Die Erregung steht im Verhältniss zum Reize. Die mittlere Erregung erzeugt Gesundheit, die allzustarke oder zu geringe Erregung setzt Krankheit.

Die allgemeinen Gesetze der Erregung lauten: Die Erregbarkeit wird um so mehr angehäuft, je geringer der Reiz, um so mehr erschöpft, je grösser der Reiz ist. Die Erregung hat zwei Grenzen: Erschöpfung durch zu grosse Gewalt = Tod, Aufhäufung der Erregbarkeit durch zu geringe Gewalt des Reizes = Tod. Die Erregbarkeit selbst steht in umgekehrtem Verhältnisse zur Grösse der Reize. Die erschöpfte Erregbarkeit heisst indirekte Schwäche und lässt sich durch einen geringeren Reiz, als der den Verlust bedingende war, wenn er nach und nach immer geringer wird, wieder herstellen. Die Schwäche aus Entziehung der Reize, also die aufgehäufte Erregbarkeit, heisst direkte Schwäche und lässt sich durch Entziehung der Erregbarkeit mittelst allmählig vermehrter Erregung, also Stärkungsmittel, wieder herstellen.

Viele Symptome der sthenischen Beschaffenheit kommen auch bei der asthenischen vor, da verschiedene Ursachen gleiche Wirkungen haben können. So giebt es eine sthenische und eine asthenische Entzündung u. dgl. m.

Auch die Heilmittel sind nur reizende Potenzen, und nur gradweise verschieden. Sie wirken in asthenischen Krankheiten durch Vermehrung der Erregung und Verminderung der angehäuften Erregbarkeit, in sthenischen durch Verminderung der Erregung und Vermehrung der mangelnden Erregbarkeit und bilden daher auch nur zwei Hauptformen, sthenische und asthenische. Die Dosis richtet sich nach dem Grad der Anlage und der Affektion. Nie ist die Heilung einem Mittel allein anzuvertrauen; um die Erregbarkeit gleichmässiger zu afficiren, wendet man besser mehrere Mittel zugleich an. Man muss die Wirkung nicht auf einen bestimmten Ort, sondern auf die Erregbarkeit im Allgemeinen richten.

Der Sitz der Erregbarkeit ist das Nervenmark und die Muskularsubstanz; sie ist eine einzige, ungetheilte; die erregende Kraft trifft nur einen Theil, erregt aber den ganzen Körper. Die Verschiedenheit der örtlichen Erregung theilt sich bald dem Ganzen mit.

Die Erregung ist Ursache aller Funktionen, der Bildung, Erhaltung, Gesundheit, Krankheit und ihrer Anlagen.

Die allgemeinen von übermässiger Erregung herrührenden Krankheiten heissen sthenische, die von mangelnder Erregung asthenische.

In der Mitte zwischen beiden Hauptformen der allgemeinen Krankheiten, die sich von den örtlichen durch das Vorausgehn der Anlage, eines niedern Grades der Krankheit, unterscheiden, steht die Gesundheit. Die Schädlichkeiten, welche eine Krankheit erzeugen, bringen auch alle übrigen derselben Gattung hervor. Die Heilmittel einer Krankheit heilen auch alle übrigen der ganzen Gattung, da alle Krankheiten sich nur dem Grade nach unterscheiden, die Diagnose blos die Ursachen (ob demnach die Krankheit sthenisch oder asthenisch sei) zu ermitteln hat. Die Veranlassungen zur sthenischen und asthenischen Beschaffenheit sind die Grade der Wärme; Kälte, Aether, Fleisch, Gewürze, Spirituosa reizen; Moschus, Alkali, Opium sind diffusible Reize. Vegetabilische Kost schwächt. Ueberfluss von Chylus, Blut, Säften, Bewegung, Denken, Leidenschaften, Luft reizt u. s. w.

21*

Die Heilkraft der Natur ist eine erdichtete. Sie ist ohne äussere Reize nichts. Der Krankheitsmaterie, welche nicht zur allgemeinen Krankheit beiträgt, lasse man Zeit zum Austritt (durch Perspiration). Dies geschieht durch Mittel, welche die allgemeine Beschaffenheit heben, bildet also keine neue Anzeige.

Zu schwächenden Mitteln gehören vorzüglich: Aderlass, Purgiren, Brechen, Pflanzenkost, Schwitzen, Kälte, Entziehung der Nahrung, Ruhe, mässige Bewegung; zu den reizenden: Moschus, flüchtiges Alkali, Aether, Opium, Fleischkost, Gewürze, mittle Wärme, Wein, Bewegung.

Die Eintheilung der Krankheiten bei Brown zeigt folgende Kategorieen: A. Allgemeine Krankheiten. I. Form, sthenische Krankheiten: a) sthenische Pyrexieen: Peripneumonie, Phrenitis, Exantheme, Rothlauf, Rheumatismus, Bräune, Katarrh, einfache Synocha, Scharlach, gelinde Blattern und Masern; b) sthenische Apyrexieen: Manie, Schlaflosigkeit, Fettsucht. II. Form, asthenische Krankheiten:- Magerkeit, Schlaflosigkeit, Krätze, gelinde Harnruhr, Rhachitis, Menstruationsanomalicen, Nasenbluten, Hämorrhoiden, Durst, Erbrechen und Indigestion, Diarrhoeen, Kolik, Ruhr und Cholera, Kinderkrankheiten, Skorbut, Hysterie, Krampfformen, Neurosen wie Asthma u. s. w., Gicht, Hydrops, Husten, Rheumatalgie oder gel. Rheumatismus, Blasenschleimfluss, typhöse oder intermittirende Fieber, brandige Bräune, zusammenfliessende Blattern.

B. Oertliche Krankheiten, sind meistens durch mechanische oder chemische Einflüsse (Verwundung, Gifte), oder durch Contagien, oder durch organische Veränderung in sehr empfindlichen Theilen (Gastritis, Enteritis, Abortus), oder durch Degeneration allgemeiner Krankheiten in örtliche (Suppuration, Anthrax u. dgl.) erzeugte Krankheiten.

Sehr charakteristisch für die Diagnostik Brown's ist der Ausspruch, dass alle diese Formen sich nicht wesentlich unterscheiden, und dass Gattungen und Arten nicht nöthig sind, wohl aber die Unterscheidung in zwei Hauptformen. „Nicht die Namen, sondern die Kraft der Krankheit, nicht die Symptome, sondern die Ursachen sind das Wichtigste.

Eine nach Art der Barometrie geordnete Skala der Krankheiten hat Lynch im Sinne Brown's aufgestellt, um die graduellen Unterschiede der Sthenie und Asthenie der einzelnen Krankheitsformen zu zeigen (vergl. meine Geschichte d. Br. Syst. S. 47).

Wenn wir einen kritischen Blick auf dieses originelle, durch

Einfachheit, Präcision des Ausdrucks, taciteische Kürze, blendende Gedanken und reformatorischen Anlauf imponirende System werfen, so haben wir schon in diesen genannten Momenten einen Theil der Gründe seiner ungeheuren Wirksamkeit, wenn auch nur für eine kurze Periode. Viel trug dazu bei auch die Einkleidung in die Form bestimmter Gesetze, die strenge Consequenz und Harmonie, die Verspottung der Lächerlichkeiten und Irrthümer der alten Medicin, und andererseits die Hinneigung der damaligen Zeit zu dem Dynamischen, endlich die Begeisterung des genialen Begründers für seine Schöpfung, und dann wieder seine dialektische und sophistische Kunst der Beweisführung. Zu diesen mehr äusseren Momenten kommen die inneren Eigenthümlichkeiten: die Einfachheit des Grundprincips, die Durchführbarkeit und leichte Erkennbarkeit ohne besondere Abstraktion als blosse Auffassung äusserer Erscheinungen, der Schein mathematischer Gewissheit durch das quantitative Element, die plausible Erklärungsweise und die leichte Handhabung für Diagnose und Therapie in der blos zweifachen Rücksichtnahme, welche für die Masse der Aerzte immer anziehend wirkte, endlich aber auch manches goldene Korn der Wahrheit, welches hier zu Tage trat. Die Schattenseiten aber, welche den Verfall herbeiführen, sind weit überwiegend und lassen sich kurz in folgender Weise zusammenfassen:

Das Brown'sche System setzte das Leben in eine erzwungene Thätigkeit, hob die Wechselwirkung zwischen Mikro- und Makrokosmus auf, es zerstörte die theilweis so mühsam errungenen Begriffe der Freiheit, der innern Gesetzmässigkeit des Lebens des eingeborenen organischen Lebens, der Naturheilkraft, der Reaction, des Unterschiedes der primären und secundären Wirkung der Aussendinge; es wirft in die Einheit des organischen Lebens, welches erst durch Paracelsus so genial gewonnen worden war, die Zwietracht innerer und äusserer Potenzen, indem selbst das Blut und die eigenen Thätigkeiten des Organismus als Aussendinge gelten; als Ersatz erscheint an die Stelle früherer Lebensprincipe eine blosse Eigenschaft und einseitige Fähigkeit, die mehr passiv als activ ist, ein blos abstrahirtes, logisches Princip, um dessen reelles Wesen Brown sich nicht kümmert, welches, der Erfahrung zum Trotz, mit Ausschluss aller Specificität, aller lokalen Eigenthümlichkeiten und des Eigenlebens der Organe, mit unzähligen Widersprüchen des Systems selbst, als allgemein bezeichnet wird. Nur das quantitative Element bedingt Krankheit und Gesundheit, unterscheidet die Formen der Krankheiten wie der Heilmittel;

die Qualität geht dabei unter, da eine Scala des Lebens vollkommen genügt, um seine Erscheinungen zu messen, und Alles nur auf ein *plus* oder *minus* ankömmt, dessen durch Reiz und Erregbarkeit bedingte Verhältnisse aber, wie dessen Ersatzweise u. s. w. nicht einmal gehörig aufgeklärt werden. Von den Reizen allein ausgehend, setzte Brown eine einseitige Stufenleiter derselben, die doch erst durch die relative Beziehung zum Leben selbst gebildet werden kann. Die Art der Ersetzung oder Entziehung der Erregbarkeit bleibt im Dunkeln, und die Grenzen zwischen Gesundheit und Krankheit fallen bei der auch in ersterem Zustande stattfindenden beständigen Variation der Erregbarkeit durch die Reize hinweg. Die Erregung, ein Produkt der Lebenskraft, wird zur Ursache, eine Aeusserung des Lebens zum Leben selbst erhoben. Das Zuviel, Zuwenig oder das gehörige Maass dieser Erregung, worauf doch Alles ankommt, wird aber nicht näher bestimmt und die Relativität wird zur Willkühr. Brown wirft Schwäche und Stärke mit Reizung und Erregung zusammen, aber verminderte Erregung ist noch keine Schwäche, wie die vermehrte keine Stärke ist. Diese hängen vielmehr von der übersehenen Wirkungskraft des Organismus ab. Der oft unwesentliche C h a r a k t e r der Krankheit (Sthenie und Asthenie) wird zur Hauptsache, zum Anhaltspunkte für Diagnose und Therapie gemacht; die Symptome sind Nebensache; die ätiologischen, aber nicht die inneren disponirenden, sondern die äusseren Gelegenheitsmomente bilden das Hauptaugenmerk des Brownianers. Krankheitsprocess, Verlauf, Stadien, Krisen giebt es für einen Solchen nicht. Dabei herrschen aber zugleich die gröbsten mechanischen Ansichten, die, dem Begriff der Erregbarkeit untergeordnet, das Wie der einzelnen Erscheinungen erklären sollen. Es gibt keinen Unterschied zwischen prädisponirenden, Gelegenheits-entfernteren, näheren, inneren, äusseren Ursachen. Die Schädlichkeiten, denen die Hauptrolle einer stärkenden oder schwächenden Kraft von vornherein zugetheilt ist, werden ebenfalls nur nach ihrer q u a n t i t a t i v e n äusserlichen Wirkung, nicht nach der ihnen innewohnenden q u a l i t a t i v e n, chemisch-vitalen Wirksamkeit oder s p e c i f i s c h e n E i g e n s c h a f t berücksichtigt. Nur die Menge des Blutes und der übrigen Säfte, nicht die Qualität der Mischung kommt in Betracht (Fäulniss wird geläugnet; Sturz der Humoralpathologie, der bisherigen Lehre von der Plethora, der Annahme von der Erblichkeit der Krankheiten); das Blut ist todt und wirkt nur mechanisch. Da e i n e Schädlichkeit so gut die e i n e Krankheit wie alle verwandten derselben Kategorie erzeugen kann, hat alle Diagnose, Pathogenie und Nosologie ihre Bedeutung verloren. Auch die Symptome haben keinen Werth als constituirende Theile eines Krankheitsganzen, sondern dienen uar als Zeichen des Grades der Erregbarkeit eines äusserlichen Krankheitscharakters, der auch ohne die Symptome durch blosse ätiologische Momente erkannt wird. Aber auch die nächsten Ursachen sind dem Brownianer gleichgültig, er bleibt auf der äussersten Oberfläche der E r s c h e i -n u n g s w e l t. — Die Symptomatologie im bisherigen Sinne mit ihren Unterschieden von pathognomonischen, ausserwesentlichen Symptomen u. s. w. ist überflüssig; an Semiotik braucht gar nicht gedacht zu werden. — Von einem Krankheitsprozess mit Stadien, Typus kann bei der Abläugnung des Materiell-organischen auch keine Rede sein, daher auch die Verläugnung der Krisen. Bei der Allgemeinheit der Erregung sieht Brown ab von den Erscheinungen der Sympathie, des Antagonismus, des Consensus und beschränkt die Metastasen. Da er aber doch nicht alle chemischen und organischen Verhältnisse durch seinen Dynamismus aufheben kann, so schafft er zwei Kategorieen von Krankheiten. allgemeine und örtliche. Alle mechanisch-chemischen, organischen Krankheiten warf Brown in die Classe der örtlichen Krankheiten, die er zwar in gewisse Verbindung mit den allgemeinen brachte, aber doch streng von ihnen schied, als ob sich Organisation vom Leben, Allgemeines vom Oertlichen im Organismus trennen liesse. Es giebt also in diesem Systeme keine andere nosologische Eintheilung, als sthenisch und asthenisch, allgemein und örtlich, da die Form der Krankheit ja gleichgültig ist. Die Entzündung, um auch ein Beispiel seiner speziell-pathologischen Kenntnisse zu geben, kommt in inneren Theilen selten vor. (Doch stellte Brown den Begriff asthenischer Entzündungen mit Nutzen her.) Im Uebrigen verweisen wir auf die eben gegebene Eintheilung, welche keines weitern Commentars bedarf.

Wie mangelhaft die Pathologie, so verwerflich die Therapie. In strengerem Zusammenhange, als in irgend einem andern Systeme, stehen zwar hier die Theorie und Praxis, doch eben Das stürzt, selbst ohne den Nachweis der Erfahrung, die Letztere, da Jene nur auf fingirten Prämissen und auf formeller Consequenz beruht. Die Natur lässt ihre Hülfsmittel nicht in zwei Classen eintheilen, denn sie gewährt den vielfachen Leiden vielfache Abhilfe; sie ist eine Einheit in der Vielheit, Dasselbe in der Mannigfaltigkeit. Nur ein quantitativer Unterschied scheidet bei Brown

Nahrungsmittel und Heilmittel, und diese wieder untereinander. So wohlthuend seine Behandlung der sthenischen Krankheiten im Allgemeinen, so nachtheilig ist andererseits die reizende Methode für die wirklichen oder dafür gehaltenen asthenischen Krankheiten geworden, mit welcher ein entschiedener Missbrauch getrieben wurde. Verderblich wirkte das Verkennen der qualitativen Unterschiede und der specifischen Wirksamkeit der Heilmittel, und unausführbar in der Praxis war die Anweisung für die Behandlung der indirecten oder gar der gemischten Schwäche, dieses Undings. Auch hier rächte sich die einseitige dynamische Auffassungsweise, die Vernachlässigung des organischen Elements, der chemisch-materiellen Einwirkung, die willkürliche Bestimmung des Maasses der Erregung, die Verkennung der Primär- und Secundärwirkung (Opium wurde als reizend angewendet), der Individualität der Heilmittel, welche nur Gattungsmittel waren, die gänzliche Hintansetzung aller anderen Indicationen, die nicht auf den Erregungscharakter begründet waren, die widernatürliche Eintheilung in allgemeine oder örtliche Heilmittel, und überdiess noch die schlechte Methode der Anwendung derselben, wie sie in der angeblich nothwendigen Verbindung mehrerer Mittel zugleich, in Dosenbestimmung u. s. w. hervortrat.

Verbreitung des Brown'-schen Systems
(Anhänger v. Gegner)
in England. Die Gründe, welche diesem eigenthümlichen System eine so grosse Verbreitung verschafften, sind schon oben angegeben worden, und es liegt nahe, dass in dem systematischen, philosophisch construirenden und dem Dynamismus vorzüglich huldigenden Deutschland seine eifrigsten Anhänger gefunden werden. — Merkwürdig genug gelangte es aber auf Umwegen über Italien und Frankreich nach Deutschland. In England selbst, wo Brown's Persönlichkeit und Cullen's mächtiger Einfluss entgegenwirkte, gewann das System nur unbedeutende Anhänger, wie Robert Jones, Samuel Lynch, G. Mossmann, Kentish, John Franks, Stewart, Campbell, Carter, Christie, Milman, Robertson (Ph. Wilson suchte Brown's und Cullen's Ideen zu vereinigen), welche aber den würdigen Gegnern Trotter, Herdman, Morison, Thornton, Baëta und dem Besten unter ihnen, Beddoes, weichen mussten.

In Amerika. Auch nach Amerika verpflanzten sich Brown's Grundsätze bald. Bereits im J. 1790 erschien in Philadelphia ein Abdruck der „Elementa". Benjamin Rush's, eines alten erfahrenen Arztes in Philadelphia, Uebertritt wirkte günstig für dieselben, da er nur mit Auswahl den Brown'schen Ideen huldigte. Ein untergeordneter An-

hänger daselbst war Rees. Besonders die Jugend und die Laien-
welt fühlte sich durch den neuen Ton angezogen, und liess
sich durch die Einfachheit und Grossartigkeit der Aussprltche
blenden. Diess trat besonders in I t a l i e n hervor, welches, *In*
durch Zufall mit der Enquiry von R. Jones bekannt geworden, *Italien.*
schon im Jahre 1792 von Massini mit einer neuen Ausgabe der
lateinischen Elementa, inclusive sämmtlicher Druckfehler, beschenkt
wurde. Moscati schrieb eine bedeutsame Vorrede dazu, welche
gegen Boerhaave, Redi, Bellini, Borsieri gerichtet war. Rasori
übersetzte noch in demselben Jahre die Observations und gab
eine enthusiastische Einleitung dazu. Ein literarischer Kampf zwischen Monteggia und dem Antibrownianer Gemello Villa
konnte nur das Interesse an der neuen Lehre steigern. Polidori,
vorzüglich gewichtig Carminati (unter dem Namen Jacob Sacchi)
schlossen sich den Gegnern an. Am begeistertsten wirkte aber für
Brown der jugendlich enthusiasmirte Joseph Frank, damals Professor in Pavia, in Uebersetzungen, Anmerkungen und Briefen und
in der Praxis, obwohl er später von seinem unbedingten Lobe
zurücktrat. Seinem Vorgange folgten als Browniaser sein Bruder
Franz Frank, Gelmetti, Bianchi, Mocini, Solenghi,
Riccobelli (wurde später Contrastimulist), Bertoloni, der
Professor Brera zu Pavia (nur bedingt), Luigi Frank, Zan-
donatti (mit kritischen Bemerkungen), Cattanio (mit angeblichen Verbesserungen in Bezug auf die Eintheilung der Krankheiten im allgemeine und örtliche), Deho (mit Moscati in Anwendung auf die Thierheilkunde). Selbst Scarpa und Nesi werden unter den Anhängern genannt. Aber auch die Gegner waren
nicht unthätig, und Senderi in einer kräftigen und gediegenen
Abhandlung, Strambio, welcher Brown mit seinen eigenen Waffen schlug, del Monte, Caldani, Aglietti, Marzari, Vacca
Berlinghieri, Canaveri, Zappala, Strano und Truso
traten für die Wissenschaft und Vernunft ein und suchten der
Wahrheit Bahn zu brechen, was bei der Aufregung, in welche
selbst Laien (auch Damen), sogar im Gespräch auf den Strassen
versetzt wurden, nicht leicht gelang.

     In Frankreich machte das Brown'sche System nur geringen *In Frank-*
Eindruck, woran wahrscheinlich die herrschenden chemischen *reich*
Theoricen Schuld waren. Als die erste Schrift, welche damit die
Franzosen bekannt gemacht haben soll, wird gewöhnlich die eines
Griechen, Emanuel Rizo, genannt (1797). Nach Andern ist es
Rud. Ad. Schiferli gewesen, dessen Analyse vom J. 1797 be-

sonders Fourcroy und Berthollet im Nationalinstitut der Wissenschaften zu den ihrigen machten, wodurch der Bürger Desessartz mit einem Auszuge aus Brown's Schriften beauftragt wurde. In Folge Dessen ernannte auch die Société de Médecine eine Commission, um zu untersuchen, in wie weit dieses System praktisch nützlich sein könnte. Dennoch wollte das Interesse nicht steigen. Uebersetzungen der Schriften von Weikard, Röschlaub (s. unt.) und Frank, durch Bertin, Leveillé und Breinersdorf veranstaltet, gingen spurlos vorüber; Lafont-Gouzi's „Betrachtungen" waren nicht praktisch genug; Fouquier's Uebersetzung von Brown's „Elementen" kam 1805 schon zu spät und Chortet war zu excentrisch. Als dieser daher (selbst in einer besondern Zeitschrift) gänzlich Röschlaub folgte, gelang es der École de santé bald die Anhänger zu schlagen. Ausser Canaveri's französisch geschriebener Schrift gibt es nur fragmentarische Gegenschriften von Maurice, Gilbert, Tourlet, Moreau, de la Sarthe, Royer, da man es nicht der Mühe werth halten mochte tiefer einzugehen.

In Spanien In Spanien finden wir nur Spuren des Brownianismus. Manzano übersetzte die „Observations" Brown's und Miljavila y Fisonel verpflanzte die Nosologie und Jos. Franks berühmte kritische Vorrede dorthin. Cullen's Einfluss war in diesem Lande überwiegend.

In Deutschland Dagegen gedieh der Brownianismus um so besser in Deutschland. Merkwürdig genug geschah die Verpflanzung dahin zuerst durch ein französisches Journal, Rozier's Journal de physique Girtanner. 1790, in welchem Girtanner, der die neue Lehre 1786 und später 1789 in Edinburg selbst kennen gelernt hatte, mit Verschweigung des Urhebers die neuen, von ihm zwar modificirten und mit Haller'schen, auch Lavoisier'schen und Goodwyn'schen Ansichten combinirten Ideen niederlegte und für die seinigen ausgab. Jedoch hat er sich später, als man ihm von allen Seiten Vorwürfe über sein Verfahren gemacht hatte (1794), entschuldigt und 1797 in einer ausführlichen Darstellung des Brown'schen Systems mit Literatur und Kritik dieses selbst widerlegt und ihm ein baldiges Ende prophezeit, freilich nur, um uns dem Darwin'schen Systeme und so der Charybdis zuzuführen, nachdem er vor der Scylla gewarnt hat.

Weikard. Der erste consequente, offene und entschiedene, aber sehr befangene und terroristische Anhänger und Vertheidiger Brown's in Deutschland war M. Adam Weikard (1742—1803), welcher

nach einer italienischen Ausgabe von Moscati im Jahre 1795 die
erste ziemlich fehlerhafte Uebersetzung herausgab und von nun
an mit erbittertem Eifer gegen die Feinde des neuen Systems die
Verantwortlichkeit auf seine Schultern nahm. Ganz in sklavischer
Anbetung der Brownschen Satzungen verloren, suchte Weikard
durch Eifer und Vielschreiberei zu ersetzen, was ihm an Originalität abging, und durch Ueberbietungen noch theilweis seinen Meister zu übertreffen.

Er begründete sogar ein „Magazin der verbesserten Arzneikunst" für die Freunde der neuen Heillehre pro und contra, welches durch seinen feindseligen Ton nur abschreckte. So würde,
namentlich bei der wachsenden Anzahl guter Gegenschriften und
besonders durch Hecker's und Sprengel's Widerlegungen,
Weikard's Einfluss und mit diesem der Browniauismus gestürzt worden sein, wenn diesem stabilen Repräsentanten nicht ein vermitteln-
der und bildsamer Beistand in Joseph Frank geworden wäre,
und wenn nicht durch Röschlaub eine geistvolle Durchforschung
und wissenschaftliche Gestaltung gefolgt wäre, welche durch ihro
bessere Theorie und ihren mehr innerlichen Zusammenhang ach-
tunggebietender auftrat und wenigstens eine Zeitlang sich enthusiastischen Beifall errang. Diese zweite wichtigere Phase des
Brownianismus ist die Erregungstheorie.

Die Erregungstheorie.

Die Erre-
gungs-
theorie.
Rösch-
lauh.
Johann Andreas Röschlaub war geboren zu Lichtenfels im Bambergischen 1768, studirte zu Bamberg und Würzburg,
promovirte 1795, wurde 1796 ausserordentlicher Professor, 1798
wirklicher Professor der Pathologie und Klinik und zweiter Ho-
spitalarzt unter Marcus. 1802 wurde er in gleicher Eigenschaft,
aber als Direktor der medicinischen Schule nach Landshut versetzt, 1804 erhielt er den Titel als Medicinalrath. Nach Aufhebung der Universität zu Landshut erhielt er einen Ruf nach München. 1824 in den Ruhestand versetzt, führte er den Hofrathstitel
seit 1830 und starb im Jahre 1835. Röschlaub wurde zuerst im
J. 1793 mit Brown's Ideen bekannt. Er trat in einer Schrift über
das Fieber (1795), dann in Weikard's Magazin und Beobachtungen (1797) und in einer besondern Schrift über den Einfluss der
Brown'schen Theorie auf die Arzneiwissenschaft (1798) als strenger Brownianer auf. Als Erregungstheoretiker erscheint er aber
zuerst in seinen Untersuchungen über Pathogenie (1798—1803).

Röschlaub suchte eine Vervollkommnung des Brown'schen Systems nicht nur durch die bessere Form wissenschaftlicher Deduktion, sondern auch durch materielle Verbesserung herbeizuführen, und in der That ist ihm das Erstere, besonders was die Entwickelung der Gesetze des Lebens von seinem Standpunkte aus anbelangt, gelungen. In der Hauptsache aber, im Materiellen, trifft die Erregungstheorie dieselbe Tadel wie das Brown'sche System. Die Trennung der Begriffe Krankheit und Uebelbefinden, Gesundheit und Wohlbefinden, Neigung und Anlage bei Röschlaub ist nicht wesentlich, und wenn er die Krankheiten in innere und äussere eintheilt, die letzteren besonders als in der Organisation leidend definirt, so wird die an sich lobenswerthe grössere Berücksichtigung der Organisation dadurch wieder ihres Vorzugs beraubt, dass diese vom Lebensprincip, mit dem sie doch Eins ist, gänzlich getrennt wird. Das Röschlaub'sche Lebensprincip gibt nichts, was den wahren Grund des Lebens enthält, ja es stellt nicht einmal den Modus desselben dar. Um dem Leben seine von allen Gegnern Brown's geforderte Spontaneität zu retten, zerspaltete er den Begriff der Erregbarkeit in den der Empfänglichkeit und des Wirkungsvermögens. Aber dennoch ist dieses Wirkungsvermögen kein spontanes, freies, aus dem Organismus hervorgegangenes, sondern nur ein der Aussenwirkung adäquates, denn „der Einwirkung entspricht die Gegenwirkung". Das Wirkungsvermögen ist nur subjectiv von der Erregbarkeit getrennt; objectiv fällt es mit ihr zusammen, weil es bestimmbar durch die Potenzen und die Erregbarkeit ist. Ein Fortschritt Röschlaub's besteht daher nur in der bessern Erklärung der Erregbarkeit, deren Grundursache er atomistisch, da das Flüssige unbelebt ist, in ein Incinanderwirken der festen Theile setzt, und deren Abänderungen nach ihm durch Veränderungen der gegenseitigen Lage der Bestandtheile bedingt werden. Diesen Veränderungen wirkt wieder das Zusammenziehungsvermögen, als Vermögen Reiz zu vertragen, entgegen. Besser gewürdigt als von seinem Vorgänger wurden von ihm die relative Beschaffenheit der Erregung, die Dauer, die Bedingungen der Verschiedenheiten der Erregbarkeit in den Organen, wie Individuen, das ursprünglich zugetheilte Mauss, die specifische Erregbarkeit der einzelnen Theile durch bestimmte Stoffe. Neu, aber im Widerspruch mit der Allgemeinheit der Erregbarkeit, ist die Vergleichung der extensiven und intensiven Erregung, welche auf die Begriffe der Schwäche und Stärke führt. Diese bestehen nach R. in Disproportion der Gewalt des Incitaments und des Wirkungsvermögens, die in umgekehrten Verhältnissen zu einander stehen. Da aber Erregbarkeit und Wirkungsvermögen bei R. nur subjektiv getrennt werden, das Wirkungsvermögen auch von aussen bedingt ist, so ist nicht einzusehen, wie eine Disproportion zwischen dem Bedingenden und zugleich Bedingten bestehen soll. Da dieses Missverhältniss eben ein Zustand der Erregung ist, so kann es nicht als Ursache gelten. Es ist daher eine Sophistik, wenn Röschlaub aus einem Faktor zwei macht und sie einem dritten gegenüberstellt, von dem Beide erst abhängig sind. Verdienstvoll dagegen ist, dass bei ihm eine grössere Rücksichtnahme auf die Säfte (doch nur was die Menge und Energie, nicht was die Qualität anbelangt) stattfindet, wie überhaupt eine weniger geringschätzende Verkennung physiologischer Grundwahrheiten und mechanischer, chemischer und qualitativer Anschauung.

Im Gegentheil lässt Röschlaub den Werth der Assimilation gelten. Neben dem Dynamischen erhält auch hier und da das Vegetative seine Bedeutung, und die Gesetze der gradualen Verschiedenheit enthalten viel Winke für das Specifische in der Vitalität der Organe. Die gemischte Schwäche, die er aufstellt, zog ihm die heftigsten Angriffe zu.

Im weitern Ausbau der Erregungstheorie gab Röschlaub wesentliche Concessionen zu. Schon in seiner „Nosologie" (1801) berücksichtigt er oxydirende und desoxydirende Körper, neben mechanischen Krankheiten auch chemische, den örtlichen Ausgangspunkt der Krankheit, die organische Selbstständigkeit. In seinem „Magazin zur Vervollkommnung der Heilkunde", welches ausschliesslich der Erregungstheorie diente, sehen wir ihn die verschiedensten Phasen durchmachen. Vom Arroganten, übermässig sich Erhebenden, besonders seit Schelling sich der Erregungstheorie annahm, sinkt er herab zum Demüthigen, verzweiflungsvoll Nachgebenden; er wird auf seiner Höhe, wo er die Verbindung seiner Sätze mit der Naturphilosophie anstrebt, immer kühner aber auch sophistischer. Als Diese die Waffen gegen ihn kehrt, tritt er Schritt für Schritt von seinem eigenen Felde zurück, um dieses endlich der Naturphilosophie zu übergeben. Schliesslich endete er mit Dieser in Theosophie und Neuplatonismus, aber er bekannte seine Fehler und Irrthümer der früheren Zeit freimüthig und in einer ihn ehrenden Weise. Wohin Verachtung der Erfahrung und der realen Basis führt, das zeigt uns sein warnendes Beispiel.

Uebergänge Röschlaubs.

Nächst Röschlaub sind als Begründer der Erregungstheorie
noch Joseph Frank und Adalbert Friedrich Marcus zu
nennen. Beide suchten auf praktischem Wege zu wirken, was
Röschlaub auf theoretischem. Dadurch mussten sie auch um so
Joseph eher zur Einsicht gelangen und geheilt werden. Joseph Frank
Frank. (1771—1842) suchte sich durch die Autorität seines grossen Vaters, Peter Frank, zu decken, der, wie der Sohn selbst bekannte, *„paterno amore ductus"* sich bedingungsweise für das
Brown'sche System zu nicht geringem Aufsehn aussprach. Nicht
selbstständig genug lehnte sich Jos. Frank anfangs an Brown,
dann an Röschlaub; die Praxis aber belehrte ihn bald eines Besseren und er lenkte allmählig unter reumüthigem Bekenntniss über
seine Irrthümer und über die schweren Verluste, welche die
Menschheit und die Wissenschaft durch das Brown'sche System
erlitten, schliesslich zu Hippocrates, Sydenham und Bagliv ein.
A. Fr. A. Fr. Marcus (1753 — 1816), ein sehr bedeutender Diagnost
Marcus und Therapeut, klarer und konsequenter Denker, konnte ebenfalls
nicht lange sich täuschen lassen. Bei der Erregungstheorie blieb
er eben so wenig stehn, wie bei der Naturphilosophie, und huldigte zuletzt der Entzündungstheorie und der Antiphlogose.

Die Geschichte der Erregungstheorie umfasst vorzugsweise
die Jahre 1802 — 1806, welche als die Glanzperiode derselben
gelten müssen. Um Licht über die verschiedenen Standpunkte
der streitenden Partheien zu verbreiten, müssen wir unterscheiden
zwischen I. Anhängern und II. Gegnern der Erregungstheorie.

Anhänger. I. Unter den Anhängern finden wir 1. solche ohne selbst-
ständige Haltung: Eyerel, Batsch, v. Eckartshausen,
Struve, Lindemann, v. Loveling, M. H. Mendel, C. F.
G. Schmidt, F. A. Gebler, Winicker, J. H. Mueller,
Naegele, Liboschitz u. A. *), die Besseren: Sternberg und
Morbeck. Ausser Diesen wandte noch eine grosse Anzahl
die Brown'schen Grundsätze auf Einzelnes an, wie Rings-
dorff, S. Hirsch, Zinke, Heun, Warburg, Mosthaft,
und viele Andere auf spezielle Therapie; auf Arzneimittellehre H.
Marc, Molwitz, Sal. Frank, Loos, E. Horn, Remer,
Speyer, Nagel. Blos formell benutzten die Erregungstheorie:
Fr. Jahn, Lenkossék, J. Weiss u. A. 2. Die Anhänger mit
selbstständiger Haltung brachten a. Modifikation im Einzelnen

---

*) Vgl. die ausführliche Literatur in meiner Gesch. d, Brown'schen
Syst. u. d. Erregungstheorie, S. 285.

an, indem sie von einer ächten, neuen, verbesserten, geläuterten Erregungstheorie sprechen, wie K r a u s s, C. J. H e r r m a n n, M a y (Stolpertus), C. W e r n e r, E s c h e n m a y e r, N i e m e y e r, M a t t h a e i, M e n d e, J. S t o l l, N e u m a n n, H a r l e s, T h o m a n n, F i c k e r, J. W. H. C o n r a d i, v. H o v e n, A. H e n k e, E. H o r u, A. F. H e c k e r. Die letzten Drei sind die Befähigsten. Es ist natürlich, dass sich hier die verschiedensten Richtungen geltend machten. Einzelne erscheinen sogar als entschiedene Gegner R ö s c h l a u b's in gewissen Punkten und erregten dessen gewaltigen Zorn. *b.* Eine andere Kategorie suchte den Rückweg zu der alten Medicin und die Vermeidung des Exclusiven durch C o m b i n a t i o n e n, und zwar *α.* mit der Humoralpathologie: J. U. G. S c h a e f f e r, S c h a r n d o r f f e r, H ö c h h e i m e r, C a p p e l, W e d e k i n d, der aus einem gefährlichen Feinde ein achtbarer Freund wurde, *β.* mit der R e i l'- schen Theorie: D e t t e n, Fr. J a h n, B r e f e l d, D r e y s s i g, K. H i m l y, O b e r r e i c h, *γ.* mit der Naturphilosophie: S c h e l l i n g (im ersten Entwurf der Naturphilosophie 1799), O s t h o f f, L i f f m a n n, v. S a l l w ü r k, G u t f e l d, F r i e s, K i l i a n, D ü m l i n g, v. T r o x l e r, B u r d a c h, G r o s s i, L a u b e n d e r, W e t z e l (diese Phase war sehr vorübergehend). Endlich gab es auch noch *c.* Eklektiker mit Uebernahme verschiedener Ansichten: F. A. W e b e r, G e i e r, J. Val. M u e l l e r, B l o c k, S c h o e n e, A u g u s t i n, J a e g e r, K. S p r e n g e l.

II. Auch die G e g n e r lassen sich nach bestimmten Schatti- Gegner. rungen eintheilen. Wir begegnen 1. solchen, die von keiner selbst- ständigen Haltung zeigen und nur in das Verwerfungsurtheil der Mehrzahl einstimmen: K i s l i n g, J. L a n g, S c h e l l e n b e r g, L e c h l e r, H e y d e n r e i c h, C a r g e r, O r t l e p p, J. J. S c h m i d t, U l r i c h, K l e t t e n, S c h u b a u e r, R i c h t s t e i g, M e n d e, G r u n d m a n n, S p i e r i n g, Ch. W. S c h m i d t, E y s s e r u. A.; 2. solchen, die eine selbstständigere Haltung zeigen und ihre Beurtheilungen von bestimmten Gesichtspunkten aus ergeben liessen, nämlich *a.* vom Standpunkt besonderer Systeme, als der Humoralpathologie: S t ü t z, Ch. G. G r u n e r, T r e n k e r, W. L. B e c k e r, M a r c a r d; der Reil'schen Theorie: W i l m a n s, A l e x a n d e r v. H u m b o l d t, W i n d i s c h m a n n; der Naturphilosophie: H e g e w i s c h, W e r r l e i n, H o r s c h, W a l t h e r, B r e i n e r s d o r f, S c h e l v e r, D ö l l i n g e r, O k e n, S c h e l l i n g; *b.* vom höheren eklektischen Standpunkte: L a t r o b e, R i n d f l e i s c h, H u n n i u s, S t i e g l i t z (eine der schlagendsten Kritiken), K r e y s s i g, P. K. H a r t m a n n, C. H.

Pfaff, Ch. W. Hufeland. Diese trugen am meisten zum Sturz der Erregungstheorie bei. Hierbei müssen noch der Vollständigkeit wegen die gelegentlichen Kritiken von Ch. Mayr, Lentin, C. Ch. Erh, Schmid, Rademacher, C. Eberh. Schelling (des Naturphilosophen Bruder), C. F. Becker, B. W. Seiler, G. C. Reich u. A., sowie die Vergleichungen gerechnet werden, welche Ringseis zwischen Brown und Hippocrates, Clarus mit den Methodikern, Burdach mit Asclepiades, Spannagel mit Reil, Slock mit Broussais anstellte. Ueber den Einfluss Brown's auf die neuere Medicin schrieb noch jüngst (1840) C. R. Günther.

Sturz der Erregungstheorie.   So endete nach dem Brown'schen System auch die Erregungstheorie. Nachdem diese durch Röschlaub den Anstrich einer wissenschaftlichen Bearbeitung erhalten hatte, in welcher Kantischer Kriticismus der Erkenntnissgründe nicht zu verkennen war, nachdem die durch ihn scheinbar herbeigeführte Uebereinstimmung zwischen Theorie und Praxis die damalige speculative Richtung und das Bestreben einer philosophischen Begründung der Medicin zu befriedigen schien, die gröbsten Einseitigkeiten, wie z. B. der Mangel an Reactionsfähigkeit bei Brown, scheinbar beseitigt waren und Röschlaub's gewaltige Dialektik und Polemik den Schwächeren imponirte, — nachdem sogar Peter Frank und Hufeland sich nicht abhold zeigten, da gewann die Erregungstheorie eine Menge enthusiastischer Verehrer, die sie entweder ganz oder theilweise adoptirten, — ja der Einfluss derselben stieg so, dass nur Wenige sich demselben gänzlich entzogen, und hätten sie auch nur die Terminologie der Brownianer sich angeeignet. — Aber ihre Dauer konnte vermöge der innern Gehaltlosigkeit, der excentrischen Einseitigkeit und der Unausführbarkeit ihrer praktischen Grundsätze keine lange sein, und so ging sie schon im Jahre 1806 durch Röschlaub selbst in die Naturphilosophie über und darin unter. Den eigentlichen Sturz führte zunächst Schelling's für den Augenblick mächtiger Einfluss herbei. Indem er die Erregungstheorie in sich aufnahm und begünstigte, hob er Röschlaub auf den höchsten Gipfel seiner Dictatormacht, weil Dieser die damals ersehnte Sanction der Philosophie erhalten zu haben glaubte, stürzte ihn aber eben so schnell, als Röschlaub die Umgestaltung der Erregungstheorie in die Naturphilosophie nicht nur begünstigte, sondern theilweis selbst mit herbeiführte.

Bedeut. d. Erregungstheorie.   Werfen wir zum Schlusse einen Blick auf die Bedeutung dieses Systems, so erscheint diese uns für die Wissenschaft selbst

geringfügig, die praktische Anwendung desselben sogar verderb- Geschichtl.
lich und gefährlich. Dagegen ist der historische Werth des- Bedeutung des
selben um so grösser und in dieser Hinsicht ist sein Nutzen ein Brown'-
unberechenbarer gewesen. Denn es bildet das Brown'sche System schen System's und
einen grossen Entwickelungsknoten in der Geschichte der Medicin. der Erregungs-
Es war ein ungeheurer Gährungsstoff für die Elemente der neueren theorie.
Zeit, eine Uebergangsvermittelung aus den verworrenen Zuständen des letzten Jahrhunderts zu grösserer Einheit und Klarheit des jetzigen und geht so mit den damaligen revolutionären Momenten in der Staatengeschichte, in der Philosophie, in Wissenschaft und Kunst Hand in Hand. Indem es als eine oppositionelle Richtung gegen alle damaligen herrschenden
Meinungen erscheint, concentrirte es die zersplitterten Dogmen auf einen Punkt und schaarte die zerstreuten Kämpfer für den Fortschritt der Medicin in zwei grosse Abtheilungen, Freunde oder Feinde des neuen Eindringlings; durch seine zerstörenden, negativen Tendenzen erweckte es das Positive oder ermunterte zu dessen Erhaltung; durch den Spiegel einer auf den Culminationspunct getriebenen besonderen Richtung zeigte es die wahre Natur und die Irrthümer solcher Abwege. Das System von John Brown machte als ein ganz neues, selbstständig organisirtes, eigenthüm-
liche Opposition gegen Rationalismus und Empirismus, gegen den bisherigen Materialismus, wie den früheren Dynamismus, gegen spiritualistische oder chemische und physikalische Ansichten, gegen Humoral- wie Nervenpathologie, gegen die Irritabilitäts-, Sensibi-
litäts-, Krampftheorieen u. s. w., gegen alle bisher noch geltenden therapeutischen Methoden, wie die hippocratische, galenische, anti-
phlogistische, gastrische, gifttreibende, krampfwidrige u. s. w. Brown verfolgte principiell mit skeptischem Geiste, wie sein Landsmann Hume, „die giftige Schlange der Philosophie" (obgleich er nichtsdestoweniger auf eine künstliche Prämisse eine nicht weniger künstliche Theorie baute,) und machte dadurch sowohl direct auf die krankhafte Sucht der damaligen Zeit die Medicin philosophisch zu begründen, wie indirect durch sein eigenes Beispiel auf die Unmöglichkeit aufmerksam, nach den bisherigen theoretischen Grundsätzen eine systematische Uebereinstimmung zwischen Theo-
rie und Praxis herzustellen. Er schlug den Weg der Erfahrung und der Induction ein, hielt sich aber dabei leider! nur auf der Oberfläche der Erscheinungen und zeigte durch den Nachtheil seiner hieraus abgeleiteten Schlüsse, wohin die Verachtung der wahren Empirie, der realen Kenntnisse in der Heilkunde führe und

wie schwankend und bodenlos ein solches luftiges Gebäude in
Kampf und Noth dastehe. So vortheilhaft er auf der einen Seite
die chemiatrischen und mechanischen Ansichten direct beschränkte,
so zeigte er wiederum indirekt auf der andern, wohin ein hohler
Dynamismus ohne materiell-organische Grundlage führe. Das Geschick dieses Systems gibt den einseitigen Nervenpathologen ein
warnendes Beispiel, die Säftekrankheiten nicht zu gering zu achten, indem es im Eifer gegen seine Zeit die Humoralpathologie
zwar in engere Grenzen einschliesst, aber die Säfte sogar des
Lebens beraubt und sie den festen Theilen gänzlich unterordnet.
Den dynamisch-vitalen Theorieen endlich, welche in einer oder
in mehreren Kräften die Gründe des Lebens zu erforschen suchten, sei es in Sensibilität oder Irritabilität, Contraktilität oder
Expansibilität, Electricität und Galvanismus, oder in dem unbestimmten Begriffe der Lebenskraft, setzt er seine Erregbarkeit
entgegen, gleichfalls eine dynamische Potenz, aber keine innerlich waltende, spontan den Körper beherrschende und leitende, sondern eine von aussen bedingte und abhängige. So steht
er ein lehrreiches Beispiel für seine nach Lebensprincipien jagende
Zeit auf der Höhe eines vagen, schwindelnden, leeren Dynamismus, der aller realen Unterlage entbehrt und einen blos logisch
abstrahirten Begriff einer isolirten Erscheinung des Lebens zum
Principe desselben erhebt, aber dadurch zugleich am Rande eines
klaffenden Abgrundes, indem er das Leben als ein passives, rein
äusserlich erzwungenes darstellt. Wie für die Physio-Pathologie,
so erscheint auch für die Therapie Brown's Lehre als revolutio-
när. Er setzte den beiden divergirenden Richtungen der humoralen und dynamischen Medicin ein indifferenzirendes Drittes entgegen, beschränkte wohlthätig die antiphlogistische Methode ebenso
wie die gastrische, chemische und antiseptische, die damals
mit grossem Missbrauche geübt wurden, und führte dadurch eine
bessere Behandlung der sthenischen Krankheiten herbei. Zugleich
aber veranlasste er eine so verkehrte und nachtheilige Anwendung der Reizmittel, und vernachlässigte er alle rationellen Grundsätze in der Wahl und Anwendungsweise der Mittel so sehr, stellte
er so barocke Meinungen über die Wirkungsweise der Arzneien
auf und sprach er mit der Annahme zweier Hauptformen derselben aller Individuation und Specificität so sehr Hohn, dass die darauf folgende Hahnemannsche Lehre nicht nur hinlänglich erklärt
und motivirt, sondern auch als geschichtlich nothwendiger Gegensatz erscheint. Der Brown'schen Theorie folgte demnach, durch

die Mittelstufe der Erregungstheorie in der Medicin und des Idealismus in der Philosophie, die Naturphilosophie, welche
durch die erneuerte Erkenntniss des inneren Zusammenhanges aller Naturwesen und deren Uebereinstimmung (Spinoza,
Paracelsus), durch die gleichmässige Berücksichtigung der physikalischen, chemischen und vitalen Actionen, durch vorzugsweise
Auffassung des Qualitativen und durch das Zusammenfassen aller
untergeordneten physiologischen Momente unter dem Oberbegriffe
des Organischen, mit den von dem Fortschritte der Zeit gebotenen
realen Vervollkommnungen, die seit Paracelsus zerstreuten Elemente wieder vereinte und so auf die physiologische Medicin zurückführte. Der Brown'schen Praxis und den vielfach hin und her
schwankenden therapeutischen Methoden folgte die Homöopathie, welche die dynamische Richtung zwar mit Brown und
den Solidarpathologen verfolgt, doch durch ihre Prüfungen an Gesunden auf eine physiologische Kenntniss der Heilmittelwirkung
zurückging, die von Brown so vernachlässigte Trennung der Primär-
und Secundärwirkung wieder vermittelte, besonders aber die von
Paracelsus angedeutete und von Brown gänzlich verabscheute Specificität an die Spitze stellte.

Es lassen sich hiernach die Folgen des Brown'schen Systems
und der Erregungstheorie dahin resumiren, dass dadurch gefördert
wurden: die Rücksicht auf das Allgemeine, die Einheit in der
Mannigfaltigkeit, die genauere Erörterung der Erregbarkeit und
Erregung, der Einwirkung der Aussenwelt (Reize), des Kräftezu-
standes und der Reaktionsfähigkeit des Körpers, die Unterordnung des Chemischen und Mechanischen unter dem Vital-Dyna-
mischen. Im Speziellen bietet die Brown'sche Lehre: die
scharfe Sonderung der Begriffe direkter und indirekter Schwäche,
die Beschränkung der Humoralpathologie und des Gastricismus,
der Krisenlehre, der Nosologie, des Forschens nach der nächsten
Ursache, die Erörterung der asthenischen Natur vieler Krankheiten, besonders der Entzündung, des Unterschiedes zwischen allgemeinen und örtlichen Krankheiten, eine natürlichere Aureihung
der Exantheme, Reform der Aetiologie und der Diätetik; in therapeutischer Hinsicht: Erschütterung des Begriffes specifischer Mittel
für Krankheitsgattungen, Beschränkung der ausleerenden Methode
und des Aderlasses, Annahme dynamischer Wirkungen bei materiellen Leiden, bessere Erkenntniss der Wirkungen einzelner Mittel
(Opium, Wärme und Kälte), naturgemässere Behandlung der Fie-

*Die
Folgen.*

ber, Entzündungen, Exantheme, Blutflüsse und der psychischen
Krankheiten.

Diese Ergebnisse lagen in den Lichtseiten dieses Systems,
andere gingen aus den obengeschilderten Schattenseiten desselben
hervor und führten als indirekte Folgen zu dem grade Entgegen-
gesetzten, was im weitern Verlauf der geschichtlichen Entwicklung
hervortreten wird.

§. 59.
Die Lehre vom Contrastimulus.

Während so in Deutschland die herrschende Philosophie
auf der einen, die Erregungstheorie auf der andern Seite die naturphilosophischen Ansichten entwickeln half, bildete sich in Italien aus dem Browninnismus die Lehre vom Contrastimulus her-

Rasori. aus. Giovanni Rasori, geboren 1763, gestorben 1837, hatte in
England die Brown'sche Doktrin angenommen und sie als Professor in Pavia gelehrt. Bei einer Typhusepidemie in Pavia überzeugte er sich aber von ihrer Nutzlosigkeit und bildete sein neues
System als Professor der Klinik in Mailand aus, indem er in einzelnen Journalartikeln und mündlichen Vorträgen die Grundzüge
vortrug, welche seine Schüler, besonders Tommasini, später
durch ausführlichere Schriften verbreiteten.

Rasori setzte statt der Brown'schen Sthenie und Asthenie,
weil das Gefühl der Schwäche täusche, diese auch bei Sthenie
vorkomme und indirecte Asthenie nur Sthenie sei, zwei andere
Grund-
züge des Zustände, welche dem Strictum und Laxum der Methodiker ent-
Contra-
stimulis sprechen. Der eine, bei dem die Lebensthätigkeit entweder erhöht
mus. ist und mit Spannung oder Contraction der organischen Faser erscheint, heisst Diathesi di stimulo, der andere zeigt Verminderung
der Lebensthätigkeit mit Erschlaffung der organischen Faser und
heisst Diathesi di contrastimulo. Diese Zustände kommen unter
verschiedenen Formen in den verschiedenen Systemen des Körpers vor, als Delirium in der Sensibilität, Convulsion in der Irritabilität u. s. w. Die Krankheit selbst ist ein Lebensprocess mit
bestimmtem Verlauf. Jene Diathesen werden aber nur durch äussere
Dinge hervorgebracht, hier durch Reize, dort durch Gegenreize.
Diese Reize können aber auch innerhalb des Organismus vorhanden sein. So ist z. B. Blut und die rothe thierische Faser ein
Hauptreiz; Galle, Harn und die anderen Säfte sind Gegenreize.

Dieser Unterschied von Reizen und Gegenreizen ist auch bei den Arzneien zu berücksichtigen. Da es nun unsicher ist bei der Trüglichkeit der Krankheitssymptome die wahre Beschaffenheit der Krankheit zu erkennen, so muss man aus der Wirkung der zwei Kategorieen von Arzneien die verschiedene Diathese beurtheilen. Je nachdem die contrastimulirenden Arzneien z. B. helfen, war Stimulus vorhanden und umgekehrt. Aber auch die Beurtheilung der Arzneiwirkung ist ja nicht sicher. Jeder vergleicht sie desshalb mit der Wirkungsweise eines entschieden als contrastimulistisch bekannten Mittels, des Aderlasses, und bestimmt hiernach, ob sie der ersten oder zweiten Diathese angehören. Dess halb sind auch Probeaderlässe erlaubt, ja nöthig, denn sie dienen ja mit zur Diagnose.

Diese beiden Diathesen laufen in der Hauptsache auf die Brown'schen Kategorieen hinaus. Doch hat Rasori gerade im Gegensatz zu Brown die Erfahrung belehrt, dass die Reizkrankheiten, wozu er auch die chronischen rechnet (also die sthenischen), häufiger sind als die (asthenischen) durch Gegenreiz entstandenen. Auch gibt Rasori zu, dass die Beschaffenheit in einem Organe verschieden sein könne von der in anderen, gibt also örtliche Krankheiten, qualitative Unterschiede — gegen Brown zu. Die Krankheiten zerfallen nach ihm in 1) ansteckende, 2) erbliche, 3) epidemische, 4) accidentelle. — Zu den stimulirenden Arzneien gehören die incitirenden: Ammonium, Opium, Moschus, Campher, Kohlensäure, Gewürze (ätherisch-ölige), China, Wärme, Leidenschaften, animalische Nahrung; zu den contrastimulirenden die Consopientia: Blausäure, Hyoscyamus, Belladonna, Aconit, Salpeter, phosphorsaurer Kalk, Arsen, Sauerstoff, Kaffee, Senf, Pfeffer, die Antimonialia, Mercurialia, Amara, Acida, Acria, Drastica, Emetica, Purgantia u. s. w. Diese Reize wirken einfach oder zusammengesetzt (evacuantia; die Ausleerung ist nur secundäre Folge), allgemein oder örtlich, direct oder indirect. Da die Arzneien und Krankheiten nur dem Grade nach verschieden sind, dienen die Ersteren auch zur Ermittlung des Grades der Letzteren. Desshalb nun müssen auch die Mittel einfach, aber, des Antagonismus und der leichten Gewöhnung der Natur wegen, in grösseren Dosen gegeben werden. Aderlässe wurden bis zu 10 in einigen Tagen gemacht, Brechweinstein bis zu ½ Drachme, Nitrum zu mehreren Unzen, Flor. zinci bis zu 4 Skrupeln pro dosi.

Bei der Behandlung der Krankheiten kommen die Ursachen zuerst in Betracht; sind diese nicht mehr zu heben, die Diathesis.

Letztere ist aber nicht aus einzelnen Erscheinungen zu ermitteln,
sondern es gehört dazu die Gesammtheit Aller (Hahnemann). Gegen die sthenische wird der Quantität der vorhandenen Reize vermindert (diess geschieht durch Verminderung besonders des Blutes — Aderlass), oder die der Gegenreize vermehrt (durch Anwendung
energischer Contrastimulantia); gegen die asthenische werden Reizmittel angewendet. Doch ist es nicht gleichgiltig, welche Mittel
aus der betreffenden Kategorie gewählt werden; es soll vielmehr
auf die spezifische Verwandtschaft der Arzneien zu bestimmten
Organen und Theilen besonders Rücksicht genommen und auf die
Secundärwirkungen der Arzneien geachtet werden. Bei falscher
Anwendung der Arzneien treten auch Arzneisymptome auf.

Anhänger.   Diese in ihren Grundprincipien von Brown und Darwin
entlehnte Lehre fand Anfangs in Italien vielen Beifall. Zu ihren
Hauptanhängern gehören Borda, Fouzago, Brera (wurde
später abtrünnig), Rubini (nur bedingt), Ambri, Lanza,
Acerbi, Bondioli, Mantovani, Postiglione, Gaimari,
Gelmetti, Monteggia (Beide Anfangs Brownianer). Doch wie
Röschlaub in Deutschland für den Brownianismus, war Giacomo
Tommasini   Tommasini in Italien für die Contrastimulus-Theorie die einzige bedeutende Stütze, die den Urheber in ihrer Wirksamkeit
noch übertraf. Wahrscheinlich ist es, dass das Vorwalten eines entzündlichen Krankheitsgenius Broussais in Frankreich, Marcus
in Deutschland und Tommasini in Italien fast zu gleicher Zeit
zu Entzündungstheorieen bestimmte. Tommasini nahm demnach die
sthenische und speciell die entzündliche Diathesis in weitester Ausdehnung an, lässt selbst Bleichsucht, Krämpfe hieraus entspringen,
gibt aber zu, dass diese Diathesis oft sich ändere und dass die
periodischen Bewegungen in Krankheiten von der permanenten
Krankheitsconstitution zu unterscheiden seien. — Den allgemeinen
Krankheiten setzen mehrere Contrastimulisten auch örtliche Krankheiten entgegen, die durch mechanische und chemische Einflüsse
bedingt seien. Das Wichtigste für uns von Tommasini's Leistungen
Arznei-   bleiben aber die Prüfungen der Arzneien an Gesunden,
prüfungen. mit denen er einige Versuche anstellte.

Gegner.   Fand schon diese Lehre in ihrem Geburtsorte Italien bedeutenden Widerstand, wie wir an Amoretti, Ozanam, Spallanzani, Federigo, Bianchi, Bufalini, Filippi, Geromini,
Guari, Bazzani, Ruffini u. A. sehen, so dass Joseph Frank
schon im J. 1825 nur sehr wenige Contrastimulisten in Italien

traf, so war diess ausserhalb Italiens noch mehr der Fall und man
kann getrost behaupten, dass nur der häufigere Gebrauch umstim-
mender Mittel in specie und die Anwendung grosser Dosen des
Tartarus emeticus in Brustentzündungen aus der Lehre der Contrastimulisten nach auswärts gegangen ist.

Was den Werth dieser Lehre anbelangt, so fällt er theilweis Bedeu-
tung des
Contrasti-
mulismus.
mit dem des Brown'schen Systems zusammen, da auch hier wie
dort Abhängigkeit des Lebens von aussen, quantitative Verhältnisse, graduelle Unterschiede der in zwei Klassen zusammenge-
worfenen Krankheiten und Arzneimittel, die Gegensätze von Allgemeinem und Oertlichem, und rein äusserliche Zustände an die
Spitze gestellt sind. Vortheilhaft unterscheidet sich der Contra-
stimulismus von der Brown'schen Lehre, dass er „Schwäche" als
äusserliches und unsicheres Moment bezeichnet, dass er die Oert-
lichkeiten der Krankheit zugibt, mehr auf qualitative Unterschiede
Rücksicht nimmt, ja im wunderbaren Contrast mit seinen allgemeinen Kategorieen die Specificität der Arzneien feststellte, die
Wirkungen einzelner Mittel besser erforschte, die Secundärwirkungen von den primären unterschied und Einfachheit der Mittel
anempfahl. Erwägt man aber, dass die Grundlage des ganzen
Baues die beiden Diathesen bilden, welche doch nur allgemeine,
äusserliche Erscheinungen und in Wahrheit erst Wirkungen sind,
deren Natur man erst wieder durch andere Wirkungen erforschen
will, und eben so, dass hier Diagnose und Therapie auf so ver-
schiedenartige und unwesentliche Momente basirt werden, insbesondere aber auf einen Gegensatz der Wirkung, der von so heterogenen innern Ursachen abhängen kann, so muss man diese Theorie
bestimmt als unstatthaft bezeichnen. Nimmt man dazu noch die
schlechte Eintheilung der Krankheiten nach zufälligen ätiologischen
Momenten, die Unterordnung aller chronischen Uebel unter die
sthenischen Krankheiten, den Missbrauch des Aderlasses und des
nach der metasynkritischen Methode der Alten bei ihnen gebräuchlichen oft sehr gewaltsamen Aderlasses und umstimmenden Verfahrens
(bis 25 Pfund Blutverlust und 220 gr. Digitalis in einer Pneumonie), so bleibt auch in praktischer Beziehung nichts davon zu
rühmen übrig, als die specifische Verwendung einiger Arzneien
nach reiner Empirie, wie des Tartarus stibiatus in Pneumonie, des
Gummi gutti in Ruhr, der Gratiola in Manie, der Cicuta in Skropheln u. dgl. Das ist Alles, was diese Schule geleistet hat, —
wenig in praktischer, noch weniger in prinzipieller Einsicht, denn

was daran eigentlich bedeutsam war, die Specificität der Arzneiwirkung, ist nicht gehörig begründet und konnte daher nicht Wurzel fassen.

§. 60.
Die Naturphilosophie.

Der Begründer dieser neuen Phase der Philosophie, welche
auf die Heilkunde eine Zeitlang grossen Einfluss übte und auch
heute noch in einzelnen Klängen nachtönt, der geniale, dichterische und mit gründlichen historischen und naturwissenschaftlichen
Kenntnissen begabte Friedrich Wilhelm Joseph von Schelling
Schelling. (geb. 1775 im Würtembergischen, gest. 1854 in Berlin) suchte in
der Erkenntniss des Absoluten und in der Ableitung des Endlichen aus demselben die höchste Aufgabe seiner Philosophie. Indem er die Verschiedenheit der Wege, auf welchen man entweder
Grund- vom Ich zur Natur oder umgekehrt vorschreitet, kennen lernte und
sätze der sie beide ungenügend fand, stieg er zu einem höheren Principe
Naturphi-
losophie. der absoluten Identität des Subjectiven und Objectiven, der
Einheit des Wissenden und Gewussten, der Indifferenz der Differenz (Gott) auf. Diese wird durch absolute Erkenntniss und intellectuelle Begriffe erkannt. Sein und Erkennen ist in diesem
absoluten Idealismus Eins und die Erkenntniss alles Vorhandenen
durch Vernunftideen gegeben. Das Absolute ist daher das Eine
und zugleich Alles, Geist sowohl wie Natur, Ideales wie Reales.
Alles Sein ist nur entwickeltes Absolute, indem die Gegensätze
mit Vorwiegen des einen Abdrucks, Pols, differenzirt und wieder durch die Totalität indifferenzirt werden. Die Identität als
seiend gedacht, ist absolute Vernunft, als werdend ist sie Natur.
Die Entwickelung geht nach drei Richtungen hin vor sich, als
Identität in der Triplicität, welches die Dimensionen angibt. Hierdurch ist eine Construction der Natur aus Vernunftideen gegeben,
aber auch ihre Realität gerettet. Die Natur wird als Lebendiges
und Göttliches und auch als Werdendes erfasst, ein Grundgesetz
der Entwickelung wie bei Paracelsus und Spinoza durchgeführt,
der Mikrokosmus als ein Abbild des Makrokosmus dargestellt und
die Einheit der Natur in der Vielheit bis in die kleinsten Züge
der körperlichen Bildung verfolgt. In's Detail der Natur überge-
hend, setzte Schelling als die erste Bedingung zur Raumwelt oder
Natur die Expansion. Diesem positiven Pol steht der negative,
beschränkende entgegen. Die Expansion sucht ein massloses Con-

tinuum zu erzeugen. Die Erscheinung dessen ist das Licht =
absolut Repulsives. Ihm steht die Schwere entgegen, die Materie,
absolut Beengendes. Der Rhythmus des Hemmenden, durch die
Oszillationen dieser Pole erzeugt, ist die Zeit. Aus Licht und
Schwere entstehn die Erscheinungen des Magnetismus und der
Elektrizität-Thätigkeit der unorganischen Welt. Die ideale Thätigkeit ordnete sich Dieser unter und macht sie zur organischen.
Der Bildungstrieb ist ein magnetisches Spiel von Anziehungen
und Abstossungen der Materie. Im Pflanzenleben waltet der Chemismus vor, im Thierischen kommt die Irritabilität und Sensibilität hinzu, beim Menschen als höchste Stufe das Vernunftgesetz
oder die Religion (Tendenz der Vereinigung mit Gott), das be-
wusste Triebgesetz oder die Wissenschaft.

　　Wie die philosophischen Ansichten Schelling's aus der Kan- Ueber-
gang aus
tischen Philosophie, so gingen die auf die Heilkunde bezüglichen der Erre-
aus der Erregungstheorie zunächst hervor. gungs-
theorie.

　　Der Uebergang ist ganz deutlich zu sehn. Aus der Receptivität Jener wurde Sensibilität, aus dem Wirkungsvermögen Irritabilität, zu welcher die Production noch hinzutritt. Diese drei
Stufen sind die dynamischen Stufen der organischen Natur, ihnen
entsprechen in der unorganischen Materie Magnetismus, Electricität, chemischer Process. So heisst es in Schelling's erstem Ent-
wurfe. Aus seinem obersten Grundsatze der Differenz der Indifferenz des Absoluten, welches überall Eins und Alles ist, entwickelte
nun Schelling die drei Dimensionen des Lebens. Er setzte
statt der rein quantitativen Anschauung der Brownianer die Sensibilität und die Irritabilität = Receptivität und Spontaneität (als Factoren der Erregung), und die Reproduction oder Metamorphose,
Assimilation (die objective Aeusserung der Erregung) als qualitative Kraftäusserungen oder dynamische Bezeichnungen für die chemisch-vitalen Actionen (Electricität, Magnetismus, chemischer Process). So stellte er, indem er Aussenwelt und Organismus sich
in gegenseitiger organischer Durchdringung dachte, sie paralleli-
sirte, ja identificirte, und indem er die qualitative Seite des Organismus und der Reize wieder hervorhob und Chemismus und Dynamismus wechselseitig bedingte, die bereits von Paracelsus
gehegten Grundideen der Physiologie wieder her. Besonders wichtig aber als Gegensatz der Erregungstheorie war die Wiederherstellung des Einflusses der normalen und abnormen Metamorphose.

　　Es war natürlich, dass diese der deutschen Gemüths- und Verbrei-
Phantasierichtung so entsprechende Philosophie einen grossen An- tung.

hang fand, zumal in einer Zeit, wo die klassischen Vorbilder der
Dichtkunst aller Zeiten, der Aufschwung der Naturwissenschaften,
die Politik für das geistige Element eine ausserordentliche Empfänglichkeit erzeugt hatten, und wo zum ersten Male in einer ästhe-
tisch-poetisirenden Weise der Wurf gelungen schien das Concrete
mit dem Abstrakten zu verbinden, das Allgemeine im Besondern
und das Besondere im Allgemeinen wiederzufinden. Daher jene
begeisterte Aufnahme Schelling'scher Sätze für die Bearbeitung der
Naturwissenschaften, für die Heilkunde, insbesondere für die Physiologie. Die Schuld des Systemes war es eigentlich nicht, wenn
die Jünger sich, wie später der Meister selbst, von der Speculation zur Mystik verirrten. — Das Hintansetzen der Erfahrung
gegen die Speculation lag allerdings näher und ist die Schatten-
seite dieser Philosophie, welche durch alle empirische Leistungen
ihrer Anhänger nicht ganz ausgeglichen wird. Wir finden den
Nachtheil dieser Richtung auch auf dem Gebiete, auf welchem
diese Schule noch das Meiste geleistet hat, in der Physiologie.

Anhänger:
Physio-
logen und
Naturfor-
scher.
Derjenigen besseren,' weil empirischen Kategorie, welche die
Tendenz Schelling's in Bezug auf Verbindung des Concreten mit
dem Abstrakten wohl verstanden hatte, gehören an: Dümling
(† 1803), August Winkelmann, J. Görres, der nur zuletzt
in mystische Spielereien sich vertiefte, J. J. Wagner, W. A.
Stütz, Troxler, Ph. Fr. Walther, Döllinger († 1841).
Dieser nahm besondere Rücksicht auf vergleichende Anatomie und
Pathologie, führte das Mikroskop von Neuem für Anatomie und
Physiologie ein und förderte wesentlich die Entwicklungsgeschichte.
In letzterer Beziehung aber hat Keiner unter diesen Naturphilosophen Grösseres geleistet, als Ludwig Oken (1770—1851), dessen
herrlicher und freier Geist praktisch die allgemeinen Gesetze bis
ins Spezieleste verfolgte und ein vollständiges System der Natur
gründete, in welchem das Ebenmass und die Freiheit der Entwickelung von dem Niedersten zum Höchsten die schönsten Zierden bilden. Er allein hat nach Schelling und dessen Nachfolger
Steffens gezeigt, dass es keine Unmöglichkeit sei, gewisse ideale
Principien der Naturphilosophie durch alle Reiche der Natur in
concreten Fällen nachzuweisen. Nächst ihm wirkte noch K. F.
Kielmeyer (sein Schüler ist Cuvier) für vergleichende Anatomie. Mit geringerem Glücke bearbeiteten die Physiologie im
Sinne der Naturphilosophie: J. B. Wilbrand, Schelver, Heinroth, A. E. Kessler, Bartels, Geitner. Dagegen gehören
Eschenmayer, F. v. Baader, G. H. Schubert, der Ver-

fasser der Ahnungen einer allgemeinen Geschichte des Lebens und der Geschichte der Seele, und Ennemoser der Richtung an, welche durch ihre poetisch gemüthvollen Auffassungen Denen genügen, die sich gern in die „Nachtseiten" des Lebens mit Dämmerungsbehagen versenken. Wer aber das Licht des Tages und die helle Fackel der Wahrheit und objektiver Forschung liebt, der nennt diese Naturphilosophen weder Naturforscher, noch Philosophen, sondern eher Dichter und Träumer.

Während aber die Erfahrung wieder nach und nach die naturphilosophische Construction beschränkte, lebte die ideale Auffassung derselben noch fort in L. Reinhold, G. Prochaska, J. H. F. Autenrieth, G. R. Treviranus († 1837), K. F. Burdach (geb. 1776), dem tapfern Vorkämpfer der besseren Zeitrichtung, und noch neuerdings in H. Rathke, R. Wagner, C. G. Carus, und selbst in Johannes Müller. Diese Ausläufer der Naturphilosophie bestrebten sich meist dem Leben zwar seine specifische Besonderheit zuzugeben, aber es mit den physikalischen Imponderabilien zu vergleichen. Pfaff nahm die Elektrizität als Lebensprincip an, Brandis und Prochaska erklärten Lebenskraft und Elektrizität für identisch. Letzterer stellte aber das Polaritätsgesetz als höheres gemeinschaftliches für beides auf. Auch Reil, in früheren Jahren Vitalist, ohne eine Unterordnung des Physikalischen und Chemischen zuzugeben und die Form und Mischung zum Grunde aller Eigenthümlichkeiten erhebend, wurde in späteren Jahren durch die Naturphilosophie verleitet den Lebensprozess für einen gesteigerten galvanischen zu erklären. Am weitesten trieb Leopold Reinhold die Vergleichung des Organismus mit den Elementen der galvanischen Säule. J. W. Ritter erhob den Galvanismus zur Grundursache aller organischen und unorganischen Verhältnisse. Humboldt stellte den Chemismus unter die Lebenskraft, während Reich und Ackermann wieder Leben und Chemismus identifizirten, Letzterer, indem er das Leben aus einem Wechsel von Wärmestoff, Kohle und Sauerstoff ableitet.

Nicht eben glücklich war die Naturphilosophie in der Pathologie, und in der Therapie zumal fanden ihre Grundsätze keinerlei Anwendung. Die Hauptsache drehte sich immer um logische Bestimmung des Wesens der Krankheit, welche man im Vorherrschen der einen der drei Dimensionen (Schelling), oder als Missverhältniss der Thätigkeit zur Organisation (Troxler), der Qua-

(Marginalien:) Identification des Lebens mit Imponderabilien.

(Marginalie:) Pathologen und Therapeuten.

lität zu der Idee (Walther), der Differenz des Einzelnen zum Ganzen (Kessler) u. s. w. setzte. Troxler, C. J. Kilian und Kessler gründeten hierauf eine Eintheilung der Krankheiten, welche als Norm für die übrigen gelten kann. Die Therapie suchte man dadurch für das System zurechtzumachen, dass man ein Vorwalten der vier chemischen Hauptelemente in den Arzneistoffen annahm, durch welche das ähnliche Element des Organismus hervorgerufen, der Expansion eine Contraction und dieser jene entgegengesetzt würde. Vergeblich war sonach die Mühe die Naturphilosophie praktisch zu begründen, selbst der Versuch von A. F. Marcus, der nebst Röschlaub von der Erregungstheorie zu ihr überging, durch eine vorherrschend angenommene Einwirkung auf die Irritabilität seine nicht ohne Nutzen angewandte antiphlogistische Methode wissenschaftlich zu deduciren, war formell verunglückt. Auch Reil und Troxler waren, ebenso wenig als J. Malfatti, K. G. Neumann, J. Spindler, Kilian, K. Himly, J. A. Walther, J. A. Schmidt, Nasse u. A., im Stande ein praktisches System der Naturphilosophie zu schaffen, ja sie vermochten es nicht einmal sie als brauchbar für die Praxis hinzustellen. Der einzige D. G. Kieser (geb. 1779), hat es verstanden die allgemeinen Gesetze wenigstens durch die Krankheitsformen und pathologischen Erscheinungen durchzuführen und das Homologe in der organischen Metamorphose (Materie) und dem Krankheitsprozesse (der Idee) nachzuweisen. Von ihm rührt auch die, neuerdings von Stark, Jahn und der sogenannten naturhistorischen Schule, früher schon andeutungsweise von Plato und deutlicher von Paracelsus aufgestellte Ansicht von der Krankheit als niederem, parasitischem Organismus her. Indem

Parasitismus.

Kieser aber als Grundprincip seiner Lehre die von der Naturphilosophie am meisten in Schwung gebrachte Polarität, das Leben als Oscillation zwischen negativem und positivem Pol, Gesundheit als Indifferenz beider, Krankheit als Ueberwiegen des einen Pols über den andern betrachtet, ist auch Er bei aller rühmenswerthen Objectivität und empirischen Auffassungsweise, die ihn vor den übrigen auszeichnet, demselben Fehler verfallen, den die Gegner der Naturphilosophie (Ph. C. Hartmann, Franz de Paula Gruithuisen, G. F. Link, R. Chenevix, A. F. Hecker u. A.) mit Recht rügen, in den Fehler einer willkührlichen hypothetischen Position von Kräften, in Constructionssucht und mehr erklärendes, als begründendes Verfahren.

Gegner d. Naturphilosophie.

Verlauf.

In ihren weiteren Gängen verlor sich die Naturphilosophie

immer mehr in ideale Constructionen, Analogieen, Erklärungsversuche; es wurde aus ihr nach der geistigen Seite hin ein Spiel mit Kräften und Begriffen, nach der gemüthlichen ein mystisches, träumerisches Ahnen, eine Art von Clairvoyance, die gerade wie bei dem von ihr vorzugsweis begünstigten thierischen Magnetismus mehr ein Halbdunkel als Licht war.

Nehmen wir das Bestechliche, welches sie auf selbst minder Befähigte übte, die, wenn sie ihre Sprache redeten, und wäre diese auch noch so confus gewesen, ihren Geist eingesogen zu haben glaubten, das halbe Verständniss Unberufener, das zerstückelte Benutzen einzelner Satzungen, die aus dem Ganzen herausgerissen, ohne Sinn und Zusammenhang in sich zerfielen; den Missbrauch, welcher mit einzelnen Stichworten und Gegensätzen getrieben wurde, die meist nach dem Vorbilde der Polarität in eine Zweiheit künstlich zersplittert wurden, in Contraktion und Expansion, Idee und Substanz, Receptivität und Aktuosität; — rechnen wir dazu das Abschreckende, welches für nüchterne Beobachter und Praktiker das vorzugsweis spekulative, phantastische und aprioristische Gebahren haben musste, so ist es wohl erklärlich, dass die Naturphilosophie, dazumal wie noch heute, unter allen Systemen die ungerechteste Beurtheilung gefunden hat. „Es liebt die Welt das Strahlende zu schwärzen". Was so hoch gestellt, so schwärmerisch geliebt und geübt wurde, darf sich nicht beklagen, wenn es ebenso bitter gehasst, ebenso tief in den Staub gezogen wird.

Um gerecht zu werden, wollen wir Schatten- und Lichtseiten freimüthig herausstellen. Nachtheile der Naturphilosophie.

Die Naturphilosophie hat sich dadurch schwer an der Medicin versündigt, dass sie ein Spiel trieb mit dem Erfahrungsmaterial, indem sie sich herausnahm, statt dem Vorhandenen objectiv nachzuforschen und aus ihm Grundsätze und Folgerungen zu abstrahiren, dafür nach aprioristischen Ideen es angeblich wissenschaftlich zu construiren. Sie erhob das Denken zur Identität des Seins und stellte daher an die Stelle des Scienden das Gedachte.

Die Naturphilosophie hat auf diese Weise von dem Detailstudium abgezogen und die Entwickelung der Heilkunde nach dieser Seite hin aufgehalten. Sie hat dafür der Idealität, der Hypothesenmacherei, den Phantasiegebilden Raum gegeben, die dürren und schalen Früchte des Schreibtisches statt der erfrischenden des Lebens geboten.

Die Naturphilosophie hat ein Genügen herbeigeführt an Erklärungen, Analogisirungen, generalisirenden Bezeichnungen, in denen man das Ziel und das Wesen fand, und hat so den Schein und die Aeusserlichkeit für Wahrheit und Inhalt geboten.

Die Naturphilosophie hat für die Praxis, insbesondere für die Therapie, auch das Geringste nicht geleistet, und andererseits gab sie keinen Ersatz auf ihrem speculativen Wege. Sie zeigte vielmehr, dass selbst die einzige Philosophie, welche in der Heilkunde möglich ist, die Naturphilosophie, Schiffbruch leidet, wenn sie sich nicht begnügt der Natur nachzugehn, sondern ihr voraneilen will. Sie hat dadurch auch der philosophischen Bildung der Aerzte geschadet, indem sie ihnen dieselben verleidete.

Verdienste und geschichtliche Bedeutung. Aber sie hat auch grosse Verdienste um die Heilkunde und ihre geschichtliche Berechtigung im schönsten Sinne.

Nach so vielen materialistischen, grobsinnlichen und inhaltlosen Auffassungen des Lebens und der Natur gab sie eine ideale, höhere, indem sie das Band zeigte, durch welches die ganze Welt der Erscheinungen verbunden ist. Sie erhob dadurch die Anschauung, die Selbstachtung des ärztlichen Individuums, die Liebe zum Stande, die Begeisterung für den Beruf, die Bildung im Allgemeinen.

Die Naturphilosophie hat dem überwiegenden Eintreten der Aussenwelt in den Organismus, wie es sich in dem Brown'schen System und der Erregungstheorie geltend machte, ein Ende gesetzt, indem sie Aussenwelt und Organismus zu einander in lebendige Wechselwirkung versetzte.

Wie diese Einseitigkeit, zerstörte Schelling auch die der materialistischen oder chemisch-physikalischen Theorie, indem er den dynamisch-vitalen Kräften und Lebensäusserungen gleichen Werth angedeihen liess und nach Spinoza's Vorgang die Einheit von Stoff und Kraft lehrte.

Die Naturphilosophie stellte die Bedeutung des lange vernachlässigten qualitativen Elements, der Ernährung und Metamorphose, wieder her.

Ihr verdanken wir in der Physiologie die seit Paracelsus fast verloren gegangene Auffassung des organischen Lebens, der Selbstständigkeit der Organismen bei allem Bedingtsein von andern, der Gleichheit der Entwicklung und des Darlebens unter allen organischen Wesen, der Wechselbeziehungen zwischen Makro- und Mikrokosmus.

Hierin liegt auch die Beachtung der einzelnen Organe in

ihrer specifischen Eigenschaft für das Ganze, aus welcher der
Begriff der Krankheit als einer besondern Organisation hervorging. (Ursprung der allerdings irrigen Parasitentheorie und der
Annahme einzelner Krankheiten als stehengebliebener Entwicklung
auf niederen Naturstufen.)

Die Parallelisirung der menschlichen Natur mit der allgemeinen führte zu grossen Fortschritten in der vergleichenden Anatomie, in der Entwicklungsgeschichte, in der Naturgeschichte
überhaupt.

Die Entwicklungsgeschichte des Menschengeschlechts musste
in geistiger Beziehung zu einem Fortschritt in dem Studium der
Geschichte der Medicin führen und innerhalb dieser die Epidemiologie von neuen historisch-pathologischen Gesichtspunkten auffassen lehren.

Viele Anregungen im Einzelnen, die noch in den Schriften
der Naturphilosophen verborgen liegen, wird die Zukunft lichten
und weiter führen.

Das Wichtigste bleibt immer, dass die Naturphilosophie die
Medicin zur Naturwissenschaft verklärte, weil sie den Menschen
als höchste Stufe der Naturwesen, vom Niederen aufsteigend,
darstellte. Die naturhistorische Methode, der wir viele Erzeugnisse
der Gegenwart danken, ist, wenn auch indirekt, das Werk dieser
Schule.

Was sie als eigentliche Schule gesündigt hat, gleicht sich
dadurch aus, dass, obschon ihre allgemeinen Principien für jede
Wissenschaft passten, das Specielle und eigentlich Praktische der
Medicin keine engere Verbindung und Begründung zuliess, eben
weil die Principien zu weit und allgemein waren. Dadurch konnte
auch andererseits das Empirische von der Philosophie unabhängig
und frei unter ihrem weiten Mantel sich bewegen. Aus demselben
Grunde nun, warum z. B. Kieser eine specielle Pathologie und
Therapie nicht herausgab, und sich ebenso wenig die Indication
für ein Heilmittel aus der Naturphilosophie ableiten liess, aus diesem Grunde, sagen wir, blieb der Nutzen derselben auf die oben
berührten wissenschaftlichen und principiellen Reformen beschränkt.
Die Anregung, welche sie dem Studium der Naturwissenschaften
und der Medicin verschaffte, und die Einheit, die sie zwischen
beiden herstellte, werden sie stets zu einem schönen Glanzpunkte
in der Geschichte der Heilkunde verklären.

Mit ihr aber ward die Auffassung des Paracelsus von der Heilkunde, wenn auch nur nach einer
Seite hin, wieder hergestellt. Den andern Theil der
Aufgabe übernahm eine andere Schule, die der Homöopathen.

§. 61.

Die Homöopathie.

Während durch die Naturphilosophie vorzüglich, aber auch
von anderer Seite (wozu die realen Fortschritte der Physiologie
und pathologischen Anatomie zu rechnen sind) für die von Paracelsus begründete physio-pathologische Medicin gesorgt wurde,
erstand auch die von Paracelsus durch das Simile und die Specificität angedeutete Reform der Therapie. Dies traf in unbewuss-
ter Verbindung mit der ganzen Zeitrichtung einerseits mit dem
Dynamismus, andererseits mit dem Beginn des objectiven und
positiven Anbau zusammen, welcher die künstlerische Handhabung der Arzneiwissenschaft herbeiführte. Die Therapie lag
damals, während alle Zweige der Heilkunde im Vorschreiten begriffen waren, so darnieder, sie litt an solchen Widersprüchen,
Inconsequenzen, Excentricitäten (wir erinnern nur eben an die
Gastriker, Antiphlogistiker, Alexipharmaker, Brownianer, Contrastimulisten), sie schwankte so hin und her ohne sicheren Anker im
Sturme der Theoricen, dass sie zur reinen Willkühr des Individuums wurde und allerdings eine Reform, wie sie Hahnemann gab,
nicht anders als unter furchtbaren Explosionen vor sich gehen
konnte. Und dennoch war die Grundlage der neuen Hahnemann'-
schen Lehre schon früher wiederholt geboten worden, waren die
Mittel zur Erkenntniss, wir meinen die Arzneiprüfungen, schon
vor Hahnemann zu öfteren Malen verlangt und wenn auch nicht
in der originellen und massgebenden Art, wie bei Hahnemann,
Vorläufer. ausgeführt worden. Wir erinnern in Bezug auf die Principien an
mehr oder minder deutliche Bestimmungen bei Hippocrates,
Erasistratus, den Empirikern, Asclepiades, Al. v. Tralles, Herodicus, Cardanus, Fernelius, Paracelsus,
Croll, van Helmont, Sydenham, Tycho de Brahe,
Stoerck, die Contrastimulisten und an unzählige einzelne Errungen der verschiedensten Zeiten von Hippocrates an, in Bezug auf
die Arzneiprüfungen an Attalus, Mithridates, Aben Guefith

Gesner, Fernelius, Wepfer, Stoerck, Fr. Hoffmann, Tommasini und viele Andere.

Der Gründer der Homöopathie, Christian Friedrich Samuel Hahnemann war geboren den 10. April 1755 in Meissen. Der Vater, ein talentvoller, aber armer Maler in der Porzellanfabrik überwachte die erste Erziehung und entwickelte seine Neigung zum Selbstdenken. Der fähige Knabe zeigte frühzeitig Talent in der Stadtschule zu Meissen, besuchte vom 15. Jahre an die Fürstenschule daselbst mit Auszeichnung, und machte schon hier seinen Hang für die Naturwissenschaften neben seiner Vorliebe für klassische und Sprachstudien geltend. 1775 bezog er die Universität zu Leipzig, wo er sich mühselig ernährte. Nach zwei Jahren ging er nach Wien, wo er Quarins Unterricht genoss. Nach drei Vierteljahren nahm er eine Hausarztstelle beim Statthalter von Siebenbürgen an und verschaffte sich in Herrmannstadt die Mittel der Promotion in Erlangen, am 10. August 1779. Von nun an wanderte er fortwährend herum, lebte erst in Halbstadt, dann in Dessau, 1787 als Physikus in Pommern, wo er sich verheirathete, nach drei Jahren in Dresden als Arzt im Krankenhause, im J. 1789 in Leipzig, wo er sich aus Ekel an der praktischen Medicin, die ihm nicht genügte, mit Pharmazie und Chemie, in der er Aufsehn machende Entdeckungen verbreitete, und mit Uebersetzungen beschäftigte. Bei einer solchen, gelegentlich der Bemerkungen Cullen's über die China, fühlte er sich veranlasst die China an sich selbst zu prüfen, kam dabei, da er Wechselfiebersymptome erhielt, und nun weiter forschte, auf den Gedanken, dass das Gesetz der Aehnlichkeit Heilungen bewirke und fand so 1790 das Princip Similia Similibus. 1796, nach längerer Prüfung, trat er damit zuerst (in Hufeland's Journal) öffentlich hervor. Vorher schon hatte er nun wieder Lust für die Praxis gefasst, um sein Gesetz bestätigt zu sehn. 1792 war er Vorsteher einer Heilanstalt zu Georgenthal am Thüringerwald, 1794 lebte er in Braunschweig, 1795 in Königslutter (Belladonna als Scharlachmittel erprobt). Damals begann die Verfolgung von Aerzten und Apothekern. Daher sein rastloses Umhertreiben, 1799 in Altona, Eilenburg, Machern bei Leipzig, Wittenberg, zwei Jahre lang in Dessau (Schrift über den Kaffee). 1805 erschienen die ersten Arzneiversuche (lateinisch), dann die „Heilkunde der Erfahrung", worin zum ersten Male der Name „Homöopathie" vorkam. Damit stieg die Opposition. Von Torgau aus, 1806, rief Hahnemann, der von den Aerzten verstossene, nun die Nichtärzte durch populäre

Aufsätze in den Kampf, und mit Glück. Zum ersten Male als
Lehrgebäude erschien die Homöopathie im „Organon" 1810, welches durch seine Excentrizitäten, seinen reformatorischen Anlauf
ebenso erbitterte, als durch die unabweisbaren Wahrheiten, die
es predigte. Hahnemann suchte in Leipzig eine Klinik zu errich-
ten, hielt, da dies nicht gelang, wenigstens Vorlesungen (klassische Schrift über den Helleborismus) und prüfte mit Studirenden
und jungen Aerzten Arzneien, woraus die sechsbändige „Neue
Arzneimittellehre", 1811—1819, hervorging, welche 62 Mittel enthält. Die steigende Praxis Hahnemann's und der zunehmende Ruf
der Homöopathie veranlasste das Verbot des Selbstdispensirens,
und führte so den Weggang Hahnemann's von Leipzig herbei.
Er folgte 1821 einem Rufe des Herzogs von Cöthen als Leibarzt.
Durch seine ausgebreiteten Erfahrungen über chronische Krankheiten, wegen deren er von Kranken aus allen Weltgegenden anf-
gesucht wurde, kam er auf eigenthümliche Ansichten, die er in
seinen „chronischen Krankheiten", 1828—1830, herausgab. Diese
riefen unter Freunden und Feinden die schärfste Polemik hervor.
Im März 1830 Witwer geworden, vermählte sich Hahnemann von
Neuem, 80 Jahre alt, im Jahre 1835 mit einer Französin, die ihn
nach Paris führte, wo er nach der Feier seines 60jährigen Doctor-
jubiläums und in einer glänzenden und ihn ehrenden und suchen-
den Umgebung im 89. Lebensjahre den 2. Juli 1843 starb.

Motive für
die Ver-
breitung
d. Hom.

Es ist interessant sich die Motive zu vergegenwärtigen, welche
der Hahnemann'schen Lehre die grosse Aufmerksamkeit bereiteten und die schnelle Verbreitung, deren sie sich, wie kein System
vor ihr, rühmen kann. Anfangs erregte Samuel Hahnemann's erstes
Hervortreten mit seinem Grundprinzipe im J. 1796 nicht nur keinen
Widerstand, sondern erntete sogar Beifall. Die Besseren mussten
anerkennen, dass der Therapie eine Aufhilfe Noth that und die
Wahrheit, die in dem neugegebenen, wenn auch schon früher angedeuteten Principe lag. äusserte ihre Wirkung, und um so stärker,
so lange sie sich, was bei den Deutschen immer doppelten Werth
hat, auf dem Papiere, auf dem Felde theoretischer Diskussion bewegte. Daher nahm auch Hufeland das Aehnlichkeitsgesetz
günstig auf. Erst als Hahnemann, durch eigene Versuche und die
Zeugnisse älterer Autoren in seinem Principe *Similia similibus* be-
stärkt, selbst nach dieser Methode zu practiciren anfing, durch
die eintretenden Verschlimmerungen nach grösseren Dosen zu kleinen
herabstieg und gerade in der Verringerung der Gabe eine Potenzirung der Wirkung entdecken wollte, und nachdem er seine

Sammlung von Arzneiprüfungen an Gesunden, später sein Organon herausgegeben hatte, worin er mit der schärfsten Polemik
gegen die ältere „allöopathisch" genannte Schule seine Methode
als besondere, homöopathische, bezeichnete und eine Anzahl
von Sätzen in eine Art von geschlossenem System brachte, das
er als das einzig rationelle bezeichnete, erst zu dieser Zeit begann
die wahre Opposition, jener unselige Kampf, der auf beiden Seiten
mit gleich unwürdigen Waffen unter Berufung auf das Laienpublikum als Schiedsrichter geführt wurde. Gerade dieser Kampf,
diese Theilnahme des nichtärztlichen Publikums, die Erbitterung
der Gegner, welche zu Spott und Hohn griffen, als der Ernst nicht
genügte, machte die neue Schule in kürzester Frist bekannt, erwarb
ihr aus Gleichgültigen Verfechter, aus Feinden Freunde und verschaffte ihr mehr Anhänger, als der älteren conservativen Partei
lieb sein konnte, die mehr an das historische Recht als an den
Fortschritt glauben wollte. Mittlerweile aber begann auch der
Streit innerhalb der Homöopathie selbst, da sich sehr bald gegen
die excentrischen Richtungen und gegen einzelne über das Ziel
hinaustreffende Satzungen, die durch ihre Abentheuerlichkeiten
allerdings gerechtes Aufsehn erregten, eine Opposition unter den
Jüngern Hahnemann's selbst bildete, welche aber noch heute von
sehr vielen Anhängern der alten Schule geflissentlich nur darum
ignorirt wird, um ihre alten Vorwürfe gegen den Hahnemannismus
täglich erneuern zu können.

Wir müssen desshalb die Hahnemann'sche Lehre und die
neuere Homöopathie in unserer Betrachtung trennen.

Die Hauptgrundsätze der Hahnemann'schen Lehre sind
nun folgende: Die Hahnemann'schen Grundsätze. Patholo-gische.

1. **Pathologische Grundsätze.**

Die Krankheit beruht für den Arzt blos in der Gesammtheit der Symptome, daher braucht er nur der beihülflichen Achtung auf Veranlassung, Grundursache und andere Umstände. Alles
heilbare Kranke gibt sich dem Arzte durch Symptome zu erkennen. Die inneren Veränderungen sind dem Arzte verhüllt, die
Vorstellungen davon sind trügerisch. Durch Verschwinden des
Symptomenbegriffes ist auch das innere und äussere Leiden)
gehoben.

In Krankheiten ist ursprünglich nur die Lebenskraft krankhaft verstimmt. (Wie sie die Symptome zuwege bringt, ist unnöthig zu wissen). Krankheit und Heilung entstehen nur durch
dynamische Einflüsse.

Die ohnmächtigen Bestrebungen der Naturheilkraft können
keine Krankheit entfernen. Akute Krankheiten entstehen durch
äusserliche Schädlichkeiten, oder durch Fehler in der Diät und
dem Lebenswandel. Die einzigen Grundursachen chronischer Krankheiten sind Psora, Syphilis, Sycosis (die miasmenartig wirken), oder
die durch die alte Schule erzeugten Arzneikrankheiten. Die häufigste Veranlassung (sieben Achtel) giebt die vertriebene Krätze
(Psora).

Allge-
mein the-
rapenti-
sche.

2. Allgemeine Therapie.

Die Gesammtheit der Symptome ist die einzige Hinweisung, Indication, zur Wahl eines Heilmittels, da alle Erkrankung
(auch der Lebenskraft) sich nur durch Symptome zu erkennen
gibt. Ebenso giebt sich auch die Heilkraft der Arzneien nur durch
Symptome zu erkennen. Diese müssen, wenn sie als reine erscheinen sollen, an Gesunden hervortreten und geprüft werden.
Nur die homöopathische Heilmethode durch Arzneien, welche ähnliche Symptome erzeugen als die Krankheit hat, „Similia similibus" zeigt sich in der Erfahrung bewährt. (Ausnahmsweise wird
das antipathische Verfahren bei Erstickung, Ohnmacht, Vergiftung
angewendet, um die Lebenskraft vorläufig zu erregen. Die Heilmethode Contraria contrariis ist fast immer nur eine palliative
oder schädliche. Die besten Heilungen der alten Schule sind unbewusst homöopathische). Die Heilung durch Aehnliches beruht
auf dem Gesetze, dass eine stärkere, dynamisch ähnliche, nur der
Art nach abweichende, d. h. die Arzneikraft, die schwächere, der
Krankheit, unterdrückt. Die Lebenskraft richtet sich nun gegen
die allein noch übrig bleibende Arzneikrankheit mit erhöhter Energie und vertilgt diese um so leichter, als die Wirkungsdauer der
Arzneipotenz kurz ist.

Pharmako-
logische.

3. Arzneimittellehre.

Jede Arznei hat ihre besonderen, nur ihr zukommenden
Wirkungen, die man in erster Reihe aus Prüfungen an Gesunden
erkennt. Symptome an Kranken, Vergiftungsfällen stehen diesen
nach. Aus der Forschung der reinen Arzneiwirkungen an Gesunden entsteht erst die wahre Materia medica. Die Wirkungen der
Arzneien zerfallen in Erstwirkungen, welche der Arznei allein angehören, und wobei sich der Organismus passiv verhält, und in
Nachwirkungen, bei denen der Organismus gegen die Arznei rea-
girt. Die Homöopathie bedient sich der Erstwirkungen, welche
durch die Kleinheit der Gabe ermöglicht werden. Selbst homöo-
pathisch kleine Gaben erzeugen oft eine Verschlimmerung, welche

als Zeichen des richtig gewählten Mittels angesehn wird. Sie geht durch die Ausgleichung des Organismus vorüber, ist oft sehr unbedeutend und kurzandauernd und muss eigentlich immer vorausgesetzt werden, vermöge der eigenthümlichen Primärwirkungen. Ist sie stärker, so werden passende Arzneien dagegen angewendet.

Bei Prüfungen an Gesunden müssen stärkere Gaben angewendet werden, um Symptome hervorzurufen, bei den Kranken genügen wegen ohnedies erhöhter Reizbarkeit des spezifisch berührten Organs kleinere Dosen. Die Erfahrung zeigt, dass durch Verdünnungen (Mittheilung der Arzneikraft an das Vehikel) die Arzneikraft aufgeschlossen, gesteigert, potenzirt wird. Die beste Form für die Arzneien ist die der Tincturen aus frisch ausgepressten Pflanzensäften, welche mit Weingeist 1:100 verdünnt werden, oder bei metallischen Mitteln, Salzen, Erden, dienen Pulver, welche mit Milchzucker verrieben werden.

4. Spezielle Therapie.

Speciell-therapeutische Grund-sätze.

Bei der Aufnahme des Krankheitsbildes ist die grösste Vollständigkeit nöthig, um das möglichst ähnliche Mittel gegenüberzustellen, daher auch die strengste Individualisirung, da nie zwei Fälle einander gleichen. Daher auf der einen Seite die strengste Aufnahme des Krankheitsbildes in seinem subjektiven und objektiven Symptomenkomplex, auf der andern die genaueste Kenntniss aller subjektiven und objektiven Arzneimittelwirkungen, damit sich beide in grösster Aehnlichkeit decken.

Bei nicht vollständig deckenden homöopathischen Mitteln oder bei einseitigen Krankheiten (d. h. solchen, die wenig Symptome haben) heilt man, indem man durch die Nebenwirkungen der Arzneien neue Krankheitsbilder hervorruft und erst nach dieser Vermehrung der Symptome zu einer neuen Wahl schreitet, wobei oft mehrere Mittel nöthig werden.

Die äussere Behandlung der Krankheiten mit Localsymptomen ist stets verderblich. Denn örtliche und allgemeine Krankheiten zu trennen, ist nicht möglich, weil jede Krankheit allgemein ist.

Eine Wiederholung der Gabe darf erst dann vorgenommen werden, wenn die Besserung still steht. Denn jede zu schnell gereichte Gabe ruft durch Primärwirkungen Verschlimmerung hervor und stört.

Die Mittel haben eine verschiedene, oft Monate lang anhaltende Wirkungsdauer.

Wegen der individuellen Wirkung jedes Mittels dürfen diese

nur einfach angewendet werden, und in möglichst kleinster Dosis
(Hahnemann liebte zuletzt am meisten die 30. Verdünnung).
Es ist die strengste Diät nöthig, um die Wirkung der Mittel
nicht zu beeinträchtigen.

Mit diesen Grundsätzen trat Hahnemann der bisherigen Medicin eben so schroff entgegen als Brown, nur von anderem
Gesichtspunkte aus. Auch Er verwarf die bisherige Pathologie, den
Nutzen der Diagnostik, der Semiotik, der pathologischen Anatomie; auch Er tadelte die „giftige Schlange der Philosophie", d. h.
die Erforschung des Wesens, der nächsten Ursache; auch Er verachtete die Naturheilkraft, die Krisen, die bisherigen Gesetze über
den Verlauf der Krankheiten, und es konnte im Uebermuth der
Verachtung gegen die bisherige „rationelle" Schule scheinen, als
ob man aller Vorkenntnisse ledig nur die Kenntniss der Arzneimittelwirkung zu haben brauchte, um sogleich siegreich gegen alle
Krankheiten zu Felde zu ziehen, deren nach Hahnemann's excentrischer Annahme keine mehr ungeheilt blieb. In den principiellen Puncten aber, abgesehen von den übrigen, unterscheidet
sich Hahnemann wesentlich von Brown. So in dem Dynamismus, der bei Jenem ein ganz anderer ist, in der Berücksichtigung
der Qualität und Specificität, in der damit zusammenhängenden
Localisirung der Arzneien und der Krankheiten und in der vor-
zugsweisen Achtung auf die Symptome, welche bei Hahnemann

Innerer
Zusam-
hang der
Hahne-
mann's-
schen
Grund-
sätze
die Hauptsache, bei Brown geradezu blosse Nebensachen sind.
Es ist nicht uninteressant nachzuweisen, wie Hahnemann zu diesen
theilweise so schroffen und von allen bisherigen Annahmen so
abweichenden Sätzen gekommen ist, an denen später die Jünger
Hahnemann's selbst bedeutend abgeändert haben. Durch Vergleichung der Arzneiwirkungen an Gesunden und Kranken nämlich
gelangte er zum Princip *Similia similibus*. Denn die Prüfungen
an Gesunden ergaben den Krankheiten ähnliche Symptomenkom-
plexe, gegen welche sie bisher empirisch verwendet worden
waren. Dieses führte auf die dynamische Erklärungsweise der
Wirkung und auf die vorzugsweise Berücksichtigung der Symptome. Mit dem Begriffe der Aehnlichkeit war auch die Specificität gegeben. Mit der ausschliesslichen Annahme der Kunsthülfe
wurde die Wirkung des Organismus selbst und das Typische und
Kritische im Verlaufe der Krankheiten gestürzt. Wegen der Erzeugung einer ähnlichen Krankheit mittelst des Arzneimittels zur
Besiegung der älteren musste Hahnemann den Grad der Wirkung
genau abmessen lernen, um nicht Verschlimmerungen hervorzu-

bringen; daher rührten die kleinen Dosen; um diese wiederum
nicht zu stören, musste die Diät auf das Sorgfältigste beobachtet
werden. Unzusammenhängend aber mit diesen Sätzen war die
Annahme dreier Grundkrankheiten der chronischen Uebel. Sie steht
im Widerspruch mit der eigenen Absicht Hahnemann's, auf das
tiefer liegende Wesen der Krankheiten nicht eingehen, nur die
Symptome, als Reflex eines inneren Leidens, berücksichtigen zu
wollen. Diese Verachtung der inneren Zustände und das angeblich blos symptomatische Verfahren, der auf die Spitze getriebene
Dynamismus, die Potenzirung der Arzneien durch die Verdünnungen, die Erklärung Hahnemann's von der Wirkung des Simile
und die Psoratheorie sind die hervorstechendsten Angriffspunkte.
Wer aber bedenkt, dass Hahnemann in dieser Psoratheorie wie in
seinen Mittelcharakteristiken und sonstigen praktischen Winken
auf die inneren und ätiologischen Verhältnisse auch Rücksicht
nimmt, dass er in den drei Grundkrankheiten eigentlich den Dyskrasieen und materiellen Krankheitsmomenten Rechnung trägt, dass
bei den Arzneiverdünnungen ursprünglich nicht von einer Steigerung, sondern von einem Aufschliessen der Wirkung durch Vertheilung an das Vehikel die Rede war, der wird milder über einen
Reformator urtheilen, welcher durch die Opposition der Gegner,
durch die enthusiastischen Zurufe seiner Anhänger und durch die
eigene Vorliebe für seine Schöpfung in eine excentrische Bahn getrieben wurde, ohne welche andererseits wieder die Wirkung und
Verbreitung fraglich geworden wäre, wenn auch die Homöopathie
selbst auf eine gerechtere Beurtheilung ohne diese Uebertreibungen hätte Anspruch machen können.

Wir nannten Hahnemann einen Reformator. Er reformirte
die Pathologie, denn er setzte dem mechanischen und chemischen
Treiben die dynamische Seite entgegen, brachte die Nervenkraft
und organische Einheit zur Geltung, verdammte das Grübeln über
das unbekannte Wesen, das Begründen der Heilkunde auf dogmatische und ontologische Begriffe und verlangte die exakte und
objektive Aufnahme des Symptomenkomplexes, wobei er die Reflexion keineswegs ausschloss, wie schon aus der Vergleichung
mit den Arzneikrankheitsbildern und den strengen Forderungen zur
Individualisirung hervorgeht. Der Sitz und Ausgangspunkt der
Krankheiten spielte bei ihm, wie erst später in der anatomischen
Schule Frankreichs und der neuesten Schule Deutschlands, eine
Hauptrolle. Mit dem Sturze des Curirens nach Gattungen und
Arten versetzte er dem Schlendrian den Todesstoss. Hahnemann

reformirte die allgemeine und spezielle Therapie, indem er das
Vage ihrer sogenannten blutreinigenden, resolvirenden u. dgl.
Heilmethoden und ihrer hypothetischen „Gegensätze" zeigte und
durch die specifisch - ähnlichen Arzneimittelwirkungen, die er
den Krankheiten nach bestimmtem Grundsatze entgegenstellte,
eine Verbindung zwischen Pathologie und Therapie herstellte,
wie sie nie vorher stattgefunden hatte. Hahnemann reformirte
zu diesem Zwecke auch die Arzneimittellehre. Er lehrte die
reinen physiologischen Wirkungen derselben durch das Experiment an Gesunden kennen und schuf daher auch hier eine exakte
Methode, welche noch heute von den dogmatischen, erträumten,
toxikologischen, pathologischen Begriffen der Arzneiwirkungen
der sogenannten Allopathie absticht, und deren Kenntniss dem
therapeutischen Verfahren eine reale Basis gab. Seine Mittelcharakteristiken, seine scharfen und feinen Bemerkungen zeigen den
ausgezeichneten ärztlichen Blick. Endlich reformirte Hahnemann
auch die Verordnungslehre, indem er die Einfachheit der Arzneien
an die Spitze stellte (ohne welche zu reinen klinischen Erfahrungen
nicht zu gelangen ist), sehr wirksame Formen in den Tincturen
aufstellte, und die Wirksamkeit kleinerer Gaben lehrte. Und — was
wenigstens von keiner Seite bestritten wird, er beschränkte wohlthätig die Polypharmakasterei, die massenhafte Ueberschwemmung
mit Heilmitteln aller Art und führte zu einer vernünftigen und ver-
breiteteren Verwendung der Diätetik. Diese Bemerkungen erhalten
grössere Bedeutung, wenn wir die Geschichte der Homöopathie verfolgen und bis zu ihrer neueren Gestaltung vordringen.

Gegner d.   Die neue Schule gewann bald eine grosse Ausbreitung, wozu
Homöopa-   die Polemik der Gegner nicht wenig beitrug. Da Hufeland
thie   durch die Aufnahme des homöopathischen Princips als Criterium
bei der Auswahl der Mittel der neuen Lehre grossen Vorschub
geleistet hatte, schadeten Hecker's und Puchelt's ohnehin nur
bedingte Angriffe wenig. Mit der Ueberhandnahme der homöopathischen Praxis, welche besonders durch das von Moritz Mueller
in Leipzig, Wilhelm Gross in Jüttenbogk und E. Stapf in Naum-
burg begründete Archiv (1822) und durch die darin angeführten
Heilungen gefördert wurde, bei denen allerdings auch Wunderbares,
namentlich im Anfang, mit unterlief, wuchs auch die Zahl der
Gegner, unter welchen J. Ch. G. Jörg in Leipzig einer der leiden-
schaftlichsten war. Durch die von ihm ebenfalls gebilligten und
angestellten Arzneiprüfungen an Gesunden sah er aber formell und
materiell wie bei Bileam seinen Fluch sich in Segen verwandeln,

indem sich die Aehnlichkeitsbeziehung auch hier deutlich herausstellte. Als Gegner der neuen Schule traten ferner auf: Sprengel, Stieglitz, Gmelin, Kopp, L. W. Sachs, Krüger-
Hansen, J. C. A. Heinroth, St. A. Mükisch, G. v. Wedekind, der witzige F. A. Simon jun., A. F. Fischer, J. R. Bischoff (gegen Marenzeller), Härlin, Eisenmann, L. Fleury,
der Pharmaceut Brandes und die Abtrünnigen C. W. Fickel
und E. Seidel. In der neuesten Zeit hat sich der Anatom Bock
in Leipzig, nachdem er mit seinem Anerbieten Arzneiprüfungen
in kleinen Gaben anzustellen (während doch die Homöopathen an
Gesunden mit grossen prüfen, worauf er aber einzugehn Bedenken
trug) Fiasko gemacht hat, als systematischer Feind einen Namen
erworben. Unter den ersten Anhängern der Homöopathie wurden
dagegen genannt: Quarbute, Romani, Mauro, Cosmo de Erste An-
hänger.
Horaties, Alb. v. Schoenberg, Necher in Neapel, Stege-
mann in Dorpat, E. G. v. Brunnow aus Kurland, in Dresden,
ein sehr intelligenter Nichtarzt, Bigel in Polen, Attomyr in Ungarn, Grosserio in Paris. M. Mueller, F. Hartmann, Gross,
Stapf, Marenzeller, C. Caspari, L. Griesselich, C. G.
Ch. Hartlaub, F. L. Schroen, G. L. Rau, C. F. G. Trinks,
P. Wolf, G. A. B. Schweikert, J. A. Schubert, C. Hering (Philadelphia), F. Rummel, J. Aegidi, C. G. Franz,
A. Noack, v. Boenninghausen, ein Nichtarzt, W. Arnold,
A. J. F. Ruoff, E. F. Rückert, G. H. G. Jahr, T. E. Kurtz,
A. Vehsemeyer, Melicher u. A. J. A. Schubert wandte
die Homöopathie auf die Chirurgie, Gutmann auf die Zahnheil-
kunde, F. A. Günther, W. Starke, Traeger u. A. auf die
Thierheilkunde an. Bedingt sprachen sich Glücker und Lichtenstädt für die empirischen Vortheile der Homöopathie aus. Caspari, K. L. Kaiser, D. J. M. Leupoldt, W. J. A. Werber,
Pezzillo u. A., neuerdings Stürmer und Mosthaff, suchten
die ältere und neuere Schule zu versöhnen.

Dies wurde literarisch von beiden Seiten zwar bekämpft, Weiter-
bildung d.
Homöopa-
thie.
eine Annäherung aber gelang dennoch durch die Fortbildung der
Homöopathie, d. h. durch das Aufgeben ihrer ausserwesentlichen,
exclusiven und oppositionellen Tendenzen, mit einem Worte durch
ein Losreissen von dem strengen Hahnemannismus, wodurch
man die schroffen Gegensätze zu mildern und den wahren gesunden Kern der neuen Lehre auch für die Anhänger der alten Praxis wenigstens sichtbar zu machen suchte. Diese Fortbildung verdankt die Homöopathie ausser den Gegnern, denen ein Verdienst

hierin keineswegs abzusprechen ist, zuerst dem Leipziger Arzte
M. Mueller, welcher unter dem Widerspruche des Meisters (der
sich auch in dessen Opposition gegen die Wahl Müller's zum Direktor der in Leipzig [1822] errichteten homöopathischen Klinik
äusserte), den Dogmatismus Hahnemann's beschränkte. Weiter
vermittelnd trat Schroen in Hof auf, der, obgleich er der homöopathischen Methode den Vorzug gibt, auch die antipathische für
wissenschaftlich und unter Umständen für praktisch begründet
hält und das heteropathische (ableitende) Verfahren als Unter-
stützungsmittel nicht nur für anwendbar, sondern auch bei gewissen näher bestimmten Fällen für unentbehrlich erklärt. Ihm
ist die Homöopathie nicht eine Medicin, sondern eine concret specifische Methode, die den allgemeinen Gesetzen der Medicin untergeordnet werden müsse. Die Verschlimmerung hält er für unwesentlich; der Nutzen der Arzneiprüfungen aber, welcher durch die
Erfahrungen am Krankenbette verstärkt werden muss, komme
auch den anderen Methoden zu Gute. Er verlangt eine Diagnose
der Krankheit, tadelt Hahnemann's Methode die Symptome zu
decken als unwissenschaftlich, unterscheidet primäre und secundäre Symptome, setzt statt des Begriffes Aehnlichkeit den der
Uebereinstimmung, der concreten Specificität zum Krankheitsprocess, nennt die Potenzirtheorie ein Monstrum, tadelt die
höchsten Dosen, spricht sich für grössere Gaben, öftere Wiederholung aus u. s. f. Nicht minder äussert sich G. L. Rau, der
nach 22jähriger Praxis zur Homöopathie übergetreten war, in seinem neuen „Organon" im Sinne des Fortschrittes, der für den Hahnemannismus als Rückschritt erscheint. Er erkennt den Werth der
Diagnose, der Aetiologie, Semiotik an, tadelt die Behandlung nach
den bloss äusseren Erscheinungen als symptomatisch, nennt die
nächste Ursache das wahre Heilobject. Die Aehnlichkeit bezieht
sich nach ihm besonders auf dynamische Verhältnisse, auf die befallenen Symptome und Organe; er verwirft die Psoratheorie, lässt
die Naturheilkraft gelten, wie die (bedingte) Nothwendigkeit der
übrigen Methoden, besonders der ableitenden, dringt auf bessere
Symptomenordnung in den Arzneiprüfungen, verwirft die Potenzirtheorie (die Entwickelung latenter Kräfte durch Cohäsionstren-
nung ist die einzige Ursache vermehrter Wirkung mittelst vermehrter Extensität, nicht Intensität), setzt das Wesen der Homöopathie
nicht in kleinen Gaben u. s. w.

Während mittlerweile durch Bereicherung der Arzneimittelkenntniss auf dem Wege wiederholter und neu angestellter Arznei-

prüfungen die Mittel zur glücklichen Anwendung specifischer Arzneien sich mehrten und sich durch die Praxis eine ansehnliche klinische Ausbeute herausstellte, ging die prinzipielle Reform ihre Laufbahn immer weiter. Besonders zeichnete sich eine Trias von Homöopathen aus, denen auch die Gegner Gerechtigkeit und Anerkennung widerfahren lassen mussten, W o l f, T r i n k s, Griesselich.

P. Wolf in Dresden, ein glücklicher und weit und breit ge- *P. Wolf.* suchter Praktiker, gab eine übersichtliche Anschauung des gegenwärtigen Standpunktes der Homöopathie in 18 Thesen, worin er vorzugsweise die Rationalität und Causalität des homöopathischen Verfahrens vertheidigte und ihren Unterschied allein in dem Principe suchte. T r i n k s, ein klarer, scharfsinniger Kopf, von tüch- *Trinks.* tiger klassischer Bildung und Rationalist durch und durch, bekämpfte mit Entschiedenheit den Unsinn und Mystizismus, wo er sich zeigte, trat für die grösseren Gaben ein, bezeichnete die Gabengrösse überhaupt als unwesentliches Unterscheidungsmerkmal und gab in seiner Einleitung zur Arzneimittellehre, die er mit N o a c k im wissenschaftlichen Geiste und unter Beifügung schätzbaren Materials auch aus der alten Schule bearbeitete, eine sehr verständige und gediegene Uebersicht über die Grundsätze der Homöopathie. Am entschiedensten reformirte allerdings G r i e s s e- *Griesselich.* l i c h in der von ihm begründeten „Hygea", eine Zeitschrift, welche die rationellen und wissenschaftlichen Homöopathen versammelte. Ein unermüdlicher, durch Sarkasmus und Witz gefährlicher Gegner aller Mystik und Subtilitäten, drang er auf den Grund, schlug allem Dogmatismus, allen Excentricitäten den Kopf ab, brachte die Homöopathie als specifische Schule in Schwung und ward der Schrecken der Hochpotenzler, Isopathen u. a. Auswüchse der Homöopathie, an denen es nicht fehlte. Namentlich zeichneten sich überhaupt die süddeutschen und sächsischen Homöopathen durch Freisinnigkeit und Rationalität aus. Die gegenwärtig in Leipzig und Dresden erscheinenden homöopathischen Zeitschriften von Cl. M u e l l e r (Hom. Vierteljahr-Schrift) und H i r s c h e l (Zeitschrift für h. Klinik), A l t s c h u l's Monatschrift in Prag und D u d g e o n s Vierteljahr-Schrift in London können als die Fortsetzungen der Griesselich'schen Richtung bezeichnet werden. Die in Wien früher erschienene österreichische Zeitschrift, hat sich durch Bereicherungen der Arzneimittellehre hervorgethan.

So geschah es denn, dass von allen Seiten an dem Aufbau

Fort-
schritt der
Homöopa-
thie in
neuerer
Zeit. der Homöopathie theils durch Arzneiprüfungen, theils durch klinische Erfahrungen, theils durch theoretische Erörterungen und endlich durch kritische Feststellung und Säuberung rüstig Hand angelegt wurde, so dass in früher von Hahnemann für wesentlich erachteten Punkten grosse Abänderungen vorgenommen wurden.
Rau beschränkte schon die Läugnung der Naturheilkraft auf ihr richtiges Mass; dass der Symptomenkomplex nicht das Einzige sei, worauf bei der Behandlung zu achten sei, hatte Hahnemann selbst indirekt berichtigt. Den Werth der Symptome zu beachten lehrte Rau, das Charakteristische derselben M. Müller, Mosthaff, Watzke, C. Hering. Die Geschichte und Entwicklung der Krankheit verlangte P. Wolf, Physiologie und Pathologie Schroen, Aetiologie, Semiotik, Diagnostik Griesselich, sorgfältige Vergleichung Rummel, Helbig, die Reflexion dabei Kurtz. Die Psoratheorie Hahnemann's wird von Niemandem mehr anerkannt; den einseitigen Dynamismus haben neuere Forschungen bekämpft, v. Grauvogl huldigt sogar sehr bestimmt materialistischen Ansichten in seiner neuesten bedeutenden Schrift: die Grundgesetze der Physiologie, Pathologie und hom. Therapie. Auf die Beziehung der Arzneiwirkung zu dem Krankheitsprozess legte schon Schroen einen Accent. Hahnemann's u. A. Erklärungen des *Similia similibus* hat man als theoretische Versuche aufgefasst. Dagegen ist der Begriff der Aehnlichkeit als „specifische Uebereinstimmung" besonders urgirt worden von Kurtz, Roth, Schroen, Martin, Griesselich, Watzke, W. Arnold, Hirschel u. A. Genaue Beobachtungen und gründliche Erörterungen von Rummel, Kurtz, Schroen, Schneider, Trinks, Gonllon, G. Schmidt u. A. haben die Hahnemann'sche „Verschlimmerungstheorie" widerlegt. Die Potenzirtheorie spaltet die Anhänger noch am Meisten. Trinks, Werber, Rau waren ihre frühesten Gegner. Die künstliche Trennung der Arzneiwirkungen in Erst- und Nachwirkung bekämpften C. Hering, Kurtz, Trinks, Piper, Watzke, Helbig, weil darunter leicht das Ganze der Wirkung verloren gehe. Die Mängel der hom. Prüfungen sind scharf gerügt worden, mindestens eben so scharf von den Homöopathen selbst, als von ihren Gegnern. Die Vorschriften Hahnemann's zur Behandlung einseitiger Krankheiten sind ganz aufgegeben worden. Sie nannte schon Rau ein trostloses Experimentiren. Die öftere Wiederholung der Mittel, welche Hahnemann ausdrücklich widerrieth, lehrten Aegidi, Hartlaub, Wolf. Die Dosenlehre (sehr Viele bedienen sich statt der ehemaligen Centesimal-Scala der Decimal-Verdünnung 1 : 10) modificirten gewaltig Aegidi, Rummel, Stapf, Kurtz, J. E. Veith, G. Schmid,

Vehsemeyer. Als Gegner der Hochpotenzen insbesondere zeichneten sich aus Schroen, J. O. Mueller, Kaesemann, und durch praktische Versuche: Trinks, Wolf. Hartmann, Johannsen, Goullon, Attomyr, Cl. Mueller, Roth, Arnaud, Molin, Griesselich.

In der neuesten Zeit zählt die Homöopathie einen grossen Anhang im Laienpublikum, viele Zeitschriften, mehrere Kliniken, Hospitäler, Dispensatorien, Lehrstühle und Akademicen (in Amerika) und hat eine auch extensiv nicht geringe Literatur. Unter den Schriftstellern der Gegenwart sind ausser den Obengenannten zu erwähnen: *) Altschul, Argenti, Arneth, Bähr, Baertl, Baumann, Bicking, Böhm, Bolle, Bruckner, Buchner, Caspar, Caspary, Elwert, Fielitz, Fleischmann, Frank, Genzke, Gerstel in Wien, Gruner, Haas, Haubold, Hofbauer, Kammerer, Koch, Löwe, Mahir, Meyer, Mühlenbein, Perutz, Porges, Reil, Rentsch, Roth in München und Paris, Th. Rückert, Schréter, Schwarze, Sorge, Stens, Thorer, Weber in Hannover, Wislicenus, Wurmb, Zlatarovitsch u. A. in Deutschland; — Black, Drysdale, Dudgeon, Haycock, Hayle, Henderson, Horner, Madden, Rush, Russel, Sharp, Quin u. A. in England; — Audouit, Bechet, Catellan, Champeaux, Chargé, Davasse, Desterne, Escallier, Gallavardin, Gueyrard, Goubeyre, Hermel, Joussct, Rapon, Léon Simon, Tessier, Teste, Weber u. A. in Frankreich. — Egea, Gongalez, Lopez, Pellieer, Peralta u. A. in Spanien; — Jorcz in Belgien; — Verwey in Holland; — Tripi, Pompili, Vianelli u. A. in Italien; — Liedbeck in Schweden; — Bratzer, Bojanus, v. Villers u. A. in Russland; — Birnstill, Freligh, Füllgraff, Gatchell, Guernsey, Hempel, Holcombe, Joslin, Kellogg, Lippe, Ludlam, Marcy, Metcalf, Neidhard, Oehme, Pulte u. A. in Amerika.

Trotz der vorzugsweise auf das Positive gerichteten Bestrebungen hängt der Homöopathie durch Hahnemann so viel Dogmatismus an, dass es nicht Wunder nehmen kann, wenn eine Einheit der Meinungen unter den Anhängern dieser Schule vergeblich gesucht wird. Im Gegentheil ist der Streit unter den verschiedenen Partheien über gewisse Punkte *intra muros* eben so heftig, als der gegen die aussenstehenden Feinde. Es gibt unter den Homöopathen eine äusserste Linke, welche die Skeptiker umfasst, die es der physiologischen Schule in ihrem Unglauben nahe gebracht hat und sich zum Eklekticismus bekennt; es gibt eine Linke und

Marginal notes: Neuere Schriftsteller. — Partheinungen unter den Homöopathen.

---

*) Es sind hier hauptsächlich nur die Verfasser selbstständiger Schriften aufgeführt.

linkes Centrum, d. h. die immer wachsende Parthei der Rationalisten und Wissenschaftlichen, welche die Homöopathie aus Ueberzeugung treiben, reformirend darin vorwärts gehen und sich
der realen Kenntnisse auf dem Gebiete der Physiologie und Pathologie, besonders auch der Diagnostik befleissigen. An Zahl im
Augenblick gleich ist ihr noch die Rechte und das rechte Centrum,
wozu die Empiriker und Orthodoxen zählen, die an dem Ueber-
lieferten, an dem Dogma hängen, Hahnemann, selbst in seinen,
namentlich im höheren Alter hervorgetretenen Schwächen streng
folgen und vorzugsweise sich der höheren Dosen bedienen. Gleich
der äussersten Linken ist auch die äusserste Rechte vertreten,
welche die Mystiker und Narren, die Schwärmer, Pietisten, die
Odisten, Magnetiseure à la Lutze bilden, die jetzt von allen besseren Homöopathen perhorreszirt werden. Im Allgemeinen kann man
wohl annehmen, dass der Streit sich vorzugsweise unter den Partheien um die Vorliebe für höhere oder niedere Gaben dreht, und
dass in den Hauptpunkten Einigkeit besteht. Die Parthei der
Rationalisten und Wissenschaftlichen ist offenbar im Wachsen und
beherrscht die Literatur fast ausschliesslich. Die neuesten Erzeugnisse derselben stellen sich den besseren Werken der Neuzeit
getrost an die Seite, z. B. Griesselich's Handbuch der specifischen
Heilkunst, Wurmb und Caspar's klinische Studien und Caspar's
Parallelen zwischen Allopathie und Homöopathie, Altschul's Lehrbuch der Homöopathie, Stens's, die Therapie unserer Zeit, Wislicenus's Entwicklung eines wahrhaft physiologischen Heilverfahrens,
die Quellen der Arzneimittellehre von einem Anonymus, v. Grauvogel's Grundgesetze der Physiologie, Pathologie und homöopathischen Therapie und sein Sendschreiben an Liebig über das
hom. Aehnlichkeitsgesetz, die gekrönten Preisschriften von Bähr
über Digitalis, von Sorge über Phosphor und vom späteren Apo-
staten Reil über Aconit. Wenn man aus Hirschel's „Grundriss der
Homöopathie nach ihrem neuesten Standpunkte" (2. Aufl. 1854),
welcher gewissermassen als Codex der neueren Homöopathie oft
citirt wird, sich ein Urtheil über diese Schule erholt, so erhält
man die Antwort, dass die neuere (homöopathische), wie die ältere
allopathische Schule die Nothwendigkeit einer anatomisch-physiologischen Basis anerkennt, die Naturheilkraft, die Wohlthätigkeit
der Krisen u. s. w. achtet, die Diagnose der Krankheit, die Erforschung des Charakters der Krankheit neben dem Symptomenkomplex für nothwendig hält. Der Homöopath fragt ebenfalls
nach den inneren und äusseren ätiologischen Momenten, nach dem

Wissen-
schaftliche
Richtung
d. neueren
Homöo-
pathie.

Krankheitsprozess und Verlauf, und pathologisch-anatomische Grundlage, Sitz (System, Organ), physische und psychische Artung der
Krankheit, tellurische, miasmatische und epidemische Einflüsse sind
ihm unentbehrliche Objecte. Eine Diagnose der Krankheit findet
hier eben so gut statt wie in der älteren Schule und ist noch nothwendiger, weil die Homöopathie auch eine Diagnose des Mittels
haben muss, die mit der Krankheit möglichst übereinstimmen,
d. h. ähnlich sein soll. Insofern aber sich diese Schule nicht die
Reflexionen über das hypothetische Wesen der Krankheiten zur
Richtschnur ihres Handels nimmt (weshalb auch die Psoratheorie
verfallen ist), sondern sich an das objektive Physio-Pathologische
und concret Specifische der Krankheiten hält, hat sie ein bestimm-
tes Ziel ihres Handelns. Die Homöopathie verwirft alles Generalisiren und verlangt das individuellste Spezialisiren; sie hat nicht
allgemeine Methoden gegen Krankheitsgattungen, sondern nur
specifische Mittel gegen Concretes und hat demnach das so
lange in der Therapie beabsichtigte Ziel, welches Paracelsus deutlicher als Jemand vor ihm erfasst hatte, das der Specificität,
wenn auch mit allen den Schwächen, welche die Subjektivität,
das Vage des Aehnlichkeitsgesetzes und die Kürze der Prüfungs-
zeit der Arzneikräfte mit sich bringen, realisirt. Dieser Begriff
der Specificität sollte, so verschieden auch die Auffassung in der
Homöopathie von der generellen Specificität der alten Schule ist,
die Homöopathie nicht von der älteren Schule scheiden, da die
bessten Aerzte aller Zeiten in den Specificis die sichersten Heilkräfte erkannten. Noch weniger sollten dies die Arzneiprüfungen
an Gesunden, da sie rein physiologische Forschungen sind, die
allein auf die wahren und eigenthümlichen Kräfte der Arzneien
führen können, wie dies Jörg, neuerdings Siebert, Schroff, Hoppe
u. A. anerkennen. Was endlich die Form und die Dose der Arzneien anbelangt, so erklären die rationellen Homöopathen, dass es
auf die Wahl des Mittels, nicht auf jene ankomme, dass, wo es
sich um das Wesen der Homöopathie handele, es gleichgiltig
sei, ob grössere oder geringere Dosen, Pulver, Tincturen oder Auf-
güsse gereicht werden, wenn nur das Simile, d. h. die specifische
Beziehung des Heilmittels zu Ort und Art der Krankheit gewahrt
werde.

Es bleibt demnach das Princip *Similia similibus* als wichtig-
stes Kennzeichen der neueren Schule stehen, welches dahin zu er-
läutern ist, dass man dabei nicht an eine bloss äusserliche Aehnlichkeit der Symptome denkt, sondern an eine Uebereinstimmung

Das Simi-
le als Spo-
cificität u.
seine Be-
rechti-
tigung.

zwischen Krankheit und Mittel, basirt auf Sitz, Charakter, Verlauf
u. s. w. wie denn auch in der ;That die blosse Achnlichkeit des
Physiologischen ohne Hinzuziehung der pathologischen Charaktere nicht ausreicht. Alles Abmühen um die Erklärung dieses
Princips und das Zustandekommen der Heilungen auf diesem
Wege ist darum vergeblich, weil wahrscheinlich bei dem Simile
die Art der Wirkung des Heilvorgangs eine sehr verschiedene sein
kann und es natürlicher ist anzunehmen, dass die Aehnlichkeit
blos den Anhaltspunct, das Criterium bei der Wahl des Mittels gebe, insofern sie, wie die Symptome für die Erkenntniss der
Krankheit und der Arzneiwirkung, so massgebend als Indication
ist, indem sie uns auf die specifischen Richtungen und Lebensthä-
tigkeiten, welche durch die Mittel hervorgerufen werden, hinführt.
Da aber diese Specificitäten wieder von den verschiedenen Systemen, Organen und Krankheitsprocessen abhängen, gibt eine aus
den Prüfungen an Gesunden geschöpfte, d. i. reine physiologische
Kenntniss der Pharmakodynamik zugleich das beste Mittel, die
specifischen Abweichungen direct, concret specifisch zu berühren
und zur Norm zurückzuführen. Was im Gesunden krank macht,
heilt im Kranken, weil hier wie dort die betroffenen Parthieen specifisch berührt, erregt, umgestimmt werden. Steht es auf der einen
Seite fest, dass hier und da eine heilsame Wirksamkeit durch sympa-
thisches, antipathisches, antagonistisches, derivatorisches Verfahren
erzielt wird, so ist andererseits nicht einzusehen, warum nicht noch
vielmehr das specifische Verfahren, welches sich auf eine reine physiologische Anschauung stützt, und auf welches die Arzneimittel-
prüfungen bei genauer Betrachtung der durch sie hervorgerufenen
Krankheitsbilder von selbst führen, seine Berechtigung haben soll.

Der Arzt heilt mit Mitteln, nicht mit Methoden; nach welchen
Criterien er diese Mittel wählt, ob nach hypothetischen Suppo-
sitionen über ein unbekanntes Etwas, oder nach dem realen Substrat der physiologischen Erfahrung, welche durch das klinische
Experiment ihre Bestätigung findet, davon hängt es ab, nicht welcher Schule von Aerzten er angehört, sondern was er überhaupt
für ein Arzt ist. Trotz allem Schisma in der homöop. Schule hat
diese eine Einigkeit in der Erkenntniss ihrer wahren Stellung und
ihres wahren Berufes für die praktische Heilkunst bewiesen und
übt diese zu einem gewissenhaften Ausbau der Arzneimittellehre
und der Klinik, während die ältere Schule in den Concessionen,
durch welche die Homöopathie sich wieder den Aerzten der älteren Schule genähert, ein völliges Aufgeben ihrer selbst und den

Untergang ihrer Richtung sieht. Man muss, um zu einem richtigen Urtheil über die Homöopathie zu gelangen in dem Inhalt derselben unterscheiden 1. den theoretischen Inhalt, *A.* Grundsätze (die Prüfung der
Arzneien an Gesunden und die Verwendung derselben nach dem Simile).
B. Lehrsätze. *C.* Vorschriften und Regeln, 2. den praktischen Inhalt
(pharmakodynamisches und klinisches Material). Die oben detaillirte
Geschichte weisst nun nach, dass von den Lehrsätzen und Vorschriften,
d. h. dem Dogmatischen und Formalen, Mancherlei geändert worden ist,
dass aber von den G r u n d s ä t z e n, d. h. dem Prinzipiellen und Wesentlichen auch das Geringste nicht geopfert wurde. Nehmen wir
dazu, dass die Homöopathen fort und fort mit dem Ausbau der Arzneimittellehre und mit der Beschaffung klinischer Erfahrungen beschäftigt sind, d en Fächern also ihre Aufmerksamkeit schenken,
welche bisher so stiefmütterlich behandelt wurden und noch werden, und dass sie in beiden Beziehungen über ein achtungswerthes
Material gebieten, so kann von einem Untergang der Homöopathie
nicht die Rede sein. Es muss vielmehr die Hoffnung Platz greifen,
dass ihr Streben nach exakter Begründung der Therapie anerkannt
werde und Nachahmung finde. Freilich ist die Arzneimittellehre
noch keine physiologische im vollen Sinne des Wortes (es fehlt ihr
z. B. noch an genügendem objektivem Inhalt beim Ueberwiegen des
Subjektiven), freilich ist die Klinik noch keine über allen Irrthum erhabene und überall ausreichende (es laufen wie natürlich
Naturheilungen und Täuschungen so leicht mitunter).

Der Meinung sind wir, dass, wenn im Verlaufe der Zeit der
Ballast aus der Materia medica der Homöopathen entfernt wird,
wenn eine strengere Kritik in der Aufnahme pharmakodynamischer
Prüfungen gehandhabt wird, wenn eine bessere Anordnung und
Würdigung der Arzneikräfte, eine sicherere Diagnose der Mittel gewonnen werden und der strenge Dynamismus auch dem Chemisch-
Physikalischen mehr Platz einräumen wird, dass die neuere Schule
dem Ziele e i n e r p h y s i o l o g i s c h e n u n d e x a k t e n B e g r ü n-
d u n g d e r T h e r a p i e, welches sie zuerst consequent verfolgen
lehrte, am nächsten gekommen sein wird. Von diesem Standpuncte
aus fassen wir die Bedeutung der Homöopathie, welche nach anderem Massstabe zu messen ist als nach dem bereits von Hufeland
gerühmten, unverkennbarem Einflusse, den sie auf bessere Beachtung der Symptome und Semiotik, auf die Vereinfachung der Verordnungen, grössere Berücksichtigung der Diätetik u. s. w. geübt
hat. Wir erkennen in der Pathologie der Gegenwart das Bestreben
die physiologische Grundlage der Krankheitsprocesse, ihre innere

Genesis und Gesetzmässigkeit zu ermitteln und durch ein Zurückführen auf die durch Organe und Systeme bedingte anatomische
Basis, wie auf ihre functionell specifische Bedeutung die individuelle Specificität der Krankheit, als eines ursprünglich local
fixirten Vitalen, Organischen, zu retten, — was ist die durch die
Homöopathie begonnene Pharmacodynamik und Therapie anderes
als die Ermittelung der physiologischen Richtung und Gesetzmässigkeit der Kraftäusserung der Arzneien, als das Erfassen ihrer
Wirkung als eines Organisch-Vitalen, der Krankheit Entsprechenden, und als ein Begründen der Indication auf die durch anatomische und physiologische Specificität gegebene Verwandtschaft
der Krankheit und der Arzneiwirkungen? In dieser Bedeutung muss
sie erfasst, müssen und werden ihre Resultate für die Wissenschaft
gewonnen und dadurch erst eine durch die Physiologie vermittelte
Uebereinstimmung zwischen Theorie und Praxis gegeben werden. —
Die physiologische Schule hat die Theorie der Galeniker und die
alte vermeinte „Rationalität" gestürzt, aber, da sie ihre Grundsätze
nicht auf die Therapie fortzupflanzen verstand, dafür die roheste
Empirie oder den Nihilismus auf diesem Gebiete geschaffen. Durch
die Begründung der Therapie auf Arzneiprüfungen an Gesunden
und auf ein Princip, welches die anatomisch-physiologische Specificität implicite als wesentliche Bedingung aufstellt, hat Hahnemann den Anfang zu einer physiologischen Reform der Therapie
gegeben und ist auf gleichem Wege consequent und nutzbringend
von seinen Schülern fortgegangen worden, wie eine vorurtheilsfreiere
Nachwelt bestätigen wird.

§. 62.
Rückblick zur Charakteristik der zweiten Stufe.

Das 18. Jahrhundert hat Viel geleistet im prinzipieller wie in
materieller Hinsicht. Aus der organischen Einheit des Paracelsus
hatte sich behufs besonderer Ausbildung schon in der ersten Stufe
das spiritualistische, chemische und mechanische Element durch Helmont, Borelli und Sylvius gesondert. Jetzt, nachdem
durch Sydenham und die Hippokratiker eine Läuterung des Alterthums vorgenommen war, und während die Praxis sowohl bei den
Humoralpathologen, als bei den Iatrophysikern zu der der Alten
zurückkehrte, wurden auf höherer Stufe dieselben Elemente der
Biologie weiter entwickelt. Man suchte das Chemische und Physikalische durch den Dynamismus zu beleben. So entstand das

einseitige psychisch-vitale System Stahl's. Oder man stellte den Materialismus in den Vordergrund, daher die mechanisch-dynamischen und die chemisch-mechanischen Lehren Hoffmann's und Boerhaave's. In concreter Beziehung auf die Praxis führte die mechanische und die dynamische Ansicht zur Solidarpathologie, die chemische zur Humoralpathologie, welche jezt fester ausgebildet hervortreten; in beiden letztgenannten Anschauungen liegt aber schon wieder die Beziehung zum Organismus als eines Lebendigen, Vitalen, das immer deutlicher und unabweisbarer aus den damaligen Bestrebungen ersichtlich wird. So entwickeln sich allmählig, unter dem Fortschritte der Naturwissenschaften selbst, aus den physikalischen Kräften die organischen. Leben war = Bewegung. Diese wurde als Irritabilität in organischer Weise aufgefasst von Haller, der den Muskularpol besonders berücksichtigte. Die Nerven erhielten ihre gegensätzliche Würdigung durch Cullen. Nun begann mit Haller die empirisch-experimentitielle Richtung in der Physiologie, das Studium des Vitalen, des Verhältnisses zwischen Organisation und Funktion, der Begriff der specifischen Reizbarkeit. Aber das dynamische Element trat nicht in Unterordnung zu dem Organischen. Daher konnte Brown diese Reizbarkeit zur Erregbarkeit in dynamisch-solidistischer Weise umgestalten und zur Spitze erheben. Sein System war ein einseitig-ätiologisches und stellte sich dem Chemischen, Humoralpathologischen, Qualitativen, Specifischen entgegen, machte mit seiner künstlichen Einheit durch ein logisch-abstraktes Prinzip einen Riss durch die Einheit des Organismus. Die Erregungstheorie war der Versuch, die Organisation, die Mischung und Form, ebenso wie die Kraft wieder zur Geltung zu bringen und führte, nachdem in Italien der Contrastimulus einerseits praktisch sich dem Brownianismus gegenübergestellt hatte, andererseits mehr qualitativ-specifischen Ansichten Raum liess, schliesslich zur Naturphilosophie. Hier trat wieder die Einheit des Organismus auf, die Wechselwirkung zwischen Organismus und Aussenwelt, die Gleichstellung des Dynamischen mit dem Chemisch-Physikalen, die Gleichheit der Entwicklung durch die ganze Natur, die Selbstständigkeit des Mikrokosmus bei allem Bedingtsein durch den Makrokosmus, die Beachtung des specifischen Eigenlebens der Organe und des Momentes der Organisation (der anatomisch-chemischen Grundlage) der Krankheit. Die Medicin wurde in Verbindung mit der Naturgeschichte prinzipiell zur Naturwissenschaft erhoben; die Methode musste da-

her (was in einer späteren Zeit geschah) zur naturgeschichtlichen
führen. So stellte die Naturphilosophie auf höherer Stufe
die Physiologie des Paracelsus wieder her.
Die Reform der Therapie begann ebenfalls bei Paracelsus
durch die Homöopathie. Ihre Grundlage ist die vital-dynamische,
beruhend auf Specifizität der Organe und ihrer Lebensäusserungen
(lokale und qualitäts-specifische Richtung.) Durch das Prinzip der
Specifizität suchte sie eine Verbindung zwischen Pathologie und
Therapie herzustellen auf einer empirisch-rationellen Basis, d. h.
einer physiologisch erforschten und methodisch verwendeten Arzneimittellehre. Diese Methode erhebt das physiologische und klinische
Experiment zur Hauptsache und die Objektivität des Krankheitsbefundes (Individualisirung nach dem anatomisch-physio-pathologi-
schem Symptomenkomplex) ist ihr Postulat. Mit diesem Streben
nach Objektivität und Exactheit schliesst sich diese therapeutische Schule an die pathologischen Tendenzen der neuen Zeit
an. Von nun an beginnt zunächst in Frankreich, dann in Deutschland die experimentitielle und objektiv-reale d. i. naturwissenschaftliche Forschung, die empirische Bereicherung auf dem Gebiete der Anatomie, Physiologie und besonders
der Diagnostik. Letztere erreicht einen Höhepunkt, der uns berechtigt ihn einen künstlerischen zu nennen. Doch ragen diese
Leistungen so weit in die Gegenwart hinein, dass wir ihre spezielle Betrachtung für den folgenden Zeitabschnitt versparen müssen.

DRITTE STUFE.

Von der Wiederherstellung der Medicin des Paracelsus bis zum Beginn der Reform der Heilkunde auf der Grundlage des physiologischen Elements und dessen einheitlicher Durchdringung des Ganzen in der neueren Zeit. Wissenschaftliche Stufe.

Von 1800 — auf die neueste Zeit.

§. 63.

Allgemeine Culturzustände des 19. Jahrhunderts.

Schon zu Ende des 18. Jahrhunderts keimte die Freiheit der neueren Zeit. Die lange und sorgfältig gepflegte Saat des Despotismus ging blutig auf. Ueber dem Haupte des Absolutismus, des mittelalterlichen Feudalwesens, des abgestorbenen Geburtsadels, über die Bedränger und Gefängnisswärter des Geistes in jeglicher Art, über orthodoxe Frömmler, pedantische Gelehrte, Zopfdichter und kunstlose Künstler schlugen die Flammen der grossen französischen Revolution zusammen, aus deren Asche der Phönix der Freiheit im Staaten-, Wissenschaft- und Kunstleben glänzend aufstieg. Diese Lerche am Morgenhimmel der Menschheit sang ein schönes Lied. Ihr Lied verstummte nicht mitten unter dem Kanonendonner, welchen der ungerathene Sohn der Republik, Napoleon, zu seiner eigenen Verherrlichung und zum Verderben der Menschheit erschallen liess. Der Krieg selbst zog ein Apostel der Freiheit durch die Länder und verbreitete trotz seinen Schreckensgestalten die Ideen der Menschenliebe, der Humanität, der Unabigkeit. Seit jenem grossen Gewitter im Westen Europa's grollte der Donner, einem unterirdischen Vulcane gleich, schollenlockernd fort bis in die neueste Zeit. Mächtig regte sich besonders das lange niedergedrückte, politisch abgestorbene Deutschland. Es schüttelte, erwacht aus dem Schlummer langjähriger Lethargie, das Fremdenjoch ab, und wenn es damit nicht zugleich die wohlverdiente innere Freiheit sich erkämpfte, so ringt es unausgesetzt seine damalige Versäumniss nachzuholen und sich staatlich zu befestigen. Eine gleiche Revolution, ein gleich gewaltsamer Umschwung (denn es war ja immer nur derselbe Geist, der

(Randnotiz: Politische Zustände.)

im Triebe nach freier Selbstentfaltung überall nach allen Richtungen hin die Flügel regte) erschütterte das Gebiet der Künste und Wissenschaften. Besonders reich entfaltete der Genius der deutschen Kunst sein glänzendes Gefieder, nachdem er die Spuren einer ausländischen Färbung abgestreift hatte und seiner eigenen Kraft sich bewusst zu werden anfing. Lessing mit seinen redlichen kritisch-ästhetischen Kämpfen für die Reinigung und Veredlung des Geschmacks, Winkelmann mit seiner Begeisterung für die Kunst, Herder mit seiner tiefsinnig idealen Erfassung des Aechtmenschlichen stehen als eine Trias wahrer Heroen des Germanismus an der Spitze der Kunstbestrebungen der Neuzeit. Die deutsche Sprache, seit Gottsched u. A. gereinigt, durch Haller, Hagedorn u. A. wieder der selbstständigen Dichtkunst zugeführt, erwarb sich Schwung und dithyrambischen Aufflug in Klopstock, Grazie und Leichtigkeit in Wieland, mannigfaltige Fertigkeit im Antiken, Romantischen, Elegischen und fast allen Arten der Poesie in dem göttinger Dichterbund, die höchste menschliche Vollendung in der Sphäre des Subjectiv-Idealen in Schiller und Göthe. Durch sie erreichte das Drama als ein Zeichen eigener Thatkräftigkeit seinen Glanzpunkt, ebenso wie das Romantische, als ächt deutsche Eigenthümlichkeit durch Schlegel, Novalis, Tieck, Uhland, der Humor durch Jean Paul, — Schöpfungen, welche in neuester Zeit vielfach wiederholt, zwar in neue Gewänder sich gehüllt, aber den alten Glanz nicht erreicht haben. Auch in England erklangen die lyrischen und romantischen Sänge eines Moore, Byron, Shelley, Burns, Walter Scott, Denen später die Amerikaner Irving, Cooper und Sealsfield mit mehr realer Tendenz folgten. Italien hat sich nicht wieder zu dem alten Glanze seiner Poesie emporgeschwungen. Frankreichs Romantiker sind berauscht von einer excentrischen Phantasie, die sie in Nacht und Grauen treibt und von der wahren Poesie eines Chateaubriand, Lamartine, Beranger abzieht. Dagegen beginnt es im Osten zu tagen und Russlands und Polens Dichtungen erregen die Aufmerksamkeit der gebildeten Welt. Sollen wir noch die Charakteristik der Tonkunst und ihrer neuen Schöpfungen hinzufügen, oder den Aufschwung der bildenden Kunst schildern, wenn wir dort einen Seb. Bach und Händel, Haydn, Beethoven, Mozart, Weber, hier einen Carstens, Wächter, Schick, Overbeck, Cornelius, Lessing, Bendemann, Canova, Thorwaldsen, Rauch, Schwanthaler, Schinkel, Rietschel nennen? — Hinter diesen Entfaltungen der Kunst blieben die Wissenschaften nicht zurück. Auch in ihnen machte das humane

Element sich geltend. Das historische Recht ward erschüttert und
neue Satzungen, wenn auch auf blutige Weise, machten sich Bahn.
Den Kampf und das gewaltige Ringen der Medicin haben wir oben
geschildert und werden wir noch weiter zu verfolgen haben. Solchen gewaltigen Anstoss erlitt auch die Philosophie und die an
ihr Loos gekettete Theologie. Seit Hume's und Bayles Skepticismus die Herrschaft des Empirismus in England und Frankreich
eingeleitet hatte, war es um den blinden Offenbarungsglauben, der
so lange die Geister gefesselt hatte, geschehn, und nicht mit
Unrecht datirt die weltliche Befreiung von dieser geistigen,
welche durch Voltaire († 1778) und Rousseau († 1778) in Frankreich bis auf die Höhe des Atheismus getrieben und in der Revolution selbst zum Gesetz erhoben wurde. Noch waren die Empiriker
Montesquieu († 1755), Maupertuis († 1759), Charles de Bonnet
(† 1793) religiösen Gesinnungen zugethan. Aber die mechanisch-
sensualistische Philosophie Condillac's († 1780), der maschinistische,
Materialismus eines la Mettrie († 1751), der Sensualismus, Epicuräismus und die Negation des Unendlichen bei Helvetius († 1771)
der Determinismus, Materialismus und Atheismus des la Grange
(Baron von Holbach, † 1769), die in dem Naturalismus und der Fri-
volität der Encyclopädisten (Diderot, † 1784, und d'Alembert,
† 1783) ihre höchste Stufe erreichten und in Voltaire und Rousseau durch Witz und Schwärmerei, bei Jenem zur Negation des
Christenthums, bei Diesem zur natürlichen Religion führten, zerstörte die Macht des Glaubens und verbreitete dafür eine Aufklärung, die in ihrer Seichtheit und Sittenlosigkeit allerdings des tiefern Gehalts entbehrte und mehr eine skeptisch negirende war.
Diese französische Richtung, welche in Friedrich II. von Preussen
eine grosse Stütze fand, blieb nicht ohne Einwirkung auf Deutschland, das, einem durch die Gehaltlosigkeit der damaligen Philosophie bedingten Eklekticismus und Empirismus hingegeben, trotz
Lavater's, Claudius', Gellert's, Dalberg's, Hamann's und F. H. Jacobi's († 1819) gemüthlichem Offenbarungsglauben und Theismus,
unter Fr. Nicolai's Anführung ebenfalls der Aufklärung huldigte.
Die ernsten theologischen Forschungen eines Spalding, Reimarus,
Michaelis und Semler beförderten nur die Verbannung der meta-
physischen Richtung. Hiezu kam Sulzer's († 1779) ästhetischer
Eklekticismus, Engel's († 1802), Eschenburg's († 1820) und Lessing's Kriticismus, der Philanthropismus Basedow's († 1790), der
Theismus Mendelsohn's († 1786), der Eudämonismus Platner's und
der Ethicismus Garve's († 1798), die empirische Psychologie von

Philoso-
phie.

Tetens († 1805) und die anthropologischen Forschungen von C.
F. v. Irwing († 1801), Campe († 1818), Tiedemann († 1806),
welche dieses Streben weiter führten. So war der kritische Idealismus von Immanuel Kant († 1804) durch die Nothwendigkeit einer Reform, die zunächst eine kritische sein musste, gehörig
motivirt. Von ihm datirt die ganze neuere Richtung der Philosophie. Er selbst zog seine Nahrung aus dem Skepticismus Hume's.
Um die Möglichkeit einer philosophischen Erkenntniss zu erforschen, ging er kritisch auf die Untersuchung der Quellen zurück,
und fand Vernunft- und empirische Erkenntnisse. Jene sind nothwendig und allgemein, synthetisch und analytisch; die synthetischen werden durch die Mathematik, durch die gemeine Erkenntniss begründet, die analytischen beruhen auf dem ersten Denkge-
setze. Das theoretische Erkenntnissvermögen besteht aus Sinnlichkeit und Verstand, Receptivität und Spontaneität. Die Empfindungen sind das Materiale, Zeit und Raum das Formale der Sinnlichkeit. Der Verstand verbindet den Stoff der Sinnlichkeit; die
Formen dieser Verbindung sind die (vier) Kategorien. Da wir
kein Object an sich, sondern nur Erscheinungen erkennen, ist
unsere Erkenntniss auf Erfahrung beschränkt, die Erkenntniss
a priori hat nur die Möglichkeit zum Gegenstande (Metaphysik).
So unterscheiden sich Denken und Erkennen, Objecte und Vorstellungen derselben, Vernunft und Verstand. Eine Erkenntniss
aus Ideen (durch Vernunft) ist daher nicht möglich; die Vernunft
ist nur regulativ, nicht constitutiv. Sie ist aber auch praktisch in
Bestimmung der Willkühr durch die Ideen von Recht und Pflicht.
Daher giebt es Erkenntnisse von Dem, was sein soll; das ist der
an die Spitze der praktischen Philosophie stehende kategorische
Imperativ, welcher allgemeine Gesetzmässigkeit mit strenger Nothwendigkeit vorschreibt ; daher auch der praktische Vernunftglaube.
Die theoretischen Erkenntnisse, deren Object die Natur, und die
praktischen, deren Object die Freiheit, verbindet die Urtheilskraft
durch das Princip der Zweckmässigkeit (Teleologie). Auf diese
Weise, trotz der fehlerhaften Verkennung des Wesens der Vernunftideen, der Trennung zwischen theoretischer und praktischer Vernunft und einem gewissen Formalismus erhebt die Philosophie
Kant's den menschlichen Geist zum Mittelpunkt der Untersuchung,
beschränkt ihn jedoch durch die Resultate. Sie arbeitet dem Dogmatismus und Speculationsgeist, dem Mysticismus und Skepticismus entgegen und regt dennoch zur philosophischen Forschung
an. Sie beschränkt aber auch das Gebiet der Erfahrung, indem

sie die Gründe der Erfahrung prüfen und wägen lehrt, und hat
nach beiden Richtungen hin formell der Medicin genützt, abgesehen davon, dass Kant durch seine Metaphysik der Natur auch
als Vorläufer der dynamischen Naturphilosophie gelten kann (Erhard, Klapp, Nose versuchten schon 1792 und 1793 die kantische
Philosophie auf die Medicin anzuwenden). — Der Idealismus von
J. G. Fichte († 1814) hingegen hat nur als Vermittelungsglied *Fichte*
der Naturphilosophie Bedeutung für die Medicin, da er einen direk-
ten Einfluss auf sie nicht geübt. Fichte, ein Napoleon der Philosophie, suchte von einem Grundsatz aus die Materie und Form
des Wissens zu entwickeln, die Spaltung des kritischen Idealismus
aufzuheben und den Zusammenhang der Vorstellungen mit der
Natur der Objecte zu begründen. Mit eiserner Consequenz pro-
ducirte er daher alles Vorhandene aus dem Ich und construirte
aus dieser Thathandlung des Ichs selbst das Bewusstsein. Das
ist nach ihm das Handelnde und selbst das Product des Handelns.
Dem Ich steht ein Nichtich entgegen; indem dies jedoch nur
durch das Ich gesetzt ist, welches einerseits wiederum durch das
Nichtich beschränkt wird, ist Denken und Sein vereinigt in einer
absoluten Einheit, dem Ich, und der transcendentale Idealismus
durch das Setzen einer subjectiven Objectivität durchgeführt. Dieses vorzugsweise logische, das Leben, die Selbstständigkeit und
Vernunftgemässheit der Natur aufhebende, zum ideellen Egoismus
führende, an innern Widersprüchen leidende und später darum
von Fichte selbst theilweis abgeänderte System hatte die Aufgabe
einer Uebereinstimmung zwischen Idealismus und Realismus nicht
gelöst, sondern nur durch seine Einseitigkeit neues Unbefriedigt-
sein erweckt. Dieses Gefühl theilte der geniale, dichterische und
mit gründlichen historischen und naturwissenschaftlichen Kenntnissen begabte Friedrich Wilhelm Joseph von Schelling (geb. *Schelling*
1775) und suchte in der Erkenntniss des Absoluten und in der
Ableitung des Endlichen aus demselben die höchste Aufgabe seiner
Philosophie. Indem er die Verschiedenheit der Wege, auf welchen
man entweder vom Ich zur Natur oder umgekehrt vorschreitet,
kennen lernte und sie beide ungenügend fand, stieg er zu einem
höhern Prinzip der absoluten Identität des Subjektiven und
Objektiven, der Einheit des Wissenden und Gewussten, der Indifferenz der Differenz (Gott) auf, und begründete die Naturphilosophie
(Vergl. die Schilderung derselben oben). — Die letzte bedeutende
Phase der Entwickelung der Philosophie in der neueren Zeit (wir
übergehen hier Herbart, Krug, Schleiermacher, Fries u. A.

als zu wenig einflussreich, nicht minder die Philosophie der Engländer, Franzosen, Italiener, als blos beschränkt auf Empirismus
oder angewandte Wissenschaft) ist die des scharfsinnigen und genialen
Hegel. G. W. Hegel, († 1831), welche statt der intellektuellen Anschauung
Schellings das Bewusstsein setzt, die Philosophie zu einem durch
Dialektik begreifbarem Wissen macht (denn sie ist Wissenschaft
der Vernunft, insofern sie ihrer als alles Seins in der Idee bewusst wird), und sie 1. in Logik = Wissenschaft der Idee an
sich, 2. Naturphilosophie = Wissenschaft der Idee in ihrem Anderssein, 3. Philosophie des Geistes als der in sich zurückkehrenden
Idee zerfallen lässt. In der Logik, welche bei ihm Metaphysik,
wesentlich speculative Philosophie ist, kommt Hegel mit Schelling
zusammen, da ihr Element die Einheit des Subjectiven und Objectiven ist = absolutes Wissen, wodurch das Sein reiner Begriff
an sich, nur der reine Begriff das wahre Sein ist; in der Ableitung der Natur, der Freiheit, Unsterblichkeit, Gottes aus der Entwickelung des philosophischen Selbstbewusstsein nähert er sich
aber mehr dem Idealismus Fichte's. — Doch ist diese Philosophie
noch so in ihrer allerdings höchst folgereichen und reformatorischen Entwickelung begriffen, wie die neuesten Anhänger derselben klar beweisen, und hat bis jetzt eben so wenig wie die Scho-
penhauer'sche inneren Zusammenhang mit der Medicin, dass wir
uns einer weiteren Auseinandersetzung füglich enthalten können,
zumal von der jetzigen Selbstständigkeit der medicinischen Wissenschaft anzunehmen ist, dass ein Uebergriff der Philosophie ohne
alle Aussicht auf Erfolg sein würde.

§. 64.

**Die theoretische Gestaltung der Medicin zu Anfang des 19. Jahrhun-
derts. Vitalisten. Physikalische und chemische Theorieen. Eklektiker.**

Zu Anfang des 19. Jahrhunderts finden wir in den theoretischen Auffassungen der Medicin eine grosse Mannigfaltigkeit, die
den Ueberblick leicht verwirren könnte, wenn man nicht die Richtungen festhält, an welche sie sich anlehnen. Um den Faden der
Gesetzmässigkeit zu fassen, der durch dieses Labyrinth sich durch-
kreuzender Meinungen führt, müssen wir vor dem Aufschwung der
neuen Zeit die Nachklänge der alten aufsuchen, wie sie in jeder
niederen Sprosse der Entwicklung vor dem Aufsteigen zum Höheren sich zeigen.

　　Hier begegnen wir zuerst als Ausläufer der Haller'schen Irritabilitätslehre dem Vitalismus. Dieser bildete eine allgemeine
Bezeichnung und Kräftebestimmung als Sensibilität, Irritabilität
oder Erregung, und umfasste unter dem Begriff der Lebenskraft alle physiologischen Lebenserscheinungen, welche nicht direkt
als materielle bezeichnet werden konnten. In vieler Beziehung fällt
das vitalistische Prinzip mit dem Dynamischen zusammen, bei Andern wieder mit dem Organischen, kurz es existiren auch hierüber
so viel verschiedene Anschauungen, als es Köpfe und Führer der
Meinungen gibt. Eine bestimmte physiologische auf Experimenten
beruhende Darlegung des vitalen Elementes gibt es nicht, wenn
auch der Vitalismus selbst auf die Genesis der physiologischen
Akte mehr hinweist, als jede andere Theorie. Man sagt daher
nicht zu viel, wenn man dem Vitalismus mehr das Verdienst einer
den Materialismus beschränkenden negativen Richtung zuschreibt,
als das einer positiven Bereicherung. Das Beste noch, was er geleistet, ist die Hinführung auf specifische Kräfte specifisch gestalteter
Organe. Dadurch sagte er sich von seinem bisherigen vagen Defi-
niren los und knüpft an die Neugestaltung der Gegenwart an.
　　Der Gründer des Vitalismus in Frankreich ist Theophile
de Bordeu aus Iseste in Bearn, später Arzt in Paris (1722—
1770). Er stellte Untersuchungen über die Lebensgeister an,
schrieb dem Zellgewebe einen Tonus (nach Stahl) zu, und da er
im Gehirn einen Repräsentanten der verschiedensten Organe fand,
wusste er auch jedem Organ seine besondere Lebensfähigkeit
zuzuerkennen. Mit Stahl's Seele identisch ist bei ihm als ober-
stes Princip „die Natur“. Die Sensation und die Bewegung sind
die Hauptäusserungen dieser Natur, deren Erscheinungen er einzeln untersuchte. Auch die Pathologie, besonders die Kachexieen-
lehre, die Entstehung der Contagien und Miasmen, die Pulsdiffe-
renzen bei den Erkrankungen einzelner Organe wurden vitalistisch
erläutert. — Bei ihm, wie bei dem noch weiter zu erwähnenden
Paul Joseph Barthez (1734—1806) hatte diese Anschauung eine
praktische Richtung, die zur Analysirung der Lebensphänomene
führte; mehr prinzipielle und theoretische Ausführung des Vitalismus findet sich bei Guillaume de Grimaud aus Nantes (1750—
1789). Charles Louis Dumas (1765—1813) aus Lyon, Prof. zu
Montpellier, nahm vier Kräfte an: die Sensibilität, die motorische, die assimilirende Kraft und die des vitalen Widerstandes.
(Er zeichnete sich auch durch allg. anatomische, physiologische
und pathologische Detailarbeiten aus). Richerand, Professor

der Chirurgie zu Paris (geb. 1779), hat dagegen nur eine *Force vitale* an die Spitze gestellt. Chaussier (1746—1828) wird als Begründer des Vitalismus an der Pariser Schule genannt. Er war Professor der Physiologie und als Praktiker gesucht.

Darwin   In England ward Erasmus Darwin (1731—1802) in seiner „Zoonomia" 1794, der Vertreter des Vitalismus. Er versuchte mit philosophischem Geist die Physiologie aller organischen Wesen zu beherrschen, nahm Mancherlei von Brown, Anderes von Stahl und von Barthez an, unterschied zwischen Materie und Lebensgeist, liess aber den Letzteren sich anhäufen oder erschöpfen. Die allgemeinste Lebenserscheinung war ihm die vom Sensorium ursprünglich angeregte Bewegung, die sich sowohl in der ideellen (als Gedanke, Gefühl, Trieb, Willen), wie in der materiellen (als Kreislauf, Ortsbewegung u. s. w.) bethätigte.

Blumen-   Am buntesten gestaltete sich der Vitalismus in Deutschland.
bach.   Blumenbach legte der Lebenskraft einen „Bildungstrieb" bei, der die Organismen formt, erhält, schützt und wieder herstellt und erkennt den Organen mit Recht ein eigenthümliches Leben zu. Dem Blute spricht er aber die *vis vitalis* ab.

Brandis,   Brandis nennt den Lebensprozess chemisch-animalisch.
Kiel-   Kielmeyer nahm eine Vielheit von Kräften an, indem er zur
meyer,   Sensibilität, Irritabilität, Reproduktionskraft, Sekretionskraft noch
Platner,   die Propulsionskraft des Blutes fügte. Platner dachte sich eine
Reil.   metaphysische Reizbarkeit, einen Nervengeist und eine geistige, thierische Seele. Die gediegenste und vorurtheilsfreieste Ausbildung erlangte der Vitalismus durch Joh. Christian Reil, geboren 1759 in Rhaude in Ostfriesland, klinischer Professor in Halle, 1810 in Berlin, 1813 Dirigent der Spitäler in Leipzig und Halle, gestorben daselbst am Typhus in demselben Jahre. Sein Streben war ein physiologisches und durch Detailkenntnisse in der praktischen Heilkunde, der Anatomie, Physiologie, Chirurgie und Augenheilkunde hielt er sich auch auf dem Boden des Realen sicher. Der Vitalismus Reil's ist, wie wir schon oben bei Gelegenheit der Naturphilosophie erwähnt haben, eine Kraft, welche der thierischen Materie gegenüber steht. In der Verschiedenheit der Grundstoffe, in Form- und Mischungsverhältnissen liegt bei ihm der Grund aller Erscheinungen, die nicht Vorstellungen sind oder mit diesen zusammenhängen. Die Form selbst ist bedingt durch die chemische Wahlanziehung der kleinsten Theile. Die Lebenskraft ist daher materiell begründet und bedingt, denn Kraft ist das Verhältniss der Erscheinungen zu den Eigenschaften des Stoffes, durch

welche sie erzeugt werden. Die Funktionen wie die Wirkungen
der Aussenwelt und die krankhaften Erscheinungen erfolgen nach
physikalisch-chemischen Gesetzen. Jeder Theil und jedes Organ
hat aber seine besonderen Erscheinungen, daher auch seine specifische Lebenskraft, Erregbarkeit und Disposition zu Krankheiten.
Wie diese Sätze aus einer Modification des Brown'schen Systems
hervorgingen, so verlor sich leider! Reil später in die Naturphilosophie und ihre Allgemeinheiten. Als Theoretiker vergänglichen
Ruhm erntend, wird er durch seine trefflichen Bemerkungen in
der „Fieberlehre" (1797—1815) und durch seine anatomischen
(bes. Hirnanatomie) und psychiatrischen Leistungen immer mit
Auszeichnung genannt werden. Besser als Gallini's atomistische,
Leidenfrost's († 1794) pythagoräische und mystische Erklärungen, Windischmann's transcendentale Prämissen für seine
Corpuskulartheorie, hat jedenfalls der Vitalismus Reil's der Einseitigkeit der Theorie entgegengewirkt.

Der Aufschwung der Naturwissenschaften zu Anfang des 19.
Jahrhunderts, besonders der Physik durch Halley's, Franklin's, Galvani's und Volta's unsterbliche Entdeckungen, der
Chemie durch Lavoisier (Verbrennungsprozess), Fourcroy (Zoochemie), Berthollet (antiphlogistische Lehre), Vauquelin
(Verhältnisslehre der Elemente), Richter (stöchiometrisches Gesetz), Dalton (atomistische Theorie), Gay-Lussac (Ausführung
der Stöchiometrie, Begriff der organischen Radikale), Hymphry
Davy (Elektrochemismus) und Berzelins (Lehrbuch der Chemie 1808) äusserte seinen Einfluss auf die theoretische Gestaltung
der Heilkunde in nicht geringem Grade. Von der Vergleichung
oder Identifizirung des Lebensprozesses mit der Wirkung der Imponderabilien, im Besondern von den elektrischen und galvanischen Theorieen haben wir schon oben bei Gelegenheit der Naturphilosophie gesprochen. Die Chemie musste, abgesehen von
den praktischen Verbesserungen, die sie in der Pathologie und
Heilmittellehre, der Arzneibereitung u. s. w. brachte, worüber
Fourcroy, Kapp, Wendelin Ruf Belehrungen gaben,
auch für die Theorie, besonders der Humoralpathologen, herhalten.
So für Girtanner's Sauerstofftheorie, für Trotter, der den
Skorbut, Reich, der die Fieber, Beddoes, der die Schwindsucht vom Mangel oder Ueberschuss an Sauerstoff ableitete, Baumès, der die Krankheiten nach Sauerstoff, Wärmestoff, Wasserstoff, Stickstoff, Phosphor in 5 Klassen theilte, für J. F. Acker-
mannn, Peart, Rowley u. A. Endlich bemächtigte sich

Physika-
lische und
chemische
Theo-
rieen

die Naturphilosophie dieser chemischen Auffassungen und setzte
auf den Dreifuss der das Lebensräthsel enthüllenden Orakel statt
der Irritabilität, Sensibilität und Reproduktion den Sauerstoff,
Wasserstoff und Kohlenstoff. Diese Träumereien, auch in die
Polarität von Sauerstoff und Wasserstoff umschlagend, wurden
noch lange fortgesetzt, selbst Eintheilungen der Arzneimittellehre,
Therapie u. s. w. darauf begründet, und auch heute noch, nur mit
etwas mehr stolzen Pochen auf „Wissenschaftlichkeit" hat die Chemie ihren nachtheiligen Einfluss auf die physiologische Erfassung
des Lebens, der ein beschränkter sein sollte, nicht verläugnet.

Humoral-
und Soli-
darpatho-
logie. In der praktischen Medicin endlich standen sich Humoral-
und Solidarpathologie schroff gegenüber. Die Erstere erfreute sich
einer gewissen übereinstimmenden Bearbeitung, wie dies besonders aus Vogel's, Hildebrand's († 1816), Gruner's († 1815),
Wedekind's Schriften hervorgeht. Die Solidarpathologie dagegen, welche von Gardiner, Hebenstreit, Borsieri, Sprengel am besten gehalten wurde, ging, wie wir gesehen haben, in
die verschiedensten Richtungen auseinander.

Eklekti-
cismus. Bei so vielen sich theilweise widersprechenden Theorieen und
Dogmen des letzten Jahrhunderts und bei der Unzulänglichkeit
der Naturphilosophie zur Begründung eines zusammenhängenden
geschlossenen Systems (dessen es, weder nach philosophischen,
noch nach praktischen Forderungen in der Heilkunde bedarf,
dessen Erstrebung aber leider immer so viel Unnatur erzeugte),
war es hinlänglich gerechtfertigt, wenn in Deutschland ein Eklek-
tizismus besonders gepflegt wurde, welcher der' freien Entfaltung
der einzelnen Zweige der Heilkunde und einer zwanglosen ratio-
nell-empirischen Anschauungsweise vorzüglich günstig sein musste.
(Den strengen Systematikern freilich, die der Medicin immer mehr
geschadet als genützt haben, erscheint dies als Schwäche). Unter
diesen Eklektikern ragt besonders der allgemein geschätzte humane
Hufeland. und würdige Christoph Wilhelm Hufeland (geb. 1762 zu Langensalza, gest. 1836), erster Leibarzt in Berlin, durch seine vorzugsweise theoretisch versöhnende und praktisch löbliche Richtung
hervor, die er in seinem Journal und in zahlreichen Schriften, wie
in seinem Wirkungskreise als Arzt vielfach bethätigte. Er fand
bei aller Kritik Gutes in dem Brown'schen System, in der Homöopathie, in dem thierischen Magnetismus, in der Hydriatrik, in den
Vitalitätstheorieen, die er vorzugsweis förderte, verwarf aber leider die pathologische Anatomie, Broussais, die Lokalisation der
Krankheiten und die Auskultation. Dagegen ist er lebhafter Ver-

theidiger der specifischen, an die Organisation gebundenen Reiz-
fähigkeit und der Naturheilkraft, deren zweckmässige Reaktionen
er besonders ins Licht zu stellen versuchte. Als ein durch glückliche Persönlichkeit gleich ausgezeichneter Praktiker verdient der
Leibarzt in Berlin, Ernst Ludwig H e i m (1747—1834) neben ihm ,Heim.
eine Stelle, aber mit grösserem Rechte, gleich berühmt als Lehrer
wie als Arzt und Schriftsteller, der schon oben erwähnte Johann
Peter F r a n k, den das Irrlicht des Brownianismus nur einen Mo- P. Frank.
ment lang und wahrscheinlich nur in der Gestalt eines geliebten
Sohnes verführt hatte.

Ph. Karl H a r t m a n n (1773 — 1830) zu Wien, der Heraus- Hartmann.
geber der besten allgemeinen Pathologie der damaligen Zeit
(1823), in welcher er den dynamischen Krankheiten Organisations-
krankheiten entgegenstellte, aber Kraft und Stoff für aneinander
gebunden erklärte, umfasste mit grossem kritischen Scharfsinne
fast das ganze Gebiet der Medicin und zeigte sich als einen eben
so einfachen als consequenten, das Gute überall wühlenden, Denker. Aus der Naturphilosophie nahm er die Polaritätstheorie auf.

Productiver, nicht in der Zahl der Schriften allein, sondern
an Geist, schärfer in der Reflexion und zugleich ein trefflicher
Beobachter war Fr. Ludwig K r e y s s i g (1770 — 1839), Leibarzt Kreyssig
zu Dresden. Er suchte mit Klarheit und Würde das organische
Leben zu beachten, feste wie flüssige Theile in gleicher Dignität
zu halten, zeigte, was als Kraft angenommen werde, sei nur Form,
Eigenschaft (Lebenskraft, Erregungskraft), nahm eine bildende, die
vegetative und geistige, d. i. vorstellende Kraft an und stellte das
Princip der Zweckmässigkeit für das Leben auf. Im Detail des
Praktischen war er, abgerechnet seine starke Humoralpathologic,
verdienstvoll (durch seine Krankheiten des Herzens, das System
der prakt. Heilkunde u. s. w.).

Der ofterwähnte Johann S t i e g l i t z (1767 — 1835), obwohl Stieglitz.
ein scharfer Denker, tüchtiger Praktiker und hippocratischer Arzt,
doch nicht frei von Einseitigkeit, gehört ebenfalls zu dieser Kategorie der Eklektiker.

Mit dem Fortschritt im Positiven schwand immer mehr die
Einseitigkeit der Systeme und wurde von Verschiedenen Verschiedenes in die Pathologie hineingezogen und zur Theorie verwendet. Wir finden daher im zweiten Jahrzehnt dieses Jahrhunderts
ein solches Ueberhandnehmen des Eklekticismus, dass es uns nur
möglich ist die Bedeutendsten zu nennen. Hierher gehören: Andere
J. Meyer, Valentin, J. v. Hildenbrand (schrieb über den Typhus) Eklektiker.

J. Fr. Ackermann, Ch. E. Fischer, J. H. F. Anteurieth (verlaugte
objektive Untersuchung, anatomisch - physiologische Pathologie,
nahm die Vertreibung der Krätze als Ursache chronischer Krankheiten an), J. Nep. Thomann, Ph. J. Horsch, J. Ch. A. Clarus,
E. Horn (ein guter Kritiker), P. Krukenberg, J. R. Bischoff,
F. A. B. Puchelt, F. C. Naegele, A. Fr. Hecker, Joseph Frank,
J. W. H. Conradi, Gmelin (allg. Pathologie), A. G. Richter, J. Nep.
v. Raimann, K. Sprengel, K. Himly, E. Osann, C. F. Harless,
F. Nasse, A. Henke, J. F. Pierer, L. Choulant, E. v. Grossi (allg.
Krankheitslehre) u. A. Im Auslande: Petit, Trolliet, Cliet, Tache-
ron, Andral, Pinel, Odier, Anthenac; Bardsley, A. Duncan, Davis,
R. Thomas, Mason Good, Uwins, Lynmann Spalding, J. Watts,
Val. Mott, A. H. Stephens; Volpi, Brera, Sisio, de Mathey, Antonucci, Longo, Franceschi, Speranza, Spedalieri, Barzelotti, Mantovani, A. Ypey. — In neuerer Zeit hat man sich mit Recht mehr
mit der empirischen Ausbildung der einzelnen Disziplinen beschäftigt und huldigt insofern einem Eklekticismus, als man aus den
Schulen aller Zeiten Das als Theorie beibehält, was sich wirklich
als stich- und probehaltig durch die Erfahrung bewährt hat. Die
Medicin soll künftig nicht nach neuen Systemen und Theoriceen
jagen, sondern im freien Lorgerissensein vom Dogmatismus nur
aus der Erfahrung abstrahirte Grundsätze an die Spitze stellen,
die wirklich als Gesetze des Lebens die Resultate und Quintessenz
der empirisch-praktischen Forschungen enthalten und so die wahre
Ratio und Theoria (Anschauung) geben. Alle andern Versuche,
seien sie von der rein speculativen oder mystischen, von der construirenden und aprioristischen Verstandes-, oder der gläubig orthodoxen und supranaturalistischen Gefühlssphäre ausgegangen, werden
vor dem strahlenden Glanze der Erfahrung früher oder später in
die Leere und die Nacht zurücksinken, aus welcher sie emporge-
kommen sind.

§. 65.

Die Einleitung der neuesten Entwicklung der Medicin in Frankreich durch Broussais, Barthez, Pinel, Bichat. Die anatomisch-pathologische Schule. Die akustische Diagnostik.

Die neueste Entwicklung der Heilkunde, auf der positiven anatomisch-physiologischen Basis der Pathologie und mit einer technisch vorgeschrittenen Diagnostik einhergehend, hat in Deutschland einer längeren Vorbereitung bedurft, ehe sie aus der Ernüchterung von den theoretischen Bestrebungen hervorwuchs. Viel früher gelang dieser exakte Anbau in Frankreich. Dorthin müssen wir unsere Blicke lenken, um die Anknüpfungspunkte an die gegenwärtige Phase zu finden. Vorher aber begegnen wir auch dort einer Modification des Brown'schen Systems, nun der dritten, Broussais die nur das vor der übrigen, dem Contrastimulus und der Erregungstheorie, voraus hat, dass sie in genauerem Zusammenhange mit den pathologischen Fortschritten der neuesten Zeit steht, ja sie theilweis einleitet, wir meinen den Broussaisismus. Franz Joseph Victor Broussais, geb. 1772 in St. Malo in der Bretagne, 1792 Soldat, dann Schiffsarzt, 1798 Freund von Bichat, 1805 Militärarzt, verfasste er 1808 seine *phlegmasies chroniques*. 1814 aus Spanien zurückgekehrt, wurde er Professor am Militärspital Val de grace in Paris. 1816 gab er im *„Examen de la doctrine médicale"* seine neue Theorie kund, welche die ganze Arztwelt Frankreichs in zwei Lager theilte. 1825 verbreitete er in der zweiten Auflage sich weiter darüber und von da an polemisirte er sehr stark. 1822 „erschienen die Annalen der Medicin" und der *„Traité de physiologie appliqué à la pathologie,"* 1828 das Hauptwerk *„de l'Irritation et de la folie"*. Er erlebte den Verfall seiner Lehre und das Aussterben seines Anhangs und starb selbst als Prof. der allgemeinen Pathologie und Therapie (seit 1831) im J. 1838. Die neue Lehre gab den ersten Anstoss für den grossen Fortschritt der Localisirung der Krankheiten, indem hier gegen Pinel die Essentialität der Fieber geläugnet wurde. Broussais hielt nämlich mit Brown das Leben für abhängig von äusseren Reizen (Hauptreiz ist nach ihm die Wärme), welche die Sensibilität und Contractilität vermehren und dadurch Irritation, d. i. Reizung hervorbringen, die zugleich an mehreren Stellen durch Vermittlung des Nervensystems als Sympathie erscheint. Zweck der Reizung ist Ernährung, Entfernung schädlicher Dinge und Reproduktion. Die Assimilation ist Wirkung der „lebenden Chemie." Neben dem Mangel und Uebermass der Reize wirkt aber auch noch die qualitative Schädlichkeit (die freilich ebenso wenig wie die Chemie vivante näher entwickelt wird). Die Krankheiten bestehen sonach in Reizung, Ueberreizung und Schwäche, welche letztere aber meist erst Folge der Reizung ist: die Beschaffenheit der Organe steht oft in antagonistischen Verhältnissen, so dass hier Schwäche, dort Reizung vorhanden ist. Nie ist die Reizung gleichmässig vertheilt. Der Grad des Plus oder Minus setzt Krankheit. Die Reizung wird übertragen durch die Nerven. Sie geht durch das Nervensystem der Centraltheile und der Eingeweide, vom Gehirn zu den Muskeln. Die Ganglien bilden wieder (vom Willen unabhängige) Centren für die Fortpflanzung des Reizes. Daher entstehen krankhafte Sympathieen, die entweder organisch sind, oder „sympathics de relation", aber meist gleichzeitig vorkommen, und um so zahlreicher, je sensibler das primär affizirte Organ ist. Die Krankheit sucht sich vorzüglich durch die Aehnlichkeit des Gewebes und des organischen Systemes fortzupflanzen. Der Ausgangspunkt der Krankheit ist in einem einzigen organischen Systeme, also örtlich; die Ausbreitung erfolgt in einer dem Ursprung analogen Weise. In andern Organen tritt antagonistisch Trägheit, Schwäche dafür ein. Der Reizung folgt Blutanziehung; häuft diese sich zu abnormer Ernährung so, dass sie zu desorganisiren vermag, so entsteht Entzündung. Die Folge verminderter Vitalität ist auch Congestion, aber passive, die weniger desorganisirt. Die Reizung wird gewöhnlich auf den Magen übergetragen, oder auf das Gehirn (doch hier meist erst sekundär vom Magen aus), und erzeugt hier leicht Entzündung; Fieber entsteht durch sympathische Uebertragung auf das Herz, oder durch ursprüngliche Reizung dieses Organs. Von diesem Begriff der Reizung, durch die Alles wirkt, kommt Broussais sehr leicht auf deren Folge, die Entzündung, und er findet diese daher fast überall. Am häufigsten aber ist, da alle Reizung auf den Magen und dann immer auch auf die Gedärme übertragen wird, und da andererseits die „Enterite" selten ohne „Gastrite" vorkommt, die „Gastro-enterite" die Ursache aller sogenannten essentiellen Fieber, das Anfangssymptom der Pocken, der Masern, des Scharlachs. Ebenso sind Hypochondrie, Dyspepsie, Cardialgie, Bauchwassersucht u. s. w. erst Wirkungen einer chronischen Gastroenterite. Auf Entzündung werden Tuberkeln, Skropheln, Scirrhus,

abnorme Bildungen, die meisten Neurosen, Rheumatismen u. s. w.
zurückgeführt; überall findet sich Reizung, acute oder chronische
Entzündung, Congestion, Subinflammation, und meist in der Form
der Gastritis oder Gastroenteritis. Demgemäss ist auch die Therapie hauptsächlich antiphlogistisch schwächend oder ableitend,
durch grosse, oft wiederholte Blutentziehungen, Blutegel *), besonders im Anfang der Entzündungen, an allen Stellen, die affizirt
sind, Hunger, Säuren, Emollientia, (Gummiwasser) selbst in chronischen Krankheiten wirkend. Die Sedativa und Evacuantia
vermeidet Broussais fast ganz, selten nur nimmt er seine Zuflucht
zu tonischen und flüchtig reizenden Mitteln, und die revulsiven,
wie Diaphoretica, Diuretica hält er insofern für bedenklich, als
sie beim Fehlschlagen der Wirkung die primäre Krankheit steigern. Ein Hauptsatz der Therapie Broussais's ist: man muss die
Krankheit nicht erst wachsen lassen, oder ihrer spontanen Entscheidung zusehen, sondern man muss sie coupiren, sie abortiv zu
Grunde richten.

Diese Theorie fand vielfachen Anklang, aber auch kräftigen
Widerstand. Zu den Anhängern gehören: Chaussier, Dupuytren zum Theil, indem er die Lokalisation in die Chirurgie einführte, Lallemant (Gehirnuntersuchungen), Goupil, der beste
Erläuterer von Broussais, Roche, Verf. einer vorzüglichen speziellen Pathologie, C. de Caignou, Desruelles (Syphilis im
Broussais'schen Sinne), de Mortagne, A. Quemont, Th. Ducamp, Begin (physiol. Pathologie), Mongellaz, und die
mehr die Entzündungstheorie als die übrigen Grundsätze billigen-
den Aerzte: Cruveilhier, Despinoy, Boisseau, Vacqué,
wozu in neuester Zeit als excentrischer Phlebotom Bouilland
mit der neu erfundenen mörderischen Formel: Aderlass Schlag auf
Schlag gerechnet werden muss. Ausser dieser Ausschweifung ver-

Anhänger
Brous-
sais's.

---

*) Interessant ist eine Zusammenstellung der Blutegelein- und Ausfuhr
vor und nach Broussais's Auftreten, die Kratzmann (die neuere Medicin in
Frankreich 1846) nach französischen Quellen giebt.

	Einfuhr.		Ausfuhr.
1820	—		1,157,020
1823	320,000		1,188,855
1827	33,634,494		196,950
1833	41,654,300		868,650
1834	21,785,465		868,630

Bei einem Stande von 700 — 900 Kranken brauchte Broussais im
J. 1819 100,000 Blutegel. Hob. Volz sagt, er möge nicht entscheiden,
wer Frankreich mehr Blut gekostet, ob Napoleon oder Broussais.

danken wir ihm aber schätzbare pathologische Untersuchungen,
worunter die Combination des Rheumatismus mit Herzentzündung
die bedeutendste ist. Unter den Gegnern ist der Hervorragendste A. F.
Chomel; nach ihm sind Fouquier, Dardonville, Fodéré, Lesage,
Castel, Anthenac, Costes, Dubois, in Deutschland C. Otto,
Gruithuisen, W. H. Conradi, H. Spitta, J. L. Caspar
zu nennen. Ein Versuch Campagnano's, und C. M. Bailly's
die Rasorischen und Broussais'schen Sätze zu vereinigen, blieb —
was er war, — ein Versuch. Ausserhalb Frankreichs fand diese
Schule fast keinen Anfang.

Die Be-
deutung
des Brous-
saisismus.

Vergleichen wir die Broussais'sche Lehre mit der Brown'schen,
so erscheint auch sie als eine folgerechte Consequenz der letzteren,
nur dass bei Brown die Schwäche und die reizende Behandlung,
bei Broussais die Reizung und die schwächende Behandlung überwiegt. Sie theilt daher dasselbe Schicksal der Beurtheilung in
Bezug auf die Prämissen und die daraus gezogenen Schlüsse. Insofern aber Broussais dem Chemischen und Qualitativen (wenn
dies auch nicht bei ihm weiter entwickelt ist) einen Werth beilegt,
auf Assimilation besondere Rücksicht nimmt, einen Antagonismus
der Stärke und Schwäche in den verschiedenen Organen aufstellt,
insbesondere aber von dem Sitz im Gewebe und dem Organe die
Beschaffenheit der Krankheit abhängig macht und von dem Begriff der Reizung aus eine selbstständige Krankheitsform, die der
Entzündung, construirt, welche er, als örtlich beschränkt, selbst
als Grundlage allgemeiner Krankheiten nachweist: unterscheidet
er sich von Brown und ist daher nur als ein von seinen Vor-
dersätzen ausgehender, aber selbstständiger Denker und Beobachter
zu fassen. Und obwohl wir seine kühnen und gewaltigen reformatorischen Anläufe nicht überall billigen können, die aus einem
einseitigen Herausnehmen eines Theils der Brown'schen Lehre hervorgingen, obwohl uns in seiner Voraussetzung der sthenischen
Krankheiten, in seinen Verwechslungen der Ursachen und Wirkungen am Leichname, in seinem einseitigen Dynamismus und der
hierauf begründeten noch einseitigeren Lehre von der Gastro-enterite
und der entsprechenden höchst nachtheiligen, ja gefährlichen und
beschränkten Therapie, obwohl, sagen wir, in diesen Zeichen wieder die Excentricität des Reformators recht grell in die Augen
leuchtet, so können wir ihn doch als den Begründer, wenn auch
nicht der Médécine physiologique (wie er sich wahrscheinlich mit
Entlehnung dieser Bezeichnung von Bichat selbst nannte), doch

der neueren besseren Richtung der Pathologie nennen. Er war es, der
zuerst diese auf das Studium der pathologischen Anatomie
hinwies und auf die materiellen Veränderungen, wenn er diesen auch
nicht selbst nachforschte, einen Hauptton legte. Er war es, der auf die
Verschiedenheiten, welche die anatomische Structur der Organe
und Gewebe darbietet, besonders aber auf die Localisirung der
Krankheiten aufmerksam machte, welche im Gegensatze zu dem allgemeinen, vagen Auffassen, wie sie namentlich bei den Essentia-
listen erscheint, die wahre physiologische Entstehung und Natur,
den Process und Verlauf der Krankheit zu ergründen trachtet. Er
opponirte den Ontologicen zuerst mit Entschiedenheit, obwohl er
eine andere dafür einführte, die Entzündung des Magen-Darmkanals,
die er willkührlich behauptete und für seine einseitige Therapie
benützte. Er förderte besonders die Kenntniss der Fieber, die er
desessentialisirte, und im Besondern die pathologische Anatomie des
Darmkanals. Er ist in praktischer Beziehung tadelnswerth, im
Speciellen unzureichend, physiologisch unwahr und inconsequent,
aber in principieller Hinsicht von Bedeutung, indem er, an Brown
anknüpfend und in die heutige Bildung hineinreichend, durch seine
Lehre ein verbindendes Mittelglied gab zwischen der Vergangenheit und Zukunft, die endlich nach vielen Verirrungen in vollen-
deterer Gestalt nach ihrem Ausgangspuncte zurückschaut.

Auf dieser Bahn nach dem Local-Specifischen vorschreitend
begegnen wir vor Broussais bereits dem schon als Vitalisten geschilderten Paul Joseph Barthez. Denn die Lebenskraft als
specifisch in den verschiedenen Organen dargestellt, musste auch
zu einer besonderen Würdigung der einzelnen Functionen und so
zu der Lehre von den „Krankheitselementen" führen, welche Barthez
genauer analysirte. Er betrachtete die Krankheitsvorgänge als aus
verschiedenen einzelnen zusammengesetzt und machte den Verlauf
von Combinationen dieser Elemente, die sich durch Hinzutreten
oder Verlieren änderten, abhängig. Zu dieser Analyse gehörte
natürlich, wenn sie vollständig sein sollte, die genaueste Berücksichtigung der localen Erscheinungen nicht nur, wie sie der status
praesens zeigte, sondern auch der anamnestischen, aetiologischen
Verhältnisse überhaupt und die schärfste Individualisirung. Man
sieht also hier die Keime einer schon mehr physiologischen Pathologie und schärferen Diagnostik.

Ein bedeutender Schüler von Barthez, der seinen Lehrer
überflügelte, ward Philippe Pinel aus St. Paul, geb. 1745, der
erst in seinem 30. Lebensjahre in Toulouse und in Montpellier die

Die Vor-
läufer der
neuen
Richtung
'n Frank-
reich.

Barthes.

Pinel.

Mediein studirte, sich bald durch physiologische und anatomische Arbeiten (über die Bewegung, die Mechanik der Knochen und Gelenke, die Kieferknochen) auszeichnete und nach einer Zeit dürftigen Lebens im J. 1792 eine Anstellung am Bicêtre, später an der Salpetrière erhielt, 1822 die Professuren der Hygioine, der Pathologie — und im J. 1826 starb. Er zeichnete sich am Meisten in der Psychiatrie aus und gelangte hierdurch zur Localisirung. Mit Barthez dringt auch er, von den Grübeleien über die nächsten Ursachen absehend, auf die Analyse in seinem berühmten in 20 Jahren in 6 Auflagen erschienenen Werke „*la Methode de l'analyse appliquée à la médicine 1798*" und sucht die Elemente der Krankheiten im Sinne Condillacs in ihren sinnlich nachweisbaren und namentlich in ihren örtlichen Ursprüngen zu verfolgen, dringt aber, wie vorzugsweise in seinen Fieberspecies (er unterscheidet: entzündliche Fieber, Magendarmhautfieber, Schleimhautfieber, Fieber mit Atonie der Muskelfaser, ataktische Fieber und Drüsennervenfieber) nicht bis in die tieferen und entfernteren Elemente. Dagegen erfasste er, wie theilweise schon in dieser Fieberlehre ersichtlich ist, gleichzeitig mit Bichat die Idee der Uebereinstimmung der Krankheitserscheinungen nach der histologischen Verwandtschaft des Sitzes, nur dass er Diesem die Palme der Ausführung in der realen Begründung überlassen musste. Pinel's auf die Analogie der Gewebe und ihrer Funktionen basirtes nosologisches System musste dem damaligen Standpuncte des Wissens nach als verfrüht erscheinen, stürzte aber mit Recht die früheren, oft blos auf Symptome sich beziehenden Classificationen von Sauvages, Cullen u. A.

Bichat   Alle Fäden der neuen Richtung laufen auf Bichat zurück. Aus seinem Haupte entsprang gerüstet die volle Wahrheit.

Marie François Xavier Bichat, geb. 1771 zu Thoirette studirte zu Montpellier, praktizirte zu Lyon und dann in Paris unter Petit und Desault, dessen praktischer und literarischer Genosse er wurde. 1797 wandte er sich von der Chirurgie der Anatomie zu, worüber er schnell berühmt gewordene Vorlesungen hielt, indem er damit Physiologie, Pathologie und Experimente an Thieren verband. 1801 wurde er als Arzt im Hôtel Dieu angestellt, wo er, der schon früher Brustkranke, mit solcher Anstrengung arbeitete (er verrichtete in einem Jahre 600 Leichenöffnungen)[1], dass er schon nach zwei Jahren, 1802, starb.

Sein Leben war kurz, aber fruchtbar und seine Thätigkeit epochemachend. Die ersten Ideen der histologischen Anatomie enthielt sein Werk „über die Membranen" 1800; dann erschienen in demselben Jahre: „physiologische Untersuchungen über Leben und Tod" (bis 1844 in 6 Aufl.), 1801 die „allgemeine Anatomie, angewandt auf Physiologie" und die ersten Bände seiner „beschreibenden Anatomie."

Wir können seine physiologischen Theorieen bei Seite lassen. Sie hängen mit Haller zusammen und sind nm nichts besser, als die vitalistischen Begriffsbestimmungen seiner Vorgänger. Das Leben als Inbegriff der Funktionen, die Grundkräfte getheilt in Sensibilität und Contraktilität (statt Haller's Irritabilität concreter gefasst), die Funktionen als einem innern und nach aussen gerichteten Leben dienend dargestellt, die Gegensätze zwischen Gehirn und Gangliensystem, zwischen animalischem und organischem Leben behauptet, die Eigenschaften demgemäss in vitale und Gewebseigenschaften getrennt, — diese keineswegs positiven Errungenschaften würden auch Bichat zu den Uebrigen werfen. Aber das Streben, seiner Anatomie ein physiologisches Leben einzuhauchen, seine praktischen Untersuchungen in der Anatomie, seine Begründung einer wirklichen „allgemeinen Anatomie" und die principiell so wichtige erste Verwendung der pathologischen Anatomie für die Praxis haben seinen Namen unsterblich gemacht und an ihn eine ganze bedeutende Folgereihe von Ereignissen geknüpft. Die Specifizität des Eigenlebens der Organe musste durch seine Untersuchung der Gewebe gewinnen, indem er in jedem Organ die verschiedenen histologischen Elemente erforschte und in jeder Krankheit den örtlichen Ausgangspunkt aufzusuchen lehrte, mit Trennung des eigentlich befallenen Gewebes. Das gleichzeitig von Pinel ausgesprochene (vielleicht erst durch Bichat geweckte) Axiom der Erkrankungsähnlichkeit nach der Aehnlichkeit der Gewebsgrundlage musste mit dieser neuen Gestaltung der „allgemeinen Anatomie" auch eine totale Reform der allgemeinen Pathologie herbeiführen, neue Gedanken über die Aetiologie, Krankheitsgenese, Krankheitsprocess, Sympathieen und Verwandtschaften der Krankheiten auf anatomisch-physiologischer Basis erwecken und selbst auf die pathologische Anatomie einen grossen Einfluss üben *). Schon in der Einheit der Krankheitserscheinungen

---

*) Bichat's Eintheilung der 21 Gewebe in allgemeine (das Zellgewebe, das Cerebro-spinal-Nervensystem, das Gangliensystem, das Arteriensystem, das Venen- und Lymphsystem, das System der aushauchenden Gefässe) und

auf Grund ihres übereinstimmenden anatomischen Systemes lag
das phyisologische und genetische Moment für die specielle Pathologie und die Abänderung für die pathologische Anatomie, welche
aufhörte Curiositätensammlung zu sein und Krankheitsleichen in
den Sektionsresultaten darzustellen.

Bichat hielt sich in der Pathologie wenigstens an das objektiv Nachweisbare. Mit Ausnahme der Fieber und der
nervösen Affektionen müsse die pathologische Anatomie Alles nachweisen können. Für das Leben sei die Physiologie nach Art der
physikalischen Wissenschaften Gesetze aufzustellen schuldig (die
Physik dürfe aber nicht auf die Physiologie angewendet werden).
Ueberall ringt demnach Bichat nach einer exakten Auffassung
der Erscheinungswelt in Leben und Tod, Gesundheit
und Krankheit. Diese konnte ihn bei aller Vorliebe für solidarpathologische Grundsätze auch die Bedeutung der Flüssigkeiten
nicht verkennen lassen, welche er als Keime der Krankheit und
als Vehikel der krankmachenden Potenzen bezeichnet und später
sogar den festen Theilen vollkommen gleichstellt. Bichat's ganze
Thätigkeit lässt sich in seinem Grundsatze zusammenfassen: *Similis
organorum textura, similis functio, similes morbi, similis morborum
exitus, similis therapia.* Soweit voran war seine Richtung, dass er
ein Band für die ganze Heilkunde wünschte und auch die
Therapie als letztes Glied in die Kette aufnahm, und
nicht mit Worten blos. Denn dem gewissenlosen Schlendrian seiner
und leider! auch noch unserer Zeit entgegen wandte er, um die
Heilkräfte der einzelnen Heilmittel rein zu erforschen, und die allgemeinen und örtlichen (lokalspecifischen) Wirkungen derselben zu
prüfen, dieselben einfach, ohne alle Beimischung! an, — so auch
hier den objektiven, experimentitiellen Forscher bewahrheitend!
Corvisart konnte mit Recht von ihm zu Napoleon sagen: „Niemand
hat in so kurzer Zeit so viel Nützliches geleistet, wie Bichat“, und
dieser Ruhm wird auch dadurch nicht geschmälert, dass er das
chemische und physikalische Element übersah, welches, für seine Zeit
nicht reif genug, die für eine spätere Zeit schon zu überwiegend gewordene Geltung nur um so nachtheiliger herausgestellt haben würde.

---

besondere (das Knochen-, Knochenmark-, Knorpel-, Fasern-, Faserknorpel-,
Muskelsystem) des thierischen und des organischen Lebens, das Schleimhautsystem, das System der serösen Häute, der Synovialhäute, das Drüsensystem, das Lederhautsystem, das Oberhautsystem, das Haarsystem) bildet
noch heute trotz aller Abänderungen die Grundlage der allgemeinen Anatomie.

Die Parole war gegeben. Sie wurde von einigen falsch, von Die Be-
gründer d
Anderen halb, von den bessten Köpfen ganz verstanden. Nach neuen
welcher Richtung sie Broussais deutete, ist schon oben dargelegt Richtung
worden. Viele der Tüchtigen schwankten zwischen Broussais und in Frank-
reich.
Bichat, wie selbst Cruveilhier im Anfang seiner Laufbahn und
sein grosser Lehrer Dupuytren. Nach Bayle's, Corvisart's
und Laennec's Begründung der pathologisch-anatomischen Schule
aber war die Wahl nicht mehr schwer und der grosse Wurf
gelang.

Gaspard Laurent Bayle, geb. 1774, 1805 Arzt der Bayle.
Charité, gest. 1816, zeichnete sich durch vorzügliche Untersuchungen über die Tuberculose, welche den ersten Anstoss zum heutigen
Standpunkt unseres Wissens hierüber gaben, über den Krebs und
über das Oedema glottidis aus.

Jean Nicolas Corvisart de Marest aus Dricourt in der Corvisart.
Champagne, geb. 1755, studirte in Paris, erhielt eine Anstellung
an der Charité, dann eine Professur am Collège de France 1795.
Mit Barthez wurde er Arzt des Gouvernements und später Leibarzt Napoleons, unter der Restauration Chef des Medicinalwesens.
Er starb an einer Herzkrankheit 1821. Seine Klinik war die be-
suchteste. Sein grosses Werk „Essai sur les maladies et les lesions
organiques du coeur et des gros vaisseaux 1806" begründete seinen
Ruf für alle Zeiten, indem er hierin die selbst nach den Arbeiten
eines Morgagni noch brach liegenden organischen Herzkrankheiten
neu anbaute. Glänzender konnte der Nutzen der pathologischen
Anatomie nicht bewiesen werden, als durch dieses Beispiel. Zur
Seite stehn an Werth und Bedeutung nur die verdienstvollen Leistungen seines Schülers und Theilhabers seiner Bestrebungen,
Laennec's.

René Theophile Hyacinthe Laennec, geb. 1781 in Laennec.
Quimper in der Bretagne, schrieb frühzeitig schon über Hippocrates
und Entozoen, trieb von 1802 an eifrig pathologische Anatomie,
erhielt 1806 eine Stellung am Hôpital Necker, 1822 nach Corvisart's
Tod die Professur der Klinik und starb (wie Corvisart an einer
Herzkrankheit) an derselben Krankheit, die er in helleres Licht
gesetzt hatte, an der Lungentuberkulose im J. 1826. Laennec war
es, der die bisherigen zerstreuten Materialien durch seine werth-
vollen Forschungen bereicherte, in ein systematisches Ganze brachte
und der pathologischen Anatomie ihre gegenwärtige Richtung gab.
Er hielt sich zunächst an das objective Substrat und vereinigte
mit Genauigkeit der Beobachtung auch die praktische Brauchbar-

keit. Sein grösstes Verdienst ist die vollständige Neubegründung der Pathologie der Respirations- und Cirkulationsorgane. Er lehrte die Heilbarkeit der Tuberkulose selbst in vorgeschrittenen Stadien, zeigte die bisher noch nicht oder nicht genau gekannten anatomischen Charaktere des Lungenemphysoms, der Bronchicktasie, des Lungenbrandes, des Pneumothorax und der Lungenapoplexie, der Aneurysmen des Herzens, der Peritonitis, der Melanose, des Fungus medullaris. Er war aber nicht blos Patholog, sondern auch Therapeut. Er studirte die Wirkungen der einzelnen Mittel genau und verglich die verschiedenen Behandlungsweisen, im Gegensatz zu Broussais, dessen pathologische Unwahrheiten in Bezug auf die Phlogose er am Sektionstische ebenso nachwies, wie er am Krankenbette auch die Consequenz derselben, die Antiphlogose, bekämpfte. Laennec neigte zu Rasori und bediente sich vorzüglich gern des Tart. stibiatus, der China und Reizmittel.

Aber noch durch eine zweite Bereicherung der Heilkunde zeichneten sich die Letztgenannten aus, durch die Begründung der physikalischen, oder besser nach dem damaligen Standpunkte, der akustischen Diagnostik. Sie mussten durch die speziellen Arbeiten, mit denen sie sich beschäftigten, den Lungen- und Herzkrankheiten, darauf geführt werden, aber sie würden, wie so unzählige Aerzte der früheren Jahrhunderte, darüber hinweggegangen sein, wenn sie nicht Diagnostiker mit Auszeichnung gewesen wären. Nicht blos die Erkenntniss der Veränderungen in der Leiche, die pathologische Anatomie der Vorzeit, war ihre Aufgabe, sondern auch die Beziehung der anatomischen Befunde zu den Symptomen im Leben suchten sie zu erörtern und so die klinische Pathologie zu fördern. Merkwürdig genug ging der Weg über eine deutsche Leistung, welche im Vaterlande vergessen war und erst den Umweg über Frankreich nehmen musste, um zur Anerkennung zu gelangen. Leopold Auenbrugger aus Grätz, Arzt in Wien, hatte schon im J. 1754 durch Anklopfen an die Brustwand die Verschiedenheit der Schallarten als Kennzeichen für Krankheiten der Respirationsorgane gefunden und seine Entdeckung noch 1761 bekannt gemacht. Von Rozier de la Chassagnac 1770 übersetzt, wurde die Schrift weder in Frankreich beachtet, noch in Deutschland. Erst Corvisart's Ansehn gelang es, nachdem er bei seinen erläuternden Vorlesungen über die Aphorismen Max. Stoll's, welcher sich der Auenbrugger'schen Methode selbst bedient hatte, auf diese gestossen war, sie durch eine Uebersetzung des Werkes des Entdeckers der Vergessenheit zu entreissen (1808), was um so eher

Akustische Diagnostik.

Auenbrugger.

gelang, je bereicherter die **Perkussion** später durch Corvisart's ^Percussion^
Talent (1818) hervorging. Nach ihm hat **Piorry**, welcher die ^durch^
mittelbare Perkussion einführte und weiterbildete, sich grosses Ver- ^Piorry.^
dienst um diese Untersuchungsmethode erworben. (Die weiteren
Fortschritte s. in den folgenden Abschnitten.)

Laennec fasste diese Explorationsweise nicht nur auf, sondern er verband damit ergänzend die **Auskultation**. Man ver- ^Auskul-^
muthet, dass sein Studium des Hippocrates, bei welchem die ^tation^
Succession vorkommt, ihn darauf geführt habe, der Weg aber ^Laennec.^
von der Perkussion liegt für Den, welcher ihrer Grundgesetze
sich bewusst ist, nicht so weit ab, um nicht auch selbstständig
auf die verwandte Stethoskopie zu gelangen. Laennec selbst erzählt, er habe Bayle das Ohr ans Herz legen sehn. Im J. 1815
soll Laennec zuerst an einem Hydrothoracischen den Nutzen der
Auskultation gezeigt haben; 1816 untersuchte er eine Herzkranke,
welche sehr fett war, durch eine Papierrolle und hörte zu seiner
Freude die Herzschläge viel deutlicher, als mit dem blossen Ohre.
Nun wurde probirt und untersucht, 1818 der Akademie Mittheilung
gemacht und im J. 1819 erschien sein epochemachendes Werk
„über die mittelbare Auskultation oder Begründung der Diagnose
der Lungen- und Herzkrankheiten auf dieser neuen Untersuchungsmethode", worin die Auskultation so entwickelt war, dass sie ein
festes, abgeschlossenes und nicht mehr zu verbesserndes Explorativ-
mittel abzugeben schien, bis **Skoda** sie auf einer neuen Basis
reformirte. Laennec nämlich war so sicher in seiner Untersuchungs-
weise geworden, dass er nicht Bedenken trug für jede pathologische Form auch die bestimmte Norm der Geräusche festzusetzen
und so Art um Art zu tauschen, — eine für den Erfinder verzeih-
liche Ueberschätzung, welche Skoda durch Auflösung der Erscheinungen in die Grundgesetze der Physik wieder ausglich. — Fast
scheint es übrigens, als ob Laennec, wie Piorry, die Erfindung des
Mittelbaren, d. h. die Untersuchung durch Instrumente, zu hoch an-
geschlagen und einen Unterschied zwischen der mittelbaren und
unmittelbaren Auskultation angenommen habe.

Der Antrieb, welcher von den genannten beiden Richtungen
her der französischen Medicin gegeben war, wirkte fort, insbesondere da die pathologisch-anatomische Schule durch die Leistungen
eines **Andral**, **Chomel**, **Louis** u. A. gefördert und weiter ent- ^Blüthe den^
wickelt wurde. Wir werden diesen Bestrebungen bei der Betrach- ^tung der^
tung der Fortschritte in den einzelnen Disziplinen näher treten. ^Richtung^
Wir schliessen im Rückblick auf die genannte verdienstvolle Trias ^in Frank-^
^reich.^

von Aerzten, Bichat, Corvisart, Laennec, diesen bedeutungsvollen
Abschnitt damit, sie als epochemachend anzuerkennen. Durch die
anatomische Grundlage wiesen diese Koryphäen auf das Reale hin
und stürzten die nichtssagenden Scheinbegriffe, Lebensprinzipe,
Kräftetheoricen. Statt der gezwungenen nosologischen Kategorieen,
welche meist nur logische Abstrakte waren, gaben sie die natürlicheren Verwandtschaften auf der Grundlage organischer oder
histologischer Einheiten. Sie blieben nicht stehen bei der Erkenntniss des Sitzes, des Lokalen allein, sondern unterschieden in diesem die kranken und die gesunden Elemente. Die auch durch
neue Hülfsmittel bereicherte Diagnostik setzte eine scharfe Analyse
voraus, welche vieles Neue gab, Altes stürzte und dadurch den
Autoritätenglauben untergrub. Die natürlich sich aus der detail-
lirteren Beobachtung ergebende Vermehrung der Krankheitsformen
führte zu einem genaueren Individualisiren und zur Auflösung der
alten ontologischen Begriffe, an deren Stelle eine Menge neuer
Species, und mit ihnen neuer Bezeichnungen trat. Semiotik, Prognostik nahmen Theil an dieser veränderten Anschauungsweise, der
man eine positivere und objective Richtung in der Medicin verdankt. Weniger bereichert erschien die Aetiologie, und die allgemeine Pathologie schloss die Flüssigkeiten ganz aus, welche erst
durch spätere Arbeiten, besonders Andral's und Gavarret's,
wieder in ihre Rechte eintraten. In der Therapie waren die Pathologen dieser Epoche — was sie jetzt sind; entweder sie glaubten
an keine Heilbarkeit der Zustände, weil sie die Sektionsbefunde
vor Augen hatten und sie verfuhren exspectativ, oder sie sahen
so materielle Veränderungen, dass sie nur durch starke Dosen
Hülfe zu bringen hofften. Nur in einer Beziehung konnten sie
der Therapie aufhelfen, dadurch, dass sie dem Lokalen besondere
Aufmerksamkeit durch toxisch wirkende Mittel zuwendeten, wenn
sie nur eben eine bessere Kenntniss der Arzneimittellehre gehabt hätten.

Die Fehler ihrer physikalischen Diagnostik haben wir schon
oben angegeben; vom sonstigen Physikalischen, Chemischen, Mikroskopischen verstanden sie nichts, — die Anatomie genügte ihnen, —
non omnia possumus omnes. Und einseitige Ausbildung ist nach
den ewigen Entwicklungsgesetzen für das Einzelne nöthig, wie
wir im Verlaufe dieser Geschichte schon wiederholt geschn haben.
Dass ihre Krankheitsspecies nur oft anatomische waren, dass sie
„über das Lokale das Allgemeine vergassen", ja über ein Organ
den Antheil Anderer, dass sie die nervösen Affektionen vernach-

lässigten, dass sie Subjektives und Funktionelles übersahen und das Dynamische über das Materielle ganz verloren gehen liessen, — wer sähe darin nicht auch dieselben Fehler der heutigen pathologisch-anatomischen Schule?

Der späteren Heranbildung blieb erst vorbehalten: die physiologische Deutung der Symptome, die Zurückführung auf physikalische und physiologische Nothwendigkeit, die Ermittlung der genetischen Momente bei der Krankheitsentwicklung, des natürlichen Verlaufs der Krankheitsprozesse und ihrer Heilungen. Diese Resultate sind erst Errungenschaften der Neuzeit, welche Deutschland gebühren, wohin wir jetzt unsere Blicke richten müssen.

§. 66.

Schoenlein und seine Anhänger.

Während Frankreich und zum Theil auch England in der objektiven und sachlichen Begründung der praktischen Medicin in stetem Fortschreiten begriffen waren, stand Deutschlands Thätigkeit auf diesem Gebiete zurück, bis es durch Schoenlein's Aufsehn erregendes und von Genialität zeugendes Auftreten aus seinem lethargischen Schlummer geweckt wurde. Johann Lukas Schoenlein, geb. am 30. Nov. 1793 zu Bamberg, Professor der Therapie und dirigirender Arzt am Juliushospital zu Würzburg, ging 1833 nach einem Zwiespalt mit der bairischen Regierung als Professor der Klinik nach Zürich, von wo ihn der König von Preussen 1839 als Professor der Pathologie und Therapie und Direktor der medicinischen Klinik nach Berlin berief und ihn bald nachher zum Geheimen Medicinalrath und zu seinem Leibarzte ernannte. Ermüdet durch eine zu anstrengende Praxis und Consultationen aus allen Theilen der Erde zog er sich nach dem Tode des Königs Fr. Wilhelm IV. in seine Vaterstadt Bamberg zurück. Persönlich mit einem grossen ärztlichen Talent begabt, hat er sich durch Methode, originale Anschauungsweise und durch ein vorzügliches Lehrertalent die Liebe seiner Schüler in einem hohen Grade erworben, wie sie seit Boerhaave nicht wieder vorgekommen ist. Aus dieser sich oft unzweideutig aussprechenden Anhänglichkeit ist vielleicht die Benennung der naturhistorischen Schule zu erklären, während ein eigentlicher bezeichnender Begriff zur Charakteristik derselben fehlt. Man hat als solchen die Annahme der Krankheit als eines parasitischen Organismus aufstellen wollen, allein theils tritt dieser Begriff schon seit Plato, wenn auch unter verschiedenen Verkleidungen bis zuletzt in carrikirter Gestalt in K. R. Hoffmann's Idealpathologie zu oft auf, um daraus eine neue Schule zu construiren, theils ist der Parasitismus bei Schoenlein nur ein untergeordnetes Moment, welches er später selbst fallen liess, und für die Theorie der „naturhistorischen Schule" nicht wesentlich, wird von Einigen überhaupt nicht anerkannt, von Anderen wenigstens als bezeichnendes Merkmal für die Schule geläugnet. Viele der Schüler protestiren selbst gegen die Bezeichnung „Schule" und mit Recht, da sie sich ihre Selbstständigkeit gewahrt haben. Was Schoenlein geleistet, ist durch das Verdienst seiner Jünger Gemeingut und verbreitet worden, je nachdem es in seinen Details eine solche Verbreitung verdiente. Nicht in der Anordnung des Ganzen, nicht in seiner nosologischen Classification, nicht in einer besonderen Systematik und Methodik, sondern weit mehr im Einzelnen zeigt sich das wahre Verdienst Schoenlein's und darin besteht die Auszeichnung, die

Charakte- ihm vor Allen, aber nicht als Stifter einer Schule, zu Theil wird.
ristik. Zwar erscheint die Naturphilosophie bei ihm noch hie und da in ihrer geistreich schillernden Weise entweder als ein gefährliches Spiel mit Bildern und Vergleichen, die von der Tiefe der Untersuchung abziehen, indem sie ein Genügen an Begriffen voranstellen, oder als eine oft blos poetische und phrasenhafte Parallelisirung der Naturwissenschaften und Medicin. Aber die reale Grundlage des Wissens bewahrt Schoenlein vor Phantasieen, und seine aus der Naturgeschichte entlehnte naturhistorische Methode, welche besonders in der natürlichen Anordnung der Krankheiten und in dem Hereinziehn des Physikalischen und Chemischen für die praktische Medicin ersichtlich ist, zeigt das solide Bestreben, dem es mehr um das Sachliche, als um das Formale zu thun ist. Seine Richtung, das müssen wir im Gegensatze zu der deutschen Medicin, die Schoenlein vorfand, festhalten, ist eine durch und durch auf das Praktische gerichtete. Bei aller Mangelhaftigkeit seiner naturhistorischen Classifikation der Krankheiten, die sich in der Charakteristik der Gattungen und Arten, in der Willkührlichkeit der Anordnung im Einzelnen u. s. w. zeigt, ist ein tiefer, fruchtbarer Blick für die innern Verwandtschaften (wir erinnern an die Familie der „Arthritiden"), für das Wesen und die Eigenthümlichkeit mancher Krankheiten (das ist selbst bei den angefochtenen „Neurophlogosen" der Fall) nicht zu verkennen. Das Hereinziehn des Chemischen und der Elektrizität verführte

ihn zu manchen Hypothesen, aber gab auch andererseits in der
Andeutung zur mehr realen Benutzung dieser Untersuchungen den
Anstoss für künftige Verwendung des Chemischen und Physikalischen in der Pathologie. Das dynamische und nervöse Element
stand mit Recht bei Schoenlein höher, als in der spätteren rein
materialistischen Schule, wenn es auch (wie in den Neurophlogosen, im Ganglientyphus u. s. w.) nicht bis zur Positivität gelichtet
ist. Der Parasitismus hinderte bei ihm nicht die Rücksicht auf
das Allgemeine und das Vital-Organische, welches sogar bei ihm
eine überwiegende Geltung durch die zu sehr in den Vordergrund
tretenden, doch nur formalen Erscheinungen der Reaktion (Synocha,
Erethismus, Torpor) erhält. Andererseits aber erscheint Schoenlein auch durch die vorzugsweis lokalen Bezichungen, die er stets
bei den Krankheiten hervorhebt (z. B. bei den Fiebern), durch die
Umsicht auf pathologische Anatomie, durch die zuerst von ihm
in Deutschland klinisch verwendete Benützung der physikalischen Diagnostik, — Dinge, die vor ihm in Deutschland unbekannt waren, wenn man nicht Krukenberg, Baumgärtner, Hasse
ausnimmt, — als der erste Anreger der neueren Zeit, die leider!
nur zu sehr geneigt ist über die Fortschritte, welche sie nach ihm
im Detail gemacht hat, ihren Meister zu vergessen. Es ist wahr,
dass die nachfolgende Periode ihn an positivem Wissen überholt hat, und dass er nicht der Entdecker des neuen Weges ist.
Er folgte nur der Richtung des Auslandes, die er mit scharfem
Blicke und mit seinem ärztlichen Takte als die richtige erkannte.
Aber trotzdem hat er in originaler und genialer Weise befruch-
tend für die Neuzeit gewirkt und muss als das anregende Motiv
für die Wendung der Gegenwart einen dauernden geschichtlichen
Werth beanspruchen. Und als ihm jüngere Kräfte es später zuvor-
thaten, schloss er nicht neidisch die Augen und hüllte sich nicht
in den Ruhm der Vergangenheit, sondern suchte sich auf dem
Niveau der Gegenwart durch Zuziehung der chemischen, pathologisch-anatomischen, mikroskopischen Bereicherungen eines Virchow,
Traube, Güterbock u. A. zu erhalten.

Es hat seine Schwierigkeit über Schoenlein's Leistungen eine
zweifellose historische Meinung aufzustellen, da er mit Ausnahme
einer Dissertation über die Hirnmetamorphose 1816 und eines
Briefes in Müller's Archiv über die Tripelphosphatkrystalle nichts
selbst geschrieben hat, und da er die Schriften seiner Zuhörer:
die allg. und spez. Pathol. und Ther., Würzburg 1832, 4. Auflage
1839, die Krankheitsfamilie der Typhen, Zürich 1840 und die klini-

schen Vorträge im Charitéhause zu Berlin 1842 (von Güterbock
redigirt) nun zum Theil anerkannte. Aber es kommt auch bei ihm
nur darauf an ihn als Kliniker und praktischen Arzt zu beurtheilen, welches seine hervorstechendste Seite ist und worin er die
grösste persönliche Begabung zeigte. Ohnehin hatte er in Zürich
schon die theoretische Zuthat fallen lassen. Hier, wie später in Berlin
bewies er als klinischer Lehrer, fern von dem gewöhnlichen Schlendrian der meisten damaligen klinischen Lehranstalten, wo man sich
mit Floskeln und Generalisiren behalf, und statt des Sachlichen
eine schöne lateinische Exposition vorzog, worauf es bei der
Diagnose ankomme und was man darin zu leisten habe. Durch eine
überraschende Combinationsgabe und wenn auch oft mehr instinktive als positiv physiologisch begründete Anschauung hat Schoenlein für die Anordnung der Krankeiten, die Ergründung ihres
Wesens und ihrer inneren Verwandtschaften, die Deutung ihrer Erscheinungen, die Gruppirung ihrer Symptome, ferner für die Erkenntniss des Verhältnisses der Krankheiten zur äusseren Welt,
zum Organismus selbst, zu den Krankheiten unter einander (Com-
binations- und Ausschliessungsfähigkeit) mannigfache Belehrung
verbreitet. In seiner Auffassung der Krankheit als eines Organismus liegt, wenn wir diese auch nicht wegen ihrer ontologischen
und exklusiven Nachtheile billigen wollen, doch das Moment gene-
tischer Entwicklung, welches anatomisch-physiologisch zu verfolgen
ist. Schoenlein hat bei allem ihm zum Vorwurf gemachten Mangel des Positiven doch Das vor den sogenannten Physiologikern
der Neuzeit voraus, dass er über das Materielle, über das rein
Anatomische nicht das Physiologische, über das Lokale nicht das
Allgemeine vergass. Und worin er namentlich seinen Beruf als
Heilkünstler bewies, und leider nur zu wenig Nachfolger bei
der neueren Richtung gefunden hat, das ist seine Befähigung als
Therapeut. Er glaubte noch an eine Heilwirkung, er war nicht
blos naturhistorischer Beobachter und Diagnostiker, sondern suchte
auch auf die Krankheit bestimmend und helfend einzuwirken. Er
beschränkte die damalige sthenisirende Methode durch Einführung
einer mässigen antiphlogistischen Behandlungsweise, suchte sich
durch einfachere Medikation eine klinische Erfahrung zu bilden
und führte mehrere Specifica (wie Colchicum, Pulsatilla), die er
auch in geringerer Dosis wirksam fand, wieder in den Heilschatz
ein. In einer reichhaltigen consultatorischen Praxis bewährte er
auch eine vielseitige Kenntniss der Heilquellenwirkungen. Kurz,
was in der Vergangenheit P. Frank und Sydenham für die prak-

tische Medicin geleistet, finden wir in potenzirter Weise in Schoenlein wieder.

Zu den befähigsten Anhängern Schoenleins, die des Lehrers
Ansichten zugleich verbreiteten und selbst förderten, gehören Mar-
cus in Würzburg, Siebert, Eisenmann und Fuchs.
Marcus zeichnete sich besonders als Kliniker aus, Sie-
bert als Diagnostiker, Eisenmann als praktischer Beobachter.
Fuchs trieb die Classifikationswuth ziemlich weit und folgte dem
Meister am entschiedensten nach.

Die Parasitentheorie griffen Andere, nächst Eisenmann noch
Jahn (1787—1845; Ahnungen einer allgemeinen Naturgeschichte
d. Krankh. 1828), Stark (allg. Pathol. 1838), Haeser heraus, um
sie weiter auszubilden. In extremster Weise geschah dies von
C. R. Hofmann († 1851), der die Krankheiten als Rückfälle auf
niedere normale Lebensstufen darstellte, und von Volz, der die
Krankheiten als den höheren Organismen aufgedrungene niedere
ebenfalls bezeichnete. Da die Natur sich gegen diese Eindringlinge wehren muss, so wird ihr von Jahn (Naturheilkraft 1831;
die Physiatrik 1835 — 1839) und von Stark eine besondere, mit
vollkommenster Zweckmässigkeit Abhilfe gewährende Selbstheil-
kraft beigelegt.

Nach Diesem ist wohl genügend motivirt, wenn wir die Existenz einer „naturhistorischen Schule" in Abrede stellen, am allerwenigsten aber Schoenlein als Urheber Dessen gelten lassen, was
man unter diesem Namen ihm Schuld gegeben und als systematische Lehre bezeichnet hat.

Anhänger Schoen-leins.

Parasi-tiker.

§. 67.
Die neue Wiener Schule und ihre Nachfolge.

Die Wiener Schule ist die direkte Fortsetzung der französischen, aber im höheren Style. Was Bichat, Corvisart, Laennec begonnen, das führte sie fort, aber in gesteigerter Potenz und mit
mehr Bewusstsein des Zwecks. Rokitansky und Skoda sind
die Meister dieser Schule. Jener ist der Begründer der neuen
pathologischen Anatomie, wenigstens für das gegen die französischen Leistungen gleichgiltig gebliebene Deutschland, Dieser der
physikalischen Diagnostik. Sie stürzten das Reich der Träume
und der Theoricen und setzten die Erfahrung dafür auf den
Thron. Das Experiment und die Beobachtungen traten für Deutsch-

land durch sie in ihre Rechte, die Methode wurde eine naturwissenschaftliche, exakte. Reicher begabt und gründlicher als ihre Vorgänger sind sie selbst, und darum auch ihre Leistungen viel umfassender und dennoch tiefer eingedrungen, wissenschaftlicher. Unterstützt von der der österreichischen Schule eigenthümlichen Ruhe und Nüchternheit, welche der Abstraktion und Ideologie fern, den Anbau auf Positives und Reales lenkt, haben diese Koryphäen einen prinzipiellen Umschwung in der Anschauung des Ganzen und einen realen Reichthum neuer Thatsachen gebracht, der ihr Erscheinen als ein wahrhaft reformatorisches bezeichnet.

Biographisches Rokitansky's. Carl Rokitansky ist am 19. Februar 1804 in Königgrätz in Böhmen geboren. Sein Vater Procop war k. k. Kreisbeamte und starb, als R. 8 Jahr alt war, in Leitmeritz (Böhmen) als k. k. Kreiskommissär, worauf die Mutter R's., eine geb. Lodgman v. Auen, nach Königgrätz, wo ihr Vater als pensionirter k. k. Kreiscommissär lebte, übersiedelte. Hier studirte R. in den damaligen fünf Gymnasialklassen, machte sodann in Prag den damaligen philosophischen Cursus von drei Jahren durch, und widmete sich der Medicin. Er hörte 6 Semester an der Universität Prag, hierauf 4 Semester an der Universität Wien, wohin ihn wegen der misslichen Verhältnisse seiner Mutter ein Onkel (Mutterbruder), der nachmalige k. k. Regierungsrath Alois Logdmann v. Auen, berief. Durch Unterstützung von seiner Seite wurde es R. möglich seine Studien zu vollenden und den Doctorgrad zu erlangen (im J. 1828); bald darauf trat er als zweiter Assistent bei der pathologisch-anatomischen Lehranstalt ein, an welcher er in dem damaligen ersten Assistenten und nachmaligen Professor der path. Anatomie, Joh. Wagner, ebensowohl einen Freund, wie auch ein Vorbild in Forschung und Fleiss fand. Nach Dessen Ernennung zum a. o. Professor rückte Rok. in die Stelle eines ersten Assistenten auf, supplirte nach Dessen Tode im Jahre 1832 seine Stelle 2 Jahre hindurch und wurde im Jahre 1834 zum a. o. Professor ernannt. Als Solcher fungirte Derselbe bis zum Jahre 1844, wo er, unter Erhebung des Faches der pathologischen Anatomie zu einem ordentlichen (obligaten) Studium, zum ordentl. Professor ernannt wurde.

Seit dem Jahre 1834 verwaltete Rok. auch die seit jeher mit der Stelle eines Krankenhaus-Prosektors in der Person des Professors der pathol. Anatomie verbundene Stelle eines Gerichtsanatomen der Haupt- und Residenzstadt Wien. Im Jahre 1848 wurde er zum ordentl. Mitgliede der k. Akademie der Wissen-

schaften ernannt. Seit dem Jahre 1849—1850 war er dreimal
Dekan des durch die neue Organisation der Universitäts-Studien
geschaffenen k. k. medicinischen Professoren-Collegiums; im Jahre
1852—1853 Rector Magnificus der k. k. Wiener Universität.

Auch an äussern Auszeichnungen, jedenfalls wohlverdienten,
hat es Rokitansky nie gefehlt. Er ist Mitglied mehrerer Akademien, zahlreicher medicinischer Gesellschaften und Vereine, Ehren-
doktor der Prager Universität, seit vielen Jahren Präses der k. k.
Gesellschaft der Aerzte in Wien, seit mehreren Jahren Mitglied
des ständischen Medicinal-Collegiums im k. k. Staatsministerium
und Inhaber mehrerer bedeutender Dekorationen.

Rokitansky's erste Abhandlungen erschienen im Jahre 1836 *Schriften*
in den österreichischen Jahrbüchern XVIII. 2. über das perfori- *Roki-*
rende Magengeschwür und XIX. 4. über innere Darmeinschnürung *tansky's*
und blieben ganz unberücksichtigt. Spätere Artikel wie über das
dysenterische Geschwür (ebend. XX. 1.), über Darmeinschiebung
(ebendas. XXIII. 4.), über Krankheiten der Bildung (ebendas.
XXIII. 1.), über Ausbildungen der Knochen an der innern Schädel-
fläche bei Schwangern (ebendas. XXIV. 4.) wurden nur in der
nächsten Umgebung beachtet. Erst das Handbuch (später Lehrbuch) der pathologischen Anatomie, dessen dritter spezieller Theil,
welcher die Brust- und Unterleibsorgane behandelte, zuerst (1841)
erschien, während der erste die allgemeine Anatomie enthaltende
später (im J. 1846) ausgegeben wurde, machte das gebührende
Aufsehn und lenkte die Augen, man kann wohl sagen, der ganzen
damaligen medicinischen Welt auf den Sektionstisch Rokitansky's.

Keinem haben wohl je ähnliche Bedingungen zu Erfahrun- *Seine Ver-*
gen an Leichen zur Seite gestanden (man spricht von 30000 Sek- *dienste.*
tionen, die er benutzt, jährlich an 2000), aber auch Keiner hat
die pathologische Anatomie zu der Wichtigkeit erhoben, die sie
seitdem eingenommen. Rokitansky erklärte sie für die Grundlage
des ärztlichen Wissens und Handelns; sie müsse Alles enthalten,
was an positivem Wissen verlangt wird, daher auch mikroskopische Untersuchung, pathologische Chemie. Er verbindet damit
den Standpunkt des Klinikers. Die spezielle Anatomie enthält die
Grundlage der allgemeinen. Er dringt auf dem Wege der Analyse, wie in der klinischen Erforschung, von aussen nach innen
zum Ganzen. Es ist gewiss, dass die Anatomie des Kranken
ebenso wenig die Pathologie ist, wie die Anatomie des Gesunden
die Physiologie, aber man muss es dem grossen Beobachtungs-
talente Rokitansky's, seiner ausserordentlichen intuitiven Begabung.

welche von der Form auf das Innere der Prozesse überging und
ein anschaulich plastisches Bild derselben gab, lassen, dass er es
verstanden hat, auch auf diesem Wege durch scharfsinnige Induktion und mühsame Vergleichung in das Biologische und Physiologische der Krankheitsprozesse einzudringen und in dem Gewordenen das Werden zu sehn. Er studirte die funktionellen Erscheinungen und brachte sie in Uebereinstimmung mit dem objektiven Befunde, stellte die pathognomonischen Werthe beider
Zeichen zusammen, dadurch, dass er sie gegenseitig abwog,
und schloss von der Materie auf die Kraft. Es ist verdienstlich,
dass er den Antheil des Blutes über die festen Theile nicht
vergass und jenes in das rechte Licht und Verhältniss zu diesen setzte (der neueren Virchow'schen Richtung kann dies nicht
nachgerühmt werden). Rokitansky stellte die gemeinsamen anatomischen Charaktere unter gemeinsame Gesichtspunkte zusammen, verfolgte die Krankheitsprozesse in ihrer genetischen Entwicklung bis zur Involution durch ihre Stadien hindurch, und
suchte die ätiologischen, individuellen Verhältnisse, wie die Verwandtschaften und sympathischen Beziehungen gleichzeitiger Störungen zu ermitteln. Er verglich das anatomische Material mit
dem klinischen, und gelangte, mit Hülfe der physikalischen und
chemischen Forschungen, zu bestimmten pathologischen Resultaten,
welche die fortgesetzte Beobachtung bestätigte. Ja er versuchte
mit der glänzenden Darstellung der Heilvorgänge, welche die Natur einleitet (z. B. die Verödung der Produkte und Gewebe), sogar
therapeutische Fingerzeige zu geben. Es gelang ihm so die pathologische Anatomie zur elementaren Doktrin für die Pathologie aus-
znbilden. Wenn aber sein entschiedenes Talent die Klippen zum
grossen Theil umschiffte, welche mit einer anatomischen Anschauungsweise verbunden sind, so muss doch gegen den von den
Neueren geltend gemachten Irrthum, als sei die anatomische Pathologie zugleich auch die physiologische, angekämpft werden, weil
eben das Element, die Grundlage, nicht mit dem Gebildeten und
dem Gebäude selbst identifizirt werden kann. Rokitansky's Beispiel selbst lehrt, wie schwierig der Weg von der pathologischen
Anatomie zur Klinik ist, dass Produkte und Zustände nicht Dasselbe bedeuten, dass in den materiell-physikalischen Krankheitsvor-
gängen nicht die dynamisch-vitalen erschlossen sind, dass mit den
„optischen Behelfen" doch die letzten elementaren Vorgänge dunkel
bleiben und zuletzt Hypothesen und Theorieen für Thatsachen
eintreten müssen. — Der Erfolg Rokitansky's, den Keiner der

Epigonen so leicht erringen wird, das unermessliche neue Material,
welches des Ueberraschenden so Viel bot, hat dazu wesentlich beigetragen eine anatomische Schule statt einer physiologischen oder,
wie sie sich jetzt lieber nennt, klinischen, hervorzurufen.

Die Hauptvorzüge der Rokitansky'schen Leistungen auf dem
Gebiete der pathologischen Anatomie nach der formalen Seite hin
liegen in der schon erörterten Methodik, in dem Festhalten am
Positiven, an dem Sinnlichen, an der Natur. Nur selten geht er
über die Grenze des Greifbaren hinaus. Er vermeidet alle Neben-
wege abstrakter Reflexion, der Analogisirung, der Teleologie. Seine
Eintheilung ist klar, übersichtlich. Gewisse Grundverhältnisse gehen
durch das Ganze hindurch, so dass ein innerer, gemeinschaftlicher
Plan, wie in der Natur, alle Theile verbindet. Seine Definitionen
sind scharf, distinkt. Seine Darstellung ist anschaulich, synthetisch vom Einzelnen zum Ganzen, vom Besonderen zum Allgemeinen vorschreitend, Eins auf das Andere immer hinweisend, wie
die Anomalieen der Textur auf das Volumen, die Gestaltung, die
formellen Bestandtheile des Blutes weil wesentliche immer wieder-
derkehrend als Blastem, histogene Stoffe u. s. w.

Bei aller Selbstständigkeit ziert Rokitansky die Achtung vor
den Leistungen Anderer, und was er geirrt, das schämt er sich
nicht einzugestehen und besserer Ueberzeugung zufolge aufzugeben. Dahin gehört seine Krasenlehre, ein Beweis, dass auch
Er dem Tribute der Theorie opferte. Mit der Vorliebe für Humoralpathologie und mit der berechtigten Annahme primitiver Erkrankungen
des Blutes liess sich Rokitansky verführen, eine albuminöse, fibrinöse (hypinotische und hyperinotische), ja sogar eine exanthema-
tische, croupöse, puerperale Krase anzunehmen. Das schmeichelte
dem deutschen Theoretiker und hat nicht wenig zur Einführung
der Wiener Richtung beigetragen. Damit waren zur Hinterthür
die liebgewordenen Ontologieen mit andern Namen hereingelassen,
die man eben zur Vorderthür herausgeworfen. Rokitansky hat
diese ganze Krasenlehre aufgegeben und davon nur die Anomalieen der Menge des Blutes, der Blutkörperchen des Faserstoffs,
der Pyämie und Sepsis übrig gelassen und ihre klinischen Zeichen und Folgen geschildert.

Die Begünstigung der Humoralpathologie durch Rokitansky
ist ausserdem ersichtlich an seiner Annahme einer differenten primitiven Natur des Blastems und der daran geknüpften, neuerdings
bekämpften, Zellenentwicklung, an der Theorie der Neubildung
und deren Vorgängen (Erguss, Infiltration, Geschwulst), Eigen-

Die ge-
schicht-
liche Be-
deutung
Roki-
tansky's.

Humoral-
theorie.

schaften (Vaskularisation) und Ursprünge (Exsudat, freies, inter-
stitielles, parenchymatöses, durch Hyperämie, Entzündung, Hämor-
rhagie, Erstarren des Faserstoffs innerhalb des Gefässsystemes).
Auch die Aufstellung des Exsudates als wesentlichen Momentes
der Entzündung (deren Produkt es doch erst ist) hängt damit zusammen, sowie die wohl berechtigte specifische Qualität und die
konsecutiven specifischen Miasmen der Neubildungen, welche ein
neuer Forscher (Virchow) leider! abläugnet. Die Blutveränderungen werden gradezu als die wichtigsten Structurveränderungen bezeichnet, und diese letztern wieder sind das bedeutendste Objekt der
pathologischen Anatomie, und durch deren Voranstellung freilich
auch mittelbar für die Pathologie. So zeigt sich wohl auch die Einseitigkeit dieser einen Richtung, wenn sie zur Hauptsache für die
Klinik gemacht wird. Die freilich unsichtbaren, aber trotzdem
wichtigen Veränderungen des Nervensystems treten dabei fast ganz
in den Hintergrund.

Klassicität Wenn man Beispiele für die Klassicität Rokitansky's auf-
Roki- führen will, so verweise man auf seine Darstellung der Neubil-
tansky's. dungen, besonders die Zellenbildung, Entzündung, Krebse und
Tuberkel betreffend, auf das wahrhaft neugestaltete Kapitel der
Abnormitäten der Knochen, der Knorpel und Gelenke, auf die vorzüglichen Abschnitte über Abnormitäten der Kreislaufsorgane (Herz,
Arterien, Venen, Lymphgefässe), der Respirationsorgane, (besonders
die Pneumonie, das Emphysem), die Beschreibung der Magen-
erosion, der Ruhr, des Typhus, kurz, man möge Einzelnes verändern, berichtigen, umstossen, das Ganze wird, wie Skoda's Werk
über Perkussion und Auskultation in Hinsicht auf die physikalische
Diagnostik, so Dieses für die pathologische Anatomie die Bedeutung eines unvergänglichen Codex für alle kommenden Phasen
der Entwicklung sich erhalten. Diesen Ruhm sichert der ungeheuere Reichthum neuer Thatsachen und der reformatorische Impuls, den Rokitansky insbesondere der ganzen neuen Zeit gegeben hat.

Skoda Der Begründer der neuen physikalischen Diagnostik ist
S k o d a. Er revidirte nicht nur die Lehren und Befunde von
L a e n n e c, P i o r r y, B o u i l l a u d, F o u r n e t u. A., er reformirte
die ganze Methode, indem er sie auf neuen Grundlagen auf-
baute und aus der akustischen Diagnostik eine p h y s i k a l i s c h e
machte. Er untersuchte die Entstehungsweise der normalen und
kranken Töne, führte sie auf ihre Bedingungen und verschiede-

nen Möglichkeiten zurück, verglich damit die Erscheinungen an
Lebenden und Todten, worin ihm seine tüchtigen anatomischen
und pathologischen Keuntnisse unterstützten, und gelangte so zu
allgemeinen Gesetzen, welche einerseits die Principien darstellten,
aus denen die normativen Bestimmungen unter gewissen Voraussetzungen abgeleitet werden konnten, andererseits die apodiktischen, akustisch-symptomatologischen und semiotischen Zeichen
Laennec's je nach den variabeln Möglichkeiten der Verhältnisse
in wandelbare umänderten. Was einerseits die Sicherheit gewann,
das büsste sie mit Recht andererseits ein, indem Skoda in die
Nothwendigkeit scharf zu sondern und zu individualisiren versetzte.
Dieses Verdienst ist sehr gross; es stellte die physikalische Diagnostik sehr hoch und bewahrt sie doch vor der Ueberschätzung
und dem selbstgenügsamen Vertrauen auf ihre alleinigen diagnostischen Entscheidungen.

Jos. Skoda, geboren 1805 am 10. December in Pilsen in Biographie
Böhmen, studirte daselbst das Gymnasium und die Philosophie Skoda's.
und kam im Jahre 1825 behufs des Studiums der Medicin nach
Wien; 1831 wurde er daselbst zum Doctor der Medicin promovirt
und dann sogleich als Cholera-Bezirksarzt in Böhmen verwendet.
Im Jahre 1833 trat er als Sekundararzt ins allgemeine Krankenhaus in Wien ein, und verblieb daselbst bis zum Jahre 1838. Im
Jahre 1839 diente er durch 9 Monate als Bezirksarmenarzt. 1840
wurde er ordinirender Arzt der neugeschaffenen Abtheilung für
Brustkranke im allgemeinen Krankenhause. 1841 wurde er Primararzt und hatte nebst der Abtheilung für Brustkranke eine Abtheilung für interne Kranke und die Abtheilung für Hautkrankheiten
zu versehen. 1847 erhielt er die Professur der medicinischen Klinik,
die er noch jetzt bekleidet. Der grosse Ruf, den er als Arzt für
Brustkranke geniesst, führt fortwährend eine grosse Anzahl solcher
Kranken nach Wien.

Im J. 1836 erschien in den österr. Jahrb. die erste, in wei- Schriften
teren Kreisen unbeachtet gebliebene Abhandlung Skoda's über Skoda's.
Perkussion. Schon im J. 1839 gab er eine selbstständige Schrift
heraus: Abhandlung über Perkussion und Auskultation, welche bis
zum J. 1854 schon die 5. Aufl. erlebt hat. Seine Berichte über die
auf der Abtheilung für Brustkranke im Wiener allgem. Krankenhause behandelten Kranken datiren vom J. 1840 in den med.
Jahrb. Im 22. Jahrg. befindet sich von ihm eine Abhandlung „über
den Herzstoss und die durch Herzbewegung verursachten Töne",
im 23. Jahrg. eine andere „zur Untersuchung des Unterleibes."

Das bedeutendste Werk bleibt aber jenes grössere über Perkussion und Auskultation, welches wahrhaft epochemachend genannt werden kann, und um so verdienstlicher war, als Skoda zwar die Leistungen seiner Vorgänger kannte, in der Technik aber Autodidakt war.

Er lehrte die Verschiedenheiten im Perkussionsschalle und ihre Bedeutung, verwies hier schon den Irrthum der sogenannten Herz-, Leber-, Magentöne u. s. w. und stellte statt des Laennec'schen und Piorry'schen Mehr oder Minder eine vierfache Reihe und Abstufungen von Tönen her. Er untersuchte die Bedingungen des tympauitischen Schalles in der Lunge auf dem Wege des Experiments auch an Leichen, da dieser scheinbar mit den physikalischen Gesetzen in Widerspruch schien. Piorry's überwiegende Berücksichtigung der Resistenz beim Perkutiren wurde beschränkt. Skoda wies Laennec's Erklärung der verschiedenen Stärke und Helligkeit der Stimme am Thorax nach den Gesetzen der Schallwirkung zurück und führte die Konsonanz dafür ein, indem er sich auch hierbei auf zahlreiche Experimente stützte. Laennec's Unterscheidung der Pectoriloquie und Bronchophonie, die streng genommen blos sprachlich war, indem kein festes Kennzeichen zwischen beiden aufzustellen war, während die Schüler doch die Pectoriloquie als Zeichen der Excavationen festhielten, bezeichnete er als überflüssig und zu Irrthümern führend. Was die Aegophonie Laennec's und deren Definition als Widerhall der Stimme in den Flüssigkeiten bei Compression des Lungenparenchyms betrifft, so erklärte sie Skoda für wenig bedeutend, da sie nur ein die konsonirende Stimme zuweilen begleitender Schall sei, der mit den Flüssigkeiten in der Pleura nicht im wesentlichen Zusammenhange stehe.

Die Eintheilung der am Thorax hörbaren Stimme von Skoda ist seitdem massgebend geblieben. Ebenso die an die Stelle von Laennec's Eintheilung getretene Skoda'sche der Respirationsgeräusche (vesiculäres, bronchiales, unbestimmtes), wobei die Untersuchungsmethode, wie sich am Thorax das nahe und entfernte Geräusch, das aus den Luftzellen, Bronchien, Trachea, Larynx unterscheiden lassen, eine wahrhaft nachahmenswerthe für alle experimentellen bleiben wird. Die schwer fasslichen und subjektiven Laennec'schen Analogieen in den Bezeichnungen wurden dadurch zu wahrhaft physikalisch-genetischen und objektiv entsprechenden. Auch die Rasselgeräusche wurden streng erforscht und Ungehöriges daraus geschieden (das trocken sonore und das trocken pfeifende Rasseln Laennec's), sowie ihre Eintheilung in Uebereinstimmung mit den

(marginal note:) Seine Verdienste um die Percussion.

Respirationsgeräuschen gebracht, wodurch die ganze Lehre sehr vereinfacht wurde.

Sehr bedeutsam, auch für die Physiologie, sind Skoda's Untersuchungen über den Herzstoss, die Pulsationen der Arterien, den Rhythmus der Herzbewegungen geworden und haben eine ganze Reihe neuer Forschungen zur Folge gehabt. Die Ursache des Herzstosses wurde ebenfalls in physikalischer Bewegung gefunden (nach Gintbrod) und mit Recht konnte Skoda gegen seine Angreifer sagen, es habe sich „Niemand ausser ihm die Aufgabe gestellt, die sämmtlichen Erscheinungen des Herzstosses bei gesunden und kranken Individuen zu erklären." Ueber die Ursachen der Töne stellte Skoda die Grundsätze auf, dass die beiden Herzkammern, die Aorta und die Pulmonalarterie, jede für sich, sowohl den ersten als den zweiten in der Herzgegend vernehmbaren Ton hervorbringen können, dass das Verhalten der Herzklappen häufig die Veranlassung der Töne gebe (Vergleichung der Erscheinungen an Lebenden mit Sektionsbefunden, wobei namentlich das Verhalten der Papillarmuskeln mit in Frage kam). Er erklärte die Herztöne und die Arterientöne mit einer Bestimmtheit, von welcher ihn auch neuere Ansichten von Rapp, Kiwisch, Baumgarten, Nega, Hamernjk, Wachsmuth nicht abbringen konnten.

Hatte Laennec die Geräusche innerhalb der Herzhöhle von einem Krampfe abgeleitet und fand man nun organische Ursachen dafür auf und leitete sie von Reibung des Blutes an den Kammerwandungen oder Klappen ab, so fügte Skoda die physikalische Bedingung hinzu, dass Geräusche auch durch das Einströmen eines kleinen Blutstroms in eine ruhende, oder langsamer oder entgegengesetzt bewegte Blutmasse entstehen können, woraus sich neue wichtige Folgerungen ergaben. Das Nonnengeräusch hält Skoda nicht für Zeichen der Hydrämie, noch der Anämie.

Sehr instruktiv sind die vielfachen Möglichkeiten, die dieser Meister für die Geräusche am Pericardium aufstellt. Die Regeln zur Auffindung und Bestimmung der Töne und Geräusche am Herzen, am Pericardium, in der Aorta und Pulmonalarterie suchen in Methode und Exactheit wie Umsicht über die Verhältnisse ihres Gleichen. Daraus ergibt sich denn auch eine ganz neue, von der bisherigen französischen total verschiedene Semiotik dieser Töne und Geräusche. Die spezielle akustische Semiotik überhaupt musste nach diesen neuen physikalischen Voraussetzungen vollständig reformirt werden, und man braucht nur den Abschnitt Lungenentzündungen in Betreff der Erscheinungen, so lange der Theil noch Luft enthält,

oder nicht, das Bezügliche der Urtheile über das knisternde Rasseln
Laennec's als nicht pathognomonisch, über dessen schematische
Aufeinanderfolge auskultatorischer Erscheinungen, ferner die Kapitel Brand der Lunge, Lungenödem, Lungenemphysem, Tuberkeln
zu vergleichen, um die Gediegenheit und Vorsicht zu erkennen,
mit welcher die (relative) Bedeutung der physikalischen Zeichen
in jeder einzelnen Form der Erkrankung gewürdigt wird.

Skoda's Bedeutung.
Mögen daher immerhin andere Erklärungen, andere Folgerungen gegen Skoda auftreten, — er hat die Bahn ein für allemal
festgestellt, auf der die Untersuchung vorzugehn hat. Frei von
aller Ideologie, prosaisch nüchtern, fast trocken, wie es der Forscher im Realen sein darf und soll, vorsichtig im Schluss aus
Induktion, und sicher und ruhig im Experiment, hat er nicht allein
auf diesem speziellen Gebiete Unsterbliches geleistet, sondern ist
überhaupt als Derjenige zu bezeichnen, welcher neben seinem
grossen Mitarbeiter Rokitansky der neuen Zeit den Weg des Experiments und der objectiven Untersuchung gezeigt hat. Die Liebe
zahlreicher Schüler lohnt ihm dafür im Leben, die Geschichte wird
seinen Namen für immer bewahren.

Nihilismus n. die Therapie.
Um so bedauerlicher ist es, dass sich ein grosser Schatten
an diese Lichtseiten heftet. Skoda ist es, welcher, im Zusammenhange mit seiner anatomisch-physikalischen Richtung, an einem
Einfluss der Heilmittel auf die Krankheitsvorgänge verzweifelt.
Seine Nüchternheit in dieser Beziehung nahm grosse Dimensionen
an und wurde zum Unglauben, sein Skepticismus der Meinung
führte zu einem Nihilismus der That. Die in solchem Misstrauen
unternommenen Versuche, welche schon von vornherein nichts
Lebensfähiges prophezeiten, wurden um so resultatloser, als Skoda's
Methode zu experimentiren der ersten Voraussetzungen in der Therapie, nämlich der Kenntniss der Heilmittel und des Individualisirens,
entbehrte. Der Aderlass, der Tartarus stibiatus, das Opium, das
Nitrum, die Tisanen, — so ohne Prinzip und ohne Differenz schablo-
nenartig verwendet, mussten zu gleich tristen Resultaten führen,
von denen man ja im Voraus überzeugt war. So ward Skoda
der wissenschaftliche und geflissentliche Urheber des Nichtsthuns,
welches sich als exspectative oder physiatrische, oder diätetische,
ja gar als physiologische Methode geberdet (weil es den Gang
der Krankheit unverändert lässt); und welches von dem grossen
Haufen seichter und bequemer Nachfolger so willig acceptirt wird.
Die Unwissenheit prinzipiell beschönigt und die Uebertreibung der

Polypharmakasterei in das Extrem des die Hände in den Schooss Legens verwandelt, — das sind traurige Auswüchse am Baum der Medicin, welche in dem Boden dieser sonst so tüchtigen Wiener Schule keimten.

In dieser Beziehung muss es ein Glück genannt werden, dass Oppolzer's Richtung hier ein Gegengewicht bot.

Johann Oppolzer, geboren im Jahre 1808 in Gratzen (Budweiserkreis in Böhmen), absolvirte sowohl das Gymnasium als auch die Universitätsstudien in Prag und promovirte 1835 ebendaselbst. Er schrieb als Inauguraldissertation *„de Typho abdominali."* Nachdem er die Stelle eines Sekundararztes an der chirurgischen Klinik des Prof. Fritz bekleidet hatte, wurde er Assistent an der med. Klinik des Prof. Krombholz. Im J. 1841 wurde er zum Professor der med. Klinik und zum Primararzt des allgemeinen Krankenhauses in Prag ernannt. Im J. 1848 übernahm er die Professur der speziellen Pathologie und Therapie an der Universität Leipzig und damit zugleich die Stelle eines Vorstandes des Jacobshospitals ein. Im J. 1850 wurde er an die Universität Wien berufen und begann seine Vorlesungen über spezielle Pathologie und Therapie daselbst im April desselben Jahres. Im Laufe der Zeit wurden ihm zahlreiche Auszeichnungen zu Theil: der sächsisch-ernestinische Haus-Orden, der schwedische Nordstern-Orden, der sächsische Hofrathstitel, die Mitgliedschaft der Academia Leopoldina Carolina, die wirkliche und Ehrenmitgliedschaft einer grossen Anzahl ärztlicher Vereine, selbst des entferntesten Auslandes und das Ehrenbürgerrecht zu Franzensbad. Zur Zeit ist Oppolzer Rector magnificus an der Universität Wien, in welcher Stellung er sich grosse Popularität erwarb, und wurde kürzlich zum Präsidenten des Turnvereins zu Wien gewählt.

Oppolzer vertritt in der Wiener Schule hauptsächlich das klinische Element. Er war es, der das neue Wissen aus der Leichenkammer und der Klinik in das Leben einführte und durch seine liebenswürdige Persönlichkeit, so wie sein hervorragendes diagnostisches Talent das Publikum mit der neuen Methode befreundete und die Aerzte zur Nacheiferung anhielt. Er vereinte die anatomisch-pathologische und physikalisch-diagnostische Richtung und verwandte sie für die kasuistisch-klinische Betrachtungsweise nach Art Andral's. Aber die Diagnose wurde bei ihm nicht blos um ihrer selbst willen gemacht, nicht blos im wissenschaftlichen Sinne als Technik geübt, sondern auch im praktischen Interesse zur Heilung nutzbar angelegt. Die Therapie ist bei Oppolzer nicht blos Zugabe, son-

(margin notes:) Biographie Oppolzer's. / Bedeutung Oppolzer's

dern sie ist bei ihm auch wirkliches und wesentliches Bedürfniss, und nicht selten leuchtet durch sein Heilbestreben die Kenntniss specifischer Mittel hindurch.

An die hervorragenden Leistungen dieser würdigen Trias reihen sich die Bestrebungen einiger anderer Lehrer an der Wiener und Prager Hochschule an, welche in demselben Geiste, wenn auch nach verschiedenen Richtungen, wirkten.

Hyrtl's
Biogra-
phie.

Joseph Hyrtl, geb. zu Kis-Marton in Ungarn, 7. Dec. 1811, Sohn eines Musikus in der Esterhazy'schen Schlosskapelle, studirte in Wien, wurde Doctor medicinae 1835, Prosektor an der Wiener Universität von 1833—37, wurde zum Professor der Anatomie in Prag ernannt 1837, und 1845 zum Professor der descriptiven, topographischen und vergleichenden Anatomie in Wien. Er gehört der allmählig aussterbenden Kategorie der praktischen, d. h. präparirenden Anatomen an. Die Zahl derselben ist in Deutschland bis auf ein Minimum gesunken.

In Injektionen und der vergleichenden Anatomie zeichnet sich Hyrtl aus. Daher seine häufig nachgesuchte Mitwirkung zur Einrichtung anatomischer Museen, selbst in Galata-Serai, in Athen, Paris (Musée Orfila). Es existirt keine Universität von Kasan bis Dublin, von Stockholm bis Rio, welche nicht Hyrtl's Präparate besässe und er steht im Tausch- und Verkaufsverkehr wegen mikroskopischer Injektionen mit der ganzen Welt. Die Prager und Wiener menschlichen und vergleichenden anatomischen Museen (das Letztere enthält 5000 Nummern) sind von ihm eingerichtet worden, wofür er 1858 zum Regierungsrath ernannt wurde, nachdem ihm Louis Philipp 1846 für Gleiches in Paris den Orden der Ehrenlegion ertheilt hatte. — Den Franz-Joseph-Orden erhielt er 1862, den griechischen Erlöser-Orden 1861.

Von dem ausdauernden Fleisse dieses Anatomen wird man sich einen Begriff machen, wenn man erfährt, dass ihn weder die Zerstörung seiner für 8000 Dollars Angebot nicht abgetretenen Sammlung 1848 durch die Croaten, wie der Verlust seiner sämmtlichen Habe gleichzeitig, noch ein Brandunglück 1853 entmuthigten seine Arbeiten von Neuem zu beginnen. Seine schriftstellerische Thätigkeit ist eine ausserordentliche und fast jeder Aktenband der Wiener Akademie enthält eine wichtige anatomische Entdeckung,

Leistun-
gen

unter denen wir nur hervorheben wollen: den Amphibienkreislauf gewisser Fische, — die Kiemenschnecken der Clupeaceen und Characinen, die gefässlosen Herzen, die anangischen Netzhäute, die Widerlegung der Müller'schen Lehre von den Nebenkiemen (bei den Rochen, und bald auch bei den Knochenfischen, womit H. im Augenblick beschäftigt ist). Von der Anerkennung, welche seine grösseren Werke, insbesondere das Handbuch der topogr. Anatomie und ihrer prakt. med. Anwendung 1846, 3. Aufl. 1857, und das Lehrb. der Anat. d. M. mit Rücksicht auf physiologische Begründung und prakt. Anwendung 1846, 6. Aufl. 1859 gefunden haben, zeigt es gewiss, dass selten ein anatomischer Autor (ausser Campers über die beste Form des Schuhes) sich so zahlreicher Uebersetzungen und Auflagen rühmen kann. Sie wurden übersetzt ins Ungarische 1849, ins Holländische 1851, ins Italienische 1853 und 1858, ins Polnische 1860, ins Russische 1861, ins Neu-Griechische (noch nicht vollendet, von Dr. Wludos), ins Englische (von Dr. Barclay, von Prof. Wright eben begonnen). Seine Collegien sind von Zuhörern aus allen Nationen der Erde besucht und die Mitgliedschaft fast aller Akademicen und gelehrten Gesellschaften in Europa, Amerika und Indien zeichnet ihn aus. — Ueber die speziellen Leistungen Desselben vergl. noch unt.: Anatomie im letzten Abschnitt: Fortschr. d. einz. Diszip. im 19. Jahrh. Wir heben hier als besonders verdienstvolle selbstständige Schriften heraus: *Antiquitates anatomiae rariores*, 1835; vergl. anat. Unters. über d. Gehörorgan des Menschen und der Säugethiere, 1845; das prophetische System der Knochenfische 1850; Beweis, dass die Ursprünge der Coronar-Arterien während der Systole der Kammern von den Semilunarklappen nicht bedeckt werden und dass der Eintritt des Blutes in diese nicht während der Diastole stattfindet. 1855; über die Selbststeuerung des Herzens, ein Beitrag zur Mechanik der Aortenklappen; Handbuch der praktischen Zergliederungskunst. — Ausser den Verdiensten in diesem letztgenannten Zweige hat Hyrtl seinen Namen besonders unvergänglich hingestellt durch die Förderung der topographischen und vergleichenden Anatomie und durch die Beziehung, welche er der Anatomie zu der praktischen Medicin und Chirurgie einerseits, und zu der Physiologie auf der andern Seite zu geben verstand, wodurch er das ursprünglich Todte zu beleben und zu vergeistigen wusste.

Zu den selbstständigen Förderern der neueren Richtung in anatomischer Hinsicht besonders, wie in pathologischer, gehört J. Engel. *(Engel.)*

Er wurde im Jahre 1839 in seiner Vaterstadt Wien zum Doctor promovirt, bei welcher Gelegenheit er eine Dissertation „über den Hirnanhang und den Trichter" veröffentlichte. Im Jahre 1840 wurde er unbesoldeter Assistent bei Professor Rokitansky *(Biographphie und Leistungen.)*

und verblieb in dieser Stelle bis zum Jahre 1844, wo er einen Ruf nach Zürich für die durch Henle's Abgang erledigte Lehrkanzel der descriptiven Anatomie erhielt. Vom Jahre 1840—1844 schrieb Engel mehrere kleinere pathologisch-anatomische Abhandlungen, die er in den medicinischen Jahrbüchern des östr. Kaiserstaates veröffentlichte. Zugleich gab er Privatcurse in der descriptiven und topographischen, später auch in der pathologischen Anatomie und war der Erste, der in Wien Privatcurse über pathologische Histologie eröffnete. In der Schweiz wurde ihm im Sommer 1845 neben der Anatomie auch die allgemeine Pathologie als Lehrfach zugetheilt. Später docirte Engel noch abwechselnd topographische und pathologische Anatomie. Nach Prof. Köllikers Abgang trug Derselbe auch Physiologie und Entwicklungsgeschichte vor, bis er im Jahre 1849 nach Prag berufen wurde. Während seines Aufenthaltes in Zürich veröffentlichte er eine „pathologisch-anatomische Propädeutik", dann eine „Anleitung zur Beurtheilung des Leichenbefundes", ferner zahlreiche Aufsätze meist aus der normalen und pathologischen Histologie, welche in der Zeitschrift der Gesellschaft der Aerzte abgedruckt wurden. In diese Periode fallen auch seine humoralpathologischen Abhandlungen, die er aber nach seiner Uebersiedlung nach Prag als Irrthümer zu bezeichnen keinen Anstand nahm. In Prag hatte Engel den Lehrstuhl für pathologische Anatomie inne. Im Jahre 1854 erhielt Engel die Lehrkanzel der descriptiven Anatomie an der restaurirten Josephsakademie in Wien, welche er auf Verlangen mit jener der pathologischen und topographischen Anatomie im Jahre 1856 vertauschte. In dieser Stellung ist Engel noch heute.

Engel stützt sich stets auf eigene Untersuchungen, für welche ihn ein bedeutendes Talent der Beobachtung befähigt, und hat sich seinen eigenen Gang und sein Urtheil freigehalten. Dies bewies er dadurch, dass er gegen die theoretische Beimischung der Krasenlehre Rokitansky's und jede andere ähnliche, obwohl er der Ersteren Anfangs gehuldigt hatte, mit einer Entschiedenheit auftrat, welche in damaliger Zeit, wo die neue so urplötzlich hervorgewachsene Autorität bezwingend wirkte, eine seltene war und Wunder nahm. Dabei ist die Arbeitskraft und der Fleiss Engels eine ungeheure und es ist fast kein Gebiet der anatomischen Physiologie und Pathologie, welches nicht Etwas von ihm aufzuweisen hätte, wobei die praktischen Bedürfnisse des Arztes eine sorgsame Beachtung erhalten. Eines seiner Hauptwerke ist „die spezielle pathologische Anatomie, mit vorzüglicher Berücksichtigung der

Bedürfnisse des Arztes und Gerichtsanatomen, 1856." Hier hat der Verfasser bewiesen, dass er nicht blos untersucht und sieht, sondern auch denkt. Er vergisst nicht über das Lokale das Allgemeine, nicht über das Krankhafte das Normale, und ist bemüht die Leichenerscheinungen von den pathologischen zu trennen. Die kleinere Hälfte des Werkes füllt ein Artikel über Aufgabe und Methode, welcher in prinzipieller Hinsicht für die pathologische Beobachtung von Bedeutung ist und fast eine allgemeine Pathologie enthält. Die anatomische Beschreibung selbst ist ein Muster von Einfachheit, Klarheit, und dabei keineswegs trocken. — Im J. 1850 erschien von ihm: das Knochengerüste des menschlichen Antlitzes, ein Beitrag zur Physiognomie; 1854: Darstellung der Leichenerscheinungen und deren Bedeutung, worin die häufigsten Fehlerquellen bei Sektionen aufgedeckt werden; 1860: das Compendium der topographischen Anatomie, worin mit grosser Klarheit und Uebersichtlichkeit, inbesondere auch mit instruktiver Angabe der Präparationstechnik, vorgegangen ist.

Zahlreiche Journalartikel, welche schon im Beginn der Wiener Schule erschienen, beweisen den Fleiss Engel's. Wir erwähnen von den früheren, Anfangs der 40er Jahre erschienenen, folgende: Beitrag zur Pathologie der Gewebe; zur Anatomie der Gefässe; Untersuchungen im Gebiete der vergleichenden pathol. Anat. und der Entwicklungsgeschichte; krit. Unters. im Gebiete der mikroskop. pathol. Anat.; zur Physik d. Auges; über Muskelreizbarkeit; über Schädelformen; über Thorax-Gestaltung; — auf seine anderweiten Leistungen kommen wir bei spezieller Betrachtung der Anatomie, Physiologie und pathologischen Anatomie zurück. Seine letzte grössere Arbeit ist eine Beispielsammlung für pathologische Sektionsbeschreibungen.

Carl Wedl, a. Prof. der praktischen Histologie, geboren zu Wien 1815, wurde promovirt 1839, habilitirte sich als Privatdocent für Histologie an der Wiener Universität 1849 und erhielt die genannte Professur 1853. Seine Aufsätze finden sich in der Mitth. d. Freunde der Naturwissenschaften zu Wien 1847-- 1848, in d. Zeitsch. d. Ges. d. Wiener Aerzte 1849 bis jetzt, in d. Zeitsch. für prakt. Heilkunde 1859, in d. Sitzungsber. u. Denkschr. d. k. Ac. d. Wiss. zu Wien v. 1849—jetzt. Sie betreffen verschiedene Gegenstände aus dem Gebiete der vergl. u. pathol. Histologie und aus der Helminthologie.

Als selbstständige Werke erschienen: Grundzüge der pathologischen Histologie. Wien, 1853, und Atlas der pathologischen Histologie des Auges, dessen Schluss nahe bevorsteht.

Auf dem Gebiete der Physiologie zeichnen sich aus Brücke, und Czermak.

B. Brücke's Leben und Arbeiten   **Ernst Wilh. Brücke**, Sohn eines Malers, geb. in Berlin 1819, erzogen in Stralsund im Hause des Superintendenten Droysen, besuchte das Gymnasium daselbst bis 1838, studirte Medicin in Berlin und Heidelberg, und machte das preussische Staatsexamen. Bald hierauf, 1843, wurde er als Assistent im Museum für vergleichende Anatomie in Berlin angestellt und fungirte in Abwesenheit des Prosektors Dr. Peters als Solcher. 1846 erhielt er die Anstellung als Lehrer der Anatomie an der Academie der bildenden Künste in Berlin; 1848 ging er nach Burdach's Tode als Professor der Physiologie nach Königsberg. Von dort wurde er im J. 1849 nach Wien berufen, wo er schon im Sommer zum wirklichen Mitgliede der Academie der Wissenschaften ernannt wurde, und als o. Prof. Physiologie und höhere Anatomie vorträgt und in dem physiologischen Institute die anatomisch-physiologischen Arbeiten leitet.

Ein Verzeichniss seiner sämmtlichen Leistungen findet sich in den Registern und Almanachen der Academie und in Poggendorf's biogr. lit. Handwörterbuch. Im J. 1842 erschien seine Abhandlung „de diffusione humorum per septa mortua et viva"; 1847 die anat. Beschreibung des menschl Augapfels, 1851 Untersuchungen über Farben. Unter seinen speziellen Leistungen, auf welche wir im folgenden Abschnitt mehrfach zurückkommen, sind noch hervorzuheben: die Untersuchungen über das Muskelsystem der Magen-Darmschleimhaut, die Verdauung, die Peyer'schen Drüsen, die Chylusgefässe und die Resorption des Chylus, über die Kranzschlagadern des Herzens; die Entdeckung eines neuen Spannmuskels der Chorioidea; Untersuchungen über die Darmzotten, über den Bau der Muskelfasern mit Hülfe des polarisirten Lichtes; eine Entzündungstheorie (Vgl. unter: Fortschr. d. einz. Disz. im 19. Jahrh.: Physiologie u. s. w.).

Czermak's Leben und Leistungen.   **Johann Czermak** ist 1828 in Prag geboren, wo sein Vater und Grossvater als praktische Aerzte wirkten. Seine Studien begann Cz. auf dem Gymnasium seiner Vaterstadt, woselbst er auch die philosophischen Jahrgänge absolvirte. Im Jahre 1845 bezog Cz. die Wiener Universität, um sich unter der Leitung Hyrtl's und seines Oheims Prof. Jos. Julius Czermak den medicinischen Studien zu widmen.

Im Jahre 1847 bezog Czermak die Universität zu Breslau, woselbst er das Glück hatte, an der Seite seines grossen Landsmannes Prof. Purkinje ausschliesslich physiologischen Studien zu leben. Im Jahre 1849 ging Cz. nach Würzburg und wurde daselbst nach abgelegten strengen Prüfungen als Doctor der Medicin und Chirurgie im J. 1850 promovirt. Hierauf machte Cz. mit dem ihm befreundeten Prof. Koelliker eine grössere wissenschaftliche Reise durch England, Schottland und Holland, besuchte allein Paris, von wo er 1851 als Assistent des neuerrichteten physiologischen Instituts nach Prag berufen wurde, und habilitirte sich kurze Zeit darauf als Dozent für Physiologie und Mikroskopie an der medicinischen Facultät zu Prag.

Schon 1855 wurde Cz. zum ord. Prof. der Zoologie an der Universität in Graz ernannt. Nach mehrjährigem Wirken an dieser Hochschule ernannte das Ministerium Cz. zum ord. Professor der Physiologie in Krakau, woselbst er das physiologische Institut gründete.

Im Jahre 1858 wurde Cz. von Krakau in gleicher Eigenschaft nach Pesth übersetzt und löste auch an dieser Hochschule die Aufgabe ein physiologisches Institut in's Leben zu rufen.

Bei der immer mächtiger anschwellenden nationalen Bewegung in Ungarn gab Cz. im Sommer 1860 freiwillig seine Demission, um als einfacher Privatmann seiner Wissenschaft zu leben.

Er kehrte in seine Vaterstadt im Herbst 1860 zurück, woselbst er ein physiologisches Privatinstitut errichtet hat.

Cz's. literarische Arbeiten beginnen mit dem Jahre 1848 und haben seither alljährlich eine Vermehrung erfahren. Sie sind meist physiologischen, histologischen und vergl. anatomischen Inhalts. Seit dem Jahre 1858 hat Cz. durch seine bahnbrechenden Bemühungen und Arbeiten die Liston-Garcia'sche Untersuchungsmethode vervollkommnet, unter dem Namen der Laryngoscopie in die Medicin und Physiologie eingeführt, und so den Impuls zur Begründung eines neuen Zweiges des medicinischen Könnens gegeben.

Von dem Princip der Liston-Garcia'schen Methode hat Cz. verschiedene neue Anwendungen gemacht, so z. B. die von ihm erfundene Methode der Untersuchung des Cavum pharyngo-nasale und der Nasenhöhle vermittelst kleiner Spiegelchen, welche er Rhinoscopie nannte.

Cz's. zahlreiche laryngo- und rhinoscopische Aufsätze erschienen gesammelt in einer Brochüre im Januar 1860 (Der Kehlkopfspiegel und seine Verwerthung für Physiologie und Medicin. Leipzig, Engelmann).

Im Frühjahr und Sommer 1860 unternahm Cz. Reisen nach Paris und London, um seine Methode zur Verwerthung des Liston-Garcia'-schen Princips auch in Frankreich und England einzubürgern. Die Pariser Academie hat Cz's. Arbeiten auf den genannten Gebieten durch eine „mention honorable" und eine Summe von 1200 fl. anerkannt.

Ausserdem hat sich Cz. durch Vivisektionen, microscop. Untersuchungen verschiedener Art, eine Abhandlung über den Biss giftiger Schlangen, Forschungen über Physiologie des Auges, der Stimme, des Tastsinnes in vorzüglicher Weise bekannt gemacht (vgl. unten: den Abschnitt Physiol.).

Wenige seines Gleichen in der Literatur seines Faches zählt **Karl Schroff**, o. Prof. d. allgemeinen Pathologie, der Pharmakologie und Pharmakognosie, Regierungsrath und Vorstand der pharmakognostischen Sammlung in Wien. Wo sind denn, wenn man die Arbeiten der Anhänger der neun therapeutischen Schulen in der Arzneimittellehre ausnimmt, die Männer, welche sich mit der einzig möglichen Methode zu einer Kenntniss der Arzneiwirkungen zu gelangen, mit Arzneiprüfungen an Gesunden beschäftigen? Es dürfte Mühe kosten davon ein halbes Dutzend zusammenzustellen und unter ihnen nimmt Schroff jedenfalls den höchsten Rang ein.

Karl Schroß, geb. 1802 zu Kratzau in Böhmen, vollendete seine Studien an der Grazer Universität, wo er auch promovirt wurde. 2¼ Jahre lang fungirte er in den Prager Krankenaustalten, und zwar in der Eigenschaft eines klinischen Assistenten des Professor Krombholz, eines Sekundararztes und 1½ Jahr lang eines Primararztes der Prager Irrenanstalt, sowie er auch das Physikat des Prager Taubstummeninstituts versah. (Von da datirt seine Beschreibung der Prager Irrenanstalt und ein Art. über Anwendung der Mineralwässer in öffentlichen Irrenanstalten). Im J. 1830 wurde er zum Prof. der theor. Medicin für Wundärzte an der Olmützer Universität ernannt und versah im J. 1832 das Choleraspital. Dieser vielfachen praktischen Thätigkeit ist es wohl zu danken, dass Schroff's Richtung in der Materia medica auch eine nähere Beziehung zur Praxis nahm und nicht blos theoretische blieb. Im J. 1835 wurde er als Prof. nach Wien versetzt. 1836 bereiste er Deutschland, Frankreich, England, Belgien, Holland, die Schweiz, Italien, wodurch er seine pharmakognostischen Kenntnisse ungemein bereicherte, und besuchte auch die Curorte. Im J. 1849 wurde ihm die Lehrkanzel der allgemeinen Pathologie, der Pharmakologie und Pharmakognosie (letztere auch für Apotheker obligat) übertragen, und endlich durch den Minister Thun, welcher ihm die Mittel zur Anschaffung pharmakognostischer Sammlungen und zur Begründung eines bescheidenen pharmakologischen Instituts gewährte, sein sehnlichster Wunsch erfüllt, selbstständig arbeiten zu können. Ein schöner Kreis junger gediegener Männer schaarte sich um ihn und ermöglichte die physiologische Prüfung der Arzneikörper, wodurch, sowie durch Versuche an Thieren, Schroff in den Stand gesetzt wurde eine Reihe von Untersuchungen vorzunehmen, welche, nachdem schon früher (1833) von diesem Verfasser die Arzneimittellehre und Recepturkunde zum Behufe seiner Vorlesungen erschienen waren (2. Aufl. 1837 und 1836), die Herausgabe der genügend bekannt gewordenen Lehrbücher der Pharmakognosie (1853) und der Pharmakologie (1856) und zahlreiche instruktive Abhandlungen und Aufsätze in verschiedenen Zeitschriften zur Folge hatten. Die letzteren behandelten folgende Gegenstände: Magnesiumoxydhydrat als Gegengift gegen arsenige Säure; Verh. der Arsensäure zur arsenigen Säure in toxikol. Hinsicht; toxikologische Versuche über Arsen; ist metallisches Arsen giftig?; über Aloëkrystalle; über Cantharidin und sein Verhältniss zu den spanischen Fliegen; über das Verh. d. fetten Oele zu den Canthariden und zum Cantharidin bei Vergiftungen mit diesen Substanzen; eine Vergiftung mit Hachich. — Besonders in pharmakodynamischer Hinsicht von Wichtigkeit sind ausserdem folgende Artikel: über die Einwirkung der verschiedenen Verbindungen des Arsens mit Schwefel (Hell. Arch.); über arsenigs. Kupferoxyd, über metallisches Arsen und deren Einfluss auf den thier. Organismus (Z. d. Ges. d. A.); über Aconit in pharmakognostischer, toxikologischer und pharmakologischer Hinsicht (Prag. Viertelj. Schr.); Beitrag zur Anwendung des Acon. in Krankheiten (Zeitsch. d. G. d. A.); noch ein Beitr. zur sichern Kenntniss des Sturmhuts und der aus ihm dargestellten Präparate (Reil's Journ. Bd. I.); über Aconitum Lycoctonum (Med. Jahrb., Zeitsch. d. Ges. d. A. 1861); über Rheum, Unt., bes. in mikroskop. Beziehung, und über Rheum austriacum insbes. (Prag. V.); über die wirksamen Bestandth. d. Rhabarber und über Rheum palmatum (Z. d. Ges. d. A.); über Colchicum-Zwiebel und Vers. an Menschen und Thieren (Z. d. Ges. d. A.); über d. Einfluss der versch. Trocknungsweisen der Knollenstöcke der Zeitlose auf ihren Gehalt an wirksamen Bestandtheilen und auf ihr Ansehn (desgl.); über Colchicin und das Verhalten d. Knollenstocks zu den Samen (österr. Z. f. prakt. Heilk.); über Hyoscyamus und die Extracte

27 *

420 Schroff.

desselben; über Hyoscyamin: über Belladonna, Atropin und Daturin (Z. d. G. d. A.), Conium maculatum u. das Extr. (Z. d. G. d. A.), Helleborus und Veratrum, pharmakogn., toxikol., pharmakodyn., historisch, (Pr. V. J. Schr. Bd. 42—44 und Z. d. G. d. A. 1860) Cyclamin und den Wurzelstock von Cyclamen europaeum (Z. d. G. d. A. 1859), Taxus baccata (ebend.).

Schroff's Hedentanz

Schroff's Leistungen erstreckten sich demnach in originaler und selbstständiger Weise über das Gebiet der Pharmakognosie, Pharmakologie, Toxikologie und Geschichte der Arzneikörper. Sein Streben geht redlich und gewissenhaft dahin jenen Disciplinen eine wissenschaftliche Unterlage zu geben und so viele fragliche Punkte bezüglich der wirksamen Bestandtheile, ihrer Vertheilung auf die verschiedenen Elemente der Pflanzen, des Einflusses der verschiedenen Entwicklungsperioden und der verschiedenen Pflanzenspezies eines und desselben Genus auf den Gehalt und die Art der wirksamen Stoffe möglichst endgültig zu erledigen, was ihm auch vielfach gelungen ist. — In Betreff der Prüfungen der Arzneien an Menschen und Thieren wäre zu wünschen, dass Schroff auch auf die Vorgänger Rücksicht nehme, um gewisse Mängel zu vermeiden, welche namentlich die subjectiven und nervösen Erscheinungen betreffen. Viele Prüfungen können nur als Anfänge und einseitige gelten, wie z. B. Hahnemann's Prüfung des Helleborus und Veratrum ungleich umfassender und vollständiger ist. Es fehlt uns übrigens bei den meisten Prüfungen durch den Mangel der Tagebücher die Einsicht in die Entwicklung und den Verlauf der Arzneikrankheit; es fehlen oft die lokal-specifischen und qualitativen Eigenthümlichkeiten, indem mehr auf Sekretionsergebnisse, Pulsfrequenz, Temperaturverhältnisse, quantitative Steigerungen oder Depressionen Rücksicht genommen wird. Aus diesen Prämissen werden zuweilen in sehr bestimmter Weise Resultate gezogen, welche der Usus in morbis nicht bestätigt, wie z. B. dass Daturin identisch mit Atropin sei (nur wirke Daturin quantitativ stärker), wornach folgerecht auch Strammonium und Belladonna identisch sein müssten, da nach Schroff Daturin wie Atropin die vollständigen Träger der Wirksamkeit der genannten Mittel sein sollen.

Immerhin aber wünschen wir für Schroff's Beispiel viele Nachfolger, da von den Lehrern der Arzneimittellehre ausser ihm nur Falk und Kissel sich prinzipiell für den Nutzen der Arzneiprüfungen ausgesprochen haben, Keiner aber durch Bildung von Prüfergesellschaften seit Jörg und einer Anzahl Wiener Aerzte in der ältern therapeutischen Schule wie Er sich darin hervorgethan hat.

Die neuere Richtung sollte auch in formeller wie materieller Hinsicht der Chirurgie zu Gute kommen. Dies vermittelte F r a n z S c h u h, Professor der Chirurgie, Vorstand des Operateur-Institutes und k. k. Regierungsrath in Wien, indem er die exakte Methode auch hier einführte, das pathologisch-anatomische Moment mehr zur Geltung brachte, die Mikroskopie zur Untersuchung verwendete und die Diagnostik schärfte. Geb. in Scheibbs in Oesterreich 1805, in den Benediktinerklöstern Admont, Seitenstetten und Kremsmünster in den Gymnasialkenntnissen unterrichtet, studirte Schuh in Wien, erlangte das Doctorat der Medicin und Chirurgie im J. 1831 und wurde sodann in das k. Operateur-Institut aufgenommen, wo er sich, sowie später als klinischer Assistent des Baron Wattmann, zum Operateur ausbildete. Im J. 1836 wurde er zum Professor an der Chirurgenschule zu Salzburg, 1837 zum Primarwundarzt im allgemeinen Krankenhause zu Wien, 1841 zum ausserordentlichen Professor der Chirurgie, 1842 zum ordentlichen Professor und 1843 zum Vorstand des Operateur-Instituts ernannt.

Schuh's schriftstellerische Thätigkeit datirt vom J. 1838. Die ersten Aufsätze erschienen in den österr. Jahrbüchern; später im Journ. d. Ges. d. Aerzte, in der Prager Vierteljahrschrift (über Epithelialkrebs); im Journal von Roser und Wunderlich (d. chirurg. Behandlung des Pneumothorax); neuerdings in der med. Wochenschrift, in der Zeitschrift f. prakt. Heilk. u. s. w. In seinem grösseren Werke: die Pseudoplasmen, Wien 1851, wurde die Mikroskopie zuerst in die Praxis der Chirurgie eingeführt. 1854 erschien die thatsächlich reiche und instruktive Pathologie und Therapie der Aftergebilde, und 1858 sein anregendes Werk über Gesichtsneuralgie und Nervenresektionen. — In diagnostischer Beziehung belehrte er über Tympanitis peritonaei, über die Untersuchung der Brustorgane bei Empyem, worin er von Skoda wacker unterstützt wurde, über Geschwülste u. s. w.

In operativer Hinsicht theilte er die Resultate der Operation der Hernien durch Invagination, nach Gerdy und Signoroni selbsteigen modifizirt, mit; ferner reiche und neue Erfahrungen über Paracenthese bei dem Empyem, zu welchem Behufe Schuh namentlich wegen des Lufteindringens zahlreiche Vivisektionen an Kaninchen anstellte. Er erfand mit Skoda einen besondern Apparat zur Verhütung dieses Uebelstandes und stellte die Anzeigen zur Operation, begründet auf physio-pathologische, genau erörterte Verhältnisse, auf einer ganz neuen Basis her. Auch v. Wattmann hatte Antheil daran, mit welchem, sowie mit Dr. Sigmund,

Schuh das Verdienst der Berücksichtigung der operativen Orthopädie theilt. (Weiteres vgl. unten: im Abschn. Chirurgie).

Wir haben ferner zweier Spezialitäten zu erwähnen, der neueren Ausbildung der Hautkrankheiten durch Hebra, der Syphilidologie durch Sigmund.

Ganz im Sinne seiner grossen Lehrer Rokitansky und Skoda reformirte Hebra das Gebiet der Hautkrankheiten.

Hebra's-Leben

Ferdinand Hebra, zu Brünn in Mähren im J. 1816 geboren, absolvirte seine medicinischen Studien zu Wien, wurde daselbst 1841 graduirt und trat im März desselben Jahres als Praktikant ins k. k. allgem. Krankenhaus ein, und zwar auf d. 6. medic., vom damaligen Primararzte Skoda geleitete Abtheilung, zu welcher die Ausschlagsabtheilung (damals besser Krätze-Station zu nennen) gehörte. Durch Skoda's Lehren und Beispiel aufgemuntert, widmete er sich dem Special Studium der Dermatologie, und war bereits im J. 1842 im Stande nach Aufforderung einiger ausländischer Doctoren (worunter Prof. Wintrich) die ersten Privatcurse zu beginnen. Diese waren bald so besucht, dass H. es wagen konnte sich nun eine Docentur zu bewerben, die er auch mittelst allerhöchster Entschliessung erhielt. Nach Ablauf seiner Spitalsdienstzeit drohte eine Störung seiner ferneren Ausbildung in der erst aufgenommenen Spezialität; durch Skoda's Vermittlung wurde ihm jedoch die inzwischen als Abtheilung für Hautkranke constituirte, acht Krankensäle mit 30 Betten umfassende Division in der Eigenschaft eines ordinirenden Arztes übergeben, und so die, zur Erreichung seiner Lebensaufgabe, d. i. der Ausbildung dieses bisher gänzlich vernachlässigten Zweiges der Medicin unerlässliche Bedingung, das nothwendige Materiale, gesichert. Die fortgesetzte gewissenhafte Benutzung des ihm zu Gebote stehenden Feldes blieb nicht unbelohnt, sondern hatte seine Ernennung zum Primararzte im J. 1848, und zum a. o. Professor im J. 1849 zur Folge. Seit dem Jahre 1842 wurden seine Vorlesungen über Hautkrankheiten jedes Jahr von mehr als 200 Zuhörern aus allen Ländern der Erde besucht.

Als besondere Leistungen Hebra's auf diesem Gebiete sind hervorzuheben:

Hebra's Verdienste um die Hautkrankheiten.

1. Die Constatirung der Existenz der Krätzmilbe, welche, obwohl schon seit Jahrhunderten entdeckt, immer wieder bezweifelt wurde, da bisher kein Kliniker dieselbe jedesmal aufzufinden und zu demonstriren vermochte; auch wies H. das Vorkommen der Milbengänge am Penis und Steiss, am Nabel und Ellbogen

nach; ferner die Natur und Wesenheit der Krätz-Efflorescenzen, als durch das Kratzen bedingte traumatische Affectionen, demnach als Kratz-Efflorescenzen, im Gegensatze zu der früher allgemein angenommenen Ansicht, dass die Knötchen, Bläschen und Pusteln das Produkt einer durch Erkrankung des Blutes bedingten Ablagerung seien.

2. Die bis zu seinem Auftreten geltende Idee, dass sämmtliche Hautkrankheiten Produkte von Allgemeinleiden seien, nicht Localprocesse, und dass sie desshalb eine blutreinigende Therapie erheischen, hat H. von jeher bekämpft und nachzuweisen gesucht, dass wie jeder Theil des menschlichen Körpers auch die Haut von Erkrankungen des übrigen Körpers unabhängige locale Leiden darbieten könne, und hatte darauf hingewiesen, dass man, wenn Jemand an einem Darm- oder Augencatarrh leidet, ebensowenig eine Blutkrankheit voraussetzen müsse, als bei einem einfachen Eczem, welches sich eben mit derlei catarrhalischen Processen leicht vergleichen lässt. Nichtsdestoweniger läugnet Hebra, dass jede Allgemeinkrankheit, sowie in anderen Organen, auch in der Haut Störungen hervorruft, ja dass manche Allgemeinkrankheit eine besondere Neigung besitzt Erkrankungen der Haut hervorzurufen, z. B. die Syphilis: dass es demnach auch Hautkrankheiten gibt, welche als der Ausdruck eines Allgemeinleidens zu betrachten sind. Somit ist durch Hebra die Diagnostik, welche im Stande ist in den meisten Fällen aus den Erscheinungen der Haut zu erkennen, ob ein allgemeiner oder localer Process zu Grunde liege, auch in dieser Beziehung bereichert worden.

3. Durch die vielen an Hautkranken und anderen Patienten gemachten Beobachtungen und Erfahrungen gewann Hebra die Ueberzeugung, dass die Anwendung von Hautreizen weder gegen innere, noch gegen Hautkrankheiten von irgend einem ersichtlichen Erfolge begleitet sei, sondern dass die vermeintliche Wirkung derselben darin besteht, dass gewöhnlich während der Anwendung des Hautreizes der ursprüngliche Schmerz dem nun an der Haut hervorgerufenen weicht, um sodann wieder zurückzukehren. Da nun die Erfahrung gleichfalls lehrt, dass viele Individuen nicht nur keine Hautreize vertragen, sondern sogar durch dieselben sehr empfindlich berührt und von Hautkrankheiten befallen werden, die sie viel länger belästigen, als das tiefer sitzende, dadurch zu beseitigende Uebel, ja dass manchmal, besonders bei scrophulösen, kachectischen Personen, sogar Leiden entstehen, die einen üblen Ausgang nehmen, und da man endlich durch diese Behandlungs-

weise dem medicinischen Schlendrian Thür und Thor öffnet, so
hat Hebra auf Grund dieser, sowie auch der anderweiten Wahrnehmungen, dass von den Homöopathen, von den reinen Hahne-
mannianern, ohne Hautreize glückliche Curen innerer Krankheiten,
bei denen sonst nach der Hippocratischen Schule Hautreize ange-
zeigt wären, vollbracht werden, wiederholt in seinen Vorträgen
vor Anwendung derselben gewarnt, und sich desgleichen
gegen jede handwerksmässige Ausübung der Therapie
energisch ausgesprochen, und mehr oder weniger ein indifferentes
exspectatives Verfahren empfohlen, insoferne als eben durch sehr
zahlreiche Versuche, die er theils selbst anstellte, theils auf der Abtheilung des Prof. Skoda, dessen Sekundararzt er durch 4 Jahre
war, beobachtete, er zu erfahren Gelegenheit fand, dass viele jener
Uebel, gegen die sonst energisch eingeschritten wurde, z. B. Pneu-
monien, auch einem ganz indifferenten Verfahren wichen.

4. Ein Princip, welches die Wiener Schule und auch insbesondere Hebra bei seiner Spezialität befolgt hat, war das, zu erforschen, wie das Uebel verläuft, wenn gar kein Mittel angewendet wird, kurz den naturgemässen Verlauf der Krankheiten zu studiren. Dadurch kam Hebra in die Lage, viele
jener Medikamente, die Andere sonst als wirksam betrachten, als
einen unnöthigen Ballast zu betrachten und zu finden, dass die
Uebel wohl während, aber nicht durch den Gebrauch solcher
Mittel geheilt werden. Hebra hat jede Gattung der Hautkrankheiten, z. B. Eczem, Psoriasis, Scabies, Prurigo, sowie auch die
Syphiliden mit irgend einem indifferenten Extract, z. B. Extr. gra-
minis, taraxici Monate hindurch behandelt, und sich dabei überzeugt, welche Uebel bei einer solchen Behandlung schwanden, in
welcher Zeit dies geschah, und welche Uebel nicht schwanden.
Dadurch hat es sich ihm herausgestellt, dass bei manchen Krankheiten
jede Therapie gleichgültig sei, sie sei eine allopathische, homöopathische, hydropathische, isopathische etc. So verschwinden nach ihm die
acuten Exantheme (Morbillen, Scarlatina, Variola) spontan, während
andere Ausschläge durch keinerlei Therapie geheilt werden können,
z. B. Prurigo, Elephantiasis Graecorum, andere hingegen wohl
vorübergehend gebessert werden, aber ohne Ausnahme recidiviren,
wie Psoriasis, Ichthyosis etc. Es sei uns demnach nur bei wenigen Uebeln gegönnt, mit Sicherheit einen guten Erfolg unserer
Behandlung zu erwarten, wie z. B. beim Eczem. Gerade in der
Behandlung, in der Charakteristik und ätiologischen Begründung
des letztgenannten Hautübels hat Hebra das Vorzüglichste ge-

leistet, indem er einerseits die Diagnose dieses vielgestaltigen
Uebels nach ganz neuen Gesichtspunkten feststellte und andererseits
sichere Anhaltspunkte für die Behandlung angab, wodurch es ihm
immer gelungen ist dieser Krankheit Meister zu werden.

5. Einem anderen Vorurtheile, welches in der ganzen Welt
verbreitet war, zum Theil noch ist, entgegenzutreten und dasselbe
durch wissenschaftliche Grundsätze zu entkräften, gehört mit zu
den Lebensaufgaben dieses ausgezeichneten Lehrers. Er suchte
nämlich nachzuweisen, dass das angebliche Zurücktreten der
Hautkrankheiten gar nicht möglich ist, und dass jene Symptome,
auf welche dieses Zurücktreten basirt wird, nämlich das Schwinden
der Hautkrankheit beim Eintritte einer anderweitigen heftigeren
Krankheit, wie Typhus, Pneumonie, sowie auch das Erblassen mit
Hautröthung einhergehender Dermatosen, wie Erythem, Erysipel,
Scarlatina, Morbillen in agone und der Mangel der Röthe am
Cadaver, nur dadurch bedingt werden, weil die Haut bekanntlich
schon im Leben bei heftigen Erkrankungen, sowie auch bei plötzlich einwirkenden Innervationsstörungen, z. B. bei einer Ohnmacht,
einzig und allein durch die Anämie der Haut bewerkstelligt werde.

6. Als ein Schüler Rokitansky's und als getreuer Anhänger
seiner Lehre war Hebra in verdienstlicher Weise bemüht die Krankheiten der Haut mit denen der übrigen Organe in Einklang zu
bringen, ein System zu entwerfen, welches s inen Grundsätzen
nach wohl schon von Rokitansky aufgestellt wurde, das er jedoch
weiter ausgebildet und dem klinischen Bedürfnisse angemessen aus-
gefeilt hat.

7. Die im Jahre 1842 gerade in Wien sehr verpönte und im   <small>Syphili-</small>
Krankenhause gar nicht mehr geübte Quecksilberbehandlung brachte <small>dologie.</small>
Hebra zuerst wieder zu Ehren. Ohne sich jedoch als einen enra-
girten Mercurialisten zu betrachten, wollte er doch seinem Principe
getreu Alles prüfen und vorurtheilsfrei jeder besseren Anschauung
Raum geben. Hebra übte daher auch die Jodbehandlung, die Behandlung ohne Specifica, die Syphilisation und Vaccination an
syphilitischen Individuen. Bei dieser Gelegenheit überzeugte er sich
zugleich, dass auch die subcutane Injection von Medicamenten bei
Syphilis erfolgreich angewendet werden kann. Ebenso hat er die
Anwendung des Cosme'schen Mittels (ohne Schuhsohlen und San-
guis draconis) bei Hautkrebsen, Lupus und sonstigen Neubildungen
mit günstigem Erfolge vorgenommen, ohne deshalb der Wiener,
der Canquoint'schen oder der Landolfi'schen Pasta zu vergessen,
und die Vorzüge aller einzelnen dieser Aetzmittel im speciellen

Falle vertheidigt. Die Galvanocaustik hat Hebra zuerst bei Lupus im Gesichte mit gutem Erfolge in Anwendung gebracht.

8. Ausgehend von dem Erfahrungssatze, dass das Abhalten der atmosphärischen Luft einerseits und andererseits die fortwährende Befeuchtung und Bespülung bei Wundflächen, sowie die Maceration der Epidermis bei manchen Hautkrankheiten viel zur Heilung und Erzeugung einer normalen Grannlation und Ueberhäutung beitrage, hat Hebra einen Apparat construirt, in welchem die Kranken Tag und Nacht entweder einzelne Theile ihres Körpers oder den ganzen Körper unter Wasser von bestimmter Temperatur erhalten können, wodurch (was später Langenbeck in der Chirurgie einführte) wohl der erste Versuch gemacht wurde, Menschen viele Tage und Nächte im Bade zu halten, welche Versuche auch bisher den Erwartungen vollkommen entsprachen, indem Kranke bis zu 20 Tage und Nächte ununterbrochen im Bade blieben und dabei neben den günstigen Wirkungen auf das jeweilige Hautleiden, z. B. Verbrennungen, Variola, Psoriasis, Pemphigus, gleichzeitig die Beobachtung gemacht wurde, dass weder die Respiration, noch die Pulsfrequenz, noch die Hautwärme irgend eine Veränderung erleiden und nur das Körpergewicht constant abnimmt.

Literarische Arbeiten. Hebra leitete zehn Jahre die Redaction der Zeitschrift der Gesellschaft der Aerzte in Wien, deren Vorstand er ist, und nebst seinen Jahresberichten über deren Leistungen, veröffentlichte er verschiedene Aufsätze über Krätze (medic. Jahrbücher 1842, übersetzt in den Annales des maladies de la peau), über die wichtigsten die behaarte Kopfhaut occupirenden Krankheiten (Ztschrft. d. Ges. d. Aerzte), dermatologische Skizzen, Systematik der Hautkrankheiten; über Herpes tonsurans; über die norwegische Krätze; Reisebericht über die Reise in Norwegen, Deutschland und Frankreich; Atlas der Hautkrankheiten, veröffentlicht von der k. Akademie der Wissenschaften; die Hautkrankheiten in Virchow's Handbuch der spec. Pathol. und Therapie.

Sigmund. Biographisches. Carl Ludwig Sigmund, a. Prof. und Vorstand der Klinik für Syphilis in Wien, ist geb. in Schässburg in Siebenbürgen, erlangte seine Gymnasialbildung daselbst und in Clausenburg, studirte und wurde promovirt in Pesth 1830—1836, bildete sich dann weiter aus im Wiener allg. Krankenhause und Operateurinstitute 1837—1840, bereiste Deutschland, Frankreich 1841—1842, später England und Belgien 1843. Im J. 1842 wurde er Primararzt einer chirurgischen Abtheilung und 1844 akademischer Dozent im allge-

meinen Krankenhause. Die von ihm schon früher beantragte Trennung der syphilitischen Station setzte er 1848 durch und wurde
als Professor der Klinik dafür im J. 1849 (als der erste Prote-
stant) angestellt. In demselben Jahre machte er von Staatswegen
eine Reise in den Orient zur Erörterung der Pestfrage und Quarantänereform, welche seitdem langsam Platz greift.

In selbstständigen Schriften gab Sigmund: Forschungen und
Beitr. zur Culturgesch. Siebenbürgens, incl. Medicin 1836; Füred's
Mineralquellen und der Plattensee 1837; Gleichenberg's Mineralq.
1840., 2. Aufl. 1842; südliche climatische Curorte 1859; Siebenbürgens Mineralquellen 1860; Pestfrage und Quarantänereform 1850;
Operateursinstitut 1841; Scherlievoseuche und verwandte Formen
1853; Einreibungskur bei Syphilis-Formen 1860. *Schriften und Ver-dienste.*

In zahlreichen periodischen Schriften hat sich dieser streb-
same und gediegene Verfasser um naturwissenschaftliche, phar-
makologische, hygieinische und medicinisch-polizeiliche Gegenstände,
sowie um das med. Unterrichts- und Spitalwesen verdient gemacht, insbesondere aber sich durch die Arbeiten über Syphilis
den Namen des deutschen Ricord erworben. Insbesondere was
Entstehung und Verlauf, Erkenntniss und Scheidung der Formen
betrifft, hat Sigmund in Betreff dieser Krankheit Dasselbe geleistet, was die Wiener Schule in Hinsicht anderer Krankheiten.
Die Therapie anbelangend, hat Sigmund darauf hingearbeitet
das syphilitische Contagium local zu tilgen und die Aufnahme
in den Organismus zur Ausscheidung zu bringen durch specifische
Mittel, für Tripper und locale Geschwüre aber jene Specifica abzuweisen und sie nur mit den, den individuellen und constitutionellen
Verhältnissen entsprechenden Heilmitteln zu bekämpfen, ein Fortschritt, der schon an sich erheblich ist, insbesondere aber auch,
da er mit einer rationelleren Auffassung der Therapie im Allgemeinen
übereinstimmt. (Wir werden auf die speziellen Leistungen des
Verf. in der Syphilislehre unten zurückkommen, vergl den späteren
Absch.: Fortsch. d. einz Disc. unter: Dyskrasieen. *Syphilido-logie.*

Ausserhalb Wiens schliessen sich hieran Hamernjk und
Dietl. *Hamernjk.*

Sehr radical in Bezug auf Verachtung der Therapie verfuhr
Hamernjk, früher Professor, jetzt praktischer Arzt in Prag. Ein
sehr geübter Diagnostiker und mit vorzüglicher Beobachtungsgabe
ausgestattet, liebt er es seinen eigenen Weg zu gehen und kommt
dabei oft zu kühnen und überraschenden Resultaten. Seine Prämissen sind gut, seine Schlüsse scharfsinnig und doch hier und

da weder logisch noch faktisch gerechtfertigt. Seine vorzüglichsten Arbeiten sind die Untersuchungen über den Mechanismus
der Herzklappen und die Entstehung der Herztöne; phys. und
pathol. Unters. über die Erscheinungen an Arterien und Venen
(1847); das Herz und seine Bewegung, Beiträge zur Anat., Physiol.
und Pathol. des Herzens, des Herzbeutels und Brustfells, 1858.

Dietl. Prof. Dietl in Krakau, früher in Wien, hatte mit seiner
nihilistischen Richtung wenigstens das Gute, in seiner bekannten
Schrift über „den Aderlass in der Pneumonie" diesen zu beschrän-
ken. Er redete durch statistische Beweise der exspectativen Behandlung das Wort und bewies sich im Uebrigen als ein klarer
Kopf und guter Beobachter. Nach eigener Anschauung gab er
eine „kritische Beobachtung europäischer Krankenhäuser."

Der in nungsge- nossen u. Nachfol- ger in Wien Um diese Heroen und Meister der Wien-Prager Schule grup-
pirten sich zuvörderst in nächster Umgebung zahlreiche
Gesinnungs- und Arbeitsgenossen und Schüler, je nach den verschiedenen Fächern.

So zeichneten sich in pathologisch anatomischer Hinsicht
aus: Gruby (Mikrosk. Unt.), Heschl (vgl. unten im spez.
Theil), Dlauhy (über Endocarditis u. a. m,), Helm (über
Kopfblutgeschwulst der Neugeborenen; Metrophlebitis; Monographie der Puerperalkrankheiten) und die Prosektoren Rokitansky's:
Kolletschka (über Pericarditis mit Skoda), Wislocki; als Chemiker: Florian Heller (phys. und pathol. Chemie und Mikroskopie), Kletzinsky (Biochemie u. s. w.); als Pharmakolog: Duchek; als Schriftsteller über Diagnostik, besonders im Fache
der Auskultation und Perkussion: Zebetmayer, Gaal, Bamberger (Herzk.) Schwanda; als Spezialisten: Arlt, Stellwag v. Carion, v. Jaeger (Augenheilkunde); Dumreicher,
Pitha (Chirurgie); Ivanchich (Blasenkrankheiten), Leiders-
dorf (Psychiatrie); Arneth, Braun und Späth (Geburtshilfe);
Mauthner und Bednár (Kinderkrankheiten); Carabelli
(Dentistik), wegen deren spezieller Leistungen wir auf die späteren Details bei Betrachtung der einzelnen Disciplinen weiter unten
verweisen.

Verbrei- tung der neuen Strömung nach aussen Schill. Weniger rasch als man nach der Vorbereitung des Bodens
durch Schoenlein hätte erwarten sollen, gelang die Verbreitung
der besseren Strömung ausserhalb Wien's und Prag's. Für die
der Deutschen voranstehende ausländische Medicin machte Schill
in Tübingen († 1839) Propaganda in seinem Grundriss der pathol.
Semiotik 1836, in der Monographie über Irritation, 1838, und

in seiner wohl durchdachten allgemeinen Pathologie, 1840. Lotze,
ein Schüler Herbart's und scharfsinniger Denker, griff die naturhistorische Richtung an (1839), und war bemüht die allgemeine Pathologie und Therapie als mechanische Wissenschaften
auf einer neuen Basis herzustellen, — aber diese Bemühungen
reichten nicht über den Schreibtisch und griffen nicht genug
in's praktische Leben ein. Besser wirkte das Bedürfniss die von
Schoenlein angeregten Fortschritte der Diagnostik zu erweitern, gesetzmässig zu begründen und den Mangel des Positiven,
der erst recht fühlbar wurde, zu ergänzen. Nach der chemisch-
physiologischen Seite hin hatte auch Lehmann in Leipzig in
seiner physiologischen Chemie (1840) einen neuen Weg in derselben Richtung eingeschlagen, und in derselben Stadt wirkte
E. Hasse lehrreich in der Klinik. Derselbe hatte damals auf
seinen Reisen die pathologische Anatomie und akustische Diagnostik kennen gelernt und war als Assistent des Hofraths Clarus
bemüht den jungen Klinikern Liebe dafür einzupflanzen. Wunderbar genug sah man da den Unterschied des geübten Technikers
von der autodidaktischen, oft trügerischen Fertigkeit. Die Früchte
pathologisch-anatomischer Studien nach fremden und eigenen Erfahrungen kamen schon 1841 in Hasse's anatom. Beschreibung
der Krankheiten der Circulations- u. Respirationsorgane, worin sich
bes. die Abschn. über Venenkrankheiten, über Atheroma u. s. w.
auszeichnen, zu Tage. Trotz alle Dem aber brach sich die Wiener Schule mühsam Bahn. Wunderlich in Tübingen, jetzt geh.
Medicinalrath und Direktor der Klinik in Leipzig, hat das Verdienst in seiner im J. 1841 erschienenen Schrift über deutsche
und französische Medicin und in seinem mit Roser gemeinschaftlich herausgegebenen „Archiv für physiologische Heilkunde"
zuerst auf Anerkennung dieser Leistungen, welche zwei Jahre lang
in der ausserösterreichischen Presse nicht beachtet, ja selbst von
einer Seite verurtheilt wurden, mit Entschiedenheit hingewirkt zu
haben. In einer dringenden und nicht geringes Aufsehn, ja Erbitterung erregenden Weise forderten diese jugendlich kühnen
Stürmer den Bruch mit dem Alten, und indem sie die Parole des
„Physiologischen" aussprachen, gaben sie zugleich einer neuen
Anschauung und Reform einen Ausdruck und Halt. Als nun von
da an Rokitansky und Skoda weiter in ihren Veröffentlichungen
vorschritten, die Augen der medicinischen Welt sich auf sie richteten, zahlreiche Reisende des Studiums halber nach Wien gingen
und von da die anfangs wunderthätig angestaunte Methode mit-

brachten und weiter verbreiteten, als insbesondere auch durch das exacte Verfahren eines O p p o l z e r, J a k s c h und anderer Prak- tiker das Publikum anfing auf die Diagnostik der neuen Schule aufmerksam zu werden und ihre Ausübung selbst zu verlangen, war der Fortschritt und die Fortpflanzung der Lehren der Wien- Prager, jetzt sich selbst „physiologisch" nennenden Schule nicht mehr aufzuhalten. Es bildeten sich bald compakte Coterien, die sich in der Praxis wechselseitig unterstützten und ausschlies- send gegen die Aerzte der älteren Richtung verfuhren; es wurden die Kliniken und Hospitäler den Anhängern ·der neuen Schule übergeben; es entstanden Zeitschriften, die ihr huldigten, während ältere eingingen, ja es kam so weit, dass Jedermann das Stethos- kop und den Plessimeter nahm, auch wenn er nicht zu hören ver- stand, und dass Viele mit der Benutzung der neuen Terminologie, welche das Studium der alten Schriften fast schon erschwert, auch den Geist und Inhalt der jungen Medicin geschöpft und ergründet zu haben glaubten.

Wunder- lieb's Cha- rakteri- stik. Unter den Förderern der physiologischen Medicin nannten wir oben K. A. W u n d e r l i c h Geb. 1815 zu Sulz am Neckar, studirte er in Tübingen, wurde 1837 promovirt und besuchte dann andere deutsche Universitäten, Belgien, Frankreich ; 1838 — 39 wurde er Assistent am Katharinenhospital in Stuttgart, 1841 Assistent der Klinik in Tübingen, 1843 ausserord. Prof. und interimistischer Director der Klinik, 1846 definitiver Leiter und ordentlicher Prof. Seit 1850 ist er in Leipzig.

Wunderlich's Richtung sticht nicht unwesentlich von der Wiener Schule ab, insofern er der alten Medicin nicht damit un- getreu geworden ist und nicht Alles über Bord wirft, was Therapie heisst. Wunderlich besitzt, worauf man in Deutschland so viel giebt, gründliches Wissen und Gelehrsamkeit. Sein „Handbuch der Pathologie und Therapie", welches schon während seines Erschei- nens in Lieferungen in seltener Weise in zweiter Auflage erschien, ist eine Zierde der deutschen Literatur, ein Muster an Fleiss, histo- rischem Detail, Vollständigkeit, sowie an klarer und durchdachter Darstellung. Der Verfasser ist nicht blos zu Hause in den Hülfswissenschaften, in dem objectiven medicinischen Material der Neuzeit, sondern, was damit seltener verbunden ist, er ist auch ein philosophischer, abstrakt denkender und an Ideen keineswegs armer Kopf. Diese Fähigkeiten liessen ihn manche Einseitigkeiten der neuen Schule vermeiden (wir erinnern an seine gleichmässig solidistische wie humoralpathologische Anschauung, an die Beachtung des jetzt so verstossenen nervösen und dynamischen Elementes, der allgemeinen Verhältnisse des Körpers neben den localen) und gaben ihm in gewisser Beziehung eklektische Universalität. Diese machte sich auch in einer richtigeren Beurtheilung des therapeutischen Bedürfnisses und des exspectativen Verfahrens geltend, das er beschränkte, während er ersteres anerkannte. Dass er freilich den Leitfaden für die Therapie nicht findet, und daher bald in die rohe Empirie der Modernen, bald in die angebliche Rationalität der Alten verfällt, — das zeigt, dass eben ein sonst guter Kopf in gewissen Punkten, wo es auf den Bruch mit alten Anschauungen ankommt, auch mit Blindheit geschlagen sein kann. Wie würde er sonst in seinem Handbuch eine „homöopathische Wirkung" (I. 654) zugeben, unter den Heilwegen eine „specifisch-empirische Neutralisation" anerkennen (I. 73) und in seiner Geschichte der Medicin die Schulen, welche nach der Verwirklichung dieser Heilwege streben, zu den „Schwindelrichtungen" rechnen können?

Zu den gediegensten ersten Vertretern der genannten moder- [*]Die ersten Vertreter der neuen Richtung Henle u. A nen Richtung gehörten nächst Wunderlich: Henle, der exaktes Wissen ebenfalls mit kritischer Denkfähigkeit verbindet, wie er dies schon 1840 in seinen „pathologischen Untersuchungen" bewies, Pfeufer, jetzt in München, dessen mit Henle herausgegebene Zeitschr. f. rat. Medicin 1842 wacker für die Wiener Schule eintrat, Frerichs, Traube, Lebert, Rapp, Günsburg, Jaksch, Kölliker und Viele, deren Leistungen wir bei der speciellen Betrachtung noch kennen lernen werden.

Man muss, um den Einfluss der Wiener Schule würdigen zu Die Medicin der Wiener Schule in England können, sich ein Bild von der praktischen Heilkunde machen, wie sie, Frankreich abgerechnet, vor ihr aussah. In England fehlte alle Selbstständigkeit; Nachklänge von Brown, mehr noch von Cullen, bildeten die Theorie. Was von Frankreich herüberkam, wurde dankbar angenommen. Nur das Gute hatte die dortige Medicin, dass sie sich immer an das Praktische hielt und daher manche gute Thatsache lieferte. Etwas von der Haller'schen Irritabilität, nur praktisch modifizirt, kam in Travers „Irritation" Travers. (1826) zu Tage, welche als nervös vermittelte Krankheitserscheinung sich bei ihm durch Störung der Sensation und Bewegung äussert, local und allgemein sein kann, und von dem plastischen Prozess der Entzündung sich unterscheidet. Diese Irritationslehre fand allgemeine Verbreitung in England, wurde aber von Williams und Crawford auch für das erste Stadium der Entzün-

Ch. Bell dung angenommen. Als dann durch die Arbeiten von Ch. Bell die Funktionen des Rückenmarks in sensitive und motorische zerfällt wurden, verlegte man die Irritation in das Rückenmark (Allan, Brown, Abercrombie, Teale, besonders Bright, Parish und die Gebrüder Griffin), wodurch sich der Begriff der Spinalirritation bildete und scheinbar locale Krankheiten als nervöse erkannt wurden.

Marshall Hall. Dass hiedurch, wie durch die späteren Arbeiten Marshall Hall's über die Reflexthätigkeit, die Pathologie des Nervensystems gewann, die schon von Cullen an in England kultivirt wurde, ist begreiflich; es muss aber zum Ruhme angerechnet werden, dass auch die humoralen Krankheiten bei allem Mangel an Exactität der Forschung unerkannt wurden, wie die Schriften von Thakrah und Stevens (1832) beweisen. Der Einfluss der französischen Schule

Graves, Stokes u. A. zeigte sich dann bald an den hervorragenden Grössen von Graves und Stokes, Bright, Abercrombie, Hope, Carswell, Williams, Addison, Walshe u. A.

Medicin in Italien In Italien ist seit Rasori kein selbstständiger Gedanke aufgetreten, man müsste denn Geromini's Kampf gegen die Ontologie und Bufalini's kritische „medicina analitica" dafür einstehen lassen. Es ist das Höchste, was man dort rühmen kann, dass die französische Richtung Anklang gefunden hat.

Die übrigen Nationen schlossen sich in ihrem Entwicklungsgange entweder an die romanischen oder die germanischen Völker an. Wer sich an Deutschland anlehnte, zog, wenigstens in praktischer Hinsicht, keinen grossen Nutzen.

Die Zeit vor der Wiener Schule in Deutschland Man muss die Zeit vor Schoenlein und der Wiener Schule mit als Lernender durchlebt haben, um über den Zustand der damaligen, namentlich klinischen Medicin, urtheilen zu können. Mit Ausnahme einiger wenigen Kliniken, wie der von Schoenlein, Krukenberg, Marcus war der Lehrer befriedigt, wenn der Studirende sein Examen nach einer logischen Ordnung, d. h. nach den Systemen des Körpers, vornahm. Die Diagnose benutzte die Symptome zur Zusammenfassung eines Krankheitsbildes, welches in die besondere Nomenklatur und das nosologische System des Lehrers passen musste, oft ein ontologisches war, in gewissen allgemeinen Bezeichnungen (z. B. *febris gastrico-catarrhalis nervosa* u. dgl.) sich bewegte, selbst zuweilen mehr ein instin'ktartig Gefühltes oder Abstrahirtes, als eine distinkt gezeichnete Form darstellte. Die Localisirung wurde vielfach versäumt; die pathologische Anatomie diente nur dazu die geistreiche Diagnose zu bestätigen, und wenn das nicht gelang, so wusste der gewandte Kliniker dies in wohlgesetzter Rede zu verhüllen und zu motiviren. Die physikalische Diagnostik, als sie nothgedrungen geübt zu werden anfing, wurde aus Büchern erlernt und man fügte die zugehörigen Geräusche der Diagnose zu, auch wenn man sie nicht gehört hatte. Auf positives pathologisches Wissen kam es nicht an, man wusste ja auch nicht einmal, was zu wissen war, da die pathologische Anatomie, die Physiologie der Krankheitsprozesse, die chemische, die physikalische Seite fehlte u. s. w. Statt Dessen glänzte der Lehrer in Auseinandersetzungen über das vermeinte Wesen, erging sich in Phrasen und Ideologie, stellte Theorieen auf und phantasirte, und der Schüler schwärmte um so mehr für den geistreichen Kliniker, je blendender und je leichter nachsprechbar diese Begriffe von Irritation, Schwäche, Erethismus, Venosität, Tonus, Krampf der Gefässe u. s. w. waren, bis er am Krankenbette allein gelassen und auf sich angewiesen die Hülflosigkeit schmerzlich fühlte, in welcher ihn die Schule gelassen. Denn nachdem in wohlgesetzter lateinischer Rede eine Excursion in den schillerndsten Farben über den vorliegenden Fall beendet war, schloss das brillante Feuerwerk mit den nichtssagenden Indikationen: *irritationem imminuere, febrem mitigare, debilitatem tollere,* und es wurde in den Topf der Polypharmakasterei gegriffen, um mit den gehörigen Mitteln nach rationellen Grundsätzen, d. h. nach fingirten Zuständen e contrario zu kämpfen. Wollte sich aber der Schüler in einer Arzneimittellehre, z. B. von Sundelin, Vogt oder Sobernheim noch spezielleren Rath über die Wirkungen der betreffenden Arzneien erholen, so gerieth er in einen Irrgarten von romantischen Phrasen, nach welchen z. B. Arsenik ein stärkendes Mittel, Campher ein Flügelmann genannt wird, der den Blutdunst, identisch mit Blutgeist, belebt u. dgl. m. Man braucht nur sich die Pathologie des Typhus im Geiste der damaligen Zeit zu vergegenwärtigen und an die mit dem Begriffe der Asthenie zusammenhängende Behandlung desselben mit „Reizmitteln", wie Campher, Valeriana, Arnica, Angelica u. s. w. zu denken, um ein deutliches Daguerreotyp der ganzen klinischen Medicin von damals zu haben.

Da der Umschlag in der ganzen Denk und Anschauungsweise durch die neue Schule ein totaler war, ist es erklärlich, dass er nur langsam erfolgte. Während früher über die Symptome schnell hinweggegangen wurde, um zur Diagnose zu gelangen, und die Synthese vorherrschte, wurde jetzt die schärfste Auseinanderlegung des Details, also die Analyse das Hauptmoment. Die Diagnose diente sonst der Therapie, diese war also bei aller

Umschlag durch die Wiener Schule. Ihr Nutzen.

ihrer Schwäche doch der eigentliche Zweck; jetzt trat das „qui
bene dignoscit, bene medebitur" in den Vordergrund. Die Methode
des Denkens war sonst mehr eine ideelle, sie bestand in Reflexionen über das Gefundene, sie abstrahirte, bildete Theorieen,
stellte das Material dem Systeme unter, ordnete es in bestimmte
Kategorieen, — jetzt wurde das Reale zur Hauptsache, die naturwissenschaftliche Untersuchung verlangte Objectives, exakte Forschung, das Experiment. Die Umschreibung, das Vage, Nebel-
hafte, den Autoritäten Nachgesprochene hatte ein Ende, man verlangte und gab (zum Theil wenigstens) Distinktes, Scharfbezeich-
netes, Reales, Selbstgeschenes. Nicht das Wesen der Krankheit,
das scheinbare, verfolgte man suchend, sondern die palpabeln, materiell nachweisbaren Elemente derselben. Man ging dem Ursprung,
dem Verlauf, der Abwicklung der Krankheitsprozesse nach, und führte
(so sich von der französischen Schule unterscheidend) die genetische
Methode, den physiologischen Faden durch, indem man namentlich auch
mit der expectativen Behandlung den von der Kunst unangefochtenen
Gang der Krankheit zu erhalten suchte. Man strebte die Gesetze der
Bildung der Krankheitsformen, die Beziehung der Organe, des
anatomischen Substrates dabei, die physiologische Einheit der
Funktionen, die Verwandtschaften des geweblichen Elements, die
Vermittlung der (in der französischen Schule ganz vernachlässigten) chemischen Bedingungen des Blutstromes, endlich auch das
physikalische Moment zu erörtern und in ihre Rechte einzusetzen.
Die Entitäten und Ontologieen, die Terminologieen und Nosolo-
gieen der alten Schule stürzten im Nu. Neue Krankheiten erstanden, alte erhielten eine andere Bedeutung; was einfach schien,
wurde als Vielfaches erkannt, was Vielfaches schien, als einfach;
Zusammengehöriges musste getrennt werden und Getrenntes wurde
vereinigt. Durch die besser erforschten physiologischen und sympathischen Verhältnisse der Organe traten die Krankheiten zu einander in neue Beziehungen. Die Anordnung wurde nicht mehr
nach Begriffen und Kategorieen, sondern nach wesentlichen und
naturgeschichtlich begründeten Motiven vorgenommen. Während
sonst aus logischen Gründen die Krankheitsklassen und Species
ohne Beziehung zur Praxis vervielfältigt wurden, ergab jetzt die
pathologische Anatomie eine Vielheit, die als wirkliche pathologische auch zur Individualisirung führen musste und als natürliche Anreihung doch leichter festzuhalten war, als jene.

Die Naturheilkraft, ein ehemaliges besonderes Wesen, erschien als physiologischer Prozess der Heilung, deren Aussichten

sich auch ohne Krisenlehre vermehrten. Sogar die alten Krankheitsstadien änderten sich. Die Actiologie erhielt schärfere Beleuchtung und sah, wie die Prognose, nach ganz neuen Momenten auch neue Gefahren und Keime der Krankheiten und ihrer Ausgänge. Es versteht sich, dass mit der neuen Symptomatologie und Diagnostik auch die Semiotik eine ganz andere wurde, indem die Symptome oft eine früher nicht gekannte Bedeutung erlangten. Viele Räthsel wurden gelöst, und dunkle Erscheinungen traten in ganz neue Beleuchtung (wir erinnern beispielsweise an die Embolie und Thrombose, an die Anämie etc.) — kurz, es gab ein freudiges Arbeiten, an welchem bald die Vertreter aller Disciplinen Theil nahmen, und die Lust wurde um so grösser, je mehr unter Betheiligung der (dadurch selbst gewinnenden) Hülfswissenschaften, besonders der Chemie und Physik (Mikroskopie), bei dem Eindringen in's Detail die Zahl der Entdeckungen wuchs und die Möglichkeit derselben erleichtert wurde.

Diese Reform, eben so bedeutend nach ihrer formal-methodischen als realen Seite, in prinzipieller wie materieller Hinsicht, hat aber auch ihre Schwächen, ihre Kehrseiten, ihre Irrthümer und ihre Selbstüberhebung. Es ist Pflicht diese zu schildern, wie wir ihre Vorzüge und ihre Tugenden gebührend anerkannt haben. Nicht die Meister sind es, sondern die Schüler, welchen der Vorwurf gebührt. Denn wer eben viel weiss, lernt erst, wie viel ihm noch zu wissen übrig bleibt. Aber die jetzige medicinische Jugend tritt mit einer Suffisance, mit einem Selbstgenügen und mit einer Verachtung gegen die ältere Zeit ihre Laufbahn an, als wenn sie die Wahrheit untrüglich allein festhielte und als wenn sie in ihren Handlungen unfehlbar wäre. Während der junge Arzt sonst sich verlassen fühlte, ohne die lenkende Hand des klinischen Lehrers, fällt der jetzt kaum Ausgebildete in das entgegengesetzte Extrem der zu grossen Sicherheit, die sich natürlich allein auf sein pathologisches Wissen gründen kann, — da das Therapeutische eitel Beiwerk und Ueberfluss ist. Die Forschung ist eben jetzt nur zu sehr eine wissenschaftliche, in dem Sinne, dass das praktische Benützen derselben zum Heilen untergeordnet ist. Diese naturwissenschaftliche Betreibung der Pathologie hat uns mit einem ungeheuern Material des Einzelnen versehen, das noch täglich wächst, je mehr Mikroskopie und Chemie in die Tiefe dringen und die Elemente zerlegen. Ueber dieses Detail, welches den Ruhm neuer Entdeckungen leicht verdienen gemacht hat, ist man in Gefahr, den Zusammenhang und den Zweck des Ganzen zu

vergessen und die Einheit des Organischen zu verlieren. Noch
wichtiger aber ist, dass durch diese rein naturhistorische Behandlungsweise der Pathologie (wir erinnern z. B. an die Lehre von
den Geschwülsten) die Kluft zwischen den praktischen Aerzten und
den gelehrten eine zum Nachtheil des ärztlichen Berufes in specie
so grosse geworden ist, dass nicht mehr wie sonst die den Letzteren gegönnte Musse auch den Ersteren zu Gute kommt. Man
sehe nur jetzt die Studien der medicinischen Professoren und Kliniker an und vergleiche sie mit den Arbeiten früherer. Die Kluft
zwischen Theorie und Praxis mit einem Worte ist grösser denn
je, und Vieles wird gelernt und studirt und entdeckt und untersucht, was in den Büchern begraben bleiben und nie die Aufer-
stehung und das Lebendigwerden für die Menschheit feiern wird.
Wer vorurtheilsfrei das neugewonnene Material übersieht, wird
auch finden, dass der Zeit genug übrig bleibt, um zu sichten, und
dass auch die neue Schule zum Theil in die Fehler der alten,
wenn auch weniger systematisch und mehr unwillkührlich, verfallen
ist. Auch die neue Richtung hat die Ontologieen nicht ganz weg-
geworfen, wie die Krasenlehre beweist, die schon mehrfache Durch-
bildungen und Rückgänge erfahren hat, und nur mit grösserem
Geschick und mit mehr Berufung auf angebliche Objektivität (nach
Andral und Gavarret's Untersuchungen) aufgetreten ist. Auch
die neue Schule hat ihre Hypothesen und Theorieen (wir erinnern
an die Ausschliessungs- und Combinationsannahmen, Intermittens und Tuberculose); auch sie basirt nicht immer allein
auf empirisch gefundenen Thatsachen, bedient sich in sehr
kühner Weise der Induktion, der Abstraktion, der Deduktion und
verfällt in die damit verbundenen Irrthümer. Schnell fertig mit
dem Wort und der Bezeichnung genügt ihr oft ein stolzer Name,
um über die tieferen Beziehungen und Grundlagen hinwegzusehn.
(Infarkt, Cholaemie, Hydrämie, Hypinose, Stase u. s. w.). Aus
einzelnen Thatsachen und Folgen schliesst man kühn auf die
steten Ursachen (vgl. die Embolie, Thrombose), bei Wiederkehr
dieser doch so verschieden bedingbaren Erscheinungen. Manches
Symptomatische wird sogleich zur Krankheitsform umgestempelt,
weil man sich mit dem (sekundären) Thatbestand begnügt (z. B.
Albuminurie, Leucaemie) und die Bedingungen und Wechselwir-
kungen der inneren (organischen) und Aussenwelt nicht beachtet.
Sehr prunkende und als neue Entdeckungen gepriesene Krankheiten sind wieder problematisch gemacht worden, wie die Pyaemie, die Uraemie. Dass oft Leichenbefunde mit pathologischen

Erscheinungen verwechselt werden, ist unausbleiblich, und wie man
eben jetzt von einigen Seiten die Gastromalacie als einen Mortifi-
kationsprozess bezeichnet, so wird es später noch manchen andern,
jezt als exakt bewiesenen Krankheiten geschehn. Ist aber auch
immer mit dem anatomischen Befunde die Krankheit selbst bezeichnet? Ist das Lokale nicht oft das entfernte Produkt eines
anderweiten Leidens? Wie steht es in dieser Beziehung mit den
Krankheiten des Nervensystems (wir erinnern an die zweifelhafte
Natur der jetzt viel ventilirten progressiven Muskelatrophie!), die
sich so schwer anatomisch nachweisen lassen, und doch vorhanden sind, weil (nach unserer Ansicht) das Dynamische eine nicht
materiell bleibende, sondern vorübergehende Bewegung und Veränderung des Stofflichen ist? *). Daher auch die Hintansetzung
der subjektiven Erscheinungen, der Nervenpathologie, der allgemeinen und constitutionellen Verhältnisse in der neuen Schule.
Alles dieses lehrt weder die Chemie, noch die Mikroskopie, noch
die pathologische Anatomie, sondern die Physiologie allein und
diese ist noch nicht bis dahin gelangt, Klarheit über diese Verhältnisse und Bedingungen zu schaffen.

Der grosse Stolz der physiologischen Schule ist die differen-
zielle Diagnose. Aber jeder Tag des praktischen Lebens lehrt
Demuth auch auf diesem Gebiete. Das grosse Kapitel der Leberkrankheiten, der Milz- und Bauchspeicheldrüsenleiden, selbst die
scheinbar einfachsten Zustände einer Cardialgie und eines Magen-
geschwüres, einer Hepatalgie und einer Gallensteinkolik, einer
Spinalirritation und einer organischen Rückenmarkskrankheit, der
Syphilis und der Hydrargyrose, mögen als Citate für unsere Behauptung einstehn. Der Kundige wird sie leicht vermehren. Und
wer die physikalische Diagnostik gründlich und fertig übt, wird
auch hierin die Vielfältigkeit der Möglichkeiten in den Voraussetzungen und damit die Wandelbarkeit der Schlussfolgerungen und
die oft nur approximative Sicherheit zugeben.

Wir brauchten öfters in dieser Schrift die Bezeichnung „physiologische Medicin", „physiologische Schule". Wir folgten darin
dem modernen Sprachgebrauch, den unseres Wissens Wunderlich
zuerst für die neue Richtung (nicht für die „Schule") als Schlag-
wort eingeführt hat. Diese Bezeichnung ist eine Usurpation, sie
ist nicht einmal eine Anticipation der Zukunft. Man konnte höchstens nur physiologisch sich nennen, weil man die Entwicklung

*Die angeb-
liche phy
siologi-
sche Me-
dicin und
physiolog
Schule.*

') Vergl. meinen Grundriss der Hom. 2. Aufl. S. 134.

der Krankheit genetisch in ihren verschiedenen Bildungsmomenten
verfolgte. Im Uebrigen ist die physiologische Schule oft mehr
eine anatomische, chemische, physikalische, als physiologische.
Und eine physiologische Medicin giebt es eben so wenig wie eine
anatomische, pathologische u. s. w. Die Physiologie ist die Lehre
von den Lebenserscheinungen im Gesunden. Sie bildet mit der
Anatomie die Grundlage der Medicin, das vermittelnde, belebende
Band, aber sie ist nicht massgebend für die Pathologie. Diese
hat ihre eigenen Gesetze, so gut wie das Gesunde nicht das Vorbild des Kranken ist. Nur in den Urgesetzen der Bildung und in
den letzten noch unbekannten Elementen treffen sie zusammen; in
ihren Bedingungen, Richtungen und Aeusserungen sind Gesundheit und Krankheit verschieden. Virchow gibt dieser Ansicht
Worte, wenn er neben der normalen eine „pathologische Physiologie" verlangt; aber er ist im entschiedensten Irrthum, wenn er
nach physiologischen Vorbildern suchend, die dem Krankheitsvor-
gang specifischen, eigenthümlichen Formen abläugnet, und die
Krankheit nur darin findet, dass „für eine bestehende Form eine
bestehende Oertlichkeit" (error loci) gesucht, und „für den normalen Vorgang in loco ein qualitativ verschiedener substituirt
werde." Grade in der specifischen Verschiedenheit der
Krankheitsform, welche eine ganze heterogene, noch nicht bestehende Neubildung darstellt, beruht das pathologische Element.
Desshalb sagten wir, dass das Wort „physiologisch" nicht einmal Anticipation der Zukunft sei. Eine Usurpation ist es aber,
wenn man bedenkt, dass rein anatomische, oder chemische, oder
physikalische Schilderungen für Physiologie ausgegeben werden,
dass man über Wesen, Ursprung, Sitz so vieler Krankheiten (wir
erinnern nur an den Rheumatismus, die Cholera, den Diabetes, den Ty
phus, die Scrophulose) noch im Unklaren ist; wenn man erwägt, was
an der Deutung der Symptome, an den physiologischen Prämissen für die Krankheitserscheinungen noch fehlt (vgl. z. B. die
Herztöne, die mangelnden Unterschiede zwischen Eiterkörperchen und farblosen Blutkörpern). Eine Ueberschätzung der Physiologie selbst, in ihrem gegenwärtigen Zustande, wäre es desshalb,
wenn man sie als massgebend für das Studium hielt, eine Physiologie, die selbst noch über die Grundgesetze des Lebens unklar
ist, die einzelne Funktionen von Organen noch nicht kennt oder
bestreitet (z. B. die der Milz, des Pancreas, der Zucker- und Gallen-
bildung der Leber), die nur die an der äussern Grenze der Beobachtung liegenden Phänomene der Nerventhätigkeit, der Ernäh-

rung u. s. w, nicht ihre tieferen Gesetze, nicht einmal ihre Lei-
tungsfähigkeit, die Uebereinstimmung zwischen Bau und Funktion,
die Funktion der Centraltheile, den Antheil gewisser Nerven an
der Herzbewegung, die Stellung des Sympathicus, die Bestimmung
der Pacinischen Körper u. s. w. ermittelt hat, welche die Chemie
und Physik oft für das Leben hält und über die einfachsten Begriffe von Stoff und Kraft noch heute so variirt und phantasirt,
wie sie es vor Jahrhunderten gethan hat (Vergl. weiter unten die
Fortschritte der Physiologie).

Je heller das Licht der Gegenwart über die Pathologie aus- Die The-
rapie der
neuen
Schule.
strahlt, was wir mit Recht der neuen Schule danken, um so
schwärzere Schatten lagern auf dem Gebiete der Therapie, das
Jene ganz in Nacht und Nebel gehüllt hat. Zwar hat sie die alte
Medicin auch hier in ihren Grundvesten erschüttert, hat sie die
Polypharmakasterei beschränkt und den Irrthum der causalen und
rationalen Therapie nach hypothetischen Indikationen beseitigt,
aber statt Jener gab sie den Nihilismus, statt Dieser die Empirie
in ihrer robesten Gestalt, und die Therapie ward ein Chaos, — eine
Wirkung der Laune, des Zufalls, oder ein verzweifelndes Nichts-
thun. — Der Nihilismus entsprang aus dem anatomischen Con- Nihilisten.
struiren der Krankheiten einerseits, welches einen Unglauben an
die Wirkungen der Mittel auf die Struktur erzeugte, andererseits
aus der totalen Unbekanntschaft mit der Wirkung der Arzneien.
Da man einmal nur die Empirie und das Experiment gelten lässt,
kann man mit empirisch unbekannten Mitteln, die man zu erforschen nicht Lust hat, nicht agiren und thut daher lieber gar
nichts — aus Grundsatz. Das ist die prinzipielle Einheit der physiologischen Medicin, auf die Therapie übertragen. Man lässt die
Krankheiten gehen, verfährt „exspectativ", das gibt den physiolo- Diätetiker
und Stoff-
regulirer.
gischen Gang derselben, ungestört von äusseren Einflüssen.
Oder man wirkt auch diätetisch, „idiodiätetisch" nach den Grundsätzen der Stoffregulirungstheorie, und gibt bei dem Ueberwiegen
der Schwächezustände in Brown'scher Weise Reizmittel. Conse-
quentere Leute setzen die Wirkungsfähigkeit des Heilkünstlers blos
in die Prophylaxis, die Hygieine, wie Moleschott, wie Oesterlen, der merkwürdiger Weise eine Arzneimittellehre schreibt, um
die Unwirksamkeit derselben zu proklamiren, Förster, der gradezu eine Medicin der grossen Menge und eine Medicin der Wissenschaft trennt. Diese Hygieine verfährt ebenfalls nach der Stoffwechsellehre, welche die Krankheit als chemisches Produkt auf-
fasst, Gesundheit und Krankheit identifizirt und letztere nur durch

Veränderung der Aussenverhältnisse unterscheidet. Die Regulirung
derselben führe also zur Gesundheit. Hierdurch wird die physiologische Medicin auf praktischem Gebiete zur ätiologischen. Dabei
macht sie den Körper mit ihrer Verbrennungstheorie zum Ofen,
nimmt das Quantitative statt des Qualitativen, verwechselt die
Schlacke mit dem Lebensfluss, Produkte mit Edukten, berechnet
das Verhungern und das Ernähren nach mathematischen Formeln,
und vergisst nur die Kleinigkeit, dass auch die Nerventhätigkeit
und das organische Leben bei der Ernährung ein Wort drein zu
reden haben, dass die Stoffwechsellehre nicht die Lebenslehre und
dass die Masse nicht immer die Eigenschaft ist. Daher fällt sie
in Theorieen und Hypothesen, wie die von den Sparmitteln der
Ernährung und ist selbst auf diesem diätetischen Gebiete arm an
Voraussetzungen objektiver und physiologischer Wahrheit.

Empiriker.   In einer andern Parthei, für welche Wunderlich das Vorbild
sein dürfte, — denn von Denen, welche ihren Handbüchern das, „po-
pulus remedia cupit“ vorsetzen, kann nicht die Rede sein, — ist
das Bewusstsein vorhanden, dass es auch eine Kunsthülfe geben
müsse; aber es fehlen auch hier die Mittel sie ins Werk zu
setzen, und da die alten Grundsätze der Rationalität nicht mehr
passen, bleibt nur ein symptomatisches und empirisch-zufälliges
Treiben übrig. Man sucht zu finden, wo man eben kann und was
man kann, und ist eifrig bemüht, trotz aller Huldigung für die
alten „allgemeinen“ Methoden, für den heimlich gehegten Grundsatz „contraria contrariis“, den Schein der Indikationen zu vermeiden, um so recht als Empiriker zu glänzen. Dieses Verfahren
erreicht seinen Höhepunkt, wo es als Ersatz für den Mangel positiven Wissens zum „Kecken, kühnen Einschreiten“ greift und durch
die Macht die Tugend zu ersetzen sucht. Einseitig symptomatisch, an Aeusserlichkeiten sich haltend, an Reaktionsformen, blind
wählend nach Zufall, Autoritäten, Schlendrian, oder nach falschen,
erdichteten Voraussetzungen, und bald willkührlich nachlässig,
exspectativ, oder überflüssig heroisch, — in jedem Falle aber
prinziplos und subjektiv, statt rationell und objektiv, so stellt sich
diese Therapie eines der befähigsten Anhänger der neuen Richtung dar *). Arm an positivem Wissen auf dem Gebiete der Arzneimittellehre und aller heuristischen Grundsätze entbehrend auf
dem Gebiete der Therapie, hat diese Parthei das einzige negative
Verdienst, die Therapie von dem früheren täuschenden Verbande

---

*) Vgl. die Belege hierzu in meinem Art.: Die Physiologiker als The-
rapeuten. Zeitsch. f. hom. Klinik. Bd. II. Nr. 6, 7, 9, 10.

der Pathologie losgerissen zu haben. Die Therapie hat ihr eigenes
Feld, ihr gesondertes Wissen, — und dieses zu bebauen, bleibt
eine Aufgabe, deren Wichtigkeit binnen Kurzem nach diesem bisherigen haltlosen Treiben erkannt werden muss und wird.

Virchow.

Eine ganz besondere Richtung, welche in vieler Beziehung
als die höchste Gipfelung der modernen naturwissenschaftlichen
Auffassung der Medicin und objektivirender Experimentirung erscheint, in anderer wieder als theoretische Deutung und Construk-
tion an ältere Zeiten anknüpft, schlug Rudolph Virchow ein,
jetzt Professor der pathologischen Anatomie, der allgemeinen
Pathologie und Therapie, Direktor des pathol. Instituts und dirigirender Arzt an der Charité zu Berlin. Diese wunderbare Mischung von Subjektivität und Objektivität, verbunden mit einer
ausserordentlichen Begabung nach beiden Seiten hin, macht das
Auftreten Virchow's zu einem originalen und hat ihm einen wohlverdienten Ruf verschafft. In keinem Buch, keinem Artikel der
Gegenwart fast fehlt sein Name. Auf allen Gebieten ist Virchow
zu Hause; er hat gesehn, geurtheilt, Entdeckungen gemacht, physikalische (mikroskopische), chemische, anatomische, pathologische,
therapeutische. Das darf den Geschichtsforscher nicht blenden
und ihn nicht abhalten, auch dieser genialen und vielgestaltenden
Kraft näher auf den Grund zu gehn.

In dem von ihm redigirten „Handbuch der speziellen Pathologie und Therapie" entwickelt Virchow folgende allgemein pathologische und therapeutische Grundsätze:

Es gibt keinen wesentlichen Unterschied zwischen physiologischen und pathologischen Gesetzen, keinen zwischen den Krankheiten und Stoffen, durch welche das gesunde und kranke Leben
geschieht, nur in den Bedingungen, mit denen sie zur Entscheidung kommen. Krankheit ist eine sprachliche Abstraktion, für
die Praxis ist der Kranke die Hauptsache.

Die Zellen sind der morphologisch einheitliche Ausdruck des
Lebens, vitale Elemente, Lebensheerde. Der Kern ist der Aus-
gangspunkt aller Veränderungen. Relativ beständige Theile sind
Membranen und Kerne, mehr veränderlich der Zelleninhalt. Die
Membran hat elektive Einwirkung auf den Durchgang der
Stoffe von aussen nach innen und umgekehrt; der Kern ordnet
innerhalb die Stoffe, ist inneres Anziehungscentrum, Mittelpunkt

der erhaltenden Thätigkeit. Zelleninhalt ist der relativ wechselnde
Bestandtheil zwischen Kern und Membran. Es gibt einfache Zellen
(eiweisshaltige Stoffe, Salze, Fett) und specifische (enthaltend wir-
kungsfähige Substanzen, z. B. Muskel-, Nervenstoff). Letztere sind
Träger der Funktionen (daneben Ernährungs- und Fortpflanzungs-
fähigkeit), so lange wie Kern und Membran haben. Geht der Kern
verloren, hört die Fortpflanzung auf; mit dem specifischen Inhalt
schwindet die Funktion (Nutrition und Funktion sind daher an verschiedene Theile gebunden!). Daher keine Verschiedenheit der
Lebenskraft, aber der Substanz. Jedes Element ist autonomisch.
Das Leben ist sichere und bildungsvolle Einheit, fortgepflanzt
durch Generationen. Es gibt Molekularkräfte und Lebenskraft,
welche zusammen die Zellenkräfte bewirken (Lebenskraft im weiteren Sinne).

Das Leben setzt Reize voraus, äussere Verhältnisse. Diese
erzeugen Spannungen. Der Unterschied von Gesundheit und Krankheit liegt weder im Objekt, noch in den Reizen, Folgen, Stoffen,
Kräften, Gesetzen, sondern allein in dem Charakter der Gefahr.
Die Krankheitserscheinungen sind von den normalen nicht verschieden.

Krankheitsursachen wirken nur mechanisch; die Störungen
beziehen sich (gröber oder feiner mechanisch) auf Continuität,
Zusammensetzung, sind immer materiell (Kräfte-Eigenschaften der
Materie, prinzipielle Unterschiede zwischen Materie und Dynamis
giebt es daher nicht). Die Störungen sind 1. grobmechanisch,
2. pathologisch-anatomisch, 3. pathologisch-chemisch, 4. funktionell. Krankhafte Zustände sind keine Krankheiten; erstere sind
negative, diese positive, aktive Vorgänge. Aus qualitativen Differenzen darf nie ein Schluss auf specifische Unterschiede
zwischen Krankheits- und Lebensprozess gemacht werden.
Das Leben gewinnt durch die Krankheit keine neue specifische Erscheinungsform, sondern nur für eine bestehende Form eine neue Oertlichkeit. Die Aberration
kann aber auch eine zeitliche sein. Es gibt also auch quantitative
Abweichungen von normalen Vorgängen.

Vorübergehende Störungen sind physiologische, dauernde; erhebliche sind pathologische. Nur die intakt gebliebenen Theile
können noch Lebensphänomene zeigen, in welchen neben den
Molekularkräften die mitgetheilte vitale Erregung noch wirksam ist; oder sie können von den nicht mehr belebten Theilen
aus, in denen nur noch die Molekularkräfte wirken, an andern

noch normalen Theilen hervorgerufen werden. Das sind die Erscheinungen der Krankheit.

Auch in den Heilungsvorgängen müssen Molekular- und Lebenskräfte unterschieden werden. Durch sie und die Einrichtungen des Körpers geschieht, wenn nicht durch Kunst, die Ausgleichung der Störungen. Gegenstand der Therapie sind nicht die Krankheiten, sondern die Bedingungen (denn nur in diesen liegt die Differenz des Gesunden vom Kranken). Es ist ein Grundirrthum zu glauben, dass es Heilmittel für Krankheiten gibt.

Die Entstehung der Krankheit hat Aehnlichkeit mit der der Zeugung. Unter gewissen Bedingungen kann eine schon erregte Substanz durch die katalytische Wirkung eines neuen Erregers von Neuem in ähnlicher Weise erregt werden. Wie beim Ei wird die Richtung der Lebensvorgänge durch die katalytische Wirkung eines Erregers bestimmt und in neue Bahnen gelenkt. Es giebt 1. quantitative Veränderung der Mischung, bedingt durch Störungen in der Gewebsbildung des Blutes (Hämatin, Fibrin) oder durch direkte Abweichungen in der Zu- und Abfuhr einzelner homologer Bestandtheile, 2. qualitative Mischungsveränderung, bedingt durch Aufnahme heterogener, chemischer und morphologischer Stoffe in die Cirkulation. Diese Stoffe setzen eine katalytische Erregung (vgl. Miasmen, Contagien) und es genügt von ihnen ein Minimum.

Als Beispiel für die spezielle Ausführung diene die reine Entzündung. Sie ist als eine mit lokaler Temperatursteigerung einhergehende Ernährungsstörung aufzufassen. Die antiphlogistische Methode ist Temperaturerniedrigung durch Wärmeentziehung. Die Quellen der Temperatur können in dreifacher Weise vernichtet werden a. durch Beschränkung des lokalen Stoffumsatzes, b. der Blutzufuhr, c. Verminderung des Fiebers.

In diesen Sätzen zeigt sich eine grosse Verwechslung der Begriffe, schon in Bezug auf die Zellentheorie, indem die Zelleneinheit nur eine Form des Lebens, nicht das Leben oder das vitale Element selbst ist, und selbst erst ein Produkt des Lebens; indem alle Zellen specifisch, nichts in der Natur einfach ist; indem die Gesetze der Wechselwirkung der Zelle von ihrer Gesammtform, nicht von einzelnen Bestandtheilen abhängen; indem die gewählte Materie auch nicht blos passiv angezogen wird, sondern selbst aktiv polar in Wirkung zu dem wählenden Element tritt. Wäre die Zelle elektiv, so könnte sie nicht durch die Aussenwelt bestimmbar sein, nicht erkranken und nicht untergehn. Aber auch Willkührlichkeiten laufen mitunter, wie die Trennung von Nutri-

tion und Funktion, der Molekularkräfte und Lebenskräfte, die nur
in abstracto bestehen kann, während das Leben die Einheit beider
setzt und alle Kräfte äquivalent und lebendig sind. Weder die
Krankheitsursachen allein, noch der Organismus allein erzeugen
die pathologischen, neuen und specifischen Formen der Krankheiten. Der Charakter der Krankheit liegt in den Ursachen und
Bedingungen, nicht in der Gefahr. Die Gefahr ist als ein ausser-
wesentliches, secundäres Accidens eine Wirkung einer bestimmenden
Ursache in der Krankheit, also nicht die Krankheit selbst, abgesehn davon, dass es sehr bedeutende Krankheiten nach dem gewöhnlichen Sprachgebrauch ohne den Charakter der Gefahr geben
kann, wie die Neuralgieen, die Geisteskrankheiten. Ein hypothetischer Erklärungsversuch, wie der der Katalyse, ein Vorgang,
der selbst noch mehr ein begrifflicher, als sachlich aufgeklärter
ist, und mit welchem der Verfasser seiner „Zellenpathologie" selbst
indirect entgegentritt, muss dazu dienen, um die Erkrankungen
und Heilungen erklären! (Vergl. Grauvogl's scharfsinnige Kritik in
seinen Grundgesetzen der Phys. Path. u. s. w. Nürnb. 1860.)

Die Cellu-
larpatho-
logie.
Wahrhaft Aufsehn erregend wirkte diese „Cellularpathologie"
in ihrer Begründung auf physiologische und pathologische Gewebelehre". (1858.) Sie enthält folgende Hauptsätze:

Die Zelle ist das letzte Form-Element aller lebendigen Erscheinung, wofür die Constanz derselben spricht. (Die Theorie der
freien Zellenbildung ist aufgegeben, Kern = Zellenbildner; Cytoblast,
aus Cytoblastem gilt nicht meh..) Jedes Thier erscheint als eine
Summe vitaler Einheiten. Die Intercellularsubstanz ist in gewisser
Abhängigkeit von den Zellen. Gewisse Bezirke gehören der einen,
gewisse der andern Zelle an. Es gibt 1. Gewebe ganz aus Zellen,
2. andere mit Zwischenmassen, 3. Gewebe mit unter sich verbundenen Elementen. Statt der durch ihre Exclusion falschen, humoralen und solidaren Theorieen tritt die Cellularpathologie ein. Neben
Gefässen und Blut, neben Nerven und Ceutralapparaten existiren
noch andere Dinge, die nicht blosses Substrat von Nerven und
Blut sind, auf welchen diese ihr Wesen treiben. Die Nerven und
das Blut bestehen selbst wieder aus einer Masse kleiner wirksamer
Centren. Nerven und Muskelapparate, Gefässe und Blut haben
specifische Ausbildungen von Zellen, welche der thierischen Oekonomie allein zukommen. Es gibt ausser ihnen: Epithelialgewebe
(Epidermis, Nägel, Linse, Drüsen), und Bindegewebe = Intercellularsubstanz (Knorpel-, Schleim-, Fettgewebe), in welcher verschiedene
Zellen eingebettet sind. Diejenigen der letzteren, wo sich durch netz-

förmige Anastomosen der Elemente eine Art Röhrensystem bildet,
sind für die Leitung kranker Prozesse am wichtigsten.

Die Contraktilität ist an minutiös musknlöse Theile gebunden
(die Funktion stets an der Morphologie). Die Unterscheidung der
Neubildungen durch die Vaskularisation ist aufzugeben. Sie lassen
sich ebenso klassificiren wie die Gewebe in drei Kategorien, epi-
theliale, bindegewebsartige mit Zellen, höher organisirte, welche
am seltensten entstehen. Die Heterologie zeigt sich entweder als
Heterotopie *(aberratio loci)*, oder als Heterochronie, oder Hetero-
metrie (bloss quantitative Abweichung). Es gibt nun Hyperplasieen
(ein Gewebe, welches dem frühern gleichkommt), und Heteroplasieen, welche nicht durch einfache Zunahme entstehen, sondern
durch Umwandlung des ursprünglichen Typus, die freilich auch
natürlichen Formen entspricht; daher das Verhältniss zu dem
Mutterboden das Wichtigste ist.

Das Bindegewebe bildet die Continuität der Verbindung, ist
indifferenter Sammelpunkt, wichtig für die Ernährung. Es gibt für
die Gewebe histologische Substitutionen (physiologische Aequiva-
lente) und pathologische; jene ist homologe, diese heterologe
Bildung.

Die Saftleitung wird durch zellige Gebilde vermittelt, sowie
eine Spezial-Vertheilung der ernährenden Säfte auf einzelne zellige
Bezirke Statt findet. Die Aufnahme des Ernährungsmaterials ist
eine Folge der Anziehung der Gewebselemente.

Aktive Hyperämie ist eine falsche Bezeichnung, da es sich
dabei um eine Paralyse der Gefässwand handelt. Eine kräftig
agirende Arterie macht Ischaemie. Je thätiger das Gefäss, um desto
geringer die Zufuhr. Die Behandlung muss (durch einen höheren
Reiz an einem schon gereizten Theil) die erschlaffte Muskulatur
des Gefässes zur Verengerung anregen und dadurch die Strömung
reguliren.

Pathologie und Pharmakodynamik führen auf Affinitäten zwischen Geweben und Stoffen, die chemische Ursachen haben, wodurch
gewisse Theile gewisse Substanzen aus dem Blute mehr anziehen,
als andere. Diese Anziehung ist eine specifische, beruht auf lokal-
specifischen Gründen (alle Faktoren bedürfen der Affinitäts-
Verhältnisse). Was für die grossen Sekretionsorgane (Leber
z. B.), gilt auch für die Nerven. Die specifische Aktion
der Elemente überwiegt die der Gefässe. Auf jenen beruhen
die lokalen Prozesse.

Das Blut ist nicht der Träger der Dyskrasieen. Es ist abhängig von andern Theilen. Jede Dyskrasie ist abhängig von einer dauerhaften Zufuhr schädlicher Bestandtheile von gewissen Punkten her. Man muss die Lokalisationen der Dyskrasieen aufsuchen.

Die Lymphe ist die Flüssigkeit, welche, während sie dem Blute gewisse Stoffe von den Geweben zuführt, zugleich die körperlichen Elemente mit sich bringt, aus welchen die Zellen des Blutes sich fort und fort ergänzen. Man muss die morphologischen Elemente des Blutes nicht ausserhalb suchen.

Das Fibrin des Blutes ist nicht eine Abscheidung aus dem Blute, sondern ein Lokal-Erzeugniss: die phlogistische Krase(Hyperinose) ist daher von der lokalen Entzündung abhängig. Lymphgefässe und Lymphdrüsen spielen bei solchen Vorgängen eine grosse Rolle. Daher gleichzeitig bei vermehrtem Fibrin Vermehrung der farblosen Blutkörperchen (farblose Zellen, Lymphkörperchen bei erysipelatösen und phlegmonösen Entzündungen z. B.) — Andere vermehren nur die Letzteren, z. B. die Hautentzündungen, typhöse Prozesse, die auch Drüsen afficiren, wie die Milz, Mesenterialdrüsen. Vermehrung der farblosen Körperchen, abhängig scheinend von Affection der Lymphdrüsen heisst Leucocytose; Leucaemie ist dauerhafte, progressive Leucocytose.

Pyaemie. — Eiter wird als Eiter nie resorbirt; entweder er wird eingedickt, oder er wird durch fettige Metamorphose als pathologische Milch verflüssigt. (Bei Verletzung eines Gefässes kann er allein intravasirt werden.) Kein Eiterkörperchen passirt eine Drüse. Die Lymphgefässe und Drüsen isoliren vielmehr den Eiter, statt ihn ins Blut zu führen. Sie werden durch den Eiter gereizt, sondern daher mehr farblose Körperchen ab, und da diese nicht von den Eiterkörperchen zu unterscheiden sind, hat man Beide mit einander vertauscht. Eine morphologische Pyämie existirt daher nicht. Pyämie ist nicht ein Ausdruck für eitrige Infektion des Blutes, sondern nur ein Sammelname für drei verschiedene Zustände (die sich auch kompliziren können), von Leucocytose, Thrombenbildung und Embolie mit metastatischen Heerden, und Ichorrhaemie (Aufnahme fauliger Stoffe ins Blut). (Thromben-Gerinnsel, statt der frühern Phlebitis, Arteriitis, können puriform schmelzen. Phlebitis ist Entzündung der Wand, nicht des Innern. Embolie ist Fortführung der aufgelösten erweichten Thrombusstoffe in entfernte Gefässe.)

Jede mikroskopische oder chemische Untersuchung auf das Blut als Träger von Dyskrasieen ist bis jetzt vergeblich gewesen. Die Metastasen beim Krebs, welche nicht denen der Embolie entsprechen, sondern der Richtung der Sekretionsorgane, sowie auch andere sprechen für Leitung durch gewisse ansteckende d. h. reproduzirende Flüssigkeiten (Parenchymsäfte).

Die melanotischen Blutkörperchen gehen wahrscheinlich von der Milz aus. Die Geschichte der rothen Blutkörperchen ist dunkel. Die alten (melanösen) Blutkörperchen vermehren sich oft krankhaft (Intermittens, Cyanose, Typhus). Bei der Chlorose ist ihre Zahl geringer, und auch die zelligen Elemente sind vermindert, ohne dass das Verhältniss der farbigen Blutkörperchen zu den farblosen gestört wird (wie bei der Leucaemie) = verminderte Bildung in der Chlorose. Eine dritte Veränderung ist die der respiratorischen Substanz = Funktionsstörung mit feinerer Mischungsveränderung, eine Art Lähmung, indem die Blutkörperchen nicht mehr Sauerstoff aufnehmen.

Dyskrasieen entstehen demnach a) dadurch, dass gewisse Substanzen auf die zelligen Elemente des Blutes so einwirken, dass sie ihre Funktion nicht mehr verrichten, b) dass von einem (äussern oder innern) Punkte Massen dem Blute zugeführt werden, welche eine veränderte Mischung unterhalten. Nirgends existirt eine dauerhafte Ursache im Blute selbst.

Die grössten Triumphe in der Nervenlehre feiert die Histologie in Bezug auf die Endigungen gegen die Peripherie (Plexus und freie Endigungen; Schlingen am seltensten). Die deutlichste Form bieten die Pacinischen Körperchen — sie sind funktionell aber gar nicht bekannt. Grosse, selbst nervenreiche Theile bestehen und funktioniren ohne Gefässe, und umgekehrt ernähren sich gefässreiche Theile ohne Nerven — ein Beweis für die Unabhängigkeit einzelner Theile. — Jede besondere Thätigkeit hat ihre besonderen elementaren, zelligen Organe, jede Art der Leitung findet ihre bestimmt vorgezeichneten Bahnen. Die verschiedenen Hirn- und Rückenmarksaffektionen können bald mehr interstitiell (Nervenbindegewebe, Neuroglia), bald parenchymatös sein. Erstere sind häufiger (fettige Degeneration z. B., Corpora amylacea).

Eine anatomische und physiologische Einheit in dem an Verbindungen und zelligen Organen, vielen Ganglien und Centren reichen Nervensystem existirt nicht, desshalb kann dies nicht als Centrum gelten. Die Thätigkeiten sind Funktion, Nutrition, Formation. Fast alle Gewebe der Bindesubstanz und die meisten der Epithelialelemente zeigen wenig von Funktion im höheren Sinne. Die Nerven, Muskeln, Drüsen, das Flimmerepithel, welche durch ihre innere Einrichtung schnelleren Veränderungen zugänglich sind,

haben erhebliche Funktionen, welche begründet sind in feinen
räumlichen Veränderungen der innern Masse, des Zelleninhalts.
Hier entscheidet nicht die Gestalt, sondern die specifische Ausstattung der Zelle, nicht Membran oder Kern, sondern der Inhalt.
Bei Bewegung der Muskeln sehen wir nicht chemische Veränderung, sondern Verrückung, Dislokation der Partikeln. Die funktionelle Restitution nach Anstrengungen beruht darauf, dass die aus
ihrer Lage gerückten Theilchen wieder in dieselbe zurückkehren
(durch Wirkung der Reizmittel, nicht auf die Nerven, sondern
auf die Theile selbst). Es gibt spezifische Beziehungen fast überall,
durch welche die Erregungsmittel wirken. Die Reizbarkeit ist eine
Eigenschaft nicht bloss der Nerven, sondern ganzer Reihen von
Organen. Unbekannter ist die nutritive Reizung in ihren Vorgängen. Aber gewiss wirkt auch hier der Reiz auf die Theile, nicht
durch Reizung von Nerven. Die Grösse des Heerdes correspondirt
der Grösse der lokalen Reizung. An die nutritiven Vorgänge
schliessen sich die Anfänge der Formation = Neubildung der Zellen
(Theilung, Aufnahme von Material = Akt der Elemente selbst). Die
entzündliche Reizung zeigt alle oben genannten Formen der Reizung, oft in den verschiedenen Geweben. Die Nervenreizung geht
nur nebenher, ist ein Collateraleffekt, nicht Ursache noch Wirkung.
Passive Vorgänge, d. h. Schrumpfung oder Untergang der
Theile sind Nekrobiose (Erweichung und Zerfall) und Induration.
Am weitesten verbreitet unter den Ersteren ist die fettige Degeneration (wofür auch physiologische Analogie existirt), welche Zerstörungen, Geschwüre, in letzter Instanz das atheromatöse Geschwür setzt.
   Scheinbar sehr ähnliche Zustände, welche vom
pathologisch-anatomischen Standpunkte aus als
identisch erklärt werden, liegen vom klinischen aus
weit auseinander. Man trifft an analogen Theilen dieselben
Veränderungen, ohne dass der Prozess ähnlich ist (Myocarditis,
Dilatation der Herzhöhlen erzeugen z. B. fettige Degeneration).
   Die speckige Degeneration ist amyloide. Ihre chemische und
sonstige Natur ist unergründet. Eine derartige Blutveränderung
hat Verfasser nicht finden können. Viele chronische Fälle Bright'-
scher Krankheit gehören dieser Form an. Sie unterscheiden sich
von den entzündlichen Formen (des Parenchyms und interstitiellen Gewebes der Nieren).
   Das Exsudat bei der Entzündung ist oft mehr Edukt aus
den Gefässen in Folge der Thätigkeit der Gewebselemente. Ohne

Entzündungsreiz keine Entzündung. In Folge veränderter Zusammensetzung der zelligen Theile Alteration der Funktion, hauptsächlich Veränderung in dem Ernährungsakt. Hyperämie dabei ist fraglich, denn gefässlose wie gefässhaltige Organe zeigen gleiche Veränderungen. Ausser dem fibrinösen Exsudat gibt es auch ein schleimiges. Es giebt überhaupt kein entzündliches Exsudat. Dies setzt sich zusammen aus dem Material, welches durch die veränderte Haltung in dem entzündeten Theile selbst erzeugt wird und aus der transsudirten Flüssigkeit aus den Gefässen der Nachbarschaft. Ist ein Theil mit vielen, besonders oberflächlichen Gefässen versehen, so gibt es auch ein Exsudat, indem die vom Blute transsudirte Flüssigkeit die speciellen Produkte des Gewebes mit an die Oberfläche führt. Ist dies nicht der Fall, so bleiben die Veränderungen in dem Gewebe. Jenes ist die secretorische (exsudative) Entzündung, dieses die parenchymatöse.

Der gemeinschaftliche Keimstock der Neubildungen ist das Bindegewebe mit seinen Aequivalenten (statt des Blastems, Exsudats der plastischen Lymphe). Die Entwicklung ist daher eine continuirliche; entweder durch Theilung einfach, mit Uebereinstimmung zu dem Mutterboden (Hyperplasieen, sonst Hypertrophieen), oder mit schnell fortschreitender Theilung zu kleineren Elementen, die dann wieder wachsen, meist mit veränderter Form Heteroplasieen). Jede Art von Neubildung ist destruktiv, indem sie etwas vom Alten zerstört, aber das Resultat ist entweder ein homologes oder heterologes. Letzteres ist, was von dem Typus des Mutterbodens abweicht. Sie sind im engern Sinne auch eigentlich nur destruirend. — Der Eiter ist nicht das Schmelzende, sondern das Geschmolzene, d. h. das transformirte Gewebe. Die Zone der Erkrankung erstreckt sich über die mit blossem Auge erkennbare Zone der Veränderung hinaus. Bei dem contagiösen Habitus, den die Neubildungen haben, wird der contagiöse Stoff in dem Heerde selbst gebildet, durch die anastomosirenden Nachbarelemente (Saftleitung) verbreitet. Ob das Blut auch die Verbreitung nach den entfernten Theilen vermittelt, ist unerwiesen. Möglich geschieht dies durch Zerstreuung der Zellen aus der Geschwulst mittelst der Gefässe. Die Metastasen (Krebs) sprechen allerdings für Aufnahme von Säften. — Jede Neubildung wird mit Recht ein Parasit genannt. Die Neubildungen haben physiologische Vorbilder. Die Natur des Tuberkels ist eine lymphoide (man hat so viel zufällige Dinge neuerdings mit ihm zusammengeworfen, dass man ihn gar nicht mehr bezeichnen kann), die des Colloids, Gallert-

oder Colloidkrebses eine schleimige (Schleimgeschwulst, Schleim-
krebs), des Eiters eine hämatoide, des Krebses, Cancroids, der
Perlgeschwulst und des Dermoids eine epitheliode, des Sarcoms
eine bindegewebige. Die Infektionsfähigkeit richtet sich nach dem
Saftgehalt. Nerven und Gefässe haben gar keinen unmittelbaren
Einfluss. Sie bestimmen nur die Zufuhr. Die Geschwülste bilden
sich gerade so wie die pflanzlichen. Die Untersuchung hat nicht
zu fragen, ob sie einen physiologischen Typus haben oder ob sie
ein specifisches Gepräge an sich tragen, sondern ob sie an
einen Ort hingehören oder nicht, und ob sie eine
Flüssigkeit in sich erzeugen, welche, auf Nachbar-
theile gebracht, dort einen ungünstigen, contagiösen oder reizenden Einfluss ausüben können.

Virchow's
geschicht-
liche Be-
deutung   Diese Cellularpathologie ist eine der bedeutendsten Erscheinungen der neuen Zeit, welche massgebend ist für Virchow's ganze
Stellung in der Geschichte. Mit ihr zeigt Virchow in eminenter
Weise seine Befähigung für das Experiment und die Beobachtung,
seine Vielseitigkeit und sein Wissen, seine Begabung für die
Theorie, Deduktion und Beweisführung. Er verbindet die neue
Zeit mit der alten, indem er wieder die Spekulation und Induktion zur Systematisirung oder auch nur zur Schematisirung benutzt
und ist um so blendender in seinen Wirkungen, als die empiri
schen Grundlagen und die dialektische Verbindung seiner Folgerungen diesen den Schein der Gewissheit geben. Im Grunde genommen ist Virchow Vitalist, und indem er diesen Vitalismus zur
totalen Einheit verbunden, auf eine morphologische Gestaltung der
Zelle zurückführt, Nerven und Gefässe unterordnet und die Theile
als Einheitselemente wieder als Einheiten setzt, ist er genau genommen weder Neuro-, noch Humoralpatholog, sondern Solidist und
nähert sich, da die Molekularkräfte neben der Lebenskraft eine
Hauptrolle bei ihm spielen, wobei die Unterordnung des Chemischen nicht undeutlich wahrnehmbar ist, den Iatrophysikern der
Vorzeit, bei denen die Form ebenfalls die Mischung verdrängte.
Es ist wahr, dass die prinzipielle Exclusion des Einen oder des
Andern mit Geschick vermieden ist, so gut wie das überwiegende
Bestreben zu lokalisiren durch die Einheit des Vitalismus wieder
parirt wird, aber dieses kunstvolle Bemühen verhütet Widersprüche
nicht, deren es genug hier gibt. Die Theorie der Zellen ist
nicht neu; es ist die Lehre von den Homoeomericen des Anaxagoras, die Corpuskularphilosophie des Democrit, welche hier mit
allen anerkennenswerthen Fortschritten der Neuzeit und an sich,

ohne ihre künstlichen Folgerungen sachlich begründet, wieder auftritt, aber immer nur Theorie, welche uns zeigt, dass wir noch nicht über die Klippen der Vergangenheit hinweg sind und dass wir nur geistreicher über unsere „Elemente" phantasiren können, als Empedocles über die seinen. Die Praxis aber, auf welche die „Cellularpathologie" in dankbar zu erwähnender Weise stete Rücksicht nimmt, ist das beste Mittel so viel kühne Behauptungen, die sich für Axiome geben, zu widerlegen.

Die Zellen sind nicht das letzte Element des Lebens, ebenso wenig wie der Stickstoff, der Sauerstoff das letzte Element in der Chemie. Sie sind auch ein Gewordenes, ein Produkt des Lebens, nicht ihre Ursache. Auch ihnen gehen Stoffe und Kräfte voran. Das Beharrliche liegt in den Gesetzen, nicht in der Form und der Eigenschaft. Die Zellen ohne Bindegewebe sind ebenso undenkbar, wie die Gefässe und Nerven ohne Theile, die sie ernähren und leiten. Die Aussenwelt wirkt nicht allein durch die Zelle ein. In den Zellen werden Stoffe und Sekrete verarbeitet und das Bindegewebe ist das Gerüste für die Lagerung, um die Verbindung mit dem Innern und der Aussenwelt zu erhalten. Es herrscht nicht eine vitale Kraft, welche das Leben zu einem einheitlichen Ganzen verbindet, nicht ein Gesetz, sondern eine Vielheit von Kräften und Gesetzen. Auch die Erregung als Ursache des Lebens zu setzen ist einseitig, wie schon Brown's Beispiel bewies. Es hat seine Berechtigung die Vorgänge möglichst zu lokalisiren und auf ihre Ursprungsstätte und ihr besonderes Gebiet zurück zu führen, aber dies darf nie Gefässe und Nerven und Theile isoliren und ausser der nothwendigen Wechselwirkung bringen.

Weil die Einheit des Lebens in den Vordergrund gestellt ist (und weil die chemische Untersuchung des Blutes bis jetzt noch nicht specifische Unterschiede aufgewiesen hat), sollen specifische Veränderungen in den Krankheiten nicht vorkommen, und doch werden specifische Affinitäten (S. 112) zugegeben, specifische Anziehungen der Stoffe zu einzelnen Theilen (114), eine specifische Aktion der Elemente (117), ansteckende Flüssigkeiten bei Metastasen (des Krebses z. B. 196), eine specifische Ausstattung der Zellen in den höheren Thiergebilden (261), specifische Beziehungen gewisser Erregungsmittel (264). Selbst der Parasitismus (408) ist specifischer Natur. Warum also die Specifität des kranken Lebens läugnen? Das kranke sei nur qualitativ verschieden, und doch nicht specifisch? Es giebt physiologische Vorbilder für jede Krankheit, weil die Gesetze des Lebens im gesunden und kranken Zu-

stande dieselben sind. Das schliesst nicht aus, dass die Form und
Mischung im kranken Leben eine andere sei als im gesunden,
wenn auch dieselben Zellen darin eine Rolle spielen. Die physiologischen Bildungen sind legitim, die krankhaften zeigen aber revo
lutionäre Verirrungen nach Zeit, Ort, Ursprung und den äusseren
Veranlassungen. Die physiologischen Vorbilder des Tuberkels, des
Krebses wurzeln in den stetigen Gesetzen des Lebens, aber sie
sind mit ihren blos morphologischen Urbildern nimmermehr eins,
sondern es giebt noch Etwas ausser der Form, was sie specifisch
unterscheidet. Virchow sagt ja selbst, es gäbe Analogieen für sie
im normalen Leben, — ist analog identisch? Und was nützt diese
Analogie der physiologischen und pathologischen Prozesse, die doch
nur eine allgemein biologische sein kann? Ein pleuritisches Exsudat, welches alle normalen Bestandtheile des Blutes enthält, wäre
nur deshalb pathologisch, weil es eine Verirrung des Ortes an-
zeigt, indem dies Blut doch eigentlich nicht in die Pleura gehört?
und ein Krebs wäre deshalb nicht specifisch, weil er eine epitheliode Natur zeigt? Worin bestünde denn der Unterschied zwischen
Homologie und Heterologie, wenn nicht in diesem specifischen
Quale, welches die Heterologie des Tuberkels gefährlicher gestaltet, als die eigentlich sich nach Vrf. dem Physiologischen ganz
anschliessende homologe Hypertrophie? Die „Abweichung in der
typischen Gestaltung" wird sich schliesslich nicht allein auf den
Mutterboden beziehen, denn in Bezug auf diesen ist auch die
Hyperplasie am Ende „heterolog." — Einseitigkeiten in Beziehung
auf chemische Auffassungen als rein physikalische, auf Ausschliessung des Humoralen, wobei die (bisherigen Insuffizienzen der)
chemischen und mikroskopischen Untersuchungen als Grund dienen, kommen vielfach vor.

Das Nervensystem soll nicht Centrum sein, weil es selbst
aus vielen Centren besteht und keine Einheit darstellt (d. h. keine
morphologische wie die Zelle)?

Das angegebene Wesen der Chlorose, die Unterschiede der
Leucocytose von der Leucaemie, welche selbst noch nicht feststeht,
die lokale Ursache der Dyskrasieen (der anderswo widersprochen
wird), die Lähmung der Blutkörperchen, die Hypothese über Pyaemie
in Betreff der Isolirung des Eiters durch die Lymphgefässe (warum
wird aber eine Ichorrhaemie zugegeben?), die Passivität der Hyperämie und ihre Beziehung zur Entzündung, die Erklärung der
Vorgänge beim Exsudat, — das Alles ist schön, geistreich, an-
regend, blendend; weitere Untersuchungen aber müssen ermitteln,

ob Wahrheit darin ist, — und bis dahin sei es erlaubt, in diesen
Speculationen nicht das Ziel der Pathologie und Therapie, noch
einen Glanzpunkt exakter Forschung zu finden.

Darin aber zeigt der Verfasser einen grossen Fortschritt vor
Andern, dass er den klinischen Standpunkt vom pathologisch-
anatomischen wenigstens principiell trennt (S. 317) und überall
bemüht ist, nicht blos pathologische Anatomie, sondern auch Biologie zu lehren. Seiner speziellen verdienstvollen Leistungen wird
der spätere Abschnitt über die Fortschritte der einzelnen Disciplinen mehr als einmal zu erwähnen haben.

§. 68.

Die Rademacher'sche Schule.

Ehe wir zur Betrachtung der realen Fortschritte in den einzelnen Disciplinen übergehen, müssen wir noch eines Mannes gedenken, welcher mit Hahnemann das Bedürfniss fühlte, die hint-
angesetzte Therapie zu heben und auch ihr eine positive Unterlage
zu geben. Johann Gottfried Rademacher, geb. d. 4. Aug. 1772 *Radema-*
zu Hamm in der Grafschaft Mark, liess sich 1797 in dem kleinen *cher's*
Städtchen Goch nahe der holländischen Grenze als praktischer Arzt *Schriften und Lei-*
nieder und starb daselbst nach einer fast 40jährigen Praxis am *stungen.*
7. Februar 1849. Er war ein gesuchter und glücklicher Arzt und
verdankte dies einem angebornen Instinkt und seinem Nachdenken,
welches ihn durch Beihülfe von Paracelsus auf specifische Mittel
und eine besondere Methode der Anwendung derselben brachte.
Rademachers schriftliche Hinterlassenschaft besteht, ausser einer
Anzahl von Aufsätzen in seines Lehrers Hufelands Journal (1796
bis 1827), sowie in den Rheinischen Jahrbüchern und Loders Journal in folgenden, selbstständig erschienenen Schriften: Beschreibung
einer neuen Heilart der Nervenfieber, Berlin 1803; Briefe für Aerzte
und Nichtärzte über Aftermedicin, Köln, Jahrg. XII (1804); *Libellus
de dysenteria, Colon* 1806. Im Jahre 1841 gab er eine „Rechtfer-
tigung der von den Gelehrten misskannten verstandesgerechten
Erfahrungsheillehre der alten scheidekünstigen Geheimärzte" heraus, welche 1846 in 2 Aufl. erschien, zuletzt in 4. Aufl. 1852. Sie
machte durch ihren eigenthümlichen, aber doch überzeugenden und praktisch zuversichtlichen Ton Aufsehn und so bildete
sich bald ein Anhang, den man als Rademacher'sche Schule be-

zeichnete. Ob und wie viel Rademacher von Hahnemann entlehnte,
ist unentschieden zu lassen: so viel ist aber gewiss, dass die
Hauptideen ebenfalls von Paracelsus stammten und dass darum
gewisse Aehnlichkeiten zwischen beiden Schulen, der Rademacher'-
schen und homöopathischen, existiren. Wir geben eine kurze Skizze
der Rademacher'schen Lehre. Die Unterschiede der Krankheiten
werden weniger durch die Diagnose, die sich hauptsächlich auf
den Sitz der Krankheit zu erstrecken hat, erkannt, als durch die
Wirksamkeit der Mittel, die gegen sie angewendet werden. Sie
sind erst durch die Heilung zu erkennen. Nicht blos die Krankheit ist ein Gegebenes, sondern auch die Arznei. Die Krankheit
ist ihrem Wesen nach unsichtbar. Die Krankheitsform ist unwesentlich. Die Krisen sind Nebensache. Mit jedem neuen Heilmittel
lernen wir neue Krankheiten kennen. Jedes Mittel erzeugt einen
bestimmten Krankheitsprozess. — Die Heilmittel zerfallen in
Organheilmittel (die local-specifischen) und in Universalheilmittel
(nach Kissel in Blutheilmittel umgetauft und modifizirt), welche
den Organ- und Universalkrankheiten entsprechen. Bei den Störungen in einzelnen Organen ist entweder ein Organ primär ergriffen und Urorganleiden, oder das consensuelle Organleiden wird
nach einiger Zeit zu einem Urorganleiden; es können auch gleichzeitig oder nach einander mehrere Organe erkranken. Auch eine
Organ- und Universalkrankheit können gleichzeitig zusammen vorkommen. Die Universalkrankheiten werden besonders durch die
epidemische oder endemische Constitution, deren Ermittlung von
dem Heilexperiment abhängt, gebildet und entstehen durch kosmo-
tellurische Einflüsse, welche durch die Lunge ins Blut übergehn.
Was nicht unter der Heilgewalt der Organheilmittel steht, ist Universalkrankheit und umgekehrt. Bei gewissen Organen heilen sämmtliche Organheilmittel die verschiedenen Erkrankungen des ganzen
Organs, bei andern wirken sie auf besondere Regionen und Apparate. „Erfahrung, Analogie, logische Hypothese" ist der Dreifuss, nach welchem der Orakelspruch für die Wahl des Mittels
erfolgt. Frauendistelsamen ist z. B. ein Leber- und Milzmittel.
Hängt das Leiden des Hüftnerven, wie oft, von einem Urleiden
der Leber und Milz ab, so hilft Frauendistelsamen. Hängt Blutspeien von einem Urbauchleiden ab, so giebt man ein Bauchmittel.
Apoplexie hat Rademacher oft durch Kupfer geheilt. Da aber auch
im Gehirn eine Eisen- oder Salpeteraffektion herrschen kann, was
man nicht eher wissen kann, als bis Eisen oder Salpeter dagegen
geholfen hat, so hilft Kupfer nicht immer. Bei einer Epidemie muss

durch Probiren erforscht werden, unter welcher Heilgewalt die Krankheiten stehen. Dasselbe Mittel heilt dann auch oft die gleichzeitig herrschenden anderen Krankheiten.

Solche Organheilmittel sind: Quassia, Chelidonium, Carduus marianus u. a. auf die Leber, Opium, Zincum, Nicotiana, Belladonna, Strammonium, Chlorinsilber auf das Gehirn, Coccionella, Tartarus boraxatus, Goldruthe u. a. auf die Nieren, China auf die Milz und die Haut, Digitalis auf das Herz, Salmiak, Goldschwefel, Tabakskrautextract auf die Lungen. Die Universalheilmittel, welche nur Uraffektionen, selbstständige Erkrankungen des Gesammtorganismus, nicht aber consensuelle heilen, sind: Eisen, Kupfer und kubischer Salpeter. Diese sind auch die Mittel gegen epidemische Krankheiten, deren Charakter oft wechselt, so dass Lungenentzündungen, die heute durch Kupfer heilbar sind, in wenigen Wochen später durch Eisen geheilt werden müssen, worüber erst der Nichterfolg oder der direkte Versuch entscheidet. — Oefters schickt Rademacher die Magensäure neutralisirende Mittel, wie Natrum bicarbonicum, Magnesia usta, Ammonium carbonicum voraus, um den Magen für die spätere Arznei vorzubereiten, oder die nachtheiligen Wirkungen desselben auf die Arzneipotenz abzustumpfen.

Unter den Anhängern Rademacher's hat Latz (Die specifische Heilmethode, 1853) drei specifische Zustände unterschieden, denen drei Reihen von Mitteln entsprechen. Zu der ersten Reihe des Natrum nitricum gehören Salmiak, Natr. carb., Natr. und Kali acet., Borax, der Aderlass; zur zweiten Reihe des Kupfers gehören Quecksilber, Arsen, Jod, Calc. carb., Sulph., Bellad., Opium, Acon., Digit., Tart. emet. u. s. w. Zur dritten Reihe der Eisenmittel gehören die Bitteren und Adstringentien, China, Lichen Island., Columbo, Rothwein, Ratanhia, Acid. mur., Alumen u. s. w. Derselbe Verf. hat auch ein Rangverhältniss unter den Mitteln aufgestellt und lässt verschiedene Methoden gelten, wie die Aderlassmethode, die hämatagogische, cholagogische u. s. w., giebt übrigens zu, dass es keinen sichern Weg zum Ziele giebt, und dass man sich der Empirie in die Arme werfen müsse. Der wissenschaftlichste und tüchtigst gebildete unter den Rademacherianern ist Kissel (Handb. der naturwissenschaftlichen Therapie, 1853), der auch die Errungenschaften der physiologischen Schule, der Homöopathen auf dem Gebiete der Arzneimittellehre u. s. w. benützt, um diese Lehre scientifisch zu bebauen. Organ dieser Schule war früher Bernhardi's und Löffler's Zeitsch. f. Erfahrungsheilkunst, Eilenburg, später Berlin 1847, jetzt Bernhardi's Zeitsch. f. wissenschaftl. Therapie, Eilenburg.

In Frankreich hat Otterbourg dafür gewirkt. Auerbach hat die Radem. Arzneimittel übersichtlich zusammengestellt (1851). Viele Aerzte huldigen im Stillen der „Erfahrungsheilkunst" und wenden die Hülfsmittel derselben an, — ein Beweis, dass ein Bedürfniss zur Reform der Therapie immer unabweisbarer wird.

Die geschichtliche Stellung Rademacher's.
Rademacher's Bestreben die Heilkunst auf Erfahrung zu gründen, verdient Anerkennung, aber der Weg, den er gewählt, ist nicht der richtige, wenn auch die organ-locale Richtung in gewisser Uebereinstimmung mit den pathologischen Strebungen der Neuzeit steht. Wenn er selbst zwischen roh-empirischer, rationell-empirischer und verstandhafter Erfahrungsheillehre unterscheidet, so kann man das letztere Beiwort der seinigen nicht beilegen. Die Wahl des Mittels ist bei ihm dem Zufall, dem Instinkte, der Probe auf Erfolg und Nichterfolg, der Autorität, der Zählung der Resultate anheimgegeben; sie ist ein Wagniss, kein mit vernünftigem Prinzip vollzogener Akt, daher irrationell. Die Specifizität ist eine einseitige, indem Radem. nur das Local-Specifische, den Sitz und Ausgangspunkt berücksichtigt, und die Beziehung der Heilmittel, auch nach dieser einseitigen Richtung hin, bleibt problematisch, weil sie nicht durch Prüfung am Gesunden, sondern durch trügerische Erfahrung am Krankenbette erprobt ist. Die Arzneimittelkenntniss ist eine dürftige in intensiver und mangelhaft auch in extensiver Hinsicht, denn es lässt sich z. B. mit Gewissheit annehmen, dass es mit seinen epidemischen Mitteln nicht abgethan ist. Die Pathologie Rademacher's ist vorzugsweise eine ätiologische, und in dieser Hinsicht, z. B. was die Beachtung der primären, consensuellen und vorzüglich der früher vernachlässigten epidemischen Verhältnisse anbelangt, hat er ein unbestreitbares Verdienst. Auch wollen wir gern zugeben, dass Radem. unsere Erfahrungen durch empirische Erforschung einiger alten und vergessenen oder nicht genügend erkannten Arzneimittel bereichert hat. Aber um dies fortzusetzen, zu erweitern, oder auch nur um seine Erfahrungen für die Zukunft methodisch zu verwenden, dazu fehlt es eben an einem rationellen Prinzip, an einer Regel für die Heuristik der Heilmittel. Die Homöopathie, mit welcher die Rademacher'sche Schule das local-specifische Element theilt, ist ihr darin voraus, dass sie doch einen bestimmten Grundsatz, eine einheitliche Maxime für die Wahl in dem Simile hat, dass sie die Arzneimittelkenntniss ausser dem nicht ganz zuverlässigen klini-

schen Experimente auch durch sicherere physiologische Forschungen
an Gesunden schöpft (und diese Prüfungen beweisen, dass ein
grosser Theil der Rademacher'schen Heilungen der Homoeopathia
involuntaria anheimfallen), dass sie nicht blos das ätiologische
Moment, sondern auch die Formen der Erkrankung für diagnostisch
wichtig und massgebend zur Indikation hält, die specifische Qualität mit andern Worten als Basis nimmt und die Charakteristik des
Krankheitsprozesses, der Individualität u. s. w. fordert. Wenn
Virchow einst sagte, dass er in Rademacher's Werke den Anfang
einer Reform sehe, welche damit endigen wird, den empirischen
Standpunkt in der Therapie gegen den bisherigen rationellen oder
physiologischen einzutauschen, so müssen wir von unserm Standpunkte wohl das Verlassen des bisherigen „rationellen" oder „nihilistischen" wünschen (denn „physiologisch" ist er doch keinesfalls),
aber dieser „empirische" bietet in dem Waltenlassen des „kühnen
Griffs" keine Verbesserung, noch die Bedeutung einer „naturwis
senschaftlichen" Entwicklung. Dies konnte Virchow bequemer und
weiter als bis zum Anfang fortgeschritten finden, — wenn er
nur wollte.

§. 69.

Fortschritte der einzelnen Disciplinen im 19. Jahrhundert.

Wenn wir in den folgenden Blättern einen Abriss der Geschichte der einzelnen Zweige der Heilkunde in diesem Jahrhunderte zu skizziren versuchen, woraus ein Ueberblick über den Umfang des jetzigen ärztlichen Wissens und Könnens sich von selbst
ergiebt, so werden wir, da sich bei der grossen Masse der Thatsachen, welche die vorzugsweis extensive Bereicherung gewährt,
ganze Bücher über jeden einzelnen Theil schreiben liessen, nur die
in engsten Grenzen zu haltenden Umrisse geben können. Aus diesen selbst aber wird der freiere, vernünftig empirische Geist er-
hellen, der sich durch alle Zweige wie ein rother Faden als erfahrungsgemässe, wahre, auf Beobachtung, Analogie und Induction
gestützte naturwissenschaftliche, exakte, insbesondere auch physio-
gische Forschung hindurchzieht. Es wird sich dabei sehr bald auch
der oberflächlichsten Betrachtung herausstellen, dass die Zeit von den
vierziger Jahren an einen gewaltigen Anlauf zum Besseren genommen und die Medicin intensiv und extensiv gefördert hat. In

dieser Schilderung beginnen wir naturgemäss mit der Anatomie
und Physiologie, indem wir die Darlegung des grossen Aufschwunges
der Naturwissenschaften und ihres Einflusses auf die
Erkenntniss der Medicin einer geschickteren Feder und einer anderen Tendenz überlassen.

Anatomie.

Anatomie. Die Anatomie der neueren Zeit hat das grosse Verdienst,
durch die verbesserte, genauer erforschte und vielfach bereicherte
allgemeine Anatomie eine gründliche Unterlage für die Physiologie
und Pathologie, einen guten Anhaltspunkt für die Entwicklungsgeschichte des Menschen, für die Erkenntniss der Urgesetze und
des Homologen der Bildung (Zellentheorie), sowie der stufenweisen
Entfaltung der einzelnen Systeme und Organe gegeben zu haben;
sie hat den feineren Bau, die Primitivformen der Theile enthüllt,
während zugleich die Chemie die Mischung zu ergründen sucht;
sie hat die interessantesten Entdeckungen, besonders über die
Structur des Gehirns, des Rückenmarks, der Nerven und Sinneswerkzeuge, der Geschlechtstheile u. s. w. gemacht, die Mikroskopie
und Technik verbessert, die Resultate der pathologischen und vergleichenden Anatomie für sich benutzt und in der topographischen
Anatomie der Chirurgie, Geburtshilfe und den Spezialitäten einen
wesentlichen Dienst geleistet. So sind die bereits im vorigen Jahrhunderte begonnenen Fortschritte redlich benutzt und weiterge-
führt worden und eine grosse Anzahl berühmter Anatomen hat im
Ganzen und Einzelnen diesen Zweig zu grosser Vollendung gebracht. Unter den Hauptwerken, welche sich über das ganze
Gebiet der Anatomie erstrecken, sind die von Loder,
Hildebandt, Ad. Fr. Hempel, S. Th. Soemmering, J. Ch. Rosen-
müller, Ph. Fr. Th. Meckel u. J. Fr. Meckel, Langenbeck, A.
C. Bock, A. K. Hesselbach, M. J. u. E. H. Weber, G. E. Bock, Hyrtl,
Henle u. A. in Deutschland, von Bichat, Cloquet in Frankreich,
von J. und Ch. Bell, Al. Monro, Bayle u. A. in England, von
Caldani, Rolandi, Grimaldi in Italien, von Wistar in Nordamerika,
Maurocordato in Athen u. s. w. zu nennen. Selbst in türkischer
Sprache erschien ein anatomisches Werk von Chani-Zadeh Mehemet
Ata-Oullah. Abbildungen sind in den verschiedensten Ausgaben
vorhanden und zeigen auch von künstlerischer Vervollkommnung
dieser instruktiven Mittel.

Allge-
meine
Anatomie. Die allgemeine Anatomie schuf eigentlich, durch einen
Gedanken Pinel's, dass zwischen der Structur und den Affectionen

eine Uebereinstimmung herrsche, angeregt, wie wir oben gesehen haben, Bichat, indem er in seinen 21 Systemen den ganzen Bau des Menschen anatomisch - physiologisch auf gewisse Grundformen zurückführte. Diese Eintheilung wurde von Ph. v. Walther, Malacarne, Rudolphi, Gallini, Dupuytren, Rieberand, Cloquet, Beclard, Chaussier, J. F. Meckel, v. Lenhossék, C. Mayer, Heusinger abgeändert, und die Erforschung der Textur, des inneren Baues, der chemischen Zusammensetzung u. s. f. zugleich mit verbessert; und obgleich trotz Burdach, E. H. Weber, Berres, Treviranus, Fohmann, Reinhard und der neueren ausgezeichneten Leistungen von Kölliker (Gewebelehre), Leydig, Henle, Virchow, Wedl (pathol. Histologie) und Morel noch heute kein allgemein gültiges System besteht, ist doch das wahrhaft Wesentliche objectiv begründet und von Erfolg gewesen.

Als eine Unterabtheilung der allgemeinen Anatomie könnte man jetzt eine mikroskopische Anatomie anführen, so ausgedehnt ist dieses Gebiet geworden, indem man sich nicht mit der Zerlegung in Gewebe begnügte, sondern diese bis in die Elementartheile verfolgte und so noch eine genauere Einsicht von den Grundgesetzen und der Einheit der Bildung erlangte. Seit die mikroskopischen Instrumente durch Selligue, Chevallier, Plössl, Pistor, Schick, Fischer u. A. verbessert wurden, hat dieser besondere Zweig, dem schon Meckel huldigte, durch Döllinger, Treviranus, Gruithuisen, Ehrenberg, Hewson, Muys, Fontana, Berres, Gluge, J. Müller, Burdach, Henle, Hugo v. Mohl, Al. Donné, Reinhard, Kölliker, Langenbeck (mit Abbildungen), Czermak, Arth. Hill-Hassall, Harting, Beale, Mandl, Carpenter und die berühmtesten Physiologen der neuen Zeit eine vorzügliche Begünstigung erfahren. Doch ist nicht zu übersehen, dass man sich gar zu leicht dabei in Liebhabereien verliert und den Blick auf das Allgemeine und Wichtigere ausser Acht lässt. Eine bedeutende anatomische Autorität beklagt dies in einer Zuschrift an den Verf. mit den Worten: „Alles arbeitet und tändelt mit dem Mikroskop und schreibt alexandrinische Bibliotheken von mehr oder weniger Läppereien."

Die topographische oder chirurgische Anatomie, von J. Palfyn begründet, wurde in Deutschland durch B. W. Seiler, J. F. Meckel, L. Fr. und R. v. Froriep, Rosenmüller, Rosenthal, Hesselbach (Brüche), A. C. Bock, C. F. F. Hecker, J. M. Langenbeck, Pirogoff, G. B. Günther, neuerdings in vorzüglicher Weise von Hyrtl, in Frankreich durch Roux, Beclard, Velpeau, Cloquet, Gerdy, Blandin, Malgaigne, Pétrequin (Anw. auf Patho-

[margin note: Mikroskopische Anatomie.]
[margin note: Topographische Anatomie.]

logie, gerichtliche Medicin und Geburtshilfe), in England durch
Colles, Harrison, Burns, Liston, Grainger, in Italien durch Scarpa
bearbeitet. Als ein angewandter, neuerdings erst besonders bearbei-
teter Zweig muss auch die Anatomie für Künstler, welche sich
vorzugsweise mit den Veränderungen bei Bewegungen beschäftigt,
rühmlich erwähnt werden.

Verglei-
chende
Anatomie. Die vergleichende Anatomie erhob sich erst jetzt zu
eigentlicher wissenschaftlicher Würde, indem sie die gesammten
Erfahrungen und Thatsachen comparativ und systematisch zusammenstellte und anatomisch die Zoologie, physiologisch aber die
Entwicklung des ganzen Thiergeschlechts und der einzelnen Organe und Theile wie deren Bedeutung darlegte. So entstanden
die natürlichen Systeme, welche erst den Schlüssel zur wahren
Erkenntniss des Wesentlichen und Ausserwesentlichen liefern. Aber
so extensiv ist das Material neuer Beobachtungen, so rege die
Theilnahme aller Anatomen und Physiologen an diesem jetzt un-
entbehrlich gewordenen Zweige, dass hier nur die Namen der
Heroen, wie die eines Cuvier, Dumeril, Duvernoy, Geoffroy, St.
Hilaire, Magendie, Girard, Al. Monro, Harwood, Ev. Home, Aber-
nethy, Blumenbach, Tiedemann, Döllinger, C. G. Carus, Oken,
J. Fr. Meckel, R. Wagner, Rathke, E. H. Weber, Rudolphi, Joh.
Müller, Treviranus, Reichert, Uccelli einen Platz finden können.

Zur verbesserten Technik der Anatomie gehören ausser der
Mikroskopie, den Injectionen, den plastischen Abbildungen u. s. w.
auch noch die von Gannal, Angelo Comi, Ries erfundenen Methoden die Leichen zu conserviren.

Hyrtl's Verdienste als praktischer Anatom hierin sind oben
erwähnt worden.

Die wichtigsten Bereicherungen aus der allgemeinen Anatomie, der Gewebelehre und mikroskopisch-feineren Anatomie sind
folgende:

Fort-
schritte
in der allg.
Anatomie. Die Zellentheorie (Schleiden, Schwann, Reichert, Virchow,
Kölliker). — Die Cellularpathologie (Virchow). — Das Wachsthum-
gesetz thierischer Zellen und Fasern und die Kernstellung in derselben, Engel. — Die Entstehung extracellulärer Zellen, Vermehrung
durch Theilung lehrte Remak, die Körnchenzellen beschrieb Reinhard,
die Zellen der Leber und Milz Remak. — Henle stellte eine Kern-
fasertheorie auf (Gegner: Virchow, Donders).

In Bezug auf das Knochengewebe sind zu erwähnen: über
Knochenbildung Flourens; — Virchow, Robin, R. Maier, über Kno-
chenmark, mikrosk. Beobachtungen von Hein, über Struktur der

Knochen und Zähne, E. v. Bibra, Harting, Keber, Külliker, über den Einfluss der Zahnbildung auf das Kiefergerüste, Engel, H. Müller, Förster, über Zähne (mikrosk.) Czermak, Bates, Harting, Külliker, Lent. Das Knorpelgewebe gewann durch Remak, Külliker, Harting, Günsburg, Förster, Luschka, das Horngewebe durch Moleschott, die Muskeln durch Külliker, Harting, Mazou, Donders, Gerlach, Günsburg, Leydig, Barry, Berlin, Budge (Elementarfasern); die Muskeln der Magen-Darmschleimhaut beschrieb Brücke; glatte, Külliker; der Scheide und d. Uterus V. Schwarz; — mit Hülfe des polarisirten Lichtes untersuchte die Muskelfaser E. Brucke.

Die folgenden Bereicherungen betreffen: die Sehnen, Thierfelder (Regeneration), Das Epithelium, Luschka, Reichert, Henle, Donders, Külliker, Todd, Bowmann, Leydig, Moleschott, Günsburg, — Epith. d. Gallenblase u. s. Bez. zur Fettaufnahme, Virchow. Das Bindegewebe, Luschka, Külliker, Remak, Virchow, Bruck, Harting, Reichert, Henle, Rollet, Die elastische Faser, Külliker, dasselbe Gewebe Zollikofer (chemisch), Die Struktur der serösen Häute, Luschka, Das Blut, Friedberg, Vierordt (Analyse), Funke (Krystallisation), Kunde, Welcker (Blutkörperchenzählung), Williams, Moleschott, Drummond, Nasse (vgl. unten: physiol. Chemie), Die Blutgefässe, Langenbeck, Schroeder v. d. Kolk, Virchow, Schrant, Remak, Luschka, Gerlach, Segond, Verneuil (Venen), Billroth, Reichert (erste Bildung), Die Lymphgefässe, Heyfelder, Virchow, Leydig, Külliker (Darmzotten), Brucke, Funke, Denker (Weg d. Chylus in den Darmzotten), Brettauer und Steinach (Fettresorption und Darmzotten), Lymphe, Külliker, Böcker, Die Milch (chem. u. mikrosk.), Külliker, Die Samenkanälchen und Fäden, Külliker, Die Drüsen, Külliker, Gerlach, v. Dusch, Donders, und zwar die Peyer'schen, Brucke, die Magendrüsen, Frerichs, Külliker, Ecker, Jones, die Leber, Reichert, die Milz, Sanders, Külliker, Walk, Leydig, Beck, die Thyreoiden, Gendre, die Thymusdrüse, die der Mundhöhle, Külliker, Friedleben, die Brustdrüse, Langer, Luschka, Meckel, Führer, Förster.

Ueber Fettmetamorphose belehrten Middeldorpf, Donders, Schultze, Lang, Reinbard, Virchow.

Besonders gewann auch die Lehre von den Nerven und zwar

wurden besser erkannt die Nervenprimitivfaser u. Zelle durch Schilling, Morel; die Nervenfaser und das Gewebe d. Remak, Jacubowitsch, Gerlach, Billroth; das Ganglionnervensystem d. Axmann, Hyrtl, Leydig, Lister; die Ganglienkugeln, d. R. Wagner, Schrader, Remak; das Gehirn, d. R. Wagner, Nervenursprünge daselbst (mikrosk.) d. Jacubowitsch u. Owsjannikow;— ferner der Bau des central. Nervensystems d. Lenkossék; die Geruchsnerven d. Kölliker, Ecker, M. Schultze; die Regeneration der Nerven zeigten Schrader, Bruck, Lent; Anastomosen d. N. im stratum nerveum d. Darmschleimhaut nimmt an Reichert. Grosse Uneinigkeit herrscht noch über die Art, wie die Nerven enden, ob in Schlingen (Kölliker) oder frei (Virchow).

Ausserdem erforschten noch die Hornhaut, Coccius, Strube, Kölliker, Leydig, Henle, Winter, Dornblüth; die Linse, den Glaskörper, Kölliker, Gros, Henle, Virchow, Leydig, Strahl, Thomas (vergl. unt.) die Corpora amylacea, Virchow, Günsburg; die Haare, Brown, Reissner, Reichert; die cavernösen Körper, Kölliker.

Fortschritte in der spec. Anatomie. Im Bereiche der speciellen Anatomie sind folgende Arbeiten und Leistungen zu erwähnen:

Osteologie. 1. Osteologie: über Schädelformen, Engel; über den Schädelgrund im gesunden und kranken Zustand und seinen Einfluss auf Schädelform, Gesichtsbildung und Gehirnbau, Virchow; genauere Beschreibungen überhaupt von Gruber; der Wirbel von Henle; neues Knorpelpaar des Kehlkopfs von Luschka; Beschreibung der Gelenke von Luschka, Henle, des Kniegelenkes, Robert, und seiner Mechanik, H. Meyer.

Syndesmologie. 2. Syndesmologie: Neue Bänder und Muskeln fand, auch neues Verstärkungsband am Schultergelenk, Schlemm; neues lig. salpingo-pterygoideum, Gruber; Synchondrosis sacro-iliaca und pubica, Entdeckung Luschka's; Synchondrosis petro-occipitalis, von Schultz, Henle; die fibrösen Bänder des Herzbeutels beschrieb Luschka.

Myologie. 3. Myologie: Organische und Muskelfasern der Harnröhre beschrieb Hancocke; die Struktur der Zunge, Kölliker; Wirkung der Schultermuskeln, Duchenne; die Muskeln der Beckenorgane, Kohlrausch; neu beschrieb den M. longus colli und M. lumbo-costalis Luschka. Neu entdeckt wurden: ein Muskel, welcher die untere Krümmung des Duodenum an die Bauchwand befestigt, Treitz; ein Musculus pterygopalatinus, Tourtual; ein Spannmuskel der Chorioidea, E. Brücke; ein Muskel des Schulterblattes (Infraspinatus major et minor), Brown; ein neuer Ciliarmuskel, H. Mueller.

und Rouget; neue Augenmuskeln, Moseley; die muskulöse Natur
des Tensor chorioideae, Porterfield.

4. Splanchnologie: Vortreffliche Arbeiten besitzen wir *Splanch-*
hier über geschlossene Höhlen, anat., phys. und path., von Velpeau; *nologie.*
über die Leber, von E. H. Weber, Reichert; über die Lungen
(innere Struktur), von Mandl; die Harnblase und Harnröhre, von
Barkow; die Appendiculargebilde des Hodens, von Luschka; die
Magen-, Magenschleimhautstruktur, von Neill; die Gefässe und
Nerven des Pancreas, von Verneuil; die Papillen des os und cervix
uteri beschrieb Tyler Smith (er fand zwischen den Falten mindestens 1000 Schleimbeutel, als Ursache der Leucorrhoea).

5. Angiologie: Engel's Verdienste sind sehr umfassender *Angiolo-*
Natur. Das Verhalten der Capillargefässe in entzündeten Theilen *gie.*
betrachteten Henle und Kölliker; die verschiedenen Entwicklungs-
phasen der Blutkörperchen, Jones; die Aderngeflechte des menschlichen Hirns beschrieb Luschka; die Arteria meningea media zeigte
im neuen Verlauf Hyrtl, indem er isolirte Injektionen anwandte;
den Bau des Herzens und der Blutgefässe beschrieben neu Remak,
Donders; Wägungen des Herzens nahm Peacock vor; die Lymphdrüsen wurden von Engel in vorzüglicher Weise untersucht.

6. Neurologie: R. Wagner's Untersuchungen stehen hier *Neurolo-*
oben an. Die Selbstständigkeit und Unabhängigkeit des sympathi- *gie.*
schen Nerven bewies anatomisch Kölliker. Die neueren Untersuchungen der einzelnen Nerven betrafen: die Nerven der serösen
Organe und des Peritonaeum, Bourgery; die Nerven des Herzbeutels und der Pleura, Luschka; die Nerven der Geschlechtsorgane, E. H. Weber, Boulard (Uterus); den Plexus lienalis, Gray;
die Ganglien der Zunge, Remak; die Nerven der Knochen,
Kölliker; das 7. und 8. Hirnnervenpaar, Beck in Freiburg;
die Augennervenverzweigungen, Erik Svitzer; die Nerven des
Auges, Bochdalek, (Sclerotica, chorioidea); Struktur der Retina, H.
Mueller, Kölliker, Remak, Hannover; Nerven der Hirnhäute, Bochdalek; Nerven der harten Hirnhaut, des Wirbelkanals, Luschka;
das Rückenmark, Stilling, Wallach, Biel, Wagner, Bidder, Kupffer,
Jacubowitsch, Clarke; das Verhalten der sympathischen Grenzgan-
glien zu dem Spinalsystem, Remak; den Verlauf der Medulla oblongata, Swan; das Hirn, Windungen des kleinen Gehirns, Gewichts-
verhältnisse des Hirns in verschiedenen Altern, Verhalten des Gross-
hirns zu den Rückenmarksträngen, Huschke; die Pacchioni'schen
Drüsen, Luschka; die Pacinischen Körperchen an Menschen und
Säugethieren, Henle, Kölliker; die Theilung der Nervenprimitiv-

fasern, Külliker; Theilungen der Primitivröhren in den Räumen, Aesten und Zweigen der Nerven, Stannius.

Sinnesor-
gane. In Betreff der Sinnesorgane endlich sind bemerkenswerth die Beschreibungen des Gehörorganes von Hyrtl, der Schnecke von Corti, des Trommelfells von Trültzsch, der letzten Endigung d. N. cochleae von Külliker, der Endigung der Hörnerven im Labyrinth von Schultze, der Struktur der Membrana tympani von Luschka. Toynbee, der Thränenorgane von M. Maier.

Physiologische Physik.

Physiol.
Physik. Es ist unmöglich die Verdienste aller Einzelnen und diese Verdienste im Einzelnen in einem Abrisse, wie der unsrige, darzulegen, und wir können darum nur zum Verständniss und zur Uebersicht die allgemeinsten Andeutungen geben. Zunächst ist Das hervorzuheben, was unter dem Fortschreiten der Naturwissenschaften als physiologische Physik und physiologische Chemie zusammengefasst werden kann.

Die Fortschritte der physiologischen Physik lassen sich aus den allgemeinen Schriften von Oersted (der Geist in der Natur), Ad. Fick (Med. Physik) und aus den verschiedenen zerstreuten Abhandlungen ersehen. Sie betreffen ausser den Untersuchungen über den Einfluss des Lichtes auf die Organismen (Ebermaier, Minding), über den Einfluss der Luft, der Winde, Vulkane u. s. w. besonders in neuerer Zeit:

Elektrizi-
tät u. Gal-
vanismus. 1. Elektrizität und Galvanismus: Statt Physiologie setzte Du Bois-Reymond Physik. Die Nervenkraft ist ihm gleich Elektrizität. Besonders verdient machte er sich um die elektrophysikalischen Erscheinungen während der Muskelbewegung. Duchenne (Faradisirung) weist nach, dass Induktions-, Berührungs- und Reibungs-Elektrizität jeder andern physiologischen und therapeutischen Indikation entspreche und bestimmt darnach die Sensibilität der Muskeln; Schultz-Schultzenstein stellte neue Versuche an und kommt zu dem Resultat, dass die thierische Elektrizität nicht verschieden sei von der anorganischen; Wallach zeigte die Wirkung der El. auf die Herzbewegung; de la Rive gab eine theoretische und praktische Elektrizitätslehre. Ausser Diesen beschäftigten sich noch mit dem Einfluss der Elektrizität auf Ernährung, Absonderung, Nervensystem: Cl. Bernard, Pflüger, Eckhard, Rosenthal, Matteucci u. A.

2. Mechanik: Gelenkbewegungen, Langer, Struthers, Henke, Mechanik.
E. H. Weber.

3. Die **Elastizität** der Gewebe, Muskeln: Volkmann, Ed. Elastizität.
Weber.

4. Die **Hämodynamik:** Donders, kritische und experimen- Hämody-
titielle Beiträge; Vierordt, die Erscheinungen und Gesetze der Strom- namik.
geschwindigkeit des Blutes; Volkmann, Fick (Milz) u. A.

5. Die **Respiration:** Gesetze des Gasaustausches von Respira-
Vierordt u. A. tion.

6. Thierische Wärme: Parker, Ad. Fick u. A Bernard Thier.
weist den Einfluss des Sympathicus auf die Erzeugung der thieri- Wärme.
schen Wärme nach. Callenfels ist dagegen und leitet sie von der
Blutzufuhr ab.

7. Endosmose: Buchheim, Matteucci, Cima u. A. Endosmose,
8. Optik: Obenan stehen Herm. Meyer's Forschungen über Optik.
den Gesichtssinn, indem er zur Theorie des Sehens, der Irradia-
tionserscheinungen, des Einflusses der Convergenz der Augenaxen
für die Abschätzung der Entfernungen und der Grösse des Gegenstandes die Physik benutzte (Verwendung des Stereoskops dazu).

Dann die Beiträge zur Physik des Sehorgans von Engel, Valentin, Volkmann, G. Meissner, Helmholtz; über Accommodations-
vermögen von Czermak, Helmholtz; über das Problem des Auf-
rechtsehens von Czermak; Anleitung zum Studium der Dioptrik
des menschl. Auges von Zehender; Oppel's Anaglyptoscop (eine
Vorrichtung, vertiefte Formen erhaben zu sehen); Untersuchung
über Farbenerscheinungen im Auge von Kussmaul.

9. Akustik: Hiehergehören die Lehre von der Perkussion und Akustik
Auskultation, die Untersuchungen über die Erzeugung der menschl.
Stimme von Merkel (Anatomie und Physiologie des menschlichen
Stimmorgans), Alquié, Liscovius, Rinne, Czermak (über Bildung
der Stimme).

Physiologische Chemie.

Was unter der Bezeichnung „physiologische Chemie" verstanden wird, umfasst eigentlich nur die ersten Versuche zur Erörterung der Mischungsverhältnisse und der auf der Oberfläche liegenden chemischen Vorgänge in den Funktionen, welche der Ernährung und dem Stoffwechsel dienen. Als Urheber der Vervollkommnung der Physiologie nach dieser Seite hin müssen Berze- Berzelius.
lius, Mulder und Liebig genannt werden. Letzterer aber hat Mulder.
Liebig.

bei seinen unbestreitbaren Verdiensten und seinem entschiedenen
Talent für das Experiment, welches sich mit einer grossen intellektuellen Begabung auch für die Reflexion und Induktion vereinigt, den Einfluss der Chemie so weit ausgedehnt, dass er von ihr
aus die Heilkunde reformiren wollte. Ja er ging in seinen oft an
Phantasieen streifenden Ideengängen so weit, auch die Pathologie
umzugestalten. Liebig vergass, dass die Medicin noch ganz andere
Postulate hat als eine Agrikulturwissenschaft und dass Hypothesen,
wenn sie auf angeblich experimentalem Boden aufwachsen, doch
endlich sich auf demselben Wege als luftige Dunstgebilde erweisen
lassen, wie dies Kohlrausch in seiner trefflichen Kritik (Physiologie und Chemie in ihrer gegenseitigen Stellung 1844) bewiesen hat.

Lehmann.   Auf exakterem Boden hat C. G. Lehmann die untergeord-
netere Stellung der Chemie zur Heilkunde und ihren Antheil an
der Physiologie festgesetzt. Von seinem kritischen Vorgehen dabei
zeigt folgendes Urtheil, welches er in der Einleitung zu seinem
Lehrbuch der physiol. Chemie abgiebt:

„Wie man vor nicht allzulanger Zeit noch Ursache hatte, die
junge Disciplin vor mannigfachen Angriffen zu schützen und gegen
die ungünstigen Urtheile, die frühere Irrthümer in ihrer Anwendung
und mancherlei Missgriffe in ihrer Durchführung hervorgerufen
hatten, möglichst zu vertheidigen, so ist man heute beinahe auf
dem Punkt ihr das Vertrauen wieder zu entziehen, welches man
ihr in so reichem Masse geschenkt hatte. Es ist nämlich unter vielen
Physiologen und Aerzten die Begeisterung für die organische Chemie in einen Fanatismus übergegangen, der immer, finde er auch
für die beste Sache statt, hundert Wahrheiten zertrete, um höchstens eine aufrecht zu erhalten."

Im 3. B. S. 345 erklärte er: Er halte es durchaus noch
nicht an der Zeit, in einem Lehrbuche der physiologischen Chemie
ein abgerundetes, abgeschlossenes System des thierischen Stoffwechsels (die Lehre vom thierischen Stoffwechsel oder von den
300 chemischen Prozessen sei das Ziel und die eigentliche Aufgabe
der physiologischen Chemie) nieder zu legen; heute noch werde
ein Kampf über die Kardinalpunkte des thierischen Stoffwechsels
geführt; er selbst habe es oft schon ausgesprochen, dass uns selbst
nach den grossartigen Arbeiten vieler ausgezeichneter Forscher
noch die ersten Unterlagen zu einer ersten Physik und Chemie des
thierischen Stoffwechsels fehlen. S. 388. Es sei keineswegs in
Abrede zu stellen, dass wir noch in solcher Unkenntniss über den
intermediären Stoffwechsel sind, dass wir das darüber Bekannte

gewissermassen nur anhangsweise (an die vorhergegangene Darstellung der organischen Substrate des Thierkörpers und an die
chemische Säfte- und Gewebslehre) hier mittheilen können. Und
doch habe er im ganzen Verlaufe seines Werkes, in dem er alle
für den Stoffwechsel bedeutsamen Beziehungen zu erörtern suchte,
auf diesen Gegenstand, den er die Spitze der physiologischen
Chemie nennt, seine volle Aufmerksamkeit gerichtet.

Unter diesen Einschränkungen, wenn wir ferner erwägen,
dass es der Chemie bisher mehr gelungen ist die quantitativen
Verhältnisse zu erörtern als die qualitativen, dass selbst über elementare Vorgänge noch Meinungsverschiedenheiten der direktesten
Opposition herrschen und dass die sogenannte positive Wissenschaft vielfachen Spielraum für Theorieen und Hypothesen mannigfacher Art gewährt, werden wir den Fortschritten auf diesem Terrain gerecht werden können.

Ausser den obengenannten Koryphäen auf diesem Gebiete,
Berzelius, Mulder, Liebig, C. G. Lehmann, haben noch die Folgen-
den grössere Werke verfasst, welche sich über das Ganze dieser
Hilfswissenschaft verbreiten *): Böcker (Krankheits-Genussmittel,
Arzneiwirkung), Anleitung zur Analyse; Gorup-Besanez (Anlei-
tung zur zoochem. Analyse), Bence Jones (Vorles.), Schlossberger
(Chemie der Gewebe, Thierchemie, Lehrbuch mit Rücks. auf Phys.,
Path., Technik u. s. w.), Moleschott (Kreislauf des Lebens, Ent-
gegnung auf Liebig, Lehre von den Nahrungsmitteln), Bidder und
Schmidt (Verdauung und Stoffwechsel), Funke (Atlas), Heintz
(Zoochemie), Kletzinsky (Biochemie, besonders durch übersichtliche Tabellen instruktiv), Copezzali. In diesen sind die analytischen Verhältnisse sowohl, als die synthetischen, d. i. die Chemie
der biochemischen Prozesse, berücksichtigt, und unter Letzteren besonders der Stoffwechsel, die Oxydation, die Gährung, Athmung,
Wasserausscheidung, die Verdauung, Inanition, die organische Sub-
stitution, Secretion, Excretion, Kreislauf, die Krasen, die Reduk-
tion, die Wirkung der Heilmittel und Gifte (letztere Abschnitte sind
die schwächsten).

In dem letzten Decennium ist besonders folgendes Bemerkenswerthe in einzelnen Abhandlungen und Monographieen hervorgetreten. Die chemischen Prozesse und Nahrungsstoffe Chemische
betreffend: Grundlinien einer allgemeinen Nahrungslehre, Donders, Prozesse.

---

*) Bei der Aufzählung der Namen ist möglichst die chronologische
Reihenfolge eingehalten worden.

Böcker; Oxydation und Stoffwechsel, Johnston, Kletzinsky, v. Bibra, Moleschott, Becher; die Rolle der Kohlensäure in der thierischen Oekonomie, Mialhe; der Wassergehalt des Organismus, Bauer; der Einfluss verschiedener Mengen Trinkwassers, Mosler (gekrönte Preisschrift); das Verhältniss der verzehrten Nahrungsmittel zu den Excreten, Jörgensen; Beiträge zur chemischen Kenntniss des Fötuslebens, Schlossberger. Die Zuckerbildung: Budge, v. Becker, Cl. Bernard versetzen sie in die Leber; Baumert, Lehmann erklären sich für Bernard; Longet, Figuier dagegen. Lehmann fand in der Pfortader keinen Zucker, am meisten im Lebervenenblut, Vena cava inferior. Moleschott, Leconte, Poggiale, die Französische Akademie u. A. stimmen auch für Bernard, so dass Figuier unterliegt. Die Galle: physiologische und krankhafte Eigenthümlichkeiten, Analysen, Bouisson, Platner, Frerichs, Mulder; mikroskop. chem. Gorup-Besanez, v. Bibra, Illasiwetz, Enderlin, Schellbach, Stockmann; Strecker gab eine klassische Arbeit hierüber, Lieberkühn zeigte die schwefelhaltigen Bestandtheile. Stärkemehlhaltige Materien: Digestion und Assimilation derselben, Mialhe. Der Speichel: Rolle desselben bei der Verdauung und verschiedene Arten, Cl. Bernard, Jacubowitsch, Tilanus, vor ihnen Leuchs, Sebastian, Schwann, Mialhe, Lassaigne, Magendie; das phys. und pathol. Verhalten des Schwefelcyangehalts im Speichel untersuchte Kletzinsky. Das Fett: Heintz stellte vier verschiedene Fettsäuren aus den festen Fettsäuren dar; Cl. Bernard und Lenz über Verdauung und Aufnahme des Fettes. Der Magensaft, Hübbenet; der Pancreassaft hat nach Cl. Bernard (und Lassaigne) die Bestimmung, die Fette durch Zerlegung in Fettsäure und Glycerin in Emulsion zu verwandeln; die physiol. Bedeutung erörterte auch Frerichs; der Darmsaft, Analyse von Zander; die Faeces, mikrosk. chem, Gesunder, Websarg.

Von den inquilinen Stoffen des Körpers erregte grosse Aufmerksamkeit das Blut: Analysen von Andral, Gavarret, Lehmann, Becquerel und Rodier, Polli (neue Methode), Gorup-Besanez, Scherer, Roser (aus der Asche), Weber (Ochsenasche), Enderlin (auf Kaligehalt), Mulder (kohlens. Alkalien), Liebig (Sauerst. chem. gebunden), Panum u. A.; Clément (vergl. Unt. des arteriellen und venösen Blutes der Pferde), Lehmann (Pfortader- und Lebervenenblut verglichen), Funke (Milzvenenblut), Vierordt (neue Methode quantitativer Analyse, Bestimmung des Rauminhalts der Blutkörperchen), Lehmann (der krystallisirbare Stoff des Blutes; die ersten Krystalle, Haemin genannt, entdeckte Teichmann; ferner:

Genesis der mikroskopischen Elemente in den Entzündungspro-
dukten, Reinhard: Untersuchungen des Blutes (bei Eclampsia, peritonitis puerperalis, erysipelas, Heller; in Geisteskrankheiten Michéa:
in verschiedenen Krankheiten Popp (vergl. path. Chemie); der Zustand des vom Blut absorbirten Sauerstoffs während des Athmens,
Harley.

Nächst dem Blute: der Faserstoff, G. Zimmermann, Le-
canu; bei Entzündungen, Polli; physikalische Eigenschaften, Virchow: Unterschiede des Blutfibrin vom Fleischfaserfibrin, Liebig;
das Serum, G. Zimmermann: die Eiweissartigen Körper,
ihre Veränderungen im Magen bei der Verdauung, Mulder; ihr
quantitatives Verhalten dabei, Lehmann; Denis, Dneom, Possenti,
Bechamp, Melsens, Hayden's Untersuchungen; das Albumin,
Mialhe, Pressat, Melsens, Lieberkühn, Panum. Das Caseïn untersuchten Lieberkühn, Panum, Maschke: die Milch, Donné;
Vernois, Becquerel, Otto, Boudet, Boussingault, Frommer, Hoppe;
Weber analysirte aus der Asche, die Lymphe, chem. untersucht
von Scherer; die Eier, Analyse aus der Asche, Polek; die Am-
nios-Flüssigkeit, Analyse von Stas, Majewski; über Entstehung, Scherer; der Samen, Analyse von Frerichs; der Liquor
pericardii, Gorup Besanez.

Gewebe und Organe betreffend: Lehmann stellte den
wichtigen Satz auf, dass die chemische Natur der Gewebe ihrer
Funktion entspreche. Die anorganischen Bestandtheile des Thier-
fleisches untersuchten Weber, Stölzel, Staffel. Scherer stellte
eine neue Art Zucker aus dem Muskelfleische her; eine neue organische Säure im Lungenparenchym fand Verdeil. Nach Lassaigne
giebt die weisse Substanz des Gehirns Säure, die graue eine alkalische Asche (von Schlossberger bestätigt); den Wasser- und Fett-
gehalt des Hirns bestimmten Hauff und Walther; chemisch untersuchten das Hirn und Rückenmark v. Bibra, W. Mueller; das Lun-
gengewebe, Cloëtta: Leber und Milz (anorg. Bestandth.) Oidtmann;
die Muskeln, Valenciennes, Fremy, Harless; die Knochen, Fremy;
das plastische Gewebe, Zollikofer; Haare und Hornsubstanz, v. Bibra,
Baudrimont. Gallerte aus Sehnenscheiden und Schleimbeutel stellte
dar Virchow, die chemische Natur des Pigments hellte Derselbe auf.

Ueber einzelne Bestandtheile des Organismus: Phosphorsaurer Kalk als Zellenbildner u. s. w. Benecke, als Ursache des sauren Magensaftes, Blondlot; Krystallbildungen
in Krankheiten, Günsburg; Xanthicoxyd als normaler Bestandtheil, Scherer. Schwefel in organischen Substanzen wiesen nach

[margin note: Gewebe u. Organe.]

[margin note: Einzelne Bestand theile.]

Bailey und Dona; Kupfer- und Bleigehalt b. M. faud Dever-
gie; Eisen, Mangan und Ammoniak im Harn und Schweiss
Viale und Latini; Mangan als normalen Gehalt im Blute, Millon,
Hanon, de Bouisson; Melsens bezweifelt es; Glénard hielt es für
Excreti- zufällig. Von den Excretionsstoffen wurde neuerdings fleissiger
onsstoffe. beleuchtet: der Harn, Anleitung zur Analyse, Neubauer und
Vogel; Analytische Untersuchungen von Beneke, Rudolph, Falck,
Clare, Eylandt; Stoffwechsel durch den Harn J. Vogel; Ausschei-
dungen durch den Harn Hegar, Barral, Falck, Wundt, Kaupp,
(Chlorverbindungen), Gruner, (Schwefelsäure), Kletzinsky, Winter,
Scherer, Mosler (Phosphors. und a. Mineralsäuren, Harnsäure (Schiff);
Niederschläge, Griffith; flüssige Säuren, Staedeler; Hippursäure
Dessaigne (Erzeugung, Duchek; als constanter Bestandtheil: Liebig,
Biod); Ameisensäure, Campbell; eine neue Liebig-Säure. Oxalsaurer
Kalk im Harn, Jones, Neubauer; Erzeugung im Organismus, Ure.
Phosphorsaurer Gehalt, Breed; Xanthein, Kletzinsky; Urohaematin,
Harley; Kochsalzgehalt, Wundt, Kaupp; Kreatinin, Socoloff; Am-
moniak und Stickstoffgehalt, Bonssingault. (Ammoniaksalze werden
nach Bence Jones durch den Harn als Salpetersäure ausgeleert.)
Harnstoffverbindungen und neue Methode zur Bestimmung der
Menge des Harnstoffs und des Kochsalzes, Liebig, Davy, Schneller;
Harnstoff als Messer des Stoffwechsels, Bischoff; Harnst. im Blute
bei Gesunden und Kranken, Picard; Indigo, Hill-Hassall.

Ferner untersuchten den Schleim, Tinanus, Staedeler, und den
Schweiss, Schottin, Favre, Funke.

Physiologie.

Physio-   Da die Physiologie Ausgangspunkt und Bindemittel fast
logie. aller Zweige der Medicin geworden ist, so musste sie selbst neuen
gewaltigen Aufschwung nehmen. Sie hat auch in der That im
kurzen Zeitraume dieses Jahrhunderts eine hohe Bedeutung erlangt.
Sie vermochte diess aber erst, nachdem die wissenschaftlichen
Träume des letzten Jahrhunderts, die speculativen Abmühungen
um das Wesen des Lebens und um die unerforschlichen Kräfte
desselben, sowie das von dem wechselnden Hauche der verschiedensten Theorieen und Philosophieme gebotene Schwanken der
Grundansichten wieder jener höheren, von Paracelsus ausgegangenen Anschauung des organischen Lebens Platz gemacht hatten,
nachdem die naturwissenschaftliche Methode, die positive und
experimentitielle Forchungsweise unter dem Fortschritte der Natur-

wissenschaften selbst sich geltend machte. Diese reale Forschung
aber ging auf dem Wege eines rationellen Empirismus zunächst
von den Franzosen auf die Deutschen über, stützte sich auf die
Beobachtung des Ruhenden und Seienden mittelst des Scalpells
und Mikroskops, wie auf die der Bewegung und Veränderung
mittelst Vivisectionen und Experimente, nahm die physikalischen
Entdeckungen und die Fortschritte der neueren Chemie zu Rath,
um die inneren Vorgänge des Lebens zu erkennen und zu erklären,
erörterte mit Hülfe der vergleichenden Anatomie und Entwickelungsgeschichte, wie der Naturgeschichte überhaupt, die wahre Bedeutung der Theile für und durch das Leben, und berücksichtigte
zugleich die pathologischen Vorgänge, um so das Leben in und
durch alle seine Beziehungen kennen zu lernen. So gelangte unter
Voranstritt der höheren naturwissenschaftlichen Principien die Physiologie zu dem Wege, auf dem sie jetzt begriffen ist. Sie sucht,
bei den Besseren wenigstens, welche nicht das Leben in Physik
oder Chemismus allein setzen, die innere Gesetzmässigkeit
des Lebens und seiner Vorgänge, gestützt auf die relative und
absolute Bedeutung und Beziehung der einzelnen Organe und
Theile und deren Funktionen zu einander, zu ergründen und die
physikalischen und chemischen Prozesse, wie die anorganischen
Elemente unter der Oberherrschaft eines materiell-dynamischen
Vitalismus und eines organisch gestaltenden Princips zu ermitteln.
Auf diesem Wege hat die neuere Zeit Licht über viele der dunkelsten Ereignisse des Lebens verbreitet, die Idee der Einheit nicht
über die der Mannigfaltigkeit und Vielheit verloren (wir erinnern
nur an die jetzt auch materiell durch die Zellentheorie von Schwann,
Schleiden, Reichert, Virchow u. A. ausgesprochene Einheit der
Form), hat Form und Mischung mit dem Leben in Harmonie gebracht, und Gesundheit und Krankheit auf eine Basis zurückgeführt, auf die einzig richtige, die physiologische. Den Vorrang
in den realempirischen Untersuchungen verdienen die französischen
Physiologen: Bichat, Dumas, Richerand (verwandt mit den Na-   Physio-
turphilosophen), Grimauld, Fodéré, Chaussier, Cuvier, Geoffroy St. logen.
Hilaire, Roux, Broussais, Leveillé, Ribes, Rullier, Adelon, Montègre,
Cabanis, Cloquet, Beclard, Lallemand, Dupuytren, Fourcroy, Vauquelin, Legallois, Virey. Den Weg des Experiments und der Vivisektionen betrat zuerst Magendie, der eigentlich principieller Urheber auch der physiologischen Pathologie ist, den Bell'schen Lehr-
satz begründete, künstlich krankhafte Erscheinungen hervorrief.
Ihm ahmten nach: Segala, Legallois, Dumas, Prevost, Flourens,

Nysten, Braschet, Gerdy, Lobstein u. A. Unter den Engländern
verfolgten Gordon, Abernethy, Lawrence, E. Home, Brewster,
Flemming, Ch. Bell einen eigenthümlichen Weg, während sich die
Neueren: Mayo, James Hood, Bostock, Nicolls, Allen Thomson,
sowie die Experimentatoren: Blundell, Haigthon, W. Philip, Brodie,
A. Cooper, Johnson, Westrumb, Christison, Parry, Hastings, Milne
Edwards, Shaw in Amerika, Coates und Lawrence der französischen Schule, Marshall Hall der deutschen anschliessen. Unter den
Italienern sind ausser den Browniancrn und Contrastimulisten und
dem selbstständigen Galliui nur Sementini, Jacopi, Medici, Mojon,
Scarpa, Fodera, Rolando u. A. als Anhänger der französischen
Richtung, und als Eklektiker Martini zu nennen. Die Deutschen
aber haben unstreitig in der Verbindung des Idealen und Realen,
des Experiments und der Beobachtung mit der Reflexion das Vor-
trefflichste geleistet und können eine Menge berühmter Physiologen
als wahre Koryphäen dieses Zweiges aufweisen. Die Einleitung
zu der exakteren Richtung machen Reil, Autenrieth, Meckel; Rudolphi, Burdach gaben zuerst grössere umfassende Werke von bedeutendem Werthe heraus. Ihnen folgten Blumenbach, Hildebrandt,
die Brüder Treviranus, Soemmering, Danz, Kreyssig, Pfaff, Gruithuisen, Lenhossék, Gall, Wrisberg, Kessler, Harless, Purkinje,
v. Humboldt, Wutzer, Berthold, Hempel, J. M. Leupoldt, J. B
Wilbrandt, Baumgärtner, Hensinger, Wildberg, Ph. F. v. Walther
Stromeyer, C. H. Schultz, Hertwig, T. L. W. Bischoff, E. H. Weber,
Ed. Weber, C. G. Carus, R. Wagner, Hensler, Romberg, Remak,
Laymann, Henle, F. und J. W. Arnold, J. Vogel, Huschke, Rathke,
Berres, Eberle, und als Experimentatoren besonders: Krimer, Em-
mert, Arnemann, Tiedemann und Gmelin, Fohmann, Seiler, Mayer,
Wedemayer, Reuss, Weinhold, Nasse, E. H. Weber, Ed. und Wilh.
Weber, Volkmann, Stilling. Am genialsten und reformatorisch
wirkte Johannes Mueller. Er brachte das Physikalische neben dem
Vitalen zur Geltung, verband mit der gediegensten Methode des
Experiments die schärfste Logik, und zeigte überall die Nothwendigkeit der Verbindung der Physiologie und Pathologie und ihrer
gegenseitigen Ergänzung. Ihm verdanken wir die Reinigung der
Humoralpathologie von ihren trüben Beimischungen, die Begründung
einer eigentlichen Nervenphysiologie, die er zuerst Physik nannte,
die Richtung der neueren pathologischen und mikroskopischen
Gewebelehre. — Ihm an Rang und Umfang der Arbeit gleich steht
in neuerer Zeit nur G. Valentin, dessen mathematische Begabung
nicht gering anzuschlagen ist.

Unter der grösseren Anzahl neuerer Physiologen sind zuerst die Verfasser solcher Schriften zu nennen, welche sich über das ganze Gebiet dieser Disziplin erstrecken und denen wir über die meisten Theile Bereicherungen verdanken. Es sind dies Lotze, Gluge, Ludwig (Molekularlehre, Nervenfunktionen nach den Principien der Physik), Bergmann, Leuckar (vergl. Physiologie), Budge, G. H. Meyer, Moleschott, Virchow, Donders, Benecke, Günther und Funke, Schiff, Berand, Fick, Carpenter (vergl. Phys.) C. Bernard, Longet, Auzeux, Todd (Encycl.), Bennet. Als Experimentatoren ragen hervor der wahrhaft geniale Claude Bernard und Brown-Sequard in Frankreich, sowie die Leiter der physiologischen Institute, Donders in Utrecht, Budge in Bonn, Kölliker und H. Müller in Würzburg, Brücke in Wien, F. Arnold in Heidelberg, Reichert in Breslau. Eine medic. Psychologie oder Physiol. der Seele schrieb Lotze (naturwissenschaftlich), Büchner über Stoff und Kraft, Mialhe über Chemie in Anwendung auf Physiologie und Therapie.

Wenn wir die Fortschritte überblicken, welche die Physiologie ￼ ^Fort-^schritte.
im 19. Jahrhundert gemacht, so finden wir grosse Bereicherungen in Betreff der Lehre von der Ernährung und dem Stoffwechsel, dem Kreislauf und der Herzbewegung insbesondere, der Muskelbewegung, der Respiration, der Funktion der Stimme, der Flimmerbewegung (Purkinje, Valentin), der Untersuchungen über das Blut und seine Bewegung, der Capillarität, der Resorption, Exosmose, Endosmose, Venenthätigkeit. — Erreichte auch das Licht dieser Tage nur theilweise die bisher dunkelste Parthie der Physiologie, das Zeugungsgeschäft, so sind doch die Untersuchungen durch die vergleichende Anatomie und Physiologie, besonders auch durch Ehrenberg's Beobachtungen an Infusorien vielfach gefördert worden. K. v. Baer's Untersuchungen über die Eichen der Säugethiere, Purkinje's Keimbläschen, R. Wagner's Analogie des primitiven Eies durch alle Klassen bildeten die Basis, auf welcher die neueren Zellentheorieen und die Entwicklungsgeschichte erwuchsen. Einen gänzlichen Umschwung erfuhr die Nervenphysiologie, seit Ch. Bell seinen berühmten Fund über die vorderen und hinteren Rückenmarkswurzeln veröffentlichte. Von da begannen die Forschungen über Ursprung und Endigung (Gluge u. A.), Bau und Funktion der Nerven, welche neuerdings durch die Auffindung des Axencylinders wesentlich bereichert worden sind, die Lehre von der willkürlichen, unwillkürlichen und Reflexbewegung (zuerst Marshall Hall, dann J. Müller), die Untersuchungen über die Funktion der Primitivfasern, der organischen Nerven, des Sympathicus überhaupt, die

Versuche zur festeren Bestimmung des Zweckes der einzelnen Nerven, wie noch neuerlich des Vagus (Budge, Stilling), und besonders die Ermittlung des Antheils des Gehirns in seinen einzelnen Theilen, sowie des Rückenmarks und Gangliensystems an den Lebensphänomenen, sensuellen und psychischen Aktionen.

Phrenologie. Hieran schliessen sich die Forschungen über die Sinnesorgane und die Studien über P h y s i o g n o m i k und P h r e n o l o g i e. Nur durch fortgesetzte Beobachtungen physiol.-pathologischer Art, mit Hülfe der comparativen Anatomie und Psychologie ist die endliche Lösung der Frage zu erlangen, ob und in wie weit nächst der Physiognomik (Lavater, Camper, Huschke, Lehfeldt) auch die Phrenologie, welche nach ihrem Begründer (1758 —1828) Gall, von Spurzheim, Combe, Noël, Watson, Hirschfeld, v. Struve, Scheve und jüngst modifizirt von Carus gegen so viele Gegner aufrecht erhalten wird, wirklich eine Wahrheit sei und als Erfahrungswissenschaft zu praktischen Zwecken verwendet werden könne. Dass lokale Sitze für die einzelnen Funktionen und Anlagen im Gehirn vorhanden sind, ist gewiss nach Analogie aller übrigen Funktionsäusserungen anzunehmen und in dieser Beziehung hat die Phrenologie auch ihren wissenschaftlichen Grund und Boden. Nur dürfte die Ausführung, insbesondere die Modalität einer flachen Eintheilung und Zersplitterung in der Zukunft gewaltige Abänderungen erleiden.

Mängel. Bei allen Fortschritten der Physiologie wollen wir aber nicht vergessen, wie viel noch zu thun übrig ist, nicht allein im Bereich der dynamischen und nervösen Erscheinungen, wo wir erst Fragmente von Kenntnissen besitzen, trotz aller Vervollkommnung durch die Mikroskopie, die doch nur das Materielle erfasst, sondern auch im Bereich der materiellen Vorgänge, deren elementare Aeusserungen und Wechselbeziehungen, trotz aller Hülfe der Physik und Chemie, noch tief verborgen liegen. Ueber die Vorgänge bei der Zeugung und den Sinneswahrnehmungen, über den innern Bau und die Erregung der Nerven, die Stellung des Sympathicus zum Rückenmark (Bau und Funktion sind noch nicht in Uebereinstimmung zu bringen), über einzelne Nerven und ihre Funktionen, über die Leitung der Nerven, über die Pacinischen Körper, die Tastkörperchen, über die Centraltheile selbst nicht nur sind noch Unklarheiten und Streitigkeiten vorhanden, selbst die Bewegungen z. B. des Herzens, des Uterus, der Pupille, ferner die Einsaugung in Lymphgefässe, Venen, Darmzotten, die Bildungsstätte der Galle, der Stoffwechsel und die Absonderung, ja selbst die Funktion ganzer Organe, wie

des Pancreas und der Milz sind noch nicht genügend aufgehellt
und positiv festgestellt. Diese Demuth wollen wir festhalten, wenn
wir die Leistungen der neuesten Zeit durchwandern.

Zunächst stossen wir auf das Gebiet:

1. Der Zeugung und Entwicklung.
Hier begegnen wir Arbeiten über die Bewegung des Uterus,
das Zeugungsgeschäft, Fortpflanzungstheorieen, Untersuchungen
über Zellenbildung, Spermatozoiden, Menstruation, Milchabsonde-
rung, Geburtsgeschäft u. s. w. Als Beispiele neuerer Leistungen
heben wir hervor: Robert Brown's Entdeckung des Zellenkerns,
Virchow's Modifizirung der früheren Auffassung der Zellenlehre
von Schwann, Schleiden, Reichert, welche die pflanzliche und thierische Metamorphose gleichstellten, Virchow's Aenderung in der
Bindegewebsfrage; über Grösse der Produktionskraft, Verhalten der
Eier, Zeugungsstoffe u. s. w., Leuckart; über den Einfluss des Alters der Eltern auf das Geschlecht der Früchte, Nasse; Beiträge
zur Lehre von der Menstruation und Befruchtung, Bischoff; Einflüsse der Menstruation, Krankheiten, Ernährung auf die Milch,
Vernois und Becquerel; Einfluss des Muskelapparats des Beckens
auf Erektion durch Verzögerung des Rücklaufs des Blutes in die
Venen, Bochdalek; Beschaffenheit der Samenflüssigkeit, Kölliker;
eine neue Funktion der Placenta, Cl. Bernard. Die ersten Entwick-
lungsvorgänge im Menschen und Thier schilderten J. Engel, Remak;
die Entwicklungsgeschichte des Knochensystems, Bruch; den Bau
und Entwicklung der Milchdrüsen in der Mamma, Langer; die
freie Entwicklung der Blutkörperchen und Blutgefässe nach eigener
Beobachtung, Drummond: die Theilung der Blutzellen im Embryo, Remak; freie Entwicklung der Muskelfaser, Savory, der
Milzfaser, Oberhaut und Anhänge der Knorpel, Nerven und einzelner Theile des Auges, Günsburg, die der Samenfäden, Kölliker,
der Gehörtheile im Fötus, Fromann, der Geschlechtsorgane, Lilien-
feld, des Herzens und Blutes, Aubert, Reichert, der Zähne, Hannover, des menschlichen Auges, von Ammon.

2. Die Verrichtungen und Funktionen einzelner
Gewebe und Organe betreffend, so beschrieben die Verrich-
tung der serösen Häute Willis, des Bauchfells Gruber, der Darm-
schleimhaut Bruch, das Lymphgefässsystem und seine Verrichtung
Herbst, Bryan; das Hautathmen, Versuch von Gerlach; die Haut-
thätigkeit, Duvian, Poulet, Eichberg, Vierordt (Wasserresorption);
Milzanschwellung nahm periodisch physiologisch wahr Dittmer;
Bau und Funktion der Milz untersuchten Stinstra, Bennett, Kölliker,

Crisp; die Funktion des Pancreas wurde durch Exstirpation zu
ermitteln gesucht von Bérand, Colin, Corvisart u. A.; die Physiol.
der Nieren beleuchtete II. Vogel, die der Nebennieren Brown-Sequard, des Ovarium Ritelli, der Thymusdrüse Friedleben.

3. Einsaugung. Hier begegnen wir ausser Ludwig's, Fick's
u. A. Arbeiten den Diffusions- und Imbibitionsversuchen (Gesetzen
der Endosmose) von Béclard, Cloëtta, Aubert, Liebig, Jolly, Olech-
nowitz; über Einsaugung des Chylus in die Darmhöhle, Brücke
(Funke dagegen); über Resorption des Fettes und der Eisensalze,
Kölliker, II. Mueller, Reclam; über Quantität der Lymphabsonde-
rung, Schwanda. Der Uebergang fester Moleküle (durch Saugadern,
Venen) ins Blut wurde nachgewiesen von Donders an Schwefel,
Kohle, Quecksilber.

4. Die Physiologie der Verdunstung lehrten Leconte, Demarquay und Folgende: durch thierische Häute, Versuche von Cima,
Wistinghausen; Einfluss des Lichtes auf die Verdunstung der
Kohlensäure, Einfluss des Wasserverlustes der Haut auf das Venen-
blut, Willis; mikrosk. Unters. über Porosität der Körper, Keber.

5. Verdauung: Mulder, Moleschott, Blondlot. Ausserdem
sind bemerkenswerth: Bidder und Schmidt's Untersuchungen, mit
Zugrundelegung der Biochemie; Versuche mit Magenfisteln, der
Ohrspeicheldrüse, Kölliker, II. Müller, Schroeder; Versuche zur
Bestimmung der Chylusmenge, die durch den Ductus thoracicus
dem Blute zugeführt wird, Bidder; über Chylusgefässe und Fortbewegung des Chylus, Brücke, Reclam; über Veränderung der Stärke-
mehlkörper durch die Verdauung, Ayres, Bardeleben; zur Lehre
von der Wirkung des Magensaftes auf die Proteinsubstanzen, Kölliker, II. Müller; über Einfluss des Vagus, Bouchardat, Sandras;
über Einfluss des Magensaftes auf die Ernährung, Cl. Bernard,
Grüne. Merkwürdig ist Kölliker's Entdeckung, dass bei saugenden
Thieren nach der Digestion die Fettleber physiologisch vorkomme.

6. Die Ernährung und der Stoffwechsel wurden beleuchtet
durch neuere Arbeiten von Moleschott, Bennett, Flourens, Demarquay, Budge, Leconte, Vulpian, Boecker. Im Einzelnen treten folgende Untersuchungen auf: Freie Aufnahme und Ausgabe der Nahrung, nach Vers. an Hunden und Katzen, Bidder und Schmidt.
Antheil der Leber und Milz an der Rückbildung, Vers. von Moleschott. Einfluss der Wasserentziehung auf den Stoffwechsel, Exper.
nach Scheffer unter Falck; der Blutentziehung auf die Blutkörperchen Vierordt. Einflüsse der Fettnahrung, Erchbaum; Umwandlung
der zelligen Körper zu Fettkörnchenhaufen, Reinhard. Einfluss der

Marginalia: Einsau-gung. Verdau-stung. Verdau-ung. Ernährung und Stoff-wechsel.

phosphorsauren Erde auf den Stoffwechsel, Benecke (gegen ihn Hegar).
Der Kreislauf des Stickstoffs im Organismus, Voit. Der Gehalt an
Wasser und Mineralsubstanzen, Scherer. Die Zersetzung der Harnsäure
im Thierkörper, Neubauer. Die Veränderungen des Eisens im Organismus, Meyer. Ueber Blutverhältnisse, Brown-Sequard; in Bezug
auf Farbe, Mischung, Luftgehalt, Brown-Sequard, Cl. Bernard. Verhalten der farblosen Blutkörperchen zu den farbigen, Moleschott. Zählung der Blutkörperchen (s. ob. phys. Chemie), Stöltzing, Hirt, Marfels.
Aus den Blutkörperchen sich ausscheidende Krystalle, Funke,
Lehmann, Kunde. (Vergl. hierüber insb. die physiol. Chemie.)

7. In dem Bereiche der Absonderung wurde beachtet:
die der Speicheldrüsen, Verschiedenheiten der einzelnen, Cl. Bernard; der Galle, Kölliker, H. Mueller; tägliche Menge und Qualität, Nasse, Moleschott; (über Bildungsstätte der Galle, ob sie im
Blute vorgebildet oder nicht, herrscht noch Zweifel, nach Moleschott wird sie nur in der Leber erzeugt); der Leber, Handfield
Jones; Zuckerbildung ausser Cl. Bernard, u. A. (s. ob.) Oré, Chauveau
u. A.; der Milz, Gray, Stinstra (über Bau und Funktion der Milz);
des Pancreas, Wemmann, Ludwig, Kroeger; des Schweisses, Guil-
bert d'Hercourt; des Harns, (s. ob. phys. Chemie), Hyrtl, Kaupp,
Beigel, Franque, Falck; Wasserausscheidung durch die Nieren,
Falck; Einfluss des Blutdrucks auf die Harnabsonderung, Goll;
über die reducirenden Eigenschaften des Harns ges. Menschen,
Brücke. Zucker im Fötusharn fand Bernard, im Harn gesunder
Menschen, Brücke.

8. In der Lehre über den Kreislauf, Herz- und Puls-
bewegung sind speciell hervorzuheben: Anwendung der Wellen-
lehre darauf E. H. Weber (dagegen Volkmann); Versuche über
Schnelligkeit des Kreislaufs, Höring; Theorie des Herzstosses,
Kiwisch v. Rotterau; Verschiedene Ansichten über die Herztöne,
Mechanismus der Herzklappen, Lacunee, Skoda, Volkmann, Hamernjk, Nega, Forget, Donders, Fossion, Cartwright; Versuche
über Herzbewegung von C. Ludwig, Schiff, Bamberger, Donders,
Volkmann; Verschiedene Untersuchungen über Puls und Herzschlag
von Brown-Sequard; eine neue (bildliche) Darstellung der Pulslehre, Vierordt; Ansichten von Brücke über die Kranzschlagadern
des Herzens, betr. den Verschluss der Coronaria durch die Aortenklappen, werden bekämpft von Hyrtl; Experiment über Herzner-
venfunktion von Schiff; der Einfluss des Vagus auf die Herzbewegung nach Rosenberger, Türck, (s. unten: Nervenlehre); Untersuchungen über normale und abnorme Capacität der Herzhöhlen,

Beau's Unt.; Wirkungen der Blutentziehungen (auf Quantität, Qualität und Bewegung des Blutes), Polli; der Einfluss der Circulation
auf die Iris nach Kussmaul. Den Uebergang der Arzneien in die
Milch zeigte Lewald (Hydrarg., Bism., Zinc., Ant., Arsen nach 17
Stunden, nach 60 nicht mehr darin).

9. Athmung: Poisseuille's u. A. Untersuchungen; überdiess

Athmung. behandelten jüngst: die Beziehung zur Blutumwandlung, Schlossberger; die gegenseitigen Beziehungen zwischen Athmung und
Kreislauf, Donders; die Elastizitätserscheinungen der gesunden und
kranken Lunge, Harless; die Athmungsgrösse des Menschen, F.
Arnold; die Bewegung der Lungen und des Herzens beim Athmen,
Donders; die Undulation oder Vibration des Thorax im physiol.
und pathol. Zustand, Monneret; die Wirkung der Brust- und Interkostalmuskeln beim Athmen, Helmholtz, Arnold; den Antheil
des Zwerchfells beim Athmen durch Experiment ermittelt Schwetz,
Eulenkamp, Budge; vergleichende Untersuchungen über Ausscheidung der Kohlensäure und die Grösse der Leber stellten an Moleschott und Schelske; den Ammoniakgehalt der ausgeathmeten Luft,
mit Rücksicht auf Uraemie, prüfte Neuling; des Kehlkopf-
spiegels zur Untersuchung der Theile bedienten sich Garcia, Türk,
Czermak; die Spirometrie entdeckt von Hutchinson, um die Capacität der Lungen zu messen, verbessert von Fabius, wurde ausführlich dargestellt von Arnold, Vierordt, Ludwig.

Stimme. 10. Ueber die Stimme stellten neue Theoricen auf: Masson,
Czermak; vergleichende anat. phys. Unt. über Thätigkeit der einzelnen Stimmwerkzeuge gab C. Mayer; eigne und fleissige Forschungen über chemische und physikalische Eigenschaften der
Stimmwerkzeuge, Kehlkopf, Muskeln, akustisches Verhalten, Stimm-
bildung u. s. w., Harless; das Verhalten des weichen Gaumens
beim Hervorbringen der Vokale beleuchtete Czermak; die Natur
der Vokale Donders.

Wärmeer- 11. Ueber Wärmeerzeugung sind erwähnenswerth die
zeugung. Experimente von Cl. Bernard, Gavarret und die zahlreichen Untersuchungen über Temperaturverhältnisse des Fötus und der Erwachsenen im gesunden und kranken Zustande von Baerensprung,
Traube, Davy, Brown-Sequard; über den Einfluss des Chinin, Phosphor, Secale, Cinnamom. Canthar. (excitirender Arzneien) von Du-
méril, Demarquay, Lecointe; über Sauerstofferreger und Träger in
der organischen Welt von Schoenbein.

Bewegung. 12. Das Kapitel der Bewegung gewann durch Versuche
über Muskelreizbarkeit von Stannius, Engel, Volkmann; über Elek-

trizitätserscheinungen in den Muskeln während der Zusammenziehung von du Bois-Reymond, Matteucci; galvanische Prüfungen
von Duchenne zur Bestimmung einzelner Muskelwirkungen; Versuche über Nervenwirkungen der Heilmittel auf die Bewegung,
Hoppe, Pelikan und Külliker; sowie durch Abhandlungen über
Muskelbewegung von Matteucci, Remak, Budge, Schiff, Volkmann,
Wundt, Valentin; über Muskelelastizität von Haidenhain, Duchenne;
Beiträge zur Mechanik des Gehens von Fick; und über die statischen Verhältnisse der menschlichen Gliedmassen von Harless.

13. Um das Nervenleben verdient sind vorzüglich neuerdings R. Wagner, Budge, Cl. Bernard, Schiff, Brown-Sequard, Külli-
ker geworden. Folgende Einzelnheiten beschäftigten die neueren
Physiologen: die physikalische Seite der N., Eckhard; die Physio-
logie der Nervenfaser, Herrmann Meyer; der Bau der Fasern und
Ganglien, mikroskop. Elemente, R. Wagner; die Endvertheilungen
der N., Peyer, Külliker und fast alle Physiologen; mikroskopische
Unters. des peripherischen Nervens., Axmann, des Rückenmarks,
Schroeder v. d. Kolk; molekulare Vorgänge in d. Nervensubstanz,
Harless; über Bedeutsamkeit der Nervenhüllen, Harless; die Ernäh-
rung der Nerven und Degeneration, A. Waller, Schiff, Bruck, bes. d.
Ganglien, Walther; über Reizbarkeit, Vers. von Hoppe; nervöse
Circulation, Flourens; der Einfluss der Wärme und Kälte auf die
Erregbarkeit der Nerven und Muskeln, Pickford; Versuche über
den Einfluss der Nerven auf Bewegung, Brown-Sequard, R. Wag-
ner; die Lehre von der recurrenten Sensibilität, Cl. Bernard; der
Einfluss betäubender Gifte auf die Nerven, Neumann, Külliker,
Harley; der Einfluss der Nerven auf die Speichelabsonderung,
Vella, Ludwig, Rahn, Czermak, Cl. Bernard; der Einfluss der Centraltheile auf den Magen, Schiff, auf Tonus der Gefässe, Schiff;
auf die Uterusbewegung, Spiegelberg; Versuche über die Nerven
zur Zusammenziehung des Uterus und der Tuben, Hoddaeus, Bernt-
ling; Schädel, Hirn und Seele des Menschen, nach Alter, Geschlecht
und Race, Huschke; die Physiologie des Rückenmarks, Brown-Sequard; über psychische Thätigkeit des Rückenmarks, Vers. von L.
Auerbach; die Leitungserscheinungen des Rückenmarks, Chauveau
u. A.; die Einwirkung der vorderen Rückenmarkswurzeln auf das
Lumen der Gefässe, Pflüger; die Darmbewegung, abhängig von
Reizung des Gehirns oder Rückenmarks durch mechanische oder
elektrische Versuche bewiesen, Spiegelberg; Untersuchungen über den
Sympathicus, Brown-Sequard; der Ursprung des Sympathicus aus
dem Rückenmark, Budge u. A.; der Einfluss des Sympathicus

Nerven-
leben.

auf die Blutgefässe, auf thierische Wärme, Cl. Bernard, Budge, auf willkührliche Muskeln, Remak, auf Empfindung, Bewegung, Lusanna, Ambrosoli, auf Ernährung, Schwann, Gluge; der Sympathicus als Hemmungsnervensystem der Darmbewegung, Pflüger, Bitti; ein zweites Spinalcentrum des Sympathicus, Budge; Verhalten der obern Halsganglien zur Iris (aus dem Rückenmark), Budge; Heidenhain hielt die Ganglien für das automatische Centralorgan des Herzens, den Sympathicus für den Motorius, den Vagus für den Regulator des Pulses; der Vagus als Hemmung für die Herzbewegung, Ed. Weber; der Rhythmus des Herzens abhängig von den Ganglien, v. Wittich; Bestimmung des Vagus und Sympath. für die Herzbewegung, R. Wagner; Einfluss des Vagus auf Athmung, Wundt, Dalton, Lindner, Snellen, auf Stoffwechsel, Nasse, auf die Unterleibsorgane, Wolff und Remak; Versuche über den N. splanchnicus major und minor, Haffter; Thätigkeit des Accessorius Willisii, Cl. Bernard; der Einfluss des Facialis auf Bewegung des weichen Gaumens und der Schlingwerkzeuge, Devaine; Ideen für eine Lehre vom Zeitsinn, Czermak.

14. Was endlich die Sinnesorgane betrifft, so tritt in den Vordergrund das Auge: Untersuchungen von Bartels, Fries, Helmholtz u. A. bei dem Abschnitt: Augenheilkunde aufgeführte Berühmtheiten, insbesondere Conjunctiva oculi, physiologisch und pathologisch-anatomisch, Arlt; über das Sehen Vittadini; Unters. über die Retina, H. Mueller; Beobachtungen über Empfindungsverschiedenheiten der besondern Theile der Netzhaut, Aubert und Förster; Untersuchungen über Aufrechtsehen, gemeinschaftliches, binoculares Sehen, Irradiation, von Verschiedenen; über die Accommodationsphänomene, Czermak; klinische Analyse der Motilitätsstörungen, A. Graefe; über Einfluss der Muskeln des Auges auf das Sehen, Clavel und Rainey; über muskulöse Erweiterung der Pupille, angenommen von Kölliker; Quellen der Irisbewegung, Budge, Waller, Hoppe; Dimensionen und Brechungsvermögen des Auges, Forbes; Doppeltsehen und Doppeltbrechung, vom Glaskörper abhängig nach Stellwag; über Thätigkeit des Obliquus superior, Busch; eine neue Klappe im Thränenapparat entdeckte Beraud.

Dann zunächst das Gehör: Untersuchungen von Breschet, Claparède, Scott, Toynbee, Helmholtz; den Antheil der einzelnen Theile bestimmte Harless sehr gut; die Schnecke als Sinn für feinere, den Vorhof für gröbere Töne bezeichnete Kölliker; Studien über die Funktion der verschiedenen Theile des Ohres machten Rinne, Kramer, Jackson; die Bedeutung der Ohrmuschel für das

Sinnesorgane.

Gehör beleuchtete J. Schneider. Ueber den Geruch schrieben Bidder, Cloquet u. A.; über Geschmack W. Horn, Schirmer, Vittadini; über den Tastsinn E. H. Weber, Hoppe, Theod. Weber, Czermak, Wundt, W. Krause; zur Lehre vom Raumsinn der Haut Czermak, Volkmann; die Dauer der Eindrücke untersuchte Valentin.

Allgemeine Pathologie.

Allgem. Patho- logie.

Die allgemeine Pathologie ist den Fortschritten der neueren Zeit gemäss abgehandelt worden in besondern Lehrbüchern, oder als besonderer Theil in speziellen Pathologieen von: Naumann, Henle, Wunderlich, Bonorden, Albers, Schultz-Schultzenstein, Henoch, (Forts. v. Canstatt's spez. Pathol.), Leupoldt (naturphilosophisch), Benecke, Vinikow (Vorrede), Kranichfeld, Spiess, Leubuscher, Heu- singer (vergl. Pathologie), Valleix, Gerdy (medic.-chirurgisch), Re- quin, Chomel, Monneret, Hardy und Behier, Biéchy, Bouchut, Watson, Bayle, Laycock, Salvadore de Renzi, Bufalini.

Schrift steller

Neuerdings erregte Aufsehen Virchow durch seine Cel- lularpathologie, die Einleitung zur spez. Path. u. Ther. (s. oben), die Schrift über alten und neuen Vitalismus. Ihm trat Spiess als Vertreter der Nervenpathologie entgegen. Ritscher schrieb vom Standpunkt der Naturheilkunde. Fallot behandelte Krankheit und Lebenskraft.

Hieher gehört auch der Streit über Kraft und Stoff von Moleschott, Vogt, Büchner.

Von Wachsmuth erschien jüngst eine vortreffliche allge- meine Pathologie der Seele (1859).

Die allgemeine Actiologie behandelten besonders Ed. Reich und Pickford. Ersterer auch die Hygieine. Die Erblichkeit der Krankheiten beschäftigt noch immer die Pathologen. Ueber psy- chische Einflüsse und Krankheiten schrieb Krebel, über den Ein- fluss schädlicher Effluvien auf Pathogenie, Grainger. Hieran schliesst sich Riecke's „Reform der Lehre von den Contagien, Epidemieen und Epizotieen" mit einer neuen Eintheilung in echte und Halbcontagionen u. s. w.

Aetio- logie.

Die Lehre von der Entzündung behandelten allgemein Zimmermann, Naumann und die Obigen; Lebert das Verhalten der Gefässe dabei; H. Weber machte Experimente über die Stase; Gluge zeigte die Blutveränderungen, Lehmann die chemische Seite, Paget die Regeneration.

Ent- zündung

Die Entzündungstheorie ist von jeher Massstab der Fortschritte und Barometer des Standpunktes des medicinischen Wissens gewesen. So auch in neuerer Zeit. Sie hat seit Andral, Gavarret, Becquerel und Rodier. Bennett, Rokitansky einen gewaltigen Umschwung in histologisch-anatomischer und chemischer Seite genommen, dann kamen die Untersuchungen von Broca, Brücke, Henle, Wharton-Jones, Virchow über Contraktion der Gefässe, Verhalten der Capillaren. Ueber das Wesentliche dabei sind aber noch differirende Ansichten genug. Den Begriff parenchymatöser Entzündung erläuterte neuerdings Virchow. Das Fibrin bei Entzündungen untersuchten Monneret, Purchappe u. A., die Natur des blauen Eiters Pétrequin.

Das Fieber und die Entzündung in ihrem Verhältniss zu einander erörterte Zimmermann. Wichtig ist Al. Wood's, Snellen's und Samuel's Hervorhebung des nervösen Elements bei der Entzündung und dessen Einflusses auf die Behandlung.

Jochmann's Beobachtungen über die Körperwärme schliessen sich den verdienstvollen von Traube an.

Zellenbildung. Die pathologische Zellenbildung bearbeiteten besonders Virchow, Gairdner, Goodsir; die Zu- und Abnahme des Fasernstoffs in verschiedenen Krankheiten Abeille, die Metamorphose faserstoffiger Exsudate Reinhard, den Verknöcherungsprozess Rokitansky, H. Meyer; die Ablagerung und Resorption von Kalkmetastasen im Blute Virchow. (Weiteres s. path. Anatomie.)

Pathologische Anatomie.

Path. Anatomie. Dadurch, dass die Pathologie in der anatomischen Darlegung des Leichenbefunds gleichsam die materielle Geschichte der Krankheit, ihren Sitz, ihre Ausbreitung, ihren Verlauf und ihre organische Basis zu ermitteln sucht, während sie andererseits durch physiologische Auffassung der Erscheinungen den innern Charakter, die Wesenheit der Krankheit und die Beziehung derselben zum Organismus und zu anderen Krankheiten zu erörtern sich bestrebte, erst dadurch ist die Pathologie zu der Höhe objectiver Wahrheit, der sie sich jetzt annähert, gelangt. Die pathologische Anatomie ist es zunächst, welche, unbekümmert um Theorieen und Systeme, nur die vorliegenden Data beachtend, diese grosse Reform hervorgebracht hat. Seit Morgagni, ihrem unsterblichen Schöpfer, Autoren. nur mit Auffindungen einzelner Details, so werthvoll auch immer, beschäftigt, ist sie durch Cruveilhier (Hauptwerk mit 110 Abbildg. 1829—1842) und John Hunter mittelst Aufstellung allgemeiner

Gesetze mehr zur Wissenschaft geworden. Ihnen folgten W. Stark, Joh. Adams, J. Abernethy, Baillie, (welcher zuerst tiefer und selbst physiologisch einging und die path. Anat. systematisch abhandelte), W. Cooke, J. R. Farre, Al. Monro jun., Willan, Bateman, Howship, Carswell, Hope in England, während Frankreich unter Bichat's glänzender Leitung, welcher in seiner allgemeinen Anatomie einen festeren Anhalt gewährt, der eigentliche Mittelpunkt dieser Bestrebungen wurde, von denen die neue, hauptsächlich durch Lokalisation bedingte Richtung der Pathologie datirt, und als deren erster Urheber nach Bichat gewöhnlich Prost bezeichnet wird. Broussais, Bayle, Laennec, Dupuytren, Portal, Rayer, Alibert, Breschet, Louis, Andral sind Namen, welche rühmlichst in dieser Beziehung bekannt sind und ebenso wie die folgenden Deutschen als Muster vorleuchten. Reil, Soemmering, Voigtel, Tiedemann, Blumenbach, A. W. Otto, A. R. Vetter eröffneten die Reihe, J. Fr. Meckel aber übertraf sie durch Logik, Originalität und Vollständigkeit seiner neuen exakteren Bearbeitungsweise. (Von ihm datirte auch die neuere Lehre von den Bildungsfehlern.) Ihnen folgten mit redlichem Eifer Hensinger, Thilow, J. Herold, G. Fleischmann, Dzondi, J. P. Frank, S. G. Vogel, Prochaska, Kreyssig, Conradi, Rudolphi (durch die „Entozoën“) und andere praktische Aerzte, wie Horn, Autenrieth, Clarus, Krukenberg u. s. w.

Weiteren Nutzen brachten sodann der pathologischen Anatomie die Verdienste der Chirurgen, die Vergleichungen der Befunde an Thieren, die pathologische Chemie, die mikroskopischen Untersuchungen eines Gluge, Henle, Mandl, Simon, Häfle, Förster (Atlas) und vieler Anderer, die Beschreibungen pathologisch-anatomischer Sammlungen von Osiander, Biermayer, Seidel, Cerutti, Lobstein, Loder, Hesselbach, J. G. Walter. Auch die ersten 4 Dezennien dieses Jahrhunderts rühmten sich einer grossen Anzahl von Bearbeitern dieses Faches, unter denen wir nur Paletta, Fonzago, Moscati, Leo-Wolf, Nasse, E. H. Weber, Wrisberg, Lenckart, Rathke, J. Müller, J. Vogel, J. F. H. Albers (Atlas), Broers, Gluge (Atlas), A. G. Otto, Mohr und vorzüglich Hasse nennen, bis als epochemachend Rokitansky erschien, dessen Bedeutung für die ganze Medicin wir oben ausführlich beleuchtet haben.

Von nun an begann ein reges Leben auf diesem Gebiete und zahlreiche pathologisch-anatomische Arbeiten von nicht geringem Werthe traten hervor. Als die bedeutendsten Verfasser nennen wir hier: Engel, Virchow, Benno Reinhard (leider! zu früh gestorben), Frerichs, Schrant, Günsburg, Bruck, Luschka, Heschl

(selbstständig gegen die Aelteren), Lebert, Wedl, Förster, Willigk,
Buhl, Dittrich, Wislocki und der mehr compilatorische Bock
(Atlas); in spezieller Anwendung: Victor Bruns (der Chirurgie
zu Grunde gelegt), Kiwisch v. Rotteran (Anwendung auf Geburts-
hilfe), Schroeder van der Kolk und Leubuscher (path. Anat. d. Hirns
bei Geisteskrankheiten), Bednár und Weber, Barthez und Rilliet
(Kinderkraukheiten), in Frankreich Legendre, Gaudoin, in England
Paget, Stokes, Hodgkin, Monro, Abercrombie, Budd, in Holland
Donders. Pirogoff (Atlas d. topogr. Anat.) liess die Leichen frieren
und sägte sie dann durch.

So allgemein ist die Anerkenntniss des Werthes der pathologischen Anatomie geworden, dass weder der Physiolog noch Patholog ohne dieselbe bestehen könnte und möchte, ja dass wir sogar in
der Beachtung derselben an eine Klippe gerathen sind, die uns
warnend zuruft, nicht über den Tod das Leben, über die Befunde
die Erscheinungen, über die Wirkungen die Ursachen zu vergessen
und das Studium nicht über den Zweck, d. i. die Beziehung zur
Praxis zu stellen. Die pathologische Anatomie kann allein Werth
erhalten, wenn sie, Hand in Hand mit der sich ihrerseits wieder
auf die Pathologie beziehenden Physiologie, durch die Vergleichung
des Krankheitslebens mit dem Resultate an der Leiche eine lebendige Beziehung zur Wissenschaft erhält, und wenn diese die Aufgabe für die Kunst des Heilens praktisch löst.

In Folgendem geben wir eine Uebersicht der wichtigsten
Leistungen und ihrer Urheber:

Allgem.
Ver-
hältnisse.

1. Allgemeine Verhältnisse betreffend:

Darstellung der Leichenerscheinungen mit Angabe der häufigsten Fehlerquellen bei Sektionen, J. Engel (gute Kritik). Ueber
Monstrositäten: J. Fr. Mekel, Braschet, Gurlt, Geoffroy St. Hilaire,
Vrolik, v. Ammon, Otto, Bischoff, Benecke; über Entwicklung
röhriger und blasiger Gebilde, Engel; krankhafte Metamorphose
und Regeneration, Reinhard; Regeneration der Sehnen, Thierfelder;
der Nerven, Waller, Schiff, Bruch; der grauen Hirnsubstanz, Virchow; des Unterkiefers nach Phosphor-Nekrose, Geist; Heilungsprozess der Knochen nach Resektion oder Exstirpation, Alb. Wagner; Neubildung von Gefässen in plastischen Exsudaten und Haut-
wunden, Jos. Meyer (unsichtig, experimentitiell); über das Aus-
wachsen der Bindegewebssubstanzen und die Beziehung derselben
zu Exsudaten (neue und eigenthümliche Schilderung über die
pseudomembranösen Bestandtheile der Exsudate seröser Säcke),
Rokitansky; Hypertrophieen und organische Neubildungen, Roki-

tansky, Lebert, Virchow (wahrhaft reformatorisch), Förster (begünstigt nicht die Entwicklung aus amorphen Blastemen, sondern die hypertrophische Wucherung normaler Gewebe); Pathologie und Therapie der Pseudoplasmen, Joh. Mueller, Warren, Bruch, Schuh (bes. Cystosarcome der Mamma), Schrant, Rokitansky, Reinhard, Bardeleben, Bruns; Colloid-Metamorphose, Schrant; Gelenkkrankheiten, Gurlt (fleissige Monogr.), verschiedene Formen der Gelenkentzündungen, Führer; Entwicklungsgeschichte und Anatomie der Geschwülste, Remak, Förster, Virchow, Verneuil; Corpora amylacea, untersucht von Virchow, Donders; amyloide Degeneration, Virchow; Hautkrankheiten, Bärensprung; progressive fettige Muskelatrophie, Duchenne, Oppenheimer; anat. Befund bei akutem und chronischem Rheumatismus, Hasse; Veränderungen der Knochen und Knorpel, Virchow, Rokitansky, C. O. Weber, Remak, H. Meyer, Gerlach (Osteoidgeschwülste); Rhachitis-mangelhafte Ernährung (keine Verkalkung wie im gesunden Zustande, Erweichung nur durch Markraumbildung) gegen Quérin: Virchow; nach Virchow: Alfred Vogel; Knochenbrüche, Middeldorpf; über Enchondrom Herz, Schaffner, Virchow; über die Verknöcherung Rokitansky, (in ausgezeichneter Weise), H. Meyer; Pathologie der Pigmente, Virchow; Krebsarten, Rokitansky, Virchow, Walshe, Lebert — Zottenkrebs Rokitansky, Gerlach; Epithelialkrebs, Schuh, Hannover, Frerichs, Virchow, Remak; Gallertkrebs Otto, Broca, Frerichs, Bruch, Virchow, Luschka, Lebert; Cystenbildung, Rokitansky, Hodgkin, Bruch, Mettenheimer.

2. Krankheiten des Nervensystems.

Krankheiten des Nervensystems.

Gehirnkrankheiten, Monro, Hooper, Marshall, Abercrombie, Lallemant, Coindet, Esquirol, Moulin, Serres, Bayle, Andral, Dietl, Leubuscher, Todd (vergl. auch den Abschnitt Kinderkrankheiten unt. spez. Pathol.); Cretinismus, Virchow, Eulenberg, Marfels u. A.; Gehirnerweichung, Fuchs, Dechambre, Durand-Fardel u. A.; Entwicklung des Schädelgrundes, Virchow; Rückenmarkskrankheiten Ollivier, Cruveilhier, Romberg, Rokitansky; Krankheiten des Nervenapparats, Hasse; Nervenmetamorphose, Billroth, Schroeder v. d. Kolk, Virchow (fettige); Neurom, Smith, Virchow, Lebert.

3. Krankheiten des Gefässsystems und der Circulationsorgane.

Krankheiten des Gefässsystems u. d. Circulationsorgane.

Pathologie der Blutgefässe, Wedl; Entwicklung der Blutgefässe, Billroth; Melannemie, erste Entdeckung von Heinrich Meckel. Später haben Virchow, Meike, Heschl, Planer über das dunkle Pigment im Blute abgehandelt; weisses Blut und Milztumoren, Virchow;

Phlogose, Thrombose und Embolie, Virchow, Buhl; Form und Organisation des geronnenen Faserstoffs, Virchow; Fettbildung Husson, Burdach, Mettenheimer; Sperk- oder Cholestearinkrankheit, Meckel; die Krankheiten des Herzens, Corvisart, Laennec, Bouillaud, Breschet, Bertin, Gendrin, Hope, Stokes, Cloquet, Wardrop, Testa, Burns, Davies, Jones, Hodgson, Wilson, Meli, Kreyssig, Puchelt, Rokitansky, Skoda; Endocardiumkrankheiten, Luschka, Günsburg; Polypöse Herzgerinsel, Leyroux; Krankheiten der halbmondförmigen Klappen, Luschka; Arterienkrankheiten, Rokitansky; Arteriitis, Virchow, Bizot; Angeborne Verengerungen der Aorta, Hamernjk, Oppolzer; Arterienwände als Ursache des spontanen Aneurysms, Donders und Jansen; Obliteration der Arterien Hamernjk.

Krankheiten der Athmungsorgane. **4. Krankheiten der Athmungsorgane.**

Kehlkopfkrankheiten, Albers, Porter, Ryland, Black, Stokes, Cohn, Dittrich; Ulcerationsprozess im Kehlkopf, Rheiner; Oedem, Pitha, Sestier; Krankheiten der Lungen, Schroeder v. d. Kolk, Laennec, Albers, Jurine, Hastings, Sachse u. A.; insbesondere Tuberculosis, Carswell, Reinhard, Ruhle (Höhlenbildung), Rokitansky, Engel, Virchow, Lebert, Bayle, Lombard, Bennett; Emphysem, Laennec, Louis, Rokitansky, Lombard, Budd, Rossignol, Grillot, Ozanam u. A.; Atelectasis pulmonum, Jörg, Legendre, Rees, Donders, Ruhle; Pneumonie, Laennec, Andral, Stokes, Gendrin, Rokitansky, Betz, Leubuscher, Weber; Bronchitis, Gairdner.

Krankheiten d. Verdauungsorgane. **5. Krankheiten der Verdauungsorgane.**

Krankheiten der Speiseröhre, des Magens und des Darms, Monro; Diagnose und Symptomatologie der Oes. Krankheiten, Betz, Flower, Nelaton; Verengerung des Oesophagus, Follin; Krankkeiten des Magens, Abercrombie, Parker, Henoch, Budd, Haudf. Jones, Lees; Perforirendes Magengeschwür, Baillie, Voigtel, Cruveilhier, Abercrombie, Rokitansky, Günsburg (kritisch), Kimmig, Brinton; Stenose des Pylorus nach Dittrich, Brand; Magenerweichung, Rokitansky (Hunter, Baillie, Elsässer, Virchow halten sie für eine Leichenerscheinung); Magenkrebs und Hypertrophie, Bruch; Unterleibskrankheiten, Henoch, Andral, Meckel; Genetisches Verhalten einzelner Unterleibskrankheiten (Hyperämie, Lageveränderungen, Ruhr, Cholera), Virchow; Cholera, Froriep, Wagner, Phöbus, Böhm, Pirogoff, Virchow, Reinhard, Leubuscher; Dysenterie, Bellmont, Rokitansky; Typhus, Rokitansky, Wagner, Virchow, Lebert, Louis, Chomel — das ägyptische Typhoid, Griesinger; Veränderungen der Peyerschen und solitären Drüsen, Hervieux; Darmgeschwüre, Albers, Wagner; — Darmkrebs, Rokitansky; Ileus, Forke, Rilliet;

Mastdarmkrankheiten, Bell, Copeland, Brodie, Syme; Leberkrankheiten, Frerichs; Fettleber, Lereboullet (Preisschrift); Alveolarcolloid der Leber, Buhl, Zeller u. A. — cavernöse Geschwülste der Leber, Virchow.

6. **Krankheiten der weiblichen Geschlechtstheile:** Wenzel, Osiander, Jörg, Fattori, Rizzio, King, Young, Maier u. A. s. Gynäkologie und Geburtshilfe.

7. **Krankheiten der Nieren und männlichen Genitalien.** Bright'sche Krankheit, Frerichs; Prostata, John Adams. (Vergl. unt. spec. Pathologie.)

Zur ausführlicheren Belegung der Fortschritte der pathologischen Anatomie muss auf die in der Darstellung schwer zu trennenden Einzelnheiten der speciellen pathologischen Untersuchungen verwiesen werden.

(Marginal notes: Krankheiten der weiblichen Geschlechtstheile. Krankheiten der Nieren u. männlich. Genitalien.)

Pathologische Chemie.

Der Aufschwung dieses fast ganz neuen Zweiges datirt von Frankreich, wo man zuerst begann krankhafte Produkte zu analysiren. Hier sind mit Auszeichnung zu nennen: Fourcroy, Vauquelin, Barruel, Nysten, Boston, Lassaigne, Marcet, Prout, Du Menil. In England fast gleichzeitig betraten dasselbe Gebiet in vorzüglicher Weise Henry und John Davy. In Deutschland begann den Reigen Berzelius, dem Jaeger, Schreger und in neuester Zeit wahrhaft vorzüglich C. G. Lehmann folgten. Dieser ist zugleich so vorurtheilslos und so wenig voreingenommen wie andere Neuere, welche von diesem Zweige eine neue Aera der Heilkunde erwarten, dass wir uns nicht versagen können, sein Urtheil über die Grenzen der pathologischen Chemie hier beizufügen, wodurch zugleich die beste Charakteristik derselben gegeben wird. In seinem oben citirten Lehrbuch d. phys. Chemie sagt er S. 392: Obgleich er fast in jedem Kapitel der Säfte- und Gewebelehre die Mangelhaftigkeit unserer Kenntnisse der pathologischen Verhältnisse zu beklagen Ursache hatte, versuchte Lehmann dennoch jene dort zerstreuten Bruchstücke zu sammeln und sie möglich zu einem leidlich übersichtlichen Ganzen zu vereinigen, um darauf wenigstens einige nicht ganz inhaltsleere Vorstellungen und Anschauungen zu begründen. Allein sehr bald stellte es sich heraus, dass er der ganzen Tendenz dieses Werkes hätte untreu werden müssen, würde er versucht haben, aus dem wirren Durcheinander dürftiger, zusammenhangsloser und dazu meist noch höchst unsauberer Beobachtungen ideale Verknüpfungen herzustellen, wo es am realen

(Marginal notes: Pathol. Chemie. Autoren. Grenzen d. pathol. Chemie)

Inhalte fehlte. Wollte er sich nicht mit blossen Ahnungen oder tief sein sollenden Aperçus begnügen, so wäre ihm nichts übrig geblieben, als die früher hie und da erwähnten Beobachtungen und Thatsachen wiederzukauen. — „Besitzen wir in der sogenannten pathologischen Chemie irgend etwas, was einer Phänomenologie der pathologischen Prozesse gliche? Hat man denn etwa eine nennenswerthe Anzahl von Untersuchungen, welche die causalen Verknüpfungen der pathologisch-chemischen Phänomene ins Licht gesetzt hätten? Wie viel pathologisch-chemische Untersuchungen gibt es denn, die einigermassen exakt ausgeführt uns zu allgemeinen Schlussfolgerungen berechtigten? Was hat man in der pathologischen Chemie bisher gethan, oder zu thun vermocht? Man hat einzelne Faktoren oder Resultate des thierischen Stoffwechsels in einer Anzahl Krankheiten untersucht und im günstigen Falle die Ergebnisse mit einander verglichen, obschon die letzteren häufig genug nicht vergleichungsfähig waren. Und wenn die Untersuchungen desselben Objectes in verschiedenen Zuständen wirklich comparabel waren, so konnten wohl Gründe oder Gegengründe in Betreff einer gerade geläufigen humoral-pathologischen Ansicht daraus entlehnt werden, nimmermehr aber Aufschlüsse über den pathologischen Prozess in der fraglichen Krankheit.... Die klägliche Beschaffenheit der meisten Analysen krankhaften Harns glaube er früher schon hinlänglich charakterisirt zu haben. Der diabetische Harn sei oft untersucht worden; ja man habe auch gerade in dieser Krankheit die andern Säfte explorirt und überall Zucker gefunden. Hat man aber diesen so viel besprochenen Diabetes auch nur einmal vom Gesichtspunkte des allgemeinen Stoffwechsels untersucht? Nicht ein einziges Mal seien Bestimmungen der Einnahmen und Ausgaben des Körpers in dieser Krankheit versucht worden; ja selbst jene Versuche, das Verhältniss der Nahrung zur Zuckerbildung zu ermitteln, seien auf halbem Wege liegen gelassen worden, oder gänzlich verunglückt; über die so wichtigen Respirationsverhältnisse in dieser Krankheit sei man noch völlig im Dunkeln. — Vor allen Dingen wären doch immer die Kardinalprozesse der meisten Krankheiten, das entzündliche Fieber oder der vom Fieber begleitete Entzündungsprozess einer solchen umfassenden Erforschung bedürftig gewesen. Gerade dies wäre der erste Angriffspunkt für eine geordnete Untersuchung, dies der Grundstein zu einer pathologischen Chemie gewesen; nirgends gestalten sich die Verhältnisse günstiger, um die verwickelten Grössenverhältnisse in den Abweichungen des Stoffwechsels vom normalen

Hergauge festzustellen und physikalich auszubeuten. Wir erblicken nur eine traurige Oede, in welcher der an sich so fruchtbare Boden von allerhand Unkraut überwuchert ist.“

„Er habe im Verlaufe des Werkes oft erwähnt, dass die reine Chemie und insbesondere die physiologische noch viel zu weit zurück war, als dass man schon daran denken konnte, mit Erfolg jene mühsamen Forschungen zu unternehmen. Daher rühre es, dass nur wenige nahmhafte Forscher sich den Arbeiten auf dem Felde der pathologischen Chemie unterzogen haben.“

„Die Kultivirung dieser Disciplin sei desshalb meistens Anfängern und chemischen Dilettanten überlassen geblieben, denen nur zu oft die ersten Principien der Physiologie abgingen. Aus dem ungeduldigen Wunsche der Aerzte nach chemischen Aufklärungen, aus der unreifen Vorbildung solcher Forscher zu physikalischen Untersuchungen, aus der Unkenntniss der wissenschaftlichen Methoden, aus der Verkennung der wahren Aufgabe der pathologischen Chemie seien unlautere Arbeiten hervorgegangen, mit denen man der pathologischen Chemie einen Inhalt zu geben versuchte, während man ihr doch nichts als eitel Spreu und Unrath zuführte; da es meistens auf schnelle Verwerthung ankam, suchte man die sorglos und unbesonnen gesammelten Materialien mit unverständiger Hast zu diagnostischen, prognostischen und andern praktischen Zwecken nach Möglichkeit zuzustutzen. Ein solches Verfahren sei in seiner extremsten Gestaltung hie und da z. B. in jene geistlose Uringuckerei (Uroskopie) ausgeartet, die um kein Haar besser sei, als die Harnbeschauung der Schafhirten und Curschmiede. Solche medicinische Handlangerarbeiten haben höchstens dazu gedient, leichtfertigen Journalisten und Schöngeistern unter den Medicinern, denen der Geist ernster Naturforschung zu fern lag, Stoff zu allerlei luftigen Gedankenfolgerungen an die Hand zu geben und durch öde Symbolisirung sinnloser Wahrnehmungen und verworrener Hallucinationen ein Hirngespinnst zusammen zu weben, welches man heut zu Tage Humoralpathologie nenne.“

Wir lassen dahin gestellt sein, in wiefern die neuere Zeit viele dieser Vorwürfe gemildert hat; ganz beseitigt sind sie keineswegs.

Die Anwendung auf die praktische Medicin betrieben mit Auszeichnung in neuester Zeit ausser Lehmann: Scherer, Kletzinsky, Heller, Schlossberger, Mosler, Virchow unter den Deutschen, Becquerel, Rodier, Gallois u. A. unter den Franzosen.

Besondere Aufmerksamkeit wurde verwendet auf die Blutunter-

suchungen, auf die Auswurfsstoffe (Harn, Schweiss, Faeces, Er-
brochenes), auf Secretionen (Galle, Speichel, Schleim, Eiter), auf
Gewebe und Organe, Exsudate und pathologische Neubildungen,
Transsudate und Concretionen.

Im Einzelnen sind aus der neuesten Zeit hervorzuheben:

Blut.

1. Blutuntersuchungen in Krankheiten, Vierordt, Zimmer-
mann, J. Vogel, du Bois-Reymond, Copeland, Cozzi, Magendie,
Becquerel, Rodier; Blutuntersuchungen über Leucaemie, Virchow,
Scherer, Bennett, Moleschott, Hint, Külliker, Leudet, Heschl, Roki-
tansky, Kribben; Leucocythaemie, Virchow, Bennet; den Harnstoff
im Blute fand Picard; Harnstoff und Kochsalzgehalt im Typhus,
Moos; im Schweiss Schottin. Grosse Differenzen erweckte das
Leucin und Tyrosin, welches Frerichs und Staedeler im thierischen
Organismus und besonders in der Leber fanden, Scherer in der
Milz. Virchow's Angaben weichen von den Frerich'schen ab, die
von Andern ganz bekämpft werden. Urämie, Frerichs; Pyämie,
Güterbogk, Beck, Bonnet, Sédillot. Magendie ermittelte den Ein-
fluss von Arzneien und Blutentziehungen aufs Blut durchs Experi-
ment. Seine hämatologischen Untersuchungen betrafen besonders
Anämie und Chlorose, Morb. Brightii, organische Herzkrankheiten
Scorbut.

Harn.

2. Harnuntersuchungen von Scherer und den Folgen-
den: Cottereau, Kletzinsky, Rose (oxals. Kalk constant), Virchow
(krystallisirb. thierischer Farbstoff, Harnblau und Chromaturie), Goebel
(Xanthicoxyd), Frerichs (Uraemie); Eiweiss im Harn analysirten
Mialhe, Heller, Robin; Albumin, Urate, Knochenerde und Protein-
verbindungen, Heller; Harnsäure, Mitchell, Lyons, Hassell; die
organischen Normalbestandtheile untersuchte Heller; die verschiedenen Formen des kohlensauren Kalks Sigmund; dreifach Ammo-
nium-Magnesia Phosphat, Griffith; die Harnconcretionen analysirte
Heller; den Zuckergehalt des Harns bei verschiedenen Krankheiten, Alvaro-Reynoso, Harley, bei alten Leuten, Dechambre, bei
Schwangern und Wöchnerinnen, Wiederhold u. A. (neue Zucker-
probe, Kletzinsky); den Harn im Typhus Tomovitz, in M. Brightii
Schlossberger; Indigo im Harn fanden Hassall, dann Frick; Uro-
erythrin Heller, Allantoin, Frerichs und Staedeler.

3. Die chemischen Bestandtheile des Schweisses ermittelte Schottin.

4. Untersuchungen der Faeces stellte neuerdings Ihring bei
verschiedenen Krankheiten an; Vogel in München bei Typhus,
Krell bei Icterus.

4. Die anderweiten Untersuchungen flüssiger und fester Stoffe, als:

Fett, pathol. Entstehung desselben, Schultze; in Nieren fand es Kletzinsky bei Morbus Brightii; den Wassergehalt der Muskeln untersuchte Schottin; den Gallenfarbstoff in Gallensteinen Heintz, Brücke; die Zusammensetzung des Eiters Pétrequin, Bödeken u. A. — Ueber Eiterbildung gab eine umfassende Arbeit Zimmermann. Von den Untersuchungen der Milch, die auch in pathol. Hinsicht hieher gehört (Vernois u. Becquerel) ist schon oben die Rede gewesen. Die Cerebrospinalflüssigkeit analysirte F. Hoppe. Die Milz und die Leber untersuchte Scherer, letztere besonders bei akuter gelber Atrophie, bei Diabetes mellitus, Embolie der Art. hepat. Folwarczny. Der Morbus Brightii und die Krebskrankheit sind chemisch-pathologisch erforscht worden von Heller; der Icterus von Kühne, Folwarczny; das hydropische Transsudat bei Lebercirrhose von Redtenbacher. Die harnsaure Diathese der Gicht ermittelte Garrod zuerst.

Im Uebrigen ist Weiteres bei dem Abschnitt über specielle Pathologie und oben unter physiologischer Chemie zu vergleichen.

Diagnostik und Semiotik.

Es ist schon oben in dem allgemeinen Theil, insbesondere bei der Betrachtung der Französischen und der Wiener Schule von dem Aufschwung die Rede gewesen, den diese Disciplinen seitdem genommen haben. Ausser Laennec und Skoda, den grössten und bedeutendsten Urhebern der Vervollkommnung unserer Untersuchungsmethoden, sind in Betreff der Auskultation zu nennen in Frankreich: Corbin, Bouillaud, Dance, Andral, Lejumeau, Lisfranc, Collin, Barth, Roger, Chomel, — in England Forbes, Stockes, Scudamore, Charles Williams, Davies, Townsend, Hope, — in Deutschland Hans, Hofacker, J. Hofmann, Katona, Philipp, Raciborski und in Betreff der Percussion (ausser Auenbrugger und Piorry) E. Mayer, Philipp und mehrere der Obengenannten.

In neuerer Zeit ist nun die Verbesserung der Technik und die Sicherheit mehr vorgeschritten, auch die Literatur bedeutend vermehrt worden. Die besten Schriftsteller sind folgende: Barcley. Bennet und Siebert (Technik der medicinischen Diagnostik). Sehr instruktive und vollständige Uebersichten über das Ganze der physikalischen (u. chemischen) Untersuchungen gaben Schwanda, (compendiös und klar), und ausführlicher von Gaal mit Heller.

Dieselben verbreiten sich über sämmtliche neuere Untersuchungsmethoden als da sind: Inspektion, Palpation, Mensuration, Ponderation, Perkussion, Auskultation. Gaal zeigte die Anwendung in
Medicin, Chirurgie, Okulistik, Otiatrik und Geburtshilfe, und Heller
fügte eine sehr zweckmässige Belehrung über das Mikroskop und
dessen Gebrauch, über chemische Untersuchuug des Harns, des
Blutes und der Flüssigkeiten, des Schweisses, des Sperma, der
Milch, des Speichels, der Sputa und der Darmexcrete bei.

Auskulta-   Ueber Auskultation und Perkussion insbesondere schrieben:
tionn.Per- H a n s L o c h e r (mit einer gesunden Kritik, vermittelt die deut-
kussion.   schen und französischen Ansichten), Z e b e t m a y e r (sehr klar
und übersichtlich).

Eine Erklärung des tympanitischen Schalles gegen Skoda
gab Wintrich. Zur Lehre vom Perkussionsschall ausserdem trugen
bei Geigel, Kolisko, Schweigger (kritisch), Hoppe, Mazon. Piorry
suchte durch einen Atlas der Plessimetrie zu Hülfe zu kommen.

In Betreff der Krankheiten der Brust treten zunächst hervor:
Die Herzkrankheiten, Beiträge zur Kenntniss der Atrioven-
trikularklappen und deren Geräusche von Nega, Rapp, Kiwisch,
Baumgarten, Hamernjk, Wachsmuth u. A. Die verschiedenen Ansichten über die Funktion der Klappen u. s. w. influiren allerdings
auch auf die Semiotik der Herztöne u. s. w.

Eine sehr klare und übersichtliche Darstellung der Krankheiten des Herzens mit besonderer Rücksicht auf die physikalische
Untersuchung gab Bamberger in Würzburg (1857).

Die Lungenkrankheiten anbelangend, sind Hans Locher's
„Zur Erkenntniss der Lungenkrankheiten", Mazon's „Theorie der
Perkussion der Brust" vortreffliche Schriften.

Ueber amphorischen Wiederhall und Metallklang in der Brusthöhle schrieb ebenfalls trefflich Kolisko; Günsburg über Diagnose
der Lungenkavernen. Derselbe ist auch Verfasser einer Klinik der
Kreislaufs- und Athmungsorgane.

Ueber die Lagerungsverhältnisse der Brustorgane unterrichtete
sehr belehrend Luschka.

Die Diagnostik der Magenkrankheiten durch Perkussion behandelte gründlich Betz.

Die physikalische Untersuchung der Krankheiten des Unterleibes Charles Williams; ausserdem Siebert in besonderer Schrift.

Le Jumeau de K e r g a r a d e c führte die Auskultation bei
Hei   S c h w a n g e r n ein, um den fötalen Herzschlag und das Placen-
Schwan- targeräusch zu untersuchen; Naegele entdeckte das mit den Pul-
gern.

sationen des Fötusherzens synchronistische Blasen bei Umschlingung der Nabelschnur.

Eine zweideutige Anwendung fand die physikalische Exploration durch Lisfranc auf Entdeckung von Blasensteinen und Knochenbrüchen.

Neuere Versuche sind die Perkussion des Schädels von Betz, die Auskultation des Ohres von Gendrin, des Kopfes bei Kindern von Hennig.

Die Spirometrie. Diese Erfindung von Hutchinson, von der schon oben unter Physiologie die Rede war, ist neuerdings (nach Vierordt, Arnold, Ludwig) noch von Wintrich, Schneevogt, Hecht, Lasègue bearbeitet worden, welche den diagnostischen Werth derselben beleuchteten. *Spirometrie*

Voltilini misst nicht das Volumen der ausgeathmeten Luft, sondern nur die Menge der ausgeathmeten Kohlensäure.

Arnold's Schrift über die Athmungsgrösse und Verwandtes ist schon oben unter Physiologie erwähnt worden.

Bonnet erfand eine Glasuhr zur Spirometrie, Guillet einen neuen Spirometer. Fabius verbesserte und Schnepf vereinfachte die älteren.

Der Stethometer von Quai zur Messung der Thoraxbewegung und der Pulmometer von Hare können nicht als Bereicherungen gelten. *Stethometer u. s. w.*

Den Werth der Thermometrie zeigte Wunderlich.

Einen neuen Sphygometer erfand Alison nach Art des Herrison'schen. *Thysmometer.*

Einen Kehlkopfspiegel erfanden Liston und Garcia, L. Türck lehrte ihn praktisch verwerthen. Czermak wandte das Lampenlicht dabei an (Jene das Sonnenlicht), und erwarb sich überhaupt Verdienste um dessen Verbreitung und bessere Anwendung. *Kehlkopfspiegel u. s. w.*

Die Lehre vom Auswurf hat Biermer übersichtlich zusammengestellt.

Die Akidopeirastik ist eine neue Methode mit spitzen Instrumenten die Gewebe zu untersuchen.

Zu diesen schönen Errungenschaften gehört wohl auch Küchenmeister's Rath, um die Trichinen zu entdecken, kleine Muskelbündel am lebenden Körper auszuschneiden.

Nosologie.

Um die von ganz neuen Gesichtspunkten und in rein objektiver Betrachtung des Thatbestandes erfassten Krankengeschich- *Nosologie.*

ten zum bestimmten Resultate zusammenzureihen, hat die ca-
suistisch-klinische Methode Andral's, welche in Frankreich
und Deutschland Nachahmer gefunden hat, vortheilhaft gewirkt.
Andral, der Begründer der allgemeinen pathologischen Anatomie
(1829), und der neueren Humoralpathologie (1842 mit Gavarret
durch Untersuchungen des Blutes), bewährte sich als ein ausgezeichneter Beobachter in seiner 1828 begonnenen Clinique médicale.
Durch eine Zusammenstellung ähnlicher und doch verschiedener Fälle wird hier für künftige Gesetze und Lehren ein ganz
neues, ziemlich sicheres Material geschaffen, indem es auf anatomisch-physiologischer Basis die pathologischen Erscheinungen des
Lebens begründete und unter der Anordnung zu einem bestimmten
Ganzen das freie Walten der Individualität in uneingeschränkter
Maasse erkennen lässt. Zu mathematischer Feststellung dieser Resultate und Erfahrungen, insoweit bei der Wandelbarkeit des Lebens und den vielfachen Modalitäten des Individuums die Mathematik zulässig ist, hat Louis, dem Broussais seinen Sturz mit
Recht zuschreibt, durch Einführung der statistisch-numeri-
schen Methode einen in vieler Hinsicht besseren Gebrauch von
der Mathematik gemacht, als ehemals so mancher nur um Erklärung bemühte Iatromathematiker. In seine Fussstapfen, nur gründlicher noch, trat Gavarret.

Wenn in dieser klinischen Methode der Franzosen ein vorwaltend analytisches Element erkennbar ist, in welchem die
Rücksicht auf das Einzelne, Specielle und Individuelle obenan steht,
so ist Diesem das synthetische Element, welches in Betracht
des Generellen allgemeine Gesichtspunkte für das Vereinzelte aufzufinden strebt, entgegengesetzt und dem der Systematik so holden
Deutschen eigenthümlich. Daher stammen, nicht ohne Nutzen für
die Diagnose und für die Erkenntniss der Verwandtschaft der
Krankheiten, aber auch nicht ohne Beimischung gefährlicher und
eitler Systemsucht, die nosologischen Versuche in Unzahl.
Als Versuche müssen wir sie bezeichnen, so lange nicht eben der
innere anatomisch-physiologische Charakter, verbunden mit dem
pathologischen, eine naturgemässe, der wesentlichen Einheit, Aehnlichkeit, Uebereinstimmung gewisser Krankheitsindividuen, Gruppen,
Familien, Classen und Ordnungen entsprechende Eintheilung ab-
gibt, — und als schädlich, weil sie eben am leichtesten zum Generalisiren verleiten und mit Begriff und Namen da leicht zufrie-
denstellen, wo eine tiefere Erforschung Noth thut. Alle künstlichen
und natürlichen nosologischen Eintheilungen, jene mehr für die

Äussere Form, diese für das Wesen bestimmt, sind daher noch
weit vom Ziele entfernt und erleiden durch die fortschreitende
specielle Kenntniss Veränderungen, welche oft das ganze Gebäude
erschüttern, oder sie weisen recht eigentlich nach, wie die Natur
sich nicht in spanische Stiefeln der Logik einschnüren lasse. Nach
den Classificationen des vorigen Jahrhunderts ist Johann Peter *Nosologi-*
Frank's Eintheilung nach Symptomen, Sitz, Beschaffenheit in 7 *sche*
Versuche
Classen sehr beliebt worden. Ihm folgten Kurt Sprengel mit 6,
Michael de Valenci mit einer erweiterten Sauvages'schen Einthei-
lung, Pinel mit seinen keineswegs „philosophischen" 6 Classen,
welche ohne Princip theilweise das Anatomische vorwalten liessen,
Baumes nach chemischen Grundsätzen mit 5 Classen, v. Hildebrandt,
Swediaur und Thom. Young ebenfalls mit 5, Mason Good mit 6,
Conradi mit 11 Classen, die oft nur Symptome statt der Krankheiten bezeichnen, wie es auch bei den 5 Classen der unlogischen
Eintheilung Bang's der Fall ist. Die Brownianer waren zwar jeder
Nosologie feind, konnten aber dennoch, wie Weikard, Just. Arnemann, Röschlaub beweisen, sich ihrer nicht gänzlich entschlagen;
am consequentesten führte Phil. Hoffmann das Princip der Erregung als Eintheilungsgrund durch. Die naturphilosophische Schule
benutzte natürlich die Kräfte zur Classification; so hat Troxler unter
den 2 Abtheilungen der dynamischen und plastischen Krankheiten 6
Classen, Ilimly 3 (Irritabilität, Sensibilität, Doppelschwäche [?]), Kieser
5 ziemlich unlogische und unpraktische Classen nach den 3 Systemen und Organen, Reil 2 Classen nach dem Gefäss- und Nervensystem und eine dritte als Collectivclasse für alle übrigen Krankheiten (sic!), in neuester Zeit Bonorden nach den Kräften (Cohä-
sion, Secretion, Vegetation u. s. w.) 6 Classen. Eine auf physiologischer Berücksichtigung der Functionen mit Unterabtheilung nach
der anatomischen Basis geordnete Classification Alibert's, leider
nicht vollendet, übertrifft sowohl die Mason Good'sche, in Arten
zersplitterte und mit unverständlicher Terminologie ausgestattete,
als die meisten vorhergegangenen deutschen. Unter den Eklektikern
lieferte Hufeland ein praktisch-brauchbares künstliches System in
10 Classen, ebenso Raimann in 7, Choulant nach den Funktionen
in 3 Classen mit 12 Gruppen, J. B. Bischoff in 2 Hauptclassen,
David Hosack in New-York (nach Cullen) in 8 Classen. Weniger
gilt dies Lob von Harless, E. de Grossi (41 Classen), L. W. Sachs
(3 Classen; eine vierte würde die anderen Krankheiten als Nach-
krankheiten bezeichnen!). Sehr kunstvoll, obgleich es den Namen
der Natur an der Stirn trägt, ist die Eintheilung von Tőltenyi.

Dagegen hat Stark in seiner allgemeinen Pathologie eine ebenso geistreiche als natürliche Classification gegeben, welche das Bildungs- und thierische Leben an die Spitze stellt, jenes unter 4, dieses unter 3 Formen sich darstellen lässt, die Ordnungen nach besonderen Verrichtungen wählt, die Gattungen nach den Grundgeweben und Systemen, die Arten nach den Organen, — ganz analog nach den natürlichen Systemen in der Naturgeschichte. Diese physiologisch - anatomische Eintheilung ist der vielleicht für den Praktiker brauchbareren, rein pathologischen, wie sie Laennec für die Brustorgane, Louis, Bretonneau für die Unterleibsorgane, Rochoux, Rostan, Lallemand, Bouillaud, Ollivier für Hirn, Rückenmark und Nerven, Andral und Lobstein überhaupt versuchten, wegen grösserer Wissenschaftlichkeit vorzuziehen, weil sie Sitz und Funktion, Erscheinung und Wesen zugleich erfasst. Dieses Princip befolgt auch die Eintheilung Schoenlein's, der unter den drei Hauptklassen: Morphen, Haematosen und Neurosen die Krankheiten in Familien, Gruppen und Arten nach ihrer natürlichen Verwandtschaft ordnete.

Die Schüler Schoenlein's, besonders Fuchs, trieben dieses Nosologieenwesen weit. In neuerer Zeit ist man davon zurückgekommen und betrachtet es mit Recht als nebensächlich. (Vgl. Wunderlich's Urtheil über den Werth der Classificationen in s. spec. Path. u. Ther. Bd. 1, S. 60).

Specielle Pathologie.

Specielle Patholo- gie. Gross ist die Anzahl Derer, welche mit aufmerksamen Blicken und geübtem Sinne durch Erfahrungen im Einzelnen, unabhängig von einer bestimmten philosophisch-abstracten Theorie, thatsächlich die Pathologie nach allen ihren Richtungen in ätiologischer, pathogenetischer, symptomatologischer, semiotischer, diagnostischer und nosologischer Hinsicht förderten.

Jede derartige auch noch so geringfügig erscheinende und angeblich zusammenhangslose Thatsache hat ihr besonderes Verdienst und ihre nothwendige Stellung. Es herrscht ein kräftiger Wetteifer unter den in der Civilisation hervorstechendsten Völkern auch in diesem speciellen Zweige, und wir nennen ohne Anspruch auf Vollständigkeit (und auf die früheren und folgenden Seiten verweisend) schon in den ersten 4 Decennien dieses Jahrhunderts Schrift- steller eine grosse Anzahl selbst der Bedeutenderen, und zwar unter den Deutschen: J. W. H. Conradi, Hufeland, Kreyssig, Puchelt, Haase,

Löbenstein-Löhel, Gölis, Succow, Formey, Wedekind, F. Jahn,
Schmidtmann, Burdach, Stieglitz, S. G. Vogel, Göden, E. Horn,
J. R. Bischoff, H. F. Autenrieth, Marcard, Zangerl, Dümling, Lo-
rinser, Heusinger, J. Wendt, Baumgärtner, Benedict, Wedemeyer,
E. Henschel, Sertürner, v. Hildebrandt, J. F. H. Albers, Harless,
Berndt, Clarus, Henke, Chonlant, Naumann, Krukenberg, J. Frank,
Neumann, Nasse, v. Vering, Barez, L. W. Sachs, Spitta, Steinheim,
Rösch, Pauli, Krüger-Hansen, Lesser, Sachse, Iphofen, W. Grimm,
Seifert, Cruse, Cless, Kopp, Romberg, Stilling, Henle, Bartels, Be-
rends, Schill u. A.; unter den Franzosen: Cruveilhier, Pinel, Bois-
seau, Desruelles, Delpech, Dubois, Récamier, Ducamp, Latour, Le-
pelletier, Ozanam, Doussin-Dubreuil, Cullerier, Descot, Ollivier,
Fodéré, Geoffroy St. Hilaire, Mercier, Barthez, Tourtual, Baude-
locque, Beliol, Alibert, Corvisart, Brachet, Portal, Pujol, Colombat,
Broussais, IBouillaud, Rayer, Lallemand, Rostan, Chomel, Andral,
Louis, Breschet, Gendrin, Trousseau, Belloc, Delaroque, Martinet,
Piorry, Parisel, Bulard, Dugès, Duparcque, Tanquerel desPlanches,
Billard, VaJleix, Berton, Bégin, Forget, Combes u. A.; unter den
Engländern: Abercrombie, A. Pb. Wilson, Th. Davies, J. Armstrong,
Scudamore, J. Wardrop, Elliotson, Parry, Mason Good, A. Marshall,
James Clark, Duncan, J. Copland, Th. Sutton, Th. Copeland, Pem-
berton, Hodgson, J. Lynch, O'Halloran, Seymour, Osborne, J. Warren,
Porter, Ferguson, Brodie, Stokes, Marshall Hall, Bright, Conlson,
Hope, Lee, Dewees, Willig, Twining u. A.; unter den Italienern:
Brera, Carminati, Monteggia, Pallctta, Bolzano, Zucchi, Spedalieri,
Barzelotti, Tomasini, Barbieri, Volpi, Antonucci, Omodei, Grotta-
nelli, Bufalini, Puccinotti u. A.; unter den Holländern: Thomassen
à Thuessink, van der Kolk u. A. — Die bogenlange Liste neuerer
Forscher seit den 40er Jahren hier aufzustellen, möge in Hinblick
auf die ohnedies bei den Details zu erwähnenden Urheber erspart
werden. Es genüge die Verfasser der neuesten Handbücher der
speciellen Pathologie und Therapie zu nennen, H. E. Richter,
Lebert, Niemeyer, Leubuscher, Hartmann, Virchow und
seine Mitarbeiter, und vor Allen als den Umfassendsten Wunderlich.
   Durch die vereinten Bemühungen so zahlreicher Bearbeiter
ist die Pathologie, besonders auch seit Schoenlein und der Wiener
Schule, unendlich verbessert und aufgeklärt und um eine Menge
der instruktivsten Erfahrungen bereichert worden. Wir müssten
eine specielle Pathologie selbst schreiben, wollten wir alle die Fülle
namhaft machen, in welchen die allgemeine Bezeichnung auf ihre
wahre locale Grundlage zurückgeführt, die Symptomatologie fester

bestimmt und begrenzt, die Diagnostik geschärft, der Verlauf genauer erforscht, das Pathogenetische und Aetiologische besser ermittelt, das Individuelle und Specielle deutlicher hervorgehoben und
durch chemisch - anatomisch - physiologische Untersuchungen das
reale, objektiv zu erfassende Wesen näher gerückt worden ist.
Wir erinnern hier nur an die Fieberlehre, die im 19.Jahrhunderte
völlig umgestaltet worden ist. Hat schon die Veränderung des
Krankheitsgenius, der früher mehr entzündlich, jetzt mehr nervös
geworden ist und selbst den gastrisch-biliösen Charakter mehr in
den Hintergrund gedrängt hat, wesentlich dazu beigetragen, so hat
der Sturz der schon von Bordeu angegriffenen Essentialität die
Formen bedeutend reducirt und eine ganz neue Eintheilung dadurch
geschaffen, dass das Fieber in den meisten Fällen nur als Reflex
örtlicher Leiden erscheint, wie es schon bei den Wechselfiebern
der Fall ist (Heusinger, Gruithuisen, Hopf, Sebastian, Tizeau, An-
douard, Bailly), wo Rückenmark und Gangliensystem als local
afficirt angenommen werden; noch mehr in der Lehre von den
Nervenfiebern, welche sich seit der besseren Erkenntniss des Typhus,
seit der Ermittelung des primären und secundären, idiopathischen
oder sympathischen Antheils des Nervensystems und der anatomischen Charaktere von der Peter Frank'schen Ansicht unendlich
weit entfernt hat. Wie viel die Symptomatologie, die Untersuchung
über die Bedeutung der Localsymptome, der Complicationen, der Krisen
u. s. w. gewonnen haben, lehren die Abhandlungen von Jos. Frank,
Berndt, Wendt, Behrens, Bartels, Baumgärtner, Eisenmann, Wunderlich; Broussais, Petit, Serres, Bretonneau, Louis, Chambert
(rheumatisches Fieber); Stokes, Tweedie, Hope u. A. In naher
Verbindung hiermit stehen die neueren Forschungen über die Entzündung, das Verhalten des Blutes dabei, die mechanisch-chemischen Verhältnisse der Stase, den Antheil der Nerven, den Verlauf und die Ausgänge (Vetter, Vogel, Berndt, Eisenmann u. A.),
über die Rose (Berndt, Rust), die acuten Hautausschläge (Alibert,
Rayer, Bretonneau, Biett, — Corrigan, Fuchs), und so Vieles, was
in den folgenden Blättern, wenn auch nur in Bruchstücken und
Andeutungen, aufgerollt werden soll.

Nerven-
krankhei-
ten

Bei den Studien über Nervenkrankheiten hat die pathologi-
sche Anatomie vielfach uns hülflos gelassen. Die physiologische
Anschauung ist es vorzugsweise, die hier zum Ziele führen kann.
Der fast neu geschaffenen Nervenphysik verdanken wir die Fort-
schritte allein, deren eine solche Crux medicorum so sehr bedarf.
Ausser den Abhandlungen in den speciell - pathologischen

Werken bieten sich unserer Betrachtung die grösseren und über das ganze Gebiet sich erstreckenden Schriften von Sandras, Barbier (allg. Pathologie), Landry, Cl. Bernard, Romberg (vorzüglich), Rokitansky (Bindegewebswucherungen), Burq (Metallotherapie).

Man erforschte die Beziehungen der Symptome zu dem Krankheitsprocess, schärfte die Unterscheidung von verwandten Zuständen und individualisirte genau nach dem Sitz der Affection, z. B. ob in der Substanz, den Häuten oder Ventrikeln, bei der Gehirnentzündung (Horn, Schoenlein, Bouillaud, Andral, Lallemand, Parent-Duchatelet, Abercrombie, Stokes, Copland; Arachnoiditis — Martinet: Meningitis — Tizeau; Meningitis tuberculosa — Lediborder, Laennec, Louis, Andral, Green). Ebenso beim Hydrocephalus acutus (Romberg, Meissner, Rueff, Wolff, Guersent, Coidet, Brachet; Hachmann: Unterschiede von Apoplexie; Wittcke: von Reizung des Rückenmarks; Lippich: von Schmelzung der Gehirnwände; Trusen: hydroceph. adultorum). Hierher gehören auch die schönen Resultate der diagnostischen und anatomischen Studien über Hydrocephalus chronicus (Gölis, Breschet, Baron), über Oedema capitis (Gölis, Meissner, Dreissig, Richter), Kopfblutgeschwulst (Schoemann, Burchart, Feist, Unger, Heyfelder, Valleix), Fungus durae matris (v. Ammon, Chelius, Blasius, v. Walther u. A.); sowie die auch in physiologischer Hinsicht interessanten Forschungen über Symptome, Entstehung und Verlauf der Apoplexie (Kreyssig, Schoenlein, Cruveilhier, Andral, Rostan, Copland, Abercrombie, Stokes; — in Bezug auf Extravasat, Lähmung u. s. w. sehr ergiebig; Walz: Schädlichkeit des Aderlasses), des Delirium tremens (Göden, Sibergundi, Klapp, Sintzing, Barkhausen, Rösch, Cless, Sutton), der Gehirnerweichung (Fuchs, Rostan, Lallemand, Abercrombie, Bennett, Bouchut, Rowland, Durand-Fardel, Traube, über die durch Embolie entstandene), der Hirnatrophie (sie beweist Bucknill durch das specifische Gewicht, die der Erwachsenen, Erlenmeyer), das Delirium traumaticum (Klose), die fettige Entartung der kleinen Hirngefässe (Moosherr), die Hirnkrankheiten überhaupt von Leubuscher (eine vorzügliche Schrift).

Ausser den genannten Zuständen wurden besonders die Hirnanämie, das Hirnödem, die Hirngeschwülste, die Meningitis tuberculosa, der Cretinismus (Knolz, Virchow, Rösch, Chatin, Meyer-Ahrens, Fabre, Morel) in neuerer Zeit fleissig studirt.

In Betreff der Rückenmarkskrankheiten sind Brown-Séquard's u. A. Physiologen Untersuchungen von Einfluss gewesen.

Ueber Hysterie und Hypochondrie haben Dubois, Colombat,

Brodie, Szokalsky, Gendrin, Landouzy und Brachet (Monogr.), über Erkrankungen einzelner Rückenmarksstränge und ihrer Fortsetzung zum Hirn, Türck, über Tabes dorsualis, Romberg (diagnostisches Merkmal: Straucheln im Finstern), über Spinalirritation, Stilling neue Untersuchungen im besten Style geliefert; ebenso über Myelitis, Ollivier, Andral, Ribes, Todd, Abercrombie: über Hydrops spinae dorsi, Ollivier, Ruysch.

Was uns über die verschiedenen Neuralgieen von Schauer, Romberg, Pujol, Scot, Elliotson, über Krämpfe, Neurosen, Lähmungen von Romberg, J. Mueller, Andral, Baillie, Rostan, Good, Abercrombie, Todd, Clerise, Sandras, Harless in Bezug auf Entstehung, Sitz. Verbreitung, Vertheilung, Sympathieen, Reflexe, Bewegungs- und Empfindungsarten, Intermissionen u. s. w. gelehrt worden ist, kann eben nur als ein Anfang besserer Neuropathologie bezeichnet werden. Ausserdem sind noch folgende Krankheitsformen neuerdings besonders bereichert worden: Neurome (Textur ders. Schuh, Virchow) (s. oben), Asthma (Putegnas's Monographie, Mühry, Trousseau, Cazenave), Prosopalgie (Werlbheim, räth Daphne mez. dagegen), Hyperästhesie und Anästhesie (Türck), Epilepsie (Marshall Hall leitet sie von Trachealismus und empfiehlt die Tracheotomie dagegen, Albers Compression der Carotiden, Graves räth Cotyledon umbilicus dagegen), Chorea (Sandras, Forget, Strychnin dagegen), Tetanus traumaticus (Skoda, Duhamel, Demme, Berron und O' Shaugnessy empfehlen Cannab. indica dagegen), fallsuchtartige Zuckungen bei Verblutungen (überhaupt neu unters. v. Kussmaul u. Tenner, Schroeder v. d. Kolk, Brown-Séquard, Demme [path. Anat.], Maspero), Paraplegieen (Sandras nimmt 8 Klassen an), Baudin. Die progressive Muskelatrophie ist zuerst von Cruveilhier von der spinalen unterschieden worden. Hier trifft die Lähmung zuerst die Bewegung, dort die Ernährung; dann kam Duchenne, welcher Atrophie und Fettentartung als zweierlei Phasen aufstellt; nach ihm Oppenheimer, Wachsmuth, Friedleben und viele Andere. Als Ursache nimmt Cruveilhier Atrophie der vordern Wurzeln des Rückenmarks an.

Dyskrasieen.

Ein verhältnissmässig sehr schwaches Kapitel ist das der Dyskrasieen. Hier zeigt es sich, dass wir mit aller pathologischen Anatomie und Chemie nicht auskommen, dass uns die Krasenlehre nichts nütze, wenn wir nicht einmal darüber einig sind, ob das Blut oder die Organe (Virchow) den Ausgangspunkt bilden. Daher, nur mit andern, zum Theil hochtrabenden, Worten der alte Streit zwischen Humoral- und Solidarpathologie.

Scharf gesondert erscheint der Rheumatismus (Baumgärtner,

Schoenlein, Bouillaud, Chomel, Eisenmann, Engel), mit seinen neuentdeckten Folgen auf die Herzwände, von der Gicht, durch chemische und physiologische Untersuchungen über Letztere (W. Sachse,
Schoenlein, Garrod, Gairdner, Durand-Fardel, Todd), während
von Andern die Verwandtschaft der Gicht und der Hämorrhoiden
(Frank, Schoenlein, Richter, Stieglitz, Strahl, Montègre, Lepelletier,
Howship, Copland) ins Licht gestellt worden ist. Der Charakter
der Krankheiten drängte wegen des Vorwaltens von Unterleibskrankheiten zur Erforschung dieser proteusartigen Erscheinungen
hin. Eben so geschah es auch mit den weitverbreiteten Scropheln
und der Rhachitis, über deren Pathogenie, Verwandtschaft mit Tuberculosis, Symptome, Verlauf u. s. w. viel Licht verbreitet worden
ist (Verson, Baudelocque, Lepelletier, Lugol, Phillips, Forget, Evan-
son und Maunsell, Leynaud, Speer). Wie viel des Lückenhaften
trotz aller Fortschritte noch vorhanden ist, zeigt sich namentlich
auch bei der Cyanosis (Bouillaud, Ferrus) und bei der Chlorosis
(Mende, Colombat, Boisseau, Andral, Brachet, Bouillaud, Trousseau,
Bonnet, Dupuy, Eisenmann, Oppolzer), bei welcher man noch zu
wenig das Funktionelle, immer noch das Materielle beachtet hat,
das doch nicht zur Erforschung ausreichend ist.

In anatomisch-pathologischer Hinsicht erwarben sich um die
Tuberkelbildung Verdienste Schrant, Virchow, Schroeder v. d. Kolk,
Rokitansky. Nach Virchow geht die Tuberkulose aus organisirten
Gewebselementen hervor. Ancell's grosse Monographie ist speculativ
humoral-pathologisch. Virchow unterscheidet auch Phthisis und
Tuberculosis.

Ueberhaupt gehört das Studium des Tuberkelprozesses zu den Tuberku-
lose.
schönsten und instructivsten Abschnitten der heutigen Pathologie
(Schoenlein, Scharlau, Cruveilhier, Laennec, Louis, Baillie, Lombard,
Bayle, J. Clark und Vetter, Carswell, Rokitansky, Virchow, Cless,
Engel, Hamernjk, Waller, Cotton's Preisschrift; Bonnet's Hypothese
von der Entstehung der albuminösen Exsudate als Ursache). Den
Ursprung aus dem Blute erörterte Sieveking, die Combination
und Ausschliessung der Lungentuberkeln, Schneller (nach Ham-
burger schliesst Struma nicht die Tuberkulose, aber die Phthise
aus, zur Tuberkulose tritt Struma, nicht aber umgekehrt), den
Einfluss morastischer Gegenden auf Tuberkeln und Typhus, Boudin. Betreffs der Heilung wurde das Klima von Italien (nach Clarke
und Carrière's Vorgang) in kritischer Weise beleuchtet von Burgess.

Einer grossen Beachtung erfreut sich in neuester Zeit der Diabetes.
Diabetes, um den sich in symptomatologischer Beziehung verdient

machten: Nasse (Wasserausscheidung), Traube (Gesetze der Wasserausscheidung, der Verdauung des Fettes), Heller (chemische Untersuchung des Harns, Blutes, Schweisses der Diabetiker), Oppolzer,
Griesinger u. A. Ueber die Ursache der Zuckerbildung herrscht
noch Streit; Cl. Bernard's Verletzung der 4. Hirnhöhle erzeugte
bei Kaninchen Diabetes, daher nach ihm die Ursache im Hirn
liegt. Rud. Wagner, Schrader u. A. bestätigten Bernard's Erfahrung.
— Nach Tangot hört die normale Zuckerbildung in der Leber
(Bernard's Annahme) auf, daher entsteht Diabetes. Nach Reynoso
ist der Harn überall zuckerhaltig, wo die Respiration darniederliegt,
daher fand Dechambre Zucker im Harn der Greise. Kletzinsky
u. A. traten gegen Reynoso auf — Vernois stellte Untersuchungen
an, bei welchen Krankheiten sich nach dem Tode Zucker findet,
bei welchen nicht. Bouchardat nimmt eine krankhafte Modification
in der Verdauung amylumhaltiger Stoffe an, Mialhe mangelhafte
Verbrennung des Zuckers im Körper, auf Mangel an Alkalien beruhend. Harley untersuchte die Bedingungen, unter welchen die
Leber Zucker bildet; v. Dusch mass die tägliche Zuckermenge im
Harn; Böcker untersuchte die tägliche Ausgabe und Einnahme bei
Diabetes. Leudet setzte mit Bernard das Gehirn als Ursache. Gui-
tard schrieb eine gekrönte Preisschrift.

Ueber Haemophilie gab eine erschöpfende Monographie
Grandidier.

Bronçe-
färbung.   Als eine neue Krankheitsform erscheint die Bronçefärbung der
Haut, auch nach dem Urheber dieser besonderen Aufstellung Morbus Addisonii genannt. Sie soll nach ihm eine Art Anämie in
Folge constanter und lokaler Krankheit der Nebennieren sein. Auch
Taylor schrieb eine grössere Abhandlung darüber. Viele bezweifeln
noch diese Form, oder geben nicht zu, dass die Nebennieren Schuld,
finden die Beschreibung der Haut nicht exakt. Andere bestätigen
sie, oder geben die Krankheit zu, ohne das Leiden der Nebennieren.
Virchow untersuchte die Nebennieren chemisch. Unter den Beob-
achtern sind noch zu erwähnen: Budd, Trousseau, Imbert-Gou-
beyre, Bouchut u. A.

Syphilis.   Die Syphilis, jene bei ihrem ersten Auftreten so mörderische Krankheit, hat in dem Durchgange durch so viele Ansteckungs-
generationen und durch die bessere Behandlungsweise der neueren
Zeit einen milderen Charakter angenommen, und es lässt sich bei
der vorgeschrittenen Diagnostik und bei einer rationelleren Behandlung, die auch ohne Quecksilber gelingt und über einen reicheren
Apparat als früher gebietet, erwarten, dass wenigstens die Miss-

griffe der Aerzte das ohnedies nicht unbedeutende Uebel nicht verschlimmern werden. Neuere Schriftsteller über Syphilis sind: G. H. Ritter, Bonorden, Hundschuch, Gluge, Ebers, Hacker, Lippert, Robert, Behrend, Wunderlich, v. Hübbenet, Lebert, Virchow u. A. — Fabre, Lefevre, Jourdan, Cullerier, Louvrier, Devergie, Malgaigne, Dubois, Rayer, Legrand, Eméry, Boutigny, Levicaire, Reynaud, Bertherand, Maisonneuve, vorzugsweise Ricord — Abernethy, Astruc, Bell, Carmichael, S. Cooper, Thomson, Carswell, Wallace, Eagle, Buttley, Hart, Judd, Johnson, J. Paul, Green, Williams, Acton William — Berlingbieri, Gamberini. Der Behandlung mit Queck- silber huldigten: Hufeland, Cirillo, Berg, Weinhold, Plenk, Dzondi, Rust-Louvrier, Cullerier, Ricord, Belliol; ohne: Ferguson, Besnard, Desruelles, St. Gervais, Struve, Brünninghansen, Fricke, Wilhelm, Gluge, Handschuch, Hacker u. A. Doch würde man irren, wenn man über alle Punkte klar geworden zu sein glaubte. Im Gegentheil, der noch immer lebhaft geführte Streit über Contagiosität, über Erblichkeit d. S. (dafür: Cullerier, Tyler-Smith, Diday), über Inku- bationsdauer d. S. (Sigmund), über Trennung von Merkurialismus, wofür es noch keine charakteristischen Merkmale gibt (Hermann hält sogar die sekundäre S. ganz für Quecksilberwirkung), belehrt uns, dass die neuere Syphilidologie noch nicht über die Cardinal- punkte einig ist. Seit im Gegensatz zu Ricord die Impfung der Syphilis auf Thiere, dann auf Menschen von Auzias-Turenne, Da- vasse, Sperino, Sigmund ausgeführt worden ist und sich als ent- schiedene Gegner der Syphilisation Ricord, Cullerier, Thiry und die Acad. de méd. de Paris erklärten, ist der Streit über einen der wichtigsten Punkte von Neuem angefacht worden. Als erklärte Gegner Ricord's, in Betreff der zuerst von Hunter ausgegangenen Nicht-Contagiosität der sekundären Syphilis, traten nämlich auf: Velpeau, Gerdy, Dechambre, Simon, Vidal, Rinecker, Wilson, Waller, Sigmund, Auzias und die Anhänger der Syphilisation kämpften mit Erfahrung gegen Erfahrung. Ueber die Wirkungen der Syphilisation als Heilmittel der Syphilis spricht sich nach 200 Heilungen Boeck günstig aus, Lebert dagegen. Auch die Syphilis der Neugebornen (Bednár, Bouchut, Mauthner, Vidal) gab zu viel- fachen Erörterungen Veranlassung. Die Casuistik wurde aus den Spitälern von Sigmund, Suchanek, Boeck, v. Bärensprung, Geigel bereichert, besonders bezüglich der syphilitischen Hautkrankheiten (Bassereau), der Syphilis der Knochen (Suchanek), der syphilit. Iritis (Ricord); der S. d. Thränenapparats (Lagneau), der Leber- affektionen (Gubler, Bühmer), der S. d. Thymusdrüsen (Dittrich),

S. d. Hodens (Ricord, Nélaton), S. d. Uterus (Whitehead), d. Vagina
(Sigmund), S. d. Nervensystems (Beauclair), über Schlaflosigkeit
bei Syphilis (Sigmund). Die klassische Schrift von Dittrich über
die Mercurialkrankheiten ist hinreichend bekannt geworden. Den
Tripper erklärten Ricord für Katarrh, Thiry, Suchanek für eine
Krankheit sui generis. Andere halten ihn für specifisch. Desruelles
schrieb eine gute Monographie darüber. Die Trippergicht bestätigte
Potain, Clemens. Welche Schwierigkeiten die Therapie des Bubo
bietet, ersieht man aus den Vorschlägen von Ricord zur Behandlung mit Glühheisen und von Broca. Dieser räth eine sog. Abortiv-
behandlung, er stösst ein Messer in den eiternden Bubo ein, führt
eine Hohlsonde ein und drückt die Drüse seitlich aus. Ueber
Condylome gaben neue Untersuchungen Wedl, Zeissl. Der örtlichen
Behandlung reden Sigmund, Thiry das Wort. Ausser Mercur
empfiehlt man Kali bichromicum, (zuerst Robin, dann Vicente, Heyfelder), Phosphorsäure, Eisen, Alkalien, Jod, Vegetabilien verschiedener Art.

Es wird eine gute Uebersicht des neuesten Standpunktes der
Lehre von der Syphilis wie überhaupt der neueren Pathologie
geben, wenn wir hier einen kurzen Abriss der Lehren einer der
ersten Syphilidologen der Neuzeit, des Prof. Sigmund in Wien,
folgen lassen.

Sigmund's
Ansichten.

Die unter dem Sammelnamen Syphilis gewöhnlich zusam-
mengestellten Krankheitsformen bilden eigentlich 4 wesentlich verschiedene Gruppen, nämlich die des Trippers — der contagiösen
venerischen Geschwüre — syphilitische Formen — Pseudosyphilis.

I. Gruppe des Trippers = venerischer Katarrh, eigenes
Contagium, bloss Entzündung bildend, niemals Geschwüre, niemals
Infection (Seuche); der katarrhalische Prozess kann sich bis zum
anatomischen Abschlusse des ergriffenen Schleimhautsystems weiter
verbreiten; daher Folgekrankheiten (von Urethritis bis Pyelitis,
Vaginitis bis Oophoritis und consensuelle Drüsenentzündungen) sich
entwickeln; endlich durch Störungen in den ab- und aussondern-
den Organen; Rheumatismus und Arthritis; — durch längeres Bestehen, zumal bei anämischen Individuen Granulationen und Haut-
vegetationen. (Condylomata accuminata.).

II. Gruppe der contagiösen „venerischen" Geschwüre. Sitz: Haut und Schleimhaut; Entstehung aus einem
die betreffenden Gewebe eiterig erweichenden Exsudate; Exsudation
bedingt durch Uebertragung von Eiter allein contagiösen Inhaltes
oder einer eben solchen Eiter enthaltenden Flüssigkeit. Kreisform,

bleibend weicher Rand und bleibend weicher Grund; — örtlich
als einfacher Eiterungsprozess verlaufend mit oder ohne sympathische oder Resorptions-Drüsenentzündung und Abscessbildung; —
zuweilen hinzutretender Phagadänismus acuten und chronischen
Verlaufes, aus allgemeinen, nicht specifischen, sondern constitutionellen Ursachen (Tuberculose, Anämie und Hydrämie u. dgl. m.
verschiedenen Ursprungs), sowie durch ungünstige äussere Einflüsse,
— niemals allgemeine Drüseninfiltration, niemals Infection; vielmehr Beendigung des gesammten contagiösen Vorgangs, entweder im Geschwür auf der Haut allein oder innerhalb der ange-
hörigen nächsten Drüsenparthie. — Das venerische Contagium
wirkt mitunter auf entferntere Haut- und Schleimhautstellen, entfernter von der erstergriffenen Stelle übertragen, daraus Entwicklung ganz analoger Formen wie jene des Ursprungs, verbreitete
Erkrankung — niemals Infection.

Ob den contagiös venerischen Geschwüren ein besonderes
(eigenes) Contagium, verschieden von jenen der syphilitischen,
zu Grunde liegt, lässt sich nach dem heutigen Stande unserer
Kenntnisse zuverlässig noch nicht entscheiden; die Annahme zweier
Contagien ist bequem und hat anscheinend viel für — aber
auch vorläufig eben so viel gegen sich. Das Contagium des syph.
Geschwürs liefert bei Impfungen auch venerische Geschwüre und
die Beobachtung, dass weiche Geschwüre allmählig verhärteten, ist
unbestreitbar; keinesfalls sind weiche Geschwüre (Chancroide) von
den verhärtenden anfangs immer so verschieden, dass sie exakt
zu erkennen wären.

III. Gruppe. Infectiöse syphil. Krankheitsformen.
Sitz: anfangs in der Haut und Schleimhaut; in der weitern Entwicklung in den Lymphdrüsen und folgeweise in tiefern Systemen
und Organen. Erste Entstehung aus einem in die betreffenden
Gewebe gesetzten Infiltrate, welches entweder zerfällt (Geschwür,
Pustel), oder als solches verharrt und nur Abschilferung der Epidermis und oberflächlicher Exsudatschichten einleitet (Papeln, flache
Pusteln); Infiltration und Exsudation bedingt durch Uebertragung
von Eiter, Blut und Exsudatflüssigkeit syphilitischer, aequale contagiösen und infectiösen Inhaltes. Entwicklung der ersten Erkrankung aequale Papel, Pustel in Kreisform; ersteres oft täuschend
ähnlich dem contagiösen Geschwür und dessen Narbe, aber allmählig verhärtend. Rand und Grund umfangreicher als das Geschwür; Schwellung und Verhärtung der nächsten Lymphdrüsen,
seltener auch des zuführenden Lymphgefässes (allmälig der ent-

fernten und entferntesten, endlich der meisten, wenn auch
nicht immer nachweisbar aller); dabei Anämie, Hydrämie, Leukämie unter der periodenweisen Entwicklung von Haut- und Schleim-
hautexanthemen (Flecken, Papula, Pusteln, Knötchen, Knoten, Geschwüre); — in weiterer Reihenfolge tiefere System- und Organ-
erkrankungen verschiedenen Grades und verschiedener Ausdehnung,
immer mit dem Grundcharakter gestörter Ernährung und mangelhaften Stoffwechsels.

Relativ gesunde Organismen bieten einfachere Formen des
Erkrankens und einfachere Störungen ihrer Verrichtungen, daher
überhaupt mildern Verlauf der Syphilis dar; spontane Heilung
unter günstigen äusseren Einflüssen, zumal durch gute diätetische
gefördert, ist eben nicht selten, doch immer langwierig;
künstliche Heilung erfolgt bei solchen Organismen und Einflüssen
rascher, einfacher und ohne auffallende Nachwehen. — Rückfälle
selten. — Constitutionelle Kranke, wenn von Syphilis befallen,
bieten heftigere Ausbrüche der Formen, grössere Ausbreitung,
hartnäckigen Bestand und unregelmässigen, schleppenden, oft
rückfälligen Verlauf; — die Combinationen zumal mit Tuber-
kulosen und Scrophulosen, Milz- und Leberleiden, Nierenleiden, Scorbut, anderartige, Anämie, Hydrämie und Leukämie, sowie ungünstige äussere Einflüsse überhaupt (natürlich auch die arzneilichen
Misshandlungen) bedingen grellere Formen, hartnäckigere Dauer,
tiefere Zerstörungen, mannigfachere und unverhältnissmässige
Organleiden und Verrichtungsstörungen, daher dann langsamere,
schwierigere, oft auch unmögliche Heilungen; Rückfälle hier häufiger, spontane Heilung sehr selten, meistens nur scheinbar, immer
nur theilweise und mangelhaft. — Syphilis wird entweder im Leben auf oft sehr verschiedene Weise erworben, doch auch bei der
und durch die Zeugung übertragen (auf den Neugebornen). —
Die Untersuchung, Erkenntniss und Beurtheilung der Syphilisformen beschränkt sich nicht einseitig auf vereinzelte Systeme, Organe und Verrichtungen; denn wenn auch anfangs eine örtliche
Erkrankung die Syphilis einleitet, so wird sie nachgerade immer
eine allgemeine und die Anomalien des Gesammtorganismus be-
kommen eben nur die Benennungen jener Formen, welche am
meisten sinnfällig hervortreten; nur in diesem Sinne aber gelten
diese Benennungen primär und secundär.

IV. Gruppe. Pseudosyphilis. Egale Formen durch
Aehnlichkeit des Sitzes, der Entwicklung, der Angabe und
Annahme der Betreffenden, Hartnäckigkeit der Dauer, Un-

kenntniss ihrer eigentlichen Natur, Erfolg der gleichen Behandlung — in die Gruppe I. II. und zumal III. geworfen — historische Benennung, die immer enger wird, je weiter und schärfer unsere Forschungen und fortgesetzten Beobachtungen gehen. Hieher gezählt Formen von einfacher Haut- und Schleimhautwucherungen bis zu den Nekrosen und Krebsen (zumal allerlei Geschwüre). Nun ist die Gruppe kaum auf Lupus und tuberculöse Formen beschränkt. Fortgesetzte Beobachtung, Vergleichung und Ausschliessung sind zur Diagnose anzuwenden, um diese Gruppe allmählig zu beseitigen.

Was die Behandlungsmethoden betrifft, so gilt hierüber Folgendes:

I. und II. die rein örtlichen Leiden mit rein örtlichen Mitteln nach den allgemein geltenden Vorschriften der Heilkunde. Parallel laufende, constitutionelle, acute oder chronische Zustände mit den eben denselben entsprechenden Mitteln.

III. Syphilisformen, so lange rein örtlicher Vorgang und bis zur genauen Erkenntniss des allgemeinen Erkrankens die örtlichen Ursprungsformen mit örtlichen ätzend zusammenziehenden Mitteln (Epidermis- und Narbenbildung fördernd). Bei der erfolgten Feststellung des allgemeinen Leidens: Quecksilber, Jodmittel, Holztränke und diätetische Mittel, theils für sich allein, theils combinirt. Leitender Grundgedanke: Aenderung der Gesammternährung durch Bethätigung des Stoffwechsels; Hunger- und Entziehungskuren sind Ausnahmen; individuell und relativ gute Ernährung die Regel. Den günstigsten Erfolg liefert die Anwendung der Mercurialien, von denen graue Salbe, Sublimat und Protojoduret am häufigsten im Gebrauche; vorwiegend die erstere (Salbe), für deren Verwendung als Einreibungskur eigene Normen und ganz verschiedene von denen aller Schmierkuren aufgestellt sind. Das Wesentliche Dieser ist: Kurze und oft kaum Tage zählende Vorbereitungen; planmässige, für den einzelnen Fall berechnete diätetische Einrichtungen; für gute Ernährung, Fortsetzung und allenfalls Wiederholung der Kur bis zum Schwinden der wesentlichen Krankheitserscheinungen, Hintanhaltung des Speichelflusses, Verbindung jedes andern im individuellen Fall angezeigten Heilmittels mit der Einreibungskur selbst (Jod, Eisen, Chinin, Leberthran u. s. f.); — dem individuellen Falle angepasste Nachbehandlung und längere nachberige Beobachtung, zumal bei combinirten Formen (Scrophulose und Tuberculose, anämische Processe verschiedenen Ursprungs u. s. f.).

Einer der am meisten in der Gegenwart angebauten Abschnitte, die Pathologie der Geschwülste, zeigt recht deutlich die
Ueberhebung des anatomischen Standpunktes über den klinischen,
so dass selbst Dyskrasieen, wie Krebs und Tuberculose, hier abgehandelt werden. Mit minutiösester Genauigkeit hat hier die Mikroskopie und Anatomie gehaust, um bis ins Innere auf naturwissenschaftliche Weise vorzudringen, Gerüste und Gewebe zu schildern. Dass dabei die Praxis noch nicht viel gewonnen, ist ja nicht
Sache der Naturforscher, deren Untersuchungsliebhaberei die Verwerthung ihrer Detailbefunde Anderen anheimstellt. Im Folgenden
gehen wir eine Uebersicht der Leistungen auf diesem Felde:

Zur Analyse und Synthesis der pseudoplastischen Processe,
Zimmermann. Mikroskopische Untersuchung der Tumoren von Bärensprung. Diagnose, mikroskopisch, chemisch, anat., path., Rokitansky, Schuh, Paget, Billroth, Reinhard, Führer, Schrant, Birkett,
Schuster (Thoraxgeschwülste), Wislocki (grösstentheils nach Rokitansky), Wedl; in chirurgischer Hinsicht: Bruns und Bardeleben.
Eintheilung und Uebersicht, Reinhard, Führer. Entwicklungsgeschichte, Rokitansky, Virchow, Förster, Wedl, Donders, E.Wagner.
Rühmlich suchte Forget den klinischen Standpunkt über den anatomischen zu erheben. In therapeutischer Hinsicht beachtenswerth
ist Schuh's Verdienst. Middeldorpf empfahl die Galvanokaustik.

Da die Eintheilung noch immer vielfach diskutirt wird, gehen
wir hier nach Virchow, der sich auch auf diesem Gebiete auszeichnete und die einfachste Klassification giebt.

Es wurden Untersuchungen angestellt über:

Balggeschwulst, Cysten, Cystosarkom, Hydatiden (Reinhard,
Schrant, W. Hess, Hartmann); Bindegewebsgeschwulst, fibröse G.,
Fibroid, Sarkom, Neurom, Epulis, Keloid, Stearoid (ausser den
Obigen Woillez, Keloid: Dieheny); Fettgeschwülste, Lipom, Steatom, Cholesteatom, Lipoma melanodes (Fürstenberg, Monogr.: —
Steatom: Schuh; (J. Mueller's Cholesteatom nannte Virchow Perlgeschwulst); Enchondrom (Paget, Virchow, Nélaton); Knochenge-
schwulst (Paget und die Obengenannten, Senftleben); Muskelge-
schwulst, Myosarcom (Myoma cysticum, eine eigenthümliche Form
derselben beschrieb Billroth); Gefässgeschwulst, Erektile und cavernöse G., Gefässschwamm, Naevus (Schuh, Paget, Birkett, Rokitansky); Cavernöse und Blutgeschwülste, Telangiektasien (Virchow,
Rokitansky, Luschka, Heschl, Maier, Cabaret); Papillargeschwulst,
Warzen, Polypen (G. Simon, Rokitansky, Schuh); Colloid, Colloid-
krebs, Bläschenkrebs, Gallertkrebs, Colloncma, Gallertgeschwulst,

gallertart. Sarcom (Virchow, Rokitansky, Schuh, Lebert), Krebs, (Lebert, Hauptwerk, — Schuh, Virchow, Birkett, Forget, Günsburg, Gerlach, Sedillot; Gesch. d. Entwicklung, Maisonneuve, Broca, Beaugrand; mikroskop. Unters., Rokitansky, Virchow, Gorup-Besancz, Vogel, Bennet, Mayor, Velpeau, Alquié, Follin; — Weeden Cooke fand Infusorien; die Syphilisation als Mittel dag. empfohlen: Alquié, Thiry und Didot; chirurg. Behandlung: Leroy d'Etiolles; über acute multiple Krebsablagerung, Bamberger); Cancroid, Epithelialkrebs (Hannover), Zottenkrebs (Rokitansky), Blumenkohlgewächs (Lebert, Schuh, Bruch). Tuberkeln handelt Virchow u. A. auch unter den Geschwülsten ab (s. Dyskrasien). Hypertrophieen, Reinhard, Schrant und die Obengenannten. Von Geschwülsten einzelner Theile wurden beschrieben: der Schädelhöhle (Friedreich), Geschwulst der Mamma (Meckel und Hemsbach), Nasenpolypen (Hecker), Fibroide des Oberkiefers (Billroth), Halsgeschwülste und Cysten (Pitha, Seutin, Verneuil), Cholestearin in Krämpfen (Betz), Echinococcusgeschwulst der Leber (Oppolzer, Virchow u. A.), Mastdarmpolypen (Forget), Uteruspolypen, Middeldorpf (Galvanokaustik dag.).

Die Krankheiten des Bewegungsapparates (der Muskeln, Knochen, Gelenke) haben ebenfalls unter dem neuerwachten Streben besonders in Bezug auf Pathogenese, anatomische Beschreibung, Krankheitsprocess, Regeneration gewonnen, so die Myositis (verschiedene Klassen, Fischer), die Knochenneubildung vom klinischen Standpunkte (Klose), die Periostitis und Medullitis (Gerdy), die Osteomalacie (Solly, Stanski, Weber in Bonn), die Knochenabscesse (Klose, Nelaton), die Knochengeschwüre (Engel), die Exostosen (Kleyskins), das Osteophyt, Osteomalacie, Osteoporose (H. Meyer, Rokitansky, Virchow). Eine Revision der Lehre vom Knochenbrand gab Klose. Knochenbrüchigkeit und Frakturen durch blosse Muskelaction lehrte Gurlt. Rhachitische Schädelverdickungen beschrieb Huschke.

Krankheiten d. Bewegungsapparat.

Die Krankheiten der Sehnenscheiden und Schleimbeutel studirten Bedard, Chassaignac; Synovialgeschwülste, Michon, Gosselin; Unterhautschleimbeutel, Coulson. Dendritische Vegetationen auf Synovialhäuten und Kysten schilderte zuerst Rokitansky seit 1849.

Die angebornen Missbildungen der Gelenke beschrieb Robert sehr vollständig; das Malum coxae senile, Schoemann; Krankheiten d. Coxa, Bühring; Ankylosen, Richet; Coxalgie, Corinser (Messungen), Soer; Gelenkknorpelverknöcherung, Leudet. Die verschiedenen Formen der Gelenksentzündung charakterisirte schematisch

Führer. Ueber Gelenkkrankheiten überhaupt belehrte trefflich Brodie, pathol. anat. Gurlt; über die der Kinder Bouvier. Oeffnung der Gelenkhöhlen als Mittel gegen die Krankheiten derselben rieth Gray. Auf die hörbaren Erscheinungen in den Gelenken im gesunden und kranken Zustande machte Günther aufmerksam; auf die Veränderungen der Knorpel in Gelenkkrankheiten Weber in Bonn.

In klinischer, diagnostischer und nosologischer Hinsicht sind zu nennen: Fuchs, Vezin, Riecke, Polya, Alibert, Biett, Gilbert, Rayer, Cazenave und Schedel, Emery, Belliol, Plumbe, Todd, neuerdings Veiel, Lebert, Bennett, Handf, Jones, mit grosser Auszeichnung Hebra, der ausser den oben S. 426 erwähnten Schriften einen Atlas (mit Elfinger) herausgibt. Nebstdem die Beiträge zur Anat. und Path. d. menschl. H. von Bärensprung (auch mikroskopisch) und die allgemeinen Werke von: Wilson, Devergie, G. Simon, Hardy, Thomas Hunt, Duchesne-Dupare (schliesst sich an Alibert). Zur Geschichte und Kritik der Lehre von den Hautkrankheiten schrieb Rosenbaum, — Engel machte den Versuch dieselben nach pathologisch-anatomischer Grundlage einzutheilen in Hyperämie, Anämie, Secretionsanomalien, Exsudate, Hämorrhagien, Hypertrophieen, Atrophieen, Neoplasmata, Pseudoplasmata, Ulceröse Prozesse, Parasiten, Neurosen. Auch Klenke gab anatomische Elementarformen; Upmann und Rollet versuchten sich in Classificationen. Hebra's grosses Verdienst ist oben gewürdigt worden. Seine Therapie steht im Gegensatz zu Devergie, welcher mehr durch innere Mittel als durch locale zu heilen sucht.

Ueber besondere Formen:

Krätze. Hebra's, Bourguignon's, Cazenave's, Raspail's, Albin Gras u. A. Forschungen: s. unten bei Parasiten.

Nach Hebra, der auch eine neue Behandlungsweise einführte, giebt es verschiedene Arten Parasiten der Krätze, solche, die nicht in Gängen, sondern in schwieliger Verdickung der Epidermis wohnen.

Eczema, — auf ganz neuer Anschauung, Hebra (er begreift darunter auch Porrigo, Tinea, Crusta lactea, Serpigo, Impetigo, Achor.)

Radesyge und Lepra schilderte Hebra nach einer Reise in Norwegen. Danielsen und Boeck gaben auch ein klassisches Werk über *Lepra norvegica* heraus.

Friesel, Seitz (Hauptwerk.). Vgl. Epidemieen.

Psoriasis, Hebra.

Herpes tonsurans, Malherbe, Pellagra, Morelli.

Elephantiasis, Hecker in Freiburg.

Hieher gehört auch anhangsweise:

Ueber cavernöse Geschwülste und Telangiektasieen, path. An.
der Nägel und Oberhaut (bes. Hornentartung), Virchow; über Geschwüre, Engel.

Die Untersuchungswuth machte förmlich Jagd darauf überall Parasiten
Entozoën, Parasiten zu entdecken. Daher ist die Casuistik hier
sehr reich, es ist viel gesehn, beobachtet, experimentirt worden
und die naturgeschichtliche Methode macht sich hier stark geltend.
Besonders neu gestaltet sich die Taenien - Frage.

Zu den allgemeinen Schriften kommen neuerdings:

Allgemeine Naturgeschichte der Parasiten, Leuckart; Lehrbuch der Diagnostik der Parasiten, Küchenmeister; Pflanzliche Parasiten (Mykosen genannt), Virchow; (Schimmel in der Lunge
(Aspergillus pulmon.) nannte er: Pneumonomykosis). Ein sehr um-
fassendes Werk ist das jüngst erschienene von Paul Gervais und
Beneden: Zoologie medicale.

Im Besondern über Helminthen: Vollständige Systematik, Die-
sings, — Helminthol. Notizen, Virchow. Taenien, Entwicklungsgeschichte aus niedern Thieren, Küchenmeister, Beneden, Leuckart;
Naturgeschichte, Pathologie und Therapie, Seeger. Anthelminthica
durch Versuche ermittelt, Küchenmeister; Band und Blasenwürmer,
C. Th. v. Siebold (Mon.). Kousso, Snoria, Rottlera tinctoria sind
die neueren Mittel gegen Bandwürmer.

Das Parasitenstudium kam sehr in Betracht auch bei der
Krätze. (Streit über Specificität, Localität oder Allgemeinheit der
Krankheit, parasitische Natur, Verhältniss der Krätzmilbe zur
Krankheit). Die erste Andeutung der Krätzmilbe findet sich bei
Avenzoar, dann bei Wichmann u. A. Bourgaignon gab zuerst die
charakteristischen Merkmale der von Renucci 1834 entdeckten
Krätzmilbe. Verschiedene Ansichten und Monographieen von Fron-
müller, Helmentog und Fischer, Bosch, Wucherer, Schinzinger,
Cazenave, Raspail, Gras. Abbildungen der Krätzmilbe gaben Hebra.
Raspail, Froriep, Eichstedt, Danielsen, G. Simon, Cazenave. Dever-
gie ist gegen schnelle Heilung der Krätze. Norwegische Krätze,
beschrieben von Hebra, Boeck.

Ausserdem sind noch folgende Befunde zu erwähnen:

Echinococcus in der Leber, bes. Oppolzer und viele Andere:
in der Lunge, Nega. — Pentastoma denticulatum in der Niere, E.
Wagner. — Distomum haematobium und Sarcina in der Lunge,

Zenker; im Harn, Heller, Weeker; sein Verhältniss zur Pathologie
der Harnorgane, Bilharz; die Sarcina ventricula entdeckte zuerst
Goodsir 1842; spätere Beobachter: Wilson, Virchow, Hasse, Fre-
richs, Schlossberger(Monogr.), Kölliker. Trichina spiralis entdeckte
Gairdner; spätere: Henle, Zenker, Küchenmeister. Gruby entdeckte
die Spinalbildung bei Porrigo decalvans. Malmsten beschrieb das
Trichophyton tonsurans als Urs. d. Tinea tondens. Im Favus fand
Arndstein einen neuen Pilz, Puccinia favi; Remak nannte die Pilz-
masse Achorion Schoenleinii. Parasiten bei Weichselzopf, Hessling.
Parasiten im Auge, Sichel.

Es ist schon in dem allgemeinen Theil bei Gelegenheit der
Krankhel-Französischen und Wiener Schule die Rede davon gewesen, wie
ten d. Cir-
culations-gerade diese Abschnitte mit Hülfe der pathol. Anatomie und Ver-
u. Respira besserung der Diagnostik vollständig neu erschienen. Um Wieder-
tlons-
organe. holungen zu vermeiden, verweisen wir auf oben und führen hier
nur die neueren Leistungen auf.

Krankhel- 1. Ueber Krankheiten des Herzens und der Aorta: Stokes,
ten d. Her- Walshe, Monographieen von Forget, Bellingham, Hayle, Walther,
zens u. d.
Aorta. Lebert, — bes. instruktiv Zehetmayer, Bamberger (s. oben); im
Besondern über: Klappenkrankheiten, Ormerod; fibrinöse Ablage-
rungen, Kirkes; Wirkungen auf die Harnausscheidung (Kühner),
Endocarditis, ausser Bouillaud's und Luschka's schon erwähnten
Werken, Günsburg; Myocarditis, Franz Dittrich; Pericarditis, Andral,
Hope, Gairdner, Pleischl; Aneurysmen, Chassaignac; Differentielle
Diagnostik des An. d. Innominata und des Arcus aortae, Holland;
Fettkrankheit des Herzens, Quain; Verwachsung des Herzens mit
dem Herzbeutel, Skoda, Traube (vor Skoda: Heine, Sander, Laen-
nec, Bouillaud, Piorry, Williams, Aran, Hope, Sibson).

Skoda's originelle Ansichten über die Zeit, in welcher sich
die Vorkammern und Vorhöfe zusammenziehn (er bestreitet, dass
sich die letzteren unmittelbar vor der Vorkammer zusammenziehn
und bekämpft die ältere Ansicht, nach welcher sich die Vorhöfe
zusammenziehn, um das Blut in die Kammern zu treiben) und
seine Aufstellungen in Betreff des Einflusses der Contraktionskraft
der Lunge und die Respirationsbewegungen auf die Blutcirkulation
erregten gebührendes Aufsehn und von manchen Seiten auch Polemik. James Carson erkannte zuerst die Contraktionskraft der Lunge.
Hamernjk schliesst sich Skoda's Ansichten an.

Gefäss- 2. In Betreff der Gefässkrankheiten erscheinen besch-
krankhei- tenswerth: Physikalische und physiologische Experimente zur Er-
ten.

mittlang der Gefässgeräusche, Theod. Weber; Pathologie des Venen-
systems Puchelt, Balling, Himly, Bouillaud, Dance, Hodgson, Copland; Phlebitis, klin. Unters. von Forget, Lee; Pylephlebitis, zuerst
Balling 1829, dann Schoenlein, Rokitansky, Waller; Variköse Venen und Geschwüre, Nunn; Akute Entzündung der Arterien, Virchow; Fettige Entartung der Arterien, Gulliver; Verstopfung der
Lungenarterie und ihre Folgen, Virchow; Verschliessung der obern
Hohlvene, Duchek; Telangiektasieen, Schuh; Haematocele und Hals-
kysten, Seutin, Michaux. Die Behandlung der Aneurysmen mit Chlor-
eiseninjektionen ist eine vielfach in Frankreich behandelte Frage.

3. Krankheiten der Respirationsorgane betreffend, so
beleuchtete die Schwierigkeiten und Irrthümer der physikalischen
Diagnostik in Lungenkrankheiten, Addison, die Physik der Zellen-
erweiterung in den Lungen, Frey. Wintrich empfiehlt die lineare
Perkussion in seiner Abhandlung über die Krankheiten der Respirationsorgane in Virch. spez. Path. u. Ther. Die Pathologie der
Respirationsschleimhaut stellte Blach systematisch zusammen. Mo-
nographisches über Krankheiten und Heilung der Schilddrüse erhielten wir von Porta, Friedreich; über Krankheiten der Thymusdrüse von Friedleben, Friedreich; über Krankheiten der Nase, des
Kehlkopfs und der Lungen von Friedreich.

Durch die neuere pathologische Anatomie und Diagnostik
sind die folgenden speciellen Krankheitsformen in ein ganz neues
Licht gestellt worden: Die Phthisis laryngea (Trousseau, Belloc,
Porter); das Oedem der Glottis (Albers, Trousseau, Belloc, Ryland,
Porter, Stokes, Valleix, Leudet, nach Pitha submuköse Infiltration);
die Bronchitis (Cruse, Conradi, Laennec, Williams, Howship, Bad-
ham, Gairdner, Green); die Pneumonie (Löwenhardt, Schoenlein,
Laennec, Andral, Stokes; Pn. lobularis: Louis de la Berge; Pn.
senum: Dechambre, Hourmann); die Bronchiopneumonia (Seifert,
Valleix); die Pleuritis (Laennec, Andral, Stokes; Pleuritis diaphrag-
matica, Gueneau de Mussy; die Resorption pleuritischer Exsudate,
Skoda); der Catarrhus pulmonum (Andral, Laennec, Stokes, Ch.
Williams); das Oedema, Emphysema pulmonum (Kreyssig, Laennec, Stokes, Darwall, Hope); das Empyem (Mohr, Schuh, Delpech,
Pelletan, Piorry, Laennec, Stokes); die Gangraena pulmonum (Traube);
die Lungenfisteln (Bouchut); der Pneumothorax (Traube); und die
früher nur zu oft für rein dynamisch gehaltenen Affectionen: Asthma
(Brodhag, Cruveilhier, Laennec, Ferrus, Copland; Millarsches, Guersent; A. thymicum, Kopp, Hachmann) und Angina pectoris (Schoenlein, Laennec, Jurine, Hosack, Forbes, Blackall). Hieher gehören

[Marginalia:] Krankhei-
ten d. Re-
spirations-
organe.

auch die Krankheiten des Zwerchfells (Mehliss' gute Monogr.). Die
Thoracocenthese verbreitete sich in Frankreich als Mittel gegen
pleuritisches Exsudat durch Aran, Beyran u. A. In Deutschland
übte sie Schuh. Jodinjektionen hintendrein nach Boinet, Aran
rathen Reybard, Guérin, Trousseau. Die Tracheotomie gegen Croup
hat bereits vielfache Vertheidiger, Feinde und Methodenerfinder erlangt. Unter Letzteren ragt Trousseau hervor. Decès empfiehlt die
Tracheotomie sousericoidienne. Die Kunsttheilung der Pneumonie
von Kissel und Dietl's berühmtes Buch über den Aderlass in der
Pneumonie (der einen jetzt fast vergessenen Vorkämpfer in Krüger-
Hansen hatte) und über die Vorzüge der exspektativen Behandlung stehen sich in therapeutischer Beziehung geradezu entgegen.

Krankhei-
ten d Ver-
dauungs-
organe.   In der Pathologie der V e r d a u u n g s o r g a n e ist man insofern
vorgeschritten, als man sowohl aus der Physiologie als pathologischen Anatomie Nutzen gezogen hat. Desshalb ist man jetzt z. B.
weniger freigebig mit der Bezeichnung der Cardialgie (Schmidtmann, Barras, Jolly, Pemberton, Abercrombie), da man auch die
lokalen organischen Veränderungen kennt (wenn auch noch nicht
scharf diagnostiziren kann), welche dieselben Symptome zeigen.
Dahin gehören die chronische Gastritis, deren Sitz in den verschiedenen Häuten (Gastritis serosa, muscularis, mucosa) Statt findet, sowie die Ausgänge derselben (Kreyssig, Krukenberg, Lesser,
Schoenlein, Broussais, Andral, Abercrombie, Pemberton, Stokes).
Auch hat man physio-pathologisch den Akt des Erbrechens vielfach untersucht, den Antheil des Nervensystems daran besonders
nachzuweisen sich bemüht (Hüter, Arnold, Budge, Stilling, Magendie, Budd). Neuere Schriftsteller über Magenkrankheiten sind: Osborne, Kennedy, Oppolzer, Budd Beide haben eine reiche Erfahrung), Handf. Jones, Lees, Brinton, Rokitansky und die früher genannten Verfasser path. Anatomieen und spec. Pathologieen. Die
physik. Untersuchung lehrte Betz (s. ob. Diagnostik). Anatomisch
pathologisch lernte man kennen: Die Entstehung, den Verlauf
und die Ausgänge der Erweiterung (Todd); Verengerung, Hypertrophie und Atrophie (Audral, Dalmas, Abercrombie); die Verschwärung (Billard, Audral, Abercrombie); die Perforation (Becker,
Gerard, Günsburg); den Scirrhus und das Carcinom (Naumann,
Andral, Louis, Ferrus, Réné Prus, Bérard, Bouillaud, Abercrombie);
die Magenerweichung, wenn auch der Streit über die Entzündung
als Ursache oder über die rein cadaveröse Natur (Elsässer) derselben noch fortwährt (Jäger, Winter, Nagel, Roemisch, Romberg, Lesser, Becker, Berndt, Fleischmann, Heusinger, Zeller, Burdach, Wendt,

Cruveilhier, Chaussier, Louis, Andral, Hutin, Lallemand, Billard, Récamier, Andral jun., Gairdner); die pathol. Veränderungen der Magendrüsen, (Handf. Jones), die Dyspepsie, (Henoch u. A.), die Magenfisteln, (Middeldorpf etc.). Einen künstlichen Magensaft erzeugte Becker. Zur Ernährung von Speiseröhrenkranken machte Sédillot die Gastrotomie. Die Einführung des Pepsins hat Anklang gefunden.

In einem sehr starken Missverhältniss zwischen pathol. Anatomie und Klinik befinden sich die Leberkrankheiten, da deren Diagnose am Krankenbette, bei allen Fortschritten welche die Sektionen gaben, noch Schwierigkeiten unterworfen ist. Die feinere Anatomie der Leber gewann bes. durch Lereboullet. Die Physiologie ist noch dunkel. (Cl. Bernard bestimmt als Funktion der Leber: 1. Zuckerbildung, 2. Fettbildung, 3. Umwandlung des Eiweisses od. Speisesaftes in Fibrin). Klinisch förderten die Krankheiten der Leber: Hildebrand, Schoenlein, Andral, Roche, Gendrin, Bonnet, Abercrombie, Stokes, Twinning, Budd, Beau, Monneret, Handf. Jones, Chopard, Oppolzer, bes. gründlich u. neu Frerichs), in Bezug auf Entzündung, Oppolzer; Neuralgia hepatica, Jolly, Piorry; Hypertrophie und Atrophie, Cruveilhier; Verhärtung, Erweichung, Abscess, Cirrhosis, Baillie. Laennec, Corrigan, Monneret; Tuberkeln, Hydatiden, Steatom, Melanose u. s. w., die man sämmtlich auch in der Milz gefunden hat, Heusinger, Haasbauer, Schoenlein, Hachmann, Ronander, Piorry, Gendrin, Bigsby, Abercrombie, Bree, Grottanelli, Beau, Monneret. Dietl fand eine wandernde Milz. Hieher gehören auch die neueren Untersuchungen über Cholosen (Eisenmann), Icterus (Horn, Broussais, Bright), über Krankheiten der Gallenblase und Gänge (Cruveilhier, Gendrin, Andral, Louis, Abercrombie, Copland), als: Entzündung, Aneurysma, Gallensteine (Brichetean), über gallige Dyskrasie mit akuter gelber Atrophie der Leber, (Horaczek, van Dusch). Medullarsarkom der Leber (Oppolzer), Leberkrebs, (Bochdalek, Monneret), Gallen u. Pancreassteine, (Fauconneau, Dufresne), Fettleber, (Lereboullet, Bamberger, H. Jones). Auch ein bisher dunkles Gebiet hat man, so weit der Mangel an physiologischer Kenntniss der Funktion und Bestimmungen es gestattet, nach vielen Seiten hin untersucht, wir meinen die Krankheiten des Pancreas (Harless, Hohnbaum, neuerdings monographisch Claessen; Bécourt, Mondière, Bigsby, Bernard).

Reichhaltigeres Material bieten allerdings die Krankheiten des Darmkanals, über welche uns jüngst ausser den Schriften über pathol. Anatomie und spezielle Pathologie, Henoch, Oppolzer, Siebert, (Diagnostik) belehrt haben, als: Peritonitis (bessere Unterscheidung

33*

nach dem Sitz, der Ausbreitung, den Ausgängen u. s. w.) — Naumann, Portal, Abercrombie, Pemberton, Stokes, Oppolzer: p. infantum, Romberg, Stokes; Enteritis, Lesser, Schoenlein, Andral,
Bouillaud, Roche, Abercrombie, Stokes, Oppolzer; Eintheilung in
peritonaeo-muscularis, mucosa, Scoutetten: folliculosa, villosa, pseu-
domembranacea, serosa; Ileitis; Dodecadactylitis; Dothienenteritis,
Lesser, Albers, Bretonneau, Chomel u. A.; Gastro-enteritis, Broussais, Copland u. A.: Proctitis, Nasse, Howship; Typhlitis (beschrieb
zuerst Puchelt, dann Volz, sehr gut Bamberger; Ileus und Volvu-
lus, Clarus, Jahn, Schoenlein, Basedow, Vollmer, Dance, Copland
u. A.; organische Veränderungen, als: Hypertrophie, Atrophie, Erweiterung, Verengerung, Verschwärung, Zerreissung, Fungus, Melanose, Darmsteine, Polypen (Jaeger, Albers, Meckel, Andral, Howship, Brodie, Abercrombie, Copland), Hydrops (Wendt, Horn, Seymour, Osborne, Blackall, Copland), Tuberkeln (Guersent). Hierher
gehören auch die neueren Forschungen über Diarrhöe in Bezug auf
Wesen, physiologische Beziehung zum Krankheitsprocess, Ursachen;
über Ruhr (s. unten); Kolik (Bleikolik: Kreyssig, Sander, Brock-
mann, Andral, Bouillaud, Grisolles, Duplay, Tanquerel des Planches,
Whiting) u. s. w.; Tympanitis intestinalis (Schütz), Hypertrophie
der Drüsen (Reinhard), Lageveränderungen des Darmkanals (Oppolzer), Krankheiten des chylopoëtischen Systems, (Bamberger),
Mastdarmkrankheiten, Curling, (werthvoll). — Erfinder der Injektionen v. Jod b. Bauchwassersucht ist Dieulafoy. Nach ihm Teissier
u. A. Kritisches und Positives über Unterleibsleiden gab auch Virchow. Er revidirte die Lehre von der Plethora (nimmt nur eine
örtliche abdominelle an), von den Infarkten, Physkonieen, aber mehr
vom path. an. Standpunkte, als vom klinischen. Was er über Hypochondrie, Dyspepsie bringt, ist interessant, aber oft nur neu im
Ausdruck. Anhangsweise seien hier noch erwähnt die Pathologie der
Mundschleimhaut (Oedem, Entzündung: Mühlig, neue Behandlung
der Angina en vogue mit Aetzen und Mandelausschneiden;
und die Abhandlungen über Speiseröhrenkrankheiten in diagn. und
pathol. Hinsicht von Betz und Middeldorpf.

Krankhei-
ten der
männlich.
Harn-
und Ge-
schlechts-
organe.
Ein sehr guter Anfang zur Pathologie der Harnwerkzeuge
ist dadurch gemacht worden, dass man zugleich mit der feineren
Anatomie und der neueren chemisch-physiologischen Untersuchung
dieser Organe besonders die pathologisch-anatomische Seite dieser
Affectionen berücksichtigt hat. Dies erhellt aus der Pathologie der
Nierenentzündung (Nephritis corticalis und tubulosa, Pyelitis, Pe-
rinephritis: Frank, König, Schoenlein, Andral, Gendrin, Rayer,

Piorry, Chomel, Johnson, Coulson, Todd), der organischen Veränderungen der Nieren (König, Hoffmann, Heusinger, Cruveilhier,
Hope u. Obige), wie: Abscess, Verhärtung, Erweichung, Fettbildung, Speckentartung, Scirrhus, Fungus, Steatom, Tuberkeln, Steinbildung (König, Brodie, Willis, Civiale), aus den Beschreibungen
des Nierenblutflusses (Copland), der Blennorrhoe (Schoenlein, Hoffmann) u. s. w. Eine treffliche Monographie über den Zusammenhang der Nieren- und Herzkrankheiten gab Traube heraus. – Ein
neuer Fund ist (nach Rayer, Hare, Henoch, Oppolzer) die beweg-
liche Niere. Was die Secretionsanomalien anbelangt, so sind wir
vielfach bereichert worden durch die neuere Pathologie der Oxalurie, (Maclagan u. A.), der Azoturia (Prout), der Ischurie und Anu-
rie, wobei eine bessere physiologische Grundlage nicht zu verkennen ist, insbesondere der Bright'schen Krankheit, über welche
nach Bright, Rayer, Solon, Osborne, Willis, Toynbee, Malmsten,
(Eignes u. Fremdes), Owen, Rees (Verhältniss zum albuminösen
Harn), Frerichs, Leudet (Obliteration der Nierenvenen), Oppolzer
schätzbare Mittheilungen machten. Ein Streit herrscht darüber, wie diese
Krankheit entsteht. Entzündung als Ursache der Fettentartung nehmen
an: Reinhard, Frerichs, Virchow, Osborne; primäre Fettentartung Johnson, Henle, Eisenmann. Noch ist nichts entschieden. – Auch über die
Uraemie (jetzt Ammonioaemie) herrscht noch Dunkelheit. Frerichs's
urämische Intoxikationen bekämpften z. B. Zimmermann, Schottin.
Den ursächlichen Zusammenhang zwischen Albuminurie und Uraemie behauptet Brücke. Die Eklampsie der Schwangern leiten Viele
von Albuminurie ab. Scanzoni ist dagegen.

Gleiche Vortheile zogen die Krankheiten der Blase, als:
Cystitis (Berndt, Schoenlein, Coulson; — muscularis, mucosa,
serosa), Cystospasmus (Schmid, Guthrie), Paralyse (Hedenus u.
Obige), Incontinentia (Berndt, Lagneau, Willis), Verschwärung
und andere organische Veränderungen (Coulson). (Ueber Steine
s. Chirurgie.) Die früher so vernachlässigten Abschnitte der Krankheiten der Prostata, als: Entzündung, Abscess, Hypertrophie, vari-
cöse Geschwulst, Steine u. s. w. (Schmid, Kern, Soemmering, Ollivier, Amussat, Brodie, Home, John Adams, v. Löwenfeld), und
der kaum gekannten Abweichungen der Samenbläschen, als: Entzündung, Verhärtung, Scirrhus, Steine, Knochenconcretionen, Fisteln, u. s. w. (Albers, Naumann, Cruveilhier, Andral, Dalmas, Baillie) reihen sich nicht unwürdig den obigen Fortschritten
an. Gegen Spermatorrhoea wurde die Elektrizität vielfach

empfohlen, das Lupulin von Sigmund, später von Debout, Page u. A.,
das Digitalin von Corsivart.

Die Urethra-Krankheiten gewannen durch Brodie, Civiale,
Ivanchich u. A. In Betreff der Stricturen wies Kölliker die muskulöse Struktur der Harnröhre nach, Hancock beschrieb sie genau.
—Syme, Henry Thomson, Seydel, Lippert u. A. behandelten die
Stricturen ausführlich. Reybard's Preisschrift darüber ist sehr gut
und logisch. Die Cauterisation, der Katheterismus, die Urethrotomia
externa und interna sind die neuesten Operationsmethoden. Jene
empfahl zuerst Syme, dann Ferguson, Lee, Coulson u. A. Die innere Reybard, nach ihm Ivanchich. Von den Hodenkrankheiten
sind bereichert worden: Atrophie, (Albers, Follin), Geschwüre,
(Malgaigne, — Tuberkel, Ricord), Hydrocele, (Bransby Cooper), Varicocele (Behandlung durch Cauterisation, Gaillard, Nélaton u. A., Gal
vanokaustik, Pitha. Chassaignac empfahl eine neue Operation). Zur
besseren Semiotik trugen auch die Fortschritte der Uroskopie bei,
(vgl. phys. u. path. Chemie, — Clemens, Owen Rees, Albert, Hamilton).

Epidemische Krankheiten des 19. Jahrhunderts.

Man könnte die Frage aufwerfen, ob sich der Fortschritt der
neueren Pathologie auf das Studium der Epidemieen erstrecke, oder
ob diese vielmehr, wie in früheren Jahrhunderten, eine theilweise
Ursache des kräftigen Aufschwungs dieser Disciplin sind. Es erscheint aber völlig überflüssig bei dem selbstständigen Fortschreiten der Pathologie und bei der Vermehrung der Bildungs- und
Hülfsmittel für dieselbe sich noch in dieser Zeit nach einem anre-
genden Momente von aussen umzusehn; vielmehr hat die Ent
wickelung der Pathologie sich auch um die Erkenntniss des Wesens der Epidemieen im Einzelnen und Ganzen, um die Ermittelung der ätiologischen Momente, des Ganges und Verlaufes derselben bemüht und so eine gewisse Einheit in der Betrachtung der
sporadischen und epidemischen Krankheiten herbeigeführt, wodurch
endlich die angenommene Monstrosität der Letztern gegenüber dem
physiologisch Naturgemässen ihrer Entwickelung und ihres Wesens
verschwindet. Der neueren Zeit gebührt die vielseitige Auffassung
der Epidemieen, die von dem Studium der Geschichte derselben
durch J. F. C. Hecker, Schnurrer, Haeser, Rosenbaum, Fuchs,
Hensler, Mandt und neuerdings (nur zur idealistisch) durch Leupoldt
ausging. Diese lehrte das ewig Feststehende und Gesetzmässige der
Epidemieen und Krankheiten im Wandel der Zeit und Umstände,

wie die innere Beziehung der kosmisch-tellurischen, physischen, intellectuellen, moralischen Verhältnisse zu einander. Hiedurch wurde wiederum ein helles Licht auch auf die übrigen nicht in so grossartigen Umrissen hervortretenden sporadischen Krankheiten und auf ihren innern geschichtlichen Zusammenhang geworfen, andererseits aber auch der Mangel an Kenntnissen über die bedingenden Momente, welche die Atmosphäre, der Erdorganismus, Witterung, Klima, Stand und Lauf der Gestirne, Elektricitätsverhältnisse Erdmagnetismus u. s. w. abgeben, deutlicher gefühlt, da ohne diese das Verständniss der Entwickelung und der Modalitäten der Epidemieen immer nur halb ermöglicht wird. Auch hier haben nun die Naturwissenschaften in ihren Fortschritten Vortreffliches geleistet und manches Dunkel erhellt, wie aus den Schriften von F. Henschel, Th. Forster, Schroeder, J. Jaeger über die Atmosphäre, von J. Clark, W. Falconer, Foissac, Al. Clemens, Nolte, vorzüglich von Al. v. Humboldt und Schouw (über Klimatologie), ebenso aus Dove's vortrefflichen Untersuchungen über die Witterung, den chemischen und physikalischen Experimenten über die Beschaffenheit der Luft und aus den Bemühungen das elektrische Verhalten der Luft zu ergründen von Mazeas, Kinnersley, Romaine, Henley, Cavallo, Saussure, Pouillet, Volta, Read, Crosse, Cotte, Biot, Gay-Lussac, Hemmer, Gersdorf, Humboldt, Erman, Schübler, Buzorini u. A. ersichtlich ist. Nicht minder haben die Anfänge einer medicinischen Geographie durch Finke, J. F. Hoffmann, Isensee, Schnurrer, Schoenlein zur Erläuterung der ätiologischen Verhältnisse der Epidemieen beigetragen. Dennoch bleibt hier noch ebenso viel zu sichten und zu erweitern übrig, wie in den Ansichten über Contagiosität, über den Unterschied von Contagium und Miasma, über Krankheitsconstitution, Krankheitsgenius u. s. f., welche bei jedem einzelnen Falle so lange wieder in Streitigkeiten ausarten werden, als nicht die allgemeinen Grundgesetze festgestellt sind. Trotz einer reichhaltigen Literatur über die Natur des Contagiums und Miasmas, und über die dahin bezügliche Beschaffenheit der einzelnen Krankheiten ist man noch nicht im Stande die Unterschiede Beider zu fixiren, geschweige denn die Ursachen derselben zu ermitteln, und hat so nur in wenigen Fällen die davon abhängigen praktischen Folgen mit Nutzen ins Leben setzen können, wie es sich z. B. bei der Pest des Orients in den verbesserten Contumazanstalten zeigt, während die zu ängstliche Absperrung bei der Cholera mehr Schaden als Nutzen angestiftet zu haben scheint. — Dass aber eine wesentliche Veränderung des Krankheitscharakters der Zeit, die

schon in der vorigen Periode begann, vorgegangen ist, lehrt auch
ein flüchtiger Ueberblick über die chronischen und acuten Krankheiten des 19. Jahrhunderts. — Die aus den älteren Zeiten herüber-
gekommenen Krankheiten sind verändert oder modifizirt; neue
verdrängten die einheimisch gewordenen, die ganze Richtung und
Tendenz hat sich umgestaltet. Nur noch in geringen Spuren, sporadisch, kommt die Lepra vor, erhob sich jedoch zu Anfange
dieses Jahrhunderts in dem Mal de Scharlievo, welches in
Istrien, dem österreichischen Litorale, namentlich in dem Distrikte
von Fiume ausbrach und bis 1819 wüthete (Heurteloup, Bové, Jen-
niker, Cambieri), zur Höhe einer Epidemie, die wie die Sibbens
der Schottländer, die Pians in Canada und die Radesyge in Norwegen einen zwitterartigen Antheil an Syphilis und Lepra zu
haben schien.

Mal de Scharlievo.

Auch der Skorbut und Weichselzopf kommen in be-
schränkterer Ausdehnung und milderer Form vor, wogegen die
Krankheiten des lymphatischen Systems und die in deteriorirter
Metamorphose bedingten Falsch- und Neubildungen, wie Skro-
pheln, Rhachitis, Tuberkeln, Scirrhus eine erschreckende
Verbreitung gewonnen haben, die nicht sowohl durch die Gefahr
des Augenblicks, als durch die Begründung eines langen, durch
Erblichkeit fortgepflanzten Siechthums, die Kraft der Menschheit
unterwühlt, zumal da die Therapie derselben der weit vorangeeilten
Diagnose nur mühsam nachhinkt.

Skorbut, Weichselzopf.

Skropheln, Rhachitis, Tuberkeln.

Von den acuten Epidemieen ist die Kriebelkrankheit
eine so vereinzelte Erscheinung geworden, dass die Literatur darüber fast ganz verarmt ist; dagegen kommen die besonders zu
Ende des letzten Jahrhunderts so allgemein verbreiteten Wechselfieber, welche in vielen Orten, besonders durch lokale und kli-
matologische Verhältnisse bedingt, stationär geworden sind, in häufigen Epidemieen vor. Ihre Natur ist in vielen Schriften beleuchtet
worden. In neuester Zeit hat die Milzanschwellung unter Andern
besonders Siebert gewürdigt; in anat. Beziehung ist Skoda interessant. — Das erst zu Ende des vorigen Jahrhunderts in seinem
wahren Wesen ergründete Kindbettfieber herrschte in bedeutenden Epidemieen auch in diesem Zeitraume. So in Schottland
1809—1812 (Gordon, Armstrong, Hey), ferner 1822—1823 besonders in Edinburgh (Campbell, Hamilton, Mackintosh), in Dublin
1809—1811, 1812 und 1813, 1819 und 1820 (J. C. Douglas); in
Heidelberg 1811—1812 (Naegele); in Würzburg 1818—1820 (d'Outrepont); in Dresden 1820—1824 sehr bösartig (Carus); in Berlin

Kriebel-krankheit.

Wechsel-fieber.

Kindbett-fieber.

1825 (E. v. Siebold). Eine traurige Berühmtheit, die noch jetzt nicht erloschen ist, hat Wien in der Geschichte dieser Epidemie erlangt, da hier vom Jahre 1810 an die ausgebreitetste und bösartigste Epidemie herrschte, welche seitdem in öftern Wiederholungen auftrat, trotzdem dass der geburtshilflichen Anstalt, in welcher die Krankheit fast stationär geworden zu sein scheint, die tüchtigsten Aerzte vorstanden (Lukas Boër). Die neueren Schriften von Hüter, Helm, Eisenmann, Baudelocque, Doublet, Ferguson, Lee u. A., sowie überhaupt die geburtshilfliche Literatur der letzten Jahre (vergl. unten: Geburtshilfe) haben manches Licht über diese verderbliche Krankheit verbreitet.

Den Fortschritten, welche die staatlich-polizeilichen Einrichtungen in Bezug auf das Absperrungssystem gemacht haben, verdankt man es, dass die Bubonenpest, jetzt vorzugsweise die orientalische Pest genannt, auf den Osten Europas und auf Asien und Afrika beschränkt blieb und selbst hier in der Rückbildung begriffen erscheint. Bereits in den Jahren 1799 und 1800 herrschte eine bedeutende Epidemie in Alexandrien, Rosette und Damiette (Pugnet), in Fez und Marocco aber mit besonderer Bösartigkeit (Curtis), die erst der spanische Arzt Coll beschwichtigte. In Syrien wüthete sie besonders unter dem französischen Heere im J. 1799 (Larrey, Desgenettes). Von Alexandrien wurde sie im Jahre 1813 auch nach Malta verschleppt und richtete, indem auch die englische Garnison nicht ganz frei davon blieb, grosse Verheerungen an (Skinner). In Konstantinopel, wo die Pest in der letzten Zeit immer temporär auftritt und wieder verschwindet, war die erste Epidemie dieses Jahrhunderts im J. 1802 darum interessant, weil hier von Whitt, wie im J. 1803 von Valli und neuerdings von Bulard († 1843), Versuche mit der Einimpfung gemacht wurden. In dem an Epidemieen überreichem Jahre 1812, wo in Nordamerika das Petechialfieber, in der Capstadt die Pocken, in Schlesien und Preussen die Rinderpest, unter den Franzosen und Deutschen Ruhren und Typhen herrschten, verloren durch die Pest in Konstantinopel allein gegen 70,000 Menschen ihr Leben. Von dort aus verbreitete sie sich nach Salonichi, Smyrna, Cypern und Alexandrien, und andrerseits nach Odessa und der Umgegend. Im J. 1813 kommt eine nicht unbedeutende Pest in Bukaresoht (Rheinh. Grohmann) vor; im J. 1814 pflanzte sie ihre Verwüstungen über Aegypten, Smyrna, Belgrad, Tiflis, und im J. 1815 von Konstantinopel aus über Bosnien, Dalmatien, Istrien und selbst bis an die österreichische Grenze fort. Namentlich war sie in Noja, nicht

Bubonen-
pest.

weit vom adriatischen Meere, sehr tödtlich (J. J. A. Schönberg, Onofrio). Zuletzt, um kleinere Epidemieen in Siebenbürgen, Slavonien, Croatien, auf Corfu, den balearischen Inseln (1820), und die wiederholten Anfälle in Konstantinopel nicht zu erwähnen, erschien die Pest in den J. 1828–1829 mit grosser Heftigkeit auf der afrikanischen Küste zu Tanger, Tetuan, Fez u. s. w. (Graeberg di Hemsö, Sola).

Gelbes Fieber.
Wie die Bubonenpest in Asien und Afrika, ist das gelbe Fieber in Amerika endemisch. Seit dem J. 1730 aber ist es auch in Europa in mehreren Epidemieen erschienen, die durch ihre Gefährlichkeit zu einem genaueren Studium des Wesens der Krankheit führten. Im J. 1800 trat die Epidemie, welche auch in St. Croix, Charlestown, Providence, Norfolk, Newport, Baltimore, Havannah herrschte, in Cadix mit solcher Heftigkeit auf, dass täglich an 200 Personen starben, und wanderte von da nach Sevilla und den meisten Städten der andalusischen Küste (Salgado, Flores, Fellowes, Alfonso de Maria). Im J. 1803 wurden Malaga und St. Domingo durch dieses Uebel verwüstet (V. Bally); 1804 kehrte es, unter häufigen Erdbeben, Vulkanausbrüchen, Meteorsteinen u. a. Wettererscheinungen nach Spanien zurück und richtete hier die grässlichsten Verheerungen an (Arejula), so dass man den Verlust von Menschen in 28 Orten auf 33,414 anschlägt. Ein spanisches Schiff verpflanzte die Seuche auch nach Livorno (Ozanam, Dufour, Barzelotti, Mocchi, Pasquetti, Brignole, Polloni). Von 1810–1815 kamen wieder neue Anfälle in Spanien vor, von 1819–1821 aber, während die Cholera in Ostindien herrschte, wüthete das gelbe Fieber bedeutender und allgemeiner als je, besonders zu Barcelona, wohin französische Aerzte (Bally, François, Pariset, Mazet) zum Studium desselben gesendet wurden. Eine Epidemie zu Gibraltar im J. 1828 veranlasste neuere wissenschaftliche Untersuchungen durch Barry, Chervin, Trousseau, Louis. Die Annahme, dass das gelbe Fieber ein Typhus icterodes sei, scheint die meiste Billigung zu verdienen; noch unentschieden ist der Streit über die Nichtcontagiosität (Jackson, O'Halloran, Gilbert u. A.) oder Contagiosität desselben (V. Bally, Berthe, Arejula u. A.), ja man behauptet sogar, dass das gelbe Fieber in Amerika originär sei, aber erst in Europa contagiös würde. Unter den deutschen Schriften ist die von C. Christ. Matthaei von hohem Werthe, von den französischen Aerzten aber rührt die genauere pathologisch-anatomische Kenntniss her. Wie es mit der Behandlung steht, das lehrte leider! die Zahl der Todten nach den verschiedensten Verfahrungsweisen am

besten. In neuester Zeit ist eine grosse Literatur über diese Epidemieen erschienen, aus welcher wir Fenner, Baker, Lallemand, Kinley, Simons hervorheben. Die auch jetzt noch nicht sehr angebaute pathol. Anat. bereicherten zuletzt Watson, Paton, Laird. Mikroskopische Untersuchungen des Fieberharns machte Hassall.

Wenn wir aber in der Geschichte der Epidemieen überhaupt das immer deutlichere Hervortreten des typhösen Krankheitsprozesses und die damit in Verbindung stehende Blutentmischung bemerkt haben, während im Gegensatze die mit Ablagerungen auf der Peripherie, mit einer nach aussen hin gehenden Desorganisation verbundene Bubonenpest im Zurückweichen begriffen ist, so können wir das gelbe Fieber wohl als einen typhösen, durch die Hitze des Klima's mit gestörter Gallenabsonderung verbundenen Zustand bezeichnen, der unter anderen Umständen als reiner Typhus besonders in Europa grassirte. In seinen eigentlichen Erscheinungen erst jetzt deutlicher bestimmt nach dem Vorausgange der verschiedensten Theorieen und Hypothesen von Wedekind, Weinhold, Kreyssig, Schlegel, Hartmann u. A., unter welchen sich zeitweilig die entzündliche Natur Anerkennung errang (Marcus, Schaffroth, Reuss, Schrader u. A.), bis zuletzt die wahre Lokalaffektion durch Broussais, Cloquet, Billard, Andral, Louis, Bretonneau, Abercrombie, Stokes, Lesser, Schönlein, Rokitansky in das gehörige Licht gestellt wurde, hat der Typhus besonders in den ersten Jahren dieses Jahrhunderts unter den bedingenden Verwüstungen eines fast allgemeinen Krieges und seiner physisch-moralischen Umwandlungen geherrscht und die betroffenen Orte decimirt. Fast am Schlusse des letzten Jahrhunderts, im Nov. 1799, brach der Typhus in Nizza und Genua aus (Bath, Brignole), waltete dann mit seinen unglücklichen Verwüstungen 1801—1804 in Toscana und Rom (Giacomo Barzelotti), 1805 im Scheldedepartement (Wanters, Beyts) und in Süddeutschland, Mähren, Galizien, (Larrey, Pichler), Böhmen, Ungarn, Oesterreich. Im J. 1806 brachten gefangene Oesterreicher den Typhus nach Autun, Semour und Langres (Geoffroy, l'Herminier). Bedeutender war die Epidemie in den preussischen Militärspitälern in Thorn, Bromberg, Culm u. s. w. (Hufeland). Im Jahre 1808—1809 verbreitete sich eine in Spanien ausgebrochene Epidemie nach Frankreich und England (Nysten, James, Gregor u. A.). Aehnlichen Charakter hatten die Epidemieen auf Walcheren 1809 und in Vicenza 1811 (Thiene). In diesem Jahre begannen schon in Deutschland auf den verschiedensten Punkten die sogenannten Nervenfieber mit entzündlichem Charak-

Typhus

ter (Schnurrer), welche das unglückliche Land im J. 1812, wo
der Typhus ebenfalls in Spanien und dem südlichen Frankreich
herrschte, von dem Heere des französischen Eroberers erbte. In
den unsäglichen Strapatzen des französischen Heeres und seiner
Anfreibung lag der volle Keim zu diesem Würgengel, der auch
die russische Armee verfolgte und überall, wohin diese Truppen
kamen, Tod und Verwüstung säete. Von Norden nach Süden, von
Preussen nach Sachsen, den Rheingegenden und Süddeutschland
ziehend, zur Höhe einer fürchterlichen Ansteckungsfähigkeit entwickelt, herrschte diese, wie die Geschichte der Epidemieen lehrt,
schon hinlänglich vorbereitete Krankheit von dem J. 1812—1815
in Deutschland, beschrieben von Löbenstein-Löbel, Fischer, Horn,
Dzondi, Kopp, Fr. Weber, Wegeler, Zeuzen, Leydig, Renard, Eisen-
lohr, G. A. Richter, Hufeland; von J. R. Bischoff bereits 1821
Ileitis ulcerosa genannt. Sie kam dann 1814 und 1817 in Italien
(Brera), von 1816—1819 in Grossbritannien, besonders in Irland
vor (Harty, Millar, Cheyne, Porter, Clutterbock). Seit dieser Zeit
treten einzelne Epidemieen sehr häufig auf, sind an vielen Orten,
besonders zur Sommer- und Herbstzeit stationär und entwickeln
nur selten, trotz der ausgesprochenen Contagiosität, eine bedeutende Höhe. Torgau, welches in den Jahren 1813—1814 am meisten unter allen deutschen Städten litt, (es starben fast 30,000
Soldaten in wenigen Monaten), ist auch noch im Juni 1843 von
einer bedeutenden Typhusepidemie befällen worden, welche besonders unter den Soldaten wüthete.

Unter den neueren Pathologen haben sich ausser dem schon
genannten Rokitansky um den Typhus Verdienste erworben: Engel,
Vierordt, Hamernjk, Hirsch, Heschl (Perforation), Dietl, Alf. Vogel,
Lebert (Abortiv-Typhus), Skoda. Die Identität zwischen Abdominaltyphus und Schleimfieber stellte Seitz auf. In pathologisch-anatomischer Hinsicht weicht Schalk in einigen Punkten von Rokitansky ab. Lindwurm schrieb über den Typhus in Irland, über
Abdominaltyphus und Cholerotyphus Virchow. Den Harn im Typhus
untersuchte Tomowitz, die Stühle Zimmermann. Die Beziehungen
des T. zur Lungentuberkulose erörterte Virchow.

Als ebenfalls mit Geschwürbildung im Darmkanal verbun-
denes, aber wesentlich verschiedenes und mehr lokales Leiden erscheint die **Ruhr** in sehr häufigen Epidemieen in vielen Ländern
zugleich, hie und da zu bestimmten Jahreszeiten wiederkehrend.
Eckner, Boner beschrieben die Epidemie von 1800, F. E. Braun:
1813, 1814; Malik: 1827; Pauli: 1835; Berndt: 1834 und 1839.

Ausserdem: Kreyssig, Wedekind, E. Horn, Speyer, Hauff, Wagner,
Siebert, Vignes, Pemberton, Abercrombie, Stokes, Copland, neuerdings Hirsch (geographisch-historisch). Die dysenterischen Geschwüre
wurden genauer gekennzeichnet von Rokitansky, Engel. In path.-
anat. Hinsicht ist auch Wilh. Vogt, Redakt. d. Schweiz. Monatschrift mit Lob zu erwähnen.

Die eigentliche Rolle, welche der Typhus als Epidemie in der
frübern Zeit gespielt hatte, übernahm die C h o l e r a, seit dem schwarzen Tod die furchtbarste und schreckendste Krankheit, da sie in
kürzester Frist der Blausäure ähnlich mit einer allgemeinen Paralyse des Nerven- und Blutlebens droht. Furcht und Schrecken so
vor sich her jagend, dass sie den mittelalterlichen Wahn der Brun-
nenvergiftung wieder heraufbeschwor und zu leidigen Volksscenen
Veranlassung gab, allen Handel und Erwerb hemmte, oft schon
durch die Angst, welche die grässlichen Vorbereitungen der Behörden zur Krankenpflege, zur Begrabung u. s. w. erweckten, tödtete,
zog diese in Ostindien einheimische (Harless, Simon, Alexander,
Scott, Curtis, Ainsley, Cruikshank), in Europa früher nur durch
ein schwaches örtlich beschränktes Abbild (Cholera sporadica) ge-
ahnte Seuche im J. 1817 von ihrem Vaterlande aus (zuerst in
Noddia, am Zusammenflusse zweier Arme des Ganges) nach Asien,
Europa, Afrika und selbst Amerika, meist westwärts wandernd.
Von Calcutta her, breitete sie sich im J. 1819 zuerst weiter über
Ostindien aus, dann nach Südasien, China, Borneo, Celebes, den
Philippinen, Java, Madera, Arabien (1821), Persien, Syrien (1822),
an die Südküste des kaspischen Meeres, Schirwan, Astrachan (1823).
An den Grenzen von Europa machte sie nun Halt bis zum Jahre
1829, während sie in Ostindien öfters wiederkehrte und die sporadische Cholera in Europa unterdess mit grosser Heftigkeit waltete.
Vom J. 1830 aber an wurde die asiatische Cholera durch den
russisch-polnischen Krieg auch nach Europa verpflanzt, wo sie,
nicht selten grosse Sprünge machend und die nächstliegenden Ort-
schaften merkwürdigerweise verschonend, in Deutschland, Oesterreich, Frankreich, England, Italien u. s. w. grasse Verheerungen
anrichtete, bis sie im J. 1837, nachdem die letzten Anfälle milder
geworden waren, allmählig erlosch und in ihr Vaterland zurückkehrte. Später ist sie noch öfter, aber immer mehr lokal beschränkt
und weniger intensiv wiedergekehrt. Sie hat uns einen grossen
Schwall mehr unnützer als guter Schriften zurückgelassen, ohne dass
die Frage über ihre Contagiosität entschieden, oder die Behandlung eine nur halbwegs glückliche gewesen wäre, da trotz der

heterogensten Anempfehlung erst dann eine Milderung des Uebels
eintrat, als diese wirklich im Verlaufe der Epidemie selbst lag.
Unter den deutschen Schriftstellern über die Cholera erwähnen wir
ausser den oben Genannten aus der ersten Zeit: Burdach, Rust,
Clarus, Schnurrer, Froriep, Krüger-Hansen, Jörg, v. Ammon, Sie-
bert, Wendt, Phoebus, Dieffenbach, L. Böhm, Jacobson, Wilhelmi,
Holscher, Lichtenstädt, Tilesius, Haaper; — Romberg, A. Sachs,
Sinogowitz (Berlin), Fricke (Hamburg), Krombholz (Prag), v. Len-
hossék, Polya (Ungarn), Reider (Wien); — unter den Franzosen:
Rochoux, Velpeau, Andral, Begin, Blandin u. A.; — unter den
Engländern: Conwell, Tytler, Whyte, Boyle u. A.

In den letzten Decennien haben sich unter der Unzahl von
Schriftstellern, welche eine ganze Bibliothek füllen können, Leubuscher, Prunerbey, Chillet, Melzer, Riecke, Ebers, Pfaff, Hübbenet, Gitterbock und Haller (path. Anat.), Middeldorpf (path. Chemie),
Robertson, Becquerel und Zimmermann (Blutanalysen), Gietl, Op-
polzer, Skoda, Pfeifer, Dietl, Taussig, Honigberger hervorgethan.
Die stärkere Epidemie von 1852 fand vielfache Beschreibungen.
Die Cholera-Ausleerungen untersuchten Lindsay, Skoda. Buhl ur-
girte besonders die Wasserentziehung. Blauen Farbstoff im Harn
fanden dabei Osborn, Lindsay; einen eigenen Farbstoff im Blute
Eisenmann. Die pathologische Physiologie der Cholera bereicherte
G. Zimmermann.

Wenn die hier aufgezählten Epidemieen unstreitig als die
bedeutendsten dieses Jahrhunderts zu nennen sind, so bieten doch
auch die folgenden nicht weniger interessante Beobachtungen dar.
Namentlich sind es die Hautkrankheiten, welche, sei es nun
in Folge der mehr nach innen auf Blut- und Nervencentren ge-
wendeten Krankheitsprocesse, oder aus einem gewissen Mangel an
Energie zur Durchführung der vegetativen Erscheinungen, im Allgemeinen zwar in der letzten Zeit seltener geworden sind, aber
auch in den einzelnen Fällen durch die unzureichende Hauterup-
tion nicht ohne Gefahr verlaufen. — Siegreich war überdies die
Vaccination gegen das frühere Vorurtheil hervorgetreten und mil-
derte und verringerte die ehemals so tödtlichen oder entstellenden
Pocken, welche zwar noch oft vorkommen, aber ohne den Grad
jener Bedeutung, welchen sie in früheren Zeiten erlangt hatten.
Grössere Epidemieen herrschten im J. 1800 auf dem rechten Main-
ufer und in Wien, 1806 und 1807 in Helmstädt, 1814 in Berlin
(Bremer), 1817 in Rotterdam (Hodenpyl), 1816 1820 in Schottland (J. Thomson), 1814—1817 in Würtemberg, 1819 in England

(J. Cross), 1818—1819 wieder in Wien (Singer), 1820—1821 in Prag, 1821 in England, 1821—1822 in Baltimore (Jameson), 1824 in Kopenhagen, 1823—1824 in Berlin (Hufeland) und in Schweden, 1825 in Paris und Baucaire (Blaud), 1825 in London (Gregory), Kopenhagen (Mühl), Deutschland überhaupt (M. Henke). In Bezug auf das Mortalitätsverhältniss liefert Deutschland die günstigsten Resultate, die ungünstigsten Amerika, da ganze Stämme der Ureinwohner durch dieses Geschenk der Europäer vernichtet wurden.

Als entschiedensten Gegner der Impfung haben wir schon Nittinger kennen gelernt, dem Carnot, Bayard in Frankreich nachfolgen. Für dieselbe ist Haeser und das von der britischen Regierung um ein Gutachten angegangene Prager Doctoren-Collegium, worunter Jaksch, Halla u A., als Vertheidiger eingetreten. Verdünnungen der Schutzlymphe machte mit Erfolg Leviseur. Neuerlichst sind die Blattern in path. anat. Hinsicht nach Küss von Lombard beschrieben worden.

Das schon zu Ende des vorigen Jahrhunderts ziemlich verbreitete und gefährliche **Scharlachfieber** war namentlich in den Jahren 1799—1803 in Deutschland sehr bösartig, indem es häufig den nervösen und fauligen Charakter annahm; so in Sachsen (Neumann), Görlitz (Struve), Nordhausen (Filter), Erlangen (Harless), Magdeburg (Joh. Speun), Berlin (Hufeland), Wittenberg (Kreyssig), gleichzeitig auch in Polen, Russland (Wolf) und England (1802, Blackburne). Aus dieser Zeit stammt auch Hahnemann's Präservativ, die Belladonna. In den Jahren 1804 und 1805 herrschten geringere Epidemieen in Edinburgh (Hamilton), Meiningen (Jahn), Jena (Göden), Wien (Bremser). Vom J. 1807 an wurde durch die Schrift von Stieglitz und durch Kolbany's Uebergiessungen (zuerst in Pressburg versucht), statt des früheren reizenden Verfahrens, welches offenbar sehr nachtheilig gewirkt hatte, die kühlende, antiphlogistische Behandlung eingeleitet, die z. B. auch in Bamberg (1807, Pfeufer) gute Dienste leistete. Fernerweite Epidemieen fanden Statt: 1807 in Holland (Tellegen), 1809 in Frankreich (Pistolet), 1810 und 1811 wieder heftiger in Deutschland, 1813 in Oesterreich, Mähren, Steiermark und Kärnthen; doch scheint der Typhus Einhalt gethan zu haben, da erst 1817 wieder an den Küsten der Ost- und Nordsee und von da an in Deutschland stärkere Seuchen auftraten (Berndt, Pfeufer; Kopp gab oxygenirte Salzsäure; Krukenberg). Im J. 1819 grassirte der Scharlach in Schweden, Lippe, Ettlingen, Mannheim, in Böhmen (Stadt Beraun), in Schottland

Scharlach

(Murray). Vom Jahre 1820 aber an kamen nur selten grössere Epidemieen vor (z. B. 1824 in Kopenbagen), und jetzt herrscht die Krankheit meist nur sporadisch, oder in gelinden epidemischen Anfällen, die entweder durch ein besseres Verfahren, oder auch durch die Abnahme der Krankheit an sich glücklicher zu verlaufen pflegen.

Das Neueste in Betreff des Scharlachs sind die Harnuntersuchungen von B. Bell und die von Schneemann zur Milderung empfohlenen Speckeinreibungen.

Mit der allgemeinen Verbreitung des rheumatischen Charakters sind auch die Frieseleruptionen sehr häufig (Hauptwerk v. Seitz). Besonders in Frankreich haben zahlreiche Schweissfieberepidemieen neuerdings (Suette genannt) auch eine grosse Literatur hervorgerufen, von welcher wir nur Gaultier de Claubry, Verneuil, Loreau, Bernard und Foucard's Schriften nennen wollen.

Der jetzige katarrhalische Krankheitscharakter hat mit dem nervösen in Verbindung in neuerer Zeit dreierlei epidemische Krankheiten, deren Anfänge schon von früher her datiren, ziemlich vermehrt und gesteigert. Es sind der Croup, der Keuchhusten, die Influenza.

Der Croup, jene heimtückische, kindermörderische Krankheit, die nur ausnahmsweise Aeltere befällt und über deren Wesen, Sitz, Diagnose, entzündliche, katarrhalische, nervöse Natur, wievielmehr noch über die Behandlung, ausser Chomel, Jurine, Desrouelles, Guersent, Mackenzie, Stokes, Albers, Stemler, Senff, Sachse, die Aerzte aller Nationen uneinig sind, (worüber die umfangreiche Literatur die beste Auskunft geben wird) herrschte in öfteren aber selten eine grosse Anzahl von Individuen zugleich befallenden Epidemieen; so 1800 in Warschau (Hirschfeld), 1801 in Schleiz (Thilenius, 1802 in Edinburgh (Anderson), 1804 und 1808 in Altona (Gutfeld, Wolf), 1805 in Würzburg (Horst), 1806 in Orleans (Latour), in Virginien (Valentin), Tübingen (Autenrieth), Meiningen (Jahn), 1807 in Bamberg (Marcus), Ratzeburg (Münch), Wien (Gölis) 1808 in Genf (Jurine), 1813 in Bremen (Albers), 1807—1810 in Würtemberg (Eschenmayer). Die stärkste Epidemie dieses Zeitraumes war die zu Arras im J. 1825, am verbreitetsten aber war der Croup in den Jahren 1806 und 1807, weshalb auch Napoleon, durch den Tod des Kronprinzen zunächst bewogen, die bekannte Preisfrage ausschrieb.

Die unzähligen Epidemieen des Keuchhustens, dessen contagiöse Natur und dessen geregelten Verlauf man in dieser

Frlesel (margin note)

Croup. (margin note)

Keuch-hasten. (margin note)

Periode genauer kennen lernte, hier aufzuzählen, wird man uns billig erlassen, da die durch das Grundleiden mit ihnen verwandten Influenzaepidemieen, bei denen offenbar der N. vagus ergriffen ist, in deutlicher bestimmten Stadien auftraten. Die Influenza kam im J. 1800 aus Norden von Archangel, Petersburg, Casan, Moskau, der Ukraine, Volhynien und Podolien, ging von da westwärts über Warschau nach Krakau (Metzger), hierauf nach Plauen und erschien zuletzt in Grossbritannien (Willan) und Lyon (Gilibert), überall jedoch viel milder als die ähnliche Epidemie von 1782. Im J. 1802 verbreitete sich eine neue Epidemie über England (Pearson, Herdmann, Carrick, Nott, Duncan) nach Frankreich, daselbst la Grippe genannt (La Fosse, Bouvier, Sedillot, Double u. A.), nach Italien (Penada, Gauticri, Cerri) und endete sehr mild in Deutschland. Im J. 1805 war sie wieder in Frankreich (Laruc, Cabiran) und kehrte ebendahin 1806, 1812 und 1813 zurück. In Nordamerika hatte sie seit 1807 auch in den Jahren 1815 und 1816 ihren Besuch wiederholt und ist in dem letzten Jahrzehent, wiewohl in milderem Grade, in den meisten Ländern des Continents, besonders in Italien, Deutschland und England häufig wiedergekehrt. {.marginnote: Influenza}

Eble's fleissige historisch-pathologische Untersuchungen über ein specifisches Contagium, welches zunächst bedingt durch miasmatische Einflüsse, hervorgerufen durch Ueberanstrengungen und genährt durch scrophulösen Boden als ägyptische Augenentzündung erschien, können uns aller weitern Details überheben. Es genüge daher hier zu erwähnen, dass diese Epidemie zuerst unter den Franzosen in Aegypten (1799—1803) herrschte, dann ferner in der französisch-italienischen (1808—1813), in der englischen Armee (1808—1815), unter den österreichischen Truppen (1822 bis 1824), in den preussischen Heeren (1813—1820), in Schweden (1814), in der neapolitanischen (1822—1826), russischen (1821—1825), niederländischen und belgischen Armee (von 1815 — heutigen Tages). {.marginnote: Aegypt. Augenentzündung}

Die jüngste, eben noch in der weiteren Verbreitung begriffene Epidemie ist eine Angina diphtheritica. Die Beschreibung der Diphtheritis phagedaenica (Hospitalbrand) von Pitha, dann die Belehrungen von Nagel, Thambert (Epid. v. 1855) und neuerdings von Unzähligen werden von einem künftigen Historiker zu berücksichtigen sein.

Als das wichtigste Resultat für das Verständniss der Geschichte der Medicin selbst ergiebt sich aus der Charakteristik der

epidemischen und sporadischen Krankheiten, dass zu Anfange dieses Jahrhundertes (mit der Herrschaft der Erregungstheorie gleichzeitig) der adynamisch-nervöse, später (mit der Antiphlogose von
Marcus) der entzündliche Charakter herrschte, der seit dem Typhus
von 1813, besonders aber seit dem Beginne der 20er Jahre wieder in den nervösen umgeschlagen ist. Vorwaltend ist jedenfalls
neuerdings das rheumatisch-katarrhalische Element, welches bei
zwei Drittheilen aller Krankheiten augenommen werden kann.

Arzneimittellehre.

Wenn sich in diesen theilweis aussergewöhnlichen Erscheinungen nur zu oft die Ohnmacht der Therapie bewährte, so liegt
dies nicht an dem Mangel an Arzneien, sondern an dem Mangel
der Kenntniss ihrer physiologischen Wirkungen. Denn da die Heilmittel meist nur nach den pathologischen Erfahrungen am Krankenbette verwendet werden, muss jede besondere und neue Erscheinung, ohne die allgemeine physiologische Richtschnur, in
schwankende Verlegenheit setzen. Die Bereicherung der Arzneimittellehre mit einer Unzahl neuer Arzneimittel macht diesen Mangel nicht gut, ja sie erscheint entweder als eine Folge blosser Neu-
erungssucht oder der Unzulänglichkeit des bisherigen Arzneischatzes, der bei genauerem Studium ausreichen würde. Bei der Betrachtung des neueren Heilapparates werden wir gewiss dankbar
manche Erweiterung und Vervollkommnung kennen lernen und
neue Anwendungen bekannter Arzneien von Erfolg gekrönt sehen,
die Anwendung aber sowohl der neuen als der alten Heilmittel ist
bis jetzt noch dem Zufall, der individuellen, subjectiven Auswahl,
nicht der Regel, der objectiven Gewissheit unterthan, und daher
das umgekehrte Verhältniss der Extensität des Arzneischatzes zur
Intensität der Kenntniss der Wirkungen. Die Anzahl der über Arzneimittellehre erschienenen Schriften ist kaum geringer. Zu den in
den ersten 4 Dezennien herausgegebenen von Dulk, L. W. Sachs,
Vogt, Mitscherlich, Grabau, Sobernheim, Riecke, Dierbach sind soeben hinzugekommen die von Clarus, Oesterlen, Falck, Strumpf,
(sehr fleissiges Quellenstudium und vollständige Zusammenstellung),
Pereira, Kissel, Werber, Buchheim (originell und naturwissenschaftlich), Schoemann (chemische Anordnung), Bouchardat (mehr phar-
makognostisch), Kletzinsky (bes. in chemischer Hinsicht brauchbare Skizze), Schneller (Arzneimittell. im kindl. Alter) und Schroff.

Unter diesen sind die von Kissel und Schroff die besten, weil sie doch eine experimentitielle und objektive Grundlage haben. Sind auch bei den Neueren die Phantasien u. romanhaften Floskeln eines Vogt und Soberuheim weggeblieben, so hilft doch die grössere Sicherheit des Ausdrucks und der Anschauung nichts, wenn die physiologische Basis und die Richtschnur für die Anwendung in der Praxis fehlt. Es ist weder ein erfahrungsmässiges Material von Arzneiprüfungen da, welches auch nur mässigen Ansprüchen genügen könnte, indem selbst das vorhandene Experimentitielle sehr einseitig und mangelhaft ist, noch ist der therapeutische Theil etwas Anderes, als ein Aggregat zusammengehäufter, oft trügerischer und rein subjektiver Erfahrungen und Beobachtungen auf dem Gebiete der Krankengeschichten, deren eine die andere verdrängt, ohne objektive und reale Gewissheit gewähren zu können. Und was das Schlimmste ist, es fehlt selbst da, wo das Streben nach physiologischer Ermittelung der Heilwirkung vorhanden ist, wie bei Kissel und Schroff, die Brücke zwischen Physiologie der Arzneieinwirkung und der Anwendung am Krankenbette, die heuristische Methode zu Indikationen aus jener für diese. Daher, so viel man auch noch an den Arzneiprüfungen der Homöopathie tadeln mag, in Bezug auf Vorwalten des Subjektiven, auf spitzfindige und angeblich lächerliche Befunde, sie geben doch ein reines und charakteristisches Bild der Arzneiindividualitäten, wie besonders die ersten Prüfungen Hahnemanns und die späteren der Wiener Homöopathen bewiesen. Allmählig aber wird die Wahrheit auch hier siegen und diesen dunkelsten Punkt der Medicin erleuchten. Schon jetzt zeigt sich in einzelnen Anfängen eine bessere Theorie und Methode des Unterrichts. Dieser Fortschritt in der Materia medica ging in Frankreich von Magendie aus, der nicht nur die neuen wirksamen Alkaloide, bes. das Chinin, Veratrin, Strychnin, Piperin, Morphium, Emetin, die Brom- und Jodpräparate einführte, sondern auch durch Versuche an Thieren und Kranken exakte Aufschlüsse über ihre Wirkungsweise zu erlangen bemüht war.

In Deutschland brachten Frank's Mag. für phys. und klin. Arzneimittellehre viele gute Nachweise; desgleichen Honigberger's Früchte aus dem Morgenlande. Die Impfung der Arzneikörper lehrte Max Langenbeck. Schultz-Schultzenstein stellte die Heilwirkung als Verjüngung dar. Den Puls als numerisches Mass für Arzneiwirkung bezeichneten Lichtenfels, Frölich. Besonders lebhaft interessirte man sich für die Wirkung der Mittelsalze. Liebig's Meinung, dass die Mittelsalze auf endosmotischem Wege abführen,

Fortschritte in der Pharmakodynamik.

34 *

erregte viel Disputation hin und wieder. Aubert widerlegte diese
Ansicht unter Anderen.

Die Wirkung des Eisens in Chlorose, der Weggang desselben durch die Faeces, die Resorption und Umwandlung desselben (Kölliker und Mueller) gehörte zu den Gegenständen der lebhaftesten Besprechung. Ebenso die Wirkungen der andern Metalle, des Argentum nitricum, der Adstringentien auf die organischen Elemente.

Welche Verschiedenheit der Ansichten über die Bedeutung der Arzneiwirkungen herrscht, zeigt das Beispiel der Homöopathen und Clarus. Erstere finden aus den Prüfungen an Gesunden den Weg zur therapeutischen Anwendung. Nach Clarus wären die Arzneiprüfungen blos Proben therapeutischer Erfahrung, — eine Ansicht, welche die Sache geradezu auf den Kopf stellt. Doch besitzen wir auch schon in der älteren Schule ein wenn auch noch kleines Material von Arzneiprüfungen, worunter obenanstehen Schroff's Prüfungen von Colchicum, Atropin und Daturin, Belladonna, Aconit. Helleborus, Veratrum, Cantharidin (und dessen Verhalten zu den Canthariden), Conium maculatum, Cannab. indien, Hyoscyamus, Cyclamen (s. ob. Wiener Schule.) — Arzneiprüfungen an sich selbst stellte Schneller an mit Rheum, Arnica, Chelidonium, Aconit, Cicuta, Hyoscyamus, Strammonium, Belladonna.

Sehr beachtenswerth sind die Prüfungen von 21 Aerzten in Wien, betreffend: Belladonna, Strammonium, Aconit, Lactuca, Chamomilla, Squilla, Rheum, Hyoscyamus, Conium, Digitalis, Chelidonium, Arnica (geschildert v. Schneller u. Flechner); die Arzneiprüfungen von Böcker in Bezug auf Stoffwechsel, Harn, Athmung u. s. w.; die toxikologisch-pharmakodynamischen Studien von van Prag über Aconitin, Nicotin, Delphinin, Veratrin, Coniin; die Gefäss- und Nervenwirkungen von Hoppe in Betreff des Curare, der Quassia, des Kochsalzes, Tartarus stibiatus u. s. w. und Dessen Anleitung zum Experimentiren mit Arzneimitteln.

Stubenrauch prüfte Jodkali in grossen Gaben an Thieren, physiologisch, chemisch, mikroskopisch. Arneth, Pelikan und Zdekauer machten Versuche mit den Wirkungen von Jodkali in Bezug auf pathol. anat. Veränderungen, Vergiftungen, Ausscheidung u. s. w. an Thieren und Menschen; Pelikan auch mit Curare. Die physiologischen Erstwirkungen der Phosphorsäure und des phosphorsauren Natrons schilderte Böcker. Derselbe prüfte auch in vorzüglicher Weise an Menschen Senega, Sulphur auratum, Ammonium muriaticum, Colchicum, Bella-

donna, Tart. stibiatus. Kölliker untersuchte in sehr guter Methode
die Wirkung einiger Gifte (Urari, Coniin, Blausäure, Strychnin,
Nicotin, Veratrin, Upas ticute, Curare, Opium) auf Nerven- und
Muskelwirkungen und warf dadurch auch Licht auf die Physiologie und Pathologie der Lähmung.

Ueber das Verhalten des Alkohols im thierischen Körper stellte
Duchek sehr gute Experimente an. Ueber Wirkungen auf die
Pupille (Irisbewegung) mit Belladonna, Emetin, Aconit und Aconi-
tin, Digitalis und Digitalin, Extr. Pulsatillae, Hellebori nigri, Ci-
cutae und Coniin, Nicotianae und Nicotin, Veratrin experimentirte
Hoppe in Basel. Die Harnwirkungen von Kali nitricum, Tartarus
stibiatus studirte Beigel, die Wirkungen der Emetica auf Puls,
Wärme, Athem, Ackermann. Böcker beweist an der Wirkung der
Phosphorsäure auf den Harn, dass nicht mit der Grösse der Gabe
auch die Arzneiwirkung wachse. Cl. Bernard stellte sehr interessante
Versuche über Arzneiwirkungen und toxikologische Erscheinungen
an. Die Aufsaugung des Jod nach äusserer Anwendung bewies
Bonnet, den Uebergang des Jodkali in die Milch einer Säugenden
welche wegen Krampfes des Kindes dasselbe erhalten hatte, zeigte
Schlossberger. Tchudi prüfte mit Benützung von Vosslers hinterl.
Versuchen die Kockelskörner und das Picrotoxin. Nega prüfte das
Coniin an sich und Kranken. Lemaistre und Bähr in einer eignen
Monographie (Preisschrift) stellten physiologische Experimente mit
Digitalin und Digitalis an, Falck und Roerig mit Delphinin, Al-
bers mit Thein und Coffein, Falck mit Picrotoxin, Strauss mit Blei-
wirkung auf Vögel. Die Veränderungen der thierischen Wärme
durch Arzneien untersuchten Dumeril, Demarquay, Lecointe.

Die Wirkungen von Conium maculatum auf's Auge untersuchten Hosea, Fountain, dasselbe überhaupt in physiologischer
Hinsicht, Plinius Earle; das Coniin Murawjew, Reil; die Ammonium
Präparate, Dumeril, Demarquay, Lecointe; den Zink, Michaelis;
die Digitalis, ausser den Obengenannten, Traube, Stannius; Digitalin, Lange; das Nicotin, Coniin, Daturin, Atropin, Wertheim (einseitig und nicht viel ergebend); Atropin, Lusanna (sehr gut); Brucin, Lepelletier; das Strychnin, Burggraeve (zeigte die Uebercin-
stimmung mit Nux vomica) und Zybell; den Aconit, Roy (= Se-
dativum) und Reil; das Chinin, Dietl (zeigte den Uebergang in den
Harn); Sumbulin, Murawjew; — Lupulin, Zambaco; — Columbin
und Berberin, Falck; Codein, Berthé, Krebel, Robiquet, de Brulais;
Brom, Jod und Leberthran, Lunier; Cannabis, Martius (pharmakol.

chemisch); die China-Rinden, Reichhard (chem.). Den Ergotismus im 19. Jahrhundert schilderte Heusinger.

Unbedeutender sind die Experimente von de Luca mit Cyclamin, von Clarus mit Solanin und Dulcamara-Präparaten, Pulsatilla und Pulsat.-Campher. Narcotica acria wirken nach ihm lähmend auf das verlängerte Mark, reizend auf die Nieren, das ist Alles was er von ihnen weiss. Monographieen über Aconit erschienen v. Flemming, Reil, über Digitalis von Bähr, über Phosphor von Sorge, Secale cornutum von Bonjean.

Toxikologie.   Bei diesem immer noch grossen Mangel an Prüfungsmaterial muss, so dürftig diess auch ist, die Toxikologie einigen Ersatz bieten, obgleich ihre Resultate wegen der zu bedeutenden materiellen Verletzungen schwer für die Praxis zu verwerthen sind. Das Hauptwerk ist das von Orfila. Flandin lehrte die Anwendung der Toxikologie auf Physiologie, Therapie u. gerichtliche Medicin. Falck schilderte die klinisch wichtigen Vergiftungen. Böcker stellte die Vergiftungen in klinischer und forensischer Richtung zusammen. Von den einzelnen Vergiftungen ist die Phosphornekrose vielfach behandelt worden (Lorinser, Majer, Ebel u. A.) und überhaupt sind die Phosphorwirkungen seit der Zündhölzchenfabrikation bekannter worden; ferner kamen vielfach in Betracht Vergiftungen mit Metallen: Blei (Lassaigne u. A.), Arsenik (Gegenmittel: Magnesie-Hydrat, Schuchardt, Schroff), Kupfer, u. s. w.; mit Säuren: Salpetersäure, Schwefelsäure, u. s. w.; mit Vegetabilien: Chinin, Narcotica, (Strammon, Opium; mit Cocculus oder Picrotoxin, Glover, Bonnefin, Brown-Séquard), Helleborus u. s. w., mit diätetischen Genussmitteln: Käsegift, Wurstgift, (Schlossberger, Falck, Bosch), Alkohol, (Monogr. v. Huss).

Extensive Vermehrung des Arznei-schatzes.   Unter den obigen Einschränkungen unserer Freude über die extensive Bereicherung des Arzneischatzes, lernen wir jetzt als nach langer Vergessenheit wieder aufgefrischte, oder ganz neu empfohlene Arzneien, oder mit neuen Verwendungen bereicherte Mittel kennen: 1) unter den Metallen: Liquor cupri ammoni-muriatici (Tinct. Küchlini), kohlensaures, neutrales salzsaures und salpetersaures Kupferoxyd; Gold (gegen Syphilis) als Pulver, Oxyd, als salzsaures Goldoxyd (Chrestien) und salzsaures Goldoxyd-Natron, Cassius'schen Goldpurpur; Eisen, besonders das kohlensaure mit und ohne Zucker, das Oxydhydrat (gegen Arsenik), phosphor-, arsenik-, salpeter-, citron-, weinstein-, äpfel-, milchsaures Oxyd und salpetersaures Oxydul; salzsaures Zinkoxyd, Zinkvalerianat (Lerche) und Mangan; salpetersaures Silber bei Epilepsie, Diarrhöe, Magen-

schmerzen, Cholera; — äusserlich in der weitesten und folgen-
reichsten Ausdehnung), Silbersalmiak, salzsaures Silber; Platina;
schwefelsaures Kadmium (b. Augenkrankheiten; gegen Syphilis, Gicht,
Grimaud); Graphit (in Hautkrankheiten); Arsenik (bei Wechselfieber,
Krebs etc.); Brechweinstein (gegen Pneumonie); Sublimat (gegen
Gicht); salzsaures Zinn (Wurmmittel); Aluminium. 2) unter den
Erden- und Laugensalzen: von Kalium (Kalium selbst wird zum
Cauterisiren gebraucht) das doppeltkohlen-, kohlenstickstoffsaure
(Wechselfieber), einfach und doppelt chromsaure (beide äusserlich,
jenes durch Jacobson, dieses durch Cumin und Hauche empfohlen),
das chlorsaure (wie Nitrum?; Chisholm gegen Prosopalgie) und
citronsaure; — von Natrium das doppeltkohlen-, das chlorsaure
und den Liquor Natri chlorati (wie Chlorkalk); von Kalk den
schwefelsauren (Balloz, Richter, äusserlich) und phosphorsauren;
von Ammonium das benzoësaure (Harless gegen Katarrh, Asthma,
Krämpfe, Gicht), das arseniksaure (Biett gegen Hautkrankheiten);
Argilla (adstringens und absorbens: Ficinus); die essig- und schwefel-
saure Thonerde. Hierher gehört auch die Cocosnussölsodaseife
(Hufeland) und die grüne Seife (Cramer gegen Krätze). Einer ganz
besonderen Gunst, wahrscheinlich durch die grössere Berücksichtigung der organischen Basis der Krankheiten und durch das verbreitete Vorkommen vegetativer Leiden überhaupt herbeigeführt,
erfreuen sich 3) die Haloide und Haloidsalze, denen wir seit dem
hierher bezüglichen Fortschritt der Chemie die kräftigsten und
durch die Mannigfaltigkeit der Auswahl nüancirbarsten Wirkungen
verdanken. An der Spitze steht unbedingt das Jod (Coindet 1820 gegen Kröpfe; Formey; gegen Skropheln u. s. w. Gairdner, Lugol,
Baudelocque; neuerdings mit Erfolg gegen Syphilis von Ricord u.
A.; gegen Hautkrankheiten, Hydrops (Jahn), vorzugsweise mit
Kalium oder Natrium (Coindet); ausserdem mit Ammonium (Biett),
Kalk, Baryt (Jahn, Rothamel). Sehr kräftige Präparate sind die
Verbindungen mit Gold (Pierquin gegen Syphilis), Eisen (in Skro-
pheln: Pierquin; Schwindsucht: Dupasquier; Chlorosis: Thomson);
mit Zink (äusserlich: Ure u. A.); mit Silber, Arsenik (Thomson,
Biett), Blei (bei Drüsenanschwellungen: Cottereau, Delisle, Guer-
sent); mit Quecksilber, (einfach und doppelt und mit Jodkali als
Doppelverbindung; ausgezeichnete Präparate bei Syphilis: Biett,
Ricord, Magendie) und mit Antimon (äusserlich: Dupasquier). Wenig
versucht sind Jodstrychnin (Magendie), Jodschwefel (Biett), Jod-
kohlenstoff (Cogswell), Jodstärkemehl (Buchanan) und das jüngst
gerühmte Jodform. Auf dem Gehalt an Jod (und Phosphor?) beruht

wahrscheinlich auch die so heilsame Wirkung des Lebertbrans (Schenk) gegen Skropheln, Schwindsucht, Gicht und die des Lichen Caraghcen in allen Colliquationen, besonders bei Tuberkulosis. Verwandt mit den Jodpräparaten sind die Verbindungen von Brom (l'ourché, Ozanam), welches jetzt sehr in Aufnahme gekommen ist, mit Kalium, Natrium, Eisen (Magendie), Quecksilber, einfach und doppelt (Werneck). Das Chlor wird in Räucherungen (Gannal), als Chlorwasser (im Typhus: Spangenberg, — Wechselfieber, chronischen Leiden), Chlorkalk (besonders bei äusseren Uebeln), Chlorschwefel (Biett), Chlorkohle und Chloräther angewandt. 4) Als ein kräftiges Schwefelprüparat wird der Schwefelalkohol (Lampadius) gerühmt, doch findet Dieser eben so schwer Eingang als das Schwefelwasserstoff-Ammoniak (Marsh und Audr. Newton) und das Schwefelwasserstoffwasser (Niemann bei Krätze). 5) Zu den Säuren sind einige Pflanzensäuren hinzugekommen, so die Gerbsäure als Adstringens bei Blutungen, Blenuorhoeen (Porta, Cavarra), die Tanningensäure oder das Catechin, die Caincasäure als Tonicum und Diureticum (François, Caventou, Pelletier), die Milchsäure als Digestivum (Magendie), die Holzsäure besonders als organisationsverbessernd in chirurgischen Uebeln (Berres). 6) Unter den Gasarten erfreut sich das kohlensaure in den verschiedensten Formen und Krankheiten einer besondern Gunst der Aerzte, vorzüglich gilt es als wirksamster Bestandtheil der am häufigsten benutzten Brunnen. — Besonders reichhaltig, wie es der Charakter der obwaltenden Leiden erheischt, ist 7) der Apparat der Narcotica geworden, der durch die Gewinnung der Alkaloide um eben so bequeme als concentrirte Potenzen bereichert worden ist. Ausser der bereits im vorigen Jahrhundert als Kirschlorbeerwasser, im ersten Jahrzehend dieses Jahrhunderts aber rein angewendeten Blausäure (Borda, Brera, Magendie, Granville, Elliotson, Jörg) und ihrer zum Theil sehr wirksamen Verbindungen mit Kalium (Robiquet, Villerme, Bally), mit Gold (Pourché, Chrestien, Furnari), Zink (Klokow, Coullon, Kopp), Quecksilber (Chaussier, Horn), Eisen (L. W. Sachs u. A.) als Cyaneisen, Cyaniscukalium, blausaures Eisenoxyduloxyd und schwefelblausaures Eisenoxyd, sind besonders folgende Alkaloide als narcotische Hauptprinzipe empfohlen worden: Aconitin (Turnbull), Atropin (Mein, Geiger, Hesse), Daturin (Geiger, Hesse), Hyoscyamin (Dieselben), Coniin (Giesecke, Geiger, Christison), Digitalin (Homolle u. Quevenne, Hervieux, Bähr), Nicotin, Strychnin (Pelletier, Caventou; — als essig-, salz-, salpeter- und schwefelsaures Salz), Brucin (Andral, Magendie, Bardsley), Picrotoxin (Boul-

lay, Couerbe), Sumbulin, Cyclamin, Lupulin (g. Pollutionen), Ergotin
(in Uterinblutungen) und die im Opium enthaltenen Stoffe: Morphium (als essig-, schwefel-, salz- und camphorsaures Salz [Tan-
chou]), Paramorphium (Pelletier), Codein (Kunkel, Magendie), Nar-
cotin (Magendie und Brera), Narcein (Pelletier) und Meconin (Couerbe), unter denen besonders das Morphium, dessen erster Empfehler unbekannt ist, sich allgemein im Gebrauche bewährt. Auch
das Lactucarium ist (durch Duncan und François), sowie die Cannabis indica, wieder in Aufnahme gekommen. — 8) Neuere scharf-
stoffige Substanzen sind: Veratrin (Magendie, Andral, Bardsley,
Turnbull), Sabadillin (Couerbe), Emetin (Pelletier, Magendie), Vio-
lin (Chomel), Cantharidin (Pullino) und die weniger wichtigen
Salseparin, Rhabarbarin, Jalappin, Elaterin und Aronin. Hierher
gehört auch die gegen die verschiedensten Leiden der Brust, des
Magens, der Reproduktion überhaupt empfohlene Monesia (Derosne,
Henry, Payen). Unbedeutender sind 9) die ätherisch-öligen Stoffe:
als Santonin, Cubebin, Coffein, Piperin, Zingiberin. 10) Unter den
tonischen Mitteln nehmen die Chininpräparate (Double, Chomel,
Pelletier, Caventou) als: schwefel-, essig-, salz-, salpeter-, phos-
phor-, citron-, eisenblau-, china-, gerbsaures, Valerianat-Salz die
grösste Rolle ein, da sie von bedeutender und sehr ausgedehnter
therapeutischer Wichtigkeit sind; weniger ist dies mit dem Cincho-
nin und Chinoidin (Sertürner), noch weniger mit dem Dextrin,
Gentianin, Quassin, Ilicin, Salicin, Cusparin, Picro-Licbenin Vario-
lariae und Cetrariae und dem aus den Pomaceen gewonnenen
Phloridzin (Phloiorrhizin nach Riecke) der Fall. Das Extractum
sanguinis bovini empfahl Mauthner gegen Anämie. Neuerdings
macht auch das Pepsin viel von sich reden. 11) Als Adstringentia
sind jüngst empfohlen worden: Radix Ratanhiae (Ruitz u. A.),
Cortex Pini maritimae (Nardo), Cortex adstringens Brasiliensis
(Paiva, Merrem, Günther), besonders das Tannin, allein oder in
Combinationen, und als Hämostaticum das Penghawar Djambi.
12) als Purgantia: Oleum Crotonis (durch Ainslie wieder bekannt
geworden), Oleum Euphorbiae Lathyridis, Senna von Maryland,
Portroyal, Indien, Aleppo; rother Rhabarber, Mannit; 13) als Emetica: Sanguinaria canadensis, Euphorbia corollata, Jatropha Cur-
cas; 14) als Diuretica: die Cainca (François), Ballotta lanata
(Rehmann), Chimophila umbellata (Mitchell, Barton, Pursh), Mar-
chantia hemisphaerica, Lycopodium, Iris foetidissima, Nasturtium
aquaticum, Asperula odorata, Diosma crenata, Panicum miliaceum,
die Cochenille (auch gegen Keuchhusten); 15) als Uterina: Poly-

trichum commune, Spiraea ulmaria, Chenopodium Vulvaria und mit
besonderem Erfolge Secale cornutum und Crocus; 16) als Nervina,
besonders Antiepileptica: Sedum acre, Selinum palustre, Viscum
album (Hildebrand), Artemisia vulgaris (Burdach), Lobelia inflata
(besonders gegen Asthma: Cutter, Elliotson u. A.), Dictamnos albus,
Actaea racemosa, BignoniaCatalpa, Blatta orientalis, Indigo (v. Stahly),
Calendula officinalis (von Westring wieder aufgefunden), die Sum-
bulwurzel (Thielmann). 17) Gegen Hautkrankheiten hat man Versuche mit dem Anthracokali (Polya), mit dem Theer, (den auch
Crichton, Pétrequin u. A. gegen Brustleiden empfohlen,) und mit
dem Glanzruss angestellt, die schon fast wieder vergessen sind
und neueren Empfehlungen, wie der Hydrocotyle asiatica, Platz gemacht haben. 18) Die Kohlenpräparate (die Fleischkohle durch
Weise empfohlen) haben sich innerlich und äusserlich gegen Vege-
tationsleiden bewährt und ebenso dürften die Sepia, Thuja occi-
dentalis nach genaueren Versuchen wichtige Dienste leisten. 19)
Bedeutende Wirksamkeit in einer nur zu grossen Anzahl von Krankheitsformen wird vom Kreosot (von v. Reichenbach gefunden und
angewendet) gerühmt, obgleich es mehr äusserlich als innerlich verwendet wird. Die Wirkungen der Brayera anthelminthica, Panna,
Camala, haben sich hie und da gegen Bandwurm bewährt; die der
Aristolochia (gegen Intermittens), des Guaco, der Betula (gegen
Gicht), der Urtica dioica (gegen Ruhr), des Phellandrin, des Hyrax
capensis, des Glonoin, der Paullinia sorbilis und vieler anderer neuerer
Mittel sind noch viel zu wenig erforscht, um dieselben als gehörig
aufgenommen betrachten zu können, ja wir vermuthen sogar, dass
das Stillschweigen, mit welchem wir Viele der ephemeren Empfeh-
lungen übergehen, welche in Dierbach's Schrift noch in grösserer
Anzahl als bei Riecke aufgespeichert sind und denen jeder Tag
neue hinzufügt, durch die Vergessenheit gerechtfertigt werden dürfte,
welche die Zeit gewiss auch über Viele der obigen verbreiten wird.
Als äusseres Mittel ist das von Scheele entdeckte Glycerin und das
Collodium schnell in Aufnahme gekommen. Waldwolle ist in allen
Formen ebenfalls zu äusserem Gebrauch verwendet worden.

Anaesthe-   Einen ganz neuen Abschnitt in der Materia medica bilden
tica.   die Anaesthetica, deren Erfindung trotz mancher früherer Versuche erst der Jetztzeit gebührt. Bei allem Unglück, das im Einzelnen nicht zu vermeiden war, wirken sie doch segensreich für
die Menschheit und haben auch der Wissenschaft durch die sich
daran knüpfenden physiologischen Fragen (Cottereau) Nutzen gebracht. Daher ist es nicht zu verwundern, dass man bemüht ist

ihre Zahl zu vermehren und die damit verbundenen Nachtheile durch immer mildere Präparate auszugleichen. Seit dem Schwefeläther (von Morton und Jackson in Boston eingeführt) hat aber noch immer das Chloroform (nach Simpson zuerst gerühmt) über seine jüngeren Nebenbuhler: Hydrobromaether (Robin), Amylen u. s. w. den Sieg davon getragen. Die Chloroformliteratur (Berg, Clemens, Dumreicher, Yvonneau, Baudens in letzter Zeit) bildet schon einen sehr starken Band.

In der Literatur der Pharmakognosie und Pharmazie sind lobend zu nennen: Ehrmann, Schleiden, Frazer, Röhr (mehr Notizen), Honigberger, Düberreiner, Pereira, Mohr (pharmaz. Technik, sehr gut abgehandelt), Scherer, Erdmann, Wiggers, Bouchardat, Soubeiran, Kletzinsky, mit Auszeichnung bes. Schroff. Chevallier, Martiny, Hassall schrieben über Verfälschung der Nahrungsmittel und Arzneien. Hieher gehören auch Erdmann's Waarenkunde, Schleidens, Lindley's, Rodets, Göpperts, Henkels, Berg's pharmaceutische Botanik, Kriegels, Gottliebs, Duflos, Chestiens u. A. pharmaceutische Chemie, Bergs und Riecke's Giftpflanzenbuch, Schnitzlein's Encyklopädie der Naturwissenschaften als Hülfslehren der Pharmazie, Wittstein's Anleitung zur Darstellung und Prüfung chemischer Apparate.

Aus den zahlreichen Details heben wir als Proben neuerer Arbeiten hervor: Hirzel, über Nux. vom. und ihre Bestandtheile, Broeck und Ortila, über Nicotin; Dorvault's Jodognosie; Stahlmann, über Caffein; Hübschmann, über Napellin und Aconit; Mouchon, über Terpenthin; Fermont, über Tabak u. s. w.

Bei dem übergrossen Apparat der differenten Heilmittel ist es erfreulich für den ärztlichen Menschenfreund neben der in den Vordergrund getretenen Diätetik auch eine grössere Beachtung des Volksarzneimittelschatzes zu finden, indem darin ein ebenso billiger als unschädlicher und bewährter Vorrath von Heilmitteln aufbewahrt ist. Hieher gehört gewissermassen auch die Hydrotherapie. Nachdem der erste mit Uebertreibung verbundene Enthusiasmus der ruhigen wissenschaftlichen Prüfung Platz gemacht hat, bietet sie durch bestimmtere Anhaltspunkte, wenn auch beschränktere, doch um so heilsamere Erfolge. Die weitere Anwendung des kalten Wassers ist seit Joh. Sigismund Hahn zuerst wieder durch Oertel's Laienschriften ins Volk gedrungen. Seit der glücklichen Combination des kalten Wassers mit der Diaphorese durch Priessnitz und dessen Auffindung einzelner zweckmässiger Anwendungsformen (z. B. der sog. erregenden Umschläge), ist diese Methode zur gefährlichen Höhe einer Universalmethode erhoben worden.

Es begann ein Toben und Treiben mit diesen Wasserkuren, welches durch Einmischung des Laienwesens und Unberufenheit leicht auch den guten Kern tödten konnte. Aus der Fluth seichter und erbärmlicher Schriften erhoben sich nur Wenige über das Niveau zur bleibenden Anerkennung, wie C. A. W. Richter, Mauthner, Ehrenberg. Der Verf. dieser Schrift war in seiner „Hydriatica"- 1840 bemüht durch Kritik und Geschichte diesem Unwesen entgegenzutreten und die Wasserheilmethode auf wissenschaftliche Principien zurückzuführen. Allmählich brach sich die bessere Ansicht Bahn, um so mehr als sich auch durch Nichterfolge in den wie Pilze aufgeschossenen Wasserheilanstalten die Nothwendigkeit einer Beschränkung darlegte.

Petri und Scharlau gaben vorurtheilslose klinische Erfahrungen, Scoutetten, Lubanski, Gibert, Johnson, Fleury, Becquerel verfuhren im wissenschaftlichem Geiste. Weisskopf besonders stellte sehr gute Heilanzeigen für die einzelnen Formen des Wassergebrauchs; Hallmann und Preiss erörterten physiologisch und klinisch die Wirkungen des kalten Wassers; Roser schilderte die Irrthümer mit beredtem Munde und beschränkte rationell die Indikationen auf gewisse Krankheitformen; Böcker erforschte die Wirkungen des Wassers bei innerem Gebrauche, auf Sekretionen, Blut, Nahrung; Falck gab zur Wirkung des Wassers bei innerer und äusserer Anwendung eine treffliche pharmakodynamische Arbeit; Genth, Wundt und Mosler untersuchten den Einfluss des Wassertrinkens auf den Stoffwechsel und Poulet und Eichberg die Wasser-Resorption. So lässt sich annehmen, dass nach und nach die Hydriatrik festen Fuss in der Heilmittellehre fassen wird, um so mehr, je begrenzter ihr Wirkungskreis gestellt werden wird. So viel ist gewiss, dass das hydrotherapeutische Verfahren dem Gebrauche vieler Heilquellen zur Umstimmung und Resolution würdig an die Seite gesetzt werden kann, ja die nicht selten nur von der Mode abhängige Bevorzugung einzelner Mineralquellen mit Recht beschränkt.

Heilquellenkunde   Und in der That ist eine Beschränkung und Verdrängung da nöthig, wo von allen Seiten Bäder und Quellen als Universalmittel gepriesen werden. So umfangreich ist das Gebiet der Balneotherapie geworden, dass es eine ganz besondere Bildung und Beschäftigung verlangt, um sich damit vertraut zu machen. Wie viel daran die Gewohnheit und Erleichterung des Reisens, noch mehr die Spekulation Antheil hat, wollen wir nicht untersuchen. Der wissenschaftliche Anbau steht auch hier der Quantität der Empfehlungen

nach. Doch wollen wir auch nicht verkennen, welche Fortschritte
theils mit Hülfe der Physik und Chemie, theils durch sorgfältigere
Beobachtungen in der Kenntniss dieses Zweiges der Materia medica gemacht worden sind. Wir erwähnen hier nur beispielsweise
die Entstehungstheoricen, die chemischen Untersuchungen der be-
kanntesten Brunnen und die pharmakodynamischen, wenn auch
noch immer ungenügenden Forschungen über Marienbad, Karls-
bad, Eger, Teplitz, Ischl, Baden, Gastein, Warmbrunn, Salzbrunn,
Landeck, Aachen, Burdscheid, Lauchstädt, Langensalza, Brückenau,
Kissingen, Bocklet, Baden-Baden, Nenndorf, Wiesbaden, Selters,
Ems, Geilnau, Pyrmont, die Ost- und Nordseebäder, Spaa, Bath,
Cheltenham, Plombières, Vichy, Aequi, Lucca, Neapel, Pozzuoli,
Ischia, die Bäder am Kaukasus (Narzan), in Taurien, am Baikal-
See und in Kamtschatka.

Auch hier muss auf physiologische Prüfungen an Gesunden
gedrungen werden. Es fängt dies Bedürfniss an sich geltend zu
machen, nachdem es schon längere Zeit von den Homöopathen,
wenn auch erst bei einzelnen Quellen und nur bruchstückähnlich,
erfüllt worden ist. So haben geprüft Preu Kissingen, Alther Pfäffers, Gross und Perutz Teplitz, Bethman die Adelheidsquelle, Watzke
die Egerquellen, Groos und Porges Karlsbad, Apelt Wiesbaden,
Bolle Lippspringe, Huber das Jodwasser zu Hall, Fröhlich Ischl,
Rummel Gastein u. s. w.

Hierbei darf nicht unerwähnt bleiben Struve's mühsam auf-
opfernde, künstliche Nachbildung der Mineralwässer, welche ein
den versendeten Mineralwässern durch Integrität der Mischung sogar vorzuziehendes und durch vielfache Modificationen der Anwendung sehr zweckmässiges Surrogat giebt. Sie ist ein grosser Triumph der neueren pharmaceutischen Chemie.

Ein besserer Geist bricht sich auch bereits in den Schriften
nach Hufeland, Mosch, Zwierlein Bahn. Schon Osann, noch mehr
Vetter haben Gutes im Einzelnen geboten. Neuerdings hat
in seiner Einleitung zur Mineralquellenlehre Lersch eine neue Bahn
gebrochen und die Heilquellenlehre durch eine wissenschaftliche
und umfassende Arbeit gefördert. Wir finden bei ihm die hydro-
statischen, meteorologischen Verhältnisse, die physikalischen Bedingungen und Gesetze, die chemische Zusammensetzung, die Technik, die Therapie, und Letztere auf die Pharmakodynamik der einzelnen Bestandtheile begründet in einer Weise, welche wahrhafte
Befriedigung gewährt. (Helfft's, Posner's, Seegen's Schriften haben
nur als Compilationen Werth.)

Erst in der jüngsten Zeit, seit Alex. v. Humboldt über Thermalquellen schrieb, ist man tiefer auf das Heilquellenstudium eingegangen. Besonders beschäftigen die Bäder und die Resorption dabei die Aufmerksamkeit, wie dies Kletzinsky's lutronomische Experimente über Gewichtsabnahme bei Bädern, Aufnahme von Arzneistoffen, über Diffusionsvermögen der Haut beweisen; ferner meteorologische Untersuchungen, Temperaturverhältnisse (Hallmann), die Wasserresorption der allgemeinen Bedeckungen (Eichberg). Schneller (Balneotherapie bei Kindern) leugnet die Absorption durch die Haut; Löschner erklärt die Wirkung aus der Aufnahme durch die Lungen; Kölliker und Mueller stellten Versuche an über die Absorption von Eisensalzen; Kuhn schrieb über physiol. Wirkung der Bäder, Skoda über Dampf und Wannenbäder in therapeut. Hinsicht und über Mineralwässer bei der Tuberkulose.

Es ist nicht ohne Interesse, um den Charakter der obwaltenden Krankheiten kennen zu lernen, einen Blick zu werfen auf die jetzt neuerdings in Aufnahme gekommenen Heilquellen. Es sind dies: Dynamische Quellen ohne bestimmt ausgesprochene differente chemische Zusammensetzung, wie Pfäffers, Ragaz, Wildbad, Gastein, Johannesbad in Schlesien; Jod- und Bromhaltige Quellen, Tölz, Krankenheil, Adelheidsquelle, Dürkheim, mit Soole, Wildegg, Kreuznach; alkalisch-salinisch-erdige Quellen, Lippspringe (Fischer, Bolle); alkalische Quellen, Vichy (Durand-Fardel, Sandras, Seydel); salinische Quellen, Soden, Rehme, Reichenhall, Wittekind, Nauheim u. s. w.; Schwefelquellen, Weilbach; die bekannten Eisenquellen (Elster ausser den Bekannten); balsamische Bäder, Humboldsau, Obernigk; Seebäder.

Aber es genügt oft nicht an den inländischen und so müssen wir auch ins Ausland gehen, worüber uns Constantin James (Qu. von Frankreich, Belgien, Italien, Savoyen, Schweiz, Deutschland), Ormançay (Frankreichs Quellen), Gumprecht (Afrika's Heilquellen), Quissac (Ufer des mittelländischen Meeres), Sigmund (klimatische Curorte) u. A. belehren. Je weiter, desto wirksamer! heisst öfters die Parole der Kranken oder der Aerzte, denen die Armen Folge leisten müssen.

Ein neuerdings mit Vorliebe bearbeitetes Gebiet ist das der therapeutischen Physik. Besonders ist die Elektrizität als Heilmittel in den Vordergrund getreten.

Um die Anwendung der Elektrizität machten sich verdient Hahnemann, Heidenreich, Kerner, Bouvier, Becquerel, Gavarret, Remak, Beierbacher, Ziemssen, Fick, Hassenstein, vor Allen aber

Duchenne (dessen Schrift und Methodik Erdmann in Deutschland verbreitete) und durch seine neueren Untersuchungen über die El. auch Dubois-Reymond. Soeben erschien auch in Frankreich eine ausführliche Elektrotherapie von Tripier. Den Einfluss der El. auf den Organismus und als Heilmittel lehrte Pallas. Schlesinger (Heilkraft der Magneto-Elektrizität) stellte begründete Experimente an über physiol. Wirkungen und therapeutische Bedeutung der Elektrizität. Eckhard bewies, dass der galvanische Strom ein Hinderniss gegen Muskelzuckungen sei. Heidenreich stellte die Elemente der therap. Physik überhaupt wissenschaftlich zusammen. Die Methoden der therapeutischen Anwendung der Elektrizität sind: die Elektropunktur (Duchenne; hieher dürfte auch theilweise der Baunscheidtismus gehören); galvano-elektrische Ketten (Pulvermacher, Heller), Ringe, Bäder, Batterien; die Galvanokaustik.

Die Apparate sind durch Faraday, Ettinghausen, Hassenstein, Keil, Duchenne zu therapeutischen Zwecken verbessert worden. Besonders ist es die Contakt- und Induktionselektrizität und die lokale Faradisirung, welche eine günstige Wirkung unter bestimmten Verhältnissen gewähren. Die Indicationen stellten fester ausser Duchenne: Sandras, M. Meyer, Demarquay, Golding Bird.

Die Elektrizität wurde angewendet hauptsächlich als Anaestheticum, als Causticum (Bransby Cooper, Marshall u. A.), zur Galvanokaustik (Middeldorpf), gegen Aneurysmen (Bossé, Amussat, Schuh), gegen Krämpfe (Eckhard), gegen Lähmung, tonische Muskelkontraktur, progressive Muskelatrophie (Duchenne, Remak). Doch ist auch hier gebührend Einhalt zu thun und Beschränkung wünschenswerth.

Den Luftdruck empfahl Pravaz gegen veränderte Haematose. Er soll vermehrte Sauerstoffabsorption, Beschleunigung der venösen Cirkulation bewirken.

Wohlthätig vereinfacht und im Hinblick auf die früheren torturähnlichen Marterinstrumente und mechanischen Apparate auch gemildert erscheint die neuere Orthopädik.

Die wichtigsten Schriften hierüber in letzter Zeit sind: Werner's Begründung einer wissenschaftlichen Therapie der Skoliosen (mit neuer Eintheilung in 6 Gattungen); Eulenburg, über Wesen und Ziel der pädagogischen Gymnastik, und verschiedene kleinere Artikel; Adams Vorlesungen über orthopädische Chirurgie; Lorinser's und Bouvier's Pathologie und Therapie der Rückgratsverkrümmungen. Parow wendete die Selbststreckung bei Gelenkverkrümmungen als Ersatz der Tenotomie an, indem er neue orthopädische

Apparate unter die Herrschaft der Kranken stellte und mit gymnastischen Uebungen verband. Bonnet erfand ebenfalls eine Bewegungsmaschine.

Als hieher gehörige chirurgische Methoden sind zu nennen: Mayer's Osteotomie; Rott's neue Klumpfussmaschine und dessen mechanische Behandlung der luxatio coxae spontanea; die Langenbeck'sche Methode gegen Knie- und Hüftgelenkskontrakturen; Wildberger's neue Maschine dagegen.

Die chirurgisch-orthopädischen Berichte von Behrend in Berlin enthalten viel Casuistik auch in dieser Hinsicht.

Heilgymnastik. Als ein grosser Fortschritt in der Orthopädik ist die neue sog. schwedische Heilgymnastik zu betrachten. Der Erfinder derselben war Ling, seine Schüler Branting, Georgii und de Bon vervollkommneten sie. In Deutschland brachten sie A. C. Neumann und Eulenburg in Aufnahme, indem sie sie rationell ausbildeten und wissenschaftlich begründeten. Neumann beleuchtete das Muskelleben in Bezug auf Heilgymnastik und Turnen und förderte die therapeutische Anwendung. Eulenburg schrieb noch speciell über Rückgratsverkrümmungen und Muskelparalyse als Ursache der Gelenkverkrümmungen wie über Heilung der Unterleibskrankheiten. Ideler behandelte die Gymnastik des weiblichen Geschlechts. Noch sind auf diesem Gebiete rühmlich zu nennen: Behrend, H. Meyer in Zürich, Rottstein, Flemming, Schreber, Bouvier.

Therapie.

Therapeutische Grundsätze. Fragen wir nun nach den Grundsätzen der Therapie, welche den Grundgesetzen der Pathologie ebenbürtig zur Seite stehen sollen, oder nach dem Fortschritt gleichsam der Theorie der Therapie, welche hinter denen der Physiopathologie nicht zurückbleiben, ja sie ergänzen und gewissermassen decken muss, — so lautet die Antwort keineswegs erfreulich. Es ist schon öfters in dieser Schrift erwähnt worden, dass in Bezug auf die Kenntniss der pharmakodynamischen Wirkung, der Art und Weise, wie die Arzneien auf den Organismus und wie die organischen Theile gegen sie agiren, welche Veränderungen sie in dem Körper zur Heilung hervorrufen, welche besonderen Theile sie afficiren, — also in dem physiologischen Theil der therapeutischen Wissenschaft noch eben so viel zu thun ist, als in dem pathologischen, welcher die Wirkungen gegen Krankheitsformen und Krankheitsprocesse zu ermitteln hat, und endlich in dem rein praktischen, der die aus jenen

beiden sich ergebenden Folgerungen als Indicationen und Anhaltspunkte für die Auswahl der Mittel benutzt. Das ganze Uebel des
Zurückbleibens der Therapie beruht darauf, dass die physiologische
Erforschung der Arzneimittelwirkung nicht gleichen Schritt gehalten,
nicht gleichen Weg verfolgt hat mit der Physiologie überhaupt,
die gerade durch jene eine in vielen Punkten wichtige Bestätigung
erhalten haben würde. Während die Physiologie lange schon die
teleologische Auffassung, die Erklärungsversuche des Lebens und
die Ermittelung des unerforschlichen letzten Grundes des Lebens
verlassen und sich lieber und mit dem grössten Erfolge der Erscheinungswelt und ihrer thatsächlichen Feststellung zugewendet
hat, bestand bis vor Kurzem und (für Viele ist es noch jetzt der
Fall) die Physiologie der Arzneimittellehre eben nicht in einer Ermittelung des rein physiologischen Thatbestandes, sondern o h n e
diesen suchte man die Aufgabe der Pharmakologie in der Teleologie, d. h. dem praktischen Nutzen, der doch ohne jene factische
Basis unhaltbar sein muss; suchte man zu erklären und das unerforsch-
liche Wesen Dessen zu ergründen, was man nicht einmal nach
seiner ursprünglichen Reinheit der Erscheinung kannte. Was bei
der Physiologie der Funktionen lächerlich erschienen wäre, ward
also hier Sitte, Gesetz. Man stand und steht daher hierin theilweis noch
jetzt auf dem Standpunkte des Alterthums und entfernt sich selbst bei
den Erklärungsversuchen von den aus der neueren Physiologie erlangten Resultaten. Noch immer spukt in der Praxis die alte, im
Gebrauch der Purganzen, Resolventia und der Mineralquellen besonders gefeierte Humoralpathologie, wenn sie auch nicht mehr
in Schärfen, Schleim, Fäulniss, Schlamm mit Wollust sich ergeht.
Wie im Alterthume herrscht hier die äussere, rein materielle, oft
ausserwesentliche Qualität statt der inneren specifischen Beziehung
zum Krankheitssitz, Ursprung und zu dem Krankheitsprozess und
seiner Lebensäusserungen als Anhaltspunkt vor. Wie im Mittelalter
machen sich chemiatrische oder iatromechanische Ansichten auf
Kosten des Vitalismus geltend, die nicht viel anders als die be-
rüchtigten Signaturen zur Eintheilung, zur Begriffs- und Heilbe-
stimmung dienen. Fängt auch die organische Chemie hier an wenigstens die eine Seite der Arzneiwirkungen zu erforschen, so ist
das immer nur eine einseitige Anschauung, und was hilft es, die
Art und Weise und die näheren Details der Wirkung, wenn auch
auf erfahrungsmässigem Wege, ergründen wollen, wenn noch kein
faktisches Bild dieser Wirkungen selbst vorliegt? Man prüfe die
principlosen, unlogischen, gemischten Eintheilungen der Materia

medica (da man durchaus den Begriff eines specifischen und individuellen Charakters der einzelnen Arzneien einem scheinbaren Classeusysteme zu Liebe opfert) und spreche noch von einer Pharmakodynamik. Oder man lese H. E. Richter's sogenanntes Organon einer physiologischen Therapie (1850), um zu begreifen, dass weder mit der Eintheilung der Kurmethoden, noch mit der Unterscheidung der Mittel in physikalische, chemische und funktionelle (wobei die ersteren Beiden überwiegen) die Therapie wissenschaftlich sich gestalten wird. Die concreten Thatsachen aber, die Heilmittelprozesse und Wirkungen fehlen. Verdichtende, austrocknende, anfeuchtende, verengende Kuren, — das heisst in der frühesten Sphäre der Kindheit sich bewegen und zu den Zeiten des Hippokrates zurückgehen. Alles läuft auf eine mechanisch-symptomatische Empirie in ihrer hülflosesten Form hinaus.

Ersetzt nicht auch bei uns, wie in der empirischen Schule des Alterthums, die Geschichte, d. h. die Sammlung von Erfahrungen Anderer, den Mangel eigener Beobachtung? Und welchen zweideutigen Werth haben diese Erfahrungen öfters? Darum darf es uns nicht wundern, wenn als praktische Folge hieraus die Unsicherheit unserer Indicationen und das Schwanken zwischen den Mitteln hervorgeht und der Mangel glücklicher Resultate, besonders in chronischen Fällen, zu immer neuen Heilmitteln und Methoden drängt, die sich ohne Einigung über die wahre Basis nicht verständigen werden. So stehen sich neben der neuerdings überwiegenden physiatrischen, expectirenden, nihilistischen Methode, welche der Naturheilkraft ihr Recht vindicirt, auch differente Parteiungen gegenüber. Während die Einen ganz im Widerspruch mit der neueren Richtung der Medicin, aber um so treuer dem alten Galen, immer noch das ideale Wesen der Krankheit im Auge habend und so von dem Pfade der real gewordenen Pathologie abweichend, ein supponirtes Contrarium anwenden, suchen die Anderen auf dem Wege des Aehnlichen und der vorhandenen Symptome der physiologischen Arzneimittelwirkung nach objektiven Anhaltspunkten. Bereits dringt der von Hahnemann zuerst wieder ergangene Ruf nach Erforschung der Heilwirkung an Gesunden, abgesehen von den Folgerungen, deren Entwickelung der Zukunft überlassen bleibt, weiter und weiter. Und in der That ist nur hier die Möglichkeit die bisher so stiefmütterlich behandelte Therapie den übrigen Zweigen gleichzustellen. Nur so wird es gelingen sie durch eine physiologische Basis organisch den übrigen Zweigen einzuverleiben, durch eine reelle, erfahrungsgemässe Bearbeitung ihr den Charakter des neueren Fortschrittes anfzudrücken, durch Ermittelung der lokalen, specifischen, organisch-vitalen Beziehungen der Heilmittel zu den auf gleiche Weise erforschten pathologischen Zuständen der Systeme und Organe die **rationell-empirische Gestaltung und Uebereinstimmung der Theorie und Praxis der Heilkunde** herbeizuführen.

Chirurgie.

Wenn wir hierbei auf die Zukunft angewiesen worden sind, <small>Chirurgie</small> so gewährt die Gegenwart um so mehr in der Chirurgie. — Besteht zwar noch vom Mittelalter her, namentlich in vielen Staaten Deutschlands eine Trennung zwischen den Aerzten und Wundärzten von Seiten des Staates, welche sich durch ihre Unausführbarkeit von selbst zu nichte macht, und ist durch die Chirurgen sogar das ehemals schon geächtete handwerksmässige Institut der Bader und Barbiere, welches nicht wenig zur Verunglimpfung der Chirurgie beitrug, immer noch organisch mit der Medicin verknüpft, so ist doch in wissenschaftlicher und praktischer Hinsicht die Chirurgie zu hohen Ehren gelangt und hat sich schwesterlich mit der inneren Medicin vereinigt. Eine gleiche Begünstigung wurde der Chirurgie, früher schon in Frankreich und England, seit dem Ende des letzten Jahrhunderts auch in Deutschland, in dem Unterrichte auf Universitäten, in den Kliniken und Hospitälern zu Theil, und die tüchtigsten, geistreichsten, hochgestelltesten Aerzte verschmähen es nicht länger, scientifisch und manuell die Chirurgie zu fördern, ja, ein Dupuytren setzte mit Stolz den *docteur en chirurgie* vor dem *docteur en médécine*, wohl wissend, wie Jene auf einer sichereren und durch den Erfolg und die Gewissheit der That mehr lohnenden Basis beruhe. Indem aber die Chirurgie in den mütterlichen Boden zurückkehrt, aus dem man sie, um ihr erst eine weitere Bildung zu geben, gewaltsam losgerissen, theilt sie alle die Vortheile, welche aus der physiologischen Medicin entspringen. Auch sie (und wir werden Beweise im Folgenden liefern), hat erkannt, wie nothwendig die allgemeine Anatomie, die feineren Untersuchungen über die organische Structur und chemische Zusammensetzung für sie sind. So wenig es rein äussere Uebel giebt, so wenig der Krankheits- und Heilungsprozess auch in sogenannten chirurgischen Krankheiten ohne die Kenntniss der inneren organischen Funktionen verstanden und geleitet werden kann, eben so nothwendig ist ihr die Physiologie, und durch ihre Experimente und Lehrsätze erst hat sie mit den pathologisch-chirurgischen Erfahrungen zusammen ein Verständniss der Aetiologie und Symptomatologie, der Beziehung der äusseren Erscheinungen auf innere Vorgänge erhalten und die Berücksichtigung des Grundleidens, so wie die Beziehung innerer Mittel überhaupt gelehrt. Auch die Chirurgie gewann an diagnostischer Schärfe, indem sie die Auskultation zu Rathe zog und durch mehr naturgemässe nosologische Eintheilung specialisiren und individualisiren lernte. Auch hier, und gewiss nirgends mit deutlicherem, vor Augen liegendem Nutzen, hat die pathologische Anatomie die Krankheitsgeschichte nach ihrem materiellen Substrat von den ersten Anfängen bis durch alle Stadien und Ausgänge hindurch entwickelt und gezeigt, wie überall dieselben Gesetze der Bildung und Umwandlung bestehen, welche zusammen mit der aus der physiologischen Erfassung des Krankheitslebens (in seiner zeitlichen Entwickelung und in seinen dynamischen Aeusserungen als Empfindung und Bewegung) geschöpften Einsicht die Einheit des Lebens auch für die Chirurgie zum evidentesten Beweise erheben. Auf solche Grundsätze können wir zum Theil die festere Bestimmung und sorgfältigere Abwägung der Indicationen zurückführen, welche eine viel realere Basis als in der Therapie der gesammten inneren Krankheiten haben. Hierin liegt gewiss die Ursache, warum die früher so vernachlässigte Bei- und Nachbehandlung bei Wunden, Operationen u. s. w. jetzt besser beachtet wird, warum überhaupt nach genauerer Einsicht von der Unmöglichkeit einer Trennung zwischen Dynamis und Materie, innerem und äusserem, örtlichem und allgemeinem Leiden die Heilung durch innerlich oder selbst äusserlich applicirte dynamische Mittel, durch Alterantia, Acria, Narcotica, Tonica u. s. w. entweder unterstützt oder ganz allein ausgeführt wird. Wir glauben nicht zu viel zu behaupten, wenn wir dieser Erkenntniss es zuschreiben, dass bei aller Ausbildung des operativen Verfahrens, bei aller Kühnheit, durch welche sich die neuere Zeit in Folge grösserer Thatkraft und grösserer Sicherheit auszeichnet, dass, sagen wir, die operativen Eingriffe mehr beschränkt und überhaupt seltener wurden, ja oft nur im Geiste unserer Zeit zur Verschönerung und Erhaltung (als sogenannte kosmetische und plastische Chirurgie) dienen, indem man wie anderwärts der Natur, hier der Kunst allein die Hülfe überträgt.

Chirurgen.   Unter den neueren Chirurgen zeichnen sich durch umfassende Schriften Ph. v. Walther, Angelstein, Astley Cooper, Gerdy, Vidal, Chelius, Emmert, M. Frank, Wernher, Ferguson, Bruns, Nélaton,

Roser, Emmert, Bardeleben, Bosch aus; durch Operationslehren Dieffenbach, Stromeyer, Malgaigne, Lisfranc, Sédillot, Pétrequin, v. Walther, Vidal, Guérin, Linhard, Blasius, Bruns, Derselbe
durch einen chirurgischen Atlas; durch Abbildungen über den
operativen Theil, Günther; durch chirurgisch-anatomische Schriften,
Engel (üb. fibröse Geschwülste), Lebert (Abb. aus d. Gebiete d.
prakt. Chir. u. d. path. Physiol., bes. wichtig für d. Lehre v. d.
Geschwülsten u. Krebs) und Führer (Beitr. z. chir. Myologie); durch
Casuistik endlich von Busch, Güntner (Berichte über Pitha's Abtheilung), Schuh, Dumreicher, Leroy d'Etiolles, Demarquay, Baudens, Malgaigne u. A. Einer kurzen Uebersicht über ihre Leistungen, welche nur als Rahmen zu einem grösseren Bilde dienen
kann, wollen wir vorausschicken, dass bei den Engländern und
Franzosen mehr die pathologisch-anatomische und operative Seite
(wozu die Verbesserung der Akiurgie) im Zusammenhange mit
ihrer thatsächlichen, kühnen, oft nur zu erfindungsreichen Richtung
ausgebildet wurde, während die Deutschen mehr die physiologische
und höhere wissenschaftliche Auffassung übernahmen und sich um
gesetzmässige Bestimmung der Indicationen und Vereinfachung des
operativen Verfahrens bemühten.

Die Lehre von der Entzündung spielt auch in der Chirurgie Entzün-
eine grosse Rolle. Sie liegt hier mehr noch zu Tage als bei den dungen
von inneren Ursachen herrührenden Fällen. Daher können die
neueren anatomisch - pathologischen und physiologischen Untersuchungen über Entstehung, Verlauf, Wesen, Symptome der Entzündung (Vetter, Rust, Berndt, Kaltenbrunner, Gendrin, Andral,
Thomson, Scott, Travers, Hasting, A. Cooper, Tweedie, Wilson,
Mantovani, Goldoni) nur besondere Beziehungen und Belege in der
Chirurgie für die Lehre im Allgemeinen finden und nur in solcher
Auffassung Nutzen bringen. Dies erhellt recht deutlich aus den
hierher gehörigen chemisch - physiologischen und pathologischen
Untersuchungen über die Ausgänge der Entzündung in Eiterung
(Berzelius, Gruithuisen, Fischer, Valentin, Kluge, Güterbock, Mandt,
Vogel, Grasmeyer, Gluge, Miescher, Bonnet, Donné, Pearson, Hewson,
E. Home, Wood und die früher genannten Pathologen), über die
Abscessbildung (v. Walther, Rust, Dupuytren), Verhärtung (Wenzel,
Ebermaier, v. Walther, Andral), Erweichung (Berndt, Radius, Andral),
Brand (Jaeger, Rust, Betschler, Wedemeyer, Balling, Langenbeck,
Wenderoth, Larrey, Boggie, Kirkland). Ueber die besonderen Arten
von Neurophlogosen, als Carbunkel, schrieb Lawrence, und über
Hospitalbrand Benedict, Renard, Delpech, Vautier, Blackadder,

Boggie. Als verwandt mit den Entzündungen sind zu betrachten
die Rose, deren verschiedene Arten, Verlauf, anatomisch-physiologische Charaktere und Behandlung durch Benedict, Rust, Schoenlein, Bonorden, Kluge, Fuchs, Rayer, Morand, Hutchinson, Copland
besser erkannt worden sind; ferner die Verbrennungen durch Rust,
Chelius, Dzondi, Fricke, Hager, Bretonneau, Lisfranc, Larrey, Velpeau (führte die Behandlung mit Höllenstein ein), und die Erfrie-
rungen durch Berndt, Boyer, Stockly, Wardrop. Vielfache Aufklärungen wurden über das Wesen und über den Charakter der
Prostatitis (Home, Howship) und der Orchitis verbreitet, die Fricke
durch eine neue Methode glücklich und schnell beseitigen lehrte.
Ueber die Entzündung der Kuochen haben A. L. Richter und Boyer,
über die Arthrophlogosis besonders in diagnostischer, symptomatologischer und therapeutischer Hinsicht Jaeger, Albers, Fricke,
Dzondi, Boyer, Mayo, Coulson, Volpi vortreffliche Arbeiten
gegeben.

Gelenk-
krankhei-
ten. Was die Brüder Weber in der Physiologie der Gelenke, leisteten Rust, Callisen, Brodie, S. Cooper, Scott u. A., zuletzt Ra-
koth und Günsburg Pathologisches in der Arthrokakologie (Pottsches
Uebel: Copeland). Dies hatte nothwendig auch Einfluss auf die
Lehre von den Luxationen, um welche sich Wattmann, Kluge, Rust
zuerst verdient machten, neuerdings Dupuy, Malgaigne, Chassaignac.
Rust und Dupuytren empfahlen eine neue Reposition des Oberarms,
A. Cooper und Velpeau des Schlüsselbeins. Ueber die Verrenkungen der Halswirbel belehrten v. Walther, Horn, Petit, Boyer, Lawrence. Hyrtl gab Beiträge zur angewandten Anatomie des Hüft-
gelenks. Die Luxatio coxae beschrieb Dumreicher genau und klar.
Ueber Lux. des Oberarms gab neue Forschungen Goyrand. Ein neues
Repositionsverfahren zur Luxation der Maxilla inferior empfahl Nélaton. Die Lux. des Schultergelenks handelte gründlich Pitha ab,
sämmtliche Luxationen im Ellbogengelenk Streubel.

Prakturen.   Ebenso ist die Behandlung der Knochenbrüche, deren anatomische Charaktere und Heilungsvorgänge genauer dargelegt wurden,
sehr vereinfacht und verbessert worden (Sauter, Hager, A. L. Richter, Boyer, Delpech, Sanson, Campaignac, A. Cooper, Amesbury,
Earle, Assalini). Die Heilungsvorgänge beobachteten Miescher, Breschet, Villermé, Dupuytren und die neueren pathologischen Anatomien, bes. Günsburg, Crocq, Malgaigne. Der Kleisterverband wurde
empfohlen von Scutin (Mathysen gab darüber eine Monographie,
Szymanowski gute Indicationen), ein Gypsverband für den Unter-
schenkel von Rauch. Wiederabbrechen schlecht geheilter Brüche

rieth Oesterlen. Einen Gutta-Percha-Verband erfand Lyell (1846); Burow wandte ihn ausserdem bei Klumpfüssen, Skoliosen, Nabelbrüchen, Pseudarthrosen an; den Kleister-Gyps-Verband, Blechmann. Bei komplizirten Frakturen empfahl man den Watteverband. Eine ausführliche Abhandlung über die Brüche mit umsichtiger Berücksichtigung aller Verhältnisse von Middeldorpf verdient besondere Erwähnung.

Die orthopädische Behandlung der Verkrümmungen, deren Pathogenie auf einer besseren anatomischen Grundlage basirt worden ist, ist durch Apparate von Joerg, Graefe, Chelius, Langenbeck, Heine, Delpech, sowie durch operatives Verfahren sehr vervollkommnet worden und hat schöne Resultate aufzuweisen. Die subcutane Operation beim Caput obstipum erfand Dupuytren, nach ihm übten sie Dieffenbach, Stromeyer. Bei Verkrümmungen der Wirbelsäule (Stromeyer, Vogel, Lachaise, Bampfield, Shaw) operirte Guerin fleissig, bei denen der Füsse nach Thilenius (1782), Delpech, Dieffenbach, Stromeyer, v. Ammon, Zeis, Pauli, Scoutetten u. A. Verkrümmungen.

In der Lehre von den Wunden sind grössere Veränderungen vorgegangen. Die Symptomatologie ist besonders in Bezug auf Nervenverletzungen (Steinrück) bereichert worden. Gluge, Koestlin, J. Mueller und die neueren Cultoren der pathologischen Anatomie belehrten über die Neubildungen, wie überhaupt die anatomischen Charaktere besser untersucht wurden (Dupuytren). Den Heilungsprozess der Wunden, Heilung und Umwandlung der Exsudate und ihrer mikroskopischen Formelemente, histologisch und physiologisch untersuchte B. Beck. Die Behandlung wurde vereinfacht. Roux, Serre empfahlen die unmittelbare Vereinigung. Die Blutstillungsmittel wurden vermehrt durch die Torsion (Thierry, Velpeau, Fricke) u. Durchschlingung (Stilling). Erfahrungen im Kriege (besonders auch die neueren im Krimkriege und im italienischen Feldzug) belehrten von selbst über die Schusswunden (Larrey, Dupuytren, Guthrie, Gustav Simon, Harald Schwartz, Lomeyer, Stromeyer, Forget; wegen neuer Waffen neu untersucht von Niese). Die Behandlung des Hundsbisses wurde rationeller (Lenhossék). Die verschiedenen Zustände bei Kopfverletzungen (Hewett) wurden deutlicher unterschieden, die Indicationen für die Trepanation fester bestimmt (Kern, Stegmann, Silbergundi, Larrey, Velpeau u. A.). Die Diagnose der Brustwunden schärften Mayer, Langenbeck, Bégin, Thomson. Die Wunden der Luftröhre innerhalb der Brusthöhle handelte Wutzer ab. Neue Erfahrungen über die Heilungsprozesse bei Darmwunden machten Langenbeck, Jobert, Larrey, Travers. Wunden.

Ueber Blasenwunden gab Bingham und über Gelenkwunden Larrey
werthvolle Beiträge ; über Arterienwunden , Butcher. Versuche
zur Pfropfbildung in unterbundenen Gefässen machten Nottu und
Nélaton. Mattei führte eine neue Art von Ligatur an. Das Collodium und die Kaltwasserbehandlung bei Wunden beförderten in
vielen Fällen die Heilung. Das Emphysema traumaticum beschrieben
Reinhard und Koch.

Ge-
schwüre.
Während bei den Wunden der Antheil des Gesammtorganismus ein secundärer ist, sind die Geschwüre meist örtliche Folgen
allgemeiner Leiden. Auf diesem physiologischen, wahrhaft rationellen Grunde baute Rust seine Helkologie und wies den Zusammenhang der Geschwürsform (Verhalten des Randes und Grundes, der
Absonderung, Structur, Vitalität) und des allgemeinen Krankheitsprozesses nach, verbesserte so (mit v. Walther, Langenbeck, Boyer,
S. und A. Cooper, Home, Thomson) die Diagnose, Nosologie und
Aetiologie der Geschwüre und führte eine rationellere Behandlung
ein. Gleiche anatomisch-physiologische und pathologische Verdienste
hat Rayer bei den Hautkrankheitsgeschwüren , Dietrich bei den
Mercurialgeschwüren, A. L. Richter bei Caries.

Fisteln.
Auch das anatomische Verhalten der Fisteln wurde genauer
untersucht von Jaeger, Langenbeck, v. Walther, Bégin, Dupuytren
und in der Transplantation eine neue Heilmethode derselben geschaffen. Ueber die Fistula colli congenita belehrte Ascherson,
über die Fistula intestinorum und den Anus praeternaturalis , bei
dem Dupuytren's Radikalkur grosse Vortheile brachte , Jacobson,
Scarpa, Reybard, Delpech; über die Fistula ani, deren Behandlung
man auf Incision und Ligatur beschränkte (Reisinger's neues Verfahren), Kolhe, Zang , Ch. Bell, Copeland. Die Behandlung der
Harnfisteln verbesserten in operativer Hinsicht Naegele, Schreger,
Dupuytren, Lallemand, Monteggia (Aetzmittel). Die Untersuchung
und Cauterisation wurden durch neue Instrumente erleichtert. Jobert
ersann eine plastische Methode. Dieffenbach wandte bei Defecten
die Transplantation aus dem Scrotum oder der Vorhaut an u. s. w.
Blasenscheidenfisteln heilte durch Erosion und Excoriation Reybard,
durch eine neue Naht Simon.

Aneurys-
men.
Die Lehre von den Aneurysmen gewann in anatomischer,
nosologischer und diagnostischer Hinsicht (Stethoscopie) zuerst
durch Chelius, Blasius, Naegele, Breschet, Boyer, Richerand, Hodgson, Scarpa. Velpeau empfahl die Acupunktur zur Behandlung;
Home liess eine eingestochene Nadel durch eine Flamme erhitzen,
Philipp einen Seidenfaden durchziehen. Pecot verbesserte die Ligatur,

Guillier-Latouche die Compression, die Operation überhaupt Manec und Lisfranc, Dupuytren, Guthrie, Wardrop. Die Unterbindung der Arteria anonyma führten zuerst aus Mott, v. Graefe, Dieterich, Manec, Bujalsky, King, die der Carotis Rust, v. Graefe, Zang, Coates, Scarpa u. A.; die der Aorta abdominalis (A. Cooper u. A.) und die der Iliaca externa von Abernethy modificirten Zang, Rust, Lisfranc, Cooper. Auch Textor hat vielfach in diesem Gebiete operirt. Die erste Idee zur Heilung durch Elektropunktur hatte Pravaz, den ersten Versuch machte Liston, den ersten Erfolg hatte Ciniselli in Cremona, später Pétrequin. Ueber Cauterisation gab Philippeau eine Monographie.

Gegen Telangiektasieen, um deren Anatomie sich v. Walther und Dupuytren und neuerdings Pitha verdient gemacht haben, wird häufiger die mehrfache Ligatur (Jaeger, Mackenzie, Lawrence, White, Brodie), ausserdem werden Aetzmittel (Chelius), Vaccination (Hodgson, Young, Dawning), Einstich (Marshall Hall), Einschnitt und umschlungene Naht (Lallemand), Tättowiren (Pauli) empfohlen. *Telangiektasieen.*

Die Varices lehrten besser kennen: Puchelt, Kuh, Bonnet, Cruveilhier (anatomisch), Dupuytren. Velpeau und Brodie durchschneiden, im Ganzen wird aber die Excision häufiger gemacht. Subcutane Unterbindung der Venen machte Pitha. Neu sind Vidals Methode der Varicocele-Operation durch Einrollung der Venen mittelst Silberfäden und der spiralförmige Kautschuk-Verband von Sturtin. Um die Varicocele hat sich in jeder, besonders operativer Hinsicht Breschet (modificirtes Verfahren: Lehmann) sehr verdient gemacht. *Varices.*

In der Lehre von den Hernien erkennen wir dankbar die Fortschritte im Anatomischen besonders durch A. Cooper, Hesselbach. Im Pathogenetischen zeigte Stephens die Veränderungen der Bruchtheile, der Verwachsungen und ihre Folgen. Eine neue Theorie der Entstehung durch Entzündung gab Roser. Um das Symptomatologische sind Rust, v. Walther, Seiler, Blasius, Kirchner, Oken, Hager, Gadermann verdient geworden. Neuere Herniologische Studien machten Danzel, Malgaigne, Balassa (klin. u. topogr. An.). Die Pathologie und Therapie der Hernia incancerata bereicherten Pitha, Dieffenbach. Im Therapeutischen sind zu erwähnen: die Radicalkur durch eine Pelotte von Beaumont; das Bruchband von Starke; die Einheilung von Hautlappen von Dzondi, Gerdy, Belmas, Bonnet, Jameson, Signoroni; Heilung durch Rückenlage, Langenbeck, Ravin; die Repositionsmethoden von Heller, *Hernien.*

Amussat, Thomson; die Behandlung mit Tabak, Belladonna; mit Adstringentien von Bellost; die Electropunktur von Leroy d'Etiolles; die Saugpumpe von Köhler. Die Operation der Einklemmung verbesserten Langenbeck, Blasius, A. Cooper. (Incision des Gimbernatischen Bandes.) Neuerdings sind am meisten in Aufnahme als Radikaloperationen die Methode von Belmas und Bonnet, die Invaginationsmethode von Gerdy, verbessert von Wutzer, Schuh, Wattmann, Signoroni, Langenbeck, (Rothmund modificirte das Wutzersche Verfahren); ferner der Bruchschnitt ohne Eröffnung des Sackes nach Pétrequin, von Danzel, Whittle, Ward ausgeübt; endlich die Introretroversio cornuta von Signoroni. Was die einzelnen Brüche anbelangt, so schrieb über Nabelbrüche eine vorzügliche Monographie Vidal; über Hernia cruralis ausführlich Linhart; über Hernia foraminis ovalis (diagnostisch) Roman Fischer; über Encephalocele, Spring.

Vorfälle   Neue Methoden zur Behandlung der Vorfälle sind die Elytrorrhaphie (Berard, Hall), die Colpodesmorrhaphie (Bellini), die Episiorrhaphie (Fricke). Gegen Prolapsus ani erfand man viele Retentionsapparate (Juville, Gooch u. A.); Dupuytren entfernt die umgebenden Falten; Schwarz empfahl die Nux vomica, die lineare Zermalmung Chassaignac.

Strictu-   Ueber Strictura ani gaben, neben Tanchou's classischer Abhandlung, v. Ammon, Copeland, White, Howship vielfache Belehrung, ein neues operat. Verfahren dagegen Benoit. Die Harnröhrenstricturen wurden besonders in anatomischer, pathogenetischer, diagnostischer und symptomatologischer Hinsicht untersucht. Bei Ischuria empfahlen Boyer und Roux gewaltsamen Catheterismus. Die Bougies und bewaffneten Catheder wurden verbessert von Ducamp, Segalas, Lallemand n. A., die Operation selbst durch Amussat, Lisfranc, Home; neuerlichst durch Civiale, Ivanchich, Leroy d'Etiolles, Syme (neues Verfahren). Die Urethrotomie vom Perinaeum aus gegen hartnäckige Str. übte Syme; dieselbe von innen und aussen Schuh.

Retentio-   Unter den krankhaften Retentionen beachtete man neuerdings mehr den Hydrops bursae mucosae (Bruberger, Russel, Brodie), den Hydrarthrus (Boyer u. Vor.). Die Punction bei Empyem (im Hydrothorax durch Ch. Bell häufig) wurde gewöhnlicher durch Delpech, Laennec, Pelletan, Bulard, Rullier u. A. Das Anatomische und Physiologische der Hydrocele bearbeiteten mit Erfolg Rust, Velpeau und Dupuytren, das Diagnostische Chelius, Benedict, Velpeau. Man empfahl theils innere Mittel (Rust, wegen Reflex innerer Leiden), theils Fomentationen von kaltem Wasser, Salmiak, Wein,

Jodtinktur (Ricord), dann auch die Akupunktur (Lewis), Injektionen von Wasser (van Wy), Spirituosis (Dupuytren), Jod (Oppenheim, Martin, Velpeau). Das Verfahren von Baudens, später von Sedillot, besteht in Injektionen mit Liegenlassen einer hohlen Canüle in der Tunica vaginalis.

Der Fortschritt der pathologischen Anatomie zeigt sich in der Chirurgie am deutlichsten bei den Neubildungen und Entartungen, wie bei Struma (Hedenus, Dupuytren), den Exostosen, dem Osteosteatom, Osteosarcom etc. (A. L. Richter, Boyer), dem Lipom (Benedict), den Balggeschwülsten (Cloquet), dem Fungus medullaris (Nisle, Baring u. A.) u. s. w. Vorzüglich gewann der Abschnitt vom Krebs. Die erste neuere Diskussion über das anatomische Wesen begannen Kluge, J. Mueller, Otto, Bayle, Cayol, Andral; über den Sitz: Scarpa; über chemische Eigenschaften: Hecht, J. Mueller, Morin, Collard, de Martigny; über Eintheilung: Cruveilhier, Alibert, Laennec; über Unterschiede von Induration: v. Walther; über Contagiosität: Rust. Als gute Beobachter zeichnen sich hier ausser den Genannten im Anfange dieses Zeitraumes aus: Chelius, Jaeger, Heyfelder, Klevitz, Langenbeck, Tauter, Stoehr, Ullmann, A. L. Richter, Benedict, Bégin (Nervenkrebs), Delpech, Gendrin, Lisfranc, Duparcque, Téallier, Récamier (Speculum uteri), A. Cooper, Earle. Bei Carcinoma uteri empfahl Récamier die Compression, Téallier die Canterisation, Osiander die Exstirpation (später Sauter, v. Siebold, Langenbeck, Holscher u. A., verbessert von Récamier, Gendrin). *Neubildungen.*

Grosse Fortschritte, besonders in Frankreich, machte die Lehre von der Steinkrankheit. Ihr anatomisches und physiologisches Verhalten, der Zusammenhang derselben mit Gicht und Hämorrhoiden und der chemische Charakter wurden Gegenstand sorgfältiger Prüfungen. v. Walther und Magendie gaben neue Theorieen der Steinbildung; man untersuchte die Steine und den Gries nach ihren chemischen Bestandtheilen (zuerst genauer Scheele, Fuchs, Fourcroy, Marcet, Chevreuil, Lassaigne, Saussure, Magendie, Tennant, Wollaston), begründete hierauf die Diagnose (Civiale), und richtete in besserer Würdigung der ätiologischen und hygicinischen Momente die diätetische und therapeutische Behandlung darnach ein. Civiale gab ein ausführliches Verzeichniss der verschiedenen Arten von Steinkrankheiten und bestimmte die Diagnose nach dem Sitze und Vorkommen genauer. Die Prophylaxis und die Anwendung dynamisch-chemischer Mittel, worunter Vichy besonders gerühmt wird, bereicherte sich. Für die seit Fourcroy und Vauquelin nach *Stein-krankheit.*

besonderen Regeln gebrauchten Injectionen ersannen Civiale, Leroy,
Robinet Apparate. Brodie spritzte Salpetersäure ein. Bouvier, De-
mortiers, Gruithuisen, Bonnet, Willis wandten die galvanische
Säule an. Martineau, Dupuytren, Lisfranc, Breschet, Amussat, E.
Home, Scarpa verbesserten die Lithotomie. Vidal machte eine
sectio quadrilateralis. Vacca Berlinghieri zieht den Stein aus dem
Mastdarme aus. Ein anderweites Verfahren zur Extraktion des
Steines aus der Pars membranacea und Prostata ersann Demar-
quay, eine neue Zange dazu erfand Seydel. Auch die Lithectasie
ist ein neuer Steinschnitt, d. i. Verbindung des Mastdarmschnittes
mit Erweiterung der Harnröhre und des Blasenhalses nach Leoyd.
Neue Studien über den Mediansteinschnitt rühren von Bouisson her.
Die folgenreichste Erfindung, wenn sie auch noch nicht durch
Indicationen rationell festgestellt ist, ist die von Gruithuisen zuerst
wissenschaftlich begründete, von Civiale aber zuerst praktisch versuchte, später von Heurteloup, Amussat, Jacobson, Coulson und
dem Instrumentenmacher Charrière vielfach modificirte Lithotritie,
um welche sich jüngst Ivanchich und Seydel unter den Deutschen
verdient gemacht haben. In der Literatur der Lithiasis müssen
ausser Diesen noch rühmlich erwähnt werden: Chelius, Blasius,
König, Brande, v. Wattmann, Schleiss v. Löwenfeldt, Prout, Segalas, Cullerier, Leroy d'Etiolles, Soubeiran, Rochoux, Roux, Velpeau,
Delmas, Malgaigne, Sanson, R. Willis u. A. Die Geschichte der
Sectio alta gab Günther in Leipzig.

Operatio-
nen.

    Was nun den eigentlich operativen Theil der Chirurgie be-
trifft, so wurden die Apparate der Blutentziehung (durch die Bdel-
lometer von Whitford, Demours, Sarlandière), der Moxen, der Cau-
terien, die der einzelnen Operationen u. s. w. nur zu sehr vermehrt, theilweise freilich auch verbessert.

    Wir lassen hier die wichtigsten dieser Verbesserungen und
die Namen ihrer Urheber folgen: Eine neue (subcutane) Naht
(Chassaignac); die (subcutane) Osteotomie (Langenbeck, A. Mayer);
die Tenotomie (subcutan zuerst von Stromeyer, Indicationen dafür
von Loriuser); die Tonsillotomie durch Instrumente verbessert (von
Fahnestock, Velpeau, Guerhart, ausgezeichnet darin war Dieffen-
bach); Tracheotomie verbessert von Chassaignac, Tracheotomie von
Thompson, Wundhaken von Chassaignac); Bronchotomie (Pitha);
Thoracocenthese (Czermak); Gastrotomie bei Strictura oesophagi
machte tollkühner Weise Sedillot; sie lief tödtlich ab; Maisonneuve's
Operationen bei Krankheiten der Ovarien; Bühring's und John
Gay's Versuche Gaumendefekte durch Knochensubstanz zu verheilen.

Die Galvanokaustik zu Exstirpationen empfahl neuerdings Middeldorpf; die erste Idee hatte Steinheil, dann folgten Marshall, White, Nélaton, Michon, Amussat. Paul und Massart's „Conservative Chirurgie" und die Verdienste von Blasius um die Akiurgie und von Charrière in Paris um die Verbesserung der Instrumente gehören auch hieher. Neuerlichst erprobte Maisonneuve die Transfusion; Mathieu erfand neue Instrumente dazu. Für die Pseudarthrose ersannen ein operatives Verfahren Jordan, Nélaton. Chassaignac's lineare Abquetschung mit dem Ecraseur zur Verhütung von Blutungen wurde angewendet bei Polypen, Mastdarmfisteln, Zungen- und Penis-Amputation, Geschwülsten u. s. w. Langenbeck wandte sie auch an. Die Heilung des künstlichen Afters und die Proctotomie von Schuh nehmen nicht die letzte Stelle ein. Die Colotomie (Afterbildung) machte Callisen als lumbalis, Amussat verbesserte sie. Tüngel zieht aber die Littré'sche Methode vor.

Nachdem v. Graefe, Langenbeck, Larrey, Delpech, Dupuytren, Richerand, Lisfranc, S. Cooper und jüngst Guthrie genauere Indicationen für die Amputationen überhaupt, für die Zeit derselben aber Faure, Boucher, Rust, Boyer festgestellt hatten und die Vortheile der einzelnen Methoden derselben fester bestimmt waren, wurde die Methodik um den Schrägschnitt (durch Blasius) vermehrt, die Nachbehandlung (Streit über prima reunio oder Eiterung) besser erwogen, der anatomische und physiologische Charakter des Amputationsstumpfes besonders aufmerksam geprüft. Für die Exarticulationen, über welche v. Walther, Klein, Langenbeck, Textor, Zanders, Lisfranc, Velpeau, Dupuytren, Blandin, Beclard u. A. Treffliches leisteten, schlugen Sanson, Guthrie und Scoutetten den Ovalairschnitt vor. Die Amputation des Fusses in den Tarsalknochen machte zuerst Hayward (1851), dann Mayer, Jaeger, Ferguson, Velpeau, Robert, Adelmann, Baudens, Syme u. A.. Die Plastik des Unterschenkels nach Amput. oberhalb der Knöchel lehrte Pirogoff. Derselbe modificirte auch die Amput. tibio - tarsea Syme's. Für die Exartikul. des Oberschenkels aus dem Hüftgelenk ist die Ovalärmethode von Scoutetten zu erwähnen. Für die Amputationen im Kniegelenk ist Syme eine Autorität.

Die Resektionen, über welche jüngst erst Guépratte ausführliche theor. prakt. Untersuchungen veröffentlichte, finden sich schon bei Hippokrates, Celsus, Galen, Paulus Aegineta. Sie verloren sich, tauchten erst im 18. Jahrhundert wieder auf. Thomas 1746 und Boucher 1753 waren die Ersten, welche die Resektion in der Contiguität ausführten, dann folgten White 1769. Park wollte sie schon

1782 bei allen Gelenken vornehmen. Sie wurde neuerdings von Percy, Dupuytren, Larrey, Davie, Morel, Averill, Syme, Ferguson, v. Graefe, Textor, Dzondi, Langenbeck u. A. häufig gemacht und bestimmteren Indicationen unterworfen. Jaegers berühmter Aufsatz ist epochemachend; nach ihm kam Ried (1848), neuerdings hat wohl Heyfelder mit die meisten Resektionen ausgeführt. Nach Baudens's, Langenbeck's und Stromeyer's Vorgang zog Esmarch in vielen Fällen die Resektion der Amputation vor. Unter den einzelnen Resektionen sind folgende zu nennen : Unterkieferresektion, (Dupuytren, Forget); Resektion des Oberkiefers, (verbessert von Lisfranc, Blandin, Bérard, Velpeau, Dieffenbach, Miehaux, Heyfelder, Monogr. über partielle Resektion desselben von Demarquay); Resektion des Schulterkopfes von Baudens; totale Resektion der Scapula (Syme); Resektion des Oberarmkopfes (Langenbeck); Resektion des Ellbogens (Lawrence , Birkett, Moore, Mayrhofer u. A.); Resektion des Kniees (von G. Jones, Butcher, Schmidt); Resektionen der Wirbelknochen bei Frakturen der Wirbel (Mayer in Würzburg). Larghi erfand die Resectio coxae und des Oberschenkels mit einem einzigen Schnitt. Ueber den Heilungsprozess nach Resektionen und Exstirpationen belehrte Alb. Wagner.

Plastische Chirurgie. Es ist schon oben angegeben worden, welches Anbaues sich die plastische Chirurgie erfreue. Während in England seit Carpue, Hutchinson, Davies, Syme wenig dafür geschah, in Frankreich nur Delpech, Labat, Mouleau, Thomain, Dupuytren, Lisfranc, Martinet, Jobert, Blandin sich damit beschäftigen, haben in Deutschland eine grosse Anzahl, unter denen wir nur v. Graefe, v. Ammon, Beck, Benedict, Bünger, Chelius, Fricke, Rust, Textor, Dzondi, v. Walther, Zang, Zeis und als den genialsten Dieffenbach nennen, theoretisch und praktisch diesen Zweig zu einem selbständigen erhoben. Mit den verschiedensten, wahrhaft künstlerischen Modificationen sind auf diese Weise die Rhino-, Blepharo-, Chilo-, Melo-, Otoplastik, die Ausfüllung der Augenhöhle nach Exstirpationen, die Bronchoplastik bei Luftröhrenfisteln, die Oscheoplastik, und neuerdings die Operation des Stotterns (Dieffenbach) geübt worden. Für die Chiloplastik versuchte Wutzer letzthin die Oberlippe ohne Drehung in die Höhe zu ziehen. Die Rhinoplastik verbesserte Langenbeck, die Urethroplastik Nélaton. Burow's neue Transplantationsmethode zum Ersatz verlorener Theile besteht in Bildung seitlicher Dreiecken. Sédillott machte die neue Lippe mit Uebersäumung der neuen Lippe mit rothem Saum. Die Hypospadie heilte Reybard durch ein neues plastisches Verfahren.

Zu diesen Wohlthaten der neuern Chirurgie gehört auch Langenbeck's permanentes warmes Wasserbad für Heilung grösserer Wunden, besonders der Amputationsstümpfe; die Anwendung des Glycerin bei Wunden und Geschwüren; die Guttapercha-Auflösung in Chloroform als Verbandmittel (Jeneken).

Augenheilkunde.

Die Fortschritte in der Augenheilkunde schliessen sich Augendenen der übrigen Fächer um so organischer an, je mehr sich heilkunde. auch die Ophthalmologie trotz aller erlangten Selbstständigkeit des innern Zusammenhanges mit der Medicin überhaupt bewusst geworden ist. So hat das Auge, als Theil des Organismus, seinen Nutzen von der grösseren Beachtung der Anatomie, namentlich in pathologischer Hinsicht, von der Physiologie, nicht nur durch die Bereicherung und Vervollkommnung der Lehre vom Sehen, sondern auch durch physiologische und pathogenetische Beziehung der örtlichen Symptome auf das Allgemeine, wodurch in pathologischer Hinsicht das Augenleiden nur als Theil oder Reflex eines inneren Leidens erscheint, in therapeutischer, nicht blos in äusseren Hülfsmitteln Abwehr, Schutz und Heilung gesucht werden sollte. Leider wird nur zu wenig von den Erfahrungen am Auge rückwärts auf die Physiologie, Pathologie und Therapie geschlossen, was manches wünschenswerthe Resultat ergeben würde. Wir verweisen übrigens ganz auf das bei der Chirurgie Erwähnte, da auch hier ziemlich dieselben Fortschritte und Verbesserungen obwalten, nur dass hier der Gang der Geschichte zunächst bei den Deutschen anfängt, denen eine besondere Vorliebe für dieses sinnigste aller Organe zuerkannt werden muss. Sie haben ganz besonders die Entwickelungsgeschichte bearbeitet (Valentin, Huschke, v. Ammon, Reich, Henle); ihnen verdanken wir die besten neueren histologischen und anatomischen Untersuchungen im Allgemeinen (v. Walther, Zinn, Rosas, Hesselbach, Arnoldt, Eimbrodt, Valentin, Pappenheim, ausserdem Ribes, Giraldes, Edwards, Salomons, Travers, Berlinghieri und die unten genannten neueren Ophthalmologen Arlt, Stellwag v. Carion u. A. m.) und im Speciellen über die Bindehaut (Schmidt, v. Walther, Henle, Müller, Römer, Werneck), die Sclerotica (v. Walther, Fränzel, Wardrop); die Cornea (Schindler, v. Walther, Arnold, Müller, Schlemm, Pappenheim, Bichat, Dalrymple), die Iris (Rudolphi, Jakob, Weber, Walther, v. Ammon, Valentin, Langenbeck, Berzelius, Maunoir,

Cruveilhier, Giraldes, Middlemore), die Hyaloidea (Unna, Clement, Wardrop u. A.), das Ciliarsystem (Hyrtl), den Ciliarkörper (Eble, v. Ammon), die Chorioidea (Weber, Soemmering, Schreiber, Schlemm, Valentin, Krause), die Retina (Rudolphi, Jacob, Hessel- bach, Henle, Langenbeck, Huschke, Valentin, Remak, Lersch, Bidder [Microscop]), die Pupillarmembran (Henle, J. Müller, Clo- quet u. A.), die Linsenkapsel (Prochaska, Jacob, v. Walther, Die- terich, Bachrens, Berzelius, Valentin, Corda, Pappenheim), den Glaskörper (Werneck, Huschke, Schröder v. d. Kolk, Dalrymple u.A.), die Augenmuskeln (Guerin, Pravaz), die Tunica vaginalis oculi (Ferral), die Lider, Meibomsche Drüsen, den Tarsus (Zeis). Das chemische Verhalten der Feuchtigkeiten untersuchten zuerst Ber- zelius, Chenevix, Brewster, so dass mittelst vergleichender anato- mischer Forschungen und plastischer und bildlicher Darstellungen zu- gleich für die innere bessere Erkenntniss der Mischung und des Baues gesorgt wurde. Die Nervenphysik, die besonderen physio- logischen Untersuchungen über das Sehen überhaupt von Müller, Valentin, Treviranus, Rudolphi, Carus, Heermann, Volkmann, Bu- row, Kohlrausch, Fries, Flourens, Tourtual, Mayo u. A., über die Function der Linse (Huek), die Brechungsverhältnisse der Medien (Brewster), über Doppeltsehen (Steifensand), über Farben (Szeo- kalsky) u. s. w. gebören zu den besseren Leistungen der neuen Zeit. Die Semiotik bearbeiteten Löbenstein-Löbel und Heilbronn. Die Untersuchung der Augen verbesserten Himly, Andreae, Zeis, Karl, Sichel, Carron du Villards. Als neuere Methode der Augen- untersuchung empfahl Czermak das Unterwassersetzen des Auges. Eine grosse Vervollkommnung der Symptomatik brachte der Augenspiegel von Helmholtz, (modificirt von Ruete, Coccius, Ep- kens, Donders, Jaeger, Klaunig, Zehender). Auch die vortheilhafte Anwendung des seitlichen Lichtes ist ein Ergebniss der Neuzeit.

Pathol.　　In der Pathologie war es auch hier die pathologische Ana-
Anatomie. tomie, welcher die grösste Aufmerksamkeit zugewendet wurde. Daher die Bearbeitung der angebornen Fehler und Krankheiten (Seiler, v. Ammon, Huschke, Schmidt, Gescheidt, Prinz), der Krankheiten der Gewebe (Heyer, Spindler, Benedict, Broussais, S. Cooper, Edmonston), der Krankheiten der Iris, uvea, des Ciliar- bandes, der Aderhaut, der membrana humoris aquei. Besonders wurden genauer untersucht die Augenentzündungen (von Sommer, Wolff, Feemann, Schindler, Baltz, Branco, Dzondi, Fischer, v. Graefe, Jüngken, Rosas, Rust, Schoen, Seidlitz, v. Walther, v. Ammon, Unna, Sichel, Caustatt, Stilling, Desgenettes, Larrey, Piorry, Adams,

Mackenzie, Richmond, Forbes, Assalini, Omodei, Vasani, Fallot,
Lutens, Sotteau, Scutin, Kerst, den unten genannten Neueren und
unzähligen Anderen), wobei das besondere Verdienst einer physiologischen Auffassung den Deutschen: Dzondi, Sichel, Jüngken,
v. Ammon, Radius, Blasius, Schindler, Warnatz gebührt. Es ist
kein Theil des Auges, dessen pathologische Zustände nicht besonders erforscht und beschrieben worden wären, besonders aber sind
es die Staphylome, die Cataracten, die Krankheiten der Thränen-
werkzeuge, die Synchysis scintillans, die fremden Körper und Texturveränderungen, das Glaucom, die Amblyopie und Amaurose, die
Gesichtsvisionen und die Lehre von den Wunden (Jüngken, v.
Ammon, Dietrich, Beger), welche eine reiche Literatur aufzuweisen
haben. Auch in der neuesten Zeit haben die Verfasser der zahlreichen Lehr- und Handbücher sich um diese Abschnitte verdient
gemacht. Andere haben in Monographieen und Abhandlungen besonders die folgenden Abschnitte bereichert, die wir hier übersichtlich zusammenstellen, um so ein Bild der gegenwärtigen Bestrebungen in der Augenheilkunde zu geben: Die pathologische
Anatomie des Auges, Donders; die Phlegmone orbitae, Tavignot;
die Augenentzündungen nach Classification, Definition, Arlt; die Tra-
chombildung, Arlt; Geschwülste in den Augenhöhlen, Demarquay;
Dermoidgeschwülste der Bindehaut, Ryba; überhaupt des Auges,
Virchow; das Pterygium, Arlt, Tavignot (Unters. und Behandlung);
die diphtheritische Conjunctivitis, v. Graefe; die subconjunctivale
Entzündung, v. Ammon; die Sclerotitis, Pilz; Hypertrophie und
Atrophie der Sclerotica in Bezug auf Staphylombildung, Pilz; die
Fettbildung der Hornhaut u. a. Theile, Wedl; den Arcus senilis,
Canton; das Hornhautstaphylom, Sichel, Roser, Heymann (Bau und
Wesen), (eine neue Operation empfahl Küchler); die pathologi-
sche Anatomie der Hornhaut, Ilis; die Trübungen derselben, Szo-
kalski; die Ernährungsweise der Hornhaut in Bezug auf Patholo-
gisches, Coccius; die Entzündung des Ciliarkörpers, Meyer; die
Chorioideitis, Sichel, Roser; Ektasie des Schlemmschen Canals,
Stellwag v. Carion.

Eine neue Pupillenbildung erfanden Desmarres (dechirement),
Tavignot (durch Cauterisation der Iris), Bowmann.

Ueber die Glaskörperverdichtungen hat v. Graefe seine eigenen Ansichten.

Das Krystalllinsensystem ist physiologisch und pathologisch
untersucht worden von Düsing, Stricker (gekrönt).

*Fort-
schritte in
der Patho-
logie des
Auges*

Ueber Sitz und Natur der Cataracta veröffentlichte Höring eine gekrönte Preisschrift, schrieb jüngst noch Guthrie. Beiträge zur Aetiologie und über das anatomische Verhalten zum Glaskörper gab Hasner; zur Histologie und Aetiologie, Lohmeyer, Malgaigne, Graefe. Die Cataracta - Operation verbesserten Pauli (die sublatio), Jaeger, Graefe, Heyfelder, Tavignot (neues Keratotom). Crusell und Lerche suchten sie, obwohl vergeblich, durch den Galvanismus zu verdrängen. Neue Instrumente wurden viele dazu erfunden. Eine Nadel gaben Gerdy, Furnani u. A. Eine stenopäische Brille von Donders verbesserte Beger.

Vielfach bewegt ist der Streit über die Natur und die Ursache der Synchysis scintillans. Verschiedene Meinungen machen sich darüber geltend, so von Desmarres, Robert, Malgaigne, Tavignot, Bouisson, Roser. Nach den Meisten findet Cholestearinbildung im Auge Statt. Ob Erweichung des Glaskörpers dabei ist zweifelhaft.

Ergebnisse neuer operativer Kunstfertigkeit sind die Blepharoplastik, Keratoplastik, Sclerotomie (v. Graefe, Fricke, Jüngken, v. Ammon, Dieffenbach, Stilling, J. B. Mueller), die Schieloperation, von Dieffenbach, v. Ammon, Ew. Wolff, Ritterich, Baumgarten, Velpeau, Tavignot, Burow fleissig geübt. Die Accomodationsfehler des Auges beleuchtete Stellwag v. Carion, die Kurzsichtigkeit, Sichel. Myopie und Presbyopie leitet Tavignot von Muskelkrankheit ab.

Besonderen Fleiss verwandte man auf die Neurosen; auf die Lähmungen des Trochlearis, v. Graefe; die primitiven oder sekundären Netzhautleiden, Kémény. Zur pathologischen Anatomie der Netzhaut und der Sehnerven trug Virchow Treffliches bei. Differenzen walten noch über Sitz und Natur des Glaucoms ob (Warnatz, Sichel, Tavignot, v. Graefe's Heilung durch Iridectomie). Ueber Amaurose schrieben Mackenzie, Blodig (bei Krankheiten des Herzens und der grossen Gefässe), Deval (Heilungen).

Die Physiologie und Pathologie der Thränenorgane gewann durch Seidl, Sichel und Beraud (neue Art von Tumor lacrymalis), Rau.

Melanose des Auges beschrieben Pamard, Tavignot, Nélaton, Velpeau, Labouillière, Stöber.

Fremde Körper im Auge fanden Albertetti, Bärens, Busaert, Chassaignac, Cooper, Critchett, Dolbean, Kaiser, Magne, Solomon, Taylor; Cysticercus cellulosae, Sichel, in der Retina, v. Graefe, im Glaskörper Liebreich; seröse Kysten des Auges, Sichel; Cholestearinblättchen in den durchsichtigen Medien (Spinthenopie), Sichel; über Hordeolum belehrte Ryba.

Abermals ist auch hier die Therapie zurückgeblieben, ja man möchte fast sagen zurückgegangen. Die vorwaltende pathologisch-anatomische Anschauung hat die lokale Medication in den Vordergrund gestellt. Der Höllenstein, die Zinksolutionen, die Mercurialpräparate spielen dieselbe Rolle wie ehemals, nur dass sie die erste spielen. Auf den Zusammenhang des Auges mit den tiefer liegenden allgemeinen und constitutionellen Leiden nehmen die neueren Ophthalmologen weniger Rücksicht und thun sie es, so geschieht es meist mit dem ehemaligen Apparat der Blutentziehungen, der Drastica, kurz mit der speciellen Durchführung der beliebten schlendrianmässigen Methoden der allgemeinen Therapie ohne alle specifische Beziehung zum besondern Krankheitsprozess.

An der Ausbildung der chirurgischen Therapeutik nahmen dagegen die Chirurgen aller Länder lebhaften Antheil und wir beziehen uns deshalb auf das oben speciell Angeführte.

Eine Aufzählung der vielen neuen Instrumente wird man uns gern erlassen, da dieser Bereich ohnedies nicht zu den Glanzpunkten gehört. Leicht wird man in der beginnenden weiteren Sorge des Staates für die Blinden, in einer verbesserten Prophylaxis und Pflege der gesunden und kranken Augen Beruhigung fassen, wenn diese Erfindungssucht nicht mehr auf Erfolge rechnen kann. Wir erinnern hier beispielsweise an die künstlichen Augen von Boissoneau und Ritterich, an die Arbeiten über Diätetik von Weller, Hayer, Simeon, Dzondi, Beger, Lorch, Eulenburg, Ritterich, Wengler.

Die Geschichte der Augenheilkunde (von v. Ammon, Arnemann, Beer, Brosse, Casper, Friedländer, Jageler, Sprengel, Wenzel, Walroth, Onsenoort u. A. begonnen) nennt eine noch viel grössere Zahl berühmter Männer, als wir oben anzuführen im Stande waren, und wir bedauern einer anderen Feder es überlassen zu müssen, die Verdienste der Obigen zu würdigen, an die sich als nicht minder rühmlich zu erwähnende Augenärzte anreihen: Weller, Ritterich, Kraus, Poenitz, Staub, Reisinger, Beck, Chelius, Helling, Stoeber, Rognetta, Dupuytren, Lisfranc, Segalas, Delarue, Guillié, Lefebure, Richerand, Roux, Cunier, Carmichael, Guthrie, Chisholm, Saunders, Green, Lawrence, Strafford, Vetsch, Walker, Watson, Scarpa, Baratta, Fabini, Quadri, Ricci, Volpi, Santa-Anna und die Verfasser neuer Hand- und Lehrbücher: Demours, Travers, Benedict, Rosas, Jaeger, Mackenzie, Lawrence, Andreae, Beck, Sichel,

36 *

Sanson, Carron du Villards, Tyrrel, Ousenoort, Velpeau, Ruete, Himly, Arlt, Meyer, Stellwag v. Carion, Dalrymple. Die Wiener haben auch hier Vorzügliches geleistet. Abbildungen (v. Ammon, Sichel, Dalrymple, Ruete) unterstützen vortheilhaft die Anschauung. Klinisches gaben v. Ammon, Arlt, Sichel, v. Graefe, Tavignot, Warnatz, Reger u. A. Zur pathologischen Anatomie des Auges trugen besonders bei Arlt, Stellwag v. Carion, Ign. Meyer in Wien, v. Ammon, Hasner, Wardrop, Schoen, Langenbeck.

Geburtshilfe.

Geburts-hilfe. Je monotoner die Anschauung eines in so engen Grenzen eingeschlossenen Gebietes, wie das der Geburtshilfe, werden, und je technischer und einseitig manuell die dabei zu leistende Hülfe erscheinen kann, um so nothwendiger war auch für die Geburtshilfe eine Reform, die zwar schon im vorigen Jahrhundert durch Baudelocque, Smellie, Stein d. Aelt., Boër begann, in dem jetzigen aber durch die physiologische Auffassung der hierher gehörigen Erscheinungen und durch wissenschaftliche Bestimmung der praktischen Hülfsleistungen, wie durch bessere diätetische, therapeutische und operative Behandlung wirklich zu Stande kam. Auch hier ging zunächst von der anatomisch-physiologischen Bereicherung die ganze neuere Umgestaltung hervor. Wir haben bereits früher die Untersuchungen über die Entwickelung des Foetus, über die Eihäute, über die Geschlechtstheile, über die Veränderungen bei der Schwangerschaft u. s. w. mitgetheilt, und würden hier noch hinzuzufügen haben, dass die namhaftesten Geburtshelfer, Geburts-helfer. insbesondere Froriep, Wigand, W. J. Schmitt, Weidmann, Nolde, d'Outrepont, Mende, v. Siebold, Jörg, Naegele, Carus, Busch, auf dieser Basis fortgeschritten sind. Namentlich ist auch hier die pathologisch-anatomische Seite sehr ausgebildet worden, wie dies insbesondere die neueren Lehr- und Handbücher von Naegele, Kiwisch v. Rotterau (unvollendet durch den Tod, treue Benützung aller Fortschritte der Neuzeit), Rosshirt (compendiös), Ramsbotham, Hohl, Grenser (vollendete Naegele), Crédé (klin. Vortr.), v. Siebold, Churchill, Scanzoni (auf dem neuesten physiologischen und pathologisch-anatomischen Standpunkt mit vielfachen neuen Forschungen), v. Riecke und Kilian (Operationslehren), Braun (mit Einschluss der operativen Therapie über Fortpflanzungsfunktion der Frauen, die Puerperalprozesse), Späth (Compendium), West, Clay, Mounsell,

Tyler Smith, und die Hebammenbücher von Grenser, Lange
beweisen.

Zu den im 19. Jahrhundert begonnenen Untersuchungen über
Grösse, Form, Durchmesser, Neigung, Verbindung des Beckens im
normalen Zustande (von Naegele, Jörg, Osiander, Watt, Bakker)
und über die Abnormitäten desselben, wie Exostosen, Geschwülste
u. s. w. (Naegele, Puchelt, d'Outrepont, Mende, Busch, Hüter, Choulant, Ritgen, Carus, Michaelis, Stoltz, Persyn), kommen in den
letzten Jahrzehnden die Beckenmessungen von Ritgen, die Becken-
Anatomie von Luschka, die Abhandlungen über abnormes und zu
enges Becken von Litzmann, über das rhachitische Becken von
Ritgen, das schräg ovale Becken von Litzmann, das Stachelbecken
von Kilian. Neue Beckenformen und ihre Verhältnisse erläuterten
Kilian, Gurlt, Ersterer erst jüngst das halisteretische Becken (Osteomalacie) in seiner Weichheit und Dehnbarkeit während der Geburt
durch neue Beobachtungen. Einen neuen Beckenmesser gab van
Huevel an.

Es leuchtet ein, dass diese Untersuchungen auf die Kenntniss
des Geburtsaktes und auf die manuellen Hilfsleistungen dabei von
Einfluss sind. Dieser Geburtsakt selbst gab zu verschiedenen Studien Veranlassung. Die Contraktion während der Geburt erörterten
Scanzoni, Veit, Passot; die Einwirkung des Rückenmarks darauf erforschten Tyler Smith und verschiedene Physiologen (s. dies. Abschn.).
Nach Kilian ist die Medulla oblongata und die obere Rückenmarkspor-
tion Centralorgan der Uterinbewegung (Spiegelberg bestätigt es
durch Experimente). Den Sitz der Wehen im Nerv. lumbo-ab-
dominalis beschrieb Beau; die Mechanik des Durchgangs durch
das Becken, Ritgen; eine Umstülpung des Uterus nach der Geburt
beobachtete Depaul; über Nabelschnurvorfälle belehrten Arneth,
Chiari; Martin nimmt mangelhaften Verschluss der Uterusöffnung
an, Hohl ist dagegen. Andere Nabelschnuranomalieen beschrieben,
ausser Chiari, Braun und Späth, Hohl, Elsässer; das Aufsitzen der
Placenta im untern Segment des Uterus giebt sich nach Arneth
durch zu dicke Blase zu erkennen; über Placenta praevia schrieb
Holst. Litzmann beobachtete Eierstocksgeschwülste als Ursache der
Geburtsstörungen; über Blutungen unterrichteten Chiari, Braun und
Späth. Gegen Wehenschwäche empfahl Houghton den Galvanismus,
Andere Secale. Den Airtractor zur Entbindung erfand Simpson;
die erste Idee hatte schon 1797 Saemann. Gegen Blutungen nach
der Geburt empfahlen die Compression der Aorta Bonnet, Vial,
Chailly-Honoré, Baudelocque. Die Einführung des Chloroform bei

(margin: Fort-schritte.)

(margin: Geburts-akt.)

der Entbindung gab zu pro und contra Veranlassung. Beatty ist grosser Lobredner. Simpson wandte es in allen, selbst regelmässigen Geburten an.

Zur Pathologie des menschlichen Eies gab Scanzoni gute Beiträge; über Anomalieen der peripherischen Eitheile, Späth und Wedl. Hieran schliessen sich die Krankheiten des Foetus in anatomischer Hinsicht, (Meckel, Fleischmann, Oehler, Seeligmann, Zuccarini, Bricheteau, Guérard, Hufeland, Hardegg, Bergk, Andry, Montgomery u. A.), sowie in physiologischer Hinsicht die bessere Erkenntniss seiner Beziehungen zur Mutter und Aussenwelt; dann die genauere Ermittelung der Durchmesser des Kindeskopfes (von Osiander, Hütter, Velpeau, Mad. Boivin, Burns), die Classificationen der Missgeburten, die anatomischen Beschreibungen der Anomalieen des Nabelstranges u. s. w. Von dem grösstem Werthe aber sind besonders Boër's, Jörg's und neuerdings Busch's physiologische Anschauung des ganzen Geschlechtslebens der Frauen in somatischer und psychischer Hinsicht, wodurch über die Entwickelung, die Pubertät, die Menstruation, die Begattung und Befruchtung, die Schwangerschaft, die Geburt, das Wochenbett, das Säugungsgeschäft, die besondere Anlage der Frauen zu Erkrankungen, die Involution u. s. w. so reichliche Aufklärung ertheilt worden ist, dass die isolirte und untergeordnete Stellung der Geburtshilfe aufgehört hat und dass sie fortan mit mehr wissenschaftlicher Basis nicht nur den andern Fächern der Heilkunde gleichsteht, sondern durch die eine bessere Ausbildung zulassende Beschränktheit des Gebietes sogar einer grösseren Sicherheit der Unterlage sich erfreut. Wir citiren hier z. B. die Untersuchungen über den Mechanismus der Schwangerschaft (Calza), über die Auflockerung der Symphysen dabei (Velpeau), über die Uteringeräusche bei Schwangerschaft (Montgomery), über Zeichen im Harn (Kyestein, unsicher), über Convulsionen (Braun), Zucker im Harn bei Schwangeren, Wöchnerinnen und Gebärenden (Blot ganz neuerdings); ferner die Resultate über Dauer, Perioden, Triebfeder, Mechanismus der Geburt (von Naegele und Ritgen), über Bewegungen des Uterus (von Burdach, Hütter, Wigand, Carus, Blundell und den neueren Physiologen und Geburtshelfern), über Ursachen und Nothwendigkeit der Schmerzen (von Jörg), Intermission der Wehen (von Dewees), über die Functionen des Wochenbettes (von Jörg, Hütter, Lee). Für die Genesis des Kindbettfiebers ist Scanzoni, für die Pyaemie der Wöchnerinnen Chiari, für Mania puerperarum neuerlichst Ideler lesenswerth; vor ihm Ettmüller, v. Siebold, Es-

quirol, Gooch, Churchill, Montgomery. Zu vielfachen Erörterungen
gab die Eclampsie Veranlassung, besonders trefflich sind hierüber
Arneth und Braun, vor ihnen Fritz, Egeling, Betschler, Mende,
Busch, Siebold, Meissner, Velpeau, Desormeaux, Ramsbotham, Mi-
quel, Chaussier, Dewees u. A.; das Wesen derselben betreffend
nimmt Helfft 4 Classen an; Blutvergiftung ist die Hauptsache
nach ihm. Ueber den Causalnexus zwischen Bright'scher Krankheit und Eclampsia puerperarum gab Litzmann eine werthvolle
Abhandlung, später Legroux u. A.

Auch in der Geburtshilfe ist die Diagnose vorgeschritten
und besonders seit auch hier in der Auscultation ein Mittel mehr
gewonnen wurde die Schwangerschaft, die Zeit derselben, die Geburt, das Leben des Embryo, die Lage der Frucht, die Zwillings
geburten, die Extrauterinschwangerschaften, die Anheftungsstelle
der Placenta und einige Krankheiten des Kindes wahrzunehmen.
Seit sie Mayor in Genf zuerst versuchte (1818), Kergaradec aber Ausculta-
tion.
eigentlich erst wissenschaftlich einführte (1822), haben sich Ulsamer, Haus, Lau, Naegele, Hohl, Mende, Carus, Ritgen, Kluge,
Blom, Hoefft, Laennee, de Laus, Dubois, Bouillaud, Nagle,
Ferguson, Kennedy, Ryan, Martin verdient um sie gemacht.
Ueber das Nabelschnurgeräusch herrscht noch Streit. Kiwisch ist
dagegen.

Für die vorzügliche Bearbeitung der Diagnostik sprechen
auch die neueren Studien über die Krankheiten des Uterus, über Uterus-
Krankhei-
ten.
welche unter Anderen auch Bennet Werthvolles gegeben hat. Es
sind besonders in neuerer Zeit folgende Krankheiten genauer beschrieben worden: Phlebitis (Breschet, Lee), Putrescentia (von
Boër zuerst aufgestellt; Wenzel, Jörg, Carus, Zimmermann, Rom-
berg, Schoenlein, Balling; nach Busch, Lee, Desormeaux ist sie
Folge der Entzündung), Ruptura (Collins, Bluff, Schweighäuser,
Velpeau, Duparcque), Hydrometra, Hernia, Prolapsus, abnorme
Grösse, Duplicität, Geschwülste (Lee, Staffard), Lagenverände-
rungen, Stricturen, (Herrmann, Douglas, Busch), Rheumatismus
(Wigand, v. Siebold, Jörg, Carus, Schmidtmüller), Prurigo uteri
(Busch, Dewees), Hyperdynamie, Tetanus, Tympanitis (Düsterberg,
Whray, Ramsbotham), Haemorrhagia uteri (Ulsamer, Lisfranc,
Colombat, Velpeau, Hamilton, Gooch, Dewees, Ramsbotham, Burns).
Die Transfusion dagegen empfahlen: Blundell, Dieffenbach, Busch,
Zeller; die Compression: Leroux, Velpeau, Cliet, Gooch, Gaitskell;
die Compression der Aorta: Ulsamer von aussen, Ploucquetet durch
den Uterus. — Nicht unrühmlich zu erwähnen sind die Fort-

schritte in der Erkenntniss und Behandlung des Abortus. Aetio-
logisches gab Scanzoni neuerdings; Naegele, d'Outrepont, Meissner,
Horn, Stoltz, Deubel, Dugès, Boivin, Thronton, Saggio Symptoma-
tologisches u. s. w.; Statistisches: Riecke, Velpeau, Mad, Lachapelle, Desormeaux. Anderweite Belehrungen beziehen sich auf die
Metastasis lactea (Busch, Carus, v. Siebold), das Milchfieber (Jörg,
v. Siebold, Neumann, Eisenmann), die Extrauterinschwangerschaft
(Diagnose; glückliche Ausgänge durch Abscesse, durch Abgang
aus Darmkanal, Scheide; — Mayer, Pfaff, Busch, Heim, Vieweg),
die Molenschwangerschaft (Schmidt, Hüter, Meissner, Osiander,
d'Outrepont, Busch, Hussian, Elsässer, Stein, Boivin, Desormeaux,
Montgomery). Ferner sind es die Osteomalacie, die Krankheiten
der Scheide, des Nabels (fistulöse Stercoralgeschwülste), der Placenta (Anomalicen der Form und Grösse; — Entzündung: Breschet —; Apoplexie: Cruveilhier; Tuberkeln u. a. Zerstörungen,
Ablagerungen u. s. w.), welche die Aufmerksamkeit der Gynäko-
logen auf sich gezogen haben. Ein bedeutender Fortschritt, den
wir besonders Naegele und der Mad. Lachapelle danken, ist die
Vereinfachung der früher so subtilen und lächerlichen Classification der Lagen, deren Ursachen Ritgen so gediegen erörtert hat.
Nicht minder wurden die Diagnostik und nähere Bestimmung der
verschiedenen Geburten. wie der Kopf-, Fuss-, Steifsgeburt u. s. w.
besonders durch Naegele, Kilian, Busch, Jörg, Carus, v. Siebold
verbessert.

Den grössten Triumph erntet die Physiologie der Geburtshilfe in der Diätetik, welche besonders durch Jörg's Verdienst
fast noch wichtigere Vortheile bietet als die Therapie, da sie Letztere oft unnöthig macht. In der Therapie aber sind die festeren
Indicationen für die einzelnen manuellen Eingriffe, für die Zeit,
wann der Geburtshelfer einzutreten hat u. s. w., ebenfalls meist
Ergebnisse neuerer Studien. Wir erwähnen hier nur die Wendung,
um welche sich Osiander, Kilian, d'Outrepont, Boër, Wenzel, Jörg,
Ritgen, Busch, Weiss, A. F. und E. C. v. Siebold, Stein jun.,
Boivin, Velpeau, neuerlichst Arneth, Chiari, Braun und Späth u. A.
verdient gemacht haben. In der Operationslehre übergehen wir
billig den namentlich auch durch Osiander vermehrten Apparat
von Instrumenten und erwähnen dafür lieber die bestimmteren Indicationen für die Kephalotripsie (Busch, Kilian), die Decapitatio
(Froriep, Kyll, Davis, Ramsbotham), die Embryotomie (Busch,
Hüter, Capuron u. A.), das Accouchement forcé, die Beschränkung
der Zangenanlegung (Jörg, Stein jun., Kilian, Hanroth), die viel-

Marginalia: Andere Krankheiten. Diätetik und Therapie. Operationen.

fachen Arten und glücklichen Resultate des Kaiserschnittes (neuere
Indicationen: Crédé), die bessere Behandlung der Dammrisse. Als
den bedeutendsten, in seinen Resultaten für Mutter und Kind
gleich wichtigen Fortschritt, als einen wahrhaft erhaltenden
und zugleich schaffenden Act im Operativen aber bezeichnen wir
die von Macaulay, Kelly und May schon im vorigen Jahrhunderte
erfundene, aber bei uns erst seit Froriep und Wenzel im ersten
Jahrzehent dieses Jahrhunderts allgemeiner gewordene künstliche
Frühgeburt, welche von ungleich grösserem Werthe und Erfolge
gekrönt wird, als die von Wy, Chelius, Osiander, Ritgen, v. Siebold wieder für zulässig gehaltene Symphyseotomie.

Es sind die verschiedensten Methoden für Ausführung der künst-
lichen Frühgeburt empfohlen worden, wie folgt: Eihautstich im Mutter-
munde (englische Methode); oberhalb des Muttermundes, Meissner;
Cathetereinführung, Lehmann, mit Verbleiben desselben im Uterus,
Krause; Ablösen der Eihäute vom Uterussegment mit dem Finger
Hamilton, mit Catheter, Riecke; Dilatation durch Pressschwamm,
Kluge, durch Instrumente, Busch und Krause; die aufsteigende
Douche rieth Kiwisch v. Rotterau; Arneth, Chiari, Diesterweg u. A.
folgten ihm; die Reizung der Brustwarzen Scanzoni; den Galva-
nismus Radford; Injectionen von Aq. picca, warmes Wasser nach
Schweighäuser, modificirt v.Cohen; kalteUterindouche Dubois; Reizung
und Dilatation der Vagina durch Charpietampon Schöller, durch Thier-
blase Hüter, durch Kautschukblase Braun; Anwendung von Secale
Ramsbotham; Anwendung der Kohlensäure Scanzoni. Schliesslich sei
noch des künstlichen Abortus erwähnt. Ihn riethen die Engländer
(nach Vorgang von Aëtius und Avicenna) Burns, Davis, Blundell,
Churchill, dann Dubois, Kiwisch, Scanzoni.

Den Colpeurynter erfand Braun, neue Perforations-Instru-
mente Chiari, Braun und Späth.

Frauenkrankheiten.

An die Gynäkologie schliessen sich in natürlicher Ergänzung
die Frauenkrankheiten an, über welche uns ausser West, Busch
(Geschlechtsleben des Weibes, phys. und pathol.) und Scanzoni
(klin. Vortr. als Forts. von Kiwisch's Vortr. und Lehrb. der weibl.
Sexualorgane) vortreffliche Werke gegeben haben. Letzterer insbesondere hat mit tüchtigster Beobachtungsgabe, Scharfblick in
diagnostischer Beziehung und geistvoller Auffassung viel Origi-
nales geboten und in mehr als einer Hinsicht reformatorisch
gewirkt. Ausser diesen umfassenden Schriften erhielten wir noch

Klinisches von Forget, Tyler Smith, Chiari, Tronssean, Simpson, Mik-
schik u. A; Becquerel, Aran, und Kiwisch v. Rotterau boten Mo-
Uterus. nographien über Krankheiton des Uterus, worüber auch neuerdings
Oppolzer Vortrllge hielt. Die Fortschritte auf diesem Gebiete be-
treffen hauptsächlich die Diagnostik in pathologisch-anatomischer
Beziehung und die geschärfte Untersuchungsmethode, wodurch die
Kenntnisse der Lageabweichungen, der Texturveränderungen des
Uterus insbesondere gewonnen haben. Ausser den Obengenannten
gaben noch Monographien und einzelne Abhandlungen über Lage-
abweichungen des Uterus: Valleix, Betz, Chiari, Detschy,
Chassaignac, Saussier, C. Mayer; über Vorfälle, Crédé. C. Mayer's
und Zwanck's Hysterophor, neue Pessarien in Menge u. dgl. sind zur
Abhilfe empfohlen worden. Die Lehre von den Gebärmutterknickun-
gen, Inversio, Retroversio bereicherte Scanzoni. Dass die Fremd-
bildungen, Texturerkrankungen besonders gewonnen haben, nimmt bei
der vorwiegenden anatomischen Forschungsweise nicht Wunder, so das
Fibroid, die fibrinösen Polypen (Scanzoni, Chiari), das Cancroid
(Mayer), die Schleimhauterkrankungen (Mayer), die Hypertrophie
(Chiari), die Tuberkulose (Thiry, Paulsen), die Hydatiden (Rams-
botham, Ashley's Monogr.), die polypenartige Verlängerung der
Muttermundslippe (Virchow); die Periuterin-Bindegewebsentzündung
(Valleix); die Haematocele retro-uterina ist eine neue Krankheit.
Chassaignac empfahl die lineare Abquetschung bei Geschwülsten
des Uterus; Middeldorpf die Galvanokaustik. Trotz aller Diag-
Eierstock. nostik bieten die Eierstockskrankheiten noch sehr viel Dunkles.
Wir stehen daher noch in dem Vorhof der Erkenntniss, selbst mit
den folgenden Abhandlungen über Ovarienkysten von Chomel;
über Eierstocksgeschwülste von Bird, Tilt, Bell, Bennet, Albers
u. A. (eine reiche Literatur); über Eierstockscolloide von Kilian,
Pagenstecher. Vorzüglich nach Cruveilhier's Vorgang leisteten hier
Tüchtiges: Rokitansky, Frerichs, Hughes, Bennet und in besonderer
Urethra. Monographie Virchow. Die Exstirpation des Eierstocks verbesserte
Mamma Langenbeck. Beiträge zur Pathologie der weiblichen Urethra gab
Kiwisch v. Rotterau. Die Krankheiten der weiblichen Brust be-
schrieben genauer Carpentier, Mericord, Velpean; Tumeurs ade-
Vulva und noides, Abszesse, Velpenu; Cystengeschwülste, Nélatou (unterscheidet
Vagina. vier Arten). Die Krankheiten der Vulva und der Vagina unter-
suchte in Bezug auf den Follikularapparat Huguier; Tuberculose
beobachtete Virchow; Cystenbildung, Hydrocele, Herpes, Legendre.
Die Secretion der Schleimhäute der Vagina und des Cervix uteri
bei Schwangeren, Gesunden und Kranken untersuchten Kölliker

und Scanzoni. Dass die Menstruation, die Vorgänge dabei und bei der Befruchtung (Bischoff u. A.) vielfach Gegenstand der Erörterung waren, ist schon oben unter Physiologie erwähnt worden. Eine wahre Crux medicorum bleibt trotz aller Pathologie und trotz aller mikroskopischen, anatomischen Untersuchung u. s. w. (Tyler Smith's Monogr.) die Leucorrhoe und, da man sie meist nur örtlich (besonders durch Höllenstein-Cauterisation) behandelt, sie aber doch ihre constitutionelle Grundlage hat, ist die Behandlung eben auch nicht vorgeschritten. (Die Bearbeiter der Physiologie und pathologischen Anatomie und speciellen Pathologie haben natürlich auch ihre grossen Verdienste um die Kenntniss der weiblichen Sexualorgane.)

Kinderkrankheiten.

Mehrere der obenerwähnten Geburtshelfer haben sich zugleich vielfache Verdienste um die Krankheiten der Kinder erworben. Besonders sind dies Boër, Jörg, Meissner, Osiander, Riecke. Ausser Diesen sind noch rühmlich in diesem Fache zu nennen: Formey, Gölis, Hufeland, Henke, Jahn, J. Wendt, Betschler, Brefeld, Zangerl, Verson, Tourtual, Caparon, Lebreton, Braschet, Guersent, Berton, vorzüglich aber Valleix und Billard, welche besonders im Anatomisch-Pathologischen Treffliches leisteten. Auf dieser Bahn schritten neuerlichst weiter vor: Mauthner, Bednár, Meissner, Schreber, F. Weber (pathol. Anat. trefflich), Trousseau, Rilliet und Barthez, Legendre (bes. pathol. Anat.), Bonchut (vorzügliches Buch), West. Unter diesen Schriften ist besonders Bednár's hervorzuheben, nicht blos, weil er den neuen wissenschaftlichen Standpunkt einhält, sondern auch wegen der trefflichen Therapie, welche sich meistens specifischer Mittel bedient. Klinisches gaben ausserdem: Lederer, Schuller, Löschner, Hervieux und die unten Genannten. Die Casuistik wurde auch bereichert durch zahlreiche Berichte über Kinderspitäler; von Mauthner nud Luczinsky (Wien), Hauner und Engert (München), Tourdes (Strassburg), Bokai (Pesth), Schotten (Cassel), Schwarz (Berlin), Stiebel (Frankfurt), Steffen (Stettin), Weisse (Petersburg), Abelin (Stockholm), Schöpf-Merei und Whitead (Manchester).

Ausserdem erhalten wir in Journalartikeln und Monographieen Aufschlüsse über Krankheiten des Gehirns und Rückenmarks: von Mauthner, Hauner, Bierbaum, Barthez, Chassaignac, Willshire; insbesondere über Entzündung der Hirnhäute und Meningitis tuberculosa von Rilliet, Hahn (Kategorien und Arten).

Im Hydrocephalus chronicus empfiehlt Chassaignac die Operation; die Hirnsinusthrombose beschrieb Gerhard; Cysticercus im Hirn *der Respi-* fand Bouchut; im Croup empfahl den Katheterismus des Kehlkopfs *rations-* Reybard; die Tracheotomie Guersont, Trousseau, Chassaignac; den *organe,* Keuchhusten beschrieben Friedleben (path. Anat.), Sandras u. A.; die Pneumonie (in Bezug auf path. Anat., Stethoskopie), Trousseau, Lassegue, Riellet und Barthez.

des In Betreff der Darmkrankheiten gaben über Gastroenteritis, En-*Magen-* *und Darm-* teritis cholerica, cerebralis u. s. w. vorzügliche Beobachtungen Rilliet; *kanals.* über Cholera der Kinder Löschner, Mauthner; die Chorea be-*Neurosen.* schrieb Hirsch, Krämpfe und Lähmung der Kehlkopfmuskeln (Asthma) Helfft (sondert drei Kategorien streng ab), Lederer, die *Dyskra-* Zahnbeschwerden Hauner, Tott. Die Rhachitis und Osteomalacie ist *sieen.* seit Glisson in neue Betrachtung gezogen worden von Guérin, Trousseau, Rusz, Dubamel, Reichert, Bidder, Külliker, H. Meyer, Stiebel sen., Tott, besonders instructiv von Virchow. — Ein sehr beachtetes und auch bestrittenes Feld bietet die Syphilis der Kinder und Neugebornen (Casuistik u. Kritik von Diday, Gouzy, Cullerier); Affection der Leber bei hereditärer Syphilis beobachtete Gubler. Pemphigus der Neugebornen ist syphilitische Affection nach Denon-Villiers, Dubois; die purulente Diathese untersuchte *Haut-* Hervieux, die Oxalurie Benecke. Von den Hautkrankheiten wurden *krankhel-* die Blattern in pathologischer und sanitätspolizeilicher Hinsicht mit *ten.* Geist und Umsicht abgehandelt von Eimer. Das Verhalten der Nieren beim Scharlachfieber studirten Frerichs, James Miller. Belladonna, als Prophylacticum bekanntlich von Hahnemann zuerst aufgestellt, wurde neuerdings durch Lecointe u. A. wieder in Anregung gebracht.

Therapie. Die Therapie der Kinderkrankheiten theilt das Schicksal der übrigen Heilkunst. Dass die gewaltsam eingreifenden Methoden hier of doppelten Nachtheil zufügen, liegt auf der Hand. Dafür ist allerdings die Diätetik vorgeschritten. Die erste Diät der Gestillten regelten Trousseau, Braun, Herbert, Barker; die Kinderdiätetik überhaupt, Mauthner, Bednár.

Psychiatrie.

Psychia- Lange Zeit war die Psychiatrie einer der faulsten Flecken *trie.* der Medicin. Es lag dies daran, dass weder das Material der Beobachtungen reichlich genug vorhanden, noch gesichert war, noch überhaupt mit dem gehörigen Blicke beobachtet, am allerwenigsten

von anatomischer, physiologisch-psychologischer und pathologischer
Seite aus gründlich untersucht war. Erst Pinel, wie sein Zeitgenosse Perfect in England praktischer Beobachter und Psychiatriker
im schönsten Sinne, gab, wie Damerow sagt, wahre Naturbe-
schreibungen der Seelenkrankheiten und eine reiche Casuistik,
während Langermann in Deutschland die Methode der Diagnostik
und Therapie feststellte, — so die wissenschaftliche Norm mit
deutschem Sinne gebend. Seit dieser Zeit, in welcher auch Esquirol seinen praktischen Beobachtungsgeist als Erbstück Pinel's erhielt, ist das erfreuliche Resultat die beginnende allgemeinere Theilnahme der Aerzte an der Lehre von den Seelenkrankheiten, die
man mit in den Bereich der Disciplinen zu ziehen anfängt, während man sie früher nur als Zugabe betrachtete. Was aber bisher
in der Psychiatrie geleistet worden ist in Bezug auf Diagnostik,
somatische und psychische Semiotik, die Erkenntniss lokaler Störungen, der pathologisch-anatomischen Grundlage, der Krankheitsprozesse, der Periodicität, Erblichkeit, in Bezug auf Ermittelung
des ätiologischen Verhaltens des Alters, Geschlechts, der Epidemieen, in statistischen Untersuchungen über das Vorkommen, die
Mortalität der Seelenstörungen u. s. w. ist nur Rudiment für künftigen Anbau. Die pathologische Anatomie, seit Greding, Pinel, von
Marshall, Romberg nur in einzelnen Beobachtungen angebaut, ist
auf diesem Gebiete erst in ihrer Kindheit. Die Kenntniss der anatomischen Abweichungen des Gehirns und Rückenmarks, den haupt-
sächlichsten Ausgangspunkten der Seelenstörungen, hat erst ange-
fangen, wie bei aller Vorzüglichkeit aus Leubuscher und F. Hoffmann
über Hirnkrankheiten zu ersehen ist. Coote nahm freilich als häufigste Ursache Circulationsstörungen an.

Die mikroskopischen Veränderungen der grauen Hirnsubstanz
haben auch noch keinen Aufschluss über so manches Dunkel gegeben. Lindsay's Hypothese (er will Unterschiede in den Blutkörperchen bei Irren gefunden haben) bedarf noch der Bestätigung.
Wirksameres leistete jedenfalls Follet (er stellte die pathol. anat.
Resultate von 100 Sektionen zusammen).

Dürftiger noch — und das ist nicht geringer anzuschlagen —
ist die physiologische Kenntniss der Funktionen der einzelnen Hirn-
theile. Die Phrenologie mit ihrer bis jetzt rein äusserlich-empiri-
schen Forschungsweise kann Dem nicht abhelfen. So tragen die
physiologische und psychologische Auffassung nur zu sehr das
Gepräge der Unvollkommenheit, von welcher Damerow eine treffende Schilderung gegeben. Wie soll dies anders sein? Noch sind

die Parteien über den ersten Anfangspunkt in Zwiespalt, nicht einmal über das Wesen der Geisteskrankheiten, sondern erst über ihren Sitz in der Seele oder im Körper, über die Möglichkeit des Erkrankens der Seele, — so den alten Streit über Kraft und Materie hier erst recht, nur in anderer Gestalt wiederholend. Noch wird ebenso gestritten, nur mit anderen Waffen, die blendender und nur theilweis beweiskräftigerer scheinen als vordem. Früher suchten Harper in England und Heinroth den Grund der Seelenstörungen in der Seele selbst, Heinroth insbesondere in der sündigen Seele; für selbstständig, aber somatisch bedingt erklärten sie Nasse, Spurzheim, Friedreich, Bird, Knight, Amelung, Vering u. A.; für rein somatisch, die Seelenstörung nur als Symptom betrachtet, halten sie Combe, Jacobi, während Groos dem Psychischen wie Somatischen gleichen Antheil zuerkennt. Ist erst diese Frage entschieden, was nur auf dem Wege empirisch-psychologischer und physiologischer Forschung möglich ist, dann wird auch die zwischen Körper und Seele schwebende Therapie festere Anhaltspunkte erlangen.

Literatur.   Ausser den Obengenannten haben sich um die Psychiatrie in den ersten Jahrzehnten verdient gemacht: Schmidt, Biermann, Damerow, Wenzel, Ruland, Hoffbauer, Winkelmann, Walther, Henning, Haindorf, Braun, Neumann, Oegg, Beneke, Brück, Feuerstein, Buzorini, welche dem Vorgange von Langermann und Reil folgten; dann durch besonders praktische Studien die Franzosen: Odier, Prost, Dubuison, Fodéré, Matthey, Georget, Bayle, Broussais, Guislain, Belhomme; — die Engländer: Osborne, Campbden, Cox, Haslam, Crowther, Black, Rush, Hill, Mayo, Parkmann, Barrows, Willis, Rowley, Morison, Syer, Conolly, Allen, und die Italiener: Linguiti, Fantonetti, Ferrarese. Die neuere Zeit zählt zu den besten Förderern der Lehre von den Seelenstörungen: Feuchtersleben, Griesinger, Nasse, Fischel, Morel (klin. Studien), Schroeder v. d. Kolk, Kieser (Elemente der Psychiatrie), Albers (Compendium), Leubuscher, Spielmann, Alquié, Beneke und Lotze (Psychologie als Naturwissenschaft). Alquié und Leubuscher machten sich um die Lokalisation der Hirnsymptome verdient. Spielmann in seiner „Diagnostik der Geisteskrankheiten" spricht sich für symptomatische Diagnose aus bei Unbekanntschaft mit den Hirnveränderungen. Diese Schrift ist eine musterhafte zu nennen, indem sie sich durch Klarheit und Einfachheit, durch scharfsinnige Analyse der Erscheinungen, grosse Objektivität und Schärfe der Beobachtung auszeichnet.

Die Aetiologie gewann durch Leidesdorf, Henle, Lisle (Pol- Fort-
lutionen), Flemming, Hagen, Moreau (Erblichkeit). Die Gefangen- schrire.
schaft als Ursache der Geisteskrankheiten wurde vielfach erörtert.
Die verschiedenen Formen des Wahnsinns schilderte Jousset, den
Wahnsinn der Kinder Ideler, Derselbe den religiösen Wahnsinn, Hallucinationen Brierre de Boismond, Sinnestäuschungen
Leubuscher, die Melancholie Pohl. In symptomatischer Beziehung
machte auf Unregelmässigkeit der Pupillen aufmerksam Verga,
auf Vacillation derselben Merier; auf die Motilitätsstörungen der
Iris bei Irren G. Seifert. Das Gewicht des Hirns untersuchte
Bergmann.

Bei den geringen pathologischen Voraussetzungen lässt sich Therapie.
annehmen, dass auch die Therapie noch sehr zurück ist, die ja
überall in der Medicin den hinkenden Boten darstellt. Ideler, Allen,
Flemming, Winslow, Hagen u. A. haben sich Mühe gegeben in dieser Beziehung uns vorwärts zu bringen. Der beste Gewinn ist jedenfalls Diätetik.
die rationellere psychisch-diätetische Behandlung, die mora-
lisch-hygieinische Heilung der Blödsinnigen und der Irren (Seguin,
Falret u. A.), durch das Turnen (Löschke) und andere Beschäftigung, durch Spiele, Zerstreuung überhaupt. Narcotica, wie
Opium, Hyoscyamus, Strammonium, Belladonna, Mandragora
wandte mit Erfolg Michéa an.

Ein grosses Feld der Belehrung bietet die Statistik, nicht
blos durch die Uebersichten über deutsche Irrenanstalten (Lähr
u. A.), sondern auch durch die statistischen Nachweise über die
Veranlassung zu Seelenstörungen, ihre Häufigkeit, ihre Heilbarkeit,
Rückfälle u. s. w.

Ohrenheilkunde

Seit Arnemann, Lentin, Wildberg u. A. wurde auch die Oh- Ohren-
renheilkunde mehrfach bearbeitet, obwohl hier noch viel zu heilkunde.
leisten übrig bleibt. Die namhaftesten Schriftsteller sind über Ge-
hörkrankheiten im Allgemeinen: Beck, Lobethal, J. v. Vering, Barrie,
Schmalz, Mené, Saissy, Andral jun., neuerdings mit Auszeichnung
Itard, Kramer, Lincke, Toynbee, Wilde, Yearsley, Marc d'Espine,
Ph. H. Wolff, Erhard. Das Anatomische gewann durch Heusinger,
Arnold, Scarpa, E. H. Weber, Pappenheim (Gewebelehre) u. s. w.

In physiologischer Hinsicht wurde die Funktion der einzelnen Gehörtheile zu ermitteln gesucht. (Vgl. Phys.). Bonnafont verwendete den Durchgang der Tonwellen durch die Schädelknochen

zur Beurtheilung der verschiedenen Sensibilität der Hirnnerven.
Duchenne beweist, dass die Chorda tympani zu den Empfindungs
nerven gehört und speziell zu der Geschmacksempfindung in dem
zweiten vordern Drittheil der Zunge beiträgt. Toynbee suchte die
Funktion des Trommelfells, der Gehörknöchelchen, der Muskeln
des Trommelfells und der Tuba Eustachii zu ermitteln, deren Auskultation H. E. Richter empfahl. Auch Kramer und Rinne trugen
zur Physiologie des Gehörorgans bei. Arbeiten in pathologischer
Hinsicht sind vorhanden über Otalgie von Malatide*, über Hallu
einationen von Dann, über Krebs von Fischer, Taubstummheit von
Eschke, Goldbach, Mürer u. A. Yearsley schrieb über Taubheit;
Erhard über Ankylose der Steigbügel; Clarke gab eine Analyse
von 140 Fällen. Ueber chirurgische Hülfeleistungen schrieben Delau,
Moeller, Troschel, Wegeler; über den zuerst von einem Postmeister
Guyot unternommenen und durch Cleland verbesserten Katheteris-
mus der Tuba Eustachii, Marc d'Espine, und dessen Einfluss auf
Diagnose und Therapie, Seidl; über Entzündung des mittleren Ohres
und des Trommelfells, Wilde und Toynbee; über Anwendung des
Galvanismus, Pfingsten, Schubert, Wolke; über Geschichte der
Ohrenheilkunde, Dann. Die Instrumente wurden mehrfach verbes-
sert, so z. B. die Gehörmaschinen, Schalleiter. Eine wichtige Erfindung ist die des künstlichen Trommelfells von Toynbee.

Zahnheilkunde.

Die Zahnheilkunde gedieh seit Fauchard, Moulon, Pfaff,
Bourdet, J. Hunter, Jourdain, Gariot, Saunders, Ettmüller und Plenck
durch Hirschfeld, Blume, la Forge, Serres, Fox, Robinson, Galette,
Maury, Gutmann, Brack, Arnoldi, C. L. Schmidt, Lautenschläger,
die Familie Hesse, besonders in neuerer Zeit durch die Vermittlung
von Linderer, Nessel und Carabelli zu einem mehr wissenschaftlichen Zweige.

Anatomie und Physiologie insbesondere förderten Linderer,
Oudet, Desirabode, Spence, Delabarre, Trousseau, Marcusen.

In pathologischer Beziehung bereicherte Desirabode die Krankheiten der Alveolen, die Fistellehre Mouchaux; Osteoiden im Innern
der Zähne zeigten Duval, Klencke, Schmedicke; Neubildungen daselbst
Ulrich. Die Zahntherapie und Diätetik gewann ausser durch die
Genannten durch Lefoulon, Troschel; die Zahntechnik durch Diday
(Kautschukanwendung), Döllinger (Zinn-Kadmium-Amalgam), Daven-
port (Collodium) u. s. w. Im Allgemeinen schritten vorwärts die

Kenntniss der Struktur im gesunden und kranken Zustande, die
Verderbniss der Zähne und die Therapie und chirurgische Technik.
Im Uebrigen ist viel Charlatanerie auf diesem Gebiete. In der
Technik sind die englischen Aerzte gut ausgebildet.

Gerichtliche Medicin und Staatsarzneikunde.

Insofern die gerichtliche Medicin neben den natur- *Gericht.*
wissenschaftlichen und psychologischen Kenntnissen alle medicini- *Medicin.*
schen zur Aufhellung und zur Entscheidung gewisser Rechtsfälle
benutzt und darum gewissermassen einen Gradmesser der objectiven Sicherheit der bisher erlangten Resultate abgeben kann,
muss auch sie durch den Fortschritt der einzelnen Disciplinen
gewonnen haben. Sie verdankt vorzugsweise den Deutschen ihre
wissenschaftliche Form und Systematik, welche neuerdings noch
die medicinische Polizei schärfer von ihr trennte. Neben der
juristischen Verbesserung der Civil- und Criminalgerichtspflege
gewann sie in formeller und materieller Hinsicht zugleich. Die
Chemie vervollkommnete die Giftlehre, die Anthropologie warf
helleres Licht auf die Beziehungen und Bedingungen des menschlichen Lebens, die Psychologie und Psychiatrik suchte die Motivirung der Thatsachen aus Seelenzuständen zu sichern, die Frage
über die Zurechnungsfähigkeit (gewissermassen eine praktische
Benutzung der Phrenologie) zu lösen. Die Anatomie verhalf zu
grösserer Sicherheit der Obductionen, die Physiologie vervollkommnete die Untersuchungen über die Lebensalter, über die
Zeichen der Jungfrauschaft, der Empfängniss, der Nothzüchtigung,
der Lebensfähigkeit neugeborner Kinder (Lungenprobe beschränkt);
die fortgeschrittene Diagnostik und Aetiologie führten zu besserer
Unterscheidung der morbi simulati, celati, imputati, zur Ermittelung der bedingenden Ursachen u. s. w. Die Hygieine und Diätetik haben die Würdigung äusserer Reizmittel in Bezug auf die
Erhaltung oder Zerstörung des Lebens mehr gesichert; die Therapie hat die Frage über Heilbarkeit und die Bedingungen derselben, über die Beschaffenheit der Arzneien, der Kunstfehler
besser untersucht; namentlich aber haben die Chirurgie (Lehre
von den Verletzungen und ihrer Tödtlichkeit) und die Geburtshilfe (Schwangerschaft; Missgeburten, Molen, Reife der Geburt,
Spätgeburten; Zeichen des Todes vor der Geburt; zweifelhafte
Todesarten der Kinder; Kunstfehler) durch eine reiche Casuistik,
wenn auch oft weit mehr negativ zur Vermeidung ungerechter

Aussprüche als zur positiven Gewissheit beigetragen. In allen diesen Beziehungen verdienen Loder, Roose, Schmidtmüller, Masius, Wildberg, Niemann, Dorn, Kloose, Sprengel, Bernt, Vietz, Mende, Fabner, A. Meckel, Cb. H. E. Bischoff, Sporer, Siebenhaar, Schraud, Bene, Belloc, Mahon, Orfila, Sedillot, Poilroux, Trebuchet, Devergie, de Boismont, Trinqnier, Percival, Male, J. G. Smith, Th. Cooper, Beck, Forsyth, Ryan, Taylor, Moll, v. Coethem, Barzelotti, Speranza, Grottanelli, Gianelli, Riscica u. A., vor allen aber Adolph Ch. H. Henke als der fleissigste, gediegenste und gründlichste Schriftsteller († in der Nacht vom 7. zum 8. August 1843), eine rühmliche und anerkennende Erwähnung. In seine Fussstapfen treten die Neueren v. Siebold, J. H. F. und H. F. Autenrieth, Beer, Schürmayer, Casper, Ideler, Spitta (ger. Psychologie), Friedreich (ger. Med., Anthropologie), Hohl (Geburtshilfe), Krahmer, Böcker (mit Rücksicht auf die neuere Gesetzgebung), Hauska (Compendium), F. C. Schneider in Wien (ger. Chemie), von denen wir grössere und umfassende Arbeiten über die gerichtliche Medicin besitzen. Die jüngste Vergangenheit hat sich insbesondere mit der Stellung des Arztes vor dem Schwurgerichte, den ärztlichen Kunstfehlern, der Beurtheilung der Todesstrafe und der körperlichen Züchtigung, der Unterscheidung von Vergiftungen, Blut- und Samenflecken, den Merkmalen der Schwangerschaft, der Geburt, des Abortus, des Todes, den Leichenerscheinungen, den zweifelhaften Todesarten der Neugebornen, der Tödtlichkeit der Verletzung u. dgl. ausreichend beschäftigt, und es kamen bei der Entscheidung hierüber die Fortschritte der Physiologie, der pathologischen Anatomie und Diagnostik, insbesondere auch die Mikroskopie und Chemie sehr zu Statten.

Ausser den obengenannten Schriftstellern besitzen wir aus der letzten Zeit besonders noch Abhandlungen über die genannten Themate von Verschiedenen:

Ueber die Stellung des Arztes zum Schwurgerichte, schrieben: Schneider, Polak, Meinel, Hergt, Bischoff, über Kunstfehler der Medicinalpersonen F. H. Schmidt, in Bezug auf gefährliche Heilversuche Vogler; über Chloroformtödtung, Syphilis Verschiedene; über Todesstrafe Friedreich, Clemens, die körperliche Züchtigung Siebert, die Zurechnungsfrage Scb. Ruf. Das Gespenst des Brandstiftungstriebes beleuchtete Casper.

Zur besseren Unterscheidung von Blut und Samen und anderen Flecken trugen bei, durch Untersuchung der Blutflecken, C. Schmidt, Ritter, Lassaigne, Casper, Virchow, Brücke, Fried-

berg, Friedreich, Rose; der Samenflecken, Ritter, F. W. Schmid;
der Excrementenflecken, Ritter.

Die Todesursachen erörterten: Casper, Bouchut, Schultheis,
Zschokke, im Besonderen die Selbstverbrennung Liebig, der das
Unwahre nachwies, die Todtenstarre, Kussmaul, das Ertrinken,
Kanzler (mit Experimenten). Die Vergiftungslehre förderten in
diagnostischer Beziehung Otto, Casper, Friedreich (Alcohol), Si-
meon, Pappenheim, Taylor, Elsässer, Casper; über Narben
schrieben Krügelstein, Ney. Den Begriff und Thatbestand der
Nothzucht stellten fester Friedreich und Casper; den des geflissent-
lichen Abortus Bierbaum; über zweifelhafte Gemüthszustände
schrieb in seiner gediegenen Weise Damerow, zur gerichtlichen
Beurtheilung des Selbstbewusstseins Wendt. Die Lehre von den
Verletzungen und Tödtungen gewann durch Komoraus, de Neuf-
ville, Liman (Bauchwunden), Finger, Franz und Klusemann: die
Tödtlichkeit der Magenwunden beleuchtete Romberg.

Vortheilhaft ist, was Ritter über Anwendung des Mikroskops
zu gerichtlichen Zwecken sagt, und von nicht geringerer Wichtigkeit Engel's Darstellung der Leichenerscheinungen und deren
Bedeutung mit Angabe der Fehlerquellen für Anatomen und Gerichtsärzte. Viele Sektionen machte Niemann; eine Statistik derselben gab Rokitansky, und für Statistik der gerichtlichen Fälle
überhaupt wirkte Casper in achtungswerther Weise. Die gerichtsärztliche Praxis gewann überhaupt durch Friedreich, Maschka,
Wilbrand, Choulant und Casper, und besonders durch Gutachten
der beiden Letztgenannten ausserordentlich.

Die Staatsarzneikunde (wissenschaftlich begründet von
J. Bohn) und die medicinische Polizei (als deren erste selbständige Förderer Eschenbach und Peter Frank gelten müssen) haben
ebenfalls aus den Fortschritten der Naturwissenschaften und Medicin die segensreichsten, auf das Wohl ganzer Bevölkerungen
influirenden Folgerungen in Bezug auf Nahrungsmittelkunde, Ge-
schirre, Färbestoffe, Einflüsse der Luft, Trachten, Erziehung u. s. w.
gezogen, haben statistische Untersuchungen über die Ehen, die Be-
völkerung, die Lebensdauer u. s. w. angestellt, das Studium, die
Prüfungen, die Anstellungen der Aerzte, die Leitung und Verwal-
tung des Medicinalwesens, der Krankenanstalten regulirt und sind
auf Verhütung, Verminderung und Abhilfe bei Epidemieen, Epizo-
otieen und anderen Krankheiten, auf die Rettung Verunglückter
u. s. w. vielfach bedacht gewesen (Augustin, Walther, Zeller, Nicolai und theilweis die Obengenannten sind hier zu nennen). Dies

37*

schliesst sich in vielfacher Beziehung an das sogleich im folgenden Abschnitt zu Erörternde an.

Gesundheitspflege (Hygieine).

Verwandter Fragen wegen bängt hiermit nämlich sachgemäss zusammen die Gesundheitspflege. Es ist natürlich, dass mit der neueren vorwiegenden Rücksicht auf Diätetik auch hier Fortschritte gemacht worden sind.

Eine grössere Anzahl namhafter Schriftsteller haben diesem hochwichtigen Gegenstande eine einflussreiche Aufmerksamkeit gewidmet. So Becquerel, Fleury, Boudin, Beale, Chapelle, Tardieu, Birkmeyer, Martell Frank, Ideler, Tessereau (populäre Preisschrift), Oesterlen, v. Russdorf, Schürmayer (med. Polizei), Bednár (Kinderdiätetik), Wittmaack, Ed. Reich (allg. Aetiologie und Hygieine), Devay.

Literatur

Mit Recht hat man die Verfälschung der Nahrungsmitteln ins Auge gefasst. Chevallier, v. Bibra, Donny, Moleschott, Rochleder, Donders, Hassall, Payen, Westrumb haben sich in dieser Beziehung sehr verdient gemacht und die Verunreinigungen und Entstellungen des Fleisches (kranker Thiere), der Würste, der Fische, des Mehls und Brodes, der Gemüse, der Milch (Moleschott), der Frauenmilch (Vernois und Becquerel), der Butter (Schacht), des Wassers (Marchand, Böcker), des Biers, Essigs (Moleschott, Ritter), des Weins (Lassaigne, mit Alaun), der Gewürze (Rochleder) nachgewiesen.

Nahrungs-mittel.

Man war in menschenfreundlicher Sorge um die Verbesserungen der öffentlichen Anstalten bemüht, insbesondere der Schulhäuser (Müller, Schreber), Turnanstalten, Findelhäuser (Wollheim), Bade- und Waschanstalten (Behrend), Schlachthäuser (Feit) und Wasserleitungen.

Oeffentl. Anstalten.

Erfreulich ist für den Menschenfreund ferner die Fürsorge, welche, wenn auch leider oft nur theoretisch, getroffen wurde für Anlage und Verbesserung der Heil- und Pflegeanstalten für Cretinen, Blödsinnige (Knolz, Rösch), Irre; — Hospitäler (Gaultier de Claubry, Boudin, Deschamps), für des Gefängnisswesen, Zellensystem u. s. w. (Christison), für Anlage und Beschaffenheit der Begräbnissstätten, Leichenhäuser, für die Beschaffenheit der Wohnungen (Joire, Passot, Bachelet; arsenhaltige Farben: Kleist u. A.), insbesondere der Arbeiterwohnungen, für Verhütung der Nachtheile von Ueberschwemmungen, Kloaken, Sümpfen, stehenden Wässern

(Clemens, Bierbaum), für Heizung, Ventilation (Boudin, Pettenkofer, Poumet, Guérard) und Beleuchtung.

Interessante Diskussionen wurden eröffnet über die Impfung in Bezug auf Verbreitung von Syphilis und anderen Krankheiten (der Hübnersche Prozess, neuere Gegner: Nittinger u. A. s. ob.); über das Heirathen unter Verwandten als Ursache von Krankheiten (Rilliet, Devay, Dechambre; erzeugt Taubstummheit nach Menière); über die Hundswuth (Ritter, Santlus) und andere Krankheiten in Bezug auf Verhütung, allgemeine Massregeln dagegen von Seiten des öffentlichen Medicinalwesens. Dergleichen sanitätspolizeiliche Aufsicht erstreckte sich auch vielfach auf die Geheimmittel, die Prostitution (Aiton, Sandonville, Rey, Behrend), die Todtenbeschau (Huber) und das Quarantänewesen (Sigmund).

Impfung u. s. w.

Sanitäts- polizei.

Der Einfluss des Berufes und der Ständeverhältnisse auf Lebensdauer, Krankheiten (Casper, Schneider, Boretius, de Neuf- ville) ward mehrfach Gegenstand der Forschung, und im besonderen nicht blos theoretischen Interesse wurden auch die Nachtheile erörtert, welche die verschiedenen Beschäftigungen mit sich führen, insbesondere die Arbeiten in den verschiedenen Metallfabriken mit Zink, Blei, Quecksilber, Kupfer (Chevallier) u. s. w., in Steinkohlen- gasfabriken, Ziegelbrennereien, Salzsiedereien, Bergwerken (Schir- mer), Steinkohlenminen (François), in Cigarrenfabriken, Sodafabri- ken (Schauenstein), in Zündhölzchenfabriken, besonders mit Phos- phor (Lorinser, Chevallier, Faraday u. A.), in Fabriken von Perl- mutterschalen, in Seidenfabriken (Bleivergiftung: Behrend, Thibaut), Gerbereien (Richter); auch die Lumpensammler (Abel, Tramson und Dublane), Kautschukarbeiter (Delpech) und Eisenbahnarbeiter (Cahen, Bisson, Martinet) erfreuen sich ärztlicher Berücksichtigung in hygieinischer Beziehung.

Stände u. Beschäfti- gung.

Medicinische Geographie.

Ein fast neugeschaffenes Terrain ergiebt sich in der medizi- nischen Geographie, seit es durch die vermehrte Reiselust und Er- leichterung des Verkehrs möglich geworden ist fremde Länder in dieser Hinsicht zu erforschen. Die hervorragendsten Leistungen auf diesem Gebiete gingen in Deutschland von Finke, Schnurrer, Heusinger, Isensee, Schoenlein, J. F. Hoffmann, in Frankreich von Boudin und Fuster aus.

Medic. Geogra- phie.

Wir erhielten auf diese Weise Kunde von den Krankheiten der entferntesten Welttheile, Schilderungen von Schweden (Huss),

dem Orient (Pruner), Chili (Lafargue), Brasilien (Dundas), holl.
Ostindien, Aegypten (Griesinger), Westküste von Afrika (Ritchie),
Nord-Afrika (Ilamilton, Guyon), Algier (Mahlmann, Baudicour,
Haspel), Kalifornien (Stillmann, Blanke und Praslow), Neuseeland
und Abyssinien (Meyer-Ahrens), Indien (Annesley, Bidie), Tropen-
länder (E. Jörg, Martin), russisch Amerika (Meyer-Ahrens), Mexiko
(W. Mueller), Persien (Pollak), Transkaukasien (Krebel), China
(Milne), Dänemark (Quehl), Frankreich (de Jonnès) u. s. w.

Eine vorzügliche Beschreibung der Malaria-Chlorose gab Heusinger, des Dengue-Fiebers Hirsch. Die Cholera- und Gelbfieber-
Literatur ist unermesslich.

In klimatischer Hinsicht, namentlich des Aufenthalts von
Brustkranken wegen wurden besonders untersucht Spanien (Fran-
cis), Italien (Burgess), Aegypten, Algier, Teneriffa, Madeira, Nizza.
Hieher gehört auch Sigmund's Schrift über südliche klimatische
Curorte. Den Einfluss verschiedener Zonen auf die physische Con-
stitution schilderten Hake, Becquerel u. A. Auch die zahlreichen
Topographieen haben in statistisch-medicinischer und sonstiger
pathologischer Hinsicht ihren Werth.

Umfassendere Werke über medicinische Geographie gaben
heraus C. F. Fuchs, Tschudi (an Fuchs anknüpfend), Mühry, Keith
Johnson, Boudin, einer der ersten neueren Statistiker. Sehr beachtenswerth ist auch das Handbuch der historisch-geographischen
Pathologie von A. Hirsch.

Geschichte der Medicin.

Gleich dem Sinnbild der Verjüngung und dem Attribute des
Aesculaps, der Schlange, bei welcher sich Kopf und Schweif berühren, kehren auch wir zum Schlusse zurück zu dem Anfange,
von dem wir ausgingen, der Geschichte.[*]

Literatur. In dem 19. Jahrhundert machte sich vorzugsweise als Spren-
gels Nachfolger J. F. C. Hecker verdient um die Geschichte. Neuere
Historiker sind: Wilh. Sprengel (Gesch. d. Chirurgie), Burkard
Eble (Forts. Sprengels), Reinhold Dietz (philolog. hist. Forschungen),
Lessing, Friedländer, Isensee, Rohatzsch, Morwitz, Haeser, Wun-
derlich, bekannt durch grössere Werke, wie durch principiell reforma-

---

[*] Vgl. hierüber die Einleitung S. 12 u. ff.

torische Arbeiten: Kieser, Damerow, Schultz, Werber, Henschel
(s. d. Einleitung).

Ein erst spät angelegtes Gebiet ist das der historischen Pa-
thologie. Der eigentliche Begründer derselben ist A. F. Hecker, *Histor. Patholo-gie.*
dessen Geschichte der Medicin leider unvollendet geblieben ist.
Seine würdigsten Rivalen sind Schnurrer, Haeser, Leupoldt, Hensler,
Heusinger. Ihnen reihen sich in neuerer Zeit an Ilmoni (Seuchen-
geschichte des Nordens), v. Baerensprung (Volkskrankheiten), Gruner
(Sammlung der Schriftsteller über den englischen Schweiss, herausg.
v. Haeser), Heusinger (über Milzkrankheiten, hist. geogr. path.),
Hirsch (die indische Pest und der schwarze Tod), Boerner (über
Intermittens traumatica), Seibel (die grosse Pest Justinians und
die ihr zur Seite gehenden Ereignisse), Meyer-Merian (das grosse
Sterben oder der schwarze Tod in Basel), Moll (dasselbe in Würt-
temberg).

Sehr verdienstlich für Anregung und Sammlung der Geschichts- *Bibliogra-phie.*
studien wirkte Henschels leider zu früh wieder eingegangene
Zeitschrift Janus. Choulant's, Thierfelder's und Quitzmann's kritisch-
und bibliographisch-historische Arbeiten sind Zeugen des schönsten
deutschen Fleisses. Aber auch in Frankreich war man thätig, besonders Daremberg durch Ausgaben des Hippokrates, Galen, Oribasius und einer ganzen Sammlung griechischer und lateinischer
Aerzte und der Hildegardis Abbatissae Physica. Den Aretaeus gab
Ermerins, Paul v. Aegina Briau heraus. Philologisch - historische
Arbeiten und Uebersetzungen älterer Autoren blühen überhaupt in
Frankreich immer mehr auf, während Deutschland daran verarmt. Man
vergleiche die Leistungen von Littré, Andral, Malgaigne, Flourens,
Bussemaker, ausser Daremberg und Briau.

Die lokale Geschichte der Medicin bereicherten durch Bei- *Lokales.*
träge zur Geschichte der Medicin in Mecklenburg Spengler, in
Schlesien Henschel, in Dessau Fränkel.

Einzelne Abschnitte der Geschichte sind neuerdings mit be- *Einzelne Ab-schnitte.*
sonderem Fleisse bearbeitet worden: Die Medicin im Alterthum
(Watson); die indische Medicin (Webb, Stenzler, Vullers, Lietaud ;
Susruta von Hessler); die arabische Medicin (Leclerc, Bertherand);
die chinesische Medicin (Gützlaff); die persische Medicin (A. Martin) ;
die Sitten, Gebräuche und Krankheiten der alten Hebräer (Trusen);
die biblisch-talmudische Medicin (Wunderbar, ungenügend ; Cohn);
die Geschichte der Salernitanischen Schule (Henschel, de Renzi); die
Juden im Mittelalter (Depping) ; die Geschichte der jüdischen Aerzte
(Carmoly), in Italien besonders im 16. Jahrhundert (Livius Fürst);

die Geburtshilfe bei den Juden (Leyncccle) und im Talmud (Israels); die griechische Medicin von Aesculap bis Hippokrates (Houdart); die röm. Medicin (Neubart, Kissel); die Anfänge der Naturgeschichte und die naturhistorischen Abbildungen im christlichen Abendlande (Choulant); die Geschichte christlicher Krankenpflege und Pflegergesellschaften (Haeser).

Von besondern Schulen würdigte in geschichtlicher Hinsicht die Philosophen vor Hippokrates, Kühn; die Erisistrateer, Hieronymus; die Empiriker, Schultze; die Pneumatiker, Osterhausen.

Einzelne Persönlichkeiten. Einzelne Persönlichkeiten haben ihre Charakteristiker und Biographen mehrfach gefunden, so: Aristoteles als Arzt (Bernays), Celsus (Kissel), Aretaeus Cappadox (Locher), Maimonides (Jolowitz), Joannes Actuarius (Lallemant), berühmte Aerzte vom 13. und 14. Jahrhundert (Henschel), Crato v. Kraftheim (Henschel), Agrippa v. Nettesheim (Morley), Paracelsus (Locher), Nicander (Otto Schneider), Albertini's und Morgagni's Verdienste um die Herzkrankheiten (Philipp), Sydenham nicht als Hippokratiker, sondern als Vorgänger Rademacher's (Kissel). Van Helmont schilderte Spiess, den Dionisio Daca Chacon, einen berühmten Wundarzt des 16. Jahrhunderts, Wilson; über des Marsilius Ficinus Werk de vita studiosorum und Bemerkungen über den Hellenismus schrieb Weitenweber; Fabricius von Hilden charakterisirte Lutz; Johann Vischer und Jac. Bauhinus Moll; Brown und Röschlaub, Hirschel; Bichat, Cerise und Gottstein; Dupuytren und Roux, Malgaigne; Amussat, Larrey; Roux und Magendie, Dubois; Hahnemann, Trinks, Hirschel, Cl. Mueller; Virchow, Henschel und Cohn.

Die neuere Zeit. Die Geschichte der neueren Zeit wurde nach Möhsen, Stehler, Leleving, Brambilla von Cabanis (über Revolutiouen und Reformen in der Medicin), Kratzmann (die Medicin in Frankreich), Michéa (krit. Gesch. d. Medic. u. Chir. in Frankreich im 19. Jahrb.), Hirschel (Gesch. d. Brown'schen Systems u. d. Erregungstheorie) monographisch bearbeitet.

Einzelne Disciplinen. Auch die einzelnen Disciplinen fanden ihre Historiker, so: Assmann, Quellenkunde der vorzüglichsten Anatomen als Vorläufer einer pragmatischen Geschichte der Zootomie; Flourens, Geschichte der Entdeckung des Kreislaufs; Osc. Schmidt, Geschichte der vorz. Anatomen; Choulant, anat. Abbildungen; Michele, Leben und Schriften der Anatomen und Aerzte zu Bologna vom 18. Jahrh. bis jetzt; Lebert, Geschichte der path. Anatomie. Pétrequin gab Anfänge einer Geschichte der Chirurgie. Ein ausgezeichnetes Werk ist die Geschichte der Geburtshilfe von Siebold', welches das von

Osiander noch übertrifft. Die Geschichte der Augenheilkunde wurde von Onsenoort, Andreae, v. Ammon u. A. (s. ob. Augenheilkunde) bearbeitet. In Quitzmann's Vorstudien zu einer philos. Geschichte der Medicin ist eine reichhaltige Literatur ähnlicher historischer Arbeiten aufgespeichert. Aus der neuesten Zeit sei hier nur noch zu erwähnen, dass Fuchs die ältesten Schriftsteller über Syphilis zusammenstellte, dass die Geschichte der Syphilis selbst von F. A. Simon und Rosenbaum geschrieben wurde. Eine Geschichte der Forschungen über den Geburtsmechanismus von Stammler, Knoes und Fresenius wurde fortgesetzt von Bracl u. A. Eine Geschichte des Mesmerismus (mit vollst. Biogr. Mesmers) gab Wurm.

Es wird diese Uebersicht ausreichen, um darzuthun, dass auch bei der verhältnissmässig geringen Betheiligung von Vertretern der geschichtlichen Studien diese nicht leer ausgingen. Möge dieser Blick auf die Vergangenheit den Trieb zu neuen Saaten auch auf diesem Acker neu erwecken und beleben!

§. 70.

Rückblick und Schlussfolgerungen.

Sehen wir von diesem Ueberblicke über den gegenwärtigen Rückblick Zustand der Heilkunde auf die Vergangenheit zurück, so erscheint uns die Gegenwart als eine Wiederholung, zugleich aber auch als eine Potenzirung früherer Zeiten. Wiederum erscheint die objektive klinische Methode, die Casuistik, die Technik der Beobachtung als Stütze für weitere Resultate und Gesetze des Lebens, die Achtung auf den natürlichen Verlauf der Krankheit, nur im Fortschritt der Zeit, wie beim Hippokrates. Der Geist der Empirie eines Aristoteles schwebt über den Naturwissenschaften und über der Heilkunde, welche einen engen Bund mit jenen schliesst. Der Dogmatismus hat keine Schulen mehr wie ehemals und kann nur in der Abstraktion der Theorie und der Principien aus der Erfahrung bestehen; dagegen ist die Empirie, über die Grenzen der Schule hinaus, Allgemeingut geworden und hat sich durch Analogie und Induction, durch verbesserte Methoden und Richtungen der Experimentation, durch philosophische Prüfung des Ueberkommenen von der Oberfläche der Erscheinungswelt bis in die tieferen Gründe des Seins und Webens in Gesundheit und Krankheit versenkt. Näher ihrem Ziele zur Vermittelung der Theorie und Praxis als die **Methodiker**, und zur kritischen Sichtung des Vorhandenen als die **Eklektiker** des Alterthums, huldigt die Jetztzeit, in der erkannten Selbstständigkeit des Lebens ihre eigne feiernd, einer anderen Ratio als **Galen**, vereinigt sie die sämmtlichen weit vorgeschrittenen Disciplinen durch ein anderes Band als das von Diesem geschlungene, rein äusserlich systematische. Denn die Biologie ist dem von **Paracelsus** gesteckten Ziele näher gekommen und hat, was Jener in idealistischer Ahnung symbolisirte, auf dem Wege des Experiments und der realen Forschung verwirklicht. Der Chemismus wusste sich, als die eine Seite der organisch-vitalen Lebensäusserungen, einen selbstständigeren und doch beschränkteren Rang als bei den **Chemiatrikern** zu erwerben und hilft mit den physikalisch-mathematischen Momenten in bestimmteren und sichereren Grenzen als bei den **Iatromathematikern** zur Erklärung und gesetzmässigen Feststellung der Erscheinungen und Wirkungen des Lebens. Die einseitigen Ausbildungen des **Spiritualismus** eines Stahl und des **Materialismus** eines Hoffmann u. A. können da nicht mehr Platz finden, wo Kraft und Materie nur in wechselseitiger Bedingung und einheitlicher Durchdringung gedacht werden, ebenso wenig wie die Alleinherrschaft einer organischen Kraft, es sei die Irritabilität eines **Haller**, oder die Sensibilität, oder die Nervenkraft eines **Cullen**, sich da aufrecht erhalten könnte, wo die naturwissenschaftlich begründete Erfahrung eine höhere Ansicht von der organischen Einheit der Lebensphänomene geschaffen hat. In jener leider! noch nicht überall anerkannten, eigentlich lebendigen Auffassung des Lebens, in der vorurtheilsfreien, durch die Realität der organischen Struktureinheit bestärkten Gleichstellung aller constituirenden Theile des Organismus liegt auch das Urtheil über die **Einseitigkeit** des Dynamismus, der Solidar- oder Humoralpathologie, die noch nicht ganz ausgestorben ist, wenn sie auch in anderer Gestaltung auftritt. Aber das Pneuma hat einem anderen Geiste Platz gemacht, der jetzt den Körper der Medicin durchhaucht. Nach solchen Fortschritten der Heilkunde zum wissenschaftlichen Ganzen, welches auf die Ausbildung der einzelnen Zweige so zurückgewirkt hat, dass diese in selbstständiger, fesselloser Weiterentwickelung, doch der gemeinschaftlichen Mutter niemals vergessend, **einer** Richtung und **einer** Tendenz folgen, — berechtigt die Gegenwart in der That zu Hoffnungen, die bereits in die Grenzen der Möglichkeit gerückt sind. Doch dürfen wir über das Rühmliche nicht das Tadelnswerthe verkennen, — wir würden sonst, wie Einige in den Fehler der Entmuthigung, in den noch grösseren der einschläfernden Ueberschätzung Anderer verfallen. Was die naturhistorische Methode schafft und entdeckt, bedarf noch der Beziehung zum Leben und zum Zwecke der Heilkunst, wir meinen die praktische Verwerthung; nur zu sehr. Die vergleichende Anatomie erscheint bei Vielen nur als Dilettantismus ohne Beziehung auf tiefer gehende Resultate. Die physiologische Chemie hat sich stolz über ihre beschränkte Aufgabe erhoben, und dennoch verwechselt sie oft Produkt und Edukt, Ursache und Wirkung und verkennt nicht selten das Leben selbst. In der allgemeinen und speciellen Anatomie dürfte es Zeit werden Vielen ein Halt! zuzurufen, damit sie nicht in ein Netzwerk von Kleinigkeiten und mikroskopischen Heimlichkeiten verfallen, die sie verhindern, den Blick nach dem wahrhaft Offenbarungswerthen, nach dem Ganzen und Einheitlichen zu richten. Eine Menge von Thatsachen, Experimenten und Beobachtungen liegen in der Physiologie aufgespeichert, welche als beweisend gelten, obgleich sie dem Zufall, der Individualität, der Willkühr oder unwillkührlichen Täuschungen ihr Dasein verdanken. Die specielle Physiolõgie ist noch weit entfernt davon im höhern Sinne eine Biologie zu sein. Die pathologische Anatomie, verleitet durch den grossen Aufschwung, den ihr die Neuzeit gegeben hat, vermengt doch noch oft die Wirkungen des Todes mit denen der Krankheit, die Folgen der Krankheit mit dieser selbst; sie vergisst nicht selten über die Leiche das Leben, verkennt über das Resultat die Ursache, über das Ende den Verlauf, über die .Oertlichkeit die Allgemeinheit, über die Materie die Kraft. Die pathologische Anatomie ist noch lange nicht Pathologie, nicht klinische, geschweige denn physiologische Pathologie. Die zur Diagnostik gehörenden physikalischen und chemischen Hülfsmittel, welche einen ansehnlichen Apparat der Bewaffnung für den Praktiker verlangen, haben einen Stolz der Sicherheit erzeugt, den ein weniger vorurtheilsfreier Blick Anderer in demüthiges Bekenntniss der Irrbarkeit verwandelt. Die Diagnose selbst ist nur zu sehr Hauptaugenmerk der Praktiker geworden, und sieht oft in dem Bekannten und Gewöhnlichen Seltenes und Wunderbares. Die Ontologieen sind verbannt, dafür werden aus Symptomen Krankheiten. Die Symptomatologie selbst kennt erst in wenigen Fällen die physiologische Grundursache, Beziehung und Bedeutung der Symptome. Die Aetiologie müht sich mit Recht nicht mehr ab den inneren Grund der Krankheit, ihr sogenanntes Wesen,

ihre nächste Ursache zu erforschen, weil sie die Schwierigkeiten
und das Unfruchtbare solcher Forschung einsicht, aber sie bleibt
auch oft nur auf der Oberfläche der Erscheinungswelt und hinter
dieser steht noch eine andere, die auch der Beachtung werth ist.
Die Casuistik, welche die Basis reiner Beobachtungen schaffen
soll und einen gewaltigen Fortschritt im Verlauf mit der Vergangenheit aufweist, ist trotzdem noch oft selbst eine Krankheitsgeschichte
und nur zu sehr von Lüge und Täuschung entstellt, ungesichtet,
überladen, denn sie zählt nur, wie in Frankreich, und wägt nicht.
Rechnen wir hierzu die bereits oben gerügten Mängel der Heilmittellehre und Therapie, und die in dem Stande der Aerzte selbst und
in ihren äusseren Verhältnissen herrschenden Uebelstände, als:
die noch hin und wieder bestehende unnatürliche, mittelalterlich
abgelebte Trennung in Aerzte und Chirurgen, die überhandnehmende Concurrenz, welche zu Mitteln führt, die nothwendig
die Achtung vor dem Stande untergraben müssen, wenn sie
auch immer dem edleren Individuum bleiben wird, — die theilweise hieraus resultirende Uncollegialität, die mit der überwiegenden Technik der Ausübung nicht verringerte Charlatanerie,
das handwerksmässige Praktiziren so vieler Aerzte, die Coquet-
terie mit dem Experiment und der naturwissenschaftlichen Studie,
andererseits die Popularisirung der Heilwissenschaft, den Skepticismus und Nihilismus in der Praxis, welcher sich nicht scheut, sich
offen das Augurenlächeln der Volksbetrügerei auf die Physiognomie zu schreiben, — ziehen wir dies Alles in aufmerksame
Erwägung, so könnte in der That ein tiefer Schatten die Lichtseiten der Gegenwart abschwächen und den freudigen Enthusiasmus herabstimmen. Hier aber tritt die Geschichte vermittelnd
ein. Sie hält uns ein Spiegelbild der Vergangenheit vor und lässt
uns in dieser den Stolz für die Gegenwart und den Muth für die
Zukunft gewinnen. Aus der Vergangenheit und Gegenwart zusammen construiren wir die Zukunft der Medicin. Keineswegs blind
gegen die Gefahren, welche die Subjektivität, gegen die Grenzen
des Wissens, welche die menschliche Natur und die Schwierigkeit
des objektiven Durchdringens der Wahrheit bietet, hoffen wir, es
werde eine Zeit kommen, in welcher eine Versöhnung des uralten
Zwiespalts zwischen Dogmatismus und Empirie Statt finden, das
Ineinanderaufgehn des Idealismus und Realismus, die Identität der
Materie und Kraft in objektiver Gewissheit vorhanden sein und
wirklich dargelegt werden kann; es werde eine Zeit kommen, in
welcher die noch heute bestehende grosse und unheimliche Kluft

zwischen Pathologie und Therapie, zwischen Theorie und Praxis
durch vernunftgeläuterte Erfahrungen, rationell-empirisch, ausgefüllt
sein wird. Der Zukunft bleibt es vorbehalten solchergestalt; Kunst
und Wissenschaft innig zu verschmelzen und die sämmtlichen
Zweige und Disciplinen der Heilkunde zu einem nicht blos systematisch geordneten, sondern innerlich organisch-verknüpften Ganzen,
in welchem die Integrität des Einzellebens unversehrt bleibt, allen
Stürmen zum Trotz zu festen und durch den Geist des physiologischen Lebens zu beseelen. Ob jemals das grosse Räthsel über
den Grund und das Wesen des Lebens gelöst werden wird? Wir
wissen es nicht. Das aber hoffen wir und damit trösten wir uns,
dass die Erkenntniss der Gesetzmässigkeit des Lebens als Ganzes
und in seinen einzelnen Theilen, in sich und in seinen Wechselbeziehungen zur Aussenwelt, einer besseren Zukunft entgegenreift;
dass das Verhältniss der Mischung zur Form, Beider zum Leben
und umgekehrt, auf dem jetzt betretenen Erfahrungswege vermittelt, die näheren Gründe und die Art des Zusammenwirkens aller
Ingredienzien des Lebens klarer erforscht, nicht blos die Eigenschaften oder die Wirkungen, Erscheinungen, Tendenzen der Funktionen, sondern die innere Ursächlichkeit dieser selbst dem Verständnisse näher gerückt werden wird. Ein Band soll künftig die
Lehre von der Gesundheit und Krankheit umschlingen und die
harmonische Gesetzmässigkeit des Lebens soll in der Mischung
Form und Kraftäusserung, in festen und flüssigen Theilen, in Ursachen und Wirkungen, in der Entstehung, dem Verlaufe und den
Ausgängen als Einheit der Lebensphänomene wahrhaft erscheinen.
Die Zukunft gebe uns weiteren Aufschluss über die Bedingungen
und Gesetze des Erkrankens, über den Sitz und das Wesen der
Krankheiten, über die inneren Bestimmungen ihres Verlaufes, über
das Verhältniss der materiellen zu den vitalen Aeusserungen, über
das wahre innere Wesen des Dynamischen und Vitalen, über die
Ausbreitung und Mittheilung, über die Gesetze der Epidemieen.
Die Zukunft hat noch immer ein reiches Feld der Thätigkeit
vor sich in der Schärfung der Diagnostik, in dem Darlegen innerer Unterschiede und Verwandtschaften der Krankheiten, in der
physiologischen Ermittelung und Erklärung der Symptome und
ihrer Bedeutung, und ein noch weniger bebautes in der Darlegung der Gesetze des Heilens, welche als identisch mit denen
des Lebens erscheinen müssen und durch die Ermittelung der organisch-vitalen Einwirkungen der Arzneien und ihres nächsten
Grundes nur bestätigt werden können. Die Zukunft ist die grosse

Richterin, welche dem aufgehäuften Material der Thatsachen das Urtheil spricht über Leben und Tod, über die Aufnahme in das grosse Buch oder die Verwerfung aus dem Verbande des Wissens. Ihr stellen wir vertrauensvoll das Schicksal einer Wissenschaft anheim, welche die Menschheit mehr berührt, als jede andere. Die Vergangenheit hat sie durch Klippen und Brandungen mancherlei Art glücklich hindurchgeführt auf die hohe See der Gegenwart. Ob sie nun ihrem grossen Ziele ruhig entgegensteuern wird? Wir bezweifeln es und wünschen es nicht. Wo die Fahrt des schwellenden Segels des Geistes bedarf, da mögen immerhin Stürme walten, — das Schiff eilt dennoch vorwärts zum Hafen. Mitten aber in den Schwankungen des Fahrzeugs ruht sicher und unverwandt der leitende Compass, die Geschichte. Mit den Blicken nach dem Aufgang des Lichtes, wie die Magnetnadel nach Norden, giebt sie die Richtung, lehrt sie Wetter und Wind eintheilen und regiert so das Steuerruder in ruhiger und unerschütterter Weisheit. Ihren Lehren, die sie in jetziger Zeit klarer und lebendiger als je und in vielfachen Gestalten und Auffassungen, literarisch und praktisch für Jeden, der Sinn für dieselben hat, ausschüttet, ihren Lehren müssen wir folgen, wollen wir die Entwickelung der Medicin begreifen und verstehen lernen. Folgendes aber sind die wichtigsten Sätze, die sie zum Verständniss dieser gesetzmässigen Entwickelung bietet :

Schlussfolgerungen für die Entwickelung der Heilkunde.

Die Selbstständigkeit der Medicin erfordert die gänzliche Trennung des Wissens von dem Glauben. —

Sie fordert eine Beschränkung des Einflusses der Philosophie auf die formelle Beihülfe, auf Abstraktion, Induction und Kritik der Erfahrungen und weist jeden Versuch der Philosophenschulen, sich über sie zu erheben oder sich mit der Medicin zu verschmelzen, als entbehrlich, überflüssig und schädlich von sich.

Die Richtung der Zeit, überhaupt der Gang der Weltgeschichte, die Culturzustände u. s. w. bleiben nicht ohne Einfluss auf die Medicin, die sich aber dennoch ihrer soviel als möglich zu entschlagen sucht, um einen selbstständigen Gang der Entwickelung zu verfolgen.

Die Verschiedenheit der Nationalitäten ist ein wichtiges Moment zur Erklärung und Ableitung der verschiedenen Richtungen und Anschauungen in der Medicin.

Die staatliche und bürgerliche Stellung der Aerzte ist nicht ohne Einfluss auf die Entwickelung der Heilkunde.

Jede Zeit in der Geschichte der Medicin, daher nicht blos

vorzugsweise die unsere, ist mehr oder weniger eine Zeit der Reformen. Ueberall, selbst im scheinbaren Rückschritt, ist Fortschreiten unverkennbar.

Indem jede Zeit einen Keim für die Zukunft legt, blicken die späteren Perioden in cyklischer Entwickelung auf die früheren Ausgangpunkte zurück. Daher erscheinen die folgenden Zeiten nur als Vervollkommnungen der früheren. In der Wiederholung der früheren Epochen liegt daher stets eine Steigerung derselben.

Jeder Zeitraum hat seine bestimmte Aufgabe. Daher finden wir so oft nach grossen Ereignissen (wie nach Galen und Paracelsus) einen plötzlichen Verfall, der nicht im Hinblick auf die Vergangenheit als Fortsetzung, sondern in Rücksicht auf den Endpunkt der Epoche als Anknüpfungspunkt einer neuen Zeit erscheint.

Die Gegenwart ist meist zu befangen, um über sich selbst ein genügendes Urtheil abzugeben. Da sie sich erst durch die Zukunft ergänzt, kann, was jetzt als überflüssig erscheint, künftig von grösster Nothwendigkeit, — was jetzt geringfügig, von höchster Bedeutung sein.

Der Autoritätenglaube ist stets schädlich gewesen. Das historische Recht ist nur ein bedingtes, indem jede Zeit daran ändert und sich ihre Autoritäten und ihr Recht selbst bildet.

Die conservative Richtung ist in der Medicin bei dem grossen und steten Umschwung der Dinge ebenso wichtig als die progressive. Die letztere ist entweder negativ, d. i. kritisch zerstörend und beschränkend, oder positiv bauend und fördernd.

Die einzelnen Disciplinen entwickeln sich nur durch Selbstständigkeit. Je höher sie sich aber entwickeln, desto mehr wächst der innere, organische Zusammenhang derselben untereinander.

Die Bemühungen um ein System der Medicin im Sinne der Philosophen sind durch den Zwang, den sie dem Faktischen und Erfahrungsmässigen angelegt haben, meist nachtheilig geworden. Ein System der Medicin ist überhaupt nicht nöthig und, da die Natur alle Systematik scheut, wohl auch unausführbar. Das beste System ist das Band, welches die Theorie und Praxis verbindet.

Alle Construction a priori ist so lange ungültig, als sie nicht a posteriori bestätigt wird. Jede Erfahrung aber hat Werth, auch wenn ihre Ursache, Beziehung, Bedeutung und ihr Zusammenhang mit andern noch nicht erkannt worden wäre.

Theorieen lassen sich durch Erfahrungen, diese nicht durch jene widerlegen. Selbst Erfahrungen gegen Erfahrungen heben sich

nicht immer auf, weil oft noch ein drittes Ausgleichendes aufgefunden wird.

Die einzelnen Theoriecn und praktischen Lehren erscheinen
nicht selten in Einseitigkeiten. Diese führen entweder zu verdienter
Geringschätzung, oder rufen beschränkende, oft nicht minder einseitige Gegensätze hervor, durch welche das polar Extreme indifferenzirt wird und der wahre Lichtfunken der Zukunft zur weiteren Anfachung überlassen bleibt.

Die Theoriecn und praktischen Regeln stehen nicht selten
im Zusammenhang mit dem Charakter der obwaltenden Krankheiten. Es liesse sich in gewisser Hinsicht daher auch eine Geschichte der Medicin aus der Geschichte der Krankheiten construiren.

Die Geschichte zeigt durch das immer Wiederkehren der
Richtungen des Organicismus oder Vitalismus, des Materialismus
oder Dynamismus, der Humoral- oder Solidarpathologie die Nothwendigkeit eines Neben- und Incinanderbestehens beider. Jeder
Versuch, das eine oder das andere einseitig zu erheben, hat seine
geschichtliche Berechtigung nur insoweit, als durch diese Einseitigkeit die Erkenntniss des Einzelnen innerhalb dieser Richtung
gefördert wird.

Die Medizin gewinnt formell und materiell durch die Naturwissenschaften und erlangt ihren Höhepunkt nur dadurch, dass sie
selbst naturwissenschaftlich verfährt. Je nothwendiger die Objektivität ihrer Beobachtungen und Erfahrungen, desto gefährlicher die
Subjektivität der Beobachtenden und Experimentirenden.

Die Entwickelung der Medicin giebt sich in ihren einzelnen
Stufen stets als immer concretere Detaillirung eines gegebenen
Concreten kund. Nur auf diese Weise schreiten wir in der
Erkenntniss vor.

Den Ausspruch Haller's: „in's Innere der Natur dringt kein
erschaffner Geist" beschränkt die Geschichte, je mehr sie den Begriff des Innern durch fortschreitende Erkenntniss reducirt und
modificirt. Sie ruft dem Zögernden ein: *Audaces fortuna juvat!*
zu, aber nöthigt dem Strebenden nicht minder häufig das demü-
thige Bekenntniss ab: *nihil humani a me alienum puto.*

Namenregister.

A.

C.

40 *

41*

Marshall 543. 573.
— A. 497.
Marschall-Hall 432. 472. 473. 485 497.
500. 553.
Marsigli di Santa Sofia 158.
Marsilius Ficinus 164.
Marteau 305. 308.
Martialis 77. 112.
Martiano 249.
Martigny, de 555
Martin 304. 539. 553. 565. 507. 582.
— A. 583.
— R. 313.
— S. 311.
Martine 204.
Martineau 554. 557.
Martinet 497. 499. 558.
Martini 472.
Martius 533.
Marzani 329.
Masawaih Ilen Hamech siehe Mesue d. j.
Muscagni 283. 286. 288.
Masekka 579.
Maschke 469.
Maserjawaih, Jochanan 119.
Masius 578.
Mason Good 384. 497.
Maspero 500.
Massa 170. 178. 181. 183.
Massania 183.
Massard 232
Massaria 181. 190.
Massart 557.
Massini 329.
Masson 478.
Mathey, de 384.
Mathysen 550.
Mattei 552.
Matteucci 464. 465. 470.
Matthaei 335.
Matthaeus Sylvaticus 144.
Matthai, C. Christ. 522.
Matthey 574.
Matthieu 557.
Mattioli 169. 176.
Mauchart 287. 313.
Manduit 204.

Maunsell 501.
Mauquest de la Motte 245.
Maurice 330.
Mauriceau 245.
Mauro 361.
Maurocordato 195. 238. 458.
Maury 576.
Mauthner 428. 503. 537. 540. 571. 572.
Maxwell 224.
May 335. 569.
Mayer 472. 544. 551. 557. 558. 568.
570.
— A. 556.
— C. 459. 478.
— E. 491.
Mayo 472. 550. 560. 574.
Mayon 233. 239.
Mayor 509. 567.
Mayr 336.
Mayrhofer 558.
Mazeas 519.
Mazet 522.
Mazini 264.
Mazon 461. 492
Mead 236. 263. 264. 299. 300. 308.
Mease 293.
Meckel 472 483. 486. 509. 516. 568.
— A. 578.
— II. 485.
— J. F. 283. 286. 287. 317. 458.
459. 460. 461. 484.
— Ph. F. 286. 287 289. 458.
Medici 472.
Medicus 263. 278. 297.
Meckeren, v. 244.
Meges v. Sidon 91.
Megtenberger 149.
Mehliss 514.
Meike 485.
Mein 536.
Meinel 578.
Meissner 499.
— G. 465.
Melampus 29.
Melanchthon 164. 165.
Melani 205.
Meletius 116.

43 *

44

Druckfehler.

Durch die Entfernung des Druckorts haben sich mehrfache Druckfehler eingeschlichen. Ausser den leicht durch den Zusammenhang und sonst sich ergebenden, bittet man als entstellende folgende zu verbessern:

Seite 31 Zeile 12 von oben lese *αλεξιναος* statt *αλεξιαος*.

„ — „ 22 „ „ „ *δαιτειρα* statt *δατεια*.

„ 61 „ 13 „ „ ist das Komma vor: der körperlichen Natur zu streichen.

„ 130 „ 10 „ „ l. auch für st. um für.

„ 134 „ 12 „ unten fehlen nach den Worten: fremder Elemente wiederum die Worte: die Zeit.

„ 135 „ 16 u. 17 von oben sind die Worte Krankenanstalten und Krankheiten gerade umzukehren, das eine hinauf, das andere herunter.

„ 139 „ 9 von unten l. Champeaux st. Chambeaux.

„ 146 „ 19 „ oben ist nach Jacob Despars † 1465 einzuschalten: Peter v. Tussignana.

„ 168 „ 21 „ „ l. Villanueva st. Villanneva.

„ 175 „ 19 „ „ l. Zirbeldrüse st. Zirkeldrüse.

„ „ „ 22 „ „ l. Brücke st. Brüche.

„ 186 „ 17 „ „ l. Rauchin st. Bauhin.

„ 189 „ 17 „ „ l. Gnidi st. Guido.

„ 190 „ 20 „ „ ist das Komma zwischen Thriverius und Brachelius zu streichen.

„ „ „ 6 „ unten ist zwischen Bonaventura und Granger ein Komma einzuschalten.

„ 192 „ 16 „ oben l. den dieser in (angeblich 6400 Exemplaren verbreiteten) populären u. s. w. st. in angeblichen 6400 Exemplaren) in verbreiteten, populären.

„ „ „ 21 „ „ l. künftig st. häufig.

„ 193 „ 24 „ „ l. auszuschliessen st. anzuschliessen.

„ 201 „ 9 „ „ fehlt vor kritisches Bestreben das Zeichen (der Parenthese.

„ 285 „ 6 „ unten l. Parsous st. Parsora.

„ 292 „ 4 „ unten l. Borsieri st. Bonsieri.

„ 299 „ 1 „ oben l. widersinnigen st. widerspenstigen.

„ 307 „ 9 „ unten l. Clivolo st. Clivol.

„ 352 „ 5 „ „ ist nach Fernelius einzuschalten: Basilius Valentinus.

„ 365 „ 11 „ oben l. Gaspary st. Caspary.

„ 366 „ 27 „ „ l. Grauvogl st. Grauvogel.

„ 399 „ 15 „ „ l. Rücksicht st. Umsicht.

„ 405 „ 8 „ unten fehlt nach Blutkörperchen ein Komma.

Medicinischer Verlag

von

WILHELM BRAUMÜLLER

k. k. Hofbuchhändler in Wien.

Arneth, Dr. F. H., chem. Assistent der k. k. Gebärklinik zu Wien. **Die geburtshülfliche Praxis**, erläutert durch Ergebnisse der II. Gebärklinik zu Wien, und deren stete Vergleichung mit den statistischen Ausweisen der Anstalten zu Paris, Dublin u. s. w. gr. 8. 1851. 1 fl. 50 kr. — 1 Thlr.

Der Eifer, mit dem seit längerer Zeit die Resultate der Beobachtung in den verschiedenen Entbindungsanstalten der Oeffentlichkeit übergeben werden, bestimmte den Verfasser, die aufgespeicherten Ergebnisse bei 6600 Geburtsfällen im Wiener Gebärhause zur weitern Kenntniss zu bringen und dieselben mit den statistischen Ausweisen anderer Gebärhäuser: Paris, Dublin, Göttingen, Würzburg, zu vergleichen.

Die Grossartigkeit der wissenschaftlichen Anstalten Wiens für den Unterricht in der Medicin ist bekannt; obenan stehen die geburtshülflichen Kliniken, welche durch den Reichthum der Ausstattung, wie durch die Zahl der dort vorkommenden Fälle die grössten in Europa sind. Es muss deshalb jede Mittheilung erwünscht sein, die aus jenem reichen Gebiete kommt, und doppelt erfreulich wird die Gabe, wenn sie, wie im vorliegenden Falle, mit so viel verständiger, sachkundiger Kritik geboten wird. Die bedeutende Zahl von Beobachtungen sind mit naturgetreuer Darstellung geschildert, über praktische geburtshülfliche Fragen sind eine grosse Zahl schätzenswerther Anhaltspunkte gegeben, und dies Alles in bündiger und prunkloser Sprache. Competente öffentliche Stimmen haben es ausgesprochen, dass die durchaus praktischen Bemerkungen des Verfassers sehr geeignet sind, die dunkeln Pfade der geburtshülflichen Praxis zu erleuchten. (S. Zeitschr. f. Wundärzte IV., und Zeitschr. der Gesellsch. d. W. Aerzte, II. VIII. 1851.)

— —, **Ueber Geburtshilfe und Gynaekologie in Frankreich, Grossbritannien und Irland, grösstentheils nach Reisergebnissen.** gr. 8. 1853.
3 fl. — 2 Thlr.

Der Verfasser, dem durch seine frühere Stelle als Assistent an der II. geburtshülflichen Klinik und als Primarius am k. k. Gebärhause reichliche Gelegenheit zu Beobachtungen im geburtshülflichen und gynaekologischen Felde wurde, bat eine achtmonatliche Reise durch Frankreich, Grossbritannien und Irland, sowie durch Belgien und Deutschland unternommen, um durch eigene Anschauung sich über die Entwicklung der genannten ärztlichen Doctrinen in jenen Ländern zu unterrichten. Das vorliegende Werk enthält die Resultate dieser Wanderung und eine sorgfältige Nebeneinanderstellung der Literatur von Frankreich, Grossbritannien und Irland, wovon Bruchstücke in Versammlungen der k. k. Gesellschaft der Aerzte und des Doctoren-Collegiums der medicinischen Facultät mit Beifall aufgenommen wurden.

Der Verfasser verbreitet sich übrigens nicht allein über die Gebärhäuser, die Geburtshelfer und die ihnen eigenthümlichen Handlungsweisen, sondern auch über das Studienwesen, die Verhältnisse des ärztlichen Standes etc. Besonderes Interesse dürfte dem Buche die stets beigefügte Vergleichung der fremden Anstalten und Verhältnisse mit den österreichischen, so wie des Standes der Geburtshilfe in Deutschland und in den genannten Ländern gewähren, die sowohl vom theoretischen als praktischen Standpunkte aus mit ebenso grosser Unpartei-

1 *

lichkeit als Genauigkeit durchgeführt wurde und so oft als möglich auf vertrauenswürdige, statistische Angaben sich stützt.

Die Kritik hat nachdrücklich auf diese Schilderung der französischen und englischen Gebärhülfe aufmerksam gemacht. Die Lehrmethoden, Gebäranstalten, ja selbst die Lehrer der vom Herrn Verf. auf seinen Reisen besuchten Anstalten von Frankreich und England sind überall ausführlich geschildert. Die eingeschalteten Vergleiche mit vaterländischer Kunst und Wissenschaft bieten dem Interessanten und Lehrreichen in Fülle dar und die an verschiedenen Stellen mitgetheilten statistischen Notizen bilden eine besondere Zierde des Buches. (Siehe Jahresber. der Medicin 1852. IV.)

Bamberger, Dr. H., Professor der medic. Klinik, der speciellen Pathologie und Therapie an der königl. Universität und Oberarzt des Juliusspitales in Würzburg. **Lehrbuch der Krankheiten des Herzens.** gr. 8. 1857.   4 fl. — 2 Thlr. 20 Ngr.

Die Krankheiten des Herzens, weil zahlreicher und bedeutungsvoller als man bis heute, wo sie genauer erkannt werden, geglaubt hatte, haben eben in neuester Zeit mehrfache ausgezeichnete Bearbeiter gefunden. Wir es in der Natur der Entwickelung eines neuen Zweiges der Wissenschaft liegt, sind diese neuen Bearbeitungen mehr oder minder einseitig ausgefallen und tragen daher den Charakter des persönlichen Vertreters einer Richtung mehr oder minder an sich. Für den angehenden sowie für den praktischen Arzt ist es aber von der höchsten Wichtigkeit, die Erwerbung seiner Wissenschaft aus allen Richtungen in dem täglichen Berufe verwerthen zu können. Was wir heute von den Krankheiten des Herzens thatsächlich wissen und was darin für den Kranken geleistet zu werden vermag, das hat der hochgeschätzte klinische Lehrer in diesem Lehrbuche auf eine Weise dargestellt, von welcher eine Kritik in dem ärztlichen Intelligenzblatt von Bayern (26. Juni 1858) sagt: "Die Anordnung und schlichte Behandlung des Materiales, insbesondere die einfache, kurze, klare Beschreibung der zumal für Anfänger schwierigen Punkte sind ein Muster, wie man für Studirende und praktische Aerzte schreiben soll. Nicht bloss der Student, welcher das erste Semester der Klinik besucht, wird Bamberger's Buch mit Nutzen studiren, sondern auch der ergraute Praktiker darf sich nicht schämen, darin zu blättern. Sicherlich wird vorliegendes Werk von vielen Kritikern einem Vergleiche mit den bisherigen Monographien, insbesondere mit den Arbeiten von Stockes, Skoda und Zehetmayer unterzogen werden. Ohne Indess die Verdienste der berühmten Irländischen Aerzte und Lehrers auch nur im Entferntesten anzutasten, kann man doch sagen, dass Bamberger's Werk sich vor dem englischen Buche durch die den neuesten physikalischen Untersuchungen entsprechenden Anschauungen auszeichnet. — Skoda und Zehetmayer stehen mehr auf theoretischem Felde und passen deshalb nicht recht zu einem Vergleiche mit Bamberger's vorzugsweise für Praktiker berechneter Arbeit." . . . Nach einer gedrängten Darstellung des Inhaltes sagt derselbe Herr Recensent: "Sollte es mir gelungen sein, den Lesern ein Bild dieses Buches gegeben und hierdurch zur Verbreitung desselben unter Studirenden und Aerzten auch nur Weniges beigetragen zu haben, so bin ich mit dem Bewusstsein Gutes empfohlen zu haben, zufrieden, denn es wird sich Jeder überzeugen, dass man dieses Buch zu wiederholten Malen lesen kann — und solche Bücher giebt es heut zu Tage wenige!"

Bednař, Dr. Alois, Docent der Kinderkrankheiten an der k. k. Universität, g. pr. Primararzt der k. k. Findelanstalt etc. **Lehrbuch der Kinderkrankheiten.** gr. 8. 1856.   6 fl. — 4 Thlr.

Der in weiten Kreisen der wissenschaftlichen und ärztlichen Welt durch seine ausgezeichneten Leistungen bekannte Herr Verfasser hat in diesem seinem neuesten Werke über die Erkenntniss und Behandlung der gesammmten Kinderkrankheiten seine überaus reichen Erfahrungen als Primararzt der k. k. Findelanstalt niedergelegt. Haben die früheren Arbeiten des Herrn Verf. durch ihre Wahrheit und Genauigkeit, durch ihre Originalität und Gründlichkeit bei den speciellen Fachmännern Anerkennung gefunden, so ist das vorliegende Werk eines gleichen Erfolges bei allen, zumal den praktischen Aerzten, deshalb sicher, weil es die willkommenen Erwerbungen der Wissenschaft und der so reichhaltigen, vielseitigen Beobachtungen und Erfahrungen eines der gesuchtesten Kinderärzte Wiens für die tägliche, thatsächliche Anwendung und Ausübung verwerthet.

Die Verlagshandlung ist gewiss, mit dem "Lehrbuch der Kinderkrankheiten" jedem praktischen Arzte und jedem Studirenden eine willkommene Gabe zu bieten.

— —, Kinder-Diätetik oder naturgemässe Pflege des Kindes in den ersten Lebensjahren, mit besonderer Berücksichtigung der noch dabei herrschenden Irrthümer und Vorurtheile. 8. 1857.   1 fl. 50 kr. — 1 Thlr.

Die grössten Aerzte aller Zeiten haben anerkannt, dass nichts schwieriger aber auch nichts verdienstlicher sei, als die Abfassung guter ärztlicher Volksbücher, und wenn für irgend einen Zweig menschlichen Wissens ein gemeinfassliches Volksbuch nothbut, so ist es jener der Kinder-Diätetik.

Man kann hierüber nicht genug Belehrung und Aufklärung verbreiten, denn es gibt der Vorurtheile und Missbräuche Tausende zu tilgen und die Summe mannigfacher neuer Kenntnisse und altbewährter Erfahrungen in Bezug auf den werdenden Menschen wahr und entschieden zur Geltung zu bringen, — das so vielen Siechthümern verfallende Menschengeschlecht zu warnen und zu wahren.

Diese edelste aller Aufgaben eines Arztes hat sich der gelehrte und als praktischer Kinderarzt vielfach ausgezeichnete Verfasser gestellt und mit wahrer Meisterschaft durchgeführt. In gemeinfasslicher Sprache, mit Vermeidung aller Weitläufigkeit, ist, wie schon der Inhalt zeigt, Alles berücksichtigt, und mit wirklich überzeugender Klarheit dargestellt.

Viele hunderte, — ja tausende Menschenleben verfallen alljährlich in den ersten Lebens-perioden dem Tode, als Opfer einer gewöhnlich aus Unkenntniss oder Irrthum angewandten natur-widrigen Pflege und Nahrung; darum hält es auch der Verleger für seine Pflicht, dies wahrhaft gute Buch, welches bei grösserer Verbreitung seinem edlen Zweck, dies zu verbindern, gewiss entsprechen wird, Allen aufs Wärmste zu empfehlen, namentlich aber und vorzugsweise allen gebildeten Müttern, denen das leibliche Wohl ihrer Kleinen am Herzen liegt.

Bernatzik, Dr. Wenzel, Professor der k. k. med. chir. Josefs-Akademie, Inspector der k. k. Militär-Medicamenten-Regie, Mitglied der medicin. Facultät und der k. k. Gesellschaft der Aerzte in Wien. **Die öster-reichische Militär-Pharmakopöe.** Vierte Ausgabe, mit allen seit ihrem Erscheinen vom k. k. Kriegsministerium getroffenen Aenderungen. Erläutert mit steter Hinweisung auf die Landes-Pharmakopöe und auf die bisher giltigen Vorschriften der Militär-Pharmakopöe vom Jahre 1841. Zwei Bände. Mit 90 in den Text eingedruckten Holzschnitten. gr. 8. 1860—1861. 10 fl. — 6 Thlr. 20 Ngr.

Im vorliegenden Commentar entwickelt der Verfasser vom praktischen Standpunkte und gestützt auf eine vieljährige Erfahrung im Militär-Sanitätsdienste, die er sich sowohl unter Friedens- als Kriegsverhältnissen hatte, zunächst die bei der Bearbeitung einer Mi-litär-Pharmakopöe zu beachtenden Grundsätze, welche bei der gänzlichen Umgestaltung der neuen Kriegführung im Gegensatze zu den früheren und noch jetzt herrschenden Ansichten sehr we-sentliche Modificationen erfahren haben. Diese Beurtheilung erstreckt sich weiterhin bei der Abhandlung der einzelnen Arznei-Artikel auch auf die specielle Erörterung, in welcher Form und Weise ihre Führung für die Militär-Verhältnisse am zweckentsprechendsten sei, wobei auch die Eigenthümlichkeiten der neuen Pharmakopöe ihre Begründung finden.

Dieses Werk dürfte mithin nicht allein ein willkommenes Handbuch für die österreichischen Feldärzte, sondern auch geeignet sein, das In-teresse eines jeden Militärarztes, auf dessen Standpunkt sich der Verfasser dieses Commentars gestellt hatte, in hohem Grade befriedigen.

Die Bearbeitung desselben ist eine streng wissenschaftliche und grossentheils auf eigene Erfahrungen und Untersuchungen gestützt. Eine besondere Rücksicht ist der Prüfungsweise der Arzneimittel auf ihre Güte und Reinheit gewidmet, und die hierauf bezüglichen Angaben ent-halten nicht allein Neues, sondern auch das bereits Bekannte in möglichst fasslicher Weise und den gegenwärtigen Zeitverhältnissen angemessen, zusammengestellt.

Im zweiten Bande ist die Präparationsweise der von der Pharmakopöe vorgeschriebenen Arzneikörper mittelst der in der k. k. Militär-Medicamenten-Regie aufgestellten und durch Dampf betriebenen Apparate und Maschinen, so weit dies nicht schon im ersten Bande geschieben ist, unter Beigabe sehr genauer xylographischer Illustrationen auseinandergesetzt, und die sich daran knüpfenden, seit ihrer Einführung gesammelten Erfahrungen, so wie die daraus resul-tirenden Cautelen und Vortheile bemerkt.

Auch sind alle zum Theile sehr wesentlichen Aenderungen der Phar-makopöe, welche zu Anfang des Jahres 1861 im Anfange des k. k. Kriegs-ministeriums getroffen worden, in diesem Bande enthalten, die neu aufge-nommenen Arzneistoffe gründlich commentirt und das Verzeichniss der abzufassenden Arzneiartikel richtig gestellt, weshalb nur in dem vorlie-genden Werke, nicht aber in der Original-Pharmakopöe der richtige Text zu ersehen ist.

Die Holzschnitte sind sehr zahlreich, und die typographische Ausstattung eine ganz vor-zügliche, des Commentars würdige.

— —, die österreichische Militär-Pharmakopöe im Auszuge. 12. 1859. In Leinwand cart. 1 fl. — 20 Ngr.

Braun, Dr. Carl R., o. ö. Professor d. Geburtshülfe an der k. k. Uni-versität in Wien etc., **Lehrbuch der Geburtshülfe** mit Einschluss der operativen Therapeutik, der übrigen Fortpflanzungs-Functionen der Frauen und der Puerperalprocesse. Mit 150 Holzschnitten. gr. 8. 1857. 8 fl. — 5 Thlr. 10 Ngr.

In dem vorliegenden Werke hat der Herr Verfasser die Grundzüge der theoretischen und praktischen Geburtshülfe bündig und vollständig niedergelegt. Er hat dabei das Gebiet der Ge-burtskunde im weitern Sinne des Wortes in den Kreis seiner Erörterungen gezogen, so dass dem Leser auch Gynäkologisches geboten wird.

Die Kritik hat sich mit seltener Einstimmigkeit dahin ausgesprochen, dass das vorliegende Lehrbuch ein in jeder Beziehung vollkommen gelungenes Werk sei. „In den schwierigsten Capitein, heisst es in einer Kritik in Zerncke's Centralblatt vom 9. Mai 1857, wie die Lehre vom Versehen, von der Ueberfruchtung, den Ursachen der Lage des Föus etc. erweise sich der theoretisch wie prak-tisch durchgebildete Herr Verf. als vorurtheilsfrei und scharfsinnig.“ Die Allg. Wiener medic.

Ztg. (v. 30. Juni 1857) sagt u. A.: „Nach dem, was wir in Bezug auf den Inhalt aus dem Werke mittheilten, ist leicht ersichtlich, dass dasselbe als Lehrbuch sich einer Vollständigkeit erfreut, die nichts zu wünschen übrig lässt und dass es sich noch ausserdem vortheilhaft dadurch auszeichnet, dass das wichtigste Nubstrat, die Anatomie, niemals ausser Acht gelassen wurde. Strenge Umgränzung des Themas ist nicht minder ein wesentlicher Vorzug des Buches und unterscheidet es von anderen Lehrbüchern der Geburtshilfe, die oft zu wenig oder zu viel bieten . . . . Form und Ausführung lassen den gewiegten Lehrer nicht verkennen. Die Sprache ist einfach, klar, concis: überall ist auf leichtes Verständnis Rücksicht genommen . . . Die Zeichnungen der, zahlreichen, theils nach Originalien, theils nach Copien angefertigten Holzschnitte naturgetreu der Schnitt treu ausgeführt. Bei den innern und äussern Vorzügen ist auch der Preis des über 1000 Seiten starken Buches ein billiger.‟

Braun, Dr. Gustav, Docent an der k. k. Universität zu Wien, Compendium der operativen Gynaekologie und Geburtshilfe. gr. 8. 1860.

3 fl. — 2 Thlr.

Vorstehendes Compendium der Gynaekologie und Geburtshilfe umfasst das rein Operative dieses Gebietes. Der Verfasser hat sich die Aufgabe gestellt, den Gegenstand in klarer und leichtfasslicher Weise zu behandeln, um sowohl dem Anfänger das Studium zu erleichtern, als auch dem im Fache schon Geübteren Gelegenheit zu geben, die neuen Leistungen kennen zu lernen.

Indem der Verfasser auf eine systematische Eintheilung verzichtete, vermied er glücklich die dadurch bedingte Weitläufigkeit — ein Vorzug, der durch die prägnante Darstellung noch erhöht wird und geeignet ist, das elegant ausgestattete Buch aufs wirksamste zu empfehlen.

Carus, Dr. Carl Gustav, Geh. Medicinal-Rath, Leibarzt Sr. Majestät des Königs von Sachsen etc. Natur und Idee, oder das Werdende und sein Gesetz. Eine philosophische Grundlage für die specielle Naturwissenschaft. Mit einer lithographirten Tafel. gr. 8. 1861. 5 fl. — 3 Thlr.

Der berühmte Veteran einer philosophirenden Naturforschung, welche der seelenlosen Zersplitterung des Materialismus der Gegenwart das einheitliche Band eines im All sinfenweise sich entwickelnden Geistes zu Neue entgegenstellt, hat in obigem Werk, welches mit den Verfassern „Organon der Erkenntnis‟ und „Psyche‟ den Ring seines philosophischen Systemes schliesst, ein idealistisch-spekulatives Seitenstück zu Humboldt's realistisch-empirischen Kosmos zu liefern versucht. Diese Vereinigung gedankenreicher Stofffülle und populär-edler Darstellung, welche, an Carus längst geehrt, dieses durch zwanzigjähriges Studium gereifte Werk dem gebildeten nicht nur, dem gebildeten Publikum überhaupt, wie seine Vorläufer, werth machen wird, überheben die Verlagshandlung, der es hohe Befriedigung gewährt, von dem berühmten Verfasser mit dem Verlag dieses Werkes beehrt worden zu sein, und die dasselbe demgemäss würdig auszustatten bemüht war, jeder weiteren Befürwortung.

Dillnberger, Dr. Emil, Therapeutisches Recept-Taschenbuch für innere Krankheiten nach der Wiener Schule. 2. umgearb. Aufl. 12. 1861.

1 fl. 50 kr. — 1 Thlr.

— —, Therapeutisches Recept-Taschenbuch für äussere Krankheiten mit Einschluss der Augen-, Ohren- und Hautkrankheiten nach der Wiener Schule. 12. 1861.

1 fl. — 20 Ngr.

Diese für praktische Aerzte und Studirende gleich wichtigen Recept-Taschenbücher enthalten die specielle Behandlung innerlicher und äusserlicher Krankheiten in Receptformeln, deren Wirksamkeit von der Wiener Schule und den Herren Primarärzten des k. k. allgemeinen Krankenhauses vielfach erprobt wurde.

Engel, Dr. Josef, Professor der pathologischen und topografischen Anatomie an der k. k. Josefs-Akademie. Das Knochengerüste des menschlichen Antlitzes. Ein physiognomischer Beitrag. Mit 2 lith. Tafeln. gr. 8. 1850.

1 fl. 40 kr. — 28 Ngr.

— —, Darstellung der Leichenerscheinungen und deren Bedeutung. Unter steter Berücksichtigung der häufigsten Fehlerquellen bei Leichenuntersuchungen, vorzugsweise für Anatomen, Amts- und Gerichtsärzte. gr. 8. 1854.

3 fl. — 2 Thlr.

Die Absicht des Herrn Verf. ging dahin, sämmtlichen Aerzten, insbesondere aber den Pathologen, den Polizei-Gerichtsärzten jene Erscheinungen an der Leiche zur

Anschauung zu bringen, welche nur dem, viele Jahre lang mit der pathologischen Anatomie an den grössten Leichensälen — Wien und Prag — praktisch beschäftigten Arzte als w i r k l i c h e s i c h e r e, d e u t u n g s f ä h i g e M e r k m a l e vorkommen. Wie diese Absicht des Herrn Verf. gelungen, darüber sind zahlreiche anerkennende Stimmen laut geworden. Wir begnügen uns mit nachstehenden Worten aus einer Beurtheilung in Oerndorf's Report. Es heisst daselbst: „Es ist schwer zu bestimmen, was bei diesem Werke höher anzuschlagen sei: der absolute Werth oder die Verdienstlichkeit. Der erste ist begründet in der immensen Menge genauer und scharfsinnig gedachter Beobachtungen, zu deren Feststellung nächst besonderer Befähigung Seitens des Untersuchenden auch die seltene Gelegenheit gehört, 70.000 Sectionen benützen zu können; die zweite erscheint bedingt durch das ä c h t w i s s e n s c h a f t l i c h e B e s t r e b e n, die Wahrheit in jeder Beziehung zu fördern und vorgefassten Meinungen, wie absichtlichen oder Selbst-Täuschungen mit Festigkeit und Entschiedenheit entgegenzutreten." Es ist gewiss, dass die Literatur noch kein einziges, aus so reicher eigener Erfahrung hervorgegangenes Werk dieser Art besitzt

Engel, Dr. Josef, Professor der pathologischen und topografischen Anatomie an der k. k. Josefs-Akademie. Specielle pathologische Anatomie, mit vorzüglicher Berücksichtigung der Bedürfnisse des Arztes und Gerichts-Anatomen. 2 Abtheilungen. gr. 8. 1856. 7 fl. 50 kr. — 5 Thlr.

Den in der ganzen medicinischen Welt rühmlichst bekannten Herrn Verf. leitete bei Veröffentlichung dieser Arbeit das Streben, dem praktischen Arzte die Möglichkeit zu bieten, sich bei vorkommenden Sectionen in den ihn besonders interessirenden Fragen zu orientiren. Zur Bequemlichkeit des Lesers wurde von einer strengen Systematik Umgang genommen und die so reichen eigenen Erfahrungen und Urtheile des Herrn Verf. so hingestellt, wie sie nach seiner Meinung dem p r a k t i s c h e n Bedürfnisse entsprechen.

Eine vollkommene Beherrschung des Stoffes, eine gewählte und doch natürliche Sprache, Klarheit der Darstellung und eine Eleganz der Wendungen sind Vorzüge, welche das neueste Werk des Verf. aufs Eindringlichste empfehlen. „Indem der Verf. mit dem praktischen und Gerichtsarzte das vorliegende Object gleichsam selbst untersucht und nicht blos das Positive lehrt, sondern auch auf die Unvollkommenheiten der Untersuchungsmethoden aufmerksam macht und die irrigen Deutungen bezeichnet, zu denen das Gefundene möglicherweise missbraucht werden könnte, wird er ein sicherer Führer, dessen Leitung der Anfänger kaum entbehren kann, dem aber auch der Erfahrenere folgenreiche Winke zu danken haben wird . . . . Das vorliegende Werk lässt sich daher durch keine der vorhandenen pathologischen Anatomien ersetzen, die vermöge ihrer analytisch-dogmatischen Form zunächst nur das wissenschaftliche Interesse vor Augen haben, während das praktische Bedürfniss erst mühsam die Nutzanwendung herauszuchen muss . . . ." (Oesterr. Zeitschr. f. prakt. Heilkunde 1857, Nr. 5.)

— —, **Compendium der topografischen Anatomie.** Zum Gebrauche bei seinen Vorlesungen. gr. 8. 1860. 7 fl. 50 kr. — 5 Thlr.

Dieses Werk ist zunächst bestimmt, als Grundlage bei den Vorlesungen über topographische Anatomie für die Zöglinge der med. chirurg. Josefs-Akademie zu dienen, dürfte aber auch in weitern Kreisen seine Brauchbarkeit bewähren. Es giebt nicht nur eine genaue Beschreibung der Lagenverhältnisse aller wichtigen Theile des menschlichen Körpers, sondern behandelt auch die Aufeinanderfolge der Theile an künstlichen Längen- und Querschnitten, wo eine Operation oder solche Darstellung wünschenswerth macht. Eine detaillirte Angabe der Präparationsmethode empfiehlt dieses Buch vorzüglich den Schülern, die sich selbst üben wollen; eine ausführliche Schilderung der Gestaltung der Oberfläche des menschlichen Körpers dürfte selbst dem N i c h t a n a t o m e n willkommen sein.

— —, **Sections - Beschreibungen.** Eine Sammlung von Beispielen für angehende Anatomen und Aerzte. gr. 8. 1861. 1 fl. — 20 Ngr.

Die anerkannte Wichtigkeit pathologisch-anatomischer Untersuchungen, von deren Ergebnissen in gerichtlichen Fällen oft Ehre und Glück lebender Menschen abhängt, fordert zur grössten Genauigkeit und Gewissenhaftigkeit auf. Eine richtige Beschreibung des Beobachteten ist eine unerlässliche Bedingung eines wahren und überzeugenden Gutachtens. Der Verfasser war bemüht, in dieser Sammlung von Beispielen, die gerade wegen ihres häufigen Vorkommens so wichtig sind, die Methode anzugeben, nach der bei Sectionsberichten vorgegangen werden soll und kann. — Vorliegende Arbeit dürfte daher nicht blos Anfängern, sondern auch dem bereits erfahrenen Arzte willkommen sein.

Ettingshausen, Dr. Const. Ritter von, Professor der Naturgeschichte an der k. k. Josefs-Akademie. **Physiographie der Medicinal-Pflanzen,** nebst einem Clavis zur Bestimmung der Pflanzen, mit besonderer Berücksichtigung der Nervation der Blätter. Mit 294 Abbildungen in Naturselbstdruck. gr. 8. 1862. 6 fl. — 4 Thlr.

Fick, Dr. Adolf, Professor und Prosector in Zürich. **Compendium der Physiologie des Menschen.** Mit zahlreichen Holzschnitten. gr. 8. 1860. 5 fl. — 3 Thlr. 10 Ngr.

Eine sehr fühlbare Lücke in der ärztlichen Literatur bildet das Bedürfniss eines bündig abgefassten Lehrbuches der Physiologie des Menschen, in welchem die heutigen anatomischen Kenntnisse in Verbindung mit den physikalischen genau wiedergegeben sind, während zugleich allen übrigen Forschungen, namentlich auch der Entwickelungsgeschichte gebührende Rechnung getragen wird. Der Verfasser hat in diesem Compendium den eben bezeichneten Zweck unabgesetzt im Auge behalten und auf der einen Seite dem beginnenden Arzte, d. h. dem Schüler, auf der andern Seite dem ausübenden Praktiker einen Leitfaden zu liefern sich bestrebt, in welchem dasjenige, was heute über die Physiologie des Menschen und seine Entwickelungsgeschichte im ärztlichen Berufe zu wissen unumgänglich nothwendig ist, klar, leichtfasslich und bündig dargestellt wird. Gerade für diesen Zweck hat der Verfasser auch nach allen Seiten hin den ältern und neuern Forschungen gleichmässige Berücksichtigung gewidmet, ohne dem strenge objectiven und positiven Standpunkte im Geringsten Eintrag zu thun.

Finger, Dr. Joseph, emer. Assistent der Staatsarzneikunde an der Prager Hochschule. **Die Beurtheilung der Körperverletzungen bei dem öffentlichen und mündlichen Strafverfahren.** Zum Gebrauche für Aerzte und Richter bearbeitet und mit Sections-Protokollen und Gutachten begleitet. gr. 8. 1852.   2 fl. 50 kr. — 1 Thlr. 20 Ngr.

Die Beurtheilung der Körperverletzungen ist der schwierigste, und wegen der Consequenzen, die sich für den Arzt und den Richter sowohl, als für die Parteien hieraus der ärztlichen Gutachten ergeben, zugleich auch der wichtigste Theil des gerichtsärztlichen Wirkens. Da nun durch die Einführung des öffentlichen und mündlichen Verfahrens in den österreichischen Staaten die Wichtigkeit dieses Wirkens noch erhöht, und durch die Strafprocessordnung vom Jahre 1850 eine neue Fragestellung bei Verhandlung solcher Rechtsfälle angeordnet wurde, so dürfte eine Erörterung dieser Fragen sowohl den Gerichtsärzten als Juristen erwünscht erscheinen, und auch die der vorliegenden Schrift beigefügten Muster von Sections-Protokollen und Gutachten dürften namentlich den Aerzten als ein Leitfaden bei dem Vorkommen ähnlicher Fälle sehr willkommen sein.

Gaal, Dr. Gustav von, (Voli-Bey), ehem. Assistent der speciellen Pathologie und Therapie an der k. k. Universität in Wien. **Physikalische Diagnostik** und deren Anwendung in der Medicin, Chirurgie, Oculistik, Otiatrik und Geburtshülfe. Enthaltend: Inspection, Mensuration, Palpation, Percussion und Auscultation, nebst einer kurzen Diagnose der Krankheiten der Athmungs- und Kreislaufsorgane. Anhang: Die **mikroskopisch-chemisch-pathologische Untersuchung** von Dr. Johann Fl. Heller, Vorstand des pathologisch-chemischen Museums, 2. Auflage. Mit 2 lith. Tafeln. gr. 8. 1849.   ·   3 fl. — 2 Thlr.

Obiges, 41 Druckbogen in sich fassende Werk enthält nicht allein eine ausführliche Beschreibung der physikalischen Untersuchungsmethoden, sondern stellt auch eine möglichst vollständige Diagnostik aller Zweige der Heilkunde und der wichtigsten Krankheiten dar. Der Arzt, der Chirurg, der Geburtshelfer, der Oculist und selbst der Ohrenarzt finden darin Alles, was die in- und ausländische Literatur in physikalisch-diagnostischer Hinsicht in ihren Fächern je geboten; der Chemiker wird dadurch schnell mit dem Resultate der Forschungen im Gebiete der Pathologie vertraut. Ist gleich darin zuweilen die Originalität der Brauchbarkeit geopfert, so wird dies der Lernende nur desto dankbarer erkennen, der sonst in so vielen Schriften kaum im Stande ist, das was er sucht, aus dem Wuste von polemischen, einleitenden u. s. w. Erörterungen herauszufinden. Jedem Abschnitte sind die besten der darüber erschienenen Schriften zu Grunde gelegt, und die darin häufig citirten Namen eines Skoda, Zehetmayer, Hokitansky, Engel, Kiwisch, Hebra u. A., so wie Reichhaltigkeit, Vielseitigkeit und gedrängte Kürze dürften das Werk bestens empfehlen, da dem Arzte und dem Studirenden, der die citirten Schriften nicht zur Hand hat, damit ein bequemes Nachschlagebuch geboten ist.

— —, **Taschen-Encyclopädie der praktischen Medicin.** Enth.: Die Symptome, Diagnose und Therapie aller inneren Krankheiten, sowie die Anwendungsweise und Dosen aller Medicamente in alphabetischer Ordnung, nebst einer grossen Anzahl berühmter Heilformeln. — Mit besonderer Berücksichtigung der Wiener Schule, für Aerzte und Studirende. Taschenformat. 1861.   3 fl. 50 kr. — 2 Thlr. 10 Ngr.

Vorstehendes Werk kann mit vollem Rechte Anspruch auf diesen Titel machen; die Reichhaltigkeit und Fülle seines Inhaltes, die präcise wissenschaftliche Darstellung der Krankheitserscheinungen und Stellung der Diagnose, auf Grundlage der pathologischen Anatomie, mit Beifügung der neuesten mikroskopischen Forschungen; die sorgfältige Auswahl der bewährtesten Heilmittel und Heilformeln, mit

Rücksicht auf die neuesten Erfahrungen in allen inneren, so wie Haut- und syphilitischen Krankheiten; das Verfahren bei Unglücksfällen und Vergiftungen, werden sowohl dem Studierenden, als auch dem praktischen Arzte als verlässlicher Wegweiser und Rathgeber dienen.

Die alphabetische Anordnung gewährt eine bequeme Art des Nachschlagens; das im ersten Anhange enthaltene Repertorium der Arzneistoffe, deren Gebrauchsformen und Dosis ist das reichhaltigste seiner Art; ein zweiter Anhang bringt in systematischer Ordnung fast alle in- und ausländischen Mineralquellen und Kuranstalten. Beide Anhänge gewähren einen sehr grossen Vortheil und entsprechen einem tiefgefühlten Bedürfnisse.

Es dürfte überflüssig erscheinen zur weitern Empfehlung noch zu erwähnen, dass der Herr Verfasser als emerit. klinischer Assistent der Wiener Hochschule und in seiner gegenwärtigen Stellung wohl in der Lage gewesen ist, die grosse Aufgabe in kleinem Raum zur allseitigen Zufriedenheit zu lösen.

Gerlach, Dr. Joseph, Professor der Anatomie und Physiologie in Erlangen. **Handbuch der allgemeinen und speciellen Gewebelehre des menschlichen Körpers.** Für Aerzte und Studirende. 2. Auflage, neue Ausgabe, mit zahlr. Holzschn. gr. 8. 1860.   4 fl. 50 kr. — 3 Thlr.

Günzburg, Dr. Liberal, k. k. Regimentsarzt. **Pathologie und Therapie der Respirations- und Circulationsorgane,** vom theoretischen und praktischen Standpunkte aus, nach den neuesten Fortschritten der Wissenschaft, nebst einem Abrisse der physikalischen Untersuchungsmethoden, mit besonderer Berücksichtigung der Wiener Schule. gr. 8. 1861.   6 fl. 50 kr. — 4 Thlr. 15 Ngr.

Wenngleich die medicinische Literatur zahlreiche Schriften über Lungen- und Herzkrankheiten, mit vorzugsweiser Berücksichtigung der Ergebnisse der Stethoskopie aufzuweisen hat, so wurde doch das Bedürfniss eines ausführlichen, nach allen Richtungen befriedigenden Werkes über die gesammten Affectionen der Athmungs- und Kreislauforgane vielseitig anerkannt, da die vorhandenen Arbeiten nur theilweise den gestellten Anforderungen entsprachen. Diesem Mangel hat der Verfasser durch das vorliegende Werk, welches für den angehenden sowohl, als für den praktischen Arzt berechnet, die in Rede stehenden Krankheiten, fern von aller ermüdenden Weitschweifigkeit, doch klar und umfassend darstellt, abzuhelfen gesucht. Unter Voranstellung einiger anatomischer und physiologischer Vorkenntnisse, so wie einer genauen Schilderung der physikalischen Untersuchungsmethoden, behandelt der Herr Verfasser in den folgenden Abschnitten — bei Besprechung der pathologischen Processe in diesem Werke, einem Compendium entsprechend, auch ist, so zeigt dieselbe doch, welche umfassende Studien, nicht aus Büchern, sondern nach der Natur, der Verf. gemacht haben muss, um mit dieser Kürze die grösste Klarheit und Vollständigkeit verbinden zu können; so wie man oft aus einer Skizze den Meister erkennt, so erkennen wir in diesem Aphorismen den gediegenen Forscher auf dem Gebiete der Pathologie. In dieser Beziehung reiht sich dieses Werk den besten in der Neuzeit erschienenen Pathologien würdig an.''

In diesem Urtheile vereinigen sich alle über das Werk lautgewordenen Stimmen. Eine Kritik in Oersdorf's Repert. (1855. 18. H.) sagt u. A.: „Das Buch empfiehlt sich durch unbefangene Anschauung, frische Kraft und Kürze der Darstellung, Vermeidung von Hypothesen und der Sucht, Alles erklären und systematisch einschranken zu wollen . . . Alter und neuer Wust ist gleichmässig mit Glück beseitigt und ignorirt worden.'' In Zarncke's Centralbl. vom 5. Juni 1856 wird Hauschka's Pathologie ein „in jeder Hinsicht empfehlens-

Haerdtl, Dr. Aug. Freih. von, Die Heilquellen Oesterreichs oder balneologisches Wörterbuch der österreichischen Heilquellen. Mit einer Einleitung von den Herren Professoren Oppolzer und Sigmund. ca. 30 Bogen gr. 8.   (Unter der Presse.)

Hauschka, Dr. Dominik J., Professor an der k. k. Josefs-Akademie in Wien. **Compendium der speciellen Pathologie und Therapie, als Leitfaden für seine Vorlesungen.** gr. 8. 1857.   7 fl. 50 kr. — 5 Thlr.

„In jedem Capitel dieses Werkes — belangt es in einer Besprechung in der Oesterr. Zeitschr. f. prakt. Heilkunde v. 29. Juni 1855 — zeigt der Verfasser, dass er auf der Höhe der heutigen Wissenschaft steht und dass er die verschiedenen Zweige derselben, besonders die pathol. Anatomie, durch selbstständige Forschungen im Einklange mit klinischen Beobachtungen bearbeitet hat. So kurz und gedrängt die Darstellung der pathologischen Processe in diesem Werke, einem Compendium entsprechend, auch ist, so zeigt dieselbe doch, welche umfassende Studien, nicht aus Büchern, sondern nach der Natur, der Verf. gemacht haben muss, um mit dieser Kürze die grösste Klarheit und Vollständigkeit verbinden zu können; so wie man oft aus einer Skizze den Meister erkennt, so erkennen wir in diesem Aphorismen den gediegenen Forscher auf dem Gebiete der Pathologie. In dieser Beziehung reiht sich dieses Werk den besten in der Neuzeit erschienenen Pathologien würdig an.''

werthes, namentlich recht praktisches Werk" genannt, das „einem vernünftigen, therapeutischen Handeln überall gebührend Rechnung trägt." Eine wiederholte Besprechung in der Oesterr Zeitschr. f. prakt Heilkunde v. 10. April 1857 schliesst mit den Worten: „Da der beschränkte Raum dieser Blätter nicht gestattet, dem Leser den ganzen Inhalt dieses Werkes vorzuführen, so wollen wir nur noch schliesslich dieses gehaltreiche Compendium, in welchem der Geist moderner Forschung mit einer Acht hippokratischen Beobachtungsweise vereint ist, jedem Praktiker nachdrücklichst empfehlen, dem es sonst nicht gegönnt ist, in die Fundgruben der Wissenschaft hinabzusteigen und sich die Schätze der heutigen Medicin selbst zu holen."

Hauska, Dr. Ferdinand, k. k. Oberfeldarzt, Professor der gerichtlichen Arzneikunde und Militär-Gesundheits-Polizei an der k. k. med.-chir. Josefs-Akademie. **Compendium der gerichtlichen Arzneikunde.** gr. 8. 1857.   2 fl. 50 kr. — 1 Thlr. 20 Ngr.

Nach einer laugen Reihe von Jahren ist dies die erste in Oesterreich erscheinende Bearbeitung der gerichtlichen Arzneikunde. — Der Herr Verf. liefert damit eine präcise und übersichtliche Darstellung des für Aerzte und Gerichtsbeamte so hochwichtigen Gegenstandes nach dem gegenwärtigen Standpunkte der Wissenschaft, indem er die neuesten gesetzlichen Bestimmungen zu Grunde legte und mit Sorgfalt die Lehre von allem Veralteten säuberte.

Mit diesem Buche ist eine Lücke in der neuern medicinischen Literatur ausgefüllt und einem von Studirenden und praktischen Aerzten lange und schmerzlich gefühlten Bedürfnisse abgeholfen worden.

— —, **Compendium der Gesundheits-Polizei.** gr. 8. 1859.   3 fl. — 2 Thlr.

Vorstehendes, für den Schulgebrauch geschriebenes Compendium stellt das Gebiet der Gesundheitspolizei übersichtlich dar, und bildet einen Leitfaden zu dem, dem praktischen Leben überlassenen Studium der einschlägigen Sammelwerke. Der Verf. hat die Grundsätze klar entwickelt, nach welchen der Arzt sein medicin. Wissen für gesundheitspolizeiliche Zwecke zu verwerthen hat. Um den Umfang des Werkes nicht unnützerweise zu erhöhen, hat der Verf. die zahlreichen Citate aus behördlichen Verfügungen verschmäht, welche ihm bei einem Schulbuche todter Ballast erscheinen und hat sich begnügt, ihren Geist und Zweck dem Schüler mitzutheilen, damit er der Pflichten des Arztes und der Art ihrer Erfüllung sich klar bewusst werde.

Heschl, Dr. Richard, Professor an der k. k. Universität zu Krakau. **Compendium der allgemeinen und speciellen pathologischen Anatomie.** Mit 39 in den Text eingedruckten Holzschnitten. gr. 8. 1854.   3 fl. 50 kr. — 2 Thlr. 10 Ngr.

Der Verfasser hat mit diesem Werke eine wesentliche Lücke der medicinischen Literatur ausgefüllt, da dieselbe nur wenige Bücher ähnlichen Inhalts besitzt. Selbstständige Forschung und eine vollständige Emancipation von vielen veralteten Theorien sind es, welche den innern Werth des Werkes bilden und ihm eine bleibende Brauchbarkeit sichern. Mit wohlthuender Sicherheit und Ruhe hat der Verf. seinen durch eigene umfassende Beobachtungen gewonnenen Standpunkt gewählt und darnach die Thatsachen der patholog. Anatomie von ihren Theorien gesondert. Dieser Standpunkt ist mit Treue, klarer Kürze, Präcision und scharfsinniger Kritik der Beobachtungen und Leistungen Anderer festgehalten. Die Kürze der Darstellung ist ein grosser Vorzug dieses für Anfänger bestimmten Compendiums. Aber nicht nur den Anfängern sondern auch jenen praktischen Aerzten ist diese Schrift angelegentlichst zu empfehlen, welche seit einer Reihe von Jahren über die Beschäftigung mit der Anatomie hinaus sind, an den Fortschritten der wissenschaftlichen Medicin aber fortdauernd regen Antheil nehmen. Für Studirende und Aerzte bildet das Werk eine Grundlage, auf welcher fussend sie die meisten Specialarbeiten leicht verstehen, durch welche sie sich die wichtigsten Ansichten über allgemeine pathologische Histologie zu eigen machen können.

(Siehe Medic. Neuigkeiten f. prakt. Aerzte v. 7. Oct. 1854; Oesdorf Report. 1854 Nr. 23, 1855 Nr. 21; Med. Jahrb. 84. Bd. 1. und Jahresber. d. Medic. 1854, 11. Bd.)

— —, **Sections-Technik.** Anleitung zur zweckmässigen Ausführung pathologischer Sectionen und zur Abfassung der Befundscheine. Für Studirende und praktische Aerzte, besonders Gerichtsärzte. gr. 8. 1859.   90 kr. — 18 Ngr.

Hyrtl, gewiss ein competenter Richter, nennt in seinem „Handbuche der praktischen Zergliederungskunst" vorstehende Schrift das bündigste und beste Werkchen, durch welches die einschlägige Literatur bis zum Jahre 1859 bereichert worden sei.

Heyfelder, Dr. Oscar, in St. Petersburg. **Operationslehre und Statistik der Resectionen.** Mit 8 Kupfertafeln und 31 Holzschnitten. gr. 8. 1861.   5 fl. — 3 Thlr. 10 Ngr.

Zu den wohlthätigsten und schon deshalb glänzendsten Erwerbungen der neuen Chirurgie gehören die Resectionen, durch welche Tausenden ihre Glieder erhalten, eine Verstümmelung des Körpers erspart und häufig genug ihr Leben verlängert wurde. Herr Dr. Heyfelder hat in dem vorliegenden Werke 862 Resectionen zusammengestellt und durch sehr wohlgeordnete Darstellung der Erfolge den hohen Werth der Resectionen gegenüber allen Einwürfen wohl für Jedermann überzeugend erwiesen. Die Operationslehre der Resectionen ist von ihm mit jener Genauigkeit und Umsicht ausgeführt, welche den ausgezeichneten, selbstthätigen Fachmann, so wie den auf der Höhe der heutigen allgemeinen ärztlichen Ausbildung stehenden Meister kennzeichnet.

Was praktische Leistung und mannigfache Erfahrung zu bieten vermögen, wurde in diesem Werke nicht nur höchst gründlich zusammengestellt, sondern auch durch eine grosse Zahl der gelungensten, wahrhaft natur- und sachtreuen Abbildungen so anschaulich versinnlicht, dass wohl keine Sprache über diesen speciellen Gegenstand eine ähnliche Arbeit aufzuweisen hat.

Hirschel, Dr. B., in Dresden. **Compendium der Geschichte der Medicin** mit besonderer Berücksichtigung der **Wiener Schule.** 2. Auflage. gr. 8. (Unter der Presse.)

Hübener, Dr. E. A. L. in Heide. **Pathologie und Therapie der Scropheln.** gr. 8. 1860.　　　　　　　　　　　　　　1. fl. 35 kr. — 27 Ngr.

Seit Jahrhunderten kannte man die Scropheln und hat sie vielfach beschrieben, allein man war und ist nicht einig, weder hinsichtlich ihrer Stellung in der Nosologie, noch was die Aetiologie und Therapie derselben betrifft. Die Preisaufgabe des Institutes der Wissenschaften, Literatur und Kunst in Mailand vom Jahre 1857 veranlasste den Herrn Verfasser, die Ergebnisse seiner Studien und einer fast 40jährigen Erfahrung seinen Kunstgenossen mitzutheilen. Nach vorausgegangener Kritik der Ansichten und Aussprüche seiner Vorgänger, sucht der Herr Verfasser die Diagnose der Krankheit festzustellen und gibt dann sichere Normen für deren Heilung, wobei er sich ausführlich über die Prophylaxis verbreitet, und namentlich die Heiligymnastik ihren gebührenden Platz anweist. Die Streitfrage: ob Scropheln und Tuberkel identisch sind oder nicht, hofft der Verfasser ihrer Lösung entgegengeführt zu haben.

Der in der literarischen Welt rühmlich bekannte Herr Verfasser glaubt sonach die Resultate seiner mit vieljährigem Fleisse betriebenen Forschungen mit Vertrauen in die Hände solcher Aerzte legen zu können, denen es um die Fortschritte ihrer Kunst wirklicher Ernst ist.

Hussa, Dr. Alois, Operateur. **Compendium der Lehre von den Knochenbrüchen.** gr. 8. 1858.　　　　　　　　　　　　1 fl. — 20 Ngr.

Sich an die Lehren der Wiener Hochschule haltend und jede gelehrte Controverse vermeidend, hat der Herr Verf. lediglich ein vielfach geäussertes Bedürfniss des Schülers befriedigt, indem er in diesem Schriftchen die Lehre von den Knochenbrüchen in möglichster Kürze behandelte. Soweit es dem Herrn Verf. nöthig schien, hat er die hierhergehörigen Partien der descriptiven und topographischen Anatomie mit einverwebt. Holzschnitte sind absichtlich weggelassen, um den Zweck eines billigen Hülfsmittels für Studirende eher zu erreichen.

Hyrtl, Dr. Joseph, Regierungsrath, Professor der Anatomie an der k. k. Wiener Universität. **Lehrbuch der Anatomie des Menschen.** Mit Rücksicht auf physiologische Begründung und praktische Anwendung. 7. Auflage. gr. 8. 1862.　　　　　　　6 fl. 50 kr. — 4 Thlr. 15 Ngr.

— —, **Handbuch der topographischen Anatomie** und ihrer praktisch medicinisch-chirurgischen Anwendungen. 4. bedeutend vermehrte Aufl. 2 Bände. gr. 8. 1860.　　　　　　　　10 fl. 50 kr. — 6 Thlr. 20 Ngr.

— —, **Handbuch der praktischen Zergliederungskunst** als Anleitung zu den Sectionsübungen und zur Ausarbeitung anatomischer Präparate. 8. 1860.　　　　　　　　　　　　　　　6 fl. — 4 Thlr.

— —, **Ueber die Selbststeuerung des Herzens,** ein Beitrag zur Mechanik der Aortenklappen. gr. 8. 1855.　　　　　　　60 kr. — 16 Ngr.

— —, **Vergleichende anatomische Untersuchungen über das innere Gehörorgan des Menschen und der Säugethiere.** Mit 9 Kupfertafeln. Fol. 1845.　　　　　　　　　　　　　　　12 fl. — 8 Thlr.

Hyrtl's Arbeiten auf dem Felde der Anatomie sind überall bekannt, wo überhaupt Anatomie studirt wird. Der Mediciner in Frankreich, England, Schweden, Russland — in Deutschland selbstverständlich — so gut, wie der der neuen Welt, sucht sich mit gleichem Eifer die Resultate anzueignen, welche der geniale Forscher an Tage gefördert. Und zu den eminenten Leistungen seiner wissenschaftlichen Thätigkeit gesellt sich bei Hyrtl eine Sprache, welche nur dann richtig bezeichnet ist, wenn man sie eine klassische nennt; sie trägt dazu bei, den Werken des grossen Anatomen den Stempel der Vollendung aufzudrücken.

Kletsinsky, Vincenz, k. k. Landesgerichts-Chemiker und Professor. Die österreichische Landes-Pharmakopöe. Fünfte, im Jahre 1855 erschienene Ausgabe. Nach dem gegenwärtigen Stande der bezüglichen Wissenschaften für Aerzte und Pharmaceuten. 2 Bände. Neue Ausgabe gr. 8. 1860. 5 fl. — 3 Thlr. 10 Ngr.

Das hier angekündigte Werk besteht aus 5 Theilen, einem allgemeinen und einem besonderen. Der allgemeine Theil umfasst eine gedrängte Uebersicht der chemischen Elemente, die wesentlichsten chemischen Verbindungsgesetze, ferner eine genaue naturhistorische Charakteristik der Stoffe mit den alphabetisch geordneten Begriffsbestimmungen der gebräuchlichen Technicismen des Apothekers, und schliesslich den Versuch zu einer rationellen Zusammenstellung der Arzneimittel.

Der besondere Theil behandelt als Commentar jeden einzelnen Artikel der neuen österreichischen Pharmakopöe, so dass von den 867 Nummern derselben jeder die pharmakognostische und die technische Erläuterung gefunden hat. Aber diese Erläuterung hat noch eine höhere Vollständigkeit dadurch erlangt, dass sämmtliche Ergebnisse der Naturwissenschaften, insbesondere aber die Physik und Chemie, gehandhabt wurden, um dem arbeitenden, dem prüfenden und dem lehrenden Fachmanne — sei er Pharmaceut oder Arzt — ein vollständiges und zuverlässiges Handbuch zu liefern. Damit dieses ganz nach dem neuesten Standpunkte der Wissenschaft bearbeitete Werk auch für alle Richtungen des täglichen Lebens noch brauchbarer sei, hat der Verfasser analytisch-synoptische Tabellen über sämmtliche Stoffe der Pharmakopöe, dann die Uebersicht der Löslichkeits-, Siedepunkts-, Schmelzpunkts-, Gewichts- und thermo- und areometrischen Reductionstafeln angefügt, welche mit der Tabelle für künstliche Mischung von Mineralwässern praktisch höchst verwerthbar ist. Die Reagentien und die neue offizinelle Arzneitaxe sind ebenso schätzbare Zugaben zum Ganzen, als eine Reihe von Analysen jetzt viel angepriesener Geheimmittel wichtig für den Arzt und Apotheker, hochwichtig für den sanitätspolizeilichen Beamten.

Der reiche Inhalt des Werkes, die überall auf eigenen Arbeiten beruhende Belehrung und die gründliche Kritik des Verfassers berechtigen, demselben den Namen eines Compendiums der Pharmakologie zu geben, als welches es sämmtlichen Bedürfnissen des praktischen Arztes, sowie des selbstständig arbeitenden Apothekers volle Rechnung trägt.

— —, Compendium der Biochemie. gr. 8. 1858. 3 fl. 50 kr. — 2 Thlr. 10 Ngr.

Das vorstehende Werk liefert in seiner grösseren ersten Abtheilung eine fassliche Rundschau aller der anorganischen und organischen Stoffe, welche direct dem Leben dienen und die chemischen Atome vitaler Processe im Thier- und Pflanzenkörper darstellen; die zweite Abtheilung behandelt die vitalen Processe selbst, so weit ihnen bisher ein biochemisches Verständniss abzuringen war, und ermangelt nicht, dem modernen chemiatrischen Standpunkte der Medicin, für deren Freunde, Schüler und Bekenner das Werk unmittelbar bestimmt ist, nicht nur im ganzen Text, sondern auch in elf angehängten übersichtlichen Tabellen nach Kräften gerecht zu werden.

Komoraus, Dr. Josef, Visa reperta, zum praktischen Gebrauche für Aerzte und Wundärzte. gr. 8. 1855. 75 kr. — 15 Ngr.

Der Zweck der vorliegenden Schrift ist: dem ärztlichen Publikum bei Ausübung gerichtsärztlicher Geschäfte einen durchaus praktischen Leitfaden an die Hand zu geben. Sie enthält deshalb Beispiele der verschiedenartigsten und in der Praxis am häufigsten vorkommenden Fundscheine (visa reperta). Die beigefügten Facultäts-Gutachten sollen den praktischen Arzt aufmerksam machen, wie vorsichtig er bei seinen Geschäften zu Werke gehen soll und wie nothwendig es sei, bei Vornahme einer Untersuchung mit aller Genauigkeit und Umständlichkeit vorzugehen, damit in dem Befunde nichts ausgelassen werde, was zur Aufhellung der Fragepunkte dienen könnte.

Kurzak, Dr. Fr., o. ö. Professor an der k. k. Wiener Universität. Lehrbuch der Receptirkunde für Aerzte und Apotheker, Mit 24 in den Text eingedruckten Holzschnitten. gr. 8. 1855. 3 fl. — 2 Thlr.

Dieses Lehrbuch erhält durch die vergleichende Benützung der neuesten österreichischen dann der baierischen, preussischen und sächsischen Pharmakopöe, einen speciellen Werth für die Aerzte und Apotheker Oesterreichs, Baierns, Preussens und Sachsens. Die österreichischen Militärärzte sind in demselben durch die Vergleichung der Arzneivorschriften der österreichischen Militär-Pharmakopöe mit jener der früheren und der neuesten Civil-Pharmakopöe speciell berücksichtiget worden. Die Lehre von der Bereitung der Arzneien ist mit aller nöthigen Vollständigkeit bündig abgehandelt, so dass der Apotheker nicht blos die Ausdrucksformeln der ärztlichen

Recepte, sondern auch die Belehrung über die anzuführenden Receptur-Arbeiten in dem Werke vorfindet. Die Verschreibformeln selbst sind auf die einfachsten Grundsätze zurückgeführt. Die bündigste Kürze, Klarheit und Reichhaltigkeit des Werkes sind bereits in mehreren Zeitschriften anerkannt und das Erscheinen desselben als Abhilfe eines wahren Bedürfnisses, insbesondere der österreichischen Aerzte und Apotheker, begrüsst worden.

Linhart, Dr. W., Professor an der königl. Universität in Würzburg. **Compendium der chirurgischen Operationslehre.** 2. umgearbeitete Auflage. Mit vielen in den Text eingedruckten Holzschnitten. gr. 8.

(Unter der Presse.)

Die österr. Zeitschr. f. prakt. Heilkunde IV. 8. und d. Lit. Centralbl. 1856. 13 widmen der ersten Auflage des Werkes nachstehende Empfehlung:

„Der auf dem Felde der Chirurgie bereits rühmlich bekannte und geachtete Verf. bietet hier eine vortreffliche Darstellung der Operationslehre nach dem neuesten Standpunkte der Chirurgie. Es ist, wie der Verf. bemerkt, zunächst für Anfänger und Schüler geschrieben, allein auch der erfahrene Chirurg wird beim Lesen des Buches manche Belehrung und wissenschaftliche Anregung finden. Die Normen für die einzelnen Operationen sind durchweg mit Präcision, den Ergebnissen der chirurg. und pathol. Anatomie entsprechend, entworfen; die Beschreibung der einzelnen Acte ist im höchsten Grade bündig und klar — überall zeigt sich das selbstständige, durch eine reiche Erfahrung und kritisches Talent vollkommen gereifte Urtheil des Verf. Im hellsten Lichte. Das Werk wird umsomehr eine gute Aufnahme finden, als durch gehörige Benützung des Raumes und trotz der zahlreichen correcten und deutlichen Holzschnitte und der schönen Ausstattung ein sehr geringer Preis gestellt wurde."

Löbisch, Dr. J. C., Professor an der k. k. Wiener Hochschule. **Die Seele des Kindes** in ihrer Entwicklung. 2. Auflage. 8. 1854.

1 fl. — 20 Ngr.

Lumpe, Dr. Eduard, Magister der Geburtshülfe, cm. Assistent an der Gebärklinik in Wien. **Compendium der praktischen Geburtshülfe** mit vorzüglicher Berücksichtigung der Grundsätze an der Wiener geburtshülflichen Schule. 3. bedeutend vermehrte und verbesserte Auflage des „Cursus der Geburtshülfe." gr. 8. 1854.

2 fl. 50 kr. — 1 Thlr. 20 Ngr.

Vielseitige directe Aufforderungen bewogen den Verf. zur Veröffentlichung seiner Privat-Curse über praktische Geburtshülfe. Mit Umgehung einer erschöpfenden Darstellung des Gegenstandes, mit Vermeidung der kleinsten Details, welche man in einem Privat-Curse nicht verlangt, führt der in seinem Fache vielseitig gebildete und erfahrene Verf. seine Leser in kurzer Zeit auf den Standpunkt, von dem aus er einen richtigen Ueberblick der speciellen Kenntnisse nach ihrer zeitgemässen Gestaltung gewinnt; er lehrt den Schüler in gedrängter Abhandlung das Wesentliche, und gerade nur das kennen, was das Gepräge seiner Brauchbarkeit für die Ausübung an sich trägt. Wie sehr der Verfasser seinen beabsichtigten Zweck erreicht, geht am besten aus dem Erfolge hervor, der seinem Compendium zu Theil geworden und das nun schon in dritter Auflage vor uns liegt.

Lunda, Dr. Josef, k. k. Oberfeldarzt. **Die Augenblennorrhöe** vom feldärztlichen Standpunkte betrachtet, nebst einem Anhange: über das granulöse Augenleiden. gr. 8. 1861.

75 kr. — 15 Ngr.

Indem der Autor den Analogie zwischen der Urethral- und Augenblennorrhöe weiter nachforschte, ist er zu einer Auffassung des Processes und seiner Behandlung gelangt, welche in mancher Hinsicht von der bisherigen Anschauung abweicht, weshalb auch diese Monographie sowohl in wissenschaftlicher, als auch praktischer Beziehung ein vielseitiges Interesse darbieten dürfte.

Mach, Dr. Ernst, Docent an der k. k. Universität in Wien. **Compendium der medicinischen Physik.** gr. 8.

(Unter der Presse.)

Mayer, Dr. Ernst, Compendium der praktischen Medicin für angehende Aerzte und Wundärzte. 2. Aufl. gr. 8. 1851.

1 fl. — 20 Ngr.

Die grosse Anerkennung, welche die öffentlichen Vorlesungen des Verf. fanden und die wiederholten Bitten der Zuhörer veranlassten ihn zur Herausgabe dieses Compendiums. Es enthält alles Wesentliche der möglichster Kürze, theils nach den eigenen Theorien und Beobachtungen des Verf., theils nach den besten medicinischen Werken der neuesten Zeit und bietet so dem Anfänger in der sehr ausgedehnten Medicin die Möglichkeit, sich mit den wichtigsten Wahrheiten ganz vertraut zu machen, um auf dieser Basis, durch die fortgesetzten Beobachtungen am Krankenbette sowohl, als durch die fleissige Lectüre grösserer medicin. Schriften einst das zu werden, was der Staat und die leidende Menschheit erwarten.

Meissner P. T., k. k. Professor in Wien. **Neues System der Chemie.**
Zum Leitfaden eines geregelten Studiums dieser Wissenschaft; nebst
einem Anhange, enthaltend ein alphabetisch-geordnetes Repertorium
der neuesten Entdeckungen und Fortschritte der Chemie. Neue Ausgabe.
3 Bände. gr. 8. 1841. Herabgesetzter Preis: 5 fl. — 3 Thlr. 10 Ngr.

Deutsche Ideen und Erfindungen mussten von jeher nach Frankreich oder England wandern
um von dort erst in Deutschland Geltung zu gewinnen; und wie es so vielen Genies Deutschlands ergieng, so auch Meissner, dem Ideen- und erfindungsreichsten Chemiker unserer Heimat,
dessen Schriften England, Frankreich, Italien und Russland mit Eifer studiren und als Resultate
derselben mit der überraschenden Darstellung der Daguerreotypen, mit den glänzendsten Verbesserungen der Dampfapparate und der Färberein, mit den erfolgreichsten galvano-elektrischen
Versuchen uns auch gerade jetzt wieder voraneilen, geschweige der inhaltsschweren Ideen, die
noch unbenützt in den Werken Meissner's niedergelegt ruhen. Offenbar ist es der grosse
Reichthum an Originalität und die strenge Consequenz, welche seine Chemie vor allen auszeichnet, allen Ständen und allen Classen zugänglich und erspriesslich machte, darum steht das
praktische Ausland ihn allen deutschen Chemikern vor, und nur den Früchten seines, Wissenschaften, Künste und Gewerbe gleichmässig umfassenden Strebens mag es Deutschland zuschreiben, wenn Meissner's deutscher Name und seine deutschen Geistesproducte binnen Kurzem
nicht bloss europäischen Ruf, sondern — wo Naturwissenschaften und Chemie cultivirt werden —
auf dem gesammten Erdball ruhmvolle Geltung gewinnen.
Um die noch vorräthigen Exemplare dieses ausgezeichneten Werkes nicht unbenützt ver-
alten zu lassen, hat sich die Verlagshandlung entschlossen, es durch einen äusserst billigen Preis
allgemein zugänglich zu machen. (Der III. Band enthält die medicinische Chemie.)

Meyr, Dr. Ignaz, Docent der Augenheilkunde und Assistent der Augen-
klinik an der Universität zu Wien. **Beiträge zur Augenheilkunde.** gr. 8.
1850.　　　　　　　　　　　　　　　　　　60 kr. — 12 Ngr.

Michaelis, Dr. Albert Carl Julius, k. k. Oberfeldarzt etc., **Compendium der
Lehre von der Syphilis** und der damit zusammenhängenden ähnlichen
Krankheiten und Folgezustände. Für praktische Aerzte und Studirende.
gr. 8. 1859.　　　　　　　3 fl. 50 kr. — 2 Thlr. 10 Ngr.

Aus einer reichen Erfahrung, welche durch Reisen zumal eine vielseitige genannt werden
muss, hat der Herr Verfasser einen kurzen Abriss der syphilitischen und der damit zusammenhängenden Krankheiten geliefert. Er hat sich bemüht, so gedrängt als möglich die Standpunkte
der Gegenwart zu bezeichnen und den eigenen, zum Theil originellen, ausführlich behandelt.
Namentlich sucht er, so weit es möglich geblieben, den subjectiven Ansichten auszuweichen und
nur das wiederzugeben, was sich beweisen lässt. Dadurch ist dem Schüler eine wichtige Grundlage für das Studium, und dem Arzte eine wünschenswerthe Handhabe bei therapeutischen Zwei-
feln geboten. Bei dem Mangel eines geeigneten Lehrbuches, welches die Syphilis speciell behandelt,
dürfte somit das hier angezeigte Compendium, das in geistreicher, gewandter Sprache geschrieben
ist, eine fühlbar gewordene Lücke ausfüllen.

Mojsisovics, Dr. Georg, Primarchirurg am k. k. allgemeinen Krankenhause
in Wien. **Darstellung der Aequilibrial-Methode zur sichern Heilung der
Oberschenkelbrüche ohne Verkürzung.** Mit 4 Steindrucktafeln. 2. Aufl.
gr. 8. 1851.　　　　　　　　　　　　1 fl. — 20 Ngr.

Der Verf. bietet in dieser Monographie die Resultate eines Strebens, welches, von ächter
Humanität geleitet, darauf gerichtet war, den Armen, welche das Unglück eines Schenkelbruchs
betroffen, eine vollkommene Heilung zu sichern und das in Folge eines Bruches gewöhnlich
eintretende lebenslange Hinken zu verhüten. Die in obiger Schrift niedergelegte Entdeckung
wurde von den ausgezeichnetsten Aerzten mit Freude begrüsst und in der Praxis mit dem glänzendsten Erfolge angewendet.

Müller, Dr. Josef, k. k. Kreisphysiker in Prag. **Das Apothekerwesen in
seinen gesetzlichen Bestimmungen,** mit besonderer Rücksicht auf das
Kaiserthum Oesterreich. 2. Auflage, vermehrt mit einer Zusammenstellung der bis zum Jahre 1858 für das Kaiserthum Oesterreich publi-
cirten Gesetze von Dr. M. Macher, k. k. Bezirks- und Gerichtsarzt zu
Stainz etc. gr. 8. 1858.　　　　　　　　　1 fl. — 20 Ngr.

Dieses Werk liefert eine Darstellung des Apothekerwesens nicht nur im österreichischen
Kaiserstaate, sondern auch in den deutschen Bundesstaaten überhaupt, wobei in jedem Artikel
Oesterreich vorangestellt erscheint. Das Werk behandelt diesen wichtigen Gegen-
stand in folgenden 6 Abtheilungen: 1. Persönliche Befähigung zur Betreibung der Apotheker-

Gewerbe (Bildung des Apotheker-Personals) ; sachliche Befähigung (pharmaceutische Gewerbe-
rechte) ; 3. Umfang der pharmaceutischen Gewerbsrechte ; 4. öffentliche Rechte und Pflichten der
Apotheker; 5. Art der Betreibung des Apotheker-Gewerbes; 6. gesetzliche Regulirung der Arznei-
preise.

Zu dieser sehr praktischen und umfassenden Darstellung hat der Verfasser des Compendiums der „Apotheker-Gesetze und Verordnungen des Kaiserthumes Oesterreich," Herr Dr.
M a c h e r, in derselben Ordnung einen vollständigen Nachtrag aller seit den Jahren 1845 bis
1858 in Oesterreich erschienenen gesetzlichen Verfügungen geliefert , so dass das Werk gegenwärtig als das neueste und vollständigste dieser Art zu betrachten ist.

**Neffel, Franz, Professor der Zahnheilkunde an der Universität zu Prag.
Handbuch der Zahnheilkunde. Mit 10 Kupfertafeln. 2. wohlfeile Aufl.
8. 1855.** 2 fl. — 1 Thlr.

— —, **Compendium der Zahnheilkunde.** Mit 71 in den Text eingedruckten Abbildungen. gr. 8. 1856. 2 fl. 50 kr. — 1 Thlr. 20 Ngr.

Wenn der Zweck des „Handbuches" darin bestand, dem angehenden Zahnarzte als Leitfaden zu dienen, so hat der Verfasser dasselbe Ziel durch das Compendium noch sicherer erreicht,
indem er die in jenem mit grösserer Ausführlichkeit behandelten Lehren gekürzt und präciser
vorgetragen hat. Dabei ist Alles, was seit dem Erscheinen des Handbuches Neues und Beach-
tenswerthes im Gebiete der Zahnheilkunde bekannt wurde, im Compendium in entsprechender
Weise gewürdigt worden, so dass dasselbe durch seine wissenschaftliche und praktische Zweckmässigkeit eine Verbreitung in weiten Kreisen verdient. Die Ausstattung ist vortrefflich (s. Gersdorf Rep. 1856. 1.).

**Pircher, Dr. Josef, prakt. Arzt in Meran. Meran als klimatischer Kurort,
mit Rücksicht auf dessen Molken- und Traubencur-Anstalt. gr. 8. 1860.**
80 kr. — 16 Ngr.

Der Herr Verfasser behandelt in vorstehender Schrift kurz und gründlich die örtlichen
Verhältnisse und die klimatischen und meteorologischen Eigenthümlichkeiten des in letzter Zeit wegen seines milden Klimas und seiner Molken- und Traubenkur-
Anstalt so sehr in Ruf gekommenen M e r a n in Südtirol, und stellt, weit entfernt den Aufenthalt
in Merse Leidenden ohne Unterschied zu empfehlen , auf Grund der klimatischen Verhältnisse
und seiner reichhaltigen ärztlichen Erfahrung an Einheimischen und Fremden möglichst präcise
Indicationen auf für jene Krankheitsfälle, welche er als Heilobjecte für Meran als passend er-
achtet. In der Schrift wird auch die Traubenkur weitläufig besprochen und ihre Anwendung
in der Tuberkulose auf das richtige Maass zurückgeführt; sie empfiehlt sich daher vorzüglich
für Aerzte, welche Kranke nach dem Süden zu schicken gesonnen sind, so wie
auch für jene Laien, welche zum Zwecke eines Kurgebrauches nach Meran zu
reisen gedenken und sich über die dortigen Verhältnisse näher informiren
wollen.

**Präšil, Dr. W. M., erster Brunnenarzt in Gleichenberg. Der Curort
Gleichenberg und seine Umgebungen. Ein Führer für Curgäste. 8.**
(Unter der Presse.)

**Rokitansky, Dr. Carl, Regierungsrath, k. k. Professor an der Universität
zu Wien etc. Lehrbuch der pathologischen Anatomie. 3. umgearbeitete
Auflage. 3 Bände. gr. 8. 1855—1861.** 21 fl. — 14 Thlr.

Erster Band: Allgemeine pathologische Anatomie und Anomalien des Blutes. Mit 130 Holzschnitten. gr. 8. 1855.
6 fl. — 4 Thlr.

Zweiter Band: S p e c i e l l e p a t h o l o g i s c h e A n a t o m i e. Erster Theil. Mit
46 Holzschnitten. gr. 8. 1856. 7 fl. — 4 Thlr. 20 Ngr.

Dritter Band: S p e c i e l l e p a t h o l o g i s c h e A n a t o m i e. Zweiter Theil
Mit 23 Holzschnitten. gr. 8. 1861. 8 fl. — 5 Thlr. 10 Ngr.

Mit Recht sagt wohl die Kritik über diese Schöpfung des grossen Meisters: „dass sie
eine der grössten Zierden der deutschen medicinischen Literatur sei, und dass hierin das
thatsächliche der Wissenschaft mit einer Treue wiedergegeben ist, welche nur von der Natur
selbst übertroffen wird." — Die Verlagshandlung war bemüht, dem Publikum dieses hochwichtige
Werk auch in würdiger Ausstattung vorzuführen.

Sauer, Dr. Ignaz. Doctrina de Percussione et Auscultatione quam juxta
principia cel. Dr. Skoda concinnavit. Editio nova. 8. 1853.
1 fl. — 20 Ngr.

Scanzoni, Dr. F. W. von, k. bair. geh. Rath, Professor der Medicin an der k. Universität zu Würzburg. Lehrbuch der Krankheiten der weiblichen Sexualorgane. 2. Aufl. Mit 39 in den Text eingedruckten Holzschnitten. gr. 8. 1859.   6 fl. — 4 Thlr.

Auf den Wunsch der Verlagshandlung sah sich Herr geh. Rath von S c a n z o n i veranlasst, ein „Lehrbuch der Pathologie der weiblichen Sexualorgane" zu schreiben, welches wir hiermit dem verehrten ärztlichen Publikum übergeben. Es soll dieses Werk — nach des Herrn Verf. eigenem Anspruche — gewissermassen das von ihm herausgegebene rühmlichst bekannte „Lehrbuch der Geburtshülfe" ergänzen, und es dürfte dessen Erscheinen um so freudiger begrüsst werden, als die Literatur Deutschlands eigentlich kein Werk aufzuweisen hat, welches die Krankheiten der weiblichen Sexualorgane auf eine, den akademischen Bedürfnissen sowohl, als auch jenen des praktischen Arztes gleich entsprechende Weise behandelt. — Diesem Mangel abzuhelfen, war der Wunsch des Herrn Verf., und die Verlagshandlung hat gewiss Alles aufgeboten, um die Arbeit eines der ersten Gynaekologen Deutschlands in würdiger Ausstattung erscheinen zu lassen.

Schauenstein, Dr. Adolf, Docent an der Wiener Hochschule, k. k. Gerichts-Chemiker für Nieder-Oesterreich etc. Lehrbuch der gerichtlichen Medicin. Mit besonderer Berücksichtigung der Gesetzgebung Oesterreichs und deren Vergleichung mit den Gesetzgebungen Deutschlands, Frankreichs und Englands. Für Aerzte und Juristen. gr. 8. 1862.
5 fl. — 3 Thlr. 10 Ngr.

Scherer, Dr. J. J., Professor der Chemie an der medicinischen Fakultät der Universität Würzburg. Lehrbuch der Chemie, mit besonderer Berücksichtigung des ärztlichen und pharmaceutischen Bedürfnisses. I. Band. gr. 8. 1861.   9 fl. — 6 Thlr.

Dieses Werk wird in zwei Bänden von etwa 60—70 Druckbogen erscheinen, wovon der I. Band die gesammte anorganische, der II. Band die gesammte organische Chemie umfassen wird, insoferne beide für den Arzt und Pharmaceuten von Wichtigkeit sind.

Um das Buch auch für den praktischen und Gerichtsarzt zum Selbststudium geeignet zu machen, war der, durch seine Stellung mit den Bedürfnissen des ärztlichen Standes vertraute Verfasser bemüht, die einleitenden allgemeinen Lehren in einer mehr belehrenden populären Weise abzuhandeln.

Im speciellen Theile ist bei den einzelnen chemischen Stoffen sowohl deren allgemein chemisches Verhalten, als auch die analytische Nachweisung und Bestimmung berücksichtigt. Bei jenen Stoffen, die als Arzneisubstanzen in Anwendung sind, ist auf deren Darstellung nach der österreichischen, preussischen, bairischen und sächsischen Pharmacopöe die nöthige Rücksicht genommen. Die Nachweisung der Gifte bei gerichtlich-chemischen Untersuchungen ist nach den von dem Verfasser bei vielfachen eigenen derartigen Untersuchungen probatesten Methoden beschrieben.

Zur näheren Erläuterung sind dem Buche eine Anzahl guter Holzschnitte beigegeben.

Schneider, Dr. F. C., Professor der Chemie an der k. k. Josefs-Academie. Die gerichtliche Chemie für Gerichtsärzte und Juristen. Mit 21 Holzschnitten. gr. 8. 1852.   4 fl. — 2 Thlr. 20 Ngr.

Das vorliegende Werk bietet dem Gerichtsarzte, der zur Leitung und Mitwirkung bei forensisch-chemischen Untersuchungen berufen ist, eine genaue Anleitung, wie diese dem gegenwärtigen Standpunkte der Wissenschaft entsprechend vorzunehmen seien, und macht ihn namentlich auf jene Umstände aufmerksam, durch deren Beachtung allein wahrheitstreue Resultate erlangt werden können. Der Jurist findet in der kritischen Beleuchtung der analytischen Methoden, in der Bezeichnung der Fehlerquellen, endlich in der Erörterung aller Complicationen, durch welche der chemische Befund verschiedener Deutungsfähigkeit, Anhaltspunkte, um die juridische Beweiskraft eines chemischen Gutachtens richtig zu würdigen und auch so beurtheilen, in wie weit er der Sachkenntniss des berufenen Kunstverständigen vertrauen dürfe. Durch eine solche Bearbeitung dient das Werk in seinem ganzen Umfange dem wahren Interesse der Rechtspflege, und darf daher die allgemeinste Beachtung für sich in Anspruch nehmen. Eine jedenfalls für den Arzt willkommene Beigabe dürfte die Anleitung zur Prüfung der Nahrungsmittel auf ihre Echtheit und Güte sein, wobei der Verfasser aus dem bunten Wuste von Vorschriften und Regeln nur jene heraushob, die dem gegenwärtigen Standpunkte der Wissenschaft entsprechen.

Bezüglich der äusseren Ausstattung hat der Verleger Alles aufgeboten, um selbst den strengsten Anforderungen zu entsprechen.

— — Grundzüge der Chemie mit besonderer Rücksicht auf das medizinische Studium. 1. Abtheilung: Die unorganische Chemie. 2. Abtheilung: Die organische Chemie. gr. 8. 1851.   3 fl. 50 kr. — 2 Thlr. 10 Ngr.

Dem Studirenden ein eben so kurzes als allen Anforderungen genügendes Lehrbuch, dem Arzte ein Nachschlagebuch an die Hand zu geben, um in den Fällen, wo er als Sachverständiger chemische

Unterſuchungen vorzunehmen, oder dieſe zu überwachen hat, Rath zu finden, iſt Aufgabe dieſes Buches, das trotz der compendiöſen Form an Reichhaltigkeit des Inhaltes vielen umfangreichen chemiſchen Lehr-büchern an die Seite geſtellt werden kann. Durch beigefügte Randgloſſen ſind dem Gedächtniſſe Orien-tirungs- und Anhaltspunkte geboten, durch die Anleitung der qualitativen Analyſe, die eben ſo ver-ſtändlich als kurz gehalten iſt, wurde das Buch möglichſt brauchbar auch für den praktiſchen Unterricht gemacht, ſo daß ſich der Verleger ſchmeicheln darf, es werde Jeder, der in dieſem ſchönen Zweige des menſchlichen Wiſſens wahre Belehrung ſucht, dieſe Grundzüge nicht unbefriedigt zur Seite legen.

Schneider, Dr. F. C., Profeſſor der Chemie an der k. k. Joſefs-Akademie.
Lehrbuch der Chemie, in drei Abtheilungen: organiſche, anorganiſche
und phyſiologiſche Chemie. gr. 8.   (Unter der Preſſe.)

Schroff, Dr. Carl D., Regierungsrath, Profeſſor der allgemeinen Pathologie,
Pharmacognoſie und Pharmacologie an der k. k. Univerſität zu Wien.
Lehrbuch der Pharmacognoſie. gr. 8. 1853.   6 fl. — 4 Thlr.

„Der Herr. Verf. nahm in das vorliegende Lehrbuch nicht blos die bei uns officinellen oder häufiger angewendeten Droguen auf, obwohl dieſe vorzugsweiſe berückſichtigt ſind, ſondern charakteriſirt auch die in auswärtige Pharmakopöen aufgenommenen, oder bei uns nur noch als Volksmittel gebräuchlichen, je nach ihrer Wichtigkeit, mehr oder minder ausführlich. Da uns nebstbei auch noch die in diätetiſcher und toxicologiſcher Hinſicht oder blos in hiſtoriſcher Be-ziehung intereſſanten Arzneikörper ihre Stelle fanden, ſo muß man an dieſem Werke eine Vollſtändigkeit lobend hervorheben, wie ſie uns bei dem mäßigen Umfange des Ganzen von kaum 40 Bogen in der pharmacognoſtiſchen Literatur nur ſelten entgegentritt. Verf. gibt bei jedem einzelnen Artikel nicht blos die gebräuchlichen pharmacognoſtiſchen Notizen, ſondern auch die chemiſche Zuſammenſetzung und die Präparate etc. an, zu welchen der be-ſprochene Körper in der Heilkunde benützt wird. Alles dies auf einem ſo geringen Raum zu leiſten, war nur durch die meiſterhafte Anordnung des Stoffes und die Bündig-keit der dabei doch eleganten Sprache möglich.".... „Höchſt intereſſant ſind bei mehreren einzelnen Arzneikörpern die Angaben der Reſultate der phyſiologiſchen Experimente, die Verf. über die Wirkſamkeit dieſer Heilmittel an Menſchen und Thieren anſtellte. Arznei-mittelprüfungen mit jener wiſſenſchaftlichen Kritik, mit jener Umſicht und Ausdauer, mit jener Berückſichtigung aller Nebenumſtände, wie ſie Herr Prof. Schroff begann und, unterſtützt von einigen jüngeren Aerzten, mit unermüdlichem Eifer noch immer fortſetzt, erſcheinen bei der Leere unſerer modernen Arzneimittellehre wie erquickende Oaſen in der therapeutiſchen Wüſte.".....
(S. Vierteljahrschr. f. prakt. Heilkunde Bd. 41.)

— —, **Lehrbuch der Pharmacologie**, mit beſondererer Berückſichtigung
der öſterreichiſchen Pharmacopöe vom Jahre 1855. gr. 8. 1856.
7 fl. — 4 Thlr. 20 Ngr.

Das vorliegende Werk des auf dem Felde der Pharmacognoſie, Pharmacodynamik uner-müdlichen Forſchers ſchlieſſt ſich an die im J. 1853 erſchienene „Pharmacognoſie" ergänzend an. Es enthält die Reſultate der neueſten Forſchungen auf dem Gebiete der Arzneimittellehre. Faſt alle öffentlichen Organe der medicin. Wiſſenſchaften haben das Werk mit gleicher Aner-kennung begrüßt. „Styl und Anordnung verrathen ſchon dem erſten Blick den gewiegten Lehrer."....„Aus jedem Blatte des trefflichen Buches leuchtet zur Genüge hervor, daß das-ſelbe nicht das Ergebniß eines blos häuslichen Studiums ſei, ſondern das dem Verf. als beſchäf-tigten praktiſchen Arzte eine reiche (mehr als 30-jährige) und mit groſſem Fleiſse benützte Er-fahrung und Gelegenheit zu Gebote geſtanden habe, die verſchiedenſten Arzneiſtoffe wiederholt ſelbſt zu verordnen, was namentlich aus den zahlreichen treffenden Bemerkungen bei Anführung der Gebrauchsweiſe erſichtlich wird. Ebenſo unverkennbar iſt es aber, daß er auch die übrigen Quellen der Erkenntniß (namentlich Experimente an Geſunden und an Thieren) eifrig benützt und daß er die Literatur ſeines Faches, die alte und die neue, gründlich durchforſcht habe."....
„So empfiehlt ſich das Werk durch ſeine bündige und klare, alles Weſent-liche umfaſſende Darſtellung dem praktiſchen Arzte ebenſo ſehr, als dem Studi-renden und nimmt durch ſeinen reichen Gehalt an originellen Beiträgen die volle Aufmerkſamkeit des Fachmannes in Anſpruch." (N. Prager Vierteljahrschr. Bd. LV; Schmidt's Jahrb.; Knolis und Preiſe, öſterr. Zeitschr.; Allgem. Wiener med. Ztg. Nr. 1 und Beil. Journ. f. Pharmacodyn. I. 2.)

Schuh, Dr. Franz, Profeſſor der Chirurgie an der k. k. Univerſität in
Wien. **Pathologie und Therapie der Pſeudoplasmen.** gr. 8. 1854.
5 fl. — 3 Thlr. 10 Ngr.

Seitdem der Herr Verf. ſeine Abhandlung über die Erkenntniß der Pſeudoplasmen erſchei-nen ließ, hat ſich ihm in den groſſen allgem. Krankenhauſe eine reichhaltige Quelle zu weiteren Beobachtungen auf dieſem Felde erſchloſſen. Durch die Leiſtungen eines Paget, Birkett, Hoki-lansky, Lebert, Virchow, Wedl u. A. wurden ſeit dieſer Zeit manche dunkle Punkte, insbeſondere in mikroskopiſcher Beziehung aufgehellt. Die neuen kliniſchen Erfahrungen, ſowie die durch fremde und eigene Unterſuchung gewonnenen Fortſchritte in Bezug auf das Gewebe und die Ent-

2

wicklung der Geschwülste haben in vorliegendem Werke Aufnahme gefunden, dem auch zugleich eine Therapie beigegeben wurde. Der einsichtsvolle Leser wird bald erkennen, dass in diagnostischer Beziehung bei fast jeder Geschwulstform eine grössere Bestimmtheit erreicht ist und dass es dem Herrn Verf. durch seine vielseitigen Forschungen und reichen Erfahrungen gelungen, gar manches Ungewisse und Zweifelhafte in den Erscheinungen der Geschwülste der Wahrheit näher zu rücken.

Schwanda, Dr. M., Oberarzt und Professor der theoret. Medicin an der k. k. Josefs-Akademie, **Anleitung zur physikalischen Krankenuntersuchung und Diagnostik** der gewöhnlicheren, durch physikalische Zeichen, welche sich bei einmaliger Krankenuntersuchung darbieten, erkennbaren Krankheiten der intrathoracischen Respirations- und Circulationsorgane. Mit 3 lithogr. Tafeln. gr. 8. 1858.

4 fl. — 2 Thlr. 20 Ngr.

Mit Fernhaltung rein theoretischer Deductionen, dagegen mit unwandelbarem Festhalten am Objectiven werden in vorliegendem Werke in einfacher, präciser Sprache, und zwar im I. Abschnitte die vornehmsten physikalischen Untersuchungsmethoden, Inspection, Palpation, Percussion, Auscultation, insoferne sie auf die Diagnose der Krankheiten der intrathoracischen Respirations- und Circulationsorgane Bezug haben, in einer Vollständigkeit wie kaum zuvor abgehandelt, was ein flüchtiger Blick auf das Inhaltsverzeichniss lehren wird. Die Inspection enthält eine ausführliche Lehre von den Sputis, die Palpation eine solche vom Pulse. Ausserdem wird die Mensuration und Ponderation besprochen, die Spirometrie in ihrer Dignität auf jene Diagnose kritisch beleuchtet und eine vollständige Anleitung zur Untersuchung des Harns, inwieweit der Praktiker auf ihre Daten diagnostische Schlüsse bauen kann, geboten. — Im II. Abschnitte wird das Ineinandergreifen der im ersten Abschnitte besprochenen Untersuchungsmethoden, der Gang der physikalischen Krankenuntersuchung skizzirt. — Im III. Abschnitte ist die Diagnostik aller aus den durch einmalige Krankenuntersuchung sich ergebenden physikalischen Zeichen erkennbaren Krankheiten der intrathoracischen Respirations- und Circulationsorgane gegeben.

Die Anlage des vorliegenden Werkes ist durchgängig den Bedürfnissen des Studirenden und Praktikers und den besonderen Verhältnissen des Feldarztes angepasst, und wird sich ihnen sicherlich als ein sehr praktischer Leitfaden erweisen.

Seegen, Dr. Joseph, Professor der Heilquellenlehre an der Wiener Universität und Brunnenarzt in Karlsbad. **Compendium der allgemeinen und speciellen Heilquellenlehre.** gr. 8. 1858.

5 fl. — 3 Thlr. 10 Ngr.

Der Verfasser, seit mehreren Jahren praktischer Arzt in Karlsbad und Docent der Balneologie an der k. k. Universität in Wien, erkannte mit vielen Andern das Bedürfniss nach einem Compendium der allgemeinen und speciellen Heilquellenlehre — ausgearbeitet vom gegenwärtigen Standpunkte der Wissenschaft. Er erfasste den Plan zur Ausarbeitung eines solchen vom richtigen Standpunkte, mit trefflicher Benützung des gegebenen Materials, gründlicher und ein richtiges Mass in den einzelnen Artikeln einhaltender Verarbeitung, deutlicher Schreibart, geleitet von ächt wissenschaftlichem Sinne. Das durch vollkommene Beherrschung des Stoffes übersichtliche Werk verdient die Aufmerksamkeit und allseitige Berücksichtigung von Seite der Schüler, so auch von Seite der praktischen Aerzte, da sie durch dasselbe mit dem Wichtigsten der Gesammtbalneologie vertraut gemacht und auf einen Standpunkt gehoben werden, der sie befähigt, selbstthätig und ohne Vorurtheil über den Werth der einzelnen Quellen von der Höhe der Wissenschaft aus zu urtheilen.

(S. Prager Vierteljahrschr. 1858 II; Allg. W. med. Ztg. 1857, Nr. 26; Aerztl. Intell. Bl. aus Baiern, 1857, Nr. 52; Wiener Wochenbl. Nr. 26, 27, 1858; Allg. med. Centr. Ztg. v. 21. Juli 1858).

Sigmund, Dr. Carl Ludwig, Professor der Medicin an der k. k. Universität und Primararzt am k. k. allg. Krankenhause in Wien. **Südliche klimatische Kurorte** mit besonderer Rücksicht auf Pisa, Nizza und die Riviera, Venedig, Meran und Gries. Beobachtungen und Rathschläge. 2. vermehrte Auflage. 1859.

2 fl. — 1 Thlr. 10 Ngr.

Die erste Auflage dieser, Arzt und Kranke gleichmässig und vielfach interessirenden Schrift ist sehr rasch vergriffen worden. Der Verfasser hat die zweite nicht blos mehrfach verbessert, sondern einzelne Abschnitte durchaus umgearbeitet und eine Reihe von Kurorten, welche bedeutsamer Zukunft fähig sind (Mentone, San Remo und Gries bei Botzen) neu aufgenommen. Die genaue, aus eigener Anschauung gewonnene Kenntniss des Verfassers vom Süden und seine im verflossenen Jahre wiederholte Reise in Ober-Italien haben auch dieser neuen Auflage die praktisch zuverlässige Objectivität und Selbstständigkeit des Urtheils gesichert, welche sämmtliche Journalstimmen der ersten rühmend hervorhoben. Indem der Verfasser in der zweiten Auflage weit mehr allgemeine Belehrungen über die Vortheile und Nachtheile südlicher Kurorte liefert, hat er andererseits den ganz besonderen Anspruch auf den wärmsten Dank der Leidenden dadurch sich erworben, dass er die südtirolischen Kurorte (Botzen, Meran, Gries) nach ihrem wahren Heilwerthe würdigt, und nachweist, wie hier zu allen Zeiten — ob Krieg oder Frieden, NationaliiAtekämpfe oder Civilisation walten — den Leidenden aller Nationen und Confessionen, aller Richtungen und Meinungen, rnhige, wohlbeschützte und behagliche Kurorte geboten sind, welche mit allen Vortheilen deutschen Wesens auch tüchtige deutsche Aerzte besitzen.

Sigmund, Dr. Carl Ludwig, Professor der Medicin an der k. k. Universität und Primararzt am k. k. allg. Krankenhause in Wien. Uebersicht der bekanntesten zu Bade- und Trinkkuranstalten benützten Mineralwässer Siebenbürgens. gr. 8. 1860. 1 fl. — 20 Ngr.

— —, Anweisung zur Einreibungskur mit grauer Salbe bei Syphilisformen. 2. Auflage. gr. 8. 1859. 50 kr. — 10 Ngr.

Spielmann, Dr. Johann, gew. Secundararzt des allgem. Krankenhauses und der k. k. Irrenanstalt zu Prag. **Diagnostik der Geisteskrankheiten,** für Aerzte und Richter. gr. 8. 1855. 4 fl. 50 kr. — 3 Thlr.

Der Verf., der sich während seiner mehr als fünfjährigen Thätigkeit als Arzt in der Prager Irrenanstalt einen reichen Hebats von Erfahrungen gesammelt, legt hier dem öffentlichen Urtheile diesen Versuch einer Diagnostik der Geisteskrankheiten vor. Er ist für den Arzt geschrieben, der nicht Psychiater von Fach ist und für den Richter, weil es ihm Noth thut zu wissen, was im Geisteskranken als Thäter vorgeht. In dieser Absicht ist das Werk in 2 Abtheilungen geschieden, in deren erster der Verf. seine diagnostischen Lehren entfaltet, um sie zum Verständnisse der Leser zu bringen; der zweite Theil erörtert die Stellung des Geisteskranken zum allgemeinen Strafgesetze. Die medicinische Welt hat dieses Werk als ein höchst interessantes, von tüchtigem wissenschaftlichen Streben getragenes Buch mit lebhafter Freude begrüsst und öffentliche Stimmen sprachen die Ueberzeugung aus, dass der Werth desselben von Allen gewürdigt werden wird, denen die Fortbildung einer für die Menschheit so unendlich wichtigen Wissenschaft am Herzen liegt. Jedem Leser wird der Eindruck der Achtung vorwaltend bleiben von dem Fleiss, dem Talent und der anmuthenden Frische Spielmann's, womit er ein reiches Material durchgedacht, geordnet und der wissenschaftlichen Welt als eine dankenswerthe Gabe dargeboten hat. Sie ist ein würdiger Beitrag zur Lösung der Probleme, deren die psychiatrische Wissenschaft noch so viele enthält. (S. Zeitschr. f. Psychiatrie XIV. 2; W. med. Wochenschr. 1855, 20, 21.)

Steiner, Dr. Franz, k. k. Regimentsarzt, Chef-Arzt am k. k. Cadetten-Institute zu Hainburg, em. Secretär der Studien-Direction an der k. k. Josefs-Akademie und des Militär-Sanitäts-Comité. Handbuch für die Feldärzte der k. k. Armee, enthaltend die Organisation der Armee in Bezug auf die Sanitäts-Branchen, nebst einer Anleitung zum schriftlichen Dienstverkehr. gr. 8. 1858. 2 fl. — 1 Thlr. 10 Ngr.

Das vorliegende Handbuch verdankt sein Entstehen den vielfachen Reformen, welche die feldärztliche Branche seit dem Jahre 1849 erlitten; es zerfällt in 3 Hauptabtheilungen, deren erste die Organisation der k. k. Armee in einem kurzen Auszug des diessfälligen Statuts und die specielle Angabe jener Punkte enthält, welche dem Feldarzte in seiner Dienstes-Sphäre zu wissen nöthig sind. Die zweite Abtheilung umfaßt sofann die gegenwärtig als Norm geltenden organisatorischen Bestimmungen der Sanitäts-Branchen der k. k. Armee, wobei die Verhältnisse der feldärztlichen Branche erschöpfend dargestellt wurden; ebenso ist darin die Organisation des Militär-Medikamenten-Wesens, der Sanitäts-Truppe und der Militär-Thierärzte in allgemeinen Grundzügen erfichtlich gemacht. Ueberall sind die betreffenden Verordnungen genau citirt, so daß das vorliegende Handbuch gleichsam eine kleine Normalien-Sammlung in sich begreift. — Die dritte, vorzugsweise für subalterne Feldärzte bestimmte Abtheilung bietet eine durch Beispiele erläuterte kurze Anleitung zum schriftlichen Dienstverkehr. Durch Aufnahme einer Anleitung zur Abfassung der periodischen feldärztlichen Dienstes-Eingaben hat der Herr Verfasser die praktische Brauchbarkeit seines „Handbuches" bedeutend erhöht. Dieser praktischen Brauchbarkeit ist auch dadurch Rechnung getragen, daß zum Schlusse Reductions-Tabellen beigefügt wurden, welche die Umrechnung der gegenwärtigen Gebührensätze in die neue österreichische Währung sehr erleichtern. — Diese kurze Inhaltangabe wird genügen, um zu zeigen, daß der Herr Verfasser in seinem Handbuche — zu seiner Abfassung er schon vermöge seiner Stellung besonders berufen erscheint — den Herren Feldärzten der k. k. Armee einen gewiß höchst willkommenen sicheren Leitfaden zur schnellen Orientirung ihrer persönlichen Standes-Interessen und ein möglichst vollständiges Vademecum bietet, in welchem sie in jeder Lage ihrer dienstlichen Stellung zuverlässige Auskunft finden. Der trotz des Umfangs und der schönen Ausstattung überaus mäßige Preis dürfte zudem die Anschaffung erleichtern.

— —, Die Feldärzte, die Spitalsanstalten, das Medicamentenwesen und die Sanitätstruppe der k. k. österr. Armee. Supplementheft zum Handbuch für die Feldärzte der k. k. österr. Armee, nach den neuesten diessfälligen organisatorischen Bestimmungen. gr. 8. 1860.
1 fl. 50 kr. — 1 Thlr.

Stellwag von Carion, Dr. Carl, k. k. Professor an der Universität und an der medic.-chirurg. Josefs-Akademie in Wien. **Lehrbuch der praktischen Augenheilkunde.** 1. Abthlg. Die Entzündungen des Auges und ihre Folgen. Mit 3 lithogr. Tafeln und 50 Holzschnitten. gr. 8. 1861.

5 fl. — 3 Thlr. 10 Ngr.

Der Verfasser hat bei der Bearbeitung seines Lehrbuches hauptsächlich die Bedürfnisse des praktischen Arztes im Auge gehabt. Der Schwerpunkt des Werkes wurde daher in die Therapie gelegt und die eigentliche Krankheitslehre mit steter Berücksichtigung dieses Endzieles aller ärztlichen Forschung in thunlichster Kürze dargestellt. Ein besonderes Augenmerk wurde auf die Methodik der Behandlung gerichtet, da die tägliche Erfahrung es lehrt, dass die vortrefflichsten Heilpotenzen ihre Wirkung versagen, wenn sie zur unrechten Zeit oder in nicht entsprechender Weise in Anwendung gezogen werden. Es war eine eingehende Schilderung der Kurmethoden übrigens um so nothwendiger, als die oculistische Therapie in dem letzten Jahrzehend einen gewaltigen Umschwung erlitten hat und eine Reihe neuer wirksamer Heilmittel entdeckt wurden, durch welche bisher für unheilbar gehaltene Krankheiten der Therapie unterthan geworden sind. Indem der Verfasser seine eigenen reichen Erfahrungen mit dem Kern dessen, was die Literatur bis auf die jüngste Zeit an praktisch Wichtigem hat, zu einem einheitlichen Ganzen verschmolz und in allgemein fasslicher Weise darstellte, ist er gewiss einem tiefgefühlten Wunsche der Praktiker entgegengekommen. Der Werth des Buches wird durch eine Reihe trefflicher Holzschnitte und 3 prachtvolle lithographische Tafeln mit 15 Augenspiegelbildern erhöht. Der Preis ist im Verhältnis zur Ausstattung des Buches ein mehr als billiger.

Das Manuscript des auf 14 Bogen berechneten Schlussheftes ist so weit in der Bearbeitung vorgerückt, dass die Vollendung des Werkes im Laufe des Jahres 1861 gesichert erscheint.

Türck, Dr. Ludwig, k. k. Primararzt im Wiener allg. Krankenhause. **Praktische Anleitung zur Laryngoskopie.** Mit 32 Holzschnitten und 1 Steindrucktafel. gr. 8. 1860.   1 fl. 40 kr. — 28 Ngr.

— —, **Klinische Beobachtungen über die Krankheiten des Kehlkopfes auf Grundlage laryngoskopischer Untersuchungen.** Mit circa 20 Tafeln chromolithogr. Abbildungen von Dr. Elfinger. gr. 8.

(Unter der Presse.)

Wattmann, Dr. Ch. Jos., Freiherr von Maelcampo, k. k. Hofrath und gew. Professor an der k. k. Universität in Wien. **Sicheres Heilverfahren bei dem schnell eintretenden Lufteintritt in die Venen und dessen gerichtsärztliche Wichtigkeit.** Mit einer xylographirten Tafel. Zweite Ausgabe. gr. 8. 1848.   1 fl. — 20 Ngr.

— —, **Handbuch der Chirurgie,** zum Gebrauche öffentlicher Vorlesungen. 3 Bände. Neue Ausgabe. gr. 8. 1848.

Herabgesetzter Preis: 5 fl. — 3 Thlr. 10 Ngr.

(Der erste Band enthält: Allgemeine Krankheits- und Heilungslehre. Der zweite und dritte Band: Specielle Krankheitslehre.)

Zehetmayer, Dr. Franz, Professor an der k. k. Universität in Lemberg. **Grundzüge der Percussion und Auscultation** und ihrer Anwendung auf die Diagnostik der Brustfell- und Lungenkrankheiten, als Leitfaden zum Selbstunterricht für Aerzte dargestellt. 3. verbesserte Auflage, durchgesehen und durch ein Vorwort vermehrt von Dr. Joh. Oppolzer, k. k. Professor und Hofrath. gr. 8. 1854.

2 fl. 50 kr. — 1 Thlr. 20 Ngr.

„Unter den zahlreichen Bearbeitungen, welche die Lehre von der Percussion und Auscultation gefunden hat, ist — wenn man die Fundamentalwerke von Lännec und Skoda ausnimmt — Zehetmayer's Lehrbuch nicht nur an und für sich, sondern insbesondere auch mit Rücksicht auf die Bedürfnisse der Studirenden und der praktischen Aerzte, wegen der Klarheit und Fasslichkeit der Darstellung, sowie wegen der den praktischen Zweck stets im Auge behaltenden Behandlung vor allen anderen ähnlichen Werken zu empfehlen. Dass aber das ärztliche Publikum den hohen Werth desselben auch wirklich erkannt hat, geht schon aus den wiederholten Auflagen hervor … Und so möge denn dieses gediegene Werk in seiner neuesten Gestalt immer mehr neue Freunde gewinnen." (S. Geradorf Repert.)

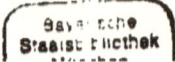

Materien-Register

in

alphabetischer Reihenfolge der Materien.

NB. Die vollständigen Titel und Preise der hier folgenden Werke findet sich in dem vorausgehenden alphabetischen Verzeichnisse.

Anatomie.

Engel, topographische Anatomie.
– Knochengerüste.
Gerlach, Gewebelehre.
Hyrtl, descr. Anatomie.
– topographische Anatomie.
– Zergliederungskunst.
– Gehörorgan.

Anatomie, pathologische.

Engel, specielle pathologische Anatomie.
– Sectionsbeschreibungen.
Hecchi, Compendium.
– Sectionstechnik.
Rokitansky, pathol. Anatomie.

Augenheilkunde.

Lauda, Augenblennorrhöe.
Meyr, Beitr. zur Augenheilkunde.
Stallwag v. Carion, Lehrbuch

Balneologie.

Haerdtl, Oesterreichs Heilquellen.
Fischer, Meran als Kurort
Praill, Führer in Gleichenberg.
Seegan, Heilquellenlehre.
Sigmund, klimatische Kurorte.
– Mineralwässer Siebenbürgens.

Botanik, Chemie und Pharmacie.

Bernatsik, Österr. Militär-Pharmacopöa.
– Commentar.
Ettingshausen, Medicinalpflanzen.
Hinterberger & Schrötter, Analyse.
Kletzinsky, Biochemie.
– Commentar zu der österr. Pharmacopöa.
Meissner, Chemie
Müller, Apothekerwesen.
Scharur, Chemie.
Schneider, gerichtliche Chemie.
– Grundzüge der Chemie.
– Lehrbuch der Chemie.

Chirurgie.

Heyfelder, Operationslehre.
Hussa, Knochenbrüche.
Linhart, Operationslehre.
Mojsisovich, Oberschenkelbrüche.
Schuh, Pseudoplasmen.
Wattmann, Handbuch der Chirurgie.

Frauen- und Kinderkrankheiten.

Radnar, Lehrbuch.
– Kinder-Diätetik.
Braun, C., Gynäkologie.
Helm, Puerperal-Krankheiten.
Hrausomi, Sexualorgane.

Geburtshilfe.

Arneth, geburtshilfliche Praxis.
– Geburtshilfe.
Braun, C. R., Lehrbuch.
C., Gynäkologie u. Geburtshilfe.
Lumpe, Compendium.

Geschichte.

Hirschel, Geschichte der Medicin.

Hydrotherapie — s.: Balneologie.

Krankheiten der Respirations- und Circulationsorgane, der Harn- und Geschlechtswerkzeuge, Syphilis.

Bamberger, Herzkrankheiten.
Günsburg, Respirations- und Circulationsorgane.
Michaelis, Syphilis.
Scansoni, Sexualorgane.
Sigmund, Einreibungscur.
Türck, Laryngoskopie.
– Kehlkopfkrankheiten.